國醫典藏影印系列

本草綱目

下册

明·李時珍 編著

人民衛生出版社
·北京·

圖書在版編目（CIP）數據

本草綱目：全 2 册 /（明）李時珍編著．—北京：人民衛生出版社，2022.10
（國醫典藏影印系列）
ISBN 978-7-117-33727-4

Ⅰ. ①本⋯ Ⅱ. ①李⋯ Ⅲ. ①《本草綱目》 Ⅳ. ①R281.3

中國版本圖書館 CIP 數據核字（2022）第 187268 號

國醫典藏影印系列
本草綱目
Guoyi Diancang Yingyin Xilie
Bencao Gangmu
（全 2 册）

編　　著：李時珍
出版發行：人民衛生出版社（中繼綫 010-59780011）
地　　址：北京市朝陽區潘家園南里 19 號
郵　　編：100021
E - mail：pmph @ pmph.com
購書熱綫：010-59787592　010-59787584　010-65264830
印　　刷：北京華聯印刷有限公司
經　　銷：新華書店
開　　本：787 × 1092　1/16　**總印張**：116　**總插頁**：2
總 字 數：2816 千字
版　　次：2022 年 10 月第 1 版
印　　次：2022 年 12 月第 1 次印刷
標準書號：ISBN 978-7-117-33727-4
定價（全 2 册）：399.00 元
打擊盜版舉報電話：010-59787491　E-mail：WQ @ pmph.com
質量問題聯系電話：010-59787234　E-mail：zhiliang @ pmph.com
數字融合服務電話：4001118166　E-mail：zengzhi @ pmph.com

本草綱目穀部目錄第二十四卷

穀之三　菽豆類十四種

大豆本經　大豆黄卷本經　黄大豆食鑑

赤小豆本經　腐婢本經　綠豆開寶

白豆嘉祐　穭豆拾遺　豌豆拾遺

蠶豆食物　豇豆綱目　藊豆別錄

刀豆綱目　黎豆拾遺 即狸豆

右附方舊五十一新一百

本草綱目穀部第二十四卷

穀之三　菽豆類一十四種

大豆（本經中品）

〔校正〕禹錫曰：原附大豆黄卷下，今分出。

〔釋名〕尗　俗作菽。時珍曰：豆、尗皆莢穀之總稱也。篆文尗，象莢生附莖下垂之形。豆象子在莢中之形。廣雅云：大豆，菽也。小豆，荅也。角曰莢，葉曰藿，莖曰萁。

〔集解〕別錄曰：大豆生太山平澤，九月采之。頌曰：今處處種之。黑白二種，入藥用黑者。緊小者爲雄，用之尤佳。宗奭曰：大豆有緑、褐、黑三種，有大小兩類。大者出江浙、湖南、湖北，小者生他處，入藥力更佳，又可硙爲腐食。時珍曰：大豆有黑、白、黄、褐、青、斑數色。黑者名烏豆，可入藥及充食作豉；黄者可作腐、榨油、造醬；餘但可作腐及炒食而已。皆以夏至前後下種，苗高三四尺，葉團有尖，秋開小白花成叢，結莢長寸餘，經霜乃枯。按呂氏春秋云：得時之豆，長莖短足，其莢二七爲族，多枝數節，大菽則圓，小菽則團。先時者必長蔓浮葉，疏節小莢不實。後時者必短莖疏節，本虛不實。又氾勝之種植書云：夏至種豆，不用深耕。豆花憎見日，見日則黄爛而根焦矣。知歲所宜，以囊盛豆子，平量埋陰地。冬至後十五日發取量之，最多者種焉。蓋大豆保歲易得，可以備凶年；小豆不保歲而難得也。

黑大豆

〔氣味〕甘，平，無毒。久服，令人身重。岐伯曰：生温，熟寒。藏器曰：大豆生平，炒食極熱，煑食甚寒，作豉極冷，造醬及生黄卷則平。牛食之温，馬食之冷。一體之中，用之數變。之才曰：惡五參、龍膽。得前胡、烏喙、杏仁、牡蠣、諸膽汁良。詵曰：大豆黄屑忌猪肉。小兒以炒豆猪肉同食，必壅氣致死，十有八九。十歲以上不畏也。時珍曰：服蓖麻子者忌炒豆，犯之脹滿致死。服厚朴者亦忌之，動氣也。

〔主治〕生研，塗癰腫。煑汁飲，殺鬼毒，止痛。本經。逐水脹，除胃中熱痹，傷中淋露，下瘀血，散五臟結積內寒，殺烏頭毒。炒爲屑，主胃中熱，除痹去腫，止腹脹消穀。別錄。煑食，治温毒水腫。唐本。調中下氣，通關脈，制金石藥毒，牛馬温毒。日華。煑汁，解礜石、砒石、甘遂、天雄、附子、射罔、巴豆、芫青、斑蝥、百藥之毒及蠱毒。入藥，治下痢臍痛。衝酒，治風痙及陰毒腹痛。牛膽貯之，止消渴。時珍。炒黑，熱投酒中飲之，治風痹癱緩，口噤，產後頭風。食罷生吞半兩，去心胸煩熱，熱風恍惚，明目鎮心，温補。久服，好顏色，變白不老。煑食性寒，下熱氣腫，壓丹石煩熱，消腫。藏器。主中風脚弱，產後諸疾。同甘草煑湯飲，去一切熱毒氣，治風毒脚氣。煑食，治心痛筋攣，膝痛脹滿。同桑柴灰煑食，下水鼓腹脹。和飯擣塗一切毒腫。療男女陰腫，以綿裹納之。孟詵。治腎病，利水下氣，制諸風熱，活血，解諸毒。時珍。

〔發明〕頌曰：仙方脩治末服之，可以辟穀度饑。然多食令人體重，久則如故也。甄權曰：每食後磨拭吞三十粒，令人長生。初服時似身重，一年以後便覺身輕，又益陽道也。穎曰：陶華以黑豆入鹽煑常時食之。云能補腎。蓋豆乃腎之穀，其形類腎，而又黑色通腎，引之以鹽，所以妙也。時珍曰：按養老書云：李守愚每晨水吞黑豆二七枚，謂之五臟穀，到老不衰。夫豆有五色，各治五臟。惟黑豆屬水性寒，爲腎之穀，入腎功多，故能治水消脹下氣，制風熱而活血解毒，所謂同氣相求也。又按古方稱大豆解百藥毒，予每試之，大不然；又加甘草，其驗乃奇。如此之事，不可不知。

附方 舊三十二，新三十四。

服食大豆 令人長肌膚，益顏色，塡骨髓，加氣力，補虛能食，不過兩劑。大豆五升，如作醬法，取黃搗末，以豬肪煉膏和丸梧子大。每服五十丸至百丸，溫酒下。神驗秘方也。肥人不可服之。延年秘錄

救荒濟饑 博物志云：左慈荒年法，用大豆粒細調勻者，生熟挼令光，暖徹豆內。先日不食，以冷水頓服訖。一切魚肉菜果，不得復經口。渴卽飲冷水。初小困，十數日後，體力壯健，不復思食也。○黃山谷救荒法：黑豆、貫衆各一升，煮熟去衆，曬乾。每日空心啖五七粒，食百木枝葉皆有味，可飽也。○王氏農書云：辟穀之方，見於石刻。水旱蟲荒，國家代有。甚則懷金立鵠，易子炊骸。爲民父母者，不可不知此法也。昔晉惠帝永寧二年，黃門侍郎劉景先表奏：臣遇太白山隱民，傳濟饑辟穀仙方。臣家大小七十餘口，更不食別物。若不如斯，臣一家甘受刑戮。其方用大豆五斗淘淨，蒸三遍去皮。用大麻子三斗浸一宿，亦蒸三遍，令口開取仁。各搗爲末，和搗作團如拳大。入甑內蒸，從戌至子時止，寅時出甑，午時曬乾爲末。乾服之，以飽爲度。不得食一切物。第一頓得七日不饑，第二頓得四十九日不饑，第三頓三百日不饑，第四頓得二千四百日不饑。更不必服，永不饑也。不問老少，但依法服食，令人強壯，容貌紅白，永不憔悴。口渴卽研大麻子湯飲之，轉更滋潤臟腑。若要重喫物，用葵子三合研末，煎湯冷服，取下藥如金色，任喫諸物，並無所損。前知隨州朱頌教民用之有驗，序其首尾，勒石於漢陽大別山太平興國寺。○又方：用黑豆五斗淘淨，蒸三遍，曬乾去皮爲末。秋麻子三升浸去皮，曬研。糯米三斗作粥，和搗爲劑如拳大，入甑中蒸一宿，取曬爲末。用紅小棗五斗，煮去皮核，和爲劑如拳大，再蒸一夜。服之，至飽爲度。如渴，飲麻子水，便滋潤臟腑也。脂麻亦可。但不得食一切之物。

炒豆紫湯 頌曰：古方有紫湯，破血去風，除氣防熱，產後兩日尤宜服之。用烏豆五升，清酒一斗，炒令烟絶，投酒中，待酒紫赤色，去豆，量性服之，可日夜三盞，神驗。中風口噤，加雞屎白二升和炒投之。

豆淋酒法 宗奭曰：治產後百病，或血熱，覺有餘血水氣，或中風困篤，或背強口噤，或但煩熱瘈瘲口渴，或身頭皆腫，或身癢嘔逆直視，或手足頑痹，頭旋眼眩，此皆虛熱中風也。用大豆三升熬熟，至微烟出，入瓶中，以酒五升沃之，經一日以上。服酒一升，溫覆令少汗出，身潤卽愈。口噤者，加獨活半斤，微微搥破，同沃之。產後宜常服，以防風氣，又消結血。

中風口喎 卽上方，日服一升。千金

頭風頭痛 卽上方，密封七日，溫服。千金

破傷中風 口噤。千金方：用大豆一升，熬去腥氣，勿使太熱，杵末，蒸令氣遍，取下甑，以酒一升淋之。溫服一升，取汗。傅膏瘡上，卽愈。○經驗方：用黑豆四十枚，硃砂二十文，同研末。以酒半盞調服之。

頸項強硬 不得顧視。大豆一升，蒸變色，囊裹枕之。千金

暴得風疾 四肢攣縮不能行。取大豆三升，淘淨溼蒸，以醋二升，傾入瓶中，鋪於地上，設席豆上，令病人臥之，仍重蓋五六層衣。豆冷，漸漸卻衣，仍令一人於被內引挽攣急處。更蒸豆再作，併飲荆瀝湯。如此三日三夜卽休。崔氏纂要

風入臟中 治新久腫，風入臟中。以大豆一斗，水五斗，煮取一斗二升，去滓，入美酒斗半，煎取九升。旦服取汗，神驗。千金翼

風毒攻心 煩躁恍惚。大豆半升淘淨，以水二升，煮取七合，食後服之。心鏡

卒風不語 大豆煮汁，煎稠如飴，含之，并飲汁。肘后方

喉痹不語 同上法。千金

卒然失音 詵曰：用生

大豆一升青竹算子四十九枚長四寸闊一分水煮熟日夜二服瘥

熱毒攻眼 赤痛臉浮用黑豆一升分作十袋沸湯中蒸過更互熨之三遍則愈普濟方

卒然中惡 大豆三七枚雞子黃一箇酒半升和勻頓服千金

陰毒傷寒 危篤者用黑豆炒乾投酒熱飲或灌之吐則復飲汗出爲度居家必用

腸痛如打 大豆半升熬焦入酒一升煮沸飲取醉肘后

腸脇卒痛 大豆炒二升酒三升煮二升頓服肘后

卒然腰痛 大豆六升水拌溼炒熱布裹熨之冷即易乃張文仲所處方也延年秘錄

腳氣衝心 煩悶不識人以大豆一升水三升濃煮汁服未定再服廣利方

身面浮腫 千金用烏豆一升水五升煮汁三升入酒五升更煮三升分溫三服不瘥再合王璆百一選方用烏豆煮至皮乾爲末每服二錢米飲下建炎初吳內翰女孫忽發腫凸吳檢外臺得此方服之立效

新久水腫 大豆一斗清水一斗煮取八升去豆入薄酒八升再煎取八升服之再三服水當從小便中出范汪方

腹中痞硬 夏秋之交露坐夜久腹中痞如群石在腹用大豆半升生薑八分水三升煎一升已來頓服瘥經驗方

霍亂脹痛 大豆生研水服方寸匕普濟

水痢不止 大豆一升炒白朮半兩爲末每服三錢米飲下指南方

赤痢臍痛 黑豆茱萸子二件搓摩吞嚥之良經驗

赤白下痢 方見豬膽

男子便血 黑豆一升炒焦研末熱酒淋之去豆飲酒神效活人心統

一切下血 雄黑豆緊小者以皂角湯微浸炒熟去皮爲末煉豬脂和丸梧子大每服三十丸陳米飲下華陀中藏經

小兒沙淋 黑豆一百二十箇生甘草一寸新水煮熱入滑石末乘熱飲之良全幼心鑑

腎虛消渴 難治者黑大豆炒天花粉等分爲末糊丸梧子大每黑豆湯下七十丸日二名救活丸普濟妙方

消渴飲水 烏豆置牛膽中陰乾百日吞盡即瘥肘後方

晝夜不眠 以新布火炙熨目并蒸大豆更番囊盛枕之冷即易終夜常枕之即愈肘后方

疫癘發腫 大黑豆二合炒熟炙甘草一錢水一盞煎汁時時飲之夷堅志云靖康二年春京師大疫有異人書此方於壁閒用之立驗也

乳石發熱 烏豆二升水九升銅器煮五升汁熬稠一升飲之外臺秘要

解礜砒毒 大豆煮汁飲之良肘后

酒食諸毒 大豆一升煮汁服得吐即愈廣記

解諸魚毒 大豆煮汁飲之衛生方

解巴豆毒 下利不止大豆煮汁一升飲之肘后方

惡刺瘡痛 大豆煮汁漬之即瘥千金方

湯火灼瘡 大豆煮汁飲之易愈無斑子母秘錄

打頭青腫 豆黃末傅之千金方

折傷墮墜 瘀血在腹氣短大豆五升水一斗煮汁二升頓服劇者不過三作千金方

豌瘡煩躁 大豆煮汁飲之佳子母秘錄

痘瘡溼爛 黑大豆研末傅之

小兒頭瘡 黑豆炒存性研水調傅之普濟方

身面疣目 七月七日以大豆拭疣上三過使本人種豆於南向屋東頭第二溜中豆生葉以熱湯沃殺即愈外臺秘要

染髮令烏 醋煮黑大豆去豆煎稠染之千金

牙齒不生 不拘大人小兒年多者用黑豆三十粒牛糞火內燒令烟盡研入麝香少許先以鍼挑破血出以少許揩之不得見風忌酸鹹物經驗方

牙齒疼痛 黑豆煮酒頻頻漱之良周密治然齋抄

月經不斷 用前紫湯服之佳

姙娠腰痛 大豆一升酒三升煮七合空心飲之心鏡

子死腹中 月數未足母欲悶絕者用大豆三升以醋煮濃汁頓服立出產乳

胞衣不下 大豆半升醇酒三升煮一升半分三服產書

辟禳時氣 以新布盛大豆一斗納井中一宿取出每服七粒佳類要

榮

中蛇蠱蛇毒入菜果中，食之令人得病，名蛇蠱。大豆爲末，酒漬絞汁，服半升。身如蠱行大豆水漬絞漿，旦旦洗之。或加少麪沐髮亦良。千金方小兒丹毒濃煑大豆汁塗之，甚良。千金風疽瘡疥凡腳腨及腯脉中癢，搔則黃汁出者是也。以青竹筒三尺，着大豆一升在內，以馬屎糠火燒熏，以器兩頭取汁搽之。先以泔清和鹽洗之，不過三度，極效。千金方肝虛目暗迎風下淚。用臘月牯牛膽盛黑豆懸風處，取出，每夜吞三七粒，久久自明。龍木論小兒胎熱黑豆二錢，甘草一錢，入燈心七寸，淡竹葉一片，水煎。全幼心鑑天蛇頭指痛臭甚者，黑豆生研末，入繭內籠之。濟急方

大豆皮【主治】生用，療痘瘡目翳。嚼爛，傅小兒尿灰瘡。時珍

豆葉【主治】擣傅蛇咬，頻易卽瘥。時珍。○出廣利方

【發明】時珍曰：按抱朴子內篇云：相國張文蔚莊內有鼠狼穴，養四子爲蛇所吞。鼠狼雌雄情切，乃於穴外坋土壅穴，俟蛇出頭，度其回轉不便，當腰咬斷而劈腹，銜出四子，尚有氣，置於穴外，銜豆葉嚼而傅之，皆活。後人以豆葉治蛇咬，蓋本於此。

【附方】新二。止渴急方大豆苗嫩者三五十莖，塗酥炙黃爲末，每服二錢，人參湯下。聖濟總錄小便血淋大豆葉一把，水四升，煑二升，頓服。聖惠方。

花【主治】主目盲，翳膜。時珍

大豆黃卷本經中品

【釋名】豆糵弘景曰：黑大豆爲糵牙，生五寸長，便乾之，名爲黃卷。用之熬過，服食所須。時珍曰：一法：壬癸日以井華水浸大豆，候生芽，取皮，陰乾用。

【氣味】甘，平，無毒。普曰：得前胡、杏子、牡蠣、烏喙、天雄、鼠屎，共蜜和，良。惡海藻、龍膽。

【主治】溼痹筋攣膝痛本經。五臟不足，胃氣結積，益氣止痛，去黑皯，潤肌膚皮毛別錄。破婦人惡血。孟詵〔頌曰〕古方蓐婦藥中多用之。宜腎。思邈除胃中積熱，消水病脹滿。時珍

【附方】新四。大豆糵散治周痹，邪在血脈之中，水痹不痛，上下周身，故名。此藥主五臟留滯，胃中結聚，益氣出毒，潤皮毛，補腎氣。用大豆糵一斤，炒香爲末，每服半錢，溫酒調下，日三服。宣明方頭風溼痹筋攣膝痛，胃中積熱，大便結澀。黃卷散：用大豆黃卷炒一升，酥半兩，爲末，食前溫水服一匙，日二服。普濟方水病腫滿喘急，大小便澀。大豆黃卷醋炒，大黃炒等分，爲細末。葱、橘皮湯服二錢，平明以利爲度。聖濟總錄小兒撮口初生豆芽研爛絞汁和乳灌少許，良。普濟方

黃大豆食鑑

【集解】時珍曰：大豆有黑、青、黃、白、斑數色，惟黑者入藥，而黃白豆炒食作腐，造醬笮油，盛爲時用，不可不知別其性味也。周憲王曰：黃豆苗高一二尺，葉似黑大豆葉而大，結角比黑豆角稍肥大，其莢葉嫩時可食，甘美。

【氣味】甘，溫，無毒。時珍曰：生溫，炒熱，微毒。多食壅氣生痰動嗽，令人身重，發面黃瘡疥。

【主治】寬中下氣，利大腸，消水脹腫毒。甯原研末，熟水和，塗痘後癰。時珍

附方 新一

痘後生瘡 黃豆燒黑研末，香油調塗。

豆油 **氣味** 辛、甘，熱，微毒。**主治** 塗瘡疥，解髮膩。時珍

稭 **主治** 燒灰，入點痣去惡肉藥。時珍

赤小豆 本經中品

校正 自大豆分出

釋名 赤豆恭 紅豆俗 荅廣雅 葉名藿 **時珍曰** 案詩云：黍稷稻粱，禾麻菽麥。此即八穀也。董仲舒註云：菽是大豆，有兩種。小豆名荅，有三四種。王禎云：今之赤豆、白豆、綠豆、豋豆，皆小豆也。此則入藥用赤小者也。

集解 頌曰：赤小豆，今江淮間多種之。**宗奭曰** 關西、河北、汴洛多食之。**時珍曰** 此豆以緊小而赤黯色者入藥，其稍大而鮮紅、淡紅色者，並不治病。俱于夏至後下種，苗科高尺許，枝葉似豇豆，葉微圓峭而小。至秋開花，似豇豆花而小淡，銀褐色，有腐氣。結莢長二三寸，比綠豆莢稍大，皮色微白帶紅。三青二黃時即收之。可煮可炒，可作粥飯、餛飩餡並良也。

氣味 甘、酸，平，無毒。**思邈曰** 甘、鹹，冷。合魚鮓食成消渴，作醬同飯食成口瘡。**藏器曰** 驢食足輕，人食身重。

主治 下水腫，排癰腫膿血。本經 療寒熱熱中消渴，止洩痢，利小便，下腹脹滿，吐逆卒澼。別錄 治熱毒，散惡血，除煩滿，通氣，健脾胃，令人美食。擣末同雞子白，塗一切熱毒癰腫。煮汁洗小兒黃爛瘡，不過三度。權 縮氣行風，堅筋骨，抽肌肉。久食瘦人。士良 散氣，去關節煩熱，令人心孔開。暴痢後，氣滿不能食者，煮食一頓即愈。和鯉魚煮食，甚治腳氣。詵 解小麥熱毒。煮汁，解酒病。解衣黏綴。日華 辟瘟疫，治產難，下胞衣，通乳汁。和鯉魚、蠡魚、鯽魚、黃雌雞煮食，並能利水消腫。時珍

發明 弘景曰：小豆逐津液，利小便。久服令人肌膚枯燥。**頌曰** 水氣、腳氣最為急用。有人患腳氣，以袋盛此豆，朝夕踐踏展轉之，久久遂愈。**好古曰** 治水者惟知治水，而不知補胃，則失之壅滯。赤小豆消水通氣而健脾胃，乃其藥也。**藏器曰** 赤小豆和桑根白皮煮食，去溼氣痹腫；和通草煮食，則下氣无限，名脫氣丸。**時珍曰** 赤小豆小而色赤，心之穀也。其性下行，通乎小腸，能入陰分，治有形之病。故行津液，利小便，消脹除腫，止吐，而治下痢腸澼，解酒病，除寒熱癰腫，排膿散血，而通乳汁，下胞衣產難，皆病之有形者。久服則降令太過，津血滲泄，所以令人肌瘦身重也。其吹鼻瓜蒂散，及辟瘟疫用之，亦取其通氣除溼散熱耳。或言共工氏有不才子，以冬至死為疫鬼，而畏赤豆，故于是日作小豆粥厭之，亦傅會之妄說也。又案陳自明婦人良方云：予婦食素，產後七日，乳脈不行，服藥不效。偶得赤小豆一升，煮粥食之，當夜遂行。因閱本草載此，謾記之。又朱氏集驗方云：宋仁宗在東宮時，患痄腮，命道士贊寧治之。取小豆七十粒為末，傅之而愈。中貴人任承亮後患惡瘡近死，尚書郎傅永授以藥立愈。叩其方，亦小豆也。予苦脇疽，既至五臟，醫以藥治之甚驗。承亮曰：得非赤小豆耶？醫謝曰：某用此活三十口，願勿復言。有僧發背如爛瓜，鄰家乳婢用此治之如神。此藥治一切癰疽瘡疥及赤腫，不拘善惡，但水調塗之，无不愈者。但其性黏，乾則難揭，入苧根末即不黏，此法尤佳。

附方 舊十八 新十九

水氣腫脹 頌曰用赤小豆五合大蒜一顆生薑五錢商陸根一條並碎破同水煮爛去藥空心食豆旋旋啜汁令盡腫立消也○韋宙獨行方治水腫從脚起入腹則殺人赤小豆一斗煮極爛取汁五升溫漬足膝若已入腹但食小豆勿雜食亦愈○梅師治水腫以東行花桑枝燒灰一升淋汁煮赤小豆一升以代飯良

水蠱腹大 動搖有聲皮膚黑者用赤小豆三升白茅根一握水煮食豆以消爲度肘后

辟禳瘟疫 五行書云正月朔旦及十五日以赤小豆二七枚麻子七枚投井中辟瘟疫甚效○又正月七日新布囊盛赤小豆置井中三日取出男吞七粒女吞二七枚竟年無病也

辟厭疾病 正月元旦面東以虀水吞赤小豆三七枚一年無諸疾○又七月立秋日面西以井華水吞赤小豆七枚一秋不犯痢疾

傷寒狐惑 張仲景曰狐惑病脈數無熱微煩默默但欲臥汗出初得三四日目赤如鳩七八日目四眥黃黑若能食者膿已成也赤豆當歸散主之赤小豆三升水浸令芽出當歸三兩爲末漿水服方寸匕日三服金匱要畧

下部卒痛 如鳥啄之狀用小豆大豆各一升蒸熟作二囊更互坐之卽止肘后方

水穀痢疾 小豆一合鎔蠟三兩頓服取效必效方

熱毒下血 或因食熱物發動赤小豆末水服方寸匕梅師方

腸痔下血 小豆三升苦酒五升煑熟日乾再浸至酒盡乃止爲末酒服一錢日三服肘后方

舌上出血 如簪孔小豆一升杵碎水三升和絞汁服肘后方

熱淋血淋 不拘男女用赤小豆二合慢炒爲末煨葱一莖擂酒熱調二錢服修眞秘旨

重舌鵞口 赤小豆末醋和塗之普濟方

小兒不語 四五歲不語者赤小豆末酒和傅舌下千金

牙齒疼痛 紅豆末擦牙吐涎及吹鼻中一方入銅青少許一方入花鹼少許家寶方

中酒嘔逆 赤小豆煑汁徐徐飲之食鑑本草

頻致墮胎 赤小豆末酒服方寸匕日二服千金方

妊娠行經 方同上

婦人難產 產寶用赤小豆生吞七枚佳○集驗治難產日久氣乏用赤小豆一升以水九升煑取汁入炙過黃明膠一兩同煎少時一服五合不過三四服卽產

胞衣不下 用赤小豆男七枚女二七枚東流水吞服之救急方

產後目閉 心悶赤小豆生研東流水服方寸匕不瘥更服肘后方

產後悶滿 不能食用小豆二七枚燒研冷水頓服佳千金方

乳汁不通 赤小豆煑汁飲之產書

婦人吹嬭 赤小豆酒研溫服以滓傅之熊氏

婦人乳腫 小豆莽草等分爲末苦酒和傅佳梅師

癰疽初作 赤小豆末水和塗之毒卽消散頻用有效小品方

石癰諸癰 赤小豆五合納苦酒中五宿炒研以苦酒和塗卽消加栝樓根等分范汪方

痘後癰毒 赤小豆末雞子白調塗傅之

顋頰熱腫 赤小豆末和蜜塗之一夜卽消或加芙蓉葉末尤妙

丹毒如火 赤小豆末和雞子白時時塗之不已逐手卽消小品方

風瘙癮疹 赤小豆荆芥穗等分爲末雞子清調塗之

金瘡煩滿 赤小豆一升苦酒浸一日熬燥再浸滿三日令黑色爲末每服方寸匕日三服千金

六畜肉毒 小豆一升燒研水服三方寸匕神效千金方

葉

主治 **去煩熱止小便數** 別錄 **煑食明目** 日華

發明 時珍曰小豆利小便而藿止小便與麻黃發汗而根止汗同意物理之異如此

附方 舊一 新一

小便頻數 小豆葉一斤入豉汁中煑和作羹食之心鏡

小兒遺尿 小豆葉搗汁服之千金

芽。主治妊娠數月，經水時來，名曰漏胎；或因房室，名曰傷胎。用此爲末，溫酒服方寸匕，日三，得效乃止。時珍。出普濟。

腐婢 本經下品

集解 別錄曰：腐婢生漢中，小豆花也。七月采之，陰乾四十日。弘景曰：花與實異用，故不同品。方家不用，未解何故。有腐婢之名，本經不言是小豆花，別錄乃云，未審是否。今海邊有小樹，狀如巵子，莖葉多曲，氣似腐臭，土人呼爲腐婢，療瘧有效，以酒浸皮服，療心腹疾。此當是眞，此條應入木部也。恭曰：腐婢相承以爲葛花，葛花消酒大勝，而小豆全無此效，當以葛花爲眞。禹錫曰：按別本云：小豆花亦有腐氣，與葛花同服，飲酒不醉。與本經治酒病相合。陶、蘇二說並非。甄權曰：腐婢即赤小豆花也。頌曰：海邊小樹、葛花、赤小豆花，三物皆有腐婢之名，名同物異也。宗奭曰：腐婢既在穀部，豆花爲是，不必多辯。時珍曰：葛花已見本條。小豆能利小便，治熱中，下氣止渴，與腐婢主療相同，其爲豆花無疑。但小豆有數種，甄氏藥性論獨指爲赤小豆，今姑從之。

氣味 辛，平，無毒。主治 痎瘧寒熱，邪氣洩痢，陰不起，止消渴，病酒頭痛。本經。○心鏡云：上證用花同豉汁、五味煮羹食之。消酒毒，明目，下水氣，治小兒丹毒熱核，散氣滿不能食，煮一頓食之。藥性。治熱中積熱，痔瘻下血。時珍。○宣明葛花丸中用之。

附方 新二。飲酒不醉 小豆花葉陰乾百日，爲末，水服方寸匕。或加葛花等分。千金。

疔瘡惡腫 小豆花末，傅之。普濟方。

綠豆 宋開寶

釋名 時珍曰：綠以色名也。舊本作菉者，非矣。

集解 志曰：綠豆圓小者佳，粉作餌炙食之良。大者名植豆，苗子相似，亦能下氣治霍亂也。瑞曰：有官綠、油綠，主療則一。時珍曰：綠豆處處種之。三四月下種，苗高尺許，葉小而有毛，至秋開小花，莢如赤豆莢。粒粗而色鮮者爲官綠；皮薄而粉多、粒小而色深者爲油綠；皮厚而粉少、早種者呼爲摘綠，可頻摘也；遲種呼爲拔綠，一拔而已。北人用之甚廣，可作豆粥、豆飯、豆酒，煼食、麨食，磨而爲麪，澄濾取粉，可以作餌頓餻，盪皮搓索，爲食中要物。以水浸濕生白芽，又爲菜中佳品。牛馬之食亦多賴之。眞濟世之良穀也。

氣味 甘，寒，無毒。藏器曰：用之宜連皮，去皮則令人少壅氣，蓋皮寒而肉平也。○反榧子殼，害人。合鯉魚鮓食，久則令人肝黃成渴病。主治 煮食，消腫下氣，壓熱解毒。生研絞汁服，治丹毒煩熱風疹，藥石發動，熱氣奔豚。開寶。治寒熱熱中，止泄痢卒澼，利小便脹滿。思邈。厚腸胃。作枕，明目，治頭風頭痛。除吐逆。日華。補益元氣，和調五臟，安精神，行十二經脈，去浮風，潤皮膚。宜常食之。煮汁，止消渴。孟詵。解一切藥草、牛馬、金石諸毒。寗原。治痘毒，利腫脹。時珍。

發明 時珍曰：綠豆肉平皮寒，解金石、砒霜、草木一切諸毒，宜連皮生研水服。按夷堅志云：有人服附子酒多，頭腫如斗，唇裂血流。急求綠豆、黑豆各數合嚼食，並煎湯飲之，乃解也。

【附方】新十。

扁鵲三豆飲 治天行痘瘡。預服此飲，疏解熱毒，縱出亦少。用綠豆、赤小豆、黑大豆各一升，甘草節二兩，以水八升，煮極熟。任意食豆飲汁。七日乃止。○一方加黃大豆、白大豆，名五豆飲。

痘後癰毒 初起，以三豆膏治之，神效。綠豆、赤小豆、黑大豆等分，為末，醋調時時掃塗，即消。醫學正傳

防痘入眼 用綠豆七粒，令兒自投井中，頻視七遍，乃還。

小兒丹腫 綠豆五錢，大黃二錢，為末，用生薄荷汁入蜜調塗。全幼心鑑

赤痢不止 以大麻子水研濾汁，煮綠豆食之，極效。粥食亦可。必效方

老人淋痛 青豆二升，橘皮二兩，煮豆粥，下麻子汁一升，空心漸食之，並飲其汁，甚驗。養老書

消渴飲水 綠豆煮汁，並作粥食。普濟方

心氣疼痛 綠豆廿一粒，胡椒十四粒，同研，白湯調服即止。

多食易饑 綠豆、黃麥、糯米各一升，炒熟磨粉。每以白湯服一盃，三五日見效。

十種水氣 用綠豆二合半，大附子一隻，去皮臍，切作兩片。水三碗，煮熟，空心臥時食豆。次日將附子兩片作四片，再以綠豆二合半，如前煮食。第三日別以綠豆、附子如前煮食。第四日如第二日法煮食。水從小便下，腫自消。未消再服。忌生冷毒物鹽酒。六十日無不效者。朱氏集驗方

綠豆粉

【氣味】甘，涼，平，無毒。〔原曰〕其膠黏者，脾胃虛人不可多食。○〔瑞曰〕勿近杏仁，則爛不能作索。

【主治】解諸熱，益氣，解酒食諸毒。治發背癰疽瘡腫，及湯火傷灼。吳瑞 痘瘡濕爛不結痂疕者，乾撲之。寗原 新水調服，治霍亂轉筋，解諸藥毒死，心頭尚溫者。時珍 解菰菌砒毒。汪穎

【發明】時珍曰：綠豆色綠，小豆之屬木者也，通於厥陰陽明。其性稍平，消腫治痘之功雖同赤豆，而壓熱解毒之力過之。且益氣厚腸胃，通經脈，無久服枯人之忌。但以作涼粉，造豆酒，或偏於冷，或偏於熱，能致人病，皆人所為，非豆之咎也。豆粉須以綠色黏膩者為真。外科治癰疽有內托護心散，極言其神效。丹溪朱氏有論發揮。○〔震亨曰〕外科精要謂內托散一日至三日進十數服，可免毒氣內攻臟腑。切詳綠豆解丹毒，治石毒，味甘，入陽明，性寒能補，為君。以乳香去惡腫，入少陰，性溫善竄，為佐。甘草性緩，解五金、八石、百藥毒，為使。想此方專為服丹石發疽者設也。若夫年老者、病深者、證備者、體虛者，綠豆雖補，將有不勝其任之患。五香連翹湯亦非必用之劑，必當助氣壯胃，使根本堅固，而行經活血為佐，參以經絡時令，使毒氣外發。此則內托之本意。治施之早，可以內消也。

【附方】新十二。

護心散 又名內托散，乳香萬全散。凡有疽疾，一日至三日之內，宜連進十餘服，方免變證，使毒氣出外。服之稍遲，毒氣內攻，漸生嘔吐，或鼻生瘡菌，不食即危矣。四五日後，亦宜間服之。用真綠豆粉一兩，乳香半兩，燈心同研和勻，以生甘草濃煎湯調下一錢，時時呷之。若毒氣沖心，有嘔逆之證，大宜服此。一盞綠豆壓熱下氣，消腫解毒，乳香消諸癰腫毒，服至一兩則香徹瘡孔中，真聖藥也。李嗣立外科方

瘡氣嘔吐 綠豆粉三錢，乾胭脂半錢，研勻，新汲水調下。一服立止。普濟

霍亂吐利 綠豆粉、白糖各二兩，新汲水調服，即愈。生生編

解燒酒毒 綠豆粉盪皮，多食之即解。

解鴆酒毒 綠豆粉三合，水調服。

解砒石毒 綠豆粉、寒水石等分，以藍根汁調服三五錢。衞生易簡方

解諸藥毒 已死，但心頭溫者。用綠豆粉調水服。衞生易簡方

打撲損傷 用綠豆粉新銚炒紫，新汲井水調傅，以杉木皮縛定，其效如神。此汀人陳氏夢傳之方。澹寮方

杖瘡疼痛 綠豆粉炒研，以雞子

白和塗之。妙。生生編　外腎生瘡　綠豆粉、蚯蚓糞等分，研塗之。暑月痱瘡　綠豆粉二兩，滑石一兩，和勻撲之。一加蛤粉二兩。簡易方　一切腫毒　初起，用綠豆粉炒黃黑色，豬牙皁莢一兩，爲末，用米醋調敷之。皮破者油調之。邵眞人經驗方

豆皮【氣味】甘寒無毒。【主治】解熱毒，退目翳。時珍

【附方】新一。通神散　治瘢痘目生翳。綠豆皮、白菊花、穀精草等分，爲末。每用一錢，以乾柿餅一枚，粟米泔一盞，同煮乾，食柿，日三服。淺者五七日見效，遠年者半月見效。直指方

豆莢【主治】赤痢經年不愈，蒸熟，隨意食之，良。時珍。○出普濟

豆花【主治】解酒毒。時珍

豆芽【氣味】甘平無毒。【主治】解酒毒熱毒，利三焦。時珍

【發明】時珍曰：諸豆生芽皆腥韌不堪，惟此豆之芽白美獨異，今人視爲尋常，而古人未知者也。但受濕熱鬱浥之氣，故頗發瘡動氣，與綠豆之性稍有不同。

豆葉【主治】霍亂吐下，絞汁和醋少許，溫服。開寶

白豆 宋嘉祐

【釋名】飯豆

【集解】詵曰：白豆苗嫩者可作菜食，生食亦妙。穎曰：浙東一種味甚勝，用以作醬作腐極佳。北方水白豆相似而不及也。原曰：白豆即飯豆也，粥飯皆可拌食。時珍曰：飯豆，小豆之白者也。亦有土黃色者。豆大如綠豆而長，四五月種之。苗葉似赤小豆而畧大，可食。莢亦似小豆。一種莢豆，葉如大豆，可作飯作腐，亦其類也。

【氣味】甘平無毒。原曰：鹹平。【主治】補五臟，調中，助十二經脈。孟詵　煖腸胃。日華　殺鬼氣。腎之穀，腎病宜食之。思邈

葉【主治】煮食，利五臟，下氣。日華

穭豆 音呂 拾遺

【釋名】時珍曰：穭乃自生稻名也。此豆原是野生，故名。今人亦種之于下地矣。

【集解】藏器曰：穭豆生田野，小而黑，堪作醬。爾雅戎菽，一名驢豆，古名豋豆是也。瑞曰：穭豆即黑豆中最細者。時珍曰：此即黑小豆也。小科細粒，霜後乃熟。陳氏指爲戎菽，誤矣。爾雅亦無此文。戎菽乃胡豆，豋豆乃鹿豆，見菜部。竝四月熟。

【氣味】甘溫無毒。【主治】去賊風風痺，婦人產後冷血，炒令焦黑，及熱投酒中，漸漸飲之。藏器

豌豆 拾遺

【釋名】胡豆拾遺　戎菽爾雅　回鶻豆遼志。○飲膳正要作回回豆。回回郎。回鶻國也　畢豆唐史。○崔寔月令作蹕豆　青小豆千金　青斑豆別錄　麻累時珍

曰：胡豆，豌豆也。其苗柔弱宛宛，故得豌名。種出胡戎，嫩時青色，老則斑麻，故有胡戎、青斑、麻累諸名。陳藏器拾遺雖有胡豆，但云苗似豆，生田野間，米中往往有之。然豌豆、蠶豆皆有胡豆之名。陳氏所云，蓋豌豆也。豌豆之粒小，故米中有之。爾雅：戎菽謂之荏菽。管子：山戎出荏菽，布之天下。並註云：即胡豆也。唐史：畢豆出自西戎回鶻地面。張揖廣雅：畢豆、豌豆，留豆也。別錄序例云：丸藥如胡豆大者，

即青斑豆也。孫思邈千金方云：青小豆一名胡豆，一名麻累。鄴中記云：石虎諱胡，改胡豆爲國豆。此豆數說皆指豌豆也。蓋古昔呼豌豆爲胡豆，今則蜀人專呼蠶豆爲胡豆，而豌豆名胡豆，人不知矣。又鄉人亦呼豌豆大者爲淮豆，蓋回鶻音相近也。

【集解】時珍曰：豌豆種出西胡，今北土甚多。八九月下種，苗生柔弱如蔓，有鬚。葉似蒺藜葉，兩兩對生。嫩時可食。三四月開小花如蛾形，淡紫色。結莢長寸許，子圓如藥丸，亦似甘草子。出胡地者大如杏仁。煮炒皆佳，磨粉麪甚白細膩。百穀之中，最爲先登。又有野豌豆，粒小不堪，惟苗可茹，名翹搖，見菜部。

【氣味】甘，平，無毒。思邈曰：甘、鹹，温，平，澀。瑞曰：多食發氣病。

【主治】消渴，淡煮食之良。藏器 治寒熱熱中，除吐逆，止泄痢澼下，利小便腹脹滿。思邈 調營衛，益中平氣，煮食下乳汁。可作醬用。瑞 煮食，殺鬼毒心病，解乳石毒發。研末塗癰腫痘瘡。作澡豆，去䵟黯，令人面光澤。時珍

【發明】時珍曰：豌豆屬土，故其所主病多係脾胃。元時飲膳，每用此豆，搗去皮，同羊肉治食，云補中益氣。今爲日用之物，而唐宋本草見遺，可謂缺典矣。千金、外臺洗面澡豆方，盛用畢豆麪，亦取其白膩耳。

【附方】新三。

四聖丹：治小兒痘中有疔，或紫黑而大，或黑壞而臭，或中有黑線，此症十死八九。惟牛都御史得秘傳此方，點之最妙。用豌豆四十九粒燒存性，頭髮灰三分，真珠十四粒，炒研爲末，以油燕脂同杵成膏。先以簪挑疔破，咂去惡血，以少許點之，即時變紅活色。

服石毒發：胡豆半升，搗研，以水八合絞汁飲之，即愈。外臺

霍亂吐利：豌豆三合，香葇三兩，爲末，水三盞，煎一盞，分二服。普濟

蠶豆食物

【釋名】胡豆。時珍曰：豆莢狀如老蠶，故名。王禎農書謂其蠶時始熟，故名。亦通。吳瑞本草以此爲豌豆，誤矣。此豆種亦自西胡來，雖與豌豆同名同時種，而形性迥別。太平御覽云：張騫使外國得胡豆種歸，指此也。今蜀人呼此爲胡豆，而豌豆不復名胡豆矣。

【集解】時珍曰：蠶豆南土種之，蜀中尤多。八月下種，冬生嫩苗可茹。方莖中空。葉狀如匙頭，本圓末尖，面綠背白，柔厚，一枝三葉。二月開花如蛾狀，紫白色，又如豇豆花。結角連綴如大豆，頗似蠶形。蜀人收其子以備荒歉。

【氣味】甘，微辛，平，無毒。

【主治】快胃，和臟腑。汪穎

【發明】時珍曰：蠶豆本草失載。萬表積善堂方言：一女子誤吞針入腹，諸醫不能治。一人教令煮蠶豆同韭菜食之，針自大便同出。此亦可驗其性之利臟腑也。

苗

【氣味】苦，微甘，温。

【主治】酒醉不醒，油鹽炒熟，煮湯灌之，效。穎

豇豆綱目。江、絳二音

【釋名】䜬䝅。音絳雙。時珍曰：此豆紅色居多，莢必雙生，故有豇、䜬䝅之名。廣雅指爲胡豆，誤矣。

【集解】時珍曰：豇豆處處三四月種之。一種蔓長丈餘，一種蔓短。其葉俱本大末尖，嫩時可茹。其

花有紅白二色。莢有白紅紫赤斑駁數色，長者至二尺。嫩時充菜，老則收子。此豆可菜可果可穀，備用最多，乃豆中之上品，而本草失收，何哉。

氣味 甘鹹平無毒。主治 理中益氣，補腎健胃，和五臟，調營衛，生精髓，止消渴吐逆泄痢，小便數，解鼠莽毒。時珍

發明 時珍曰：豇豆開花結莢，必兩兩並垂，有習坎之義。豆子微曲，如人腎形，所謂豆為腎穀者，宜以此當之。昔盧廉夫教人補腎氣，每日空心煑豇豆，入少鹽食之，蓋得此理。與諸疾無禁，但水腫忌補腎，不宜多食耳。又袖珍方云：中鼠莽毒者，以豇豆煑汁飲即解。欲試者，先刈鼠莽苗，以汁潑之，便根爛不生。此則物理然也。

藊豆 音扁。別錄中品

釋名 沿籬豆 俗 蛾眉豆 時珍曰：藊本作扁，莢形扁也。沿籬，蔓延也。蛾眉，象豆脊白路之形也。

集解 弘景曰：藊豆人家種之于籬垣，其莢蒸食甚美。頌曰：蔓延而上，大葉細花，花有紅白二色。莢生花下。其實有黑白二種，白者溫而黑者小冷，入藥用白者。黑者名鵲豆，蓋以其黑間有白道，如鵲羽也。時珍曰：扁豆二月下種，蔓生延纏。葉大如盃，團而有尖。其花狀如小蛾，有翅尾形。其莢凡十餘樣，或長或團，或如龍爪虎爪，或如猪耳刀鐮，種種不同，皆纍纍成枝。白露后實更繁衍。嫩時可充蔬食茶料，老則收子煑食。子有黑白赤斑四色。一種莢硬不堪食。惟豆子粗圓而色白者可入藥，本草不分別，亦缺文也。

白扁豆 脩治 時珍曰：凡用取硬殼扁豆子，連皮炒熟，入藥。亦有水浸去皮及生用者，從本方。

氣味 甘，微溫，無毒。詵曰：微寒。患冷人勿食。弘景曰：患寒熱者不可食。

主治 和中下氣。別錄 補五臟，主嘔逆。久服頭不白。孟詵 療霍亂吐利不止，研末和醋服之。蘇恭 行風氣，治女子帶下，解酒毒河豚魚毒。蘇頌 解一切草木毒，生嚼及煑汁飲，取效。甄權 止泄痢，消暑，暖脾胃，除溼熱，止消渴。時珍

發明 時珍曰：硬殼白扁豆，其子充實，白而微黃，其氣腥香，其性溫平，得乎中和，脾之穀也。入太陰氣分，通利三焦，能化淸降濁，故專治中宮之病，消暑除溼而解毒也。其軟殼及黑鵲色者，其性微涼，但可供食，亦調脾胃。

附方 新九

霍亂吐利 扁豆、香薷各一升，水六升，煑二升，分服。千金

霍亂轉筋 白扁豆為末，醋和服。普濟方

消渴飲水 金豆丸：用白扁豆浸去皮，為末，以天花粉汁同蜜和丸梧子大，金箔為衣。每服二三十丸，天花粉汁下，日二服。忌炙煿酒色。次服滋腎藥。仁存堂方

赤白帶下 白扁豆炒為末，用米飲每服二錢。

毒藥墮胎 女人服草藥墮胎腹痛者，生白扁豆去皮為末，米飲服方寸匕。濃煎汁飲亦可。丸服。若胎氣已傷未墮者，或口噤手強，自汗頭低，似乎中風，九死一生，醫多不識，作風治，必死無疑。

中砒霜毒 白扁豆生研，水絞汁飲。並永類方

六畜肉毒 白扁豆燒存性，研塗水服之良。事林廣記

諸

烏肉毒。生扁豆末，冷水服之。同上 惡瘡痂癢作痛，以扁豆搗封，痂落即愈。肘后

花【主治】女子赤白帶下，乾末，米飲服之。蘇頌 焙研服，治崩帶。作餛飩食，治泄痢。擂水飲，解中一切藥毒垂死。功同扁豆。時珍

【附方】新二。

血崩不止：白扁豆花焙乾爲末，每服二錢，空心炒米煑飲入鹽少許調下，即效。奇效良方

一切泄痢：白扁豆花正開者，擇淨勿洗，以滚湯瀹過，和小豬脊脂肉一條，葱一根，胡椒七粒，醬汁拌勻，就以瀹豆花汁和麪包作小餛飩，炙熟食之。必用食治方

葉【主治】霍亂吐下不止。別錄 吐利後轉筋，生搗一把，入少酢絞汁服，立瘥。蘇恭 醋炙研服，治瘕疾。孟詵 杵傅蛇咬。大明

藤【主治】霍亂，同蘆穄、人參、倉米等分，煎服。時珍

刀豆 綱目

【釋名】挾劍豆（時珍曰：以莢形命名也。案段成式酉陽雜俎云：樂浪有挾劍豆，莢生橫斜，如人挾劍。即此豆也。）

【集解】頴曰：刀豆長尺許，可入醬用。時珍曰：刀豆人多種之。三月下種，蔓生引一二丈，葉如豇豆葉而稍長大，五六七月開紫花如蛾形，結莢長者近尺，微似皂莢，扁而劍脊，三稜宛然，嫩時煑食、醬食、蜜煎皆佳。老則收子，子大如拇指頭，淡紅色，同豬肉、雞肉煑食尤美。

【氣味】甘，平，無毒。【主治】溫中下氣，利腸胃，止呃逆，益腎補元。時珍

【發明】時珍曰：刀豆本草失載，惟近時小書載其暖而補元陽也。又有人病後呃逆不止，聲聞鄰家。或令取刀豆子燒存性，白湯調服二錢即止。此亦取其下氣歸元，而逆自止也。

黎豆 拾遺

【校正】自草部移入此。

【釋名】貍豆綱目、虎豆（藏器曰：豆子作貍首文，故名。時珍曰：黎亦黑色也。此豆莢老則黑色，有毛露筋，如虎貍指爪，其子亦有點，如虎貍之斑，煑之汁黑，故有諸名。）

【集解】藏器曰：黎豆生江南，蔓如葛，子如皂莢子，作貍首文。人炒食之，別無功用。陶氏註蚺蛇膽云：如黎豆者，即此也。爾雅云：諸慮，一名虎涉。又註櫐根云：苗如豆。爾雅：攝，虎櫐。郭璞註云：江東呼櫐爲藤，似葛而粗大，纏蔓林樹，莢有毛刺，一名豆蘡，今虎豆也。千歲櫐是矣。時珍曰：爾雅虎櫐，即貍豆也。古人謂藤爲櫐，后人訛櫐爲貍矣。爾雅山櫐、虎櫐原是二種，陳氏合而爲一，謂諸慮一名虎涉，又以爲千歲櫐，並誤矣。千歲櫐見草部。貍豆野生，山人亦有種之者。三月下種生蔓，其葉如豇豆葉，但文理偏斜。六七月開花成簇，紫色，狀如扁豆花，一枝結莢十餘，長三四寸，大如拇指，有白茸毛，老則黑而露筋，宛如乾熊指爪之狀。其子大如刀豆子，淡紫色，有斑點如貍文。煑去黑汁，同豬、雞肉再煑食，味乃佳。

【氣味】甘，微苦，溫，有小毒。多食令人悶。【主治】溫中益氣。時珍

本草綱目穀部第二十四卷終

本草綱目穀部目録第二十五卷

穀之四　造釀類二十九種

右附方舊八十新一百

本草綱目穀部第二十五卷

穀之四 造釀類二十九種

大豆豉 別錄中品

【釋名】時珍曰按劉熙釋名云豉嗜也調和五味可甘嗜也許慎說文謂豉爲配鹽幽菽者乃鹹豉也

【集解】弘景曰豉出襄陽錢塘者香美而濃入藥取中心者佳藏器曰蒲州豉味鹹作法與諸豉不同其味烈陝州有豉汁經十年不敗入藥並不如今之豉心爲其無鹽故也詵曰陝府豉汁甚勝常豉其法以大豆爲黄蒸每一斗加鹽四升椒四兩春三日夏二日即成半熟加生薑五兩既潔淨且精也時珍曰豉諸大豆皆可爲之以黑豆者入藥有淡豉鹹豉治病多用淡豉汁及鹹者當隨方法其豉心乃合豉時取其中心者非剝皮取心也此說見外臺秘要造淡豉法用黑大豆二三斗六月內淘淨水浸一宿瀝乾蒸熟取出攤席上候微温蒿覆每三日一看候黄衣上遍不可太過取曬簸淨以水拌乾溼得所以汁出指間爲準安甕中築實桑葉蓋厚三寸密封泥於日中曬七日取出曝一時又以水拌入甕如此七次再蒸過攤去火氣甕收築封即成矣造鹹豉法用大豆一斗水浸三日淘蒸攤署候上黄取出簸淨水淘漉乾每四斤入鹽一斤薑絲半斤椒橘蘇茴杏仁拌匀入甕上面水浸過一寸以箬蓋封口曬一月乃成也造豉汁法十月至正月用好豉三斗清麻油熬令煙斷以一升拌豉蒸過攤冷曬乾拌再蒸凡二遍以白鹽一斗搗和以湯淋汁三四斗入淨釜下椒薑葱橘絲同煎三分減一貯於不津器中香美絶勝也有麩豉瓜豉醬豉諸品皆可爲之但充食品不入藥用也

淡豉【氣味】苦寒無毒 思邈曰苦甘寒濇得醯良杲曰陰中之陰也

【主治】傷寒頭痛寒熱瘴氣惡毒煩躁滿悶虛勞喘吸兩脚疼冷殺六畜胎子諸毒 別錄 治時疾熱病發汗熬末能止盜汗除煩生搗爲丸服治寒熱風胸中生瘡煮服治血痢腹痛研塗陰莖生瘡 藥性 治瘧疾骨蒸中毒藥蠱氣犬咬 大明 下氣調中治傷寒温毒發癍嘔逆 時珍○千金治温毒黑膏用之

蒲州豉【氣味】鹹寒無毒【主治】解煩熱熱毒寒熱虛勞調中發汗通關節殺腥氣傷寒鼻塞陝州豉汁亦除煩熱 藏器

【發明】弘景曰豉食中常用春夏之氣不和蒸炒以酒漬服之至佳依康伯法先以醋酒溲蒸曝燥麻油和再蒸曝之凡三過末椒薑治和進食大勝今時油豉也患脚人常將漬酒飲之以滓傅脚皆瘥頌曰古今方書用豉治病最多江南人善作豉凡得時氣即先用葱豉湯服之取汗往往便瘥也時珍曰陶說康伯豉法見博物志云原出外國中國謂之康伯乃傳此法之姓名耳其豉調中下氣最妙黑豆性平作豉則温既經蒸署故能升能散得葱則發汗得鹽則能吐得酒則治風得薤則治痢得蒜則止血炒熟則又能止汗亦麻黄根節之義也

【附方】舊三十一新一十八

傷寒發汗 頌曰葛洪肘后方云傷寒有數種庸人卒不能分別者今取一藥兼療之凡初覺頭痛身熱脈洪一二日便以葱豉湯治之用葱白一虎口豉一升

綿裹，水三升，煮一升，頓服。不汗更作，加葛根三兩；再不汗，加麻黃三兩。○肘後又法：用葱湯煮米粥，入鹽豉食之，取汗。○又法：用豉一升，小男溺三升，煎一升，分服取汗。

傷寒不解 傷寒不止，不解已三四日，胸中悶惡者，用豉一升，鹽一合，水四升，煮一升半，分服取吐，此秘法也。梅師方

辟除溫疫 豉和白术浸酒，常服之。梅師

傷寒懊憹 吐下後心中懊憹，大下後身熱不去，心中痛者，並用卮子豉湯吐之。肥卮子十四枚，水二盞，煮一盞，入豉半兩，同煮至七分，去滓服。得吐，止後服。傷寒論

傷寒餘毒 傷寒後毒氣攻手足，及身體虛腫。用豉五合微炒，以酒一升半，同煎五七沸，任性飲之。簡要濟衆

傷寒目翳 燒豉二七枚，研末吹之。肘后

傷寒暴痢 藥性論曰：以豉一升，薤白一握，水三升，煮薤熟，納豉更煮，色黑去豉，分爲二服。

血痢不止 用豉、大蒜等分，杵丸梧子大。每服三十丸，鹽湯下。王氏博濟

血痢如刺 藥性論曰：以豉一升，水漬相淹，煎兩沸，絞汁頓服。不瘥再作。

赤白重下 葛氏用豆豉熬小焦，搗服一合，日三。或炒焦，以水浸汁服，亦驗。○外臺用豉心炒爲末一升，分四服，酒下，入口卽斷也。

臟毒下血 烏犀散：用淡豉十文，大蒜二枚，煨，同搗丸梧子大。煎香菜湯服二十丸，日二服，安乃止，永絕根本，無所忌。○廬州彭大祥云：此藥甚妙，但大蒜九蒸乃佳，仍以冷齋水送下。昔朱元成言其姪及陸子楫提刑皆服此數十年之疾，更不復作也。窬原方

小便血條 淡豆豉一撮，煎湯空腹飲。或入酒服。危氏得效方

瘧疾寒熱 煮豉湯飲數升，得大吐卽愈。肘后方

小兒寒熱 惡氣中人。以溼豉研丸雞子大，以摩腮上及手足心六七遍，又摩心臍上，旋旋咒之了，破豉丸看，有細毛，棄道中，卽便瘥也。食醫心鏡

盜汗不止 詵曰：以豉一升微炒香，清酒三升漬三日，取汁冷暖任服。不瘥更作，三兩劑卽止。

齁喘痰積 凡天雨便發，坐臥不得，飲食不進，乃肺竅久積冷痰，遇陰氣觸動則發也。用此一服卽愈，服至七八次，卽出惡痰數升，藥性亦隨而出，卽斷根矣。用江西淡豆豉一兩，蒸搗如泥，入砒霜末一錢，枯白礬三錢，丸綠豆大。每用冷茶、冷水送下七丸，甚者九丸，小兒五丸，卽高枕仰臥。忌食熱物等。皆效方。

風毒膝攣 骨節一痛。用豉三五升，九蒸九暴，以酒一斗浸經宿，空心隨性溫飲。食醫心鏡

手足不隨 豉三升，水九升，煮三升，分三服。又法：豉一升微熬，囊貯，漬三升酒中三宿，溫服，常令微醉佳。肘後

頭風疼痛 豉湯洗頭，避風取瘥。孫眞人方

卒不得語 煮豉汁，加入美酒服之。肘后

喉痹不語 煮豉汁一升服，覆取汗。仍著桂末于舌下，嚥之。千金方

咽生瘜肉 鹽豉和搗塗之。先刺破出血，乃用神效。聖濟總錄

口舌生瘡 胸膈疼痛者，用焦豉末，含一宿卽瘥。聖惠方

舌上血出 如鍼孔者。豉三升，水三升，煮沸，服一升，日三服。葛氏方

墮胎血下 煩滿。用豉一升，水三升，煮三沸，調鹿角末方寸匕。子母祕錄

妊娠動胎 豉汁炒服。華陀方也。同上

婦人難產 乃兒枕破與敗血裹其子也。以勝金散逐其敗血，卽順矣。用鹽豉一兩，以舊青布裹了，燒赤，乳細，入麝香一錢，爲末。取秤錘燒紅淬酒，調服一大盞。郭稽中方

小兒胎毒 淡豉煎濃汁，與三五口，其毒自下。又能助脾氣，消乳食。聖惠

小兒哯乳 用鹹豉七箇去皮，膩粉一錢，同研，丸黍米大。每服三五丸，藿香湯下。全幼心鑑

小兒丹毒 作瘡出水。豉炒煙盡，爲末，油調傅之。姚和衆方

小兒頭瘡 以黃泥裹煨熟，取研，以蓴菜油調傅之。勝金

發背癰腫 已潰未潰。用香豉三升，入少水搗成泥，照腫處大小作餅，厚三分。瘡有孔，勿覆孔上。鋪豉餅，以艾列於上灸之。但使溫溫，勿令破肉。如熱痛，卽急易之，患當減快。一日二次灸之。如

先有孔，以汁出爲妙。千金方　一切惡瘡熬豉爲末，傅之，不過三四次。出楊氏產乳　陰莖生瘡痛爛者，以豉一分，蚯蚓濕泥二分，水研和塗上，乾即易之。禁熱食、酒、蒜、芥菜。藥性論　蠼螋尿瘡杵豉傅之，良。千金　蟲刺螫人豉心嚼敷，少頃見豉中有毛即瘥。若不見，再傅，晝夜勿絶，見毛爲度。外臺　蹉跌破傷筋骨，用豉三升，水三升，漬濃汁飲之，止心悶。千金　毆傷瘀聚腹中悶滿，豉一升，水三升，煮三沸，分服。不瘥再作。千金　解蜀椒毒豉汁飲之。千金方　中牛馬毒豉汁和人乳頻服之，效。衛生易簡　小蝦蟆毒小蝦蟆有毒，食之令人小便秘澀，臍下悶痛，有至死者。以生豉一合，投新汲水半盞，浸濃汁，頓飲之，即愈。茆亭客語　中酒成病豉、葱白各半升，水二升，煮一升，頓服。千金方　服藥過劑悶亂者，豉汁飲之。千金　雜物眯目不出，用豉三七枚，浸水洗目，視之即出。總錄方　刺在肉中嚼豉塗之。千金方　小兒病淋方見蒸餅發明下　腫從腳起豉汁飲之，以滓傅之。肘後方

豆黃食療

【校正】原附大豆下，今分出。

【釋名】時珍曰：造法：用黑豆一斗，蒸熟，鋪席上，以蒿覆之，如盦醬法，待上黃，取出曬乾，搗末收用。

【氣味】甘，溫，無毒。詵曰：忌豬肉。

【主治】濕痹膝痛，五臟不足，脾胃氣結積，壯氣力，潤肌膚，益顏色，填骨髓，補虛損，能食，肥健人。以鍊豬脂和丸，每服百丸，神驗祕方也。肥人勿服。詵。○出延年祕錄方　生嚼塗陰囊汗出。時珍

【附方】新二　脾弱不食餌此當食，大豆黃二升，大麻子三升，熬香爲末，每服一合，飲下。日四五服，任意。千金方　打撲青腫大豆黃爲末，水和塗之。外臺祕要

豆腐日用

【集解】時珍曰：豆腐之法，始於漢淮南王劉安。凡黑豆、黃豆及白豆、泥豆、豌豆、綠豆之類，皆可爲之。造法：水浸，磑碎，濾去滓，煎成，以鹽鹵汁或山礬葉或酸漿、醋澱就釜收之。又有入缸內以石膏末收者。大抵得鹹苦酸辛之物，皆可收斂爾。其面上凝結者，揭取晾乾，名豆腐皮，入饌甚佳也。

【氣味】甘，鹹，寒，有小毒。原曰：性平。穎曰：寒。而動氣。瑞曰：發腎氣、瘡疥、頭風。杏仁可解。時珍曰：按延壽書云：有人好食豆腐中毒，醫不能治。作腐家言：萊菔入湯中則腐不成。遂以萊菔湯下藥而愈。大抵暑月恐有人汗，尤宜慎之。

【主治】寬中益氣，和脾胃，消脹滿，下大腸濁氣。甯原　清熱散血。時珍

【附方】新四　休息久痢白豆腐，醋煎食之，即愈。普濟方　赤眼腫痛有數種，皆肝熱血凝也。用消風熱藥服之。夜用鹽收豆腐片貼之，酸漿者勿用。證治要訣　杖瘡青腫豆腐切片貼之，頻易。一法：以燒酒煮貼之，色紅即易，不紅乃已。拔萃方　燒酒醉死心頭熱者，用熱豆腐細切片，遍身貼之。貼冷即換之，甦省乃止。

陳廩米別錄下品

【釋名】陳倉米古名　老米俗名　火米時珍曰：有屋曰廩，無屋曰倉，皆官積也。方曰倉，圓曰囷，皆私積也。老亦陳也。火米有三：有火蒸治成者，有火燒治成者，又有畬田火米，與此不同。

【集解】弘景曰：陳廩米即粳米久入倉陳赤者。以廩軍人，故曰廩爾。方中多用之。人以作醋，勝於

新粳米也。藏器曰：廩米，吳人以粟爲良，漢地以粳爲善，亦猶吳紵鄭縞，貴近賤遠之意。確論其功，粟當居前。宗奭曰：諸家註說，不言是粳是粟。然二米陳者，性皆冷，煎煮亦無膏膩，粉食令人自利，與經說稍戾。時珍曰：廩米，北人多用粟，南人多用粳及秈，並水浸蒸曬爲之，亦有火燒過治成者。入倉陳久，皆氣過色變，故古人謂之紅粟紅腐，陳陳相因也。

【氣味】鹹、酸，溫，無毒。藏器曰：廩米熱食即熱，冷食即冷，假以火氣也，體自溫平。同馬肉食，發痼疾。時珍曰：廩米年久，其性多涼，但炒食則溫爾，豈有熱食即熱者乎。

【主治】下氣，除煩渴，調胃止洩。別錄　補五臟，澀腸胃。日華　暖脾，去憊氣，宜作湯食。士良　炊飯食，止痢，補中益氣，堅筋骨，通血脈，起陽道。以飯和酢搗，封毒腫惡瘡，立瘥。北人以飯置甕中，水浸令酸，食之，暖五臟六腑之氣。研末服，去卒心痛。孟詵　寬中消食。多食易饑。甯原　調腸胃，利小便，止渴除熱。時珍

【發明】時珍曰：陳倉米煮汁不渾，初時氣味俱盡，故沖淡，可以養胃。古人多以煮汁煎藥，亦取其調腸胃，利小便，去溼熱之功也。千金方治洞注下利，炒此米研末飲服者，亦取此義。日華子謂其澀腸胃，寇氏謂其冷利，皆非中論。

【附方】新五。

霍亂大渴，能殺人。以黃倉米三升，水一斗，煮汁澄清飲，良。永類鈐方

反胃膈氣，不下食者。太倉散：用倉米或白米，日西時以水微拌溼，自想日氣如在米中，次日曬乾，袋盛掛風處。每以一撮，水煎，和汁飲之，即時便下。○又方：陳倉米炊飯焙研，每五兩入沉香末半兩，和勻。每米飲服二三錢。普濟方

諸般積聚。太倉丸：治脾胃饑飽不時生病，及諸般積聚，百物所傷。陳倉米四兩，以巴豆二十一粒去皮同炒，至米香豆黑，勿令米焦，擇去豆不用，入去白橘皮四兩，爲末，糊丸梧子大。每薑湯服五丸，日二服。百一選方

暑月吐瀉。陳倉米二升，麥芽四兩，黃連四兩，切，同蒸熟，焙研爲末，水丸梧子大。每服百丸，白湯送下。

飯　拾遺

【釋名】

【集解】時珍曰：飯食，諸穀皆可爲之，各隨米性，詳見本條。然有入藥諸飯，不可類從者，應當別出。大抵皆取粳秈粟米者爾。

新炊飯【主治】人尿牀，以熱飯一盞，傾尿牀處，拌與食之，勿令病者知。又乘熱傳腫毒，良。時珍

寒食飯　饋飯也。【主治】滅瘢痕及雜瘡，研末傳之。藏器　燒灰酒服，治食本米飲成積，黃瘦腹痛者，甚效。孫思邈　傷寒食復，用此飯燒研，米飲服二三錢，效。時珍

祀竈飯【主治】卒噎，取一粒食之，即下。燒研，搽鼻中瘡。時珍

盆邊零飯【主治】鼻中生瘡，燒研傳之。時珍

齒中殘飯【主治】蠍咬毒痛，傅之即止。時珍

飧飯　飧音孫，即水飯也。【主治】熱食解渴除煩。時珍

荷葉燒飯【主治】厚脾胃，通三焦，資助生發之氣。時珍

【發明】李杲曰：易水張潔古枳朮丸，用荷葉裹燒飯為丸。蓋荷之為物，色青中空，象乎震卦風木。在人為足少陽膽同手少陽三焦，為生化萬物之根蒂。用此物以成其化，胃氣何由不上升乎？更以燒飯和藥，與白朮協力滋養穀氣，令胃厚不致再傷，其利廣矣大矣。時珍曰：按韓𢘅醫通云：東南人不識北方炊飯無甑，類乎為燒，如燒菜之意，遂訛以荷葉包飯入灰火燒煨，雖丹溪亦未之辯。但以新荷葉煮湯，入粳米造飯，氣味亦全也。凡粳米造飯，用荷葉湯者寬中，芥葉湯者豁痰，紫蘇湯者行氣解肌，薄荷湯者去熱，淡竹葉湯者辟暑，皆可類推也。

青精乾石䭀飯宋圖經

【釋名】烏飯 頌曰：按陶隱居登真隱訣載太極真人青精乾石䭀飯法。䭀音信。䭀之為言飡也。謂以酒蜜藥草輩溲而曝之也。亦作[illegible]。凡內外諸書，並無此字，惟施於此飯之名耳。陳藏器本草名烏飯。

【集解】頌曰：登真隱訣載南燭草木名狀，註見木部。本條下其作飯法：以生白粳米一斛五斗，舂治淅取一斛二斗。用南燭木葉五斤，燥者三斤亦可，雜莖皮煮取汁，極令清冷，以溲米，米釋炊之。從四月至八月末，用新生葉，色皆深；九月至三月，用宿葉，色皆淺，可隨時進退其斤兩。又采軟枝莖皮，於石臼中搗碎，假令四五月中作，可用十許斤，熟舂，以斛二斗湯浸染，得一斛也。比來只以水漬一二宿，不必用湯，漉而炊之，初米正作綠色，蒸過便如紺色。若色不好，亦可淘去，更以新汁漬之，灑漉皆用此汁，惟令飯作正青色乃止。高格曝乾，當三蒸曝，每蒸輒以葉汁溲令浥浥。每日可服二升，勿復血食，填胃補髓，消滅三蟲。上元寶經云：子服草木之王，氣與神通；子食青燭之津，命不復殞。此之謂也。今茅山道士亦作此飯，或以寄遠。重蒸過食之，甚香甘也。藏器曰：烏飯法：取南燭莖葉搗碎，清汁浸粳米，九浸九蒸九曝，米粒緊小，黑如瑿珠，袋盛，可以適遠方也。時珍曰：此飯乃仙家服食之法，而今之釋家多於四月八日造之，以供佛耳。造者又入柿葉、白楊葉數十枝以助色。或又加生鐵一塊者，止知取其上色，不知乃服食家所忌也。

【氣味】甘，平，無毒。【主治】日進一合，不饑，益顏色，堅筋骨，能行。藏器 益腸胃，補髓，滅三蟲。久服變白卻老。蘇頌 ○出太極真人法。

粥拾遺

【釋名】糜 時珍曰：粥字象米在釜中相屬之形。釋名云：煮米為粥，使糜爛也。粥濁於糜，育育然也。厚曰饘，薄曰酏。

小麥粥【主治】止消渴煩熱。時珍

寒食粥用杏仁和諸花作之【主治】咳嗽，下血氣，調中。藏器

糯米○秫米○黍米粥【氣味】甘，溫，無毒。【主治】益氣，治脾胃虛寒，洩痢吐逆，小兒痘瘡白色。時珍

粳米○秈米○粟米○粱米粥【氣味】甘，溫，平，無毒。【主治】利小便，止煩渴，養腸胃。時珍

【發明】時珍曰：按羅天益寶鑑云：粳、粟米粥，氣薄味淡，陽中之陰也，所以淡滲下行，能利小便。韓𢘅醫通云：一人病淋，素不服藥，予令專啖粟米粥，絕去他味。旬餘減，月餘痊。此五穀治病之理也。又

張來粥記云。每日起食粥一大盌。空腹胃虛穀氣便作所補不細。又極柔膩。與腸胃相得。最爲飲食之妙訣。齊和尚說山中僧。每將旦一粥。甚繫利害。如不食。則終日覺臟腑燥涸。蓋粥能暢胃氣。生津液也。大抵養生求安樂。亦無深遠難知之事。不過寢食之間爾。故作此勸人每日食粥。勿大笑也。又蘇軾帖云。夜饑甚。吳子野勸食白粥。云能推陳致新。利膈益胃。粥既快美。粥後一覺。妙不可言也。此皆著粥之有益如此。諸穀作粥。詳見本條。古方有用藥物粳粟粱米作粥。治病甚多。今略取其可常食者。集於下方。以備參考云。

赤小豆粥。利小便。消水腫腳氣。辟邪癘。

綠豆粥。解熱毒。止煩渴。

御米粥。治反胃。利大腸。

薏苡仁粥。除濕熱。利腸胃。

蓮子粉粥。健脾胃。止洩痢。

芡實粉粥。固精氣。明耳目。

菱實粉粥。益腸胃。解內熱。

栗子粥。補腎氣。益腰腳。

薯蕷粥。補腎精。固腸胃。

芋粥。寬腸胃。令人不饑。

百合粉粥。潤肺調中。

蘿蔔粥。消食利膈。

胡蘿蔔粥。寬中下氣。

馬齒莧粥。治痹消腫。

油菜粥。調中下氣。

莙薘菜粥。健胃益脾。

菠薐菜粥。和中潤燥。

薺菜粥。明目利肝。

芹菜粥。去伏熱。利大小腸。

芥菜粥。豁痰辟惡。

葵菜粥。潤燥寬腸。

韭菜粥。溫中暖下。

葱豉粥。發汗解肌。

茯苓粉粥。清上實下。

松子仁粥。潤心肺。調大腸。

酸棗仁粥。治煩熱。益膽氣。

枸杞子粥。補精血。益腎氣。

薤白粥。治老人冷利。

生薑粥。溫中辟惡。

花椒粥。辟瘴禦寒。

茴香粥：和胃治疝。
胡椒粥　茱萸粥　辣米粥：並治心腹疼痛。
麻子粥　胡麻粥　郁李仁粥：並潤腸治痹。
蘇子粥：下氣利膈。
竹葉湯粥：止渴清心。
豬腎粥　羊腎粥　鹿腎粥：並補腎虛諸疾。
羊肝粥　雞肝粥：並補肝虛明目。
羊汁粥　雞汁粥：並治勞損。
鴨汁粥　鯉魚汁粥：並消水腫。
牛乳粥：補虛羸。
酥蜜粥：養心肺。
鹿角膠入粥食：助元陽，治諸虛。
炒麵入粥食：止白痢。○燒鹽入粥食：止血痢。

麨 尺沼切 〇拾遺

【校正】原附粟下，今分出。

【釋名】糗 去九切。時珍曰：麨以炒成，其臭香，故糗從臭，麨從炒省也。劉熙釋名云：糗，齲也。飯而磨之，使齲碎也。

【集解】恭曰：麨，蒸米麥熬過，磨作之。藏器曰：河東人以麥爲之，北人以粟爲之，東人以粳米爲之，炒乾飯磨成也。粗者爲乾糗糧。

米麥麨【氣味】甘苦，微寒，無毒。藏器曰：酸寒。【主治】寒中，除熱渴，消石氣。蘇頌　和水服，解煩熱，止洩，實大腸。藏器　炒米湯：止煩渴。時珍

糕 綱目

【釋名】粢 時珍曰：糕以黍糯合粳米粉蒸成，狀如凝膏也。單糯粉作者曰粢。米粉合豆末糖蜜蒸成者曰餌。釋名云：粢，慈軟也。餌，而也，相黏而也。揚雄方言云：餌謂之餻，或謂之粢，或謂之𩛩，音令，或謂之餣，音浥，然亦微有分別，不可不知之也。

【氣味】甘，溫，無毒。時珍曰：粳米糕易消導。粢糕最難尅化，損脾或積，小兒尤宜禁之。

【主治】粳糕：養脾胃，厚腸，益氣和中。○粢糕：益氣暖中，縮小便，堅大便，效。時珍

【發明】時珍曰：晚粳米糕可代蒸餅，丸脾胃藥，取其易化也。糯米粢可代糯糊，丸丹藥，取其相黏也。九日登高米糕，亦可入藥。按聖惠方治山瘴瘧，有糕角飲：九月九日取米糕角陰乾，半兩，寒食飯二百粒，或一百粒，獨蒜一枚，恆山一兩，以水二盞浸一夜，五更煎至一盞，頓服，當下利爲度。

【附方】新一。

老人泄瀉：乾糕一兩，薑湯泡化，代飯。簡便方。

糉 綱目

【釋名】角黍 時珍曰：糉俗作粽。古人以菰蘆葉裹黍米煮成，尖角，如椶櫚葉心之形，故曰糉，曰角黍。近世多用糯米矣。今俗五月五日以爲節物，相餽送。或言爲祭屈原，作此投江，以飼蛟龍也。

【氣味】甘，溫，無毒。【主治】五月五日取糉尖，和截瘧藥

䴷。時珍

寒具 綱目

【釋名】**捻頭**錢乙 **環餅**要術 **饊**時珍曰：寒具冬春可畱數月，及寒食禁煙用之，故名寒具。捻頭，捻其頭也。環餅，象環釧形也。饊，易消散也。服虔通俗名謂之𩜹。張揖廣雅謂之粰䊀。楚辭謂之粔籹。雜字解詁謂之膏環。

【集解】時珍曰：錢乙方中有捻頭散，葛洪肘後有捻頭湯，醫書不載。按鄭玄註周禮云：寒具，米食也。賈思勰要術云：環餅一名寒具，以水搜入牛羊脂和作之，入口即碎。林洪清供云：寒具，捻頭也，以糯粉和麪，麻油煎成，以餳食之，可留月餘，宜禁煙用。觀此，則寒具即今饊子也。以糯粉和麪，入少鹽，牽索紐捻成環釧之形，油煎食之。劉禹錫寒具詩云：纖手搓成玉數尋，碧油煎出嫩黃深，夜來春睡無輕重，壓匾佳人纏臂金。

【氣味】**甘鹹温無毒。**【主治】**利大小便，潤腸，温中益氣。**時珍

【附方】新二。**錢氏捻頭散**治小兒小便不通。用延胡索、苦楝子等分，為末，每服半錢或一錢，以捻頭湯食前調下。如無捻頭，滴油數點代之。錢氏小兒方　**血痢不止**地榆曬研為末，每服二錢，摻在羊血上，炙熟食之，以捻頭煎湯送下。或以地榆煮汁熬如飴狀，一服三合，捻頭湯化下。

蒸餅 綱目

【釋名】時珍曰：按劉熙釋名云：餅者，并也，溲麪使合并也。有蒸餅、湯餅、胡餅、索餅、酥餅之屬，皆隨形命名也。

【集解】時珍曰：小麥麪脩治食品甚多，惟蒸餅其來最古，是酵糟發成單麪所造，丸藥所須，且能治疾，而本草不載，亦一缺也。惟臘月及寒食日蒸之，至皮裂，去皮懸之風乾，臨時以水浸脹，擂爛濾過，和脾胃及三焦藥，甚易消化。且麪已過性，不助溼熱。其以果菜油膩諸物為餡者，不堪入藥。

【氣味】**甘平無毒。**【主治】**消食，養脾胃，温中化滯，益氣和血，止汗，利三焦，通水道。**時珍

【發明】時珍曰：按愛竹談藪云：宋寧宗為郡王時病淋，日夜凡三百起。國醫罔措，或舉孫琳治之。琳用蒸餅、大蒜、淡豆豉三物，搗丸，令以温水下三十丸。日：今日進三服，病當減三之一，明日亦然，三日病除。已而果然，賜以千緡。或問其說，琳曰：小兒何緣有淋，只是水道不利，三物皆能通利故爾。若琳者，其可與語醫矣。

【附方】新六。**積年下血**寒食蒸餅、烏龍尾各一兩，皂角七挺去皮酥炙，為末，蜜丸，米飲每服二十丸。聖惠方　**下痢赤白**治營衛氣虛，風邪襲入腸胃之間，便痢赤白，臍腹疞痛，裏急後重，煩渴脹滿，不進飲食。用乾蒸餅蜜拌炒二兩，御米殼蜜炒四兩，為末，煉蜜丸芡子大，每服一丸，水一盞，煎化熱服。傳信適用妙方　**崩中下血**陳年蒸餅燒存性，米飲服二錢。　**盜汗自汗**每夜臥時，帶饑喫蒸餅一枚。醫林集要　**一切折傷**寒食蒸餅為末，每服二錢，酒下甚驗。肘後方　**湯火傷灼**饅頭餅燒存性，研末，油調塗傅之。肘後方

女麴 拾遺

【校正】原附小麥下，今分出。

【釋名】麴子（音桓）、黃子（時珍曰：此乃女人以完麥罨成黃子。故有諸名。）

【集解】恭曰：女麴，完小麥爲飯，和成罨之，待上黃衣，取曬。

【氣味】甘，溫，無毒。【主治】消食下氣，止洩痢，下胎，破冷血。蘇頌

黃蒸（拾遺）

【校正】原附小麥下。今分出。

【釋名】黃衣（蘇恭）、麥黃（時珍曰：此乃以米麥粉和罨，待其熏蒸成黃，故有諸名。）

【集解】恭曰：黃蒸，磨小麥粉拌水和成餅，麻葉裹，待上黃衣，取曬。藏器曰：黃蒸與麴子不殊。北人以小麥，南人以粳米。六七月作之，生綠塵者佳。時珍曰：女麴蒸麥飯罨成，黃蒸磨米麥粉罨成，稍有不同也。

【氣味】【主治】並同女麴。蘇恭 溫補，能消諸生物。藏器 溫中下氣，消食除煩。日華 治食黃黃汗。時珍

【附方】新一。癊黃疸疾：或黃汗染衣，涕唾皆黃。用好黃蒸二升，每夜以水二升浸，微暖於銅器中，平旦絞汁服半升，極效。必效方

麴（宋嘉祐）

【釋名】酒母（時珍曰：麴以米麥包罨而成，故字從麥從米從包省文，會意也。酒非麴不生，故曰酒母。書云：若作酒醴，爾惟麴糵是矣。劉熙釋名云：麴，朽也。鬱使生衣敗朽也。）

【集解】藏器曰：麴，六月作者良。入藥須陳久者，炒香用。時珍曰：麴有麥、麪、米造者不一，皆酒醋所須，俱能消導，功不甚遠。造大小麥麴法：用大麥米或小麥連皮，井水淘淨，曬乾，六月六日磨碎，以淘麥水和作塊，楮葉包紮，懸風處，七十日可用矣。造麪麴法：三伏時，用白麪五斤，綠豆五斤，以蓼汁煮爛，辣蓼末五兩，杏仁泥十兩，和踏成餅，楮葉裹懸風處，候生黃收之。造白麴法：用麪五斤，糯米粉一斗，水拌微溼，篩過踏餅，楮葉包掛風處，五十日成矣。又米麴法：用糯米粉一斗，自然蓼汁和作圓丸，楮葉包掛風處，七七日曬收。此數種麴皆可入藥。其各地有入諸藥草及毒藥者，皆有毒，惟可造酒，不可入藥也。

小麥麴【氣味】甘，溫，無毒。（震亨曰：麩皮麴涼，入大腸經。）【主治】消穀止痢。別錄 平胃氣，消食痔，治小兒食癇。蘇恭 調中下氣，開胃，療臟腑中風寒。藏器 主霍亂心膈氣，痰逆，除煩，破癥結。孟詵 補虛，去冷氣，除腸胃中塞，不下食，令人有顏色。吳瑞 落胎，并下鬼胎。日華 止河魚之疾。梁簡文帝勸醫文

大麥麴【氣味】同前。【主治】消食和中，下生胎，破血。取五升，以水一斗煮三沸，分五服，其子如糜，令母肥盛。時珍

麪麴、米麴【氣味】同前。【主治】消食積、酒積、糯米積，研末酒服立愈。餘功同小麥麴。時珍 ○出千金

【附方】舊五，新四。米穀食積：炒麴末，白湯調服二錢，日三服。三焦滯氣：陳麴炒，萊菔子炒，等分。每用三錢，水煎，入麝香少許服。普濟 小腹堅大：如盤，胸滿，食不能消化。用麴末湯服方寸匕，日三。千金 水痢百起：六月六日麴炒黃，馬藺子等分，爲末，米飲

服方寸匕。無馬藺子，用牛骨灰代之。普濟方

赤白痢下　水穀不消，以麴熬粟米粥服方寸匕，日四五服。肘後方

酒毒下血　麴一塊，溼紙包煨爲末。空心米飲服二錢，神效。

傷寒食復　之。麴一餅，煮汁飲良。類要方

胎動不安　或上搶心下血者。生麴餅研末，水和絞汁服三升。肘後

狐刺尿瘡　麴末和獨頭蒜杵如麥粒，納瘡孔中，蟲出愈。古今錄驗

神麴　藥性論

【釋名】【集解】時珍曰：昔人用麴，多是造酒之麴。後醫乃造神麴，專以供藥，力更勝之。蓋取諸神聚會之日造之，故得神名。賈思勰齊民要術雖有造神麴古法，繁瑣不便。近時造法，更簡易也。葉氏水雲錄云：五月五日，或六月六日，或三伏日，用白麪百斤，青蒿自然汁三升，赤小豆末、杏仁泥各三升，蒼耳自然汁、野蓼自然汁各三升，以配白虎、青龍、朱雀、玄武、勾陳、螣蛇六神，用汁和麪、豆、杏仁作餅，麻葉或楮葉包署，如造醬黃法，待生黃衣，曬收之。

【氣味】**甘辛，溫，無毒。**元素曰：陽中之陽也。入足陽明經。凡用須火炒黃，以助土氣。陳久者良。

【主治】**化水穀宿食，癥結積滯，健脾暖胃。**藥性　**養胃氣，治赤白痢。**元素　**消食下氣，除痰逆霍亂，泄痢脹滿諸疾，其功與麴同。閃挫腰痛者，煅過淬酒溫服有效。婦人產後欲回乳者，炒研，酒服二錢，日二，即止，甚驗。**時珍

【發明】時珍曰：按倪維德啟微集云：神麴治目病，生用能發其生氣，熟用能斂其暴氣也。

【附方】舊一，新六。

胃虛不尅　神麴半斤，麥芽五升，杏仁一升，各炒爲末，煉蜜丸彈子大。每食後嚼化一丸。普濟方

壯脾進食　療痞滿暑泄。麴朮丸：用神麴炒，蒼朮泔制炒，等分爲末，糊丸梧子大。每米飲服五十丸。冷者加乾薑或吳茱萸。王璆百一選方

健胃思食　養食丸：治脾胃俱虛，不能消化水穀，胸膈痞悶，腹脇膨脹，連年累月，食減嗜臥，口無味。神麴六兩，麥蘖炒三兩，乾薑炮四兩，烏梅肉焙四兩，爲末，蜜丸梧子大。每米飲服五十丸，日三服。和劑局方

虛寒反胃　方同上。

暴泄不止　神麴炒二兩，茱萸湯泡炒半兩，爲末，醋糊丸梧子大。每服五十丸，米飲下。百一選方

產後運絕　神麴炒爲末，水服方寸匕。千金方

食積心痛　陳神麴一塊燒紅，淬酒二大盌服之。摘玄方

紅麴　丹溪補遺

【集解】時珍曰：紅麴本草不載，法出近世，亦奇術也。其法：用粳米一石五斗，水淘浸一宿，作飯。分作十五處，入麴母三斤，搓揉令勻，併作一處，以帛密覆。熱即去帛攤開，覺溫急堆起，又密覆。次日日中又作三堆，過一時分作五堆，再一時合作一堆，又過一時分作十五堆，稍溫又作一堆，如此數次。第三日，用大桶盛新汲水，以竹籮盛麴作五六分，蘸濕完又作一堆，如前法作一次。第四日，如前又蘸。若麴半沉半浮，再依前法作一次，又蘸。若盡浮則成矣，取出日乾收之。其米過心者謂之生黃，入酒及鮓醢中，鮮紅可愛。未過心者不甚佳。入藥以陳久者良。

【氣味】**甘，溫，無毒。**瑞曰：釀酒則辛熱，有小毒，發腸風痔瘻、腳氣、哮喘、痰嗽諸疾。

【主治】**消食活血，健脾燥胃，治赤白痢，下水穀。**震亨　**釀酒，破血行藥勢，殺山嵐瘴氣，治打撲傷損。**吳瑞　**治女**

人血氣痛，及產後惡血不盡，擂酒飲之，良。時珍

〔發明〕時珍曰：人之水穀入於胃，受中焦濕熱薰蒸，游溢精氣，日化為紅，散布臟腑經絡，是為營血，此造化自然之微妙也。造紅麴者，以白米飯受濕熱鬱蒸變而為紅，即成真色，久亦不渝，此乃人窺造化之巧者也。故紅麴有治脾胃營血之功，得同氣相求之理。

〔附方〕新四。**濕熱泄痢**：丹溪青六丸：用六一散，加炒紅麴五錢，為末，蒸餅和丸梧子大。每服五七十丸，白湯下，日三服。○丹溪心法。**小兒吐逆**頻頻，不進乳食，手足心熱：用紅麴年久者三錢半，白朮麩炒一錢半，甘草炙一錢，為末。每服半錢，煎棗子米湯下。經濟。**小兒頭瘡**，因傷濕入水成毒，濃汁不止：用紅麴嚼罨之，甚效。百一選方。**心腹作痛**：赤麴、香附、乳香等分，為末，酒服。摘玄方。

蘗米別錄中品

〔釋名〕弘景曰：此是以米作蘗，非別米名也。恭曰：蘗猶孽也，生不以理之名也，皆當以可生之物生之，取其蘗中之米入藥。按食經用稻蘗，稻即穬穀之總名。陶謂以米作蘗，非矣。米豈能更生乎？

〔集解〕宗奭曰：蘗米，粟蘗也。時珍曰：別錄止云蘗米，不云粟作也。蘇恭言凡穀皆可生者，是矣。有粟、黍、穀、麥、豆諸蘗，皆水浸脹，候生芽曝乾去鬚，取其中米，炒研麵用。其功皆主消導。今併集於左方。日華子謂蘗米為作醋黃子者，亦誤矣。

粟蘗一名粟芽。

〔氣味〕苦，溫，無毒。宗奭曰：今穀神散中用之，性溫於麥蘗。

〔主治〕寒中，下氣，除熱。別錄。除煩，消宿食，開胃。日華。為末和脂傅面，令皮膚悅澤。陶弘景。

稻蘗一名穀芽。

〔氣味〕甘，溫，無毒。

〔主治〕快脾開胃，下氣和中，消食化積。時珍

〔附方〕新一。**啟脾進食**：穀神丸：用穀蘗四兩，為末，入薑汁、鹽少許，和作餅，焙乾，入炙甘草、砂仁、白朮麩炒各一兩，為末。白湯點服之，或丸服。澹寮方。

穬麥蘗一名麥芽。

〔氣味〕鹹，溫，無毒。

〔主治〕消食和中。別錄。破冷氣，去心腹脹滿。藥性。開胃，止霍亂，除煩悶，消痰飲，破癥結，能催生落胎。日華。補脾胃虛，寬腸下氣，腹鳴者用之。元素。消化一切米麵諸果食積。時珍

〔發明〕好古曰：麥芽、神麴二藥，胃氣虛人宜服之，以代戊己腐熟水穀。豆蔻、縮砂、烏梅、木瓜、芍藥、五味子為之使。時珍曰：麥蘗、穀芽、粟蘗，皆能消導米麵諸果食積。觀造餳者用之，可以類推矣。但有積者能消化，無積而久服，則消人元氣也，不可不知。若久服者，須同白朮諸藥兼用，則無害也矣。

〔附方〕舊三，新五。**快膈進食**：麥蘗四兩，神麴二兩，白朮、橘皮各一兩，為末，蒸餅丸梧子大。每人參湯下三五十丸，效。**穀勞嗜臥**：飽食便臥，得穀勞病，令人四肢煩重，嘿嘿欲臥，食畢輒甚。用大麥蘗一升，椒一兩，並炒，乾薑三兩，搗末。每服方寸匕，白湯下，日三。肘後方。**腹中虛冷**，食輒不消，羸瘦弱乏，因生百疾：大麥蘗五升，小麥麵半斤，或五合，杏仁二升，皆熬黃香，搗篩，糊丸彈子大。每服一丸，白湯下。肘後方。**產後腹脹**不通，轉氣急，坐臥不安：以麥蘗一合，為末，和酒服，良久通轉，神驗。此乃供奉輔太初傳與崔郎中方也。李絳兵部手集方。**產後青腫**，乃血水積也：乾漆、大麥蘗等分，為末，新瓦中鋪漆一層，蘗一層，重重令滿，鹽泥固濟

煅赤研末，熱酒調服二錢。產後諸疾並宜。婦人經驗方。**產後祕塞**五七日不通，不宜妄服藥丸。宜用大麥芽炒黃爲末，每服三錢，沸湯調下，與粥間服。婦人良方。**妊娠去胎**外臺治妊娠欲去胎。麥蘖一升，蜜一升，服之即愈。○小品用大麥芽一升，水三升，煮二升，分三服，神效。**產後回乳**產婦無子食乳，乳不消，令人發熱惡寒。用大麥蘖二兩，炒爲末，每服五錢，白湯下，甚良。丹溪纂要方。

飴餹別錄上品

〔**釋名**〕**餳**音徐盈切。〔時珍曰〕按劉熙釋名云：餹之清者曰飴，形怡怡然也。稠者曰餳，强硬如錫也。如餳而濁者曰餔。方言謂之餦餭，音長皇。楚辭云：粔籹蜜餌，用餦餭，是也。〔嘉謨曰〕因色紫類琥珀，方中謂之膠飴，乾枯者名餳。

〔**集解**〕〔弘景曰〕方家用飴，乃云膠飴，是溼餹如厚蜜者。其凝結及牽白者餳餹，不入藥用。〔韓保昇曰〕飴，即軟餹也。北人謂之餳。糯米、粳米、秫粟米、蜀秫米、大麻子、枳椇子、黃精、白朮並堪熬造。惟以糯米作者入藥，粟米者次之，餘但可食耳。〔時珍曰〕飴餳用麥蘖或穀芽同諸米熬煎而成，古人寒食多食餳，故醫方亦收用之。

〔**氣味**〕**甘，大溫，無毒。**入太陰經。〔宗奭曰〕多食動脾氣。〔震亨曰〕飴餹屬土而成於火，大發溼中之熱。寇氏謂其動脾氣，言末而遺本矣。〔時珍曰〕凡中滿吐逆、秘結牙䘌、赤目疳病者，切宜忌之，生痰動火最甚。甘屬土，腎病毋多食甘，甘傷腎，骨痛而齒落，皆指此類也。

〔**主治**〕**補虛乏，止渴去血。**別錄。**補虛冷，益氣力，止腸鳴、咽痛，治唾血，消痰潤肺止嗽。**思邈。**健脾胃，補中，治吐血，打損瘀血者，熬焦酒服，能下惡血。又傷寒大毒嗽，於蔓菁、薤汁中煮一沸，頓服之，良。**孟詵。**脾弱不思食人少用，能和胃氣。亦用和藥。**寇宗奭。**解附子、草烏頭毒。**時珍。

〔**發明**〕〔弘景曰〕古方建中湯多用之。餹與酒皆用米蘖，而餹居上品，酒居中品。是餹以和潤爲優，酒以醺亂爲劣也。〔成無己曰〕脾欲緩，急食甘以緩之。膠飴之甘以緩中也。〔好古曰〕飴乃脾經氣分藥也，甘能補脾之不足。〔時珍曰〕集異記云：邢曹進，河朔健將也。爲飛矢中目，拔矢而鏃留于中，鉗之不動，痛困俟死。忽夢一胡僧令以米汁注之必愈。廣詢于人，無悟者。一日一僧丐食，肖所夢者。叩之，僧云：但以寒食餳點之。如法用之，清涼，頓減酸楚。至夜瘡癢，用力一鉗而出。旬日而瘥。

〔**附方**〕舊二，新十二。**老人煩渴**寒食大麥一升，水七升，煎五升，入赤餳二合，渴即飲之。奉親書。**蛟龍癥病**凡人正二月食芹菜，誤食蛟龍精者，爲蛟龍病，發則似癇，面色青黃。每服寒食餳五合，日三服，吐出蛟龍，有兩頭可驗。吐蚘者勿用。金匱要略。**魚臍疔瘡**寒食餳塗之，良。乾者燒灰。千金方。**瘭疽毒瘡**臘月飴餹，晝夜塗之，數日則愈。千金方。**誤吞稻芒**白餳頻食。簡便方。**魚骨骾咽**不能出，用飴餹丸雞子黃大吞之。不下再吞。肘後。**誤吞錢釵**及竹木。取飴餹一斤，漸漸食盡，便出。外臺。**箭鏃不出**見發明。**服藥過劑**悶亂者，飴餹食之。千金。**草烏頭毒**及天雄、附子毒，並食飴餹即解。總錄。**手足瘑瘡**炒臘月餹，傅之。千金方。**火燒成瘡**白餹燒灰，粉之即燥，易瘥。小品方。

醬 別錄下品

【**釋名**】時珍曰：按劉熙釋名云：醬者，將也。能制食物之毒，如將之平暴惡也。

【**集解**】時珍曰：麪醬有大麥、小麥、甜醬、麩醬之屬；豆醬有大豆、小豆、豌豆及豆油之屬。豆油法：用大豆三斗，水煮糜，以麪二十四斤，拌罨成黄。每十斤入鹽八斤，井水四十斤，攪曬成油收取之。大豆醬法：用豆炒磨成粉，一斗入麪三斗和勻，切片罨黄，曬之。每十斤入鹽五斤，井水淹過，曬成收之。小豆醬法：用豆磨淨，和麪罨黄，次年再磨。每十斤入鹽五斤，以臘水淹過，曬成收之。豌豆醬法：用豆水浸，蒸軟曬乾去皮。每一斗入小麥一斗，磨麪和切，蒸過盦黄，曬乾。每十斤入鹽五斤，水二十斤，曬成收之。麩醬法：用小麥麩蒸熟罨黄，曬乾磨碎。每十斤入鹽三斤，熟湯二十斤，曬成收之。甜麪醬：用小麥麪和劑切片，蒸熟盦黄，曬簸。每十斤入鹽三斤，熟水二十斤，曬成收之。小麥麪醬：用生麪水和，布包踏餅，罨黄曬鬆。每十斤入鹽五斤，水二十斤，曬成收之。大麥醬：用黑豆一斗炒熟，水浸半日，同煮爛，以大麥麪二十斤拌勻，篩下麪，用煮豆汁和劑，切片蒸熟，罨黄曬擣。每一斗入鹽二斤，井水八斤，曬成黑甜而汁清。又有麻滓醬：用麻枯餅擣蒸，以麪和勻罨黄如常，用鹽水曬成，色味甘美也。

【**氣味**】**鹹，冷利，無毒。**時珍曰：麪醬鹹，豆醬、甜醬、豆油、大麥醬、麩醬皆鹹甘。詵曰：多食發小兒無辜，生痰動氣。妊娠合雀肉食之，令兒面黑。頌曰：麥醬和鯉魚食，生口瘡。

【**主治**】**除熱，止煩滿，殺百藥及熱湯火毒。**別錄 **殺一切魚肉菜蔬蕈毒，并治蛇蟲蜂蠆等毒。**日華 **醬汁灌入下部，治大便不通。灌耳中，治飛蛾蟲蟻入耳。塗猘犬咬及湯火傷灼未成瘡者，有效。又中砒毒，調水服即解。**時珍

【**發明**】弘景曰：醬多以豆作，純麥者少。入藥當以豆醬，陳久者彌好也。又有魚醬、肉醬，皆呼爲醢，不入藥用。詵曰：小麥醬殺藥力，不如豆醬。又有鷹、鹿、兔、雉及鱧魚醬，皆不可久食也。宗奭曰：聖人不得醬不食，意欲五味和，五臟悦而受之，此亦安樂之一端也。時珍曰：不得醬不食，亦兼取其殺飲食百藥之毒也。

【**附方**】舊六。

手指掣痛　醬清和蜜，溫熱浸之，愈乃止。千金

癧瘍風駁　醬清和石硫黄細末，日日揩之。外臺祕要

妊娠下血　豆醬二升，去汁取豆，炒研。酒服方寸匕，日三。古今錄驗

妊娠尿血　豆醬一大盞熬乾，生地黄二兩，爲末。每服一錢，米飲下。普濟方

浸淫瘡癬　醬瓣和人尿塗之。千金翼

解輕粉毒　服輕粉口破者，以三年陳醬化水，頻漱之。瀕湖集簡方

榆仁醬 食療

【**校正**】原附醬下，今分出。

【**集解**】時珍曰：造法：取榆仁水浸一伏時，袋盛，揉洗去涎，以蓼汁拌曬，如此七次，同發過麪麴，如造醬法，下鹽曬之。每一升，麴四斤，鹽一斤，水五斤。崔寔月令謂之醔䤈是也。音牟豆。

【**氣味**】**辛美，溫，無毒。**

【**主治**】**利大小便、心腹惡氣，殺諸蟲。不宜多食。**孟詵

蕪荑醬 食療

【**校正**】原附醬下，今分出。

【**集解**】時珍曰：造法與榆仁醬同。

【**氣味**】**辛美，微臭，溫，無毒。**多食落髮。

【**主治**】**殺三蟲，功力强**

於榆仁醬。（孟詵）

【發明】（張從正曰）北人亦多食乳酪酥脯甘美之物，皆生蟲之萌也。而不生蟲者，蓋食中多胡荽、蕪荑、鹵汁殺九蟲之物也。

醋（別錄下品）

【釋名】酢（音醋）醯（音兮）苦酒（弘景曰）醋酒為用，無所不入，愈久愈良，亦謂之醯。以有苦味，俗呼苦酒。丹家又加餘物，謂為華池左味。（時珍曰）劉熙釋名云：醋，措也。能措置食毒也。古方多用酢字也。

【集解】（恭曰）醋有數種，有米醋、麥醋、麴醋、糠醋、糟醋、餳醋、桃醋，蒲萄、大棗、蘡薁等諸雜果醋，會意者亦極酸烈。惟米醋二三年者入藥。餘止可噉，不可入藥也。（詵曰）北人多為糟醋，江河人多為米醋，小麥醋不及，糟醋為多妨忌也。大麥醋良。（藏器曰）蘇言蒲萄、大棗諸果堪作醋，緣渠是荊楚人，土地儉嗇，果敗則以釀酒也。糟醋猶不入藥，況於果乎。（時珍曰）米醋：三伏時用倉米一斗，淘淨蒸飯，攤冷盦黃，曬簸，水淋淨。別以倉米二斗蒸飯，和勻入甕，以水淹過，密封暖處，三七日成矣。糯米醋：秋社日，用糯米一斗淘蒸，用六月六日造成小麥大麴和勻，用水二斗，入甕封釀，三七日成矣。粟米醋：用陳粟米一斗，淘浸七日，再蒸淘熟，入甕密封，日夕攪之，七日成矣。小麥醋：用小麥水浸三日，蒸熟盦黃，入甕水淹，七七日成矣。大麥醋：用大麥米一斗，水浸蒸飯，盦黃曬乾，水淋過，再以麥飯二斗和勻，入水封閉，三七日成矣。餳醋：用餳一斤，水三升煎化，入白麴末二兩，瓶封曬成。其餘糟糠等醋，皆不入藥，不能盡紀也。

米醋【氣味】酸，苦，溫，無毒。（詵曰）大麥醋微寒。餘醋並同。（弘景曰）多食損人肌臟。（藏器曰）多食損筋骨，亦損胃。不益男子，損人顏色。醋發諸藥，不可同食。（時珍曰）酸屬木，脾病毋多食酸。酸傷脾，肉膒而唇揭。○服茯苓、丹參人不可食醋。（鑑源曰）米醋煮制四黃、丹砂、膽礬、常山諸藥也。

【主治】消癰腫，散水氣，殺邪毒。（別錄）理諸藥消毒。（扁鵲）治產後血運，除癥塊堅積，消食，殺惡毒，破結氣，心中酸水痰飲。（藏器）下氣除煩，治婦人心痛血氣，并產後及傷損金瘡出血昏運，殺一切魚肉菜毒。（日華）醋磨青木香，止卒心痛、血氣痛。浸黃蘗含之，治口瘡。調大黃末，塗腫毒。煎生大黃服，治痃癖甚良。（孟詵）散瘀血，治黃疸、黃汗。（好古曰）張仲景治黃汗，有黃芪芍藥桂枝苦酒湯；治黃疸，有麻黃醇酒湯。苦酒，清酒方見金匱要略。

【發明】（宗奭曰）米醋比諸醋最釅，入藥多用之，穀氣全也，故勝糟醋。產婦房中常以火炭沃醋氣為佳，酸益血也。以磨雄黃塗蜂蠆毒，亦取其收而不散之義。今人食酸則齒軟，謂其水生木，水氣弱，木氣強故如是。造靴皮者須得醋而紋皺，故知其性收斂，不負酸收之意。（時珍曰）按孫光憲北夢瑣言云：一婢抱兒落炭火上燒灼，以醋泥傅之，旋愈無痕。又一少年眼中常見一鏡，趙卿謂之曰：來晨以魚鱠奉候。及期延至，從容久之，少年飢甚，見臺上一甌芥醋，旋旋啜之，遂覺胸中豁然，眼花不見。卿云：君喫魚鱠太多，魚畏芥醋，故權誑而愈其疾也。觀此二事，可證別錄治癰腫殺邪毒之驗也。大抵醋治諸瘡腫積塊、心腹疼痛、痰水血病，殺魚肉菜及諸蟲毒氣，無非取其酸收之義，而又有散瘀解毒之功。李廷飛云：醋能少飲，辟寒勝酒。王戩自幼不食醋，年踰八十，猶能傳神也。

〔附方〕舊二十新十三

身體卒腫 醋和蚯蚓屎傅之。千金

白虎風毒 以三年釅醋五升。煎五沸。切蔥白三升。煎一沸。漉出。以布染乘熱裹之。痛止乃已。外臺祕要

霍亂吐利 鹽醋煎服甚良。如宜方

霍亂煩脹 未得吐下。以好苦酒三升飲之。千金方

足上轉筋 以故綿浸醋中。甑蒸熱裹之。冷即易。勿停。取瘥止。外臺

出汗不滴 瘦卻腰腳。并耳聾者。米醋浸荊三稜。夏四日。冬六日。爲末。醋湯調下二錢。即瘥。經驗後方

腋下胡臭 三年釅酢。和石灰傅之。外臺

癧瘍風病 酢和硫黃末傅之。外臺祕要

癰疽不潰 苦酒和雀屎如小豆大。傅瘡頭上。即穿也。肘後方

舌腫不消 以酢和釜底墨。厚傅舌之上下。脫則更傅。須臾即消。千金方

木舌腫強 餹醋時時含漱。普濟方

牙齒疼痛 米醋煮枸杞白皮一升。取半升。含漱即瘥。肘後方

鼻中出血 酢和胡粉半棗許服。又法。用醋和土。塗陰囊。乾即易之。千金方

塞耳治聾 以釅酢微火炙附子。削尖塞之。千金方

面黯雀卵 苦酒漬布。常常拭之。肘後方

中砒石毒 飲釅醋。得吐即愈。不可飲水。廣記

服硫發癰 酢和豉。研膏傅之。燥則易。千金方

食雞子毒 飲醋少許即消。廣記方

渾身蟲出 方見石部鹽石

毒蜂傷螫 清醋急飲一二盌。令毒氣不散。然後用藥。濟急方

蠍刺螫人 酢磨附子汁傅之。醫學心鏡

蜈蚣咬毒 醋磨生鐵傅之。篋中方

蜘蛛咬毒 同上方

蠼螋尿瘡 以醋和胡粉傅之。千金方

諸蟲入耳 凡百節蚰蜒蟻入耳。以苦酒注入。起行即出。錢相公篋中方

湯火傷灼 即以酸醋淋洗。并以醋泥塗之。甚妙。亦無瘢痕也。

狼煙入口 以醋少許飲之。祕要方

足上凍瘡 以醋洗足。研藕傅之。

胎死不下 月未足者。大豆煮醋服三升。立便分解。未下再服。子母秘錄

胞衣不下 腹滿則殺人。以水入醋少許。噀面。神效。聖惠方

鬼擊卒死 吹醋少許入鼻中。千金

乳癰堅硬 以罐盛醋。燒熱石投之二次。溫漬之。冷則更燒石投之。不過三次即愈。千金

疔腫初起 用麪圍住。以鍼亂刺瘡上。銅器煎醋沸。傾入圍中。令容一盞。冷即易。三度根即出也。

酒 別錄中品

〔校正〕拾遺糟筍酒社酒。今併爲一。

〔釋名〕時珍曰。按許氏說文云。酒。就也。所以就人之善惡也。一說酒字篆文。象水在卣中之狀。飲饍標題云。酒之清者曰釀。濁者曰盎。厚曰醇。薄曰醨。重釀曰酎。一宿曰醴。美曰醑。未榨曰醅。紅曰醍。綠曰醽。白曰醝。

〔集解〕恭曰。酒有黍秫粳糯粟麴蜜蒲萄等色。凡作酒醴須麴。而蒲萄蜜等酒獨不用麴。諸酒醇醨不同。惟米酒入藥用。藏器曰。凡好酒欲熱時皆能候風潮而轉。此是合陰陽也。詵曰。酒有紫酒。薑酒。桑椹酒。葱豉酒。蒲萄酒。蜜酒。及地黃。牛膝。虎骨。牛蒡。大豆。枸杞。通草。仙靈脾。狗肉等。皆可和釀作酒。俱各有方。宗奭曰。戰國策云。帝女儀狄造酒。進之於禹。說文云。少康造酒。即杜康也。然本草已著酒名。素問亦有酒漿。則酒自黃帝始。非儀狄矣。古方用酒。有醇酒。春酒。白酒。清酒。美酒。糟下酒。粳酒。秫黍酒。蒲萄酒。地黃酒。蜜酒。有灰酒。新熟無灰酒。社壇餘胙酒。今人所用。有糯酒。煮酒。小豆麴酒。香藥麴酒。鹿頭酒。羔兒等酒。江浙湖南北。又以糯粉入衆藥。和爲麴。曰餅子酒。至於官務中。亦有四夷酒。中國不可取。以爲法。今醫家所用。正宜斟酌。但飲酒惟取其味。不顧入藥何如。然久之未見不作疾者。蓋此物損益兼行。可不慎歟。漢賜丞相上尊酒。糯爲上。稷爲中。粟爲下。今入藥佐使。專用糯米。以清水白麪麴所造爲正。古人造麴未見入諸藥。所以功力和厚。皆勝餘酒。今人又以麴蘖造者。蓋

止是醴非酒也。書云若作酒醴，爾惟麴蘖。酒則用麴，醴則用蘖。氣味甚相遼，治療豈不殊也。〔穎曰〕入藥用東陽酒最佳。其酒自古擅名。事林廣記所載釀法，其麴亦用藥。今則絕無，惟用麩麪蓼汁拌造。假其辛辣之力，蓼亦解毒。清香遠達，色復金黃。飲之至醉，不頭痛，不口乾，不作瀉。其水秤之重於他水。鄰邑所造，俱不然，皆水土之美也。處州金盆露，水和薑汁造麴，以浮飯造釀，醇美可尚，而色香劣於東陽，以其水不及也。江西麻姑酒，以泉得名，而麴有羣藥。金陵瓶酒，麴米無嫌，而水有鹼，且用灰，味太甘，多能聚痰。山東秋露白，色純味烈。蘇州小瓶酒，麴有葱及紅豆川烏之類，飲之頭痛口渴。淮南綠豆酒，麴有綠豆，能解毒，然亦有灰不美。〔時珍曰〕東陽酒即金華酒，古蘭陵也。李太白詩所謂蘭陵美酒鬱金香即此。常飲入藥俱良。山西襄陵酒、薊州薏苡酒，皆清烈，但麴中亦有藥物。黃酒有灰。秦蜀有咂嘛酒，用稻麥黍秫藥麴，小罌封釀而成，以筒吸飲。穀氣既雜，酒不清美，並不可入藥。

米酒〔**氣味**〕**苦甘辛，大熱，有毒。**〔詵曰〕久飲傷神損壽，軟筋骨，動氣痢。醉臥當風，則成癜風。醉浴冷水，成痛痺。服丹砂人飲之，頭痛吐熱。〔士良曰〕凡服丹砂、北庭、石亭脂、鍾乳諸石、生薑，並不可長用酒下，能引石藥氣入四肢，滯血化為癰疽。〔藏器曰〕凡酒忌諸甜物。酒漿照人無影，不可飲。祭酒自耗，不可飲。酒合乳飲，令人氣結。同牛肉食，令人生蟲。酒後臥黍穰，食猪肉，患大風。〔時珍曰〕酒後食芥及辣物，緩人筋骨。酒後飲茶，傷腎臟，腰腳重墜，膀胱冷痛，兼患痰飲水腫、消渴攣痛之疾。一切毒藥，因酒得者難治。又酒得鹹而解者，水制火也，酒性上而鹹潤下也。又畏枳椇、葛花、赤豆花、綠豆粉者，寒勝熱也。〔**主治**〕**行藥勢，殺百邪惡毒氣。**〔別錄〕**通血脈，厚腸胃，潤皮膚，散溼氣，消憂發怒，宣言暢意。**〔藏器〕**養脾氣，扶肝，除風下氣。**〔孟詵〕**解馬肉桐油毒，丹石發動諸病，熱飲之甚良。**〔時珍〕

糟底酒〔三年臘糟下取之〕**開胃下食，暖水臟，溫腸胃，消宿食，禦風寒，殺一切蔬菜毒。**〔日華〕**止嘔噦，摩風瘙腰膝疼痛。**〔孫思邈〕

老酒〔臘月釀造者，可經數十年不壞〕**和血養氣，暖胃辟寒，發痰動火。**〔時珍〕

春酒〔清明釀造者，亦可經久〕**常服令人肥白。**〔孟詵〕**蠼螋尿瘡，飲之至醉，須臾蟲出如米也。**〔李絳兵部手集〕

社壇餘胙酒〔拾遺〕**治小兒語遲，納口中佳。又以噴屋四角，辟蚊子。**〔藏器〕**飲之治聾。**〔時珍曰〕按海錄碎事云：俗傳社酒治聾，故李濤有"社翁今日沒心情，為寄治聾酒一瓶"之句。

糟筍節中酒〔**氣味**〕**鹹，平，無毒。**〔**主治**〕**飲之，主噦氣嘔逆。或加小兒乳及牛乳同服。又摩癧瘍風。**〔藏器〕

東陽酒〔**氣味**〕**甘辛，無毒。**〔**主治**〕**用制諸藥良。**

〔**發明**〕〔弘景曰〕大寒凝海，惟酒不冰，明其性熱，獨冠羣物。藥家多用以行其勢。人飲多則體弊神昏，是其有毒故也。博物志云：王肅、張衡、馬均三人冒霧晨行。一人飲酒，一人飽食，一人空腹。空腹者死，飽食者病，飲酒者健。此酒勢辟惡，勝於他食之效也。〔好古曰〕酒能引諸經不止，與附子相同。味之辛者能散，苦者能下，甘者能居中而緩。用為導引，可以通行一身之表，至極高分。味淡者則利小便而速下也。古人惟以麥造麴釀黍，已爲辛熱有毒。今之醖者加以烏頭、巴豆、砒霜、薑、桂、石灰、竈灰之類大毒大熱之藥，以增其氣味，豈不傷沖和，損精神，涸榮衛，竭天癸，而夭夫人壽耶？震亨曰：本草止言酒熱而有毒，不言其溼中發熱，近於相火，醉後振寒戰慄可見矣。又性喜升，氣必隨之，痰鬱于上，溺澀于下，恣飲寒涼，其熱內鬱，肺氣大傷。其始也病淺，或嘔吐，或自汗，或瘡疥，或鼻皶，或泄利，或心脾痛，尚可散而去之。其久也病深，或消渴，或內疽，或肺痿，或鼓脹，或失明，或哮喘，或勞瘵，或癲癇，或痔漏，爲難名之病，非具眼未易處也。夫醖酒性大熱，飲者適口，不自覺也。理宜冷飲，有三益焉。過于肺，入於胃，然後微溫，肺得溫中之意，可以補氣；次得寒中之溫，可以養胃；冷酒行遲，傳化以漸，人不得恣飲也。今則不然，圖取快喉舌焉爾。穎曰：人知戒早飲，而不知夜飲更甚。既醉既飽，睡而就枕，熱擁傷心傷目，夜氣收斂，酒以發之，亂其清明，勞其脾胃，停溼生瘡，動火助慾，因而致病者多矣。朱子云：以醉爲節可也。機曰：按扁鵲云：過飲腐腸爛胃，潰髓蒸筋，傷神損壽。昔有客訪周顗，出美酒二石。顗飲一石二斗，客飲八斗。次明，顗無所苦，客已脇穿而死矣。豈非犯扁鵲之戒乎？時珍曰：酒，天之美祿也。麪麴之酒，少飲則和血行氣，壯神禦寒，消愁遣興；痛飲則傷神耗血，損胃亡精，生痰動火。邵堯夫詩云：美酒飲教微醉後。此得飲酒之妙，所謂醉中趣、壺中天者也。若夫沈湎無度，醉以爲常者，輕則致疾敗行，甚則喪邦亡家而隕軀命，其害可勝言哉？此大禹所以疏儀狄，周公所以著酒誥，爲世範戒也。

附方 舊十一，新六。

驚怖卒死 溫酒灌之卽醒。

鬼擊諸病 卒然着人，如刀刺狀，胸脇腹內切痛，不可抑按，或吐血、鼻血、下血，一名鬼排。以醇酒吹兩鼻內，良。肘後

馬氣入瘡 或馬汗、馬毛入瘡，皆致腫痛煩熱，入腹則殺人。多飲醇酒，至醉卽愈，妙。肘後方

虎傷人瘡 但飲酒，常令大醉，當吐毛出。梅師

蛇咬成瘡 煖酒淋洗瘡上，日三次。廣利方

蜘蛛瘡毒 同上方。

毒蜂螫人 方同上。

咽傷聲破 酒一合，酥一匕，乾薑末二匕，和服，日二次。十便良方

三十年耳聾 酒三升，漬牡荊子一升，七日去滓，任性飲之。千金方

天行餘毒 手足腫痛欲斷。作坑深三尺，燒熱灌酒，着屐居坑上，以衣壅之，勿令泄氣。類要方

下部痔瘡 掘地作小坑，燒赤，以酒沃之，納吳茱萸在內坐之。不過三度，良。外臺方

產後血悶 淸酒一升，和生地黃汁煎服。梅師

身面疣目 盜酸酒醉洗而咒之曰：疣疣不知羞，酸酒醉，洗你頭，急急如律令。咒七遍，自愈。外臺方

斷酒不飲 酒七升，硃砂半兩，瓶浸緊封，安豬圈內，任豬搖動，七日取出，頓飲。○又方：正月一日酒五升，淋碓頭杵下，取飲之。千金方

丈夫腳冷 不隨，不能行者。用淳酒三斗，水三斗，入瓮中，灰火煴之，漬腳至膝。常着灰火，勿令冷，三日止。千金方

海水傷裂 凡人爲海水鹹物所傷，及風吹裂，痛不可忍。用蜜半斤，水酒三十斤，防風、當歸、羌活、荊芥各二兩，爲末，煎湯浴之，一夕卽愈。使琉球錄

附諸酒方 時珍曰：本草及諸書，並有治病釀酒諸方。今輯其簡要者，以備參攷。藥品多者，不能盡錄。

愈瘧酒 治諸瘧疾，頻頻溫飲之。四月八日，米一石，麴一斤爲末，俱酘水中。待酢煎之，一石取七斗。待冷，入麴四斤。一宿，上生白沫，起炊秫一石冷酘，三日酒成。賈思勰齊民要術

屠蘇酒 陳延之小品方云：此華陀方也。元旦飲之，辟疫癘一切不正之氣。造法：用赤木桂心七錢五分，防風一兩，菝葜五錢，蜀椒、桔梗、大黃五錢七分，烏頭二錢五分，赤小豆十四枚，以三角絳

囊盛之。除夜懸井底。元旦取出置酒中。煎數沸。舉家東向。從少至長。次第飲之。藥滓還投井中。歲飲此水。一世無病。時珍曰。蘇魁。鬼名。此藥屠割鬼爽。故名。或云草菴名也。

逡巡酒 補虛益氣。去一切風痹濕氣。久服益壽耐老。好顏色。造法。三月三日收桃花三兩三錢。五月五日收馬蘭花五兩五錢。六月六日收脂麻花六兩六錢。九月九日收黃甘菊花九兩九錢。陰乾。十二月八日取臘水三斗。待春分。取桃仁四十九枚好者。去皮尖。白麪十斤正。同前花和作麴。紙包四十九日。用糯米飯一升。白水一瓶。麴一丸。麪一塊。封良久成矣。如淡。加麴一丸。

五加皮酒 去一切風濕痿痹。壯筋骨。填精髓。用五加皮洗刮去骨。煎汁和麴米釀成飲之。或切碎袋盛。浸酒煮飲。或加當歸牛膝地榆諸藥。

白楊皮酒 治風毒腳氣。腹中痰癖如石。以白楊皮切片。浸酒起飲。

女貞皮酒 治風虛。補腰膝。女貞皮切片。浸酒煮飲之。

仙靈脾酒 治偏風不遂。强筋堅骨。仙靈脾一斤。袋盛。浸無灰酒二斗。密封三日。飲之。聖惠方

薏苡仁酒 去風濕。强筋骨。健脾胃。用絕好薏苡仁粉。同麴米釀酒。或袋盛煮酒飲之。

天虋冬酒 潤五臟。和血脉。久服除五勞七傷。癲癇惡疾。常令酒氣相接。勿令大醉。忌生冷。十日當出風疹毒氣。三十日乃已。五十日不知風吹也。冬月用天虋冬去心煮汁。同麴米釀成。初熟微酸。久乃味佳。千金方

百靈藤酒 治諸風。百靈藤十斤。水一石。煎汁三斗。入糯米三斗。神麴九斤。如常釀成。三五日。更炊糯飯投之。即熟。澄清日飲。以汗出爲效。聖惠方

白石英酒 治風濕周痹。肢節濕痛。及腎虛耳聾。用白石英。磁石煅醋淬七次。各五兩。絹袋盛。浸酒中。五六日。溫飲。酒少。更添之。聖濟總錄

地黃酒 補虛弱。壯筋骨。通血脉。治腹痛。變白髮。用生肥地黃絞汁。同麴米封密器中。五七日啟之。中有綠汁。真精英也。宜先飲之。乃濾汁藏貯。加牛膝汁效更速。亦有加群藥者。

牛膝酒 壯筋骨。治痿痹。補虛損。除久瘧。用牛膝煎汁。和麴米釀酒。或切碎袋盛浸酒。煮飲之。

當歸酒 和血脉。堅筋骨。止諸痛。調經水。當歸煎汁。或釀或浸。並如上法。

菖蒲酒 治三十六風。一十二痹。通血脉。治骨痿。久服耳目聰明。石菖蒲煎汁。或釀或浸。並如上法。

枸杞酒 補虛弱。益精氣。去冷風。壯陽道。止目淚。健腰腳。用甘州枸杞子煮爛搗汁。和麴米釀酒。或以子同生地黃袋盛。浸酒煮飲。

人參酒 補中益氣。通治諸虛。用人參末同麴米釀酒。或袋盛浸酒。煮飲。

薯蕷酒 治諸風眩運。益精髓。壯脾胃。用薯蕷粉同麴米釀酒。或同山茱萸五味子人參諸藥浸酒煮飲。

茯苓酒 治頭風虛眩。暖腰膝。主五勞七傷。用茯苓粉同麴米釀酒。飲之。

菊花酒 治頭風。明耳目。去痿痹。消百病。用甘菊花煎汁。同麴米釀酒。或加地黃當歸枸杞諸藥亦佳。

黃精酒 壯筋骨。益精髓。變白髮。治百病。用黃精蒼朮各四斤。枸杞根柏葉各五斤。天虋冬三斤。煮汁一石。同麴十斤。糯米一石。如常釀酒飲。

桑椹酒 補五臟，明耳目。治水腫，不下則滿，下之則虛，入腹則十無一活。用桑椹搗汁煎過，同麴米如常釀酒飲。

朮酒 治一切風濕筋骨諸病，駐顏色，耐寒暑。用朮三十斤，去皮搗，以東流水三石，漬三十日，取汁，露一夜，浸麴米釀成飲。

蜜酒 孫真人曰：治風疹風癬。用沙蜜一斤，糯飯一斤，麪麴五兩，熟水五升，同入瓶內，封七日成酒。尋以蜜入酒代之，亦良。

蓼酒 久服聰明耳目，脾胃健壯。以蓼煎汁，和麴米釀酒飲。

薑酒 詵曰：治偏風，中惡疰忤，心腹冷痛。以薑浸酒，煖服一盌即止。○一法：用薑汁和麴，造酒如常，服之佳。

葱豉酒 詵曰：解煩熱，補虛勞，治傷寒頭痛寒熱，及冷痢腸痛，解肌發汗。並以葱根、豆豉浸酒煮飲。

茴香酒 治卒腎氣痛，偏墜牽引，及心腹痛。茴香浸酒，煮飲之。舶茴尤妙。

縮砂酒 消食和中，下氣止心腹痛。砂仁炒研，袋盛浸酒，煮飲。

莎根酒 治心中客熱，膀胱脇下氣鬱，常憂不樂。以莎根一斤，切，熬香，袋盛浸酒。日夜服之，常令酒氣相續。

茵蔯酒 治風疾，筋骨攣急。用茵蔯蒿炙黃一斤，秫米一石，麴三斤，如常釀酒飲之。

青蒿酒 治虛勞久瘧。青蒿搗汁，煎過，如常釀酒飲。

百部酒 治一切久近咳嗽。百部根切炒，袋盛浸酒，頻頻飲之。

海藻酒 治癭氣。海藻一斤，洗淨，浸酒，日夜細飲之。

黃藥酒 治諸癭氣。萬州黃藥切片，袋盛浸酒，煮飲。

仙茆酒 治精氣虛寒，陽痿膝弱，腰痛痺緩，諸虛之病。用仙茆九蒸九曬，浸酒飲。

通草酒 續五臟氣，通十二經脈，利三焦。煎汁同麴米釀酒飲。通草子一名燕覆子，即木通子。

南藤酒 治風虛，逐冷氣，除痺痛，強腰腳。石南藤煎汁，同麴米釀酒飲。

松液酒 治一切風痺腳氣。於大松下掘坑，置甕承取其津液，一斤釀糯米五斗，取酒飲之。

松節酒 治冷風虛弱，筋骨攣痛，腳氣緩痺。松節煮汁，同麴米釀酒飲。松葉煎汁亦可。

柏葉酒 治風痺歷節作痛。東向側柏葉煮汁，同麴米釀酒飲。

椒柏酒 元旦飲之，辟一切疫癘不正之氣。除夕以椒三七粒，東向側柏葉七枝，浸酒一瓶飲。

竹葉酒 治諸風熱病，清心暢意。淡竹葉煎汁，如常釀酒飲。

槐枝酒 治大麻痿痺。槐枝煮汁，如常釀酒飲。

枳茹酒 治中風身直，口僻眼急。用枳殼刮茹，浸酒飲之。

牛蒡酒 治諸風毒，利腰腳。用牛蒡根切片，浸酒飲之。

巨勝酒 治風虛痺弱，腰膝疼痛。用巨勝子二升炒香，薏苡仁二升，生地黃半斤，袋盛浸酒飲。

麻仁酒 治骨髓風毒，痛不能動者。取大麻子中仁炒香，袋盛浸酒飲之。

桃皮酒 治水腫，利小便。桃皮煎汁，同秫米釀酒飲。

紅麴酒 治腹中及產後瘀血。紅麴浸酒煮飲。

神麴酒 治閃肭腰痛。神麴燒赤，淬酒飲之。

柘根酒 治耳聾。方具柘根下。

磁石酒 治腎虚耳聾。用磁石、木通、菖蒲等分，袋盛酒浸日飲。

蠶沙酒 治風緩頑痺，諸節不隨，腹内宿痛。用原蠶沙炒黄，袋盛浸酒飲。

花蛇酒 治諸風頑痺，癱緩攣急，疼痛惡瘡疥癩。用白花蛇肉一條，袋盛，同麴置於缸底，糯飯蓋之，三七日取酒飲。又有羣藥煮酒方甚多。

烏蛇酒 治療、釀法同上。

蚺蛇酒 治諸風痛痺，殺蟲辟瘴，治癩風疥癬惡瘡。用蚺蛇肉一斤，羌活一兩，袋盛，同麴置於缸底，糯飯蓋之，釀成酒飲。亦可浸酒。詳見本條。○〔頴曰〕廣西蛇酒，罎上安蛇數寸，其麴則采山中草藥，不能無毒也。

蝮蛇酒 治惡瘡諸瘻，惡風頑痺癲疾。取活蝮蛇一條，同醅酒一斗，封埋馬溺處，周年取出，蛇已消化。每服數盃，當身體習習而愈也。

紫酒 治中風口偏不語，及角弓反張，煩亂欲死，及鼓脹不消。以雞屎白一升炒焦，投酒中待紫色，去滓頻飲之。

豆淋酒 破血去風，治男子中風口喎，陰毒腹痛，及小便尿血，婦人産後一切中風諸病。用黑豆炒焦，以酒淋之，温飲。

霹靂酒 治疝氣偏墜，婦人崩中下血，胎産不下。以鐵鎚燒赤，浸酒飲之。

龜肉酒 治十年咳嗽。釀法詳見龜條。

虎骨酒 治臂脛疼痛，歷節風，腎虚，膀胱寒痛。虎脛骨一具，炙黄槌碎，同麴、米如常釀酒飲。亦可浸酒。詳見虎條。

麋骨酒 治陰虚腎弱，久服令人肥白。麋骨煮汁，同麴、米如常釀酒飲之。

鹿頭酒 治虚勞不足，消渴，夜夢鬼物，補益精氣。鹿頭煮爛搗泥，連汁和麴、米釀酒飲。少入葱椒。

鹿茸酒 治陽虚痿弱，小便頻數，勞損諸虚。用鹿茸、山藥浸酒服。詳見鹿茸下。

戊戌酒 〔詵曰〕大補元陽。〔頴曰〕其性大熱，陰虚無冷病人，不宜飲之。用黄狗肉一隻，煮糜，連汁和麴、米釀酒飲之。

羊羔酒 大補元氣，健脾胃，益腰腎。宣和化成殿真方：糯米一石，如常浸蒸，嫩肥羊肉七斤，麴十四兩，杏仁一斤，同煮爛，連汁拌飯，入木香一兩同釀。勿犯水，十日熟，極甘滑。○一法：羊肉五斤蒸爛，酒浸一宿，入消梨七箇，同搗取汁，和麴、米釀酒飲之。

膃肭臍酒 助陽氣，益精髓，破癥結冷氣，大補益人。膃肭臍酒浸擂爛，同麴、米如常釀酒飲。

燒酒 《綱目》

〔釋名〕 火酒《綱目》 阿剌吉酒《飲膳正要》

〔集解〕 時珍曰：燒酒非古法也。自元時始創其法，用濃酒和糟入甑，蒸令氣上，用器承取滴露。凡酸壞之酒，皆可蒸燒。近時惟以糯米或粳米或黍或秫或大麥蒸熟，和麴釀甕中七日，以甑蒸取。其清如水，味極濃烈，蓋酒露也。〔頴曰〕暹邏酒以燒酒復燒二次，入珍寶異香。其罎每個以檀香十數斤燒煙，薰令如漆，然後入酒，蠟封，埋土中二三年，絶去燒氣，取出用之。曾有人攜至舶，能飲三四盃即醉，價值數倍也。有積病，飲一二盃即愈，且殺蠱。予親見二人飲此，打下活蟲長二寸許，謂之魚蠱云。

【氣味】辛甘大熱有大毒。時珍曰：過飲敗胃傷膽，喪心損壽，甚則黑腸腐胃而死。與薑蒜同食，令人生痔。○鹽、冷水、綠豆粉解其毒。【主治】消冷積寒氣，燥溼痰，開鬱結，止水泄，治霍亂瘧疾噎膈，心腹冷痛，陰毒欲死，殺蟲辟瘴，利小便，堅大便，洗赤目腫痛，有效。時珍

【發明】時珍曰：燒酒純陽毒物也。面有細花者為真。與火同性，得火即燃，同乎焰消。北人四時飲之，南人止暑月飲之。其味辛甘，升揚發散；其氣燥熱，勝溼祛寒。故能開怫鬱而消沉積，通膈噎而散痰飲，治泄瘧而止冷痛也。辛先入肺，和水飲之，則抑使下行，通調水道，而小便長白。熱能燥金耗血，大腸受刑，故令大便燥結，與薑蒜同飲即生痔也。若夫暑月飲之，汗出而膈快身涼；赤目洗之，淚出而腫消赤散，此乃從治之方焉。過飲不節，殺人頃刻。近之市沽，又加以砒石、草烏、辣灰、香藥，助而引之，是假盜以方矣。善攝生者宜戒之。按劉克用病機賦云：有人病赤目，以燒酒入鹽飲之，而痛止腫消。蓋燒酒性走，引鹽通行經絡，使鬱結開而邪熱散，此亦反治劫劑也。

【附方】新七。

冷氣心痛 燒酒入飛鹽飲，即止。

陰毒腹痛 燒酒溫飲，汗出即止。

嘔逆不止 真火酒一盃，新汲井水一盃，和服甚妙。瀕湖

寒溼泄瀉 小便清者，以頭燒酒飲之，即止。

耳中有核 如棗核大，痛不可動者。以火酒滴入，仰之半時，即可箝出。李樓奇方

風蟲牙痛 燒酒浸花椒，頻頻漱之。

寒痰咳嗽 燒酒四兩，豬脂、蜜、香油、茶末各四兩，同浸酒內，煮成一處。每日挑食，以茶下之，取效。

蒲萄酒 綱目

【集解】詵曰：蒲萄可釀酒，藤汁亦佳。時珍曰：蒲萄酒有二樣：釀成者味佳，有如燒酒法者有大毒。釀者，取汁同麴，如常釀糯米飯法。無汁，用乾蒲萄末亦可。魏文帝所謂蒲萄釀酒，甘於麴米，醉而易醒者也。燒者，取蒲萄數十斤，同大麴釀酢，取入甑蒸之，以器承其滴露，紅色可愛。古者西域造之，唐時破高昌，始得其法。按梁四公記云：高昌獻蒲桃乾凍酒。杰公曰：蒲桃皮薄者味美，皮厚者味苦。八風谷凍成之酒，終年不壞。葉子奇草木子云：元朝於冀寧等路造蒲萄酒，八月至太行山辨其真偽。真者下水即流，偽者得水即冰凍矣。久藏者，中有一塊，雖極寒，其餘皆冰，獨此不冰，乃酒之精液也。飲之令人透腋而死。酒至二三年，亦有大毒。飲膳正要云：酒有數等，出哈喇火者最烈，西番者次之，平陽、太原者又次之。或云：蒲萄久貯，亦自成酒，芳甘酷烈，此真蒲萄酒也。

釀酒【氣味】甘辛熱微毒。時珍曰：有熱疾、齒疾、瘡疹人，不可飲之。

【主治】暖腰腎，駐顏色，耐寒。時珍

燒酒【氣味】辛甘大熱有大毒。時珍曰：大熱大毒，甚於燒酒。北人習而不覺，南人切不可輕生飲之。

【主治】益氣調中，耐饑強志。正要 消痰破癖。汪穎

糟 綱目

【釋名】粕 綱目

【集解】時珍曰：糯、秫、黍、麥，皆可蒸釀酒醋，熬煎餳飴，化成糟粕。酒糟須用臘月及清明、重陽造者，瀝乾，入少鹽收之。藏物不敗，揉物能軟。若榨乾者，無味矣。醋糟用三伏造者良。

酒糟【氣味】甘辛無毒。【主治】溫中消食，除冷氣，殺腥。

去草菜毒，潤皮膚，調臟腑。蘇恭署撲損瘀血，浸水洗凍瘡，搗傅蛇咬、蜂叮毒。日華

【發明】時珍曰：酒糟有麴蘖之性，能活血行經止痛，故治傷損有功。按許叔微本事方云：治踠折，傷筋骨，痛不可忍者。用生地黃一斤，藏瓜薑糟一斤，生薑四兩，都炒熱，布裹罨傷處，冷即易之。曾有人傷折，醫令捕一生龜，將殺用之，夜夢龜傳此方。用之而愈也。又類編所載，只用藏瓜薑糟一物，入赤小豆末和勻，罨於斷傷處，以杉片或白桐片夾之。云不過三日即痊可也。

【附方】新四。手足皸裂：紅糟、臘豬脂、薑汁、鹽等分，研爛，炒熱擦之，裂內甚痛，少頃即合，再擦數次即安。袖珍方。鶴膝風病：酒醅糟四兩，肥皂一個去子，芒消一兩，五味子一兩，砂糖一兩，薑汁半甌，研勻，日日塗之。加入燒酒尤妙也。暴發紅腫：痛不可忍者。臘糟糟之。談埜翁試驗方。杖瘡青腫：用溼綿紙鋪傷處，以燒過酒糟搗爛，厚鋪紙上，良久，痛處如蟻行，熱氣上升即散。簡便良方

大麥醋糟【氣味】酸，微寒，無毒。【主治】氣滯風壅，手背腳膝痛，炒熱布裹熨之，三兩換，當愈。孟詵

乾餳糟【氣味】甘，溫，無毒。【主治】反胃吐食，暖脾胃，化飲食，益氣緩中。時珍

【發明】時珍曰：餳以蘖成，暖而消導，故其糟能化滯緩中，養脾止吐也。按繼洪澹寮方云：甘露湯治反胃嘔吐不止，服此利胸膈，養脾胃，進飲食。用乾餳糟六兩，生薑四兩，二味同搗作餅，或焙或曬，入炙甘草末二兩，鹽少許，點湯服之。常熟一富人病反胃，往京口甘露寺設水陸，泊舟岸下，夢一僧持湯一杯與之，飲罷便覺胸快。次早入寺，供湯者乃夢中所見僧，常以此湯待賓，故易名曰甘露湯。予在臨汀療一小吏，旋愈，切勿忽之。

【附方】新一。脾胃虛弱：平胃散等分，末一斤，入乾糖糟炒二斤半，生薑一斤半，紅棗三百個，煮取肉，焙乾，通爲末，逐日點湯服。摘玄

米粃食物

【釋名】米皮糠。時珍曰：粃亦紕薄之義也。

【集解】穎曰：米粃即精米上細糠也。昔陳平食糠覈而肥也。時珍曰：糠，諸粟谷之殼也。其近米之細者爲米粃，味極甜，儉年人多以豆屑或草木花實可食者和劑，蒸煮以救饑云。

【氣味】甘，平，無毒。【主治】通腸開胃，下氣，磨積塊，作糗食不饑，充滑膚體，可以頤養。汪穎

舂杵頭細糠別錄中品

【校正】禹錫曰：自草部移入此。

【集解】時珍曰：凡穀皆有糠，此當用粳稻粟秫之糠也。北方多用杵，南方多用碓，入藥並同。丹家言糠火鍊物，力倍於常也。

【氣味】辛，甘，熱。震亨曰：穀殼屬金，糠之性則熱也。【主治】卒噎，刮取含之。別錄○亦可煎湯呷之燒研水服方寸匕，令婦人易產。時珍○出子母祕錄

【發明】弘景曰：治噎用此，亦是舂搗義爾。天下事理，多相影響如此。

【附方】舊一，新一。膈氣噎塞：飲食不下，用碓觜上細糠，蜜丸彈子大，時時含嚥津液。

聖惠

咽喉妨礙如有物吞吐不利杵頭糠人參各一錢。石蓮肉炒一錢水煎服。日三次。聖濟總錄

本草綱目穀部第二十五卷終

本草綱目菜部目錄第二十六卷

李時珍曰：凡草木之可茹者謂之菜。韭、薤、葵、葱、藿，五菜也。素問云：五穀爲養，五菜爲充。所以輔佐穀氣，疏通壅滯也。古者三農生九穀，場圃藝草木，以備饑饉，菜固不止于五而已。我國初周憲王圖草木之可濟生者四百餘種，爲救荒本草，厥有旨哉。夫陰之所生，本在五味；陰之五宮，傷在五味。謹和五味，臟腑以通，氣血以流，骨正筋柔，腠理以密，可以長久。是以內則有訓，食醫有方，菜之于人，補非小也。但五氣之良毒各不同，五味之所入有偏勝，民生日用而不知。乃搜可茹之草，凡一百五種，爲菜部，分爲五類：曰葷辛，曰柔滑，曰蓏，曰水，曰芝栭。舊本菜部三品，共六十五種。今併入五種，移十三種入草部，六種入果部。自草部移入及併二十三種，自穀部移入一種，果部移入一種，外類有名未用移入三種。

神農本草經一十三種 梁陶弘景註

名醫別錄一十七種 梁陶弘景註

唐本草七種 唐蘇恭　千金食治二種 唐孫思邈

本草拾遺一十三種 唐陳藏器　食療本草三種 唐孟詵、張鼎

食性本草一種 南唐陳士良　蜀本草二種 蜀韓保昇

日華本草二種 宋人大明　開寶本草六種 宋馬志

嘉祐本草十種 宋掌禹錫　圖經本草四種 宋蘇頌

證類本草一種 宋唐慎微　日用本草三種 元吳瑞

食物本草二種 明汪穎　食鑑本草一種 明甯原

救荒本草一種 明周憲王　本草綱目一十七種 明李時珍

附註

魏李當之藥錄　吳普本草　宋雷斆炮炙

齊徐之才藥對　唐甄權藥性　蕭炳四聲

唐李珣海藥　楊損之刪繁　宋寇宗奭衍義

金張元素珍珠囊　李杲法象　王好古湯液

元朱震亨補遺　明汪機會編

明陳嘉謨蒙筌

菜之一　葷辛類三十二種

韭 別錄　山韭 千金 孝文韭附　葱 別錄

茖葱 千金　胡葱 開寶　薤 別錄 即藠子 蓼蕎附

蒜 別錄　山蒜 拾遺　葫 別錄 即大蒜

五辛菜 拾遺　蕓薹 唐本 即油菜　菘 別錄 即白菜

芥 別錄　白芥 開寶　蕪菁 別錄 即蔓菁

萊菔 唐本 即蘿蔔　生薑 別錄　乾薑 本經 天竺乾薑附

茼蒿 嘉祐　邪蒿 嘉祐　胡荽 嘉祐

胡蘿蔔 綱目　水蘄 本經 即芹菜　堇 唐本 即旱芹

紫堇 圖經　馬蘄 唐本　蘹香 唐本 即茴香

蒔蘿 開寶 池得勒　蜀胡爛 馬思荅吉附　數低

羅勒 嘉祐 即蘭香　白花菜 食物　䔰菜 綱目

草豉 拾遺

右附方舊一百五十新二百九十二

本草綱目菜部第二十六卷

菜之一 葷菜類三十二種

韭 別錄中品

【釋名】草鍾乳拾遺 起陽草侯氏藥譜。頌曰：案許慎說文，韭字象葉出地上形。一種而久生，故謂之韭。一歲三四割，其根不傷，至冬壅培之，先春復生，信乎久生者也。藏器曰：俗謂韭是草鍾乳，言其溫補也。時珍曰：韭之莖名韭白，根名韭黃，花名韭菁。禮記謂韭爲豐本，言其美在根也。薤之美在白，韭之美在黃，黃乃未出土者。

【集解】時珍曰：韭叢生豐本，長葉青翠。可以根分，可以子種。其性內生，不得外長。葉高三寸便翦，翦忌日中。一歲不過五翦，收子者只可一翦。八月開花成叢，收取醃藏供饌，謂之長生韭，言翦而復生，久而不乏也。九月收子，其子黑色而扁，須風處陰乾，勿令浥鬱。北人至冬移根于土窖中，培以馬屎，暖則即長，高可尺許，不見風日，其葉黃嫩，謂之韭黃，豪貴皆珍之。韭之爲菜，可生可熟，可菹可久，乃菜中最有益者也。羅願爾雅翼云：物久必變，故老韭爲莧。頌曰：鄭玄言政道得，利陰物變爲陽，故葱變爲韭。可驗葱冷而韭溫。

【氣味】辛、微酸，溫，濇，無毒。時珍曰：生辛濇，熟甘酸。大明曰：熱。宗奭曰：春食則香，夏食則臭，多食則能昏神暗目，酒後尤忌。詵曰：熱病後十日食之，即發困。五月多食，乏氣力。冬月多食，動宿飲，吐水。不可與蜜及牛肉同食。

【主治】歸心，安五臟，除胃中熱，利病人，可久食。別錄 時珍曰：案千金方作可久食，不利病人。葉：煮鯽魚鮓食，斷卒下痢。根：入生髮膏用。弘景 根、葉：煮食，溫中下氣，補虛益陽，調和臟腑，令人能食，止洩血膿，腹中冷痛。生擣汁服，主胸痺骨痛不可觸者，又解藥毒，療狂狗咬人數發者，亦塗諸蛇虺蠍蠆惡蟲毒。藏器 煮食，充肺氣，除心腹痼冷痃癖。擣汁服，治肥白人中風失音。日華 煮食，歸腎壯陽，止洩精，暖腰膝。寗原 煠熟，以鹽醋空心喫十頓，治胸膈噎氣。擣汁服，治胸痺刺痛如錐，即吐出胸中惡血甚驗。又灌初生小兒，吐去惡水惡血，永無諸病。詵 主吐血唾血，衄血尿血，婦人經脈逆行，打撲傷損及膈噎病。擣汁澄清，和童尿飲之，能消散胃脘瘀血，甚效。震亨 飲生汁，主上氣喘息欲絕，解肉脯毒。煮汁飲，止消渴盜汗。熏產婦血運，洗腸痔脫肛。時珍

【發明】弘景曰：此菜殊辛臭，雖煮食之，便出猶熏灼，不如葱、薤，熟即無氣，最是養生所忌。頌曰：菜中此物最溫而益人，宜常食之。昔人正月節食五辛以辟癘氣，謂韭、薤、葱、蒜、薑也。宗奭曰：韭黃未出糞土，最不益人，食之即滯氣，蓋含抑鬱未申之故也。孔子曰：不時不食，正謂此類。花食之亦動風。思邈曰：韭味酸，肝病宜食之，大益人心。時珍曰：韭葉熱，根溫，功用相同。生則辛而散血，熟則甘而補中。入足厥陰經，乃肝之菜也。素問言心病宜食韭，食鑑本草言歸腎，文雖異而理則相貫。蓋心乃肝之子，腎乃肝之母，母能令子實，虛則補其母也。道家目爲五葷之一，謂其能昏人神而動虛陽也。有

一貧叟病噎膈，食入即吐，胸中刺痛。或令取韭汁，入鹽梅鹵汁少許，細呷，得入漸加，忽吐稠涎數升而愈。此亦仲景治胸痹用薤白，皆取其辛溫能散胃脘痰飲惡血之義也。震亨曰：心痛有食熱物及怒鬱，致死血留于胃口作痛者，宜用韭汁桔梗加入藥中，開提氣血。有腎氣上攻以致心痛者，宜用韭汁和五苓散爲丸，空心茴香湯下。蓋韭性急，能散胃口血滯也。又反胃宜用韭汁二盃，入薑汁、牛乳各一盃，細細溫服。蓋韭汁消血，薑汁下氣消痰和胃，牛乳能解熱潤燥補虛也。一人臘月飲刮剁酒三盃，自后食必屈曲下膈，硬濇微痛，右脈甚濇，關脈沉。此污血在胃脘之口，氣因鬱而成痰，隘塞食道也。遂以韭汁半盞，細細冷呷，盡半斤而愈。

附方舊十一，新二十一。

胸痹急痛詵曰：胸痹痛如錐刺，不得俛仰，自汗出，或徹背上，不治或至死。可取生韭或根五斤，洗，擣汁，服之。食療本草

陰陽易病男子陰腫，小腹絞痛，頭重眼花。宜猳鼠屎湯煮之。用猳鼠屎十四枚，韭根一大把，水二盞，煮七分，去滓再煎二沸，溫服。得汗愈，未汗再服。南陽活人書

傷寒勞復方同上。

卒然中惡擣韭汁灌鼻中，便甦。○食醫心鏡

臥忽不寤勿以火照之，但痛齧拇指甲際而唾其面則活。取韭擣汁吹入鼻中，冬月則用韭根。肘後方

風忤邪惡韭根一把，烏梅十四箇，吳茱萸炒半升，水一斗煮之。仍以病人櫛內入，煮三沸，櫛浮者生，沉者死。煮至三升，分三服。金匱要畧

喘息欲絕韭汁飲一升，效。

夜出盜汗韭根四十九根，水二升，煮一升，頓服。千金方

消渴引飲韭苗日用三五兩，或炒或作羹，勿入鹽，入醬無妨。喫至十斤即住，極效。過清明勿喫。有人病此，引飲无度，得此方而愈。秦憲副方

喉腫難食韭一把，擣熬傅之，冷即易。千金方

水穀痢疾韭葉作羹粥煠炒，任食之良。食醫心鏡

脫肛不收生韭一斤，切，以酥拌炒熟，綿裹作二包，更互熨之，以入爲度。聖惠

痔瘡作痛用盆盛沸湯，以器蓋之，留一孔，用洗淨韭菜一把，泡湯中，乘熱坐孔上，先熏後洗，數次自然脫體也。袖珍方

小兒胎毒初生時，以韭汁少許灌之，即吐出惡水惡血，永無諸疾。四聲本草

小兒腹脹韭根擣汁，和豬肪煎服一合，間日一服，取愈。秘錄

小兒患黃韭根擣汁，日滴鼻中，取黃水取效。同上

痘瘡不發韭根煎湯服之。海上方

產後嘔水產後因怒哭傷肝，嘔青綠水。用韭葉一斤取汁，入薑汁少許，和飲，遂愈。摘玄方

產後血運韭菜切，安瓶中，沃以熱醋，令氣入鼻中，即省。丹溪心法

赤白帶下韭根擣汁，和童尿露一夜，空心溫服，取效。海上仙方

鼻衄不止韭根、葱根同擣，棗大，入鼻中，頻易，兩三度即止。千金方

五般瘡癬韭根炒存性，擣末，以豬脂和塗之，數度愈。經驗方

金瘡出血韭汁和風化石灰日乾，每用爲末傅之，效。瀕湖集簡方

刺傷中水腫痛，煮韭熱搨之。千金

漆瘡作癢韭葉杵傅。斗門方

猘狗咬傷七日當一發，三七日不發乃脫也。急于無風處以冷水洗淨，即服韭汁一盃，隔七日又一盃，四十九日共服七盃。須百日忌食酸鹹，一年忌食魚腥，終身忌食狗肉，方得保全，否則十有九死。徐本齋云：此法出肘後方。有風犬一日咬三人，止一人用此得活，親見有效。箇便

百蟲入耳韭汁灌之即出。千金方

聤耳出汁韭汁日滴三次。聖惠方

牙齒蟲䘌韭菜連根洗擣，同人家地板上泥和，傅痛處腮上，以紙蓋住，一時取下，有細蟲在泥上，可除根。○又方：韭根十箇，川椒二十粒，香油少許，以水桶上泥同擣，傅病牙頰上，良久有蟲出，數次即愈也。

解肉脯毒凡肉密器蓋過夜者爲鬱肉，屋漏沾著者爲漏脯，皆有毒。擣韭汁飲之。張文仲備急方

食物中毒生韭

汁服數升，良。千金

韭子【修治】大明曰：入藥揀淨，蒸熟暴乾，簸去黑皮，炒黃用。【氣味】辛，甘，溫，無毒。時珍曰：陽也。伏石鍾乳、乳香。【主治】夢中洩精，溺血。別錄　暖腰膝，治鬼交，甚效。日華　補肝及命門，治小便頻數，遺尿，女人白淫白帶。時珍

【發明】頌曰：韭子得龍骨、桑螵蛸，主漏精，補中。葛洪、孫思邈諸方多用之。弘景曰：韭子入棘刺諸丸，主漏精。時珍曰：棘刺丸方見外臺秘要，治諸勞洩，小便數，藥多不錄。案梅師方治遺精，用韭子五合，白龍骨一兩，為末，空心酒服方寸匕。千金方治夢遺小便數，用韭子二兩，桑螵蛸一兩，微炒研末，每旦酒服二錢。三因方治下元虛冷，小便不禁，或成白濁，有家韭子丸。蓋韭乃肝之菜，入足厥陰經，腎主閉藏，肝主疏洩。素問曰：足厥陰病則遺尿，思想無窮，入房太甚，發為筋痿，及為白淫，男隨溲而下，女子綿綿而下。韭子之治遺精漏泄，小便頻數，女人帶下者，能入厥陰，補下焦肝及命門之不足。命門者藏精之府，故同治云。

【附方】舊三，新四。

夢遺溺白　藏器曰：韭子每日空心生吞一二十粒，鹽湯下。○聖惠治虛勞傷腎，夢中洩精，用韭子二兩，微炒為末，食前溫酒服二錢匕。

虛勞溺精　用新韭子二升，十月霜後采之，好酒八合漬一宿，以晴明日，童子向南擣一萬杵，平旦溫酒服方寸匕，日再服之。外臺秘要

夢洩遺尿　韭子一升，稻米二斗，水一斗七升，煮粥取汁六升，分三服。千金方

玉莖強中　玉莖強硬不痿，精流不住，時時如針刺，捏之則痛，其病名強中，乃腎滯漏疾也。用韭子、破故紙各一兩，為末，每服三錢，水一盞，煎服，日三，即住。經驗方

腰脚無力　韭子一升，揀淨，蒸兩炊久，暴乾，簸去黑皮，炒黃擣粉，安息香二大兩，水煮一二百沸，慢火炒赤色，和擣為丸梧子大，如乾，入少蜜。每日空腹酒下三十丸，以飯三五匙壓之，大佳。崔元亮海上方

女人帶下　及男子腎虛冷，夢遺，用韭子七升，醋煮千沸，焙研末，煉蜜丸梧子大，每服三十丸，空心溫酒下。千金方

煙熏蟲牙　用瓦片煆紅，安韭子數粒，清油數點，待煙起，以筒吸引至痛處，良久以溫水漱，吐有小蟲出為效，未盡再熏。救急易方

山韭 千金

【釋名】藿音育　韱音纖並未詳

【集解】頌曰：藿，山韭也。山中往往有之，而人多不識。形性亦與家韭相類，但根白，葉如燈心苗耳。韓詩云：六月食鬱及薁，謂此也。時珍曰：案爾雅云：藿，山韭也。許慎說文云：韱，山韭也。金幼孜北征錄云：北邊雲臺戍地，多野韭、沙蔥，人皆采而食之，即此也。蘇氏以詩之鬱即此，未知是否。又呂忱字林云：簽，童嚴，水韭也。野生水涯，葉如韭而細長，可食。觀此，則知野韭又有山、水二種，氣味或不相遠也。

【氣味】鹹，寒，濇，無毒。【主治】宜腎，主大小便數，去煩熱。治毛髮。千金

【發明】時珍曰：藿，腎之菜也，腎病宜食之。諸家本草不載，而孫思邈千金方收之。他書藿字多訛作藿字。藿乃豆葉也。陳直奉親養老書有藿菜羹，即此也。其方治老人脾胃氣弱，飲食不強，用藿菜四兩，鯽魚肉五兩，煮羹，下五味，并少麪食。每三五日一作之，云極補益。

【附錄】孝文韭　拾遺　藏器曰：辛，溫，無毒。主腹內冷脹滿，洩痢腸澼，溫中補虛，令人能食。生塞北山谷，狀如韭，人多食之，云是後魏孝文帝所種。又有諸葛韭，孔明所種，此韭更長，彼人食之。時

珍曰此亦山韭也。但因人命名耳。

葱 別錄中品

〔釋名〕**芤**綱目 **菜伯**同 **和事草**同 **鹿胎**〔時珍曰〕葱從怱。外直中空。有怱通之象也。芤者。草中有孔也。故字從孔。芤脈象之。葱初生曰葱針。葉曰葱青。衣曰葱袍。莖曰葱白。葉中涕曰葱苒。諸物皆宜。故云菜伯和事。

〔集解〕〔恭曰〕葱有數種。山葱曰茖葱。療病以胡葱。其人間食葱有二種。一種凍葱。經冬不死。分莖栽蒔而無子。一種漢葱。冬即葉枯。食用入藥。凍葱最善。氣味亦佳也。〔保昇曰〕葱凡四種。冬葱即凍葱也。夏衰冬盛。莖葉俱軟美。山南江左有之。漢葱莖實硬而味薄。冬即葉枯。胡葱莖葉粗硬。根若金燈。茖葱生于山谷。不入藥用。〔頌曰〕入藥用山葱胡葱。食品用冬葱漢葱。又有一種樓葱。亦冬葱類。江南人呼為龍角葱。荊楚間多種之。其皮赤。每莖上出歧如八角。故云。〔瑞曰〕龍角即龍爪葱。又名羊角葱。莖上生根。移下蒔之。〔時珍曰〕冬葱即慈葱。或名太官葱。謂其莖柔細而香。可以經冬。太官上供宜之。故有數名。漢葱一名木葱。其莖粗硬。故有木名。冬葱無子。漢葱春末開花成叢。青白色。其子味辛色黑。有皺文。作三瓣狀。收取陰乾。勿令浥鬱。可種可栽。

葱莖白 **氣味**辛平。**葉**溫。**根鬚汁**並無毒。〔弘景曰〕葱有寒熱。白冷青熱。傷寒湯中不得用青也。〔宗奭曰〕葱主發散。多食昏人神。〔詵曰〕葱宜冬月食。不可過多。損鬚髮。發人虛氣上沖。五臟閉絕。為其開骨節出汗之故也。〔思邈曰〕正月食生葱。令人面上起遊風。生葱同蜜食。作下利。燒葱同蜜食。壅氣殺人。〔張仲景曰〕生葱合棗食。令人病。合犬雉肉食。多令人病血。〔時珍曰〕服地黃常山人。忌食葱。

〔主治〕**作湯。治傷寒寒熱。中風面目浮腫。能出汗。**本經 **傷寒骨肉碎痛。喉痹不通。安胎。歸目益目睛。除肝中邪氣。安中利五臟。殺百藥毒。根治傷寒頭痛。**別錄 **主天行時疾。頭痛熱狂。霍亂轉筋。及奔豚氣腳氣。心腹痛。目眩。止心迷悶。**大明 **通關節。止衄血。利大小便。**孟詵 **治陽明下痢下血。**李杲 **達表和裏。止血。**甯原 **除風溼。身痛麻痹。蟲積心痛。止大人陽脫。陰毒腹痛。小兒盤腸內釣。婦人妊娠溺血。通乳汁。散乳癰。利耳鳴。塗猘犬傷。制蚯蚓毒。**時珍 **殺一切魚肉毒。**士良

〔發明〕〔元素曰〕葱莖白味辛而甘平。氣厚味薄。升也。陽也。入手太陰足陽明經。專主發散。以通上下陽氣。故活人書治傷寒頭痛如破。用連鬚葱白湯主之。張仲景治少陰病下利清穀。裏寒外熱。厥逆脈微者。白通湯主之。內用葱白。若面色赤者。四逆湯加葱白。腹中痛者。去葱白。成無己解之云。腎惡燥。急食辛以潤之。葱白辛溫以通陽氣也。〔時珍曰〕葱乃釋家五葷之一。生辛散。熟甘溫。外實中空。肺之菜也。肺病宜食之。肺主氣。外應皮毛。其合陽明。故所治之症多屬太陰陽明。皆取其發散通氣之功。通氣故能解毒及理血病。氣者血之帥也。氣通則血活矣。金瘡磕損。折傷血出。疼痛不止者。王璆百一方用葱白砂糖等分研封之。云痛立止。更無痕瘢也。葱葉亦可用。又葱管吹鹽入玉莖內。治小便不通及轉脬危急者。極有捷效。余常用治數人得驗。

〔附方〕舊十二。新三十二。

感冒風寒初起。即用葱白一握。淡豆豉半合。泡湯服之。取

汗。瀕湖集簡方

傷寒頭痛如破者。連鬚葱白半斤，生薑二兩。水煮溫服。活人書

時疾頭痛發熱者，以連根葱白二十根，和米煮粥，入醋少許，熱食取汗即解。濟生秘覽

數種傷寒初起一二日，不能分別者，用上法取汗。

傷寒勞復因交接者，腹痛卵腫，用葱白擣爛，苦酒一盞和服之。千金方

風溼身痛生葱擂爛，入香油數點，水煎，調川芎藭、鬱金末一錢，服取吐。丹溪心法

妊娠傷寒赤斑變為黑斑，尿血者，以葱白一把，水三升，煮熱服汁，食葱令盡，取汗。傷寒類要

六月孕動困篤難救者，葱白一大握，水三升，煎一升，去滓頓服。楊氏產乳

胎動下血病痛搶心，用葱白煮濃汁飲之。未死即安，已死即出。未效再服。一方加川芎。一方用銀器同米煮粥及羹食。深師方

卒中惡死或先病，或平居寢臥，奄忽而死，皆是中惡。急取葱心黃刺入鼻孔中，男左女右，入七八寸，鼻中血出即甦。○又法：用葱刺入耳中五寸，以鼻中血出即活也。如無血出，即不可治矣。相傳此扁鵲秘方也。崔氏纂要

小兒卒死無故者，取葱白納入下部及兩鼻孔中。氣通或嚏即活。陳氏經驗方

小兒盤腸內釣腹痛，用葱湯洗兒腹，仍以炒葱擣貼臍上。良久尿出痛止。湯氏嬰孩寶鑑

陰毒腹痛厥逆唇青卵縮，六脈欲絕者。用葱一束，去根及青，留白二寸，烘熱安臍上，以熨斗火熨之，葱壞則易，良久熱氣透入，手足溫，有汗即瘥，乃服四逆湯。若熨而手足不溫，不可治。朱肱南陽活人書

脫陽危症凡人大吐大泄之後，四肢厥冷，不省人事，或與女子交後，小腹腎痛，外腎搐縮，冷汗出，厥逆，須臾不救。先以葱白炒熱熨臍，後以葱白三七莖擂爛，用酒煮灌之，陽氣即回。此華陀救卒病方也。

卒心急痛牙關緊閉欲絕，以老葱白五莖，去皮鬚，擣膏，以匙送入喉中，灌以蔴油四兩，但得下咽即甦。少頃，蟲積皆化黃水而下，永不再發。累得救人。瑞竹堂方

霍亂煩躁坐臥不安。葱白二十莖，大棗二十枚，水三升，煎二升，分服。深師方

蚘蟲心痛用葱莖白二寸，鉛粉二錢，擣丸服之，即止。葱能通氣，粉能殺蟲也。楊氏經驗方

腹皮麻痺不仁者。多煮葱白食之，即自愈。危氏方

小便閉脹不治殺人。葱白三斤，剉炒，帕盛二個，更互熨小腹，氣透即通也。許學士本事方

大小便閉擣葱白和酢，封小腹上。仍灸七壯。外臺秘要

大腸虛閉勻氣散：用連鬚葱一根，薑一塊，鹽一捻，淡豉三七粒，擣作餅，烘掩臍中，紮定，良久氣通即通，不通再作。楊氏直指方

小兒虛閉葱白三根，煎湯，調生蜜、阿膠末服。仍以葱頭染蜜，插入肛門，少頃即通。全幼心鑑

急淋陰腫泥葱半斤，煨熱杵爛，貼臍上。外臺

小便淋澀或有白者。以赤根樓葱近根截一寸許，安臍中，以艾灸七壯。經驗方

小兒不尿乃胎熱也。用大葱白切四片，用乳汁半盞同煎片時，分作四服即通。不飲乳者服之即飲乳。若臍四旁有青黑色及口撮者，不可救也。全幼心鑑

腫毒尿閉因腫毒未潰，小便不通。用葱切，入蔴油煎至黑色，去葱取油，時塗腫處，即通。普濟方

水癊病腫葱根白皮煮汁，服一盞，當下水出。病已困者，取根擣爛，坐之取氣，水自下。聖濟錄

陰囊腫痛葱白、乳香擣塗，即時痛止腫消。又方：用煨葱入鹽，杵如泥，塗之。

小便溺血葱白一握，鬱金一兩，水一升，煎二合，溫服，一日三次。普濟方

腸痔有血葱白三斤，煮湯熏洗，立效。外臺

赤白下痢葱白一握，細切，和米煮粥，日日食之。食醫心鏡

便毒初起葱白炒熱，布包熨數次，乃用傅藥，即消。○永類方：用葱根和蜜擣傅，以紙密護之。外服通氣藥，即愈。

癰疽腫硬烏金散：治癰癤腫硬無頭，不變色者。米粉四兩，葱白

一兩，同炒黑，研末，醋調貼，一伏時。又換，以消爲度。外科精義 **一切腫毒** 葱汁漬之，日四五度。**乳癰初起** 葱汁一升，頓服即散。並千金 **疔瘡惡腫** 刺破，以老葱、生蜜杵貼。兩時疔出，以醋湯洗之，神效。聖濟錄 **小兒禿瘡** 冷泔洗淨，以羊角葱擣泥，入蜜和塗之，神效。楊氏 **刺瘡金瘡** 百治不效，葱煎濃汁漬之，甚良。**金瘡瘀血** 在腹者，大葱白二十枚，麻子三升，杵碎，水九升，煮一升半，頓服，當吐出膿血而瘉。未盡再服。並千金方 **血壅怪病** 人偏身忽然肉出如錐，既癢且痛，不能飲食。名血壅。不速治，必潰膿血。以赤皮葱燒灰淋洗，飲豉湯數盞自安。夏子益怪病奇方 **解金銀毒** 葱白煮汁飲之。外臺秘要 **腦破骨折** 蜜和葱白擣勻，厚封立效。肘後方 **自縊垂死** 葱心刺耳鼻中，有血出，即甦。

葉【主治】**煨研，傅金瘡水入皸腫。鹽研，傅蛇蟲傷及中射工溪毒。**日華 **主水病足腫。**蘇頌 **利五臟，益目精，發黃疸。**思邈

【發明】頌曰：煨葱治打撲損，見劉禹錫傳信方云：得于崔給事。取葱新折者，煻火煨熱剝皮，其間有涕，便將罨損處，仍多煨，續續易熱者。崔云：頃在澤潞，與李抱真作判官，李相方以毬杖按毬子，其軍將以杖相格，因傷李相拇指并爪甲劈裂，遽索金創藥裹之，強索酒飲，而面色愈青，忍痛不止。有軍吏言此方，遂用之，三易而面色卻赤，斯須云已不痛。凡十數度，用熱葱并涕纏裹其指，遂畢席笑語。時珍曰：按張氏經驗方云：金創折傷血出，用葱白連葉煨熱，或鍋烙炒熱，擣爛傅之，冷即再易。石城尉戴堯臣，試馬損大指，血出淋漓。余用此方，再易而痛止。翌日洗面，不見痕跡。宋推官、鮑縣尹皆得此方。每有殺傷氣未絕者，亟令用此，活人甚眾。又凡人頭目重悶疼痛，時珍每用葱葉插入鼻內二三寸并耳內，氣通即便清爽也。

【附方】舊三，新二。**水病足腫** 葱莖葉煮湯漬之，日三五次妙。韋宙獨行方 **小便不通** 葱白連葉擣爛，入蜜，合外腎上，即通。永類鈐方 **瘡傷風水** 腫毒。取葱青葉和乾薑、黃蘗等分，煮湯浸洗，立愈。食療 **蜘蛛咬瘡** 偏身生瘡。青葱葉一莖去尖，入蚯蚓一條在內，待化成水，取點咬處即愈。李絳兵部手集 **代指毒痛** 取萎黃葱葉煮汁，熱漬之。千金方

汁【氣味】**辛，溫，滑，無毒。**

【主治】**溺血，飲之。解藜蘆及桂毒。**別錄 **散瘀血，止衄止痛，治頭痛耳聾，消痔漏，解眾藥毒。**時珍 **能消玉爲水，化五石，仙方所用。**弘景

【發明】時珍曰：葱汁即葱涕，功同葱白。古方多用葱涎丸藥，亦取其通散上焦風氣也。勝金方取汁入酒少許滴鼻中，治衄血不止，云即覺血從腦散下也。又唐瑤經驗方，以葱汁和蜜少許服之，亦佳。云隣嫗用此甚效。老僕試之亦驗。二物同食害人，何以能治此疾？恐人脾胃不同，非甚急不可輕試也。慎微曰：三洞要錄云：葱者，菜之伯也，能消金錫玉石。神仙消金玉漿法：于冬至日以壺盧盛葱汁及根，埋延中。次年夏至發出，盡化爲水。以法漬金、玉、銀、青石各三分，自消矣。暴乾如飴，食之可休糧。亦曰金漿也。

【附方】舊四，新一。**衄血不止** 方見上。**金瘡出血** 不止。取葱炙熱，挼汁塗之。

卽止。梅師方 火焰丹毒從頭起者。生葱汁塗之。痔瘻作痛葱涎白蜜和塗之。先以木鱉子煎湯熏洗。其冷如氷卽效。一人苦此。早間用之。午刻卽安也。唐仲舉方 解鉤吻毒面青口噤欲死。以葱涕啖之。卽解。千金

鬚【主治】通氣。孟詵 療飽食房勞。血滲入大腸。便血腸澼成痔。口乾。研末。每服二錢。溫酒下。時珍

【附方】舊一 喉中腫塞氣不通者。葱鬚陰乾爲末。每用二錢。入蒲州膽礬末一錢。和勻。每用一字吹之。杜壬方

花【主治】心脾痛如錐刀刺。腹脹。用一升。同吳茱萸一升。水八合。煎七合。去滓。分三服。立效。頌。○出崔元亮方

實【氣味】辛。大溫。無毒。【主治】明目。補中氣不足。本經 溫中益精。日華 宜肺。歸頭。思邈

【附方】舊一 眼暗補中葱子半斤。爲末。每取一匙。煎湯一升半。去滓。入米煮粥食之。亦可爲末。蜜丸梧子大。食後米湯服一二十丸。日三服。食醫心鏡

茖葱 音格。千金

【釋名】山葱

【集解】保昇曰。茖葱生山谷。不入藥用。頌曰。爾雅云。茖。山葱也。說文云。茖葱生山中。細莖大葉。食之香美於常葱。宜入藥用。時珍曰。茖葱。野葱也。山原平地皆有之。生沙地者名沙葱。生水澤者名水葱。野人皆食之。開白花。結子如小葱頭。世俗不察。胡葱卽蒜葱。誤指此爲胡葱。詳見胡葱下。保昇言不入藥用。蘇頌言入藥宜用山葱胡葱。今攷思邈千金食性自有茖葱功用。而諸本失收。今採補之。

【氣味】辛。微溫。無毒。時珍曰。佛家以茖葱爲五葷之一。見蒜下。【主治】除瘴氣惡毒。久食強志益膽氣。思邈 主諸惡栽狐尿刺毒。山溪中沙蝨射工等毒。煮汁浸或擣傅。大效。亦兼小蒜茱萸輩。不獨用也。蘇恭

子【氣味】同葱。【主治】洩精。思邈

胡葱 宋開寶

【釋名】蒜葱 綱目 回回葱 時珍曰。按孫眞人食忌作葫葱。因其根似葫蒜故也。俗稱蒜葱。正合此義。元人飲膳正要作回回葱。似言其來自胡地。故曰胡葱耳。

【集解】詵曰。胡葱生蜀郡山谷。狀似大蒜而小。形圓皮赤。稍長而銳。五月六月採。保昇曰。葱凡四種。冬葱夏枯。漢葱冬枯。胡葱莖葉粗短。根若金燈。茖葱生于山谷。頌曰。胡葱類茖葱。而根莖皆細白。或云根莖微短。如金燈。或云似大蒜而小。皮赤而銳。時珍曰。胡葱卽蒜葱也。孟詵韓保昇所說是矣。非野葱也。野葱名茖葱。似葱而小。胡葱乃人種蒔。八月下種。五月收取。葉似葱而根似蒜。其味如薤。不甚臭。江西有水晶葱。蒜根葱葉。蓋其類也。李廷飛延壽書言胡葱卽葛子。蓋因相似而誤爾。今俗皆以野葱爲胡葱。因不識蒜葱。故指茖葱爲之。謬矣。

【修治】斅曰。凡採得。依紋擘碎。用綠梅子相對拌蒸一伏時。去梅子。砂盆中研如膏。瓦器曬乾用。

【氣味】辛。溫。無毒。時珍曰。生則辛平。熟則甘溫。詵曰。亦是葷物。久食傷神損性。令人多忘。損目明。絕血脈。發痼疾。患胡臭䘌齒人。食之轉甚。思邈曰。四月勿食葫葱。令人氣喘多驚。【主

治溫中下氣，消穀能食，殺蟲，利五臟不足氣。孟詵 療腫毒。保昇

〔發明〕〔時珍曰〕方術煮溪澗白石爲糧，及煮牛馬驢骨，令軟，皆用胡葱，則亦軟堅之物也。陶弘景言葱能化五石，消桂爲水，則是諸葱皆能軟石。故今人採茖葱煮石，謂之胡葱也。

〔附方〕新一 身面浮腫 小便不利，喘急。用胡葱十莖，赤小豆三合，消石一兩，以水五升，煮葱豆至熟，同擂成膏。每空心溫酒服半匙。聖惠方

子〔主治〕中諸肉毒，吐血不止，萎黃悴者，以一升水煮，冷服半升，日一夜一，血定乃止。孟詵

薤

音械。○別錄中品

〔釋名〕藠子 音叫。或作蕎者非。 莜子 音釣 火葱 綱目 菜芝 別錄 鴻薈 音會

〔時珍曰〕薤本文作䪥，韭類也。故字從韭從䪥，音槩，諧聲也。今人因其根白，呼爲藠子，江南人訛爲莜子。其葉類葱而根如蒜，收種宜火熏，故俗人稱爲火葱。羅願云：物莫美于芝，故薤爲菜芝。蘇頌復附莜子於蒜條，誤矣。

〔集解〕〔別錄曰〕薤生魯山平澤。〔恭曰〕薤是韭類。葉似韭而闊，多白而無實。有赤、白二種：白者補而美，赤者苦而無味。〔頌曰〕薤處處有之。春秋分蒔，至冬葉枯。爾雅云：葝，山薤也。生山中，莖葉與家薤相類，而根差長，葉差大，僅若鹿葱，體性亦與家薤同。今人少用。〔宗奭曰〕薤葉如金燈葉，差狹而更光。故古人言薤露者，以其光滑難竚之義。〔時珍曰〕薤八月栽根，正月分蒔，宜肥壤，數枝一本，則茂而根大。葉狀似韭，韭葉中實而扁，有劍脊；薤葉中空，似細葱葉而有棱，氣亦如葱。二月開細花，紫白色。根如小蒜，一本數顆，相依而生。五月葉青則掘之，否則肉不滿也。其根煮食、芼酒、糟藏、醋浸皆宜。故內則云：切葱、薤實諸醯以柔之。白樂天詩云：酥暖薤白酒，謂以酥炒薤白投酒中也。一種水晶葱，葱葉蒜根，與薤相似，不臭，亦其類也。按王禎農書云：野薤俗名天薤，生麥原中，葉似薤而小，味益辛，亦可供食，但不多有。即爾雅山薤是也。

薤白〔氣味〕辛、苦，溫，滑，無毒。〔好古曰〕入手陽明經。〔頌曰〕薤宜去青留白，白冷而青熱也。〔詵曰〕發熱病不宜多食。三四月勿食生者。〔大明曰〕生食引涕唾。不可與牛肉同食，令人作癥瘕。

〔主治〕金瘡瘡敗，輕身，不饑耐老。本經 歸骨，除寒熱，去水氣，溫中散結氣，作羹食，利病人。諸瘡中風寒水氣腫痛，擣塗之。別錄 煮食，耐寒，調中補不足，止久痢冷瀉，肥健人。日華 治泄痢下重，能泄下焦陽明氣滯。李杲〔好古曰〕下重者，氣滯也。四逆散加此以泄氣滯。治少陰病厥逆泄痢，及胸痹刺痛，下氣散血，安胎。時珍 心病宜食之。利產婦。思邈 治女人帶下赤白，作羹食之。骨哽在咽不去者，食之即下。孟詵 補虛解毒。蘇頌 白者補益，赤者療金瘡及風，生肌肉。蘇恭 與蜜同擣，塗湯火傷，甚速。宗奭 溫補，助陽道。時珍

〔發明〕〔弘景曰〕薤性溫補，仙方及服食家皆須之，偏入諸膏用，不可生噉，葷辛爲忌。〔詵曰〕薤白色者最好，雖有辛，不葷五臟。學道人長服之，可通神安魂魄，益氣續筋力。〔頌曰〕白薤之白，性冷而補。又

曰：薤子煮與蓐婦飲，易產。亦主腸氣。時珍曰：薤味辛，氣溫。諸家言其溫補，而蘇頌圖經獨謂其冷補。按杜甫薤詩云：束比青芻色，圓齊玉筯頭。衰年關膈冷，味暖併無憂。亦言其溫補，與經文相合，則冷補之說，蓋不然也。又按王禎云：薤生則氣辛，熟則甘美。種之不蠹，食之有益。故學道人資之，老人宜之。然道家以薤爲五葷之一，而諸氏言其不葷，何耶？薛用弱齊諧志云：安陸郭坦兄得天行病後，遂能大餐，每日食至一斛。五年，家貧，行乞。一日大饑，至一園，食薤一畦，大蒜一畦，便悶極臥地，吐一物如龍，漸漸縮小。有人撥飯於上，即消成水，而病尋瘳也。按此亦薤散結、蒜消癥之驗也。宗奭曰：薤葉光滑，露亦難竚。千金治肺氣喘急方中用之，亦取其滑泄之義。

附方 舊十五 新八

胸痹刺痛 張仲景栝樓薤白湯：治胸痹痛徹心背，喘息欬唾短氣，喉中燥癢，寸脈沉遲，關脈弦數，不治殺人。用栝樓實一枚，薤白半升，白酒七升，煮二升，分二服。○千金治胸痹半夏薤白湯：用薤白四兩，半夏一合，枳實半兩，生薑一兩，栝樓實半枚，㕮咀，以白截漿三升，煮一升，溫服，日三。○肘後治胸痛，瘥而復發，薤根五升，擣汁飲之，立瘥。○截音在，酢漿也。 **卒中惡死** 卒死，或先病，或平居寢臥，奄忽而死，皆是中惡。以薤汁灌入鼻中，便省。肘後。 **霍亂乾嘔** 不止者，以薤一虎口，以水三升，煮取一半，頓服。不過三作即已。韋宙獨行方。 **奔豚氣痛** 薤白擣汁飲之。肘後方。 **赤痢不止** 薤同黃蘗煮汁服之。陳藏器。 **赤白痢下** 薤白一握，同米煮粥，日食之。食醫心鏡。 **小兒疳痢** 薤白生擣如泥，以粳米粉和蜜作餅，炙熟與食。不過三兩服。楊氏產乳。 **產後諸痢** 多煮薤白食，仍以羊腎脂同炒食之。范汪方。 **妊娠胎動** 腹內冷痛。薤白一升，當歸四兩，水五升，煮二升，分二服。古今錄驗。 **鬱肉脯毒** 杵薤汁，服二三升良。葛洪方。 **瘡犯惡露** 甚者殺人。薤白擣爛，以帛裹煨熟，去帛傅之。冷即易換。亦可擣作餅，以艾灸之，熱氣入瘡，水出即瘥也。梅師方。 **手指赤色** 隨月生死，以生薤一把，苦酒煮熟，擣爛塗之，愈乃止。肘後方。 **疥瘡痛癢** 煮薤葉，擣爛塗之。同上。 **灸瘡腫痛** 薤白一升，豬脂一斤，切，以苦酒浸一宿，微火煎三上三下，去滓，塗之。梅師方。 **手足瘑瘡** 生薤一把，以熱醋投入，封瘡上，取效。千金。 **毒蛇螫傷** 薤白擣傅。徐玉方。 **虎犬咬傷** 薤白擣汁飲之，并塗之。日三服，瘥乃止。葛洪方。 **諸魚骨哽** 薤白嚼柔，以繩繫中，吞到哽處，引之即出。同上。 **誤吞釵鐶** 取薤白曝萎，煮熟切食一大束，釵即隨出。葛洪方。 **目中風翳** 作痛，取薤白截斷，安臉上令遍，痛作復爲之。范汪方。 **咽喉腫痛** 薤根醋擣，傅腫處，冷即易之。聖惠。

附錄 **蓼蕎** 拾遺。藏器曰：味辛，溫，無毒。主霍亂腹冷脹滿，冷氣攻擊，腹滿不調，產後血攻胸膈刺痛，煮服之。生平澤，其苗如葱韭。時珍曰：此亦山薤之類，方名不同耳。

蒜

別錄下品

釋名 **小蒜** 別錄 **茆蒜** 音卯 **葷菜** 時珍曰：蒜字從祘，音蒜，諧聲也。又象蒜根之形。中國初惟有此，後因漢人得葫蒜於西域，遂呼此爲小蒜以別之。故伏侯古今注云：蒜，茆蒜也，俗謂之小蒜。胡國有蒜，十子一株，名曰胡蒜，俗謂之大蒜是矣。蒜乃五葷之一，故許氏說文謂之葷菜。五葷即五辛，謂其辛臭昏神伐性也。鍊形家以小蒜、大蒜、韭、芸薹、胡荽爲五葷；道家以韭、薤、蒜、芸薹、胡荽爲五葷；佛家以大蒜、小蒜、興渠、慈葱、茖葱爲五葷。興渠即阿魏也。雖各不同，然皆辛熏之物，生食增恚，熟食發婬，有損性靈，故絕之也。

集解 別錄曰：蒜，小蒜也。五月五日採之。弘景曰：小蒜生葉時，可煮和食。至五月葉枯，取根名薍子正爾畝之。亦甚熏臭。保昇曰：小蒜野生，處處有之。小者一名亂，音亂。一名蒚，音力。苗、葉、根、子皆似葫而細數倍也。爾雅云：蒚，山蒜也。說文云：蒜，葷菜也。菜之美者，雲夢之葷。生山中者名蒚。頌曰：本草謂大蒜為葫，小蒜為蒜。而說文所謂葷菜者，乃大蒜也。蒚即小蒜也。書傳載物之別名不同如此，用藥不可不審。宗奭曰：小蒜即蒚也。苗如葱鍼，根白，大者如烏芋子，兼根煮食，謂之宅蒜。時珍曰：家蒜有二種：根莖俱小而瓣少，辣甚者，蒜也，小蒜也；根莖俱大而瓣多，辛而帶甘者，葫也，大蒜也。按孫炎爾雅正義云：帝登蒚山，遭蕕芋毒，將死，得蒜齧食乃解，遂收植之，能殺腥羶蟲魚之毒。又孫愐唐韻云：張騫使西域，始得大蒜種歸。據此，則小蒜之種，自蒚移栽，從古已有，故爾雅以蒚為山蒜，所以別家蒜也。大蒜之種，自胡地移來，至漢始有，故別錄以葫為大蒜，所以見中國之蒜小也。又王禎農書云：一種澤蒜，最易滋蔓，隨劚隨合，熟時採子漫散種之。吳人調鼎多用此根作菹，更勝葱韭也。按此正別錄所謂小蒜是也。其始自野澤移來，故有澤名，而寇氏誤作宅字矣。諸家皆以野生山蒜、澤蒜解家蒔之小蒜，皆失於詳考。小蒜雖出於蒚，既經人力栽培，則性氣不能不移，故不得不辨。

蒜小蒜根也。【氣味】辛，溫，有小毒。弘景曰：味辛，性熱，損人，不可長食。思邈曰：無毒。三月勿久食，傷人志性。黃帝書云：同生魚食，令人奪氣，陰核疼。瑞曰：腳氣風病人及時病後忌食之。

【主治】歸脾腎，主霍亂，腹中不安，消穀，理胃，溫中，除邪痹毒氣。別錄 主溪毒。弘景 下氣，治蠱毒，傅蛇蟲沙虱瘡。日華 恭曰：此蒜與胡葱相得，主惡載毒、山溪中沙虱、水毒，大效。山人俚獠時用之。塗疔腫甚良。孟詵

葉【主治】心煩痛，解諸毒，小兒丹疹。思邈

【發明】頌曰：古方多用小蒜治中冷霍亂，煮汁飲之。南齊褚澄治李道念雞瘕，便瘥。宗奭曰：華佗用蒜虀，即此蒜也。時珍曰：按李延壽南史云：李道念病已五年，丞相褚澄診之，曰：非冷非熱，當是食白瀹雞子過多也。取蒜一升，煮食，吐出一物涎裹，視之乃雞雛，翅足俱全。澄曰：未盡也。更吐之，凡十二枚而愈。或以蒜字作蘇字者，誤矣。范曄後漢書云：華佗見一人病噎，食不得下，令取餅店家蒜虀大可二升，飲之，立吐一蛇。病者懸蛇于車，造佗家，見壁北懸蛇數十，乃知其奇。又夏子益奇疾方云：人頭面上有光，他人手近之如火熾者，此中蠱也。用蒜汁半兩，和酒服之，當吐出如蛇狀。觀三書所載，則蒜乃吐蠱要藥，而後人鮮有知者。

【附方】舊七，新七。**時氣溫病**初得頭痛，壯熱脈大，即以小蒜一升，杵汁三合，頓服。不過再作，便瘥。肘後方 **霍亂脹滿**不得吐下，名乾霍亂。小蒜一升，水三升，煮一升，頓服。肘後方 **霍亂轉筋**入腹殺人。以小蒜、鹽各一兩，擣傅臍中，灸七壯，立止。聖濟錄 **積年心痛**不可忍，不拘十年五年者，隨手見效。濃汁煮小蒜食飽，勿着鹽。曾用之有效，再不發也。兵部手集 **水毒中人**一名中溪，一名中溼，一名水病，似射工而無物。初得惡寒，頭目微疼，旦醒暮劇，手足逆冷，三日則生蟲，食下不癢不痛，過六七日蟲食五臟，注下不禁。以小蒜三升，煮微熱，大熱即無力，以浴身。若身發赤斑文者，毋以他病治之也。肘後方 **射工中人**成瘡者。取蒜切片，貼瘡上，灸七壯。千金 **止截瘧疾**小蒜不拘多少，研泥，入黃丹少許，丸如芡子大。每服一丸，面東新汲水下，至妙。唐慎微 **陰腫如刺**汗出者。小蒜一升，韭根一升，楊柳根二斤，酒三升，煎沸，乘熱熏之。永類方 **惡核腫結**小蒜、吳茱萸等分，擣傅即散。肘後 **五色丹毒**無常及發足踝者。杵蒜厚傅，頻易。葛氏 **小兒白禿**頭上團團

白色。以蒜切，日揩之。子母秘錄 **蛇蠍螫人**：小蒜擣汁服，以滓傅之。肘後 **蜈蚣咬瘡**：嚼小蒜塗之，良。肘後方 **蚰蜒入耳**：小蒜洗淨，擣汁滴之。未出再滴。李絳兵部手集

山蒜 拾遺

【釋名】 **蒚** 音歷 **澤蒜**

【集解】 頌曰：江南一種山蒜，似大蒜而臭。藏器曰：澤蒜根如小蒜，葉如韭，又生石間者，名石蒜，與蒜無異。時珍曰：山蒜、澤蒜、石蒜，同一物也，但分生于山、澤、石間不同耳。人間栽蒔小蒜，始自三種移成，故猶有澤蒜之稱。爾雅云：蒚，山蒜也。今京口有蒜山，產蒜是也。處處有之，不獨江南。又呂忱字林云：莶，水中蒜也。則蒜不但產于山，而又產于水也。別有山慈姑、水仙花、老鴉蒜、石蒜之類，根葉皆似蒜而不可食，其花亦異，並見草部下。

【氣味】 **辛，溫，無毒。**

【主治】 **山蒜：治積塊及婦人血瘕，用苦醋磨傅，多效。**蘇頌 **澤蒜、石蒜：並溫補下氣，滑水源。**藏器

葫 別錄下品

【釋名】 **大蒜** 弘景 **葷菜** 弘景曰：今人謂葫為大蒜，蒜為小蒜，以其氣類相似也。時珍曰：按孫愐唐韻云：張騫使西域，始得大蒜、葫荽。則小蒜乃中土舊有，而大蒜出胡地，故有胡名。二蒜皆屬五葷，故通可稱葷。詳見蒜下。

【集解】 別錄曰：蒜，大蒜也。五月五日採，獨子者入藥尤佳。保昇曰：葫出梁州者，大徑二寸，最美少辛。溼陽者，皮亦甚辣。頌曰：今處處園圃種之。每顆六七瓣，初種一瓣，當年便成獨子葫，至明年則復其本矣。其花中有實，亦作葫瓣狀而極小，亦可種之。時珍曰：大小二蒜皆八月種。春食苗，夏初食薹，五月食根，秋月收種。北人不可一日無者也。

【氣味】 **辛，溫，有毒。久食損人目。**弘景曰：性最熏臭，不可食。俗人作虀以噉鱠肉，損性伐命，莫此之甚。惟可生食，不中煮也。恭曰：此物煮羹臛為餚中之俊，而陶云不中煮，當是未經試耳。藏器曰：初食不利目，多食卻明。久食令人血清，使毛髮白。時珍曰：久食傷肝損眼，故嵇康養生論云：葷辛害目，此為甚耳。今北人嗜蒜宿炕，故盲瞽最多。陳氏乃云多食明目，與別錄相左，何耶？震亨曰：大蒜屬火，性熱喜散，快膈，善化肉，暑月人多食之。傷氣之禍，積久自見，養生者忌之。化肉之功，不足論也。頌曰：多食傷肺傷脾，傷肝膽，生痰助火昏神。思邈曰：四月八月食葫，傷神，令人喘悸。口味多爽。多食生葫行房，傷肝氣，令人面無色。生葫合青魚鮓食，令人腹內生瘡，腸中腫，又成疝瘕，發黃疾。合蜜食，殺人。凡服一切補藥，不可食之。

【主治】 **歸五臟，散癰腫䘌瘡，除風邪，殺毒氣。**別錄 **下氣，消穀，化肉。**蘇恭 **去水惡瘴氣，除風溼，破冷氣，爛痃癖，伏邪惡，宣通溫補，療瘡癬，殺鬼去痛。**藏器 **健脾胃，治腎氣，止霍亂轉筋腹痛，除邪祟，解溫疫，療勞瘧、冷風、傳風、損冷痛，惡瘡、蛇蟲、蠱毒、溪毒、沙蝨，並擣貼之。熟醋浸，經年者良。**日華 **溫水擣爛服，治中暑不醒。擣貼足心，止鼻衄不止。和豆豉丸服，治暴下血，通水道。**宗奭 **擣汁飲，治吐血心**

痛煮汁飲治角弓反張同鯽魚丸治膈氣同蛤粉丸治水腫同黃丹丸治痢瘧孕痢同乳香丸治腹痛擣膏敷臍能達下焦消水利大小便貼足心能引熱下行治泄瀉暴痢及乾溼霍亂止衄血納肛中能通幽門治關格不通時珍

發明 宗奭曰葫氣極葷置臭肉中反能掩臭凡中暑毒人爛嚼三兩瓣溫水送之下咽即知但禁飲冷水又鼻衄不止者擣貼足心衄止即拭去時珍曰葫蒜入太陰陽明其氣薰烈能通五臟達諸竅去寒溼辟邪惡消癰腫化癥積肉食此其功也故王禎稱之云味久不變可以資生可以致遠化臭腐爲神奇調鼎俎代醯醬攜之旅塗則炎風瘴雨不能加食餲腊毒不能害夏月食之解暑氣北方食肉麪尤不可無乃食經之上品日用之多助者也蓋不知其辛能散氣熱能助火傷肺損目昏神伐性之害荏苒受之而不悟也嘗有一婦衄血一晝夜不止諸治不效時珍令以蒜傅足心即時血止眞奇方也又葉石林避暑錄云一僕暑月馳馬忽仆地欲絶同舍王相教用大蒜及道上熱土各一握研爛以新汲水一琖和取汁抉齒灌之少頃即甦相傳徐州市門忽有版書此方咸以爲神仙救人云藏器曰昔有患痃癖者夢人教每日食大蒜三顆初服遂至瞑眩吐逆下部如火後有人教取數片合皮截却兩頭吞之名曰內灸果獲大效也頌曰經言葫散癰腫按李絳兵部手集方云毒瘡腫毒號叫臥眠不得人不能別者取獨頭蒜兩顆擣爛麻油和厚傅瘡上乾即易之屢用救人無不神效盧坦侍郎肩上瘡作連心痛悶用此便瘥又李僕射患腦癰久不瘥盧與此方亦瘥又葛洪肘後方云凡背腫取獨顆蒜橫截一分安腫頭上炷艾如梧子大灸蒜百壯不覺漸消多灸爲善勿令大熱若覺痛即擎起蒜蒜焦更換新者勿令損皮肉洪嘗苦小腹下患一大腫灸之亦瘥每用灸人無不應效又江寧府紫極宮刻石記其事云但是發背及癰疽惡瘡腫核初起有異皆可灸之不計壯數惟要痛者灸至不痛不痛者灸至痛極而止疣贅之類灸之亦便成痂自脫其效如神乃知方書無空言者但人不能以意詳審則不得盡應耳時珍曰按李迅論蒜錢灸法云癰疽之着灸勝于用藥緣熱毒中鬲上下不通必得毒氣發洩然後解散凡初發一日之內便用大獨頭蒜切如小錢厚貼頂上灸之三壯一易大槩以百壯爲率一使瘡不開大二使內肉不壞三瘡口易合一舉而三得之但頭及項以上切不可用此恐引氣上更生大禍也又史源記蒜灸之功云母氏背胛作癢有赤暈半寸白粒如黍灸二七壯其赤隨消信宿有赤流下長二寸舉家歸咎于灸外醫用膏護之日增一暈二十二日橫斜約六七寸痛楚不勝或言一尼病此得灸而愈予奔問之尼云劇時昏不知人但聞范奉議坐守灸八百餘壯方甦約艾一篩予亟歸以炷如銀杏大灸十數殊不覺乃灸四旁赤處皆痛每一壯燼則赤隨縮入三十餘壯赤暈收退蓋灸迎其初發處肉已壞故不痛直待灸到好肉方痛也至夜則火焮滿背瘡高阜而熱夜得安寢矣至曉如覆一甌高三四寸上有百數小竅色正黑調理而安蓋高阜者毒外出也小竅多毒不聚也色正黑皮肉壞也非艾火出其毒於壞肉之裏則內逼五臟而危矣庸醫傅貼涼冷消散之說何可信哉

附方 舊十六新三十一

背瘡灸法 凡覺背上腫硬疼痛用溼紙貼尋瘡頭用大蒜十顆淡豉半合乳香一錢細研隨瘡頭大小用竹片作圈圍定塡藥于內二分厚着艾灸之痛灸至癢癢灸至痛以百壯爲率與蒜錢灸法同功外科精要

疔腫惡毒 用門臼灰一撮羅細以獨蒜或新蒜薹染灰擦瘡口候瘡自然出少汁再擦少頃即消散也雖發背癰腫亦可擦之**五**

色丹毒無常色，及發足踝者。擣蒜厚傳，乾即易之。肘後方

關格脹滿大小便不通。獨頭蒜燒熟，去皮，綿裹納下部，氣立通也。外臺秘要

乾溼霍亂轉筋。用大蒜搗塗足心，立愈。永類鈐方

水氣腫滿大蒜、田螺、車前子等分，熬膏攤貼臍中，水從便漩而下，數日即愈。象山民人患水腫，一卜者傳此，用之有效。仇遠稗史

山嵐瘴氣生熟大蒜各七片，共食之。少頃腹鳴，或吐血，或大便泄，即愈。攝生妙用方

瘧疾寒熱肘後用獨頭蒜炭上燒之，酒服方寸匕。○簡便用桃仁半片，放內關穴上，將獨蒜搗爛罨之，縛住，男左女右，即止。隣嫗用此治人屢效。○普濟方：端午日取獨頭蒜煨熟，入礬紅等分，搗丸芡子大。每白湯嚼下一丸。

寒瘧冷痢端午日，以獨頭蒜十箇，黃丹二錢，搗丸梧子大。每服九丸，長流水下，甚妙。普濟方

泄瀉暴痢大蒜搗貼兩足心。亦可貼臍中。千金方

下痢禁口及小兒泄痢，方並同上。

腸毒下血蒜連丸：用獨蒜煨搗，和黃連末為丸，日日米湯服之。濟生方

暴下血病用葫蒜五七枚，去皮研膏，入豆豉搗丸梧子大。每米飲下五六十丸，無不愈者。寇宗奭本草衍義

鼻血不止服藥不應。用蒜一枚，去皮研如泥，作錢大餅子，厚一豆許。左鼻血出，貼左足心；右鼻血出，貼右足心；兩鼻俱出，俱貼之，立瘥。簡要濟衆方

血逆心痛生蒜擣汁，服二升，即愈。肘後

鬼疰腹痛不可忍者。獨頭蒜一枚，香墨如棗大，擣和醬汁一合，頓服。永類鈐方

心腹冷痛法醋浸至二三年蒜，食至數顆，其效如神。李時珍瀕湖集簡方

夜啼腹痛面青，冷證也。用大蒜一枚，煨研日乾，乳香五分，搗丸芥子大。每服七丸，乳汁下。危氏得效方

寒溼氣痛端午日收獨蒜，同辰粉搗塗之。唐瑤經驗方

鬼毒風氣獨頭蒜一枚，和雄黃、杏仁研為丸。空腹飲下三丸，靜坐少時，當下毛出即安。孟詵食療本草

狗咽氣塞喘息不通，須臾欲絕。用獨頭蒜二枚，削去兩頭，塞鼻中，左患塞右，右患塞左。候口中膿血出，立效。聖惠

喉痺腫痛大蒜塞耳鼻中，日二易之。肘後方

魚骨哽咽獨頭蒜塞鼻中，自出。十便良方

牙齒疼痛獨頭蒜煨熟，切熨痛處，轉易之。亦主蠱痛。外臺秘要

眉毛動搖目不能交睫，喚之不應，但能飲食。用蒜三兩，杵汁調酒飲，即愈。夏子益奇疾方

腦瀉鼻淵大蒜切片貼足心，取效止。摘玄方

頭風苦痛易簡方：用大蒜研汁嗜鼻中。○聖濟錄：用大蒜七箇，去皮，先燒紅地，以蒜逐箇于地上磨成膏子，卻以殭蠶一兩，去頭足，安蒜上，碗覆一夜，勿令透氣，只取蠶研末，嗜入鼻中，口中含水，甚效。

小兒驚風總錄方同上。

小兒臍風獨頭蒜切片，安臍上，以艾灸之。口中有蒜氣，即止。黎居士簡易方

小兒氣淋宋寧宗為郡王時，病淋，日夜凡三百起。國醫罔措，或舉孫琳治之。琳用大蒜、淡豆豉、蒸餅三物搗丸，令以溫水下三十丸，曰：今日進三服，病當減三之一，明日亦然，三日病除。已而果然。賜以千緡。或問其說，琳曰：小兒何緣有淋，只是水道不利。三物皆能通利故也。愛竹翁談藪

產後中風角弓反張，不語。用大蒜三十瓣，以水三升，煮一升，灌之即甦。張傑子母祕錄

金瘡中風角弓反張。取蒜一升去心，無灰酒四升煮極爛，并滓服之。須臾得汗即瘥。外臺祕要

婦人陰腫作癢。蒜湯洗之，效乃止。永類鈐方

陰汗作癢大蒜、淡豉搗丸梧子大，硃砂為衣。每空腹燈心湯下三十丸。

小便淋瀝或有或無。用大蒜一箇，紙包煨熟，露一夜，空心新水送下。朱氏集驗方

小兒白禿團團然。切蒜日日揩之。祕錄

閉口椒毒氣閉欲絕者，煮蒜食之。張仲景方

射工溪毒獨頭蒜切三分厚，貼上灸之，令蒜氣射入即瘥。梅師方

蜈蠍螫傷

獨頭蒜摩之，即止。梅師 **蛇虺螫傷** 孟詵曰：即時嚼蒜封之，六七易。仍以蒜一升去皮，以乳二升，煮熟，空心頓服。明日又進。外以去皮蒜一升，擣細，小便一升，煮三四沸，浸損處。○梅師。用獨頭蒜、酸草，擣絞，傅咬處。**脚肚轉筋** 以大蒜擦足心令熱，即安。仍以冷水食一瓣。攝生方 **食蟹中毒** 乾蒜煮汁飲之。集驗方 **蛇瘕面光** 發熱如火炙人，飲蒜汁一盌，吐出如蛇狀，即安。危氏方

五辛菜 拾遺

【集解】時珍曰：五辛菜，乃元旦立春，以葱、蒜、韭、蓼、蒿、芥辛嫩之菜，雜和食之，取迎新之義，謂之五辛盤，杜甫詩所謂春日春盤細生菜是矣。

【氣味】辛，溫，無毒。時珍曰：熱病後食，多損目。

【主治】歲朝食之，助發五臟氣。常食，溫中，去惡氣，消食，下氣。藏器

芸薹 唐本草

【釋名】寒菜 胡居士方 胡菜 同上 薹菜 埤雅 薹芥 沛志 油菜 綱目 ○時珍曰：此菜易起薹，須採其薹食，則分枝必多，故名芸薹；而淮人謂之薹芥，即今油菜，為其子可榨油也。羌隴氐胡，其地苦寒，冬月多種此菜，能歷霜雪，種自胡來，故服虔通俗文謂之胡菜，而胡洽居士百病方謂之寒菜，皆取此義也。或云塞外有地名雲臺戍，始種此菜，故名，亦通。

【集解】恭曰：別錄云：芸薹乃人間所啖菜也。宗奭曰：芸薹不甚香，經冬根不死，辟蠹，於諸菜中亦不甚佳。時珍曰：芸薹方藥多用，諸家註亦不明，今人不識為何菜。珍訪考之，乃今油菜也。九月、十月下種，生葉形色微似白菜。冬、春採薹心為茹，三月則老不可食。開小黃花，四瓣，如芥花。結莢收子，亦如芥子，灰赤色。炒過榨油，黃色，燃燈甚明。食之不及麻油。近人因有油利，種者亦廣云。

莖葉

【氣味】辛，溫，無毒。大明曰：涼。別錄曰：春月食之，能發膝痼疾。詵曰：先患腰脚者不可多食，食之加劇。又損陽氣，發瘡及口齒病。胡臭人不可食。又能生腹中諸蟲。道家特忌，以為五葷之一。

【主治】風遊丹腫，乳癰。唐本草 破癥瘕結血。開寶 治產後血風及瘀血。日華 煮食，治腰脚痹。擣葉，傅女人吹嬭。藏器 治瘭疽，豌豆瘡，散血消腫，伏蓬砂。時珍

【發明】藏器曰：芸薹破血，故產婦宜食之。馬志曰：今俗方言病人得喫芸薹，是宜血病也。思邈曰：貞觀七年三月，予在內江縣飲多，至夜覺四體骨肉疼痛，至曉頭痛，額角有丹如彈丸，腫痛，至午通腫，目不能開，經日幾斃。予思本草芸薹治風遊丹腫，遂取葉擣傅，隨手即消，其驗如神也。亦可擣汁服之。

【附方】新八。

赤火丹毒 方見上。

天火熱瘡 初起似痱，漸如水泡，似火燒瘡，赤色，急速能殺人。芸薹葉擣汁，調大黃、芒消、生鐵衣等分，塗之。近效方

風熱腫毒 芸薹苗葉根、蔓菁根各三兩，為末，以雞子清和貼之，即消。無蔓菁，即以商陸根代之，甚效也。近效方

手足瘭疽 此疽喜着手足肩背，纍纍如赤豆，剝之汁出。用芸薹葉煮汁服一升，并食乾熟菜數頓，少與鹽醬。冬月用子研水服。千金方

異疽似癰 而小有異，膿如小豆汁，今日去，明日滿。用芸薹擣熟，布袋盛，於熱灰中煨熟，更互熨之，不過三二度。無葉用乾者。千金

豌豆斑瘡 芸薹葉煎湯洗之。外臺祕要

血痢腹痛 日夜不止。以芸薹葉擣汁二合，入蜜一合，溫服。聖惠方

腸風下血 同上

子【氣味】辛，溫，無毒。【主治】夢中洩精，與鬼交。思邈 取油傅頭，令髮長黑。藏器 行滯血，破冷氣，消腫散結，治產難、產後心腹諸疾，赤丹熱腫，金瘡血痔。時珍

【發明】時珍曰：蕓薹菜子、葉同功。其味辛，氣溫，能溫能散。其用長於行血滯，破結氣。故古方消腫散結，治產後一切心腹氣血痛，諸遊風丹毒熱腫瘡痔諸藥咸用之。經水行後，加入四物湯服之，云能斷產。又治小兒驚風，貼其頂顖，則引氣上出也。婦人方治產難歌云：黃金花結粟米實，細研酒下十五粒。靈丹功效妙如神，難產之時能救急。

【附方】新十二。

蕓薹散 治產後惡露不下，血結衝心刺痛，將來纔遇冒寒踏冷，其血必往來心腹間，刺痛不可忍，謂之血母。并治產後心腹諸疾。產後三日，不可無此。用蕓薹子炒、當歸、桂心、赤芍藥等分。每酒服二錢，趕下惡物。楊氏產乳。

產後血運 蕓薹子、生地黃等分，為末。每服三錢，薑七片，酒、水、童便各半盞，煎七分，溫服即甦。溫隱居海上方。

補血破氣 追氣丸：治婦人血刺，小腹痛不可忍，亦可常服，補血虛，破氣塊，甚效。用蕓薹子微炒、桂心各一兩，高良薑半兩，為末，醋糊丸梧子大。每淡醋湯下五丸。沈存中靈苑方。

腸風臟毒下血 蕓薹子生用，甘草炙，為末。每服二錢，水煎服之。普濟方。

頭風作痛 蕓薹子一分，大黃三分，為末。搐鼻。同上。

風熱牙痛 蕓薹子、白芥子、角茴香等分，為末。搐鼻，左搐右，右搐左。聖惠。

小兒天釣 蕓薹子、生烏頭去皮尖各二錢，為末。每用一錢，水調塗頂上。名塗頂散。聖濟總錄。

風瘡不愈 陳菜子油同穿山甲末熬成膏，塗之即愈。攝生眾妙方。

熱癤腫毒 蕓薹子、狗頭骨等分，為末，醋和傅之。千金方。

傷損接骨 蕓薹子一兩，小黃米炒二合，龍骨少許，為末，醋調成膏，攤紙上貼之。乾坤祕韞。

湯火傷灼 菜子油調蚯蚓屎，搽之。楊起簡便單方。

蜈蚣螫傷 菜子油傾地上，擦地上油摻之，即好。勿令四眼人見。陸氏積德堂方。

菘

《別錄》上品

【釋名】白菜。時珍曰：按陸佃埤雅云：菘性凌冬晚凋，四時常見，有松之操，故曰菘。今俗謂之白菜，其色青白也。

【集解】弘景曰：菘有數種，猶是一類，止論其美與不美，菜中最為常食。宗奭曰：菘葉如蕪菁，綠色差淡，其味微苦，葉嫩稍闊。頌曰：揚州一種菘，葉圓而大，或若箑，啖之無渣，絕勝他土者，疑即牛肚菘也。時珍曰：菘，即今人呼為白菜者，有二種：一種莖圓厚微青，一種莖扁薄而白。其葉皆淡青白色。燕、趙、遼陽、揚州所種者，最肥大而厚，一本有重十餘斤者。南方之菘畦內過冬，北方者多入窖內。燕京圃人又以馬糞入窖壅培，不見風日，長出苗葉，皆嫩黃色，脆美無滓，謂之黃芽菜，豪貴以為嘉品，蓋亦倣韭黃之法也。菘子如蕓薹子而色灰黑，八月以後種之。二月開黃花，如芥花，四瓣。三月結角，亦如芥。其菜作菹食尤良，不宜蒸曬。

【正誤】恭曰：菘有三種：牛肚菘葉最大厚，味甘；紫菘葉薄細，味少苦；白菘似蔓菁也。菘菜不生北土。有人將子北種，初一年即半為蕪菁，二年菘種都絕；將蕪菁子南種，亦二年都變。土地所宜如此。頌曰：菘，南北皆有之。與蔓菁相類，梗長葉不光者為蕪菁，梗短葉闊厚而肥腴者為菘。舊說北土無菘，今京洛種菘都類南種，但肥厚差不及爾。機曰：蔓菁、菘菜恐是一種，但在南土葉高而大者為菘，秋冬有之；在北土葉短而小者為蔓菁，春夏有之。○時珍曰：白菘即白菜也。牛肚菘即最肥大者。紫

菘即蔓菁也。開紫花，故曰紫菘。蘇恭謂白菘似蔓菁者，誤矣。根葉俱不同，而白菘根堅小，不可食。又言南北變種者，蓋指蔓菁、紫菘而言。紫菘根似蔓菁而葉不同，種類亦別。又言北土無菘者，自唐以前或然。近則白菘、紫菘南北通有。惟南土不種蔓菁，種之亦易生也。蘇頌漫爲兩可之言，汪機妄起臆斷之辨，俱屬謬誤。今悉正之。

莖葉【氣味】甘，溫，無毒。大明曰：涼，微毒。多食發皮膚風瘙癢。詵曰：發風冷，內虛人不可食。有熱人食亦不發病，性冷可知。本草言性溫，未解其意。弘景曰：性和利人，多食似小冷。張仲景言藥中有甘草，食菘即令病不除也。頌曰：有小毒，不可食多，多則以生薑解之。瑞曰：夏至前食，發氣動疾，有足疾者忌之。時珍曰：氣虛胃冷人多食，惡心吐沫。氣壯人則相宜。

【主治】通利腸胃，除胸中煩，解酒渴。別錄 消食下氣，治瘴氣，止熱氣嗽。冬汁尤佳。蕭炳 和中，利大小便。甯源

【附方】舊一，新二。**小兒赤遊**，行於上下，至心即死。菘菜搗傳之，即止。張傑子母祕錄 **漆毒生瘡**白菘菜搗爛塗之。**飛絲入目**白菜揉爛帕包，滴汁三二點入目，即出。普濟方

子【氣味】甘，平，無毒。【主治】作油，塗頭長髮。塗刀劍不鏽。音秀。弘景。

【附方】舊一。**酒醉不醒**菘菜子二合細研，井華水一盞調，爲二服。聖惠方

芥 別錄上品

【釋名】時珍曰：按王安石字說云：芥者，界也。發汗散氣，界我者也。王禎農書云：其氣味辛烈，菜中之介然者，食之有剛介之象，故字從介。

【集解】弘景曰：芥似菘而有毛，味辣，可生食及作葅。其子可以藏冬瓜。又有莨，音郎，作葅甚辣。恭曰：芥有三種：葉大子麤者，葉可食，子入藥用；葉小子細者，葉不堪食，子但作虀；又有白芥子，粗大白色，如白粱米，甚辛美，從西戎來。頌曰：芥處處有之。有青芥，似菘有毛，味極辣。紫芥，莖葉純紫可愛，作虀最美。有白芥，見本條。其餘南芥、旋芥、花芥、石芥之類，皆菜茹之美者，不能悉錄。大抵南土多芥。相傳嶺南無蕪菁，有人攜種至彼種之，皆變作芥，地氣使然耳。時珍曰：芥有數種：青芥，又名刺芥，似白菘，有柔毛。有大芥，亦名皺葉芥，大葉皺紋，色尤深綠，味更辛辣。二芥宜入藥用。有馬芥，葉如青芥。有花芥，葉多缺刻，如蘿蔔英。有紫芥，莖葉皆紫如蘇。有石芥，低小。皆以八九月下種。冬月食者，俗呼臘菜；春月食者，俗呼春菜；四月食者，謂之夏芥。芥心嫩薹，謂之芥藍，瀹食脆美。其花三月開，黃色四出。結莢一二寸。子大如蘇子，而色紫味辛，研末泡過爲芥醬，以侑肉食，辛香可愛。劉恂嶺南異物志云：南土芥高五六尺，子大如雞子。此又芥之異者也。

莖葉【氣味】辛，溫，無毒。詵曰：煮食動氣與風，生食發丹石，不可多食。大葉者良，細葉有毛者害人。甯源曰：有瘡瘍痔疾便血者忌之。思邈曰：同兔肉食成惡邪病，同鯽魚食發水腫。

【主治】歸鼻。除腎經邪氣，利九竅，明耳目，安中。久食溫中。別錄 止欬嗽上氣，除冷氣。日華 主欬逆下氣，去頭面風。孟詵 通肺豁痰，利膈開胃。時珍

【發明】時珍曰：芥性辛熱而散，故能通肺開胃，利氣豁痰。久食則積溫成熱，辛散大盛，耗人真元，肝木受病，昏人眼目，發人瘡痔。而別錄謂其能明耳目者，蓋知暫時之快，而不知積久之害也。素問云：辛走氣，氣病無多食辛。多則肉胝而唇揭。此類是矣。陸佃云：望梅生津，食芥墮淚，五液之自外至

也。慕而涎垂，媿而汗出，五液之自內生也。

【附方】新四。

牙齦腫爛出臭水者。芥菜稈燒存性，研末，頻傅之，即愈。**飛絲入目**青菜汁點之，如神。摘玄方**漆瘡搔癢**芥菜煎湯洗之。千金方**痔瘡腫痛**芥葉搗餅，頻坐之。談埜翁經效方

子

【氣味】辛，熱，無毒。時珍曰：多食昏目，動火，泄氣傷精。

【主治】歸鼻。去一切邪惡疰氣，喉痹。弘景 疰氣發無常處，及射工毒。丸服之，或搗末醋和塗之，隨手有驗。蘇恭 治風毒腫及麻痹，醋研傅之。撲損瘀血，腰痛腎冷，和生薑研塗貼之。又治心痛，酒調服之。日華 研末作醬食，香美。孟詵 研末水調，塗頂顖，止衄血。吳瑞 溫中散寒，豁痰利竅，治胃寒吐食，肺寒欬嗽，風冷氣痛，口噤唇緊，消散癰腫瘀血。時珍

【發明】時珍曰：芥子功與菜同。其味辛，其氣散，故能利九竅，通經絡，治口噤、耳聾、鼻衄之證，消瘀血、癰腫、痛痹之邪。其性熱而溫中，故又能利氣豁痰，治嗽止吐，主心腹諸痛。白芥子辛烈更甚，治病尤良。見後本條。

【附方】舊五，新十八。

感寒無汗水調芥子末填臍內，以熱物隔衣熨之，取汗出，妙。楊起簡便單方**身體麻木**芥菜子末，醋調塗之。濟生祕覽**中風口噤**舌本縮者，用芥菜子一升研，入醋二升，煎一升，傅頷頰下，效。聖惠方**小兒唇緊**用馬芥子擣汁曝濃，揩破，頻塗之。崔氏纂要方**喉痹腫痛**芥子末水和，傅喉下，乾即易之。○又用辣芥子研末，醋調取汁，點入喉內。待喉內鳴，卻用陳麻骨燒煙吸入，立愈。並聖惠方**耳卒聾閉**芥子末，人乳汁和，以綿裹塞之。外臺祕要**雀目不見**眞紫芥菜子，炒黑爲末。用羊肝一具，分作八服。每用芥末三錢，捻肝上，筍籜裹定，煮熟冷食，以汁送下。聖濟總錄**目中翳膜**以芥子一粒，輕手挼入眼中，少頃，以井華水、雞子清洗之。總錄**眉毛不生**芥菜子、半夏等分，爲末，生薑自然汁調搽，數次即生。孫氏集效方**鬼疰勞氣**芥子三升，研末，絹袋盛，入三斗酒中七日。溫服，一日三次。廣濟方**熱痰煩運**方見白芥。**吐瀉**芥子搗細，水和傅臍上。聖濟總錄**反胃吐食**芥子末，酒服方寸匕，日三服。○千金方**上氣嘔吐**芥子末，蜜丸梧子大，井華水寅時下七丸，申時再服。千金方**臍下絞痛**方同上。**腰脊脹痛**芥子末調酒貼之，立效。摘玄方**走注風毒**作痛。用小芥子末，和雞子白塗之。聖惠**一切癰腫**豬膽汁和芥子末，貼之，日三上。豬脂亦可。千金翼**癰腫熱毒**家芥子末，同柏葉搗塗，無不愈者，大驗。得山芥更妙。千金翼**熱毒瘰癧**小芥子末，醋和貼之，看消即止，恐損肉。肘後**五腫瘻疾**芥子末，以水、蜜和傅，乾即易之。廣濟方**射工中人**有瘡。用芥子末和酒，厚塗之，半日痛即止。○千金方**婦人經閉**不行至一年者，臍腹痛，腰腿沉重，寒熱往來。用芥子二兩爲末，每服二錢，熱酒食前服。仁存方**陰證傷寒**腹痛厥逆。芥菜子研末，水調貼臍上。生生編

白芥宋開寶附

【釋名】**胡芥**蜀本草**蜀芥**時珍曰：其種來自胡戎，而盛於蜀，故名。

〔集解〕恭曰：白芥子粗大白色，如白粱米，甚辛美，從西戎來。藏器曰：白芥生太原、河東，葉如芥而白，爲茹食之甚美。保昇曰：胡芥近道亦有之，葉大子白且粗，入藥及啖最佳，而人間未多用之。時珍曰：白芥處處可種，但人知蒔之者少爾。以八九月下種，冬生可食。至春深莖高二三尺，其葉花而有丫，如花芥葉，青白色。莖易起而中空，性脆，最畏狂風大雪，須謹護之，乃免折損。三月開黄花，香郁。結角如芥角，其子大如粱米，黄白色。又有一種莖大而中實者尤高，其子亦大。此菜雖是芥類，迥然別種也。然入藥勝於芥子。

莖葉〔氣味〕辛，温，無毒。〔時珍曰〕肘後方言：熱病人不可食胡芥，爲其性暖也。〔主治〕冷氣。藏器 安五臟，功與芥同。日華

子〔氣味〕辛，温，無毒。〔主治〕發汗，主胸膈痰冷，上氣，面目黄赤。又醋研，傅射工毒。別錄 禦惡氣遁尸飛尸，及暴風毒腫流四肢疼痛。弘景 燒烟及服，辟邪魅。日華 〔藏器曰〕入鎮宅方用。欬嗽，胸脇支滿，上氣多唾者，每用温酒吞下七粒。思邈 利氣豁痰，除寒暖中，散腫止痛，治喘嗽反胃，痺木脚氣，筋骨腰節諸痛。時珍

〔發明〕震亨曰：痰在脇下及皮裏膜外，非白芥子莫能達。古方控涎丹用白芥子，正此義也。時珍曰：白芥子辛能入肺，温能發散，故有利氣豁痰，温中開胃，散痛消腫辟惡之功。按韓懋醫通云：凡老人苦於痰氣喘嗽，胸滿懶食，不可妄投燥利之藥，反耗真氣。懋因人求治其親，靜中處三子養親湯治之，隨試隨效。蓋白芥子白色主痰，下氣寬中；紫蘇子紫色主氣，定喘止嗽；蘿蔔子白種者主食，開痞降氣。各微炒研破，看所主爲君，每劑不過三四錢，用生絹袋盛入，煮湯飲之。勿煎太過，則味苦辣。若大便素實者，入蜜一匙。冬月加薑一片，尤良。南陵末齋子有辭贊之。

〔附方〕舊一，新八。

反胃上氣：白芥子末，酒服一二錢。普濟方

熱痰煩運：白芥子、黑芥子、大戟、甘遂、芒消、硃砂等分，爲末，糊丸梧子大。每服二十丸，薑湯下。名白芥丸。普濟

冷痰痞滿：黑芥子、白芥子、大戟、甘遂、胡椒、桂心等分，爲末，糊丸梧子大。每服十丸，薑湯下。名黑芥丸。普濟方

腹冷氣起：白芥子一升，微炒研末，湯浸蒸餅丸小豆大。每薑湯吞十丸，甚妙。續傳信方

○**脚氣作痛**：方見白芷。

小兒乳癖：白芥子研末，水調攤膏貼之，以平爲期。本草權度

防痘入目：白芥子末，水調塗足心，引毒歸下，令瘡疹不入目。全幼心鑑

腫毒初起：白芥子末，醋調塗之。瀕湖集簡方

胸脇痰飲：白芥子五錢，白朮一兩，爲末，棗肉和搗丸梧子大。每白湯服五十丸。摘玄方

蕪菁 別錄上品

〔釋名〕蔓菁唐本、九英菘食療、諸葛菜。〔藏器曰〕蕪菁北人名蔓菁。今并汾河朔間燒食其根，呼爲蕪根，猶是蕪菁之號。蕪菁南北之通稱也。塞北河西種者，名九英蔓菁，亦曰九英菘。根葉長大而味不美，人以爲軍糧。〔禹錫曰〕爾雅云：須，蕵蕪。詩谷風云：采葑采菲。毛萇註云：葑，須也。孫炎云：葑，一名葑蓯。禮坊記云：葑，蔓菁也。陳宋之間謂之葑。陸機云：葑，蕪菁也。幽州人謂之芥。郭璞云：蕵蕪似羊蹄，葉細，味酢可食。揚雄方言云：蘴、蕘，蔓菁也。陳楚謂之蘴，齊魯謂之蕘，關西謂之蕪菁，趙魏謂之大芥。然則葑也，須也，蕪菁也，蔓菁也，蕵蕪也，蕘也，芥也，七者一物也。〔時珍曰〕按孫愐云：蘴，蔓菁苗也。其說甚通。掌禹錫以蕵蕪釋蔓菁，陳藏器謂蕵蕪是酸模，當以陳說爲優。詳見草部酸

模下。劉禹錫嘉話錄云。諸葛亮所止。令兵士獨種蔓菁者。取其纔出甲。可生啖。一也。葉舒可煮食。二也。久居則隨以滋長。三也。棄不令惜。四也。回則易尋而採。五也。冬有根可食。六也。比諸蔬其利甚博。至今蜀人呼爲諸葛菜。江陵亦然。又朱輔山溪蠻叢話云。猫獠猺犵地方。產馬王菜。味澀多刺。即諸葛菜也。相傳馬殷所遺。故名。又蒙古人呼其根爲沙吉木兒。

【集解】弘景曰。別錄蕪菁蘆菔同條。蘆菔是今溫菘。其根可食。葉不中噉。蕪菁根細於溫菘。而葉似菘。好食。西川惟種此。其子與溫菘甚相似。而俗方無用。惟服食家鍊餌之。而不言蘆菔子。恐不用也。俗人蒸其根及作菹食。但小薰臭爾。恭曰。蕪菁北人名蔓菁。根葉及子皆是菘類。與蘆菔全別。體用亦殊。陶言蕪菁似蘆菔。蘆菔葉不堪食。是江表不產二物。理喪其眞也。菘子黑色。蔓菁子紫赤色。大小相似。蘆菔子黃赤色。而大數倍。且不圓也。大明曰。蔓菁比蘆菔根短而細。葉大。連地上生。厚闊短肥而痹。其色紅。頌曰。蕪菁南北皆有。北土尤多。四時常有。春食苗。夏食心。亦謂之薹子。秋食莖。冬食根。河朔多種。以備饑歲。菜中之最有益者惟此爾。其子夏秋熟時採之。宗奭曰。蔓菁夏月則枯。當此之時。蔬圃復種。謂之雞毛菜。食心。正在春時。諸菜之中。有益無損。於世有功。采擷之餘。收子爲油。燃燈甚明。西人食之。河東太原所出。其根極大。他處不及也。又出西番吐谷渾地。機曰。葉是蔓菁。根是蘆菔。時珍曰。別錄以蕪菁蘆菔同條。遂致諸說猜度。或以二物爲一種。或謂二物全別。或謂在南爲萊菔。在北爲蔓菁。殊無定見。今按二物根葉花子都別。非一類也。蔓菁是芥屬。根長而白。其味辛苦而短。莖粗。葉大而厚闊。夏初起薹。開黃花。四出如芥。結角亦如芥。其子均圓。似芥子而紫赤色。蘆菔是菘屬。根圓。亦有長者。有紅白二色。其味辛甘而永。葉不甚大而糙。亦有花葉者。夏初起薹。開淡紫花。結角如蟲狀。腹大尾尖。子似胡盧巴。不均不圓。黃赤色。如此分之。自明白矣。其蔓菁六月種者。根大而葉蠹。八月種者。葉美而根小。惟七月初種者。根葉俱良。擬賣者純種九英。九英根大而味短。削淨爲菹甚佳。今燕京人以瓶醃藏。謂之閉甕菜。

根葉【氣味】**苦溫無毒。**時珍曰。辛甘苦。宗奭曰。多食動氣。【主治】**利五臟。輕身益氣。可長食之。**別錄 **常食通中。令人肥健。**蘇頌 **消食下氣。治嗽。止消渴。去心腹冷痛。及熱毒風腫。乳癰妬乳寒熱。**孟詵

【發明】詵曰。九英菘出河西。葉大根亦粗長。和羊肉食甚美。常食都不見發病。冬日作菹煮羹食。消宿食。下氣治嗽。諸家商畧其性冷。而本草云溫。恐誤也。

【附方】舊八。新四。

預禳時疾　立春後遇庚子日。溫蔓菁汁。合家大小並服之。不限多少。一年可免時疾。神仙教子法。

鼻中衄血　諸葛菜生搗汁飲。十便良方

大醉不堪　連日病困者。蔓菁菜入少米煮。熟。去滓。冷飲之良。肘後方

飲酒辟氣　乾蔓菁根二七枚。蒸三遍。碾末。酒後水服二錢。即無酒氣也。千金

一切腫毒　生蔓菁根一握。入鹽花少許。同搗封之。日三易之。○肘後方用蔓菁葉不中水者。燒灰和臘豬脂封之。

疔腫有根　用大鍼刺作孔。削蔓菁根如鍼大。染鐵生衣刺入孔中。再以蔓菁根鐵生衣等分。搗塗于上。有膿出即易。須臾根出立瘥。忌油膩生冷五辛黏滑陳臭。肘後

乳癰寒熱　蔓菁根并葉去土。不用水洗。以鹽和搗塗之。熱即換。不過三五次即瘥。冬月只用根。此方已救十數人。須避風。李絳兵部手集

女子妬乳　生蔓菁根搗和鹽醋漿水煮汁洗之。五六度良。又方。和雞子白封之亦妙。

陰腫如斗　生蔓菁根搗封之。治人所不能治者。集療方

豌豆

斑瘡蔓菁根擣汁。挑瘡研塗之。三食頃。根出矣。肘後方犬咬傷瘡重發者用蔓菁根搗汁服之。佳肘後方小兒頭禿蕪菁葉燒灰。和脂傳之。千金飛絲入眼蔓菁菜挼爛。帕包滴汁三兩點。即出也。普濟方

子【氣味】苦辛平無毒。【主治】明目。別錄療黃疸。利小便。水煮汁服。主癥瘕積聚。少少飲汁。治霍亂心腹脹。末服之。主目暗。為油入面膏。去黑䵟皺文。蘇恭和油傅蜘蛛咬。藏器壓油塗頭。能變蒜髮。孟詵入丸藥服。令人肥健。尤宜婦人。蕭炳

【發明】藏器曰。仙經言蔓菁子九蒸九曝。搗末長服。可斷穀長生。蜘蛛咬者。恐毒入內。搗末酒服。亦以油和傳之。蔓菁園中無蜘蛛。是其相畏也。時珍曰。蔓菁子可升可降。能汗能吐。能下能利小便。又能明目解毒。其功甚偉。而世罕知用之。何哉。夏初采子。炒過榨油。同蘇油。鍊熟。一色無異。西人多食之。點燈甚明。但烟亦損目。北魏祖珽四地窖中。因蕪菁子油燈傷明。即此也。

【附方】舊四。新十八。明目益氣蕪菁子一升。水九升。煮汁盡。日乾。如此三度。研細。水服方寸匕。日三。亦可研水和米煮粥食。外臺祕要常服明目使人洞視腸腑。用蕪菁子三升。以苦酒三升。煮熟日乾。研篩末。以井華水服方寸匕。日三。無所忌。抱朴子云。服盡一斗。能夜視有所見物。千金方青盲眼障但瞳子不壞者。十得九愈。用蔓菁子六升。蒸之氣遍。合甑取下。以釜中熱湯淋之。乃曝乾。還淋。如是三遍。即收杵為末。食上清酒服方寸匕。日再服。崔元亮海上方虛勞目暗方同上法。普濟方補肝明目蕪菁子淘過一斤。黃精二斤。同和。九蒸九曬。為末。每空心米飲服二錢。日再服。○又方。蔓菁子二升。決明子一升。和勻。以酒五升煮乾。曝為末。每服二錢。溫水調下。日二。並聖惠風邪攻目視物不明。肝氣虛者。用蔓菁子四兩。入瓷瓶中燒黑無聲。取出。入蛇蛻二兩。又燒成灰。為末。每服半錢。食後酒下。日三服。聖濟總錄服食辟穀蕪菁子熟時采之。水煮三過。令苦味盡。曝搗為末。每服二錢。溫水下。日三次。久可辟穀。○蘇頌圖經本草黃汗染衣涕唾皆黃。用蔓菁子搗末。平旦以井華水服一匙。日再服。加至兩匙。以知為度。每夜以帛浸小便。逐日看之。漸白則瘥。不過服五升已來也。○外臺祕要黃疸如金睛黃。小便赤。用生蔓菁子末。熟水服方寸匕。日三服。孫真人食忌急黃黃疸及內黃。腹結不通。用蔓菁子搗末。水絞汁服。當得嚏。鼻中出黃水及下利則愈。以子壓油。每服一盞更佳。陳藏器本草拾遺熱黃便結用蕪菁子搗末。水和絞汁服。少頃當瀉一切惡物。沙石草髮並出。孟詵食療本草二便關格脹悶欲絕。蔓菁子油一合。空腹服之。即通。通後汗出勿怪。聖惠方心腹作脹蔓菁子一大合。揀淨搗爛。水一升和研。濾汁一盞頓服。少頃自利。或自吐。或得汗。即愈。外臺祕要霍亂脹痛蕪菁子水汁煮飲之。瀕湖集簡方妊娠溺澀蕪菁子末。水服方寸匕。日二服。子母祕錄風疹入腹身體強。舌乾硬。用蔓菁子三兩。為末。每溫酒服一錢。聖惠方瘭疽發熱疽着手足肩背。累累如米起。色白。刮之汁出。復發熱。用蕪菁子熟搗。帛裹。展轉其上。日夜勿止。肘後方骨疽不愈愈而復發。骨從孔中出者。蕪菁子搗傅之。用帛裹定。日一易之。千金方小兒頭禿蔓菁子末。和酢傅之。一日三上。千金方眉毛脫落蔓菁子四兩。炒研。醋和塗之。聖惠面黶痣點蔓菁子研末。入面脂中。夜夜塗之。亦去面皺。聖惠方

花【氣味】辛平無毒【主治】虛勞眼暗。久服長生。可夜讀書。三月三日采花。陰乾爲末。每服二錢。空心井華水下。慎微

萊菔音來匐唐本草

【釋名】蘆萉郭璞云。蘆音羅。萉蒲北切。同菔。蘿蔔音羅匐雹葖爾雅註紫花菘同上溫菘同上土酥保昇曰。萊菔俗名蘿蔔。按爾雅云。葖蘆萉。孫炎註云。紫花菘也。俗呼溫菘。似蕪菁。大根。俗名雹葖。一名蘆菔是也。頌曰。紫花菘。溫菘。皆南人所呼。吳人呼楚菘。廣南人呼秦菘。時珍曰。按孫愐廣韻言。魯人名菈遾。音拉荅。秦人名蘿蔔。王禎農書。言北人蘿蔔一種四名。春曰破地錐。夏曰夏生。秋曰蘿蔔。冬曰土酥。謂其潔白如酥也。珍按菘乃菜名。因其耐冬如松柏也。萊菔乃根名。上古謂之蘆萉。中古轉爲萊菔。後世訛爲蘿蔔。南人呼爲蘿瓝。瓝與雹同。見晉灼漢書註中。陸佃乃言萊菔能制麪毒。是來麰之所服。以菔音服。蓋亦就文起義耳。王氏博濟方稱乾蘿蔔爲仙人骨。亦方土謬名也。

【集解】弘景曰。蘆菔是今溫菘。其根可食。俗人蒸其根及作菹食。但小薰臭爾。葉不中噉。又有赤根。細而過辛。不宜服之。恭曰。萊菔即蘆菔也。嫩葉爲生菜食。大葉可熟噉。陶氏言不中食。理喪其眞也。江北河北秦晉最多。登萊亦好。頌曰。萊菔南北通有。北土尤多。有大小二種。大者肉堅。宜蒸食。小者白而脆。宜生啖。河朔極有大者。而江南安州洪州信陽者甚大。重至五六斤。或近一秤。亦一時種蒔之力也。瑞曰。夏月復種者。名夏蘿蔔。形小而長者。名蔓菁蘿蔔。時珍曰。萊菔今天下通有之。昔人以蕪菁萊菔二物混註。已見蔓菁條下。圃人種萊菔。六月下種。秋采苗。冬掘根。春末抽高薹。開小花紫碧色。夏初結角。其子大如大麻子。圓長不等。黃赤色。五月亦可再種。其葉有大者如蕪菁。細者如花芥。皆有細柔毛。其根有紅白二色。其狀有長圓二類。大抵生沙壤者脆而甘。生瘠地者堅而辣。根葉皆可生可熟。可菹可醬。可豉可醋。可餹可腊可飯。乃蔬中之最有利益者。而古人不深詳之。豈因其賤而忽之耶。抑未諳其利耶。

【氣味】根辛甘。葉辛苦。溫無毒詵曰。性冷。思邈曰。平。不可與地黃同食。令人髮白。爲其澀營衛也。時珍曰。多食萊菔動氣。惟生薑能制其毒。又伏硇砂。

【主治】散服及炮煮服食。大下氣。消穀和中。去痰癖。肥健人。生搗汁服。止消渴。試大有驗。唐本 利關節。理顏色。練五臟惡氣。制麪毒。行風氣。去邪熱氣。蕭炳 利五臟。輕身。令人白淨肌細。孟詵 消痰止欬。治肺痿吐血。溫中補不足。同羊肉銀魚煮食。治勞瘦欬嗽。日華 同豬肉食。益人。生搗服。治禁口痢。汪穎 搗汁服。治吐血衄血。吳瑞 寬胸膈。利大小便。生食止渴寬中。煮食化痰消導。寗源 殺魚鯹氣。治豆腐積。汪機 主吞酸。化積滯。解酒毒。散瘀血。甚效。末服治五淋。丸服治白濁。煎湯洗腳氣。飲汁治下痢及失音。并烟熏欲死。生搗塗打撲湯火傷。時珍

【發明】頌曰。萊菔功同蕪菁。然力猛更出其右。斷下方亦用其根。燒熟入藥。尤能制麪毒。昔有婆

羅門僧東來，見食麥麪者，驚云：此大熱，何以食之？又見食中有蘆菔，乃云：賴有此以解其性。自此相傳，食麪必啖蘆菔。炳曰：搗爛制麪，作餺飥食之最佳，飽食亦不發熱。酥煎食之，下氣。凡人飲食過度，生嚼嚥之便消。慎微曰：按楊億談苑云：江東居民言種芋三十畝，計省米三十斛；種蘿蔔三十畝，計益米三十斛。則知蘿蔔果能消食也。宗奭曰：服地黃、何首烏人食萊菔，則令人髭髮白。世皆以爲此物味辛下氣速也。然生薑、芥子更辛，何止能散而已。蓋萊菔辛而又甘，故能散緩，而又下氣速也。所以散氣用生薑，下氣用萊菔。震亨曰：萊菔屬土，有金與水。寇氏言其下氣速，人往往煮食過多，停滯成溢飲，豈非甘多而辛少乎？時珍曰：萊菔根葉同功，生食升氣，熟食降氣。蘇、寇二氏止言其下氣速，孫眞人言久食澀營衛，亦不知其生則噫氣，熟則洩氣，升降之不同也。大抵入太陰、陽明、少陽氣分，故所主皆肺脾腸胃三焦之病。李九華云：萊菔多食滲人血。則其白人髭髮，蓋亦由此，非獨因其下氣澀營衛也。按洞微志云：齊州有人病狂，云夢中見紅裳女子引入宮殿中，小姑令歌，每日遂歌云：五靈樓閣曉玲瓏，天府由來是此中。惆悵悶懷言不盡，一丸蘿蔔火吾宮。有一道士云：此犯大麥毒也。少女心神，小姑脾神。醫經言蘿蔔制麪毒，故曰火吾宮。火者，毀也。遂以藥并蘿蔔治之，果愈。又按張杲醫說云：饒民李七病鼻衄甚危，醫以蘿蔔自然汁和無灰酒飲之，即止。蓋血隨氣運，氣滯故血妄行，蘿蔔下氣而酒導之故也。又云：有人好食豆腐中毒，醫治不效。忽見賣豆腐人言其妻誤以蘿蔔湯入鍋中，遂致不成。其人心悟，乃以蘿蔔湯飲之而瘳。物理之妙如此。又延壽書載李師逃難入石窟中，賊以烟熏之垂死，摸得蘿蔔菜一束，嚼汁嚥下乃甦。此法備急，不可不知。

【附方】舊二，新二十一。

食物作酸 蘿蔔生嚼數片，或生菜嚼之亦佳。絕妙。乾者、熟者、鹽醃者，及人胃冷者，皆不效。瀕湖集簡方

反胃噎疾 蘿蔔蜜煎浸，細細嚼嚥，良。普濟方

消渴飲水 獨勝散：用出了子蘿蔔三枚，淨洗切片，日乾爲末。每服二錢，煎豬肉湯澄清調下。日三服，漸增至三錢。生者搗汁亦可。或以汁煮粥食之。圖經本草

肺痿欬血 蘿蔔和羊肉或鯽魚，煮熟頻食。普濟方

鼻衄不止 蘿蔔搗汁半盞，入酒少許熱服，并以汁注鼻中，皆良。或以酒煎沸，入蘿蔔再煎，飲之。衞生易簡方

下痢噤口 蘿蔔搗汁一小盞，蜜一盞，水一盞，同煎。早一服，午一服。日晡米飲吞阿膠丸百粒。如無蘿蔔，以子擂汁亦可。一方加枯礬七分同煎。一方只用蘿蔔菜煎湯，日日飲之。○普濟方：用蘿蔔片不拘新舊，染蜜噙之，嚥汁。味淡再換。覺思食，以肉煮粥與食，不可過多。

痢後腸痛 方同上。

大腸便血 大蘿蔔皮燒存性，荷葉燒存性，蒲黃生用，等分爲末。每服一錢，米飲下。普濟

腸風下血 蜜炙蘿蔔，任意食之。昔一婦人服此有效。百一選方

酒疾下血 連旬不止。用大蘿蔔二十枚，留青葉寸餘，以井水入罐中，煮十分爛，入淡醋，空心任食。壽親養老方

大腸脫肛 生萊菔搗，實臍中束之。覺有癢卽除。摘玄方

小便白濁 生蘿蔔剜空留蓋，入吳茱萸塡滿，蓋定簽住，糯米飯上蒸熟，取去茱萸，以蘿蔔焙研末，糊丸梧子大。每服五十丸，鹽湯下，日三服。普濟

沙石諸淋 疼不可忍。用蘿蔔切片，蜜浸少時，炙乾數次，不可過焦。細嚼，鹽湯下，日三服。名瞑眩膏。普濟

遍身浮腫 出了子蘿蔔、浮麥等分，浸湯飲之。聖濟總錄

腳氣走痛 蘿蔔煎湯洗之。仍以蘿蔔曬乾爲末，鋪襪內。聖濟總錄

偏正頭痛 生蘿蔔汁一蜆殼，仰臥，隨左右注鼻中，神效。王荆公病頭痛，有道人傳此方，移時遂愈也。以此治人，不可勝數。如宜方

失音不語 蘿蔔生搗汁，入薑汁同服。普濟方

喉痹腫痛 蘿蔔汁和皁莢漿服，取吐。同上

滿口爛瘡 蘿蔔自然汁，頻漱去涎，妙。瀕湖集簡方

烟熏欲

死。方見發明下。湯火傷灼。生蘿蔔搗塗之。子亦可。聖濟總錄　花火傷肌。方同上。打撲血聚。皮不破者。用蘿蔔或葉搗封之。邵氏方

子

【氣味】辛甘平無毒。【主治】研汁服。吐風痰。同醋研。消腫毒。日華　下氣定喘。治痰。消食。除脹。利大小便。止氣痛。下痢後重。發瘡疹。時珍

【發明】震亨曰：萊菔子治痰。有推牆倒壁之功。時珍曰：萊菔子之功。長于利氣。生能升。熟能降。升則吐風痰。散風寒。發瘡疹。降則定痰喘欬嗽。調下痢後重。止內痛。皆是利氣之效。予曾用果有殊績。

【附方】舊二。新十四。上氣痰嗽。喘促唾膿血。以萊菔子一合。研細。煎湯。食上服之。○食醫心鏡　肺痰欬嗽。萊菔子半升。淘淨焙乾。炒黃爲末。以糖和丸芡子大。綿裹含之。嚥汁甚妙。○齁喘痰促。遇厚味即發者。蘿蔔子淘淨。蒸熟。曬研。薑汁浸蒸餅丸綠豆大。每服三十丸。以口津嚥下。日三服。名清金丸。醫學集成　痰氣喘息。蘿蔔子炒。皁莢燒存性。等分。爲末。薑汁和。煉蜜丸梧子大。每服五七十丸。白湯下。簡便單方　久嗽痰喘。蘿蔔子炒。杏仁去皮尖炒。等分。蒸餅丸麻子大。每服三五丸。時時津嚥。醫學集成　高年氣喘。蘿蔔子炒。研末。蜜丸梧子大。每服五十丸。白湯下。濟生祕覽　宣吐風痰。勝金方用蘿蔔子末。溫水調服三錢。良久吐出涎沫。如是癱緩風者。以此吐後用緊疎藥。疎後服和氣散取瘥。○丹溪吐法：用蘿蔔子半升。擂細。以水一盞。濾取汁。入香油及蜜些須。溫服。後以桐油浸過。曬乾。鵞翎探吐。中風口禁。蘿蔔子、牙皁莢各二錢。以水煎服。取吐。丹溪方　小兒風寒。蘿蔔子生研末一錢。溫葱酒服之。取微汗大效。衛生易簡方　風祕氣祕。蘿蔔子炒一合。擂水。和皁莢末二錢服。立通。壽域神方　氣脹氣蠱。萊菔子研。以水濾汁。浸縮砂一兩一夜。炒乾。又浸又炒。凡七次。爲末。每米飲服一錢。如神。朱氏集驗方　小兒盤腸。氣痛。用蘿蔔子炒黃。研末。乳香湯服半錢。楊仁齋直指方　年久頭風。萊菔子、生薑等分。搗取汁。入麝香少許。搐入鼻中。立止。普濟方　牙齒疼痛。蘿蔔子十四粒。生研。以人乳和之。左疼點右鼻。右疼點左鼻。瘡疹不出。蘿蔔子生研末。米飲服二錢。良。衛生易簡方

花

【主治】用糟下酒藏。食之甚美。明目。士良

生薑　別錄中品

【校正】原附乾薑下。今分出。今自草部移入此。

【釋名】時珍曰：按許慎說文。薑作彊。云禦溼之菜也。王安石字說云：薑能彊禦百邪。故謂之薑。初生嫩者其尖微紫。名紫薑。或作子薑。宿根謂之母薑也。

【集解】別錄曰：生薑、乾薑生犍爲山谷及荊州、揚州。九月采之。頌曰：處處有之。以漢溫池州者爲良。苗高二三尺。葉似箭竹葉而長。兩兩相對。苗青根黃。無花實。秋時采根。時珍曰：薑宜原隰沙地。四月取母薑種之。五月生苗如初生嫩蘆。而葉稍闊似竹葉。對生。葉亦辛香。秋社前後新芽頓長。如列指狀。采食無筋。謂之子薑。秋分後者次之。霜後則老矣。性惡溼洳而畏日。故秋熱則無薑。呂氏春秋云：和之美者。有楊樸之薑。楊樸地名。在西蜀。春秋運斗樞云：璇星散而爲薑。

【氣味】辛微溫無毒。藏器曰：生薑湯要熱則去皮。要冷則留皮。元素曰：辛而甘溫。氣味俱厚。浮而升。陽也。○之才曰：秦椒爲之使。殺半夏、莨菪毒。惡黃芩、黃連、天鼠糞。弘景曰：久服少志少智。傷心氣。今人噉辛辣物。惟此最常。故論語云每食不撤薑。言可常食。但不可多爾。有病者是所宜矣。恭曰：本經言薑久服通神明。主痰氣。即可常噉。陶氏謬爲此說。檢無所據。思邈曰：八九月多食

薑。至春多患眼，損壽減筋力。孕婦食之，令兒盈指。杲曰：古人言秋不食薑，令人瀉氣。蓋夏月火旺，宜汗散之，故食薑不禁。辛走氣瀉肺，故秋月則禁之。晦菴語錄亦有秋薑天人天年之語。時珍曰：食薑久，積熱患目，珍屢試有準。凡病痔人多食兼酒，立發甚速。癰瘡人多食則生惡肉。此皆昔人所未言者也。相感志云：糟薑瓶內入蟬蛻，雖老薑無筋。亦物性有所伏耶。

【主治】久服去臭氣，通神明。本經 歸五臟，除風邪寒熱，傷寒頭痛鼻塞，欬逆上氣，止嘔吐，去痰下氣。別錄 去水氣滿，療欬嗽時疾。和半夏，主心下急痛。和杏仁作煎，下急痛氣實，心胸擁隔冷熱氣，神效。擣汁和蜜服，治中熱嘔逆不能下食。甄權 散煩悶，開胃氣。汁作煎服，下一切結實，衝胸膈惡氣，神驗。孟詵 破血調中，去冷氣。汁解藥毒。藏器 除壯熱，治痰喘脹滿，冷痢腹痛，轉筋心滿，去胸中臭氣、狐臭，殺腹內長蟲。張鼎 益脾胃，散風寒。元素 解菌蕈諸物毒。吳瑞 生用發散，熟用和中。解食野禽中毒成喉痹。浸汁點赤眼。擣汁和黃明膠熬貼風溼痛甚妙。時珍

乾生薑【主治】治嗽溫中，治脹滿，霍亂不止，腹痛，冷痢血閉。病人虛而冷，宜加之。甄權 薑屑和酒服，治偏風。孟詵 肺經氣分之藥，能益肺。好古

【發明】成無己曰：薑、棗味辛甘，專行脾之津液而和營衛，藥中用之，不獨專於發散也。杲曰：生薑之用有四：制半夏、厚朴之毒，一也；發散風寒，二也；與棗同用，辛温益脾胃元氣，温中去溼，三也；與芍藥同用，温經散寒，四也。孫真人云：薑爲嘔家聖藥。蓋辛以散之，嘔乃氣逆不散，此藥行陽而散氣也。或問：生薑辛温入肺，何以云入胃口？曰：俗以心下爲胃口者，非矣。咽門之下，受有形之物，及胃之系，便是胃口，與肺系同行，故能入肺而開胃口也。曰：人云夜間勿食生薑，令人閉氣，何也？曰：生薑辛温，主開發。夜則氣本收斂，反開發之，則違天道矣。若有病人則不然也。生薑屑比之乾薑則不熱，比之生薑則不溼。以乾生薑代乾薑者，以其不僭故也。俗言上牀蘿蔔下牀薑，薑能開胃，蘿蔔消食也。時珍曰：薑辛而不葷，去邪辟惡，生啖熟食，醋醬糟鹽，蜜煎調和，無不宜之。可蔬可和，可果可藥，其利博矣。凡早行山行，宜含一塊，不犯霧露清溼之氣，及山嵐不正之邪。案方廣心法附餘云：凡中風、中暑、中氣、中毒、中惡、乾霍亂、一切卒暴之病，用薑汁與童尿服，立可解散。蓋薑能開痰下氣，童尿降火也。頌曰：崔元亮集驗方載敕賜薑茶治痢方：以生薑切細，和好茶一兩盌，任意呷之，便瘥。若是熱痢，留薑皮；冷痢，去皮，大妙。楊士瀛曰：薑能助陽，茶能助陰，二物皆消散惡氣，調和陰陽，且解溼熱及酒食暑氣之毒，不問赤白，通宜用之。蘇東坡治文潞公有效。

【附方】舊二十，新三十。

痰澼卒風 生薑二兩，附子一兩，水五升，煮取二升，分再服。忌豬肉、冷水。千金

胃虛風熱 不能食。用薑汁半盃，生地黃汁少許，蜜一匙，水二合，和服之。○食療本草

瘧疾寒熱 脾胃聚痰，發爲寒熱。生薑四兩，擣自然汁一酒盃，露一夜。于發日五更面北立飲，即止。未止再服。易簡

寒熱痰嗽 初起者。燒薑一塊，含咽之。本草衍義

欬嗽不止 生薑五兩，餳半升，火煎熟，食盡瘉。段侍御用之有效。初虞世必効方

久

患欬噫 生薑汁半合，蜜一匙，煎溫呷，三服瘉。外臺祕要方。**小兒欬嗽** 生薑四兩，煎湯浴之。千金方。**暴逆氣上** 嚼薑兩三片，屢効。寇氏衍義。**乾嘔厥逆** 頻嚼生薑，嘔家聖藥也。**嘔吐不止** 生薑二兩，醋漿二合，銀器煎，取四合，連滓呷之。又殺腹內長蟲。食醫心鏡。**心痞嘔噦** 心下痞堅。生薑八兩，水三升，煮一升，半夏五合洗，水五升，煮一升。取汁同煮一升半，分再服。千金。**反胃羸弱** 兵部手集用母薑二斤，搗汁作粥食。○傳信適用方：用生薑切片，麻油煎過，爲末，軟柿蘸末嚼嚥。**霍亂欲死** 生薑五兩，牛兒屎一升，水四升，煎二升，分再服，即止。梅師方。**霍亂轉筋** 入腹欲死。生薑三兩，搗，酒一升，煮三兩沸，服，仍以薑搗貼痛處。外臺祕要。**霍亂腹脹** 不得吐下。用生薑一斤，水七升，煮二升，分三服。肘后方。**腹中脹滿** 綿裹煨薑，內下部，冷即易之。梅師。**胸脇滿痛** 凡心胸脇下有邪氣結實，硬痛脹滿者，生薑一斤，搗渣留汁，慢炒待潤，以絹包于患處，款款熨之。冷再以汁炒再熨，良久豁然寬快也。陶華傷寒搥法。**大便不通** 生薑削長二寸，塗鹽內下部，立通。外臺。**冷痢不止** 生薑煨研爲末，共乾薑末等分，以醋和麪作餛飩，先以水煮，又以清飲煮過，停冷，吞二七枚，以粥送下，日一度。食療。**消渴飲水** 乾生薑末一兩，以鯽魚膽汁和丸梧子大，每服七丸，米飲下。聖惠。**溼熱發黃** 生薑時時周身擦之，其黃自退也。一方加茵蔯蒿，尤妙。傷寒搥法。**暴赤眼腫** 宗奭曰：用古銅錢刮薑取汁，于錢唇點之，淚出。今日點，明日愈，勿疑。○一治暴風客熱目赤睛痛腫者。臘月取生薑搗絞汁，陰乾取粉，入銅青末等分，每以少許，沸湯泡，澄清，溫洗，淚出妙。**舌上生胎** 諸病舌胎，以布染井水抹，後用薑片時時擦之，自去。陶華方。**滿口爛瘡** 生薑自然汁頻頻漱吐。亦可爲末擦之，甚効。**牙齒疼痛** 老生薑瓦焙，入枯礬末同擦之。有人日夜呻吟，用之即愈。普濟方。**喉痹毒氣** 生薑二斤，搗汁，蜜五合，煎勻，每服一合，日五服。**食鴆中毒 食竹雞毒 食鷓鴣毒** 方並見禽部本條。**中莴苣毒 中諸藥毒 猘犬傷人** 並飲生薑汁即解。小品。**虎傷人瘡** 內服生薑汁，外以汁洗之，用白礬末傅上。祕覽。**蝮蛇螫人** 薑末傅之，乾即易。千金。**蜘蛛咬人** 炮薑切片貼之，良。千金。**刀斧金瘡** 生薑嚼傅，勿動。次日即生肉，甚妙。扶壽方。**閃拗手足** 生薑、葱白搗爛，和麪炒熱，盦之。**跌撲傷損** 薑汁和酒，調生麪貼之。**百蟲入耳** 薑汁少許滴之。**腋下狐臭** 薑汁頻塗，絕根。**赤白癜風** 生薑頻擦之，良。並易簡。**兩耳凍瘡** 生薑自然汁熬膏塗。暇日記。**發背初起** 生薑一塊，炭火炙一層，刮一層，爲末。以豬膽汁調塗。海上方。**疔瘡腫毒** 方見白芷下。**諸瘡痔漏** 久不結痂，用生薑連皮切大片，塗白礬末，炙焦研細，貼之勿動，良。普濟。**產後血滯** 沖心不下。生薑五兩，水八升，煮服。**產後肉線** 一婦產後用力，垂出肉線長三四尺，觸之痛引心腹欲絕。一道人令買老薑連皮三斤，搗爛，入麻油二斤拌勻，炒乾。先以熟絹五尺折作方結，令人輕輕盛起肉線，使之屈曲作三團，納入產戶。乃以絹袋盛薑，就近熏之。冷則更換。熏一日夜，縮入大半。二日盡入也。云此乃魏夫人祕傳怪病方也。但不可使線斷，斷則不可治之矣。**脈溢怪症** 有人毛竅節次血出不止，皮脹如鼓，須臾目鼻口被氣脹合，此名脈溢。生薑自然汁和水各半盞服，即安。○並夏子益奇疾方。

薑皮 【氣味】辛，涼，無毒。【主治】消浮腫腹脹痞滿，和脾

胃去翳。時珍

【附方】舊一。拔白換黑。刮老生薑皮一大升，于久用油膩鍋內，不須洗刷，固濟勿令通氣。令精細入守之，文武火煎之，不得火急，自旦至夕卽成矣。研爲末。拔白後，先以小物點麻子大入孔中；或先點鬚下，然後拔之，以指撚入。三日後當生黑者，神效。李卿用之有驗。蘇頌圖經本草

葉【氣味】辛，溫，無毒。【主治】食鱠成癥，擣汁飲，卽消。張機

【附方】新一。打傷瘀血。薑葉一升，當歸三兩，爲末。溫酒服方寸匕，日三。范汪東陽方

乾薑本經中品

【校正】自草部移至此。

【釋名】白薑見下

【集解】弘景曰：乾薑今惟出臨海、章安，數村作之。蜀漢薑舊美，荊州有好薑，而不能作乾者。凡作乾薑法：水淹三日，去皮，置流水中六日，更刮去皮，然後曬乾，置瓮缸中釀三日，乃成。頌曰：造法：采根于長流水洗過，日曬爲乾薑。以漢、溫、池州者爲良。陶說乃漢州乾薑法也。時珍曰：乾薑以母薑造之。今江西、襄、均皆造，以白淨結實者爲良，故人呼爲白薑，又曰均薑。凡入藥並宜炮用。

【氣味】辛，溫，無毒。權曰：苦、辛。好古曰：大熱。保昇曰：久服令人目暗。餘同生薑。時珍曰：大清外術言：孕婦不可食乾薑，令胎內消。蓋其性熱而辛散故也。

【主治】胸滿欬逆上氣，溫中止血，出汗，逐風溼痹，腸澼下痢。生者尤良。本經 寒冷腹痛，中惡霍亂脹滿，風邪諸毒，皮膚間結氣，止唾血。別錄 治腰腎間疼冷，冷氣，破血去風，通四肢關節，開五臟六腑，宣諸絡脈，去風毒冷痹，夜多小便。甄權 消痰下氣，治轉筋吐瀉，腹臟反胃乾嘔，瘀血撲損，止鼻紅，解冷熱毒，開胃，消宿食。大明 主心下寒痞，目睛久赤。好古

【發明】元素曰：乾薑氣薄味厚，半沉半浮，可升可降，陽中之陰也。又曰：大辛大熱，陽中之陽，其用有四：通心助陽，一也；去臟腑沉寒痼冷，二也；發諸經之寒氣，三也；治感寒腹痛，四也。腎中無陽，脈氣欲絕，黑附子爲引，水煎服之，名薑附湯。亦治中焦寒邪，寒淫所勝，以辛散之也。又能補下焦，故四逆湯用之。乾薑本辛，炮之稍苦，故止而不移，所以能治裏寒，非若附子行而不止也。理中湯用之者，以其回陽也。李杲曰：乾薑生辛炮苦，陽也。生則逐寒邪而發表，炮則除胃冷而守中。多用則耗散元氣，辛以散之，是壯火食氣故也，須以生甘草緩之。辛熱以散裏寒，同五味子用以溫肺，同人參用以溫胃也。好古曰：乾薑，心、脾二經氣分藥也，故補心氣不足。或言乾薑辛熱而言補脾，今理中湯用之，言泄不言補，何也？蓋辛熱燥溼，泄脾中寒溼邪氣，非泄正氣也。又云：服乾薑以治中者必僭上，不可不知。震亨曰：乾薑入肺中利肺氣，入腎中燥下溼，入肝經引血藥生血，同補陰藥亦能引血藥入氣分生血，故血虛發熱、產後大熱者用之。止唾血、痢血，須炒黑用之。有血脫色白而夭不澤、脈濡者，此大寒也，宜乾薑之辛溫以益血，大熱以溫經。時珍曰：乾薑能引血藥入血分，氣藥入氣分，又能去惡養新，有陽生陰長之意，故血虛者用之；凡人吐血、衄血、下血，有陰無陽者，亦宜用之。乃熱因熱用，從治之法也。

【附方】舊十六，新十二。脾胃虛冷，不下食，積久羸弱成瘵者。用溫州白乾薑，漿水煮透，取出焙乾，擣末，陳廩米煮粥飲丸梧子大。每服三五十丸，白湯下。其效如神。蘇頌圖經 脾胃

虛弱飲食減少。易傷難化。無力肌瘦。用乾薑頻研四兩。以白餳切塊。水浴過。入鐵銚溶化。和丸梧子大。每空心米飲下三十丸。十便方 **頭運吐逆**胃冷生痰也。用川乾薑炮二錢半。甘草炒一錢二分。水一鍾半。煎減半服。累用有效。傳信適用方 **心脾冷痛**暖胃消痰。二薑丸。用乾薑、高良薑等分。炮研末。糊丸梧子大。每食後豬皮湯下三十丸。和劑局方 **心氣卒痛**乾薑末。米飲服一錢。外臺祕要 **陰陽易病**傷寒後。婦人得病雖瘥。未滿百日。不可與男合。為病拘急。手足拳。腹痛欲死。丈夫名陰易。婦人名陽易。速宜汗之即愈。滿四日。不可治也。用乾薑四兩。為末。每用半兩。白湯調服。覆衣被出汗後。手足伸即愈。傷寒類要方 **中寒水瀉**乾薑炮研末。粥飲服二錢。即效。千金方 **寒痢青色**乾薑切大豆大。每米飲服六七枚。日三夜一。累用得效。肘后方 **血痢不止**乾薑燒黑存性。放冷為末。每服一錢。米飲下。神妙。○姚氏集驗 **脾寒瘧疾**外臺。用乾薑、高良薑等分。為末。每服一錢。水一盞。煎至七分服。○又乾薑炒黑為末。臨發時以溫酒服三錢匕。 **冷氣欬嗽**結脹者。乾薑末。熱酒調服半錢。或餳糖丸噙。姚僧坦方 **欬嗽上氣**用合州乾薑炮、皂莢炮去皮子及蛀者、桂心紫色者去皮。並搗篩等分。鍊白蜜和搗三千杵。丸梧子大。每飲服三丸。嗽發即服。日三五服。禁食葱麪油腥。其效如神。禹錫在淮南與李亞同幕府。李每治人而不出方。或誚其吝。李曰。凡人患嗽多進冷藥。若見此方用藥熱燥。必不肯服。故但出藥即多效也。試之信然。劉禹錫傳信方 **虛勞不眠**乾薑為末。湯服三錢。取微汗出。千金方 **吐血不止**乾薑為末。童子小便調服一錢良。 **鼻衄不止**乾薑削尖。煨。塞鼻中。即止。 **齆鼻不通**乾薑末。蜜調塞鼻中。廣利方 **冷淚目昏**乾薑粉一字。炮湯點洗之。聖濟錄 **赤眼澀痛**白薑末。水調貼足心甚妙。普濟方 **目忽不見**令人嚼母薑。以舌日舐六七次。以明為度。聖濟方 **目中卒痛**乾薑削圓滑。內眥中。有汁出拭之。末盡更易。千金 **牙痛不止**川薑炮、川椒等分。為末摻之。御藥院方 **斑豆厥逆**斑豆服涼藥多。手足厥冷。脈微。用乾薑炮二錢半。粉甘草炙一錢半。水二鍾。煎一鍾服。龐安常傷寒論 **癰疽初起**乾薑一兩。炒紫研末。醋調。傅四圍。留頭。自愈。此乃東昌申一齋奇方也。諸症辨疑 **瘰癧不斂**乾薑為末。薑汁打糊和作劑。以黃丹為衣。每日隨瘡大小。入藥在內。追膿盡。生肉口合為度。如不合。以葱白汁調大黃末擦之。即愈。救急方 **虎狼傷人**乾薑末傅之。肘后 **猘犬傷人**乾薑末。水服三匕。生薑汁服亦良。并以薑炙熱熨之。 **蛇蠍螫人**乾薑、雄黃等分。為末。袋盛佩之。遇螫即以傅之。便定。廣利方

【附錄】**天竺乾薑**（拾遺）【藏器曰】味辛溫無毒。主冷氣寒中。宿食不消。腹脹下痢。腰背痛。痃癖氣塊。惡血積聚。生婆羅門國。一名胡乾薑。狀似薑。小黃色也。

茼蒿（宋嘉祐）

【釋名】**蓬蒿**（時珍曰：形氣同乎蓬蒿。故名。）

【集解】機曰：本草不著形狀。後人莫識。時珍曰：茼蒿八九月下種。冬春采食。肥莖。花葉微似白蒿。其味辛甘。作蒿氣。四月起薹。高二尺餘。開深黃色花。狀如單瓣菊花。一花結子。近百成毬。如地菘及苦蕒子。最易繁茂。此菜自古已有。孫思邈載在千金方菜類。至宋嘉祐中始補入本草。今人常食者。而汪機乃不能識。輒敢擅自修纂。誠可笑慨。

【氣味】甘辛平無毒。（禹錫曰：多食動風氣。熏人心。令人氣滿。）

【主治】安心

氣，養脾胃，消痰飲，利腸胃。思邈

邪蒿 宋嘉祐

【釋名】時珍曰：此蒿葉紋皆邪，故名。

【集解】藏器曰：邪蒿根莖似青蒿而細軟。時珍曰：三四月生苗，葉似青蒿，色淺不臭。根、葉皆可茹。

【氣味】辛，溫、平，無毒。詵曰：生食微動風，作羹食良。不與胡荽同食，令人汗臭氣。

【主治】胸膈中臭爛惡邪氣，利腸胃，通血脈，續不足氣。孟詵 煮熟和醬醋食，治五臟惡邪氣厭穀者，治脾胃腸澼，大渴熱中，暴疾惡瘡。食醫心鏡

胡荽 宋嘉祐

【釋名】香荽 拾遺 胡菜 外臺 蒝荽 時珍曰：荽，許氏說文作葰，云薑屬，可以香口也。其莖柔葉細而根多鬚，綏綏然也。張騫使西域始得種歸，故名胡荽。今俗呼為蒝荽，蒝乃莖葉布散之貌。俗作芫花之芫，非矣。藏器曰：石勒諱胡，故并汾人呼胡荽為香荽。

【集解】時珍曰：胡荽處處種之。八月下種，晦日尤良。初生柔莖圓葉，葉有花歧，根軟而白。冬春采之，香美可食，亦可作葅。道家五葷之一。立夏後開細花成簇，如芹菜花，淡紫色。五月收子，子如大麻子，亦辛香。按賈思勰齊民要術云：六七月布種者，可竟冬食；春月挼子沃水生芽種者，小小供食而已。王禎農書云：胡荽於蔬菜中，子葉皆可用，生熟俱可食，甚有益於世者。宜肥地種之。

【正誤】李廷飛曰：胡荽，蕎子也。吳瑞曰：胡荽俗呼藠子，根苗如蒜。時珍曰：蕎子卽藠子，乃薤也。李、吳二氏云並作胡荽，誤矣。

根葉

【氣味】辛，溫，微毒。詵曰：平，微寒，無毒。可和生菜食。此是葷菜，損人精神。華佗云：胡臭、口臭、䘌齒及腳氣、金瘡人，皆不可食，病更加甚。藏器曰：久食令人多忘。根發痼疾。不可同邪蒿食，令人汗臭難產。時珍曰：凡服一切補藥及藥中有白朮、牡丹者，不可食此。伏石鍾乳。

【主治】消穀，治五臟，補不足，利大小腸，通小腹氣，拔四肢熱，止頭痛，療沙疹、豌豆瘡不出，作酒噴之立出，通心竅。嘉祐 補筋脈，令人能食。治腸風，用熱餅裹食，甚良。孟詵 合諸菜食，氣香，令人口爽，辟飛尸、鬼疰、蠱毒。吳瑞 辟魚肉毒。寧原

【發明】時珍曰：胡荽辛溫香竄，內通心脾，外達四肢，能辟一切不正之氣。故痘瘡出不爽快者，能發之。諸瘡皆屬心火，營血內攝于脾。心脾之氣，得芳香則運行，得臭惡則壅滯故爾。按楊士瀛直指方云：痘疹不快，宜用胡荽酒噴之，以辟惡氣。牀帳上下左右皆宜掛之，以禦汗氣、胡臭、天癸、淫佚之氣。一應穢惡所不可無。若兒虛弱及天時陰寒，用此故妙。如兒壯實，及春夏晴暖，陽氣發越之時，加以酒麴助虐，以火益火，胃中熱熾，毒血聚蓄，則變成黑陷矣，不可不慎。

【附方】舊五，新四。

疹痘不快：用胡荽二兩切，以酒二大盞煎沸沃之，以物蓋定，勿令洩氣。候冷去滓，微微含噴，從項背至足令遍。勿噀頭面。經驗後方

熱氣結滯，經年數發者：胡荽半斤，五月五日采，陰乾，水七升，煮取一升半，去滓分服。未瘥更服。春夏葉、秋冬根莖並可用。必效方

孩子赤丹：胡荽汁塗之。譚氏方

面上黑子：蒝荽煎湯，日日洗之。小說

產後無乳：乾胡荽煎湯飲之效。經驗方

小便不通：胡荽二兩，葵根

一握，水二升，煎一升，入滑石末一兩，分三四服。聖濟總錄**肛門脫出**胡荽切一升，燒煙熏之，即入。子母秘錄**解中蠱毒**胡荽根搗汁半升，和酒服，立下，神驗。必効方**蛇虺螫傷**胡荽苗、合口椒等分，搗塗之。千金方

子【氣味】辛、酸，平，無毒。炒用**【主治】消穀能食。**思邈**蠱毒五痔，及食肉中毒，吐下血，煮汁冷服。又以油煎，塗小兒禿瘡。**藏器**發痘疹，殺魚腥。**時珍

【附方】舊三，新四。**食諸肉毒**吐下血不止，痿黄者。胡荽子一升，煮令發裂，取汁冷服半升。日夜各一服，即止。食療本草**腸風下血**胡荽子和生菜，以熱餅裹食之。普濟方**痢及瀉血**胡荽子一合，炒，搗末。每服二錢，赤痢砂糖水下，白痢薑湯下，瀉血白湯下，日二。普濟方**五痔作痛**胡荽子炒，爲末。每服二錢，空心温酒下。數服見效。海上仙方**痔漏脫肛**胡荽子一升，粟糠一升，乳香少許，以小口瓶燒烟熏之。儒門事親**腸頭挺出**秋冬搗胡荽子，醋煮熨之，甚效。孟詵食療本草**牙齒疼痛**胡菜子，即胡荽子，五升，以水五升，煮取一升，含漱。外臺祕要

胡蘿蔔綱目

【釋名】時珍曰：元時始自胡地來，氣味微似蘿蔔，故名。

【集解】時珍曰：胡蘿蔔今北土山東多蒔之，淮楚亦有種者。八月下種，生苗如邪蒿，肥莖有白毛，辛臭如蒿，不可食。冬月掘根，生、熟皆可啖，兼果蔬之用。根有黃、赤二種，微帶蒿氣，長五六寸，大者盈握，狀似鮮掘地黃及羊蹄根。三四月莖高二三尺，開碎白花，攢簇如傘狀，似蛇牀花。子亦如蛇牀子，稍長而有毛，褐色，又如蒔蘿子，亦可調和食料。按周憲王救荒本草云：野胡蘿蔔苗、葉、花、實，皆同家胡蘿蔔，但根細小，味甘，生食、蒸食皆宜。花子皆大於蛇牀。又金幼孜北征錄云：交河北有沙蘿蔔，根長二尺許，大者徑寸，下支生小者如筋。其色黃白，氣味辛而微苦，亦似蘿蔔氣。此皆胡蘿蔔之類也。

根【氣味】甘、辛，微温，無毒。【主治】下氣補中，利胸膈腸胃，安五臟，令人健食，有益無損。時珍

子【主治】久痢。時珍

水斳音芹。○本經下品

【釋名】芹菜別錄**水英**本經**楚葵**弘景曰：斳字俗作芹字。論其主治，合在上品，未解何意乃在下品。二月、三月作英時，可作菹及熟瀹食，故名水英。時珍曰：斳當作蘄，从艸，蘄諧聲也。後省作芹，从斤，亦諧聲也。其性冷滑如葵，故爾雅謂之楚葵。呂氏春秋：菜之美者，有雲夢之芹。雲夢，楚地也。楚有蘄州、蘄縣，俱音淇。羅願爾雅翼云：地多産芹，故字从芹。蘄亦音芹。徐鍇注說文：蘄字从艸，斳諧聲。字書無斳字，惟說文別出菦字，音銀，疑相承誤出也。據此，則蘄字亦當从斳，作蘄字也。

【集解】別錄曰：水斳生南海池澤。恭曰：水斳即芹菜也。有兩種：荻芹白色，取根；赤芹取莖葉，並堪作菹及生菜。保昇曰：芹生水中，葉似芎藭，其花白色而無實，根亦白色。詵曰：水芹生黑滑地，食之不如高田者宜人。置酒醬中香美。高田者名白芹，餘田者皆有蟲子在葉間，視之不見，食之令人爲患。弘景曰：又有渣芹，可爲生菜，亦可生啖。時珍曰：芹有水芹、旱芹。水芹生江湖陂澤之涯；旱芹生平地，有赤、白二種。二月生苗，其葉對節而生，似芎藭。其莖有節稜而中空，其氣芬芳。五月開細白花，如蛇牀花。楚人采以濟饑，其利不小。詩云：觱沸檻泉，言采其芹。杜甫詩云：飯煮青泥坊底芹。又云：香芹碧

潤羹皆美芹之功，而列子言鄉豪嘗芹，蜇口慘腹，蓋未得食芹之法耳。

【莖】【氣味】甘，平，無毒。思邈曰：苦、酸，冷，澀，無毒。詵曰：和醋食損齒。鼈瘕不可食。李廷飛曰：赤芹害人，不可食。【主治】女子赤沃，止血養精，保血脈，益氣，令人肥健嗜食。本經 去伏熱，殺石藥毒，搗汁服。孟詵 飲汁，去小兒暴熱，大人酒後熱，鼻塞身熱，去頭中風熱，利口齒，利大小腸。藏器 治煩渴，崩中帶下，五種黃病。大明

【發明】張仲景曰：春秋二時，龍帶精入芹菜中，人誤食之為病，面青手青，腹滿如妊，痛不可忍，作蛟龍病。俱服硬餳三二升，日三度，吐出蜥蜴便瘥。時珍曰：芹菜生水涯。蛟龍雖云變化莫測，其精那得入此？大抵是蜥蜴虺蛇之類，春夏之交，遺精於此故爾。且蛇喜嗜芹，尤為可證。別有馬芹，見後。

【附方】舊一，新二。小兒吐瀉：芹菜切細，煮汁飲之，不拘多少。子母秘錄 小便淋痛：水芹菜白根者，去葉搗汁，井水和服。聖惠方 小便出血：水芹搗汁，日服六七合。聖惠方

花【氣味】苦，寒，無毒。【主治】脈溢。蘇恭

堇

音勤。○唐本草

【釋名】苦堇爾雅 堇葵唐本 旱芹綱目。禹錫曰：爾雅云：齧，苦堇也。郭璞云：即堇葵。本草言味甘，而此云苦，堇古人語倒，猶甘草謂之大苦也。時珍曰：其性滑如葵，故得葵名。

【集解】恭曰：堇菜野生，非人所種。葉似蕺菜，花紫色。禹錫曰：說文云：堇根如薺，葉如細柳，子如米，蒸汋食之甘滑。內則云：堇荁枌榆是矣。時珍曰：此旱芹也。其性滑利。故洪舜俞賦云：烈有椒桂，滑有堇榆。一種黃花者，有毒殺人，即毛芹也。見草部毛茛。又烏苗亦名堇，有毒，各見本條下。

菜【氣味】甘，寒，無毒。【主治】搗汁，洗馬毒瘡，并服之。又塗蛇蠍毒及癰腫。唐本 久食，除心下煩熱。主寒熱鼠瘻瘰癧生瘡，結核聚氣，下瘀血，止霍亂。又生搗汁半升服，能殺鬼毒，即吐出。孟詵

【發明】詵曰：堇葉止霍亂，與香茙同功。香茙即香薷也。

【附方】舊二，新一。結核氣：堇菜日乾為末，油煎成膏，摩之，日三五度，便瘥。孟詵食療 溼熱氣：旱芹菜日乾為末，糊丸梧子大，每服四十丸，空心溫酒下。大殺百蟲毒。壽域神方 蛇咬瘡：生杵堇汁塗之。萬畢術

紫堇

音芹。○宋圖經

【釋名】赤芹綱目 蜀芹圖經 楚葵同上 苔菜同上 水蔔菜。時珍曰：堇、蘄、芹、菦四字一義也。詳下。

【集解】頌曰：紫堇生江南吳興郡。淮南名楚葵，宜春郡名蜀芹，豫章郡名苔菜，晉陵郡名水蔔菜也。時珍曰：蘇頌之說，出於唐玄宗天寶單方中，不具紫堇形狀。今按軒轅述寶藏論云：赤芹即紫芹也。生水濱，葉形如赤芍藥，青色，長三寸許，葉上黃斑，味苦澀。其汁可以煮雌，制汞，伏硃砂，擒三黃，號為起貧草。又土宿真君本草云：赤芹生陰厓陂澤近水石間，狀類赤芍藥，其葉深綠而背甚赤，莖葉似蕎麥，花紅可愛，結實亦如蕎麥。其根似蜘蛛，嚼之極酸苦澀。江淮人三四月采苗，當蔬食之。南

方頗少。太行王屋諸山最多也。

苗【氣味】酸平微毒

花【氣味】酸微温無毒【主治】大人小兒脱肛蘇頌

【附方】舊一 脱肛 凡大人小兒脱肛，每天冷及喫冷食即暴痢不止，肛則下脱，久療不差者。春間收紫堇花二斤，曝乾爲散，加磁毛末七兩，相和研細，塗肛上，納入。即使人噀冷水於面上，即吸入腸中。每日一塗藥噀面，不過六七度即差矣。又以熱酒半升，和散一方寸匕，空腹服之，日再服，漸加至二方寸匕，以差爲度。若五歲以下小兒，即以半杏子許，和酒服之。忌生冷陳倉米等物。天寶單方

馬蘄音芹。唐本草

【釋名】牛蘄爾雅 胡芹通志 野茴香綱目【時珍曰】凡物大者多以馬名，此草似芹而大故也。俗稱野茴香，以其氣味子形微似也。金光明經三十二品香藥謂之葉婆你。

【集解】恭曰：馬蘄生水澤旁。苗似鬼鍼、菾菜等，嫩時可食。花青白色，子黄黑色，似防風子，調食味用之，香似橘皮而無苦味。保昇曰：花若芹花，子如防風子而扁大。爾雅云：茭，牛蘄也。孫炎釋云：似芹而葉細鋭，可食菜也。一名茭，一名馬蘄子，入藥用。【時珍曰】馬蘄與芹同類而異種，處處卑溼地有之。三四月生苗，一本叢生如蒿，白毛蒙茸，嫩時可茹。葉似水芹而微小，似芎藭葉而色深。五六月開碎花，攢簇如蛇牀及蒔蘿花，青白色。結實亦似蒔蘿子，但色黑而重爾。其根白色，長者尺許，氣亦香而堅硬，不可食。蘇恭所謂鬼鍼，即鬼釵草也。方莖椏葉，子似釵脚，着人衣如鍼，與此稍異。

苗【氣味】甘辛温無毒【主治】益脾胃，利胸膈，去冷氣。作茹食。時珍

子【氣味】甘辛温無毒【主治】心腹脹滿，開胃下氣消食，調味用之。唐本 炒研醋服，治卒心痛，令人得睡。孟詵 温中暖脾，治反胃。時珍

【附方】新一 慢脾驚風 馬芹子、丁香、白殭蠶等分，爲末。每服一錢，炙橘皮煎湯下。名醒脾散。普濟方

蘹香唐本草

【校正】自草部移入此。

【釋名】茴香 八角珠【頌曰】蘹香，北人呼爲茴香，聲相近也。【弘景曰】煮臭肉，下少許，即無臭氣。臭醬入末亦香，故曰回香。【時珍曰】俚俗多懷之衿衽咀嚼，恐蘹香之名，或以此也。

【集解】【頌曰】今交廣諸番及近郡皆有之。入藥多用番舶者，或云不及近處者有力。三月生葉，似老胡荽，極疏細，作叢。至五月莖粗，高三四尺。七月生花，頭如傘蓋，黄色。結實如麥而小，青色。北人呼爲土茴香。八九月采實，陰乾。今近道人家園圃種之甚多。川人多煮食其莖葉。【宗奭曰】云似老胡荽，誤矣。胡荽葉如蛇牀，雖有葉之名，但散如絲髮，特異諸草也。【時珍曰】茴香宿根，深冬生苗作叢，肥莖絲葉，五六月開花，如蛇牀花而色黄。結子大如麥粒，輕而有細棱，俗呼爲大茴香，今惟以寧夏出者第一。其他處小者，謂之小茴香。自番舶來者，實大如柏實，裂成八瓣，一瓣一核，大如豆，黄褐色，有仁，味更甜，俗呼舶茴香，又曰八角茴香，廣西左右江峒中亦有之，形色與中國茴香迥別，但氣味同爾。北人得之，咀嚼薦酒。

子【氣味】辛平無毒【思邈曰】苦辛，微寒，濇。【權曰】苦辛。得酒良。炒黄用。【好古曰】陽也，浮

也。入手足少陰太陽經。【主治】諸瘻霍亂及蛇傷。唐本 膀胱胃間冷氣及育腸氣，調中止痛嘔吐。馬志 治乾溼脚氣，腎勞癩疝陰疼，開胃下氣。大明 補命門不足。李杲 暖丹田。吳綬

【發明】詵曰：茴香國人重之，云有助陽道，未得其方法也。好古曰：茴香本治膀胱藥，以其先丙，故曰小腸也。能潤丙燥，以其先戊，故從丙至壬。又手足少陰二藥，以開上下經之通道，所以壬與丙交也。時珍曰：小茴香性平，理氣開胃，夏月祛蠅辟臭，食料宜之。大茴香性熱，多食傷目發瘡，食料不宜過用。古方有去鈴丸，用茴香二兩，連皮生薑四兩，同入坩器內，淹一伏時，慢火炒之，入鹽一兩，為末，糊丸梧子大。每服三五十丸，空心鹽酒下。此方本治脾胃虛弱病。茴香得鹽則引入腎經，發出邪氣，腎不受邪，病自不生也。亦治小腸疝氣有效。

【附方】舊四，新十六。

開胃進食：茴香二兩，生薑四兩，同搗勻，入淨器內，溼紙蓋一宿，次以銀石器中，文武火炒黃焦，為末，酒糊丸梧子大。每服十丸至二十五丸，溫酒下。經驗方

瘴瘧發熱，連背項者：茴香子搗汁服之。孫真人方

大小便閉，鼓脹氣促：八角茴香七個，大麻仁半兩，為末，生葱白三七根，同研，煎湯，調五苓散末服之，日一服。普濟

小便頻數：茴香不拘多少，淘淨，入鹽少許，炒研為末，炙糯米糕蘸食之。

傷寒脫陽，小便不通：用茴香末，以生薑自然汁調傅腹上，外用茴香末，入益元散服之。摘玄方

腎消飲水，小便如膏油：用茴香炒、苦楝子炒等分，為末。每食前酒服二錢。保命集

腎邪冷氣，力弱者：用大茴香六兩，分作三分；用生附子一個，去皮，分作三分。第一度，用附子一分，茴香一分，同炒黃，出火毒一夜，去附子，研茴香為末，空心鹽酒下一錢。第二度，用二味各一分，同炒存性，出火毒，以附子去一半，留一半，同茴香為末，如前服。第三度，各一分，同炒存性，出火毒，全研為末，如前服之。朱氏集驗方

腎虛腰痛：茴香炒研，以豬腰子批開，摻末入內，溼紙裹煨熟，空心食之，鹽酒送下。戴原禮要訣

腰痛如刺：簡便方用八角茴香炒研，每服二錢，食前鹽湯下。外以糯米一二升，炒熱袋盛，拴於痛處。○活人心統思仙散：用八角茴香、杜仲各炒研三錢，木香一錢，水一鍾，酒半鍾，煎服。

腰重刺脹：八角茴香炒為末，食前酒服二錢。直指方

疝氣入腎：茴香炒，作二包，更換熨之。簡便方

小腸氣墜：直指用八角茴香、小茴香各三錢，乳香少許，水服取汗。○孫氏集效方治小腸疝氣，痛不可忍：用大茴香、荔枝核炒黑各等分，研末。每服一錢，溫酒調下。○瀕湖集簡方：用大茴香一兩，花椒五錢，炒研。每酒服一錢。

膀胱疝痛：本事方用舶茴香、杏仁各一兩，葱白焙乾五錢，為末。每酒服二錢，嚼胡桃送下。○集要治疝氣膀胱小腸痛：用茴香鹽炒、晚蠶沙鹽炒等分，為末，煉蜜丸彈子大。每服一丸，溫酒嚼下。

疝氣偏墜：大茴香末一兩，小茴香末一兩，用牙豬尿胞一個，連尿入二末於內，繫定罐內，以酒煮爛，連胞搗丸如梧子大。每服五十丸，白湯下。仙方也。鄧才筆峯雜興

脇下刺痛：小茴香一兩炒，枳殼五錢麩炒，為末。每服二錢，鹽酒調服，神效。袖珍方

辟除口臭：茴香煮羹及生食，並得。昝殷食醫心鏡

蛇咬久潰：小茴香搗末傅之。千金

莖葉【氣味】與子同。【主治】煮食，治卒惡心腹中不安。甄權 治小腸氣，卒腎氣衝脇，如刀刺痛，喘息不得，生搗汁一合，投熱酒一合，和服。孟詵

發明頌曰范汪方療惡毒癰腫或連陰卵髀間疼痛攣急牽入小腹不可忍一宿即殺人者用茴香苗葉搗汁一升服之日三四服其滓以貼腫上冬月用根此是外國神方永嘉以來用之起死回生神驗

蒔蘿宋開寶

校正自草部移入此

釋名 慈謀勒開寶 小茴香時珍曰蒔蘿慈謀勒皆番言也

集解藏器曰蒔蘿生佛誓國實如馬芹子辛香珣曰按廣州記云生波斯國馬芹子色黑而重蒔蘿子色褐而輕以此為別善滋食味多食無損即不可與阿魏同食奪其味也頌曰今嶺南及近道皆有之三月四月生苗花實大類蛇牀而簇生辛香六七月采實今人多用和五味不聞入藥用時珍曰其子簇生狀如蛇牀子而短微黑氣辛臭不及茴香嘉謨曰俗呼蒔蘿椒內有黑子但皮薄色褐不紅耳

苗 氣味 辛溫無毒 主治 下氣利膈時珍

子 氣味 辛溫無毒 主治 小兒氣脹霍亂嘔逆腹冷不下食兩肋痞滿藏器 健脾開胃氣溫腸殺魚肉毒補水臟治腎氣壯筋骨日華 主膈氣消食滋食味李珣

附方新二 閃挫腰痛蒔蘿作末酒服二錢匕永類鈐方 牙齒疼痛舶上蒔蘿蕓薹子白芥子等分研末口中含水隨左右嗜鼻神效聖惠方

附錄 蜀胡爛拾遺藏器曰子味辛平無毒主冷氣心腹脹滿補腎除婦人血氣下痢殺牙齒蟲生安南似蘹香子可和食 數低拾遺藏器曰子味甘溫無毒主冷風冷氣下宿食又消脹滿生西番北土兼似蓯香胡人以作羹食之 池得勒拾遺藏器曰根辛溫無毒破冷氣消食生西國草根也胡人食之 馬思荅吉時珍曰味苦溫無毒去邪惡氣溫中利膈順氣止痛生津解渴令人口香元時飲膳用之云極香料也不知何狀故附之

羅勒宋嘉祐附

釋名 蘭香嘉祐 香菜綱目 翳子草禹錫曰北人避石勒諱呼羅勒為蘭香時珍曰按鄴中記云石虎諱言勒改羅勒為香菜今俗人呼為翳子草以其子治翳也

集解禹錫曰羅勒處處有之有三種一種似紫蘇葉一種葉大二十步內即聞香一種堪作生菜冬月用乾者子可安入目中去翳少頃溼脹與物俱出也時珍曰香菜須三月棗葉生時種之乃生否則不生常以魚腥水米泔水泥溝水澆之則香而茂不宜糞水臞仙神隱書言園邊水側宜廣種之饑年亦可濟用其子大如蚤褐色而不光七月收之○弘景曰術家取羊角馬蹄燒作灰撒溼地遍踏之即生羅勒俗呼為西王母菜食之益人

氣味 辛溫微毒禹錫曰不可多食壅關節澀營衛令人血脈不行又動風發腳氣

主治 調中消食去惡氣消水氣宜生食療齒根爛瘡為灰用之甚良患啘嘔者取汁服半合冬月用乾者煮汁其根燒灰傅小兒黃爛瘡禹錫 主辟飛尸鬼疰蠱毒吳瑞

發明時珍曰按羅天益云蘭香味辛氣溫能和血潤燥而掌禹錫言多食澀營衛血脈不行何耶又東垣李氏治牙疼口臭神功丸中用蘭香云無則以藿香代之此但取其去惡氣而已故飲膳

正要云：與諸菜同食，味辛香，能辟腥氣，皆此意也。

【附方】新二

鼻疳赤爛 蘭香葉燒灰二錢，銅青五分，輕粉二字，爲末，日傳三次。錢乙小兒方

反胃欬噫 生薑四兩搗爛，入蘭香葉一兩，椒末一錢，鹽和麪四兩，裹作燒餅，煨熟，空心喫，不過兩三度効。反胃入甘蔗汁和之。普濟方

子

【主治】**目翳及塵物入目，以三五顆安目中，少頃當溼脹，與物俱出。又主風赤眵淚。**嘉祐

【發明】時珍曰：按普濟方云：昔盧州知錄彭大辨在臨安，暴得赤眼，後生翳。一僧用蘭香子洗曬，每納一粒入眥內，閉目少頃，連膜而出也。一方爲末點之。時珍常取子試之水中，亦脹大。蓋此子得溼即脹，故能染惹眵淚浮膜爾。然目中不可着一塵，而此子可納三五顆亦不妨礙，蓋一異也。

【附方】新二

目昏浮翳 蘭香子每用七個，睡時水煎服之。久久有効也。海上名方

走馬牙疳 小兒食肥甘，腎受虛熱，口作臭息，次第齒黑，名曰崩砂；漸至齦爛，名曰潰槽；又或血出，名曰宣露；重則齒落，名曰腐根。用蘭香子末、輕粉各一錢，蜜陀僧醋淬研末半兩，和勻。每以少許傅齒及齦上，立効。內服甘露飲。活幼口議

白花菜 食物

【釋名】**羊角菜**

【集解】時珍曰：白花菜三月種之，柔莖延蔓，一枝五葉，葉大如拇指。秋間開小白花，長蕊，結小角，長二三寸。其子黑色而細，狀如初眠蠶沙，不光澤。菜氣羶臭，惟宜鹽葅食之。穎曰：一種黃花者，名黃花菜，形狀相同，但花黃也。

【氣味】**苦辛微毒。**穎曰：多食動風氣，滯臟腑，令人胃中悶滿，傷脾。

【主治】**下氣。**汪穎 **煎水洗痔，搗爛敷風溼痺痛，擂酒飲止瘧。**時珍

蔊菜 音罕 綱目

【校正】併入草部拾遺蔊菜。

【釋名】**䓐菜** 音罩 **辣米菜** 時珍曰：蔊味辛辣，如火焊人，故名。亦作䓐。陳藏器本草有䓐菜，云：辛菜也，南人食之。不著形狀。今攷唐韻、玉篇並無蔊字，止有䓐字，云：辛菜也。則蔊乃䓐字之訛爾。

【集解】時珍曰：蔊菜生南地，田園間小草也。冬月布地叢生，長二三寸，柔梗細葉。二月開細花，黃色。結細角，長一二分，角內有細子。野人連根葉拔而食之，味極辛辣，呼爲辣米菜。沙地生者尤伶仃。故洪舜俞老圃賦云：蔊有拂士之風。林洪山家清供云：朱文公飲後，輒以蔊莖供蔬品。蓋盱江、建陽、嚴陵人皆喜食之也。

【氣味】**辛溫無毒。**李廷飛曰：蔊菜細切，以生蜜洗伴，或略汋食之，爽口消食。多食發痼疾，生熱。

【主治】**去冷氣，腹內久寒，飲食不消，令人能食。**藏器 **利胸膈，豁冷痰，心腹痛。**時珍

草豉 拾遺

【校正】自草部移入此。

【集解】藏器曰：生巴西諸國。草似韭狀，豉出花中，彼人食之。

【氣味】**辛平無毒。**【主治】**惡氣，調中，益五臟，開胃，令人能食。**藏器

本草綱目菜部第二十六卷終

本草綱目菜部目錄第二十七卷

菜之二　柔滑類四十一種

菠薐嘉祐 即赤根　蕹菜嘉祐　菾菜別錄 即莙薘

東風菜開寶　薺別錄　菥蓂本經 即大薺

繁縷別錄　雞腸草別錄　苜蓿別錄

莧本經　馬齒莧蜀本　苦菜本經 即苦蕒

白苣嘉祐 即生菜　萵苣食療　水苦蕒圖經

翻白草救荒　仙人杖草拾遺　蒲公英唐本 即地丁

黃瓜菜食物　生瓜菜圖經　落葵別錄 即藤菜

蕺菜別錄 即魚腥草　蕨拾遺　水蕨綱目

薇拾遺　翹搖拾遺 即巢菜　鹿藿本經 即野綠豆

灰藋嘉祐　藜綱目　秦荻藜唐本

醍醐菜證類○茅膏菜 孟娘菜 優殿附　雞侯菜

芋別錄 野芋附　土芋拾遺 即土卵　薯蕷本經 即山藥

零餘子拾遺　甘藷綱目　百合本經

山丹日華 即紅花菜　草石蠶拾遺 即甘露子　竹筍蜀本

酸筍綱目

右附方舊三十四新一百一十

本草綱目菜部第二十七卷

菜之二 柔滑類四十一種

菠薐 宋嘉祐

【釋名】菠菜綱目 波斯草綱目 赤根菜【慎微曰】按劉禹錫嘉話録云：菠薐種出自西國。有僧將其子來，云本是頗陵國之種。語訛爲波薐耳。時珍曰：按唐會要云：太宗時尼波羅國獻波薐菜，類紅藍，實如蒺藜，火熟之能益食味。即此也。方士隱名爲波斯草云。

【集解】時珍曰：波薐八月、九月種者，可備冬食；正月、二月種者，可備春蔬。其莖柔脆中空。其葉綠膩柔厚，直出一尖，旁出兩尖，似鼓子花葉之狀而長大。其根長數寸，大如桔梗而色赤，味更甘美。四月起薹尺許。有雄雌。就莖開碎紅花，叢簇不顯。雌者結實，有刺，狀如蒺藜子。種時須砑開，易浸脹，必過月朔乃生，亦一異也。

菜及根【氣味】甘，冷，滑，無毒。【士良曰】微毒。多食令人脚弱，發腰痛，動冷氣。先患腹冷者，必破腹。不與䱇魚同食，發霍亂。取汁煉霜，制砒、汞，伏雌黃、硫黃。【主治】利五臟，通腸胃熱，解酒毒。服丹石人食之佳。孟詵。通血脈，開胸膈，下氣調中，止渴潤燥。根尤良。時珍。

【發明】詵曰：北人食肉麪，食之即平；南人食魚鱉水米，食之即冷。故多食冷大小腸也。時珍曰：按張從正儒門事親云：凡人久病，大便澀滯不通，及痔漏之人，宜常食菠薐、葵菜之類，滑以養竅，自然通利。

【附方】新一。消渴引飲日至一石者：菠薐根、雞内金等分，爲末。米飲服一錢，日三。經驗方。

蕹菜 宋嘉祐 蕹，去聲。

【釋名】時珍曰：蕹與壅同。此菜惟以壅成，故謂之壅。

【集解】藏器曰：蕹菜，嶺南種之。蔓生，開白花，堪茹。時珍曰：蕹菜今金陵及江夏人多蒔之。性宜濕地，畏霜雪。九月藏入土窖中，三四月取出，壅以糞土，即節節生芽，一本可成一畦也。幹柔如蔓而中空，葉似菠薐及錾頭形。味短，須同猪肉煮，令肉色紫乃佳。段公路北戶録言其葉如柳者，誤矣。按稽含草木狀云：蕹菜葉如落葵而小。南人編葦爲筏，作小孔，浮水上。種子於水中，則如萍根浮水面。及長成，莖葉皆出於葦筏孔中，隨水上下，南方之奇蔬也。則此菜水陸皆可生之也。

【氣味】甘，平，無毒。【主治】解胡蔓草毒，即野葛毒。煮食之，亦生擣服。藏器。擣汁和酒服，治產難。時珍。○出唐瑤方。

【發明】藏器曰：南人先食蕹菜，後食野葛，二物相伏，自然無苦。取汁滴野葛苗，當時萎死。相殺如此。張華博物志云：魏武帝啖野葛至一尺，應是先食此菜也。

菾菜 別錄中品 菾音甜。○

【釋名】莙薘菜【時珍曰】菾菜即莙薘也。菾與甜通，因其味也。莙薘之義未詳。【校正】併入嘉祐莙薘菜。

【集解】弘景曰：菾菜即今以作鮓蒸者。【恭曰】菾菜葉似升麻苗，南人蒸炰食之，大香美。【保昇曰】苗高三四尺，莖若蒴藋，有細棱，夏盛冬枯。其莖燒灰淋汁洗衣，白如玉色。【士良曰】葉似紫菊而大，花白。【時珍曰】菾菜正二月下種，宿根亦自生。其葉青白色，似白菘菜葉而短，莖亦相類，但差小耳。生熟皆可食，微作土氣。四月開細白花。結實狀如茱萸梂而輕虛，土黃色，內有細子。根白色。

氣味甘苦，大寒，滑，無毒。〔禹錫曰〕平，微毒。冷氣人不可多食，動氣。先患腹冷人食之，必破腹。〔主治〕時行壯熱，解風熱毒，擣汁飲之，便瘥。別錄 夏月以菜作粥食，解熱，止熱毒痢。擣爛，傅炙瘡，止痛易瘥。蘇恭 擣汁服，主冷熱痢。又止血生肌，及諸禽獸傷，傅之立愈。藏器 煎湯飲，開胃，通心膈，宜婦人。大明 補中下氣，理脾氣，去頭風，利五臟。嘉祐

根〔氣味〕甘，平，無毒。〔主治〕通經脈，下氣，開胸膈。正要

子〔主治〕煮半生，擣汁服，治小兒熱。孟詵 醋浸揩面，去粉滓，潤澤有光。藏器

〔附方〕新一。痔瘻下血：莙薘子、蕓薹子、荊芥子、芫荽子、萵苣子、蔓菁子、蘿蔔子、葱子等分，以大鯽魚一個，去鱗腸，裝藥在內，縫合，入銀石器內，上下用火煉熟，放冷為末。每服二錢，米飲下，日二服。

東風菜 宋開寶

〔釋名〕冬風。〔志曰〕此菜先春而生，故有東風之號。一作冬風，言得冬氣也。

〔集解〕〔志曰〕東風菜生嶺南平澤。莖高二三尺，葉似杏葉而長，極厚軟，上有細毛，煮食甚美。〔時珍曰〕按裴淵廣州記云：東風菜花葉似落娠婦，莖紫。宜肥肉作羹食，香氣似馬蘭，味如酪。

〔氣味〕甘，寒，無毒。〔主治〕風毒壅熱，頭痛目眩，肝熱眼赤，堪入羹臛食。開寶

薺 別錄上品

〔釋名〕護生草。〔時珍曰〕薺生濟澤，故謂之薺。釋家取其莖作挑燈杖，可辟蚊蛾，謂之護生草，云能護衆生也。

〔集解〕〔普曰〕薺生野中。〔弘景曰〕薺類甚多，此是今人所食者。葉作菹羹亦佳。詩云：誰謂荼苦，其甘如薺，是也。〔時珍曰〕薺有大小數種。小薺葉花莖扁，味美。其最細小者，名沙薺也。大薺科葉皆大，而味不及。其莖硬有毛者，名菥蓂，味不甚佳。並以冬至後生苗，二三月起莖五六寸。開細白花，整整如一。結莢如小萍，而有三角。莢內細子，如葶藶子。其子名蒫，音嵯。四月收之。師曠云：歲欲甘，甘草先生，薺是也。菥蓂、葶藶皆是薺類。葶藶見草部隰草類。

〔氣味〕甘，溫，無毒。〔主治〕利肝和中。別錄 利五臟。根：治目痛。大明 明目益胃。時珍 根葉燒灰，治赤白痢，極效。甄權

〔附方〕舊一，新二。暴赤眼，痛脹碜澀：薺菜根杵汁滴之。聖惠 眼生翳膜：薺菜和根莖葉洗淨，焙乾為細末。每夜臥時先洗眼，挑末米許，安兩大眥頭。澀痛忍之，久久膜自落也。聖濟總錄 腫滿腹大，四肢枯瘦，尿澀：用甜葶藶炒、薺菜根等分，為末，煉蜜丸彈子大。每服一丸，陳皮湯下。只二三丸，小便清；十餘丸，腹如故。三因

蒫實〔普曰〕三月三日采，陰乾。〔士良曰〕亦名菥蓂子。四月八日收之，良。〔周王曰〕饑歲采子，水調成塊，煮粥作餅甚黏滑。

〔氣味〕甘，平，無毒。〔權曰〕患氣人食之動冷疾。〔詵曰〕不與麪同食，令人背悶。服丹石人不可食。

〔主治〕明目目痛。別錄 青盲不見物，補五臟不足。甄權 治腹脹。吳普 去風毒邪氣，治壅去瞖，解熱毒。久服視物鮮明。士良

花〔主治〕布席下，辟蟲。又辟蚊蝨。士良 陰乾研末，棗湯日服二錢，治久痢。大明

菥蓂 音析覓。○本經上品 〔校正〕自草部移入此

〔釋名〕大薺別錄 大蕺本經 馬辛〔時珍曰〕諸名不可解。吳普本草又云一名析目，一名榮目，一名馬駒。

〔集解〕〔別錄曰〕菥蓂生咸陽山澤及道旁。四月五月采，暴乾。〔弘景曰〕今處處有之，是大薺子也。方用甚希少。〔保昇曰〕似薺葉而細，俗呼爲老薺。〔恭曰〕爾雅云：菥蓂，大薺也。註云：似薺，俗呼爲老薺。然其味甘而不辛也。〔藏器曰〕本經菥蓂一名大薺，蘇氏引爾雅爲註，案大薺即葶藶，非菥蓂也。菥蓂大而扁，葶藶細而圓，二物殊別也。〔頌曰〕爾雅葶藶謂之蕇，音典。子葉皆似薺，一名狗薺。菥蓂即大薺。大抵二物皆薺類，故人多不能細分，乃爾致疑也。古今眼目方多用之。〔時珍曰〕薺與菥蓂一物也，但分大小二種耳。小者爲薺，大者爲菥蓂，菥蓂有毛。故其子功用相同，而陳士良之本草亦謂薺實一名菥蓂也。葶藶與菥蓂同類，但菥蓂味甘花白，葶藶味苦花黃，爲異耳。或言菥蓂即甜葶藶，亦通。

苗〔氣味〕甘，平，無毒。〔主治〕和中益氣，利肝明目。時珍

菥蓂子〔氣味〕辛，微溫，無毒。〔恭曰〕甘而不辛。〔普曰〕神農、雷公：辛；李當之：小溫。○〔之才曰〕得曼荆實、細辛良，惡乾薑、苦參。一云苦參爲之使。

〔主治〕明目目痛，淚出，除痹，補五臟，益精光。久服輕身不老。本經 療心腹腰痛。別錄 治肝家積聚，眼目赤腫。甄權

〔附方〕舊一，新一。

眼目熱痛 淚出不止：菥蓂子擣篩爲末，臥時銅簪點少許入目，當有熱淚及惡物出，甚佳。

眼中弩肉 方同上，夜夜點之。崔元亮海上方

繁縷 別錄下品

〔釋名〕蕿蔞爾雅 蔜音敖 䕷縷郭璞 滋草千金 鵝腸菜〔時珍曰〕此草莖蔓甚繁，中有一縷，故名。俗呼鵝兒腸菜，象形也。易於滋長，故曰滋草。古樂府云：爲樂當及時，何能待來滋。滋乃草名，即此也。

〔集解〕〔別錄曰〕繁縷五月五日日中采，乾用。〔恭曰〕此即是雞腸也。多生濕地坑渠之側。流俗通謂雞腸，雅士總名繁縷。〔詵曰〕繁縷即藤也。又恐白軟草是之。〔保昇曰〕葉青花白，采苗入藥。〔頌曰〕即雞腸也。南中多有之，生於田野間，近澤下濕地亦或有之。葉似荇菜而小，夏秋間生小白黃花，其莖梗作蔓，斷之有絲縷，又細而中空，似雞腸，因得此名。本草繁縷、雞腸作兩條，蘇恭以爲一物，謹按郭璞註爾雅云：蔜縷一名雞腸草，實一物也。今南北所生或肥瘠不同，故人疑爲二物，而葛洪肘後方治卒淋云用雞腸及繁縷，如此又似是二物，其用大槩主血，故人宜食之。〔時珍曰〕繁縷即鵝腸，非雞腸也。下濕地極多。正月生苗，葉大如指頭，細莖引蔓，斷之中空，有一縷如絲，作蔬甘脆。三月以後漸老，開細瓣白花，結小實大如稗粒，中有細子如葶藶子。吳瑞本草謂黃花者爲繁縷，白花者爲雞腸，亦不然。二物蓋相似，但鵝腸味甘，莖空有縷，花白色；雞腸味微苦，咀之涎滑，莖中無縷，色微紫，花亦紫色。

以此為別。

【氣味】酸，平，無毒。權曰：苦。時珍曰：甘、微鹹。詵曰：溫。思邈曰：黃帝云：合䱉鮓食，發消渴，令人多忘。

【主治】積年惡瘡痔不愈。別錄 破血，下乳汁，產婦宜食之。產後腹有塊痛，以酒炒，絞汁溫服。又暴乾為末，醋糊和丸，空腹服五十丸，取下惡血。藏器

【發明】弘景曰：此菜五月五日采，暴乾，燒作屑，療雜瘡有效。亦雜百草服之，不止此一種也。詵曰：治惡瘡有神效之功，搗汁塗之。作菜食益人，須五月五日者乃驗。詵曰：能去惡血。不可久食，恐血盡。

【附方】舊一，新三。食治烏髭 蘩縷為虀，久久食之，能烏髭髮。聖惠方 小便卒淋 蘩縷草滿兩手，水煮，常常飲之。范汪東陽方 產婦有塊 作痛。蘩縷方見上。丈夫陰瘡 莖及頭潰爛，痛不可忍，久不瘥者。以五月五日蘩縷燒焦五分，入新出蚯蚓屎二分，入少水，和研作餅，貼之，乾即易。禁酒、麪、五辛及熱食等物。甚效。扁鵲方

雞腸草 別錄下品

【校正】原在草部，唐本移入此。

【集解】弘景曰：人家園庭亦有此草。小兒取挼汁以捋蜘蛛網，至黏，可掇蟬。恭曰：此即蘩縷也。剩出此條。時珍曰：雞腸生下溼地。三月生苗，葉似鵞腸而色微深。莖帶紫，中不空，無縷。四月有小莖開五出小紫花。結小實，中有細子。其苗作蔬，不如鵞腸。故別錄列蘩縷於菜部，而列此於草部，以此故也。蘇恭不識，疑為一物，誤矣。生嚼涎滑，故可掇蟬；鵞腸生嚼無涎，亦自可辨。鄭樵通志謂雞腸似蓼而小，其味小辛，非蘩縷者，得之。又石胡荽亦名雞腸草，與此不同。

【氣味】微辛、苦，平，無毒。權曰：苦。之才曰：微寒。

【主治】毒腫，止小便利。別錄 療蠼螋溺瘡。弘景 主遺溺，洗手足傷水爛。甄權 五月五日作灰和鹽，療一切瘡及風丹遍身癢痛。亦可搗封，日五六易之。作菜食，益人，去脂膏毒氣。又燒傅疳䘌。取汁和蜜服，療小兒赤白痢，甚良。孟詵 研末或燒灰，揩齒，去宣露。蘇頌

【附方】舊二，新七。止小便利 雞腸草一斤，於豆豉汁中煮，和米作羹及粥，頻食之。食醫心鏡 小兒下痢 赤白。雞腸草搗汁一合，和蜜服，甚良。孟詵食療 氣淋脹痛 雞腸草三兩，石韋去毛一兩，每用三錢，水一盞，煎服。聖濟總錄 風熱牙痛 浮腫發歇，元臟氣虛，小兒疳蝕。雞腸草、旱蓮草、細辛等分，為末。每日擦三次。名祛痛散。普濟方 發背欲死 雞腸草搗傅之。肘后方 反花惡瘡 雞腸草研汁拂之，或為末，豬脂調搽，極效。醫林正宗 一切頭瘡 雞腸草燒灰，和鹽傅之。孟詵食療 漆瘡瘙癢 雞腸草搗塗之。肘後方 射工中人 成瘡者，以雞腸草搗塗之，經日即愈。盧氏方

苜蓿 別錄上品

【釋名】木粟綱目 光風草 時珍曰：苜蓿，郭璞作牧宿。謂其宿根自生，可飼牧牛馬也。又羅願爾雅翼作木粟，言其米可炊飯也。葛洪西京雜記云：樂遊苑多苜蓿。風在其間，常蕭蕭然。日照其花有光采，故名懷風，又名光風。茂陵人謂之連枝草。金光明經謂之塞鼻力迦。

【集解】弘景曰：長安中乃有苜蓿園，北人甚重之。江南不甚食之，以無味故也。外國復有苜蓿草。

以療目，非此類也。詵曰：彼處人采其根作土黄芪也。宗奭曰：陝西甚多，用飼牛馬，嫩時人兼食之。有宿根，刈訖復生。時珍曰：雜記言苜蓿原出大宛，漢使張騫帶歸中國。然今處處田野有之，陝隴人亦有種者，年年自生。刈苗作蔬，一年可三刈。二月生苗，一科數十莖，莖頗似灰藋。一枝三葉，葉似决明葉，而小如指頂，緑色碧豔。入夏及秋，開細黄花。結小莢圓扁，旋轉有刺，數莢累累，老則黑色。内有米如穄米，可爲飯，亦可釀酒。羅願以此爲鶴頂草，誤矣。鶴頂乃紅心灰藋也。

【氣味】苦，平，濇，無毒。宗奭曰：微甘淡。詵曰：凉。少食好。多食令冷氣入筋中，即瘦人。李廷飛曰：同蜜食，令人下利。【主治】安中利人，可久食。别録 利五臟，輕身健人，洗去脾胃間邪熱氣，通小腸諸惡熱毒，煮和醬食，亦可作羹。孟詵 利大小腸。宗奭 乾食益人。蘇頌

根【氣味】寒，無毒。【主治】熱病煩滿，目黄赤，小便黄，酒疸，擣服一升，令人吐利即愈。蘇恭 擣汁煎飲，治沙石淋痛。時珍

莧 本經上品

【釋名】時珍曰：按陸佃埤雅云：莧之莖葉皆高大而易見，故其字從見，指事也。

【集解】别録曰：莧實一名莫實，細莧亦同，生淮陽川澤及田中，葉如藍。十一月采。李當之曰：莧實即莧菜也。弘景曰：莧實當是白莧，所以云細莧亦同，葉如藍也。細莧即是糠莧，食之乃勝，而並冷利。被霜乃熟，故云十一月采。又有赤莧，莖純紫，不堪食。馬莧别一種，布地生，實至微細，俗呼馬齒莧，恐非莧實也。恭曰：赤莧一名蕢，音匱。經言莧實一名莫實，疑莫字誤矣。保昇曰：莧凡六種：赤莧、白莧、人莧、紫莧、五色莧、馬莧也。惟人、白二莧實可入藥用。赤莧味辛，别有功用。頌曰：人莧、白莧俱大寒，亦謂之糠莧，又謂之胡莧，或謂之細莧，其實一也。但大者爲白莧，小者爲人莧耳。其子霜後方熟，細而色黑。紫莧莖葉通紫，吴人用染爪者，諸莧中惟此無毒，不寒。赤莧亦謂之花莧，莖葉深赤，根莖亦可糟藏，食之甚美，味辛。五色莧今亦稀有。細莧俗謂之野莧，豬好食之，又名豬莧。時珍曰：莧並三月撒種。六月以後不堪食。老則抽莖如人長，開細花成穗。穗中細子，扁而光黑，與青葙子、雞冠子無别，九月收之。細莧即野莧也，北人呼爲糠莧，柔莖細葉，生即結子，味比家莧更勝。俗呼青葙苗爲雞冠莧，亦可食，見草部。

菜【氣味】甘，冷利，無毒。恭曰：赤莧辛，寒。鼎曰：莧動氣，令人煩悶，冷中損腹。不可與鱉同食，生鱉瘕。又取鱉肉如豆大，以莧菜封裹置土坑内，以土蓋之，一宿盡變成小鱉也。機曰：此説屢試不驗。【主治】白莧：補氣除熱，通九竅。孟詵 赤莧：主赤痢，射工、沙虱。蘇恭 紫莧：殺蟲毒，治氣痢。藏器 六莧：並利大小腸，治初痢，滑胎。時珍

【發明】弘景曰：人莧、細莧並冷利，赤莧療赤下而不堪食。方用莧菜甚稀，斷穀方中時用之。頌曰：赤莧微寒，故主血痢。紫莧不寒，比諸莧無毒，不寒，故主氣痢。詵曰：五月五日收莧菜，和馬齒莧爲細末，等分，與妊娠人常服，令易産也。震亨曰：紅莧入血分善走，故與馬莧同服，能下胎。或煮食之，令人易産。

【附方】舊三，新四。

産後下痢赤白者。用紫莧菜一握切，煮汁入粳米三合，煮粥，食之立差也。壽親養老書

小兒緊唇赤莧擣汁洗之良。聖惠

漆瘡搔癢莧菜煎湯洗之。

蜈蚣螫傷取灰莧葉擦之即止。談野翁方

蜂蠆螫傷野莧挼擦之。

諸蛇螫人紫莧擣汁飲一升，以滓塗之。集驗方射工中人狀如傷寒，寒熱發瘡，偏在一處，有異於常者。取赤莧合莖葉擣汁飲一升，日再服，瘥。集驗方

莧實【氣味】甘寒無毒。【主治】青盲明目，除邪，利大小便，去寒熱。久服益氣力，不饑輕身。本經治白瞖，殺蚘蟲。別錄益精。大明肝風客熱，瞖目黑花。時珍

【發明】時珍曰：莧實與青葙子同類異種，故其治目之功，亦彷彿也。

【附方】新一。利大小便莧實爲末半兩，分二服，新汲水下。聖惠

根【主治】陰下冷痛，入腹則腫滿殺人，擣爛傅之。時珍

【附方】新一。牙痛莧根曬乾，燒存性，爲末，揩之，再以紅燈籠草根煎湯漱之。孫氏集效方

馬齒莧蜀本草

【釋名】馬莧別錄五行草圖經五方草綱目長命菜同上九頭獅子草時珍曰：其葉比並如馬齒，而性滑利似莧，故名。俗呼大葉者爲豚耳草，小葉者爲鼠齒莧。又名九頭獅子草。其性耐久難燥，故有長命之稱。寶藏論及八草靈變篇並名馬齒龍芽，又名五方草，亦五行之義。頌曰：馬齒莧雖名莧類，而苗葉與莧都不相似。一名五行草，以其葉青、梗赤、花黃、根白、子黑也。藏器曰：別錄以馬齒與莧同類。二物既殊，今從別品。

【集解】弘景曰：馬莧與莧別，是一種，布地生，實至微細。俗呼馬齒莧，亦可食，小酸。保昇曰：此有二種：葉大者不堪用，葉小者節葉間有水銀，每十斤有八兩至十兩已來。然至難燥，當以槐木搥碎，向日東作架曝之，三兩日即乾如隔年矣。入藥須去莖，其莖無效。斅曰：凡使勿用大葉者，不是馬齒莧，亦無水銀。時珍曰：馬齒莧處處園野生之。柔莖布地，細細對生。六七月開細花，結小尖實，實中細子如葶藶子狀。人多采苗煮曬爲蔬。方士采取，伏砒結汞，煮丹砂，伏硫黃，死雄制雌，別有法度。一種水馬齒，生水中，形狀相類，亦可汋食。見王西樓菜譜。

菜【氣味】酸寒無毒。恭曰：辛溫。宗奭曰：人多食之，然性寒滑。【主治】諸腫瘻疣目，擣揩之。破痃癖，止消渴。藏器能肥腸，令人不思食。治女人赤白下。蘇頌飲汁，治反胃諸淋，金瘡流血，破血癖癥瘕，小兒尤良。用汁治緊唇面皰，解馬汗射工毒，塗之瘥。蘇恭治自尸腳陰腫。保昇作膏，塗溼癬白禿杖瘡。又主三十六種風，煮粥，止痢及疳痢，治腸痛。孟詵服之長年不白。治癰瘡，殺諸蟲。生擣汁服，當利下惡物，去白蟲。和梳垢封丁腫。又燒灰和陳醋滓，先灸後封之，即根出。開寶散血消腫，利腸滑胎，解毒通淋，治產後虛汗。時珍

【發明】時珍曰：馬齒莧所主諸病，皆只取其散血消腫之功也。頌曰：多年惡瘡，百方不瘥，或痛焮不已者，並擣爛馬齒傅上，不過三兩遍。此方出於武元衡相國。武在西川，自苦脛瘡，焮癢不可堪，百醫無效。及到京，有廳吏上此方，用之便瘥也。李絳記其事於兵部手集。

【附方】舊十五，新二十三。三十六風結瘡。馬齒莧一碩，水一碩，煮取汁，入蜜蠟三兩，重煎成膏，塗之。食療諸氣不調馬齒莧煮粥食之。食醫心鏡禳解疫氣

六月六日采馬齒莧曬乾元旦煮熟同鹽醋食之可解疫癘氣唐瑤經驗方

筋骨疼痛不拘風溼氣楊梅瘡及女人月家病先用此藥止疼然後調理乾馬齒莧一斤溼馬齒莧二斤五加皮半斤蒼朮四兩舂碎以水煎湯洗澡急用葱薑擂爛沖熱湯三碗服之暖處取汗立時痛止也○海上名方

脚氣浮腫心腹脹滿小便澀少馬齒莧和少粳米醬汁煮食之食醫心鏡

男女瘧疾馬齒莧搗紮手寸口男左女右

產後虛汗馬齒莧研汁三合服如無汁以乾者煮汁○婦人良方

產後血痢小便不通臍腹痛生馬齒莧菜杵汁三合煎沸入蜜一合和服○產寶

小兒血痢方同上心鏡

肛門腫痛馬齒莧葉三葉酸草等分煎湯熏洗一日二次有效瀕湖方

痔瘡初起馬齒莧不拘鮮乾煮熟急食之以湯熏洗一月內外其孔閉即愈矣楊氏經驗方

赤白帶下不問老稚孕婦悉可服取馬齒莧搗絞汁三大合和雞子白二枚先溫令熱乃下莧汁微溫頓飲之不過再作即愈崔元亮海上方

小便熱淋馬齒莧汁服之聖惠方

陰腫痛極馬齒莧搗傅之良永類鈐方

中蠱欲死馬齒莧搗汁一升飲并傅之日四五次壽域

腹中白蟲馬齒莧水煮一盌和鹽醋空腹食之少頃白蟲盡出也孟詵食療

緊唇面皰馬齒莧煎湯日洗之聖惠方

目中瘜肉淫膚赤白膜馬齒莧一大握洗淨和芒消末少許綿裹安上頻易之龍木論

風齒腫痛馬齒莧一把嚼汁漬之即日腫消本事方

漏耳諸瘡治耳內外惡瘡及頭瘡肥瘡瘑瘡黃馬散用黃蘗半兩乾馬齒莧一兩爲末傅之聖惠

項上癧瘡外臺用馬莧陰乾燒研臘猪脂和以暖泔洗拭傅之○簡便治瘰癧未破馬齒莧同靛花擣摻日三次

腋下胡臭馬齒莧杵以蜜和作團紙裹泥固半寸厚日乾燒過研末每以少許和蜜作餅先以生布揩之以藥夾腋下令極痛久忍然後以手巾勒兩臂日用一次以瘥爲度千金方

小兒火丹熱如火遶臍即損人馬莧搗塗廣利方

小兒臍瘡久不瘥者馬齒菜燒研傅之千金

豌豆癍瘡馬齒莧燒研傅之須臾根逐藥出不出更傅肘後

丁瘡腫毒馬齒菜二分石灰三分爲末雞子白和傅之

反花惡瘡馬齒莧一斤燒研猪脂和傅

蛀脚臁瘡乾馬齒莧研末蜜調傅上一宿其蟲自出神效○海上方

足趾甲疽腫爛者屑上馬齒莧崑崙青木香印城鹽等分和勻燒存性入光明硃砂少許傅之外臺秘要

瘡久不瘥積年者馬齒莧搗爛封之取汁煎稠傅亦可千金

馬咬人瘡入心者馬齒莧煮食之聖惠

射工溪毒馬齒莧擣汁一升服以滓傅之日四五次良崔元亮海上方

毛蟲螫人赤痛不止馬齒莧搗熟封之妙靈苑方

蜂蠆螫人方同上張文仲方

蜈蚣咬傷馬莧汁塗之肘後

小兒白禿馬齒莧煎膏塗之或燒灰猪脂和塗聖惠方

身面瘢痕馬齒莧湯日洗二次○聖惠方

雜物眯目不出用東牆上馬齒莧燒灰研細點少許于眥頭即出也聖惠方

子

【主治】**明目**。**仙經用之**。開寶 **延年益壽**。孟詵 **青盲白翳**，**除邪氣**，**利大小腸**，**去寒熱**。**以一升擣末**，**每以一匙用葱豉煮粥食**，**或著米糝五味作羹食**。心鏡

【附方】新一。

目中出淚或出膿用馬齒莧子人莧子各半兩爲末綿裹銅器中蒸熟熨大眥頭膿水出處每熨以五十度爲率久久自絕聖惠

苦菜本經上品

【校正】併入嘉祐苦苣苦蕒

【釋名】荼（音荼。本經）苦苣（嘉祐）苦蕒（綱目）游冬（別錄）褊苣（日用）老鸛菜（救荒）天香菜（時珍曰：苦荼以味名也。經歷冬春，故曰游冬。許氏說文苣作虇。吳人呼為苦蕒，其義未詳。嘉祐本草言嶺南吳人植苣供饌名苦苣，而又重出苦苣及苦蕒條。今並併之。）

【集解】別錄曰：苦菜生益州川谷山陵道旁，凌冬不死。三月三日采，陰乾。桐君藥錄曰：苦菜三月生扶疏，六月花從葉出，莖直花黃，八月實黑，實落根復生，冬不枯。恭曰：爾雅云荼，苦菜也。易通卦驗玄圖云：苦菜生於寒秋，經冬歷春，得夏乃成，一名游冬。葉似苦苣而細，斷之有白汁，花黃似菊。所在有之。其說與桐君略同。苦蘵俗亦名苦菜，非此荼也。保昇曰：春花夏實，至秋復生花而不實，經冬不凋。宗奭曰：此月令四月小滿節後苦菜秀者也。四方皆有，在北道者則冬方凋生，南方者冬夏常青。葉如苦苣而狹，綠色差淡，折之白乳汁出，味苦。花似野菊，春夏秋皆旋開。時珍曰：苦菜即苦蕒也。家栽者呼為苦苣，實一物也。春初生苗，有赤莖、白莖二種。其莖中空而脆，折之有白汁出。葉似花蘿蔔菜葉而色綠帶碧，上葉抱莖，稍葉似鶴嘴，每葉分叉，攛挺如穿葉狀。開黃花，如初綻野菊。一花結子一叢，如茼蒿子及鶴虱子。花罷則收斂，子上有白毛茸茸，隨風飄揚，落處即生。士良曰：蠶蛾出時不可折取，令蛾子青爛。蠶婦亦忌食之。然野苣若五六回拗後，味反甘滑，勝於家苦蕒也。

【正誤】弘景曰：苦菜疑即茗也。茗一名荼，凌冬不凋，作飲能令人不眠。恭曰：詩云：誰謂荼苦。即苦菜異名也。陶氏謂荼為茗，茗乃木類。按爾雅釋草云：荼，苦菜也。音途。釋木云：檟，苦荼也。音遲遐切。二物全別，不得比例。陶說誤矣。

苦菜【氣味】苦，寒，無毒。（張機曰：野苣不可共蜜食，令人作肉痔。時珍曰：脾胃虛寒人不可食。）

【主治】五臟邪氣，厭（延叶反。伏也）穀，胃痹。久服安心益氣，聰察少臥，輕身耐老。（本經）腸澼渴熱，中疾惡瘡。久服耐饑寒，豪氣不老。（別錄）調十二經脈，霍亂後胃氣煩逆。久服強力，雖冷甚益人。（嘉祐）擣汁飲，除面目及舌下黃。其白汁，塗丁腫，拔根。滴癰上，立潰。（藏器）點瘊子自落。（衍義）傅蛇咬。（大明）明目，主諸痢。（汪機）血淋痔瘻。（時珍）

【發明】宗奭曰：苦苣擣汁傅丁瘡殊驗。青苗陰乾，以備冬月，為末，水調傅之。時珍曰：按洞天保生錄云：夏三月宜食苦蕒，能益心和血通氣也。又陸文量菜園雜記云：凡病痔者，宜用苦苣菜，或鮮或乾，煮至熟爛，連湯置器中，橫安一板坐之。先熏後洗，冷即止，日洗數次，屢用有效。

【附方】新六。

血淋尿血：苦蕒菜一把，酒、水各半，煎服。（資生經）

血脈不調：苦蕒菜曬乾為末，每服二錢，溫酒下。（衛生易簡方）

喉痹腫痛：野苦蕒擣汁半盞，燈心以湯浸，捻汁半盞，和勻服。（普濟方）

對口惡瘡：野苦蕒擂汁一鍾，入薑汁一匙，和酒服，以渣傅，一二次即愈。（唐瑤經驗方）

中沙虱毒：沙虱在水中，人澡浴則著人身，鑽入皮裏，初得皮上正赤，如小豆黍粟，摩之痛如刺，三日後寒熱發瘡毒，若入骨殺人，嶺南多此。即以茅葉刮去，以苦菜汁塗之佳。（肘後方）

壺蜂叮螫：苦蕒汁塗之良。（摘玄方）

根【主治】赤白痢及骨蒸，並煮服之。（嘉祐）治血淋，和小便。（時珍）

花子【氣味】甘，平，無毒。【主治】去中熱，安心神。（宗奭）黃疸

疾連花子研細二錢，水煎服，日二次良。汪穎

白苣 宋嘉祐

【釋名】石苣綱目 生菜【時珍曰】白苣、苦苣、萵苣俱不可煮烹，皆宜生挼去汁，鹽醋拌食，通可曰生菜，而白苣稍美，故獨得專稱也。王氏農書謂之石苣。陸機詩疏云：青州謂之芑，可生食，亦可蒸茹。

【集解】【藏器曰】白苣似萵苣，葉有白毛。【時珍曰】處處有之。似萵苣而葉色白，折之有白汁。正二月下種，四月開黃花如苦蕒，結子亦同。八月、十月可再種。故諺云：生菜不離園。按事類合璧云：苣有數種，色白者爲白苣，色紫者爲紫苣，味苦者爲苦苣。

菜【氣味】苦寒無毒【詵曰】平。患冷氣人食之即腹冷，亦不至苦損人。產後不可食，令人寒中小腸痛。【思邈曰】不可共酪食，生蟲䘌。

【主治】補筋骨，利五臟，開胸膈壅氣，通經脈，止脾氣，令人齒白，聰明少睡，可常食之。孟詵 解熱毒、酒毒，止消渴，利大小腸。寧原

【附方】舊一 魚臍瘡其頭白似腫，痛不可忍。先以鍼刺破頭及四畔，以白苣滴孔中，良。○外臺秘要

萵苣 食療

【釋名】萵菜 千金菜【時珍曰】按彭乘墨客揮犀云：萵菜自咼國來，故名。

【集解】【藏器曰】萵苣有白者、紫者。紫者入燒煉藥用。【時珍曰】萵苣正二月下種，最宜肥地。葉似白苣而尖，色稍青，折之有白汁粘手。四月抽薹，高三四尺。剝皮生食，味如胡瓜。糟食亦良。江東人鹽曬壓實，以備方物，謂之萵筍也。花子並與白苣同。

菜【氣味】苦冷微毒【李廷飛曰】久食昏人目，患冷人不宜食。【時珍曰】按彭乘云：萵苣有毒，百蟲不敢近，蛇虺觸之則目瞑不見物。人中其毒，以薑汁解之。【藏器曰】紫萵苣有毒，入燒煉用。丹房鑑源曰：萵苣用硫黃種，結砂子，制硃砂。又曰：紫色萵苣和土作器，火煅如銅也。

【主治】利五臟，通經脈，開胸膈，功同白苣。藏器 利氣，堅筋骨，去口氣，白齒牙，明眼目。寧原 通乳汁，利小便，殺蟲蛇毒。時珍

【附方】舊一新五 乳汁不通萵苣菜煎酒服。海上方 小便不通萵苣菜擣傅臍上即通。衞生易簡方 ○小便尿血同上方，甚效。楊氏方 沙蝨水毒萵苣菜擣汁塗之良。肘後方 蚰蜒入耳萵苣葉乾者一分，雄黃一分，爲末，糊丸棗核大，蘸生油塞耳中，引出。聖惠方 百蟲入耳萵苣擣汁滴入，自出也。聖濟總錄

子 入藥炒用【主治】下乳汁，通小便，治陰腫、痔漏下血、傷損作痛。時珍

【附方】舊一新五 乳汁不行萵苣子三十枚，研細，酒服。○又方：萵苣子一合，生甘草三錢，糯米、粳米各半合，煮粥頻食之。小便不通萵苣子擣餅貼臍中，即通。海上仙方 腎黃如金萵苣子一合，細研，水一盞，煎五分服。外臺秘要 陰囊㿗腫萵苣子一合，擣末，水一盞，煎五沸，溫服。閃損腰痛趁痛丸：用白萵苣子炒三兩，白粟米炒一撮，乳香、沒藥、烏梅肉各半兩，爲末，煉蜜丸彈子大，每嚼一丸，熱酒下。玉機微義

髭髮不生 癬瘡瘢上不生髭髮。先以竹刀刮損，以蒿苣子、拗猢猻薑末，頻擦之。摘玄方

水苦蕒 宋圖經

〔校正〕自外類移入此。

〔釋名〕謝婆菜圖經　半邊山

〔集解〕頌曰：水苦蕒生宜州溪澗側。葉似苦蕒而厚，光澤。根似白朮而軟。二八九月采其根食之。

根〔氣味〕微苦、辛，寒，無毒。〔主治〕風熱上壅，咽喉腫痛，及項上風癧，以酒磨服。蘇頌

翻白草 救荒

〔釋名〕雞腿根救荒　天藕野菜譜〔時珍曰〕翻白以葉之形名，雞腿、天藕以根之味名也。楚人謂之湖雞腿，淮人謂之天藕。

〔集解〕周憲王曰：翻白草高七八寸。葉硬而厚，有鋸齒，背白，似地榆而細長。開黃花。根如指大，長三寸許，皮赤肉白，兩頭尖峭。生食煮熟皆宜。時珍曰：雞腿兒生近澤田地，高不盈尺。春生弱莖，一莖三葉，尖長而厚，有皺紋鋸齒，面青背白。四月開小黃花。結子如胡荽子，中有細子。其根狀如小白朮頭，剝去赤皮，其內白色如雞肉，食之有粉。小兒生食之，荒年人掘以和飯食。

根〔氣味〕甘、微苦，平，無毒。〔主治〕吐血下血崩中，瘧疾癰瘡。時珍

〔附方〕新七。崩中下血 用湖雞腿根一兩，擣碎，酒二琖，煎一琖服。瀕湖集簡方　吐血不止 翻白草每用五七科，㕮咀，水二鍾，煎一鍾，空心服。　瘧疾寒熱 翻白草根五七個，煎酒服之。　無名腫毒 方同上。　疔毒初起 不拘已成未成，用翻白草十科，酒煎服，出汗即愈。　渾身疥癩 端午日午時，采翻白草，每用一握，煎水洗之。　臁瘡潰爛 端午日午時采翻白草，洗收。每用一握，煎湯盆盛，圍住熏洗，效。劉松石保壽堂方

仙人杖草 拾遺

〔校正〕自草部移入此。

〔集解〕藏器曰：仙人杖生劍南平澤。葉似苦苣，叢生。陳子昂觀玉篇序云：予從補闕喬公北征，夏四月次於張掖河洲，草木無他異者，惟有仙人杖往往叢生。予家世代服食者，昔常餌之，因爲喬公言其功，甘心食之。人或謂喬公曰：此白棘也。公乃訊予，因作觀玉篇焉。頌曰：仙人杖有三物同名：一種是菜類，一種是枯死竹筍之色黑者，枸杞一名仙人杖是也。此仙人杖乃作菜茹者，白棘木類，何因相似？或曰：喬公所謂白棘，乃枸棘，是枸杞之有鍼者。本經枸棘無白棘之名，又其味苦，此菜味甘，乃知草木之類多而難識，使人惑疑似之言，以眞爲僞，宜乎子昂論著之詳也。時珍曰：別有仙人草，生階除間，高二三寸。又有仙人掌草，生於石壁上，皆與此名同物異，不可不審。並見石草類。

〔氣味〕甘，小溫，無毒。〔主治〕作茹食，去痰癖，除風冷。大明　久服長生，堅筋骨，令人不老。藏器

蒲公英 唐本草

〔校正〕自草部移入此。

〔釋名〕耩耨草音搆糯　金簪草綱目　黃花地丁〔時珍曰〕名義未詳。孫思邈千金方作鳧公英，蘇頌圖經作僕公罌，庚辛玉冊作鵓鴣英。俗呼蒲公丁，又呼黃花地丁。淮人謂之白鼓釘，蜀人謂之耳瘢草，關中謂之狗乳草。按土宿本草云：金簪草一名地丁，花如金簪頭，獨腳如丁，故以名之。

〔集解〕保昇曰：蒲公英草生平澤田園中。莖、葉似苦苣，斷之有白汁，堪生噉。花如單菊而大。四月

五月采之。〔頌曰〕處處有之。春初生苗。葉如苦苣。有細刺。中心抽一莖。莖端出一花。色黃如金錢。俗呼爲僕公罌是也。〔宗奭曰〕即今地丁也。四時常有花。花罷飛絮。絮中有子。落處即生。所以庭院間皆有者。因風而來也。〔時珍曰〕地丁江之南北頗多。他處亦有之。嶺南絕無。小科布地。四散而生。莖葉花絮並似苦苣。但小耳。嫩苗可食。庚辛玉冊云。地丁葉似小萵苣。花似大旋萹。一莖聳上三四寸。斷之有白汁。二月采花。三月采根。可制汞。伏三黃。有紫花者。名大丁草。出太行王屋諸山。陝州亦有。名燒金草。能煅砂砂。一種相類而無花者。名地膽草。亦可伏三黃砒霜。

【氣味】甘平無毒。【主治】婦人乳癰水腫。煮汁飲及封之。立消。恭　解食毒。散滯氣。化熱毒。消惡腫結核丁腫。震亨　摻牙。烏鬚髮。壯筋骨。時珍　白汁。塗惡刺狐尿刺瘡。即愈。頌

【發明】〔杲曰〕蒲公英苦寒。足少陰腎經君藥也。本經必用之。〔震亨曰〕此草屬土。開黃花。味甘。解食毒。散滯氣。可入陽明太陰經。化熱毒。消腫核。有奇功。同忍冬藤煎湯。入少酒佐服。治乳癰。服罷欲睡。是其功也。睡覺微汗。病即安矣。〔頌曰〕治惡刺方。出孫思邈千金方。其序云。邈以貞觀五年七月十五日夜。以左手中指背觸著庭木。至曉遂患痛不可忍。經十日。痛日深。瘡日高大。色如熟小豆色。常聞長者論有此方。遂用治之。手下則愈。痛亦除。瘡亦即瘥。未十日而平復如故。楊炎南行方亦著其效云。〔時珍曰〕薩謙齋瑞竹堂方有擦牙烏鬚髮還少丹。甚言此草之功。蓋取其能通腎也。故東垣李氏言其爲少陰本經必用之藥。而著本草者不知此義。

【附方】新五。還少丹　昔日越王曾遇異人得此方。極能固齒牙。壯筋骨。生腎水。凡年未及八十者。服之鬚髮返黑。齒落更生。年少服之。至老不衰。得遇此者。宿有仙緣。當珍重之。不可輕泄。用蒲公英一斤。一名耩耨草。又名蒲公罌。生平澤中。三四月甚有之。秋後亦有放花者。連根帶葉取一斤洗淨。勿令見天日。晾乾。入斗子。解鹽一兩。香附子五錢。二味爲細末。入蒲公草內淹一宿。分爲二十團。用皮紙三四層裹紮定。用六一泥即蚯蚓糞如法固濟。入竈內焙乾。乃以武火煅通紅爲度。冷定取出。去泥爲末。早晚擦牙漱之。吐嚥任便。久久方效。瑞竹堂方　乳癰紅腫　蒲公英一兩。忍冬藤二兩。擣爛。水二鍾。煎一鍾。食前服。睡覺病即去矣。積德堂方　疳瘡疔毒　蒲公英擣爛覆之。即黃花地丁也。別更擣汁。和酒煎服。取汗。唐氏方　多年惡瘡　蒲公英擣爛貼。救急方　○蛇螫腫痛　方同上

黃瓜菜 食物

【釋名】黃花菜〔時珍曰〕其花黃。其氣如瓜。故名。

【集解】〔穎曰〕黃瓜菜野生田澤。形似油菜。但味少苦。取爲羹茹。甚香美。〔時珍曰〕此菜二月生苗。田野徧有。小科如薺。三四五月開黃花。花與莖葉並同地丁。但差小耳。一科數花。結細子。不似地丁之花成絮也。野人茹之。亦采以飼鵞兒。

【氣味】甘微苦微寒無毒。【主治】通結氣。利腸胃。汪穎

生瓜菜 宋圖經

【釋名】〔頌曰〕生瓜菜生資州平田陰畦間。春生苗。長三四寸。作叢生。葉青而圓。似白莧菜。夏開紫白花。結細實。黑色。其味作生瓜氣。故以爲名。

【氣味】甘微寒無毒。【主治】走注攻頭面四肢。及陽毒

傷寒，壯熱頭痛，心神煩躁，利胸膈，擣汁飲之。又生擣貼腫。蘇頌

落葵 別錄下品

【釋名】蔠葵 爾雅 藤葵 食鑑 藤菜 綱目 天葵 別錄 蘩露 同 御菜 俗 燕脂菜 志曰：落葵一名藤葵，俗呼為胡燕脂。時珍曰：落葵葉冷滑如葵，故得葵名。釋家呼為御菜，亦曰藤兒菜。爾雅云：蔠葵，蘩露也。一名承露。其葉最能承露，其子垂垂亦如綴露，故得露名。而蔠、落二字相似，疑落字乃蔠字之訛也。案考工記云：大圭，終葵首也。註云：齊人謂椎曰蔠葵。圭首六寸為椎。然則此菜亦以其葉似椎頭而名之乎。

【集解】弘景曰：落葵又名承露，人家多種之。葉惟可飪鮓食，冷滑。其子紫色，女人以漬粉傅面為假色，少入藥用。保昇曰：蔓生，葉圓，厚如杏葉。子似五味子，生青熟黑。所在有之。時珍曰：落葵三月種之，嫩苗可食。五月蔓延，其葉似杏葉而肥厚軟滑，作蔬和肉皆宜。八九月開細紫花，累累結實，大如五味子，熟則紫黑色。揉取汁，紅如燕脂，女人飾面、點唇及染布物，謂之胡燕脂，亦曰染絳子。但久則色易變耳。

葉【氣味】酸，寒，滑，無毒。時珍曰：甘、微酸，冷滑。脾冷人不可食。弘景曰：曾為狗齧者食之，終身不瘥。

【主治】滑中，散熱。別錄 利大小腸。時珍

子【主治】悅澤人面。別錄 可作面脂。蘇頌 詵曰：取子蒸過，烈日中暴乾，挼去皮，取仁細研，和白蜜塗面，鮮華立見。

蕺 音戢。別錄下品

【釋名】葅菜 恭 魚鯹草 時珍曰：蕺字，段公路北戶錄作蕊，音戢。秦人謂之葅子。葅、蕺音相近也。其葉鯹氣，故俗呼為魚鯹草。

【集解】恭曰：蕺菜生溼地山谷陰處，亦能蔓生。葉似蕎麥而肥，莖紫赤色。山南江左人好生食之。關中謂之葅菜。保昇曰：莖葉俱紫，赤英，有臭氣。時珍曰：案趙叔文醫方云：魚鯹草即紫蕺。葉似荇，其狀三角，一邊紅，一邊青，可以養豬。又有五蕺，即五毒草，花葉相似，但根似狗脊。見草部。

葉【氣味】辛，微溫，有小毒。別錄曰：多食令人氣喘。弘景曰：俗傳食蕺不利人腳，恐由閉氣故也。今小兒食之，便覺腳痛。詵曰：小兒食之，三歲不行。久食發虛弱，損陽氣，消精髓。思邈曰：素有腳氣人食之，一世不愈。

【主治】蠼螋尿瘡。別錄 淡竹筒內煨熟，擣傅惡瘡、白禿。大明 散熱毒癰腫，瘡痔脫肛，斷痁疾，解硇毒。時珍

【附方】舊一，新六。

背瘡熱腫 蕺菜擣汁塗之，留孔以洩熱毒，冷即易之。經驗方

痔瘡腫痛 魚鯹草一握，煎湯熏洗，仍以草挹痔即愈。一方：洗後以枯礬入片腦少許，傅之。救急方

疔瘡作痛 魚鯹草擣爛傅之。痛一二時，不可去草，痛後一二日即愈。徽人所傳方也。○陸氏積德堂方

小兒脫肛 魚鯹草擂如泥，先以朴消水洗過，用芭蕉葉托住藥坐之，自入也。○永類方

蟲牙作痛 魚鯹草、花椒、菜子油等分，擣勻，入泥少許，和作小丸如豆大。隨牙左右塞耳內，兩邊輪換，不可一齊用，恐閉耳氣。塞一日夜，取看有細蟲為效。簡便方

斷截瘧疾 紫蕺一握，擣爛絹包，周身摩擦，得睡有汗即愈。臨發前一時作之。救急易方

惡

蛇蟲傷 魚鯉草、皺面草、槐樹葉、草決明。一處杵爛傅之，甚效。同上。

蕨 拾遺

【釋名】**虌** 時珍曰：爾雅云：蕨，虌也。菜名。陸佃埤雅云：蕨初生無葉，狀如雀足之拳，又如人足之蹶，故謂之蕨。周秦曰蕨，齊魯曰虌，初生亦類虌腳，故也。其苗謂之蕨萁。

【集解】藏器曰：蕨生山間。根如紫草。人采茹食之。時珍曰：蕨處處山中有之。二三月生芽，拳曲狀如小兒拳，長則展開如鳳尾，高三四尺。其莖嫩時采取，以灰湯煮去涎滑，曬乾作蔬，味甘滑，亦可醋食。其根紫色，皮內有白粉，搗爛再三洗澄，取粉作粔籹，盪皮作線食之，色淡紫，而甚滑美也。野人饑年掘取，治造不精，聊以救荒，味即不佳耳。詩云：陟彼南山，言采其蕨。陸璣謂其可以供祭，故采之。然則蕨之為用，不獨救荒而已。一種紫萁，似蕨有花而味苦，謂之迷蕨，初生亦可食，爾雅謂之月爾，三蒼謂之紫蕨。郭璞云：花繁月爾紫蕨，拳曲繁盛，故有月爾之名。

萁及根【氣味】甘，寒，滑，無毒。詵曰：久食令人目暗鼻塞髮落。又冷氣人食多腹脹。小兒食之，腳弱不能行。思邈曰：久食成瘕。

【主治】去暴熱，利水道，令人睡。藏器 補五臟不足，氣壅經絡筋骨間毒氣。孟詵 根燒灰油調，傅蛇蝤傷。○時珍 蝤音蕭，蟲名。

【發明】藏器曰：多食消陽氣，故令人睡，弱人腳。四皓食芝而壽，夷齊食蕨而夭，固非良物。干寶搜神記云：郗鑒鎮丹徒，二月出獵，有甲士折蕨一枝，食之，覺心中淡淡成疾。後吐一小蛇，懸屋前，漸乾成蕨。遂明此物不可生食也。時珍曰：蕨之無益，為其性冷而滑，能利水道，泄陽氣，降而不升，耗人眞元也。四皓采芝而心逸，夷齊采蕨而心憂，其壽其夭，於蕨何與焉？陳公之言，可謂迂哉。然饑人瀕死，賴蕨延活，又不無濟世之功。

【附方】新一。

腸風熱毒 蕨菜花焙，為末。每服二錢，米飲下。聖惠

水蕨 綱目

【集解】時珍曰：水蕨似蕨，生水中。呂氏春秋云：菜之美者，有雲夢之薑。即此菜也。薑音豈。

【氣味】甘，苦，寒，無毒。

【主治】腹中痞積，淡煮食，一二日即下惡物。忌雜食一月餘乃佳。時珍 ○衛生方

薇 拾遺

【校正】自草部移入此。

【釋名】**垂水** 爾雅 **野豌豆** 綱目 **大巢菜** 時珍曰：案許慎說文云：薇似藿，乃菜之微者也。王安石字說云：微賤所食，因謂之微。故詩以采薇賦戍役。孫炎註爾雅云：薇草生水旁而枝葉垂於水，故名垂水也。巢菜見翹搖下。

【集解】藏器曰：薇生水旁，葉似萍，蒸食利人。三秦記云：夷齊食之三年，顏色不異。武王誡之，不食而死。李珣曰：薇生海池澤中，水菜也。時珍曰：薇生麥田中，原澤亦有，故詩云山有蕨薇，非水草也。即今野豌豆，蜀人謂之巢菜。蔓生，莖葉氣味皆似豌豆，其藿作蔬、入羹皆宜。詩云：采薇采薇，薇亦柔止。禮記云：芼豕以薇。皆此物也。詩疏以為迷蕨，鄭氏通志以為金櫻芽，皆謬矣。項氏云：巢菜有大小二種：大者即薇，乃野豌豆之不實者；小者即蘇東坡所謂元修菜也。此說得之。

【氣味】甘，寒，無毒。

【主治】久食不飢，調中，利大小腸。藏器 利水道，下浮腫，潤大腸。珣

翹搖 拾遺

【釋名】搖車 爾雅 野蠶豆 綱目 小巢菜。藏器曰：翹搖，幽州人謂之苕搖。爾雅云：柱夫，搖車，俗呼翹車是矣。蔓生細葉，紫花可食。時珍曰：翹搖言其莖葉柔婉，有翹然飄搖之狀，故名。蘇東坡云：菜之美者，蜀鄉之巢。故人巢元修嗜之，因謂之元修菜。陸放翁詩序云：蜀蔬有兩巢：大巢即豌豆之不實者；小巢生稻田中，吳地亦多，一名漂搖草，一名野蠶豆。以油煠之，綴以米糝，名草花，食之佳，作羹尤美。

【集解】藏器曰：翹搖生平澤，蔓生如豋豆，紫花。時珍曰：處處皆有。蜀人秋種春采，老時耕轉壅田。故薛田詩云：剩種豌巢沃晚田。蔓似豋豆而細，葉似初生槐芽及蒺藜，而色青黃。欲花未萼之際，采而蒸食，點酒下鹽，芼羹作餡，味如小豆藿。至三月開小花，紫白色，結角，子似豌豆而小。

【氣味】辛，平，無毒。詵曰：煮食佳，生食令人吐水。

【主治】破血止血生肌，擣汁服之，療五種黃病，以瘥為度。藏器 利五臟，明耳目，去熱風，令人輕健，長食不厭，甚益人。孟詵 止熱瘧，活血平胃。時珍

【附方】新二。活血明目：漂搖豆為末，甘草湯服二錢，日二服。衞生易簡方 熱瘧不止：翹搖杵汁服之。廣利方

鹿藿 本經下品

【校正】自草部移入此。

【釋名】鹿豆 郭璞 豋豆 音勞，亦作蹽 野綠豆。時珍曰：豆葉曰藿，鹿喜食之，故名。俗呼豋豆，豋、鹿音相近也。王磐野菜譜作野綠豆。爾雅云：蔨，音卷。鹿藿也。其實莥。音紐。即此。

【集解】別錄曰：鹿藿生汶山山谷。弘景曰：方藥不用，人亦無識者。但葛苗一名鹿藿。恭曰：此草所在有之，苗似豌豆而引蔓長粗，人采為菜，亦微有豆氣，山人名為鹿豆也。保昇曰：鹿豆可生噉，五月、六月采苗，日乾之。郭璞註爾雅云：鹿豆葉似大豆，蔓延生，根黃而香，是矣。時珍曰：鹿豆即野綠豆，又名豋豆，多生麥地田野中。苗葉似綠豆而小，引蔓生。生熟皆可食。三月開淡粉紫花，結小莢。其子大如椒子，黑色。可煮食，或磨麵作餅蒸食。

【氣味】苦，平，無毒。【主治】蠱毒，女子腰腹痛不樂，腸癰瘰癧瘍氣。本經 止頭痛。梁簡文勸醫文

灰藋 音狄。○宋嘉祐

【校正】原自草部移入穀部，今復移入此。

【釋名】灰滌菜 綱目 金鎖天。時珍曰：此菜莖葉上有細灰如沙，而枝葉翹趯，故名。梁簡文帝勸醫文作灰蓧菜，俗訛為灰條菜。雷公炮炙論謂之金鎖天。

【集解】藏器曰：灰藋生於熟地，葉心有白粉，似藜。但藜心赤，莖大，堪為杖，入藥不如白藋也。其子炊為飯，香滑。時珍曰：灰藋處處原野有之。四月生苗，莖有紫紅線稜。葉尖有刻，面青背白。莖心、嫩葉背面皆有白灰。為蔬亦佳。五月漸老，高者數尺。七八月開細白花，結實簇簇如毬，中有細子，蒸暴取仁，可炊飯及磨粉食。救荒本草云：結子成穗者味甘，散穗者微苦，生牆下、樹下者不可用。

【修治】斅曰：灰藋即金鎖天，葉撲蔓翠，往往有金星，堪用。若白青色者，是妓女莖，不中用也。若使金鎖天，莖高二尺五六寸為妙。若長若短，皆不中使。凡用勿令犯水，去根，日乾，以布拭去肉毛令盡。

細剉。焙乾用之。時珍曰：妓女莖即地膚子。苗與灰藋莖相似。而葉不同。亦可爲蔬。詳見本條下。

莖葉【氣味】甘平無毒【主治】惡瘡蟲蠶蜘蛛等咬。擣爛和油傅之。亦可煮食。作湯浴疥癬風瘙。燒灰納齒孔中。殺蟲䘌。含漱去甘瘡。以灰淋汁蝕瘜肉。除白癜風黑子面䵟。著肉作瘡。藏器

【附方】新一。疔瘡惡腫 野灰藋菜葉燒灰。撥破瘡皮。唾調少許點之。血出爲度。普濟

子仁【氣味】甘平無毒【主治】炊飯磨麪食。殺三蟲。藏器

藜 綱目

【釋名】萊 詩疏 紅心灰藋 玉冊 鶴頂草 土宿本草 臙脂菜 詳下文

【集解】時珍曰：藜處處有之。即灰藋之紅心者。莖葉稍大。河朔人名落藜。南人名臙脂菜。亦曰鶴頂草。皆因形色名也。嫩時亦可食。故昔人謂藜藿與膏粱不同。老則莖可爲杖。詩云：南山有臺。北山有萊。陸機註云：萊即藜也。初生可食。譙沛人以雞蘇爲萊。三蒼以茱萸爲萊。皆名同物異也。韻府謂藜爲落帚。亦誤矣。寶藏論云：鶴頂龍芽。其頂如鶴。八九月和子收之。入外丹用。

葉【氣味】甘平微毒 時珍曰：按庚辛玉冊云：鶴頂。陰草也。擣汁煮粉霜。燒灰淋汁。煎粉霜。伏礬石。結草砂。制硫。伏汞。及雌黃砒石。【主治】殺蟲。藏器 煎湯洗蟲瘡。漱齒䘌。擣爛塗諸蟲傷。去癜風。時珍

【附方】新一。白癜風 紅灰藋五斤。茄子根莖三斤。蒼耳根莖五斤。並曬乾燒灰。以水一斗煎湯淋汁。熬成膏。別以好乳香半兩。鉛霜一分。膩粉一分。煉成牛脂二兩。和勻。每日塗三次。聖惠

莖【主治】燒灰。和荻灰蒿灰等分。水和蒸取汁。煎膏。點疣贅黑子。蝕惡肉。時珍

秦荻藜 唐本草附

【釋名】時珍曰：按山海經云。秦山有草。名曰藜。如荻。可以爲菹。此即秦荻藜也。蓋亦藜類。其名亦由此得之。

【集解】恭曰：秦荻藜生下溼地。所在有之。人所啖者。詵曰：此物於生菜中。最香美。

【氣味】辛溫無毒【主治】心腹冷脹。下氣消食。和醬醋食之。唐本 破氣甚良。又末之和酒服。療心痛悒悒塞滿氣。孟詵

子【主治】腫毒。擣末和醋封之。日三易。孟詵

醍醐菜 證類

【集解】時珍曰：唐慎微證類本草收此。而形狀莫考。惟雷斆炮炙論云：形似牛皮蔓。掐之有乳汁出。香甜入頂。采得以苦竹刀細切。入砂盆中研如膏。用生絹挼汁出。暖飲。然亦不云治何病也。

【氣味】甘溫無毒【主治】月水不利。擣葉絞汁。和酒煎服一盞。千金

【附方】舊一。傷中崩赤 醍醐杵汁。拌酒煎沸。空心服一盞。千金方

【附錄】茅膏菜 拾遺 藏器曰：味甘平無毒。煮服。主赤白久痢。生茅中。高一尺。有毛如油膩。黏人手。子作角生。

雞侯菜 又曰：味辛溫無毒。久食溫中益氣。顧微廣州記云。生嶺南。似艾。

二月生苗。宜雞羹食之。故名。

孟娘菜〔又曰〕味苦小溫無毒。主婦人腹中血結羸瘦。男子陰囊溼癢。强陽道。令人健行不睡。補虛。去痔瘻瘰癧癭瘤。生四明諸山。冬夏常有。葉似升麻。方莖。山人采茹之。

優殿〔又曰〕味辛溫無毒。溫中去惡氣。消食。生安南。人種爲茹。南方草木狀云。合浦有優殿。人種之。以豆醬食之。芳香好味。

芋

別錄中品

〔校正〕自果部移入此

〔釋名〕土芝別錄 **蹲鴟**〔時珍曰〕按徐鉉註說文云。芋猶吁也。大葉實根。駭吁人也。吁音芋。芋疑怪貌。又史記卓文君云。岷山之下。野有蹲鴟。至死不饑。註云。芋也。蓋芋魁之狀。若鴟之蹲坐故也。芋魁東漢書作芋渠。渠魁義同。

〔集解〕〔弘景曰〕芋錢塘最多。生則有毒。味薟不可食。種芋三年。不采則成梠芋。又別有野芋。名老芋。形葉相似。如一根。並殺人。〔恭曰〕芋有六種。青芋。紫芋。眞芋。白芋。連禪芋。野芋也。其類雖多。苗並相似。莖高尺餘。葉大如扇。似荷葉而長。根類薯蕷而圓。其青芋多子。細長而毒多。初煮須灰汁。更易水煮熟。乃堪食爾。白芋眞芋連禪紫芋。並毒少。正可煮啖之。兼肉作羹甚佳。蹲鴟之饒。蓋謂此也。野芋大毒。不可啖之。關陝諸芋遍有。山南江左惟有青白紫三芋而已。〔頌曰〕今處處有之。閩蜀淮楚尤多植之。種類雖多。大抵性效相近。蜀川出者。形圓而大。狀若蹲鴟。謂之芋魁。彼人種以當糧食而度饑年。江西閩中出者。形長而大。其細者如卵。生於魁旁。食之尤美。凡食芋並須栽蒔者。其野芋有大毒。不可食。〔宗奭曰〕江浙二川者最大而長。京洛者差圓小。然味佳。他處不及也。當心出苗者爲芋頭。四邊附之而生者爲芋子。八九月已後掘食之。〔時珍曰〕芋屬雖多。有水旱二種。旱芋山地可種。水芋水田蒔之。葉皆相似。但水芋味勝。莖亦可食。芋不開花。時或七八月間有開者。抽莖生花黃色。旁有一長萼護之。如半邊蓮花之狀也。按郭義恭廣志云。芋凡十四種。君子芋。魁大如斗。赤鸇芋。即連禪芋。魁大子少。百果芋。魁大子繁。畝收百斛。青邊芋。旁巨芋。車轂芋。三種並魁大子少。葉長丈餘。長味芋。味美。莖亦可食。雞子芋。色黃。九面芋。大而不美。青芋。曹芋。象芋。皆不可食。惟莖可作菹。旱芋九月熟。蔓芋緣枝生。大者如二三升也。

芋子〔氣味〕辛平滑有小毒〔大明曰〕冷。〔弘景曰〕生則有毒。味薟不可食。性滑下。石服餌家所忌。〔恭曰〕多食動宿冷。〔宗奭曰〕多食難尅化。滯氣困脾。

〔主治〕寬腸胃。充肌膚。滑中。別錄 **冷啖。療煩熱。止渴。**蘇恭 **令人肥白。開胃通腸閉。產婦食之。破血。飲汁。止血渴。**藏器 **破宿血。去死肌。和魚煮食。甚下氣。調中補虛。**大明

〔發明〕〔詵曰〕芋白色者無味。紫色者破氣。煮汁啖之止渴。十月後曬乾收之。冬月食不發病。他時月不可食。又和鯽魚鱧魚作臛良。久食。治人虛勞無力。又煮汁洗膩衣。白如玉也。〔大明曰〕芋以薑同煮過。換水再煮。方可食之。

〔附方〕舊二。新二。

腹中癖氣生芋子一斤。壓破。酒五斤。漬二七日。空腹每飲一斤。神良。○韋宙獨行方

身上浮風芋煮汁浴之。慎風半日。孟詵食療

瘡冒風邪腫痛。用白芋燒灰傅之。乾即易。千金方

頭上軟癤用大芋擣傅之。即乾。簡便方

葉莖〔氣味〕辛冷滑無毒〔主治〕除煩止瀉。療妊婦心煩迷悶。胎動不安。又鹽研。傅蛇蟲咬。并癰腫毒痛。及罯毒箭。大明 **梗擦蜂螫尤良。**宗奭 **汁塗蜘蛛傷。**時珍

【發明】〔慎微曰〕沈括筆談云。處士劉易隱居王屋山。見一蜘蛛爲蜂所螫。墜地腹鼓欲裂。徐行入草。嚙破芋梗。以瘡就嚙處磨之。良久腹消如故。自後用治蜂螫有驗。由此。

【附方】新一。黃水瘡 芋苗曬乾。燒存性研搽。邵眞人經驗方

【附錄】野芋〔弘景曰〕野芋形葉與芋相似。芋種三年不采。成梠芋。並能殺人。誤食之煩悶垂死者。惟以土漿及糞汁大豆汁飲之。則活矣。〔藏器曰〕野芋生溪澗側。非人所種者。根葉相似。又有天荷。亦相似而大。〔時珍曰〕小者爲野芋。大者爲天荷。俗名海芋。詳見草部毒草類。野芋根辛冷。有大毒。醋摩傅蟲瘡惡癬。其葉搗塗毒腫初起無名者。即消。亦治蜂蠆螫。塗之良。

土芋 拾遺

【校正】自草部移入此。

【釋名】土卵 拾遺 黃獨 綱目 土豆

【集解】〔藏器曰〕土芋蔓生。葉如豆。其根圓如卵。鶗鴂食後彌吐。人不可食。又云。土卵蔓生如芋。人以灰汁煮食之。〔恭曰〕土卵似小芋。肉白皮黃。梁漢人名爲黃獨。可蒸食之。

根【氣味】甘辛寒。有小毒。【主治】解諸藥毒。生研水服。當吐出惡物便止。煮熟食之。甘美不饑。厚人腸胃。去熱嗽。藏器

薯蕷 本經上品

【校正】自草部移入此。

【釋名】藷薁 音諸預 土藷 音除 山藷 圖經 山芋 吳普 山藥 衍義 玉延〔吳普曰〕薯蕷一名藷薯。一名兒草。一名修脆。齊魯名山芋。鄭越名土藷。秦楚名玉延。〔頌曰〕江閩人單呼爲藷。音若殊及韶。亦曰山藷。山海經云。景山北望少澤。其草多藷薁。音同薯蕷。則是一種。但字或音殊。或音諸。不一。或語有輕重。或相傳之訛耳。〔宗奭曰〕薯蕷因唐代宗名預。避諱改爲薯藥。又因宋英宗諱署。改爲山藥。盡失當日本名。恐歲久以山藥爲別物。故詳著之。

【集解】〔別錄曰〕薯蕷生嵩高山谷。二月八月采根暴乾。〔普曰〕亦生臨朐鍾山。始生赤莖細蔓。五月開白花。七月結實青黃。八月熟落。其根內白外黃。類芋。〔弘景曰〕近道處處有之。東山江南皆多。掘取食之以充糧。南康間最大而美。服食亦用之。〔恭曰〕此有兩種。一者白而且佳。日乾搗粉食大美。且愈疾而補。一者青黑。味殊不美。蜀道者尤良。〔頌曰〕處處有。以北都四明者爲佳。春生苗。蔓延籬援。莖紫葉青。有三尖。似白牽牛葉更厚而光澤。夏開細白花。大類棗花。秋生實於葉間。狀如鈴。今人冬春采根。刮之白色者爲上。青黑者不堪。近汴洛人種之。極有息。春取宿根頭。以黃沙和牛糞作畦種之。苗生似竹。稍作援。高一二尺。夏月頻溉之。當年可食。極肥美。南中一種生山中。根細如指。極緊實。刮磨入湯煮之。作塊不散。味更眞美。云食之尤益人。過於家園種者。又江湖閩中一種。根如薑芋之類。而皮紫。極有大者。一枚可重數斤。削去皮。煎煮食俱美。但性冷於北地者耳。彼土人呼爲藷。南北之產。或有不同。故形類差別也。〔甄權曰〕按劉敬叔異苑云。薯蕷。野人謂之土藷。根既入藥。又復可食。人植之者。隨所種之物而像之也。〔時珍曰〕薯蕷入藥。野生者爲勝。若供饌。則家種者爲良。四月生苗延蔓。紫莖綠葉。葉有三尖。似白牽牛葉而更光潤。五六月開花成穗。淡紅色。結莢成簇。莢凡三稜合成。堅而無仁。其子別結於一旁。狀似雷丸。大小不一。皮色土黃而肉白。煮食甘滑。與其根同。王旻山居錄云。曾得山芋子如荊棘子者。食之更愈於根。即此也。霜後收子留種。或春月采根截種。皆生。

【脩治】〔頌曰〕采白根刮去黃皮。以水浸之。糝白礬末少許入水中。經宿淨洗去涎。焙乾用。〔宗奭曰〕入藥貴生乾之。故古方皆用乾山藥。蓋生則性滑。不可入藥。熟則滯氣。只堪啖耳。其法。冬月以布裹

手用竹刀刮去皮，竹篩盛置簷風處，不得見日，一夕乾五分，候全乾收之。或置焙籠中，微火烘乾亦佳。斅曰：凡使勿用平田生二三紀者，須要山中生經十紀者。皮赤，四面有鬚者妙。采得以銅刀刮去赤皮，洗去涎，蒸過暴乾用。

【氣味】甘，溫、平，無毒。普曰：神農：甘，小溫。桐君、雷公：甘，涼，無毒。之才曰：紫芝爲之使。惡甘遂。

【主治】傷中，補虛羸，除寒熱邪氣，補中，益氣力，長肌肉，強陰。久服耳目聰明，輕身不饑延年。本經。主頭面遊風，頭風眼眩，下氣，止腰痛，治虛勞羸瘦，充五臟，除煩熱。別錄。補五勞七傷，去冷風，鎮心神，安魂魄，補心氣不足，開達心孔，多記事。甄權。強筋骨，主泄精健忘。大明。益腎氣，健脾胃，止洩痢，化痰涎，潤皮毛。時珍。生擣貼腫硬毒，能消散。震亨。

【發明】權曰：凡患人體虛羸者，宜加而用之。詵曰：利丈夫，助陰力。熟煮和蜜，或爲湯煎，或爲粉，並佳。乾之入藥更妙。惟和麪作餺飥則動氣，爲不能制麪毒也。李杲曰：山藥入手太陰。張仲景八味丸用乾山藥，以其涼而能補也。亦治皮膚乾燥，以此潤之。時珍曰：按吳綬云：山藥入手足太陰二經，補其不足，清其虛熱。又按王履溯洄集云：山藥雖入手太陰，然肺爲腎之上源，源既有滋，流豈無益，此八味丸所以用其強陰也。又按曹毗杜蘭香傳云：食薯蕷可以辟霧露。

【附方】舊一，新十。

補益虛損 益顏色，補下焦虛冷，小便頻數，瘦損無力。用薯蕷於沙盆中研細，入銚中，以酒一大匙熬令香，旋添酒一盞，攪令勻，空心飲之，每日一服。聖惠方。

心腹虛脹 手足厥逆，或飲苦寒之劑多，未食先嘔，不思飲食。山藥半生半炒，爲末，米飲服二錢，一日二服，大有功效。忌鐵器、生冷。普濟方。

小便數多 山藥以礬水煮過、白茯苓等分，爲末。每水飲服二錢。○儒門事親。

下痢禁口 山藥半生半炒，爲末。每服二錢，米飲下。衛生易簡方。

痰風喘急 生山藥擣爛半碗，入甘蔗汁半碗，和勻，頓熱飲之，立止。簡便單方。

脾胃虛弱 不思飲食。山芋、白朮一兩，人參七錢半，爲末，水糊丸小豆大。每米飲下四五十丸。普濟方。

濕熱虛泄 山藥、蒼朮等分，飯丸，米飲服。大人小兒皆宜。瀕湖經驗方。

腫毒初起 帶泥山藥、蓖麻子、糯米等分，水浸研，傅之即散也。普濟方。

胯眼臖瘍 山藥、沙糖同擣，塗上即消。先以麪塗四圍，乃上此。簡便單方。

項後結核 或赤腫硬痛。以生山藥一挺去皮，蓖麻子二個同研，貼之如神。救急易方。

手足凍瘡 山藥一截，磨泥傅之。○儒門事親。

零餘子 拾遺

【校正】自草部移入此。

【集解】藏器曰：零餘子大者如雞子，小者如彈丸，在葉下生。曬乾功用強於薯蕷。薯蕷有數種，此其一也。時珍曰：此即山藥藤上所結子也。長圓不一，皮黃肉白。煮熟去皮，食之勝於山藥，美於芋子。霜後收之。墜落在地者，亦易生根。

【氣味】甘，溫，無毒。

【主治】補虛損，強腰腳，益腎，食之不飢。藏器。

甘藷 綱目

【集解】時珍曰：按陳祈暢異物志云：甘藷出交廣南方。民家以二月種，十月收之。其根似芋，亦有巨魁大者如鵞卵，小者如雞鴨卵。剝去紫皮，肌肉正白如肪。南人用當米穀、果食，蒸炙皆香美。初時甚甜，經久得風稍淡也。又按稽含草木狀云：甘藷薯蕷之類，或云芋類也。根葉亦如芋，根大如拳甌，蒸煮食之，味同薯蕷，性不甚冷。珠厓之不業耕者惟種此，蒸切曬收，以充糧糗，名藷糧。海中之人多壽，亦由不食五穀，而食甘藷故也。

氣味 甘平無毒。**主治** 補虛乏，益氣力，健脾胃，强腎陰。功同薯蕷。時珍

百合 本經中品

校正 自草部移入此

釋名 䣝音藩 强瞿別錄 蒜腦藷別錄曰：一名摩羅，一名重箱，一名中逢花。吳普曰：一名重邁，一名中庭。弘景曰：百合俗人呼爲强仇。仇即瞿也，聲之訛耳。時珍曰：百合之根，以衆瓣合成也。或云專治百合病，故名。亦通。其根如大蒜，其味如山藷，故俗稱蒜腦藷。顧野王玉篇亦云：䣝乃百合蒜也。此物花、葉、根皆四向，故曰强瞿。凡物旁生謂之瞿，義出韓詩外傳。

集解 別錄曰：百合生荆州山谷。二月、八月采根，陰乾。弘景曰：近道處處有之。根如葫蒜，數十片相累。人亦蒸煮食之。乃云是蚯蚓相纏結變作之。亦堪服食。恭曰：此有二種：一種葉大莖長，根粗花白者，宜入藥；一種細葉，花紅色。頌曰：百合三月生苗，高二三尺，簳粗如箭，四面有葉如雞距，又似柳葉，青色，近莖處微紫，莖端碧白。四五月開紅白花，如石榴嘴而大，根如葫蒜，重疊生二三十瓣。又一種花紅黃，有黑斑點，細葉，葉間有黑子者，不堪入藥。按徐鍇歲時廣記：二月種百合，法宜雞糞。或云百合是蚯蚓化成，而反好雞糞，理不可知也。時珍曰：百合一莖直上，四向生葉。葉似短竹葉，不似柳葉。五六月莖端開大白花，長五寸，六出，紅蕊四垂向下，色亦不紅。紅者葉似柳，乃山丹也。百合結實略似馬兜鈴，其內子亦似之。其瓣種之，如種蒜法。山中者宿根年年自生。未必盡是蚯蚓化成也。蚯蚓多處，不聞盡有百合，其說恐亦浪傳耳。

正誤 宗奭曰：百合莖高三尺許，葉如大柳葉，四向攢枝而上。其顛即開淡黃白花，四垂向下覆長蘂。花心有檀色，每一枝顛，須五六花。子紫色，圓如梧子，生於枝葉間。每葉一子，不在花中，亦一異也。根即百合，白色，其形如松子，四向攢生，中間出苗。時珍曰：寇氏所說，乃卷丹，非百合也。蘇頌所傳不堪入藥者，今正其誤。葉短而闊，微似竹葉，白花四垂者，百合也。葉長而狹，尖如柳葉，紅花，不四垂者，山丹也。莖葉似山丹而高，紅花帶黃而四垂，上有黑斑點，其子先結在枝葉間者，卷丹也。卷丹以四月結子，秋時開花，根似百合。其山丹四月開花，根小少瓣。蓋一類三種也。吳瑞本草言白花者名百合，紅花者名强仇，不知何所據也。

根

氣味 甘平無毒。權曰：有小毒。**主治** 邪氣腹脹心痛，利大小便，補中益氣。本經 除浮腫臚脹，痞滿寒熱，通身疼痛，及乳難喉痹，止涕淚。別錄 百邪鬼魅，涕泣不止，除心下急滿痛，治脚氣熱欬。甄權 安心定膽益志，養五臟，治顛邪狂叫驚悸，產後血狂運，殺蠱毒氣，脇癰乳癰發背諸瘡腫。大明 心急黃，宜蜜蒸食之。孟詵 治百合病。宗奭 溫肺止嗽。元素

發明 頌曰：張仲景治百合病，有百合知母湯、百合滑石代赭湯、百合雞子湯、百合地黃湯，凡四方。病名百合而用百合治之，不識其義。穎曰：百合新者可蒸可煮，和肉更佳；乾者作粉食，最益人。時

珍曰：按王維詩云：冥搜到百合，眞使當重肉。果堪止涙無。欲縱望江目。蓋取本草百合止涕涙之說。

【附方】舊三，新十三。**百合病**百合知母湯：治傷寒後百合病，行住坐臥不定，如有鬼神狀，已發汗者。用百合七枚，以泉水浸一宿，明旦更以泉水二升，煮取一升，卻以知母三兩，用泉水二升煮一升，同百合汁再煮，取一升半，分服。○百合雞子湯：治百合病已經吐後者。用百合七枚，泉水浸一宿，明旦更以泉水二升，煮取一升，入雞子黃一個，分再服。○百合代赭湯：治百合病已經下後者。用百合七枚，泉水浸一宿，明旦更以泉水二升，煮取一升，卻以代赭石一兩，滑石三兩，水二升，煮取一升，同百合汁再煮，取一升半，分再服。○百合地黃湯：治百合病未經汗吐下者。用百合七枚，泉水浸一宿，明旦更以泉水二升，煮取一升，入生地黃汁一升，同煎取一升半，分再服。○並仲景金匱要略方。

百合變渴病已經月，變成消渴者。百合一升，水一斗，漬一宿，取汁溫浴病人。浴畢食白湯餅。陳延之小品方。

百合變熱者。用百合一兩，滑石三兩，爲末，飲服方寸匕，微利乃良。小品方。

百合腹滿作痛者。用百合炒爲末，每飲服方寸匕，日二。小品。

陰毒傷寒百合煮濃汁，服一升良。孫眞人食忌。

肺臟壅熱煩悶欬嗽者。新百合四兩，蜜和蒸軟，時時含一片，吞津。聖惠方。

肺病吐血新百合擣汁，和水飲之。亦可煮食。衛生易簡方。

耳聾耳痛乾百合爲末，溫水服二錢，日二服。千金方。

拔白換黑七月七日取百合熟擣，用新瓷瓶盛之，密封挂門上，陰乾百日。每拔去白者摻之，即生黑者也。便民圖纂。

遊風隱疹以楮葉摻動，用鹽泥二兩，百合半兩，黃丹二錢，醋一分，唾四分，擣和貼之。摘玄方。

瘡腫不穿野百合同鹽擣泥，傅之良。應驗方。

天泡溼瘡生百合擣塗，一二日即安。瀕湖集簡方。

魚骨哽咽百合五兩，研末，蜜水調圍頸項包住。不過三五次即下。聖濟。

花【主治】小兒天泡溼瘡，暴乾研末，菜子油塗，良。時珍

子【主治】酒炒微赤，研末湯服，治腸風下血。思邈

山丹 日華

【釋名】**紅百合**日華 **連珠**同 **川強瞿**通志 **紅花菜**

【集解】詵曰：百合紅花者名山丹。其根食之不甚良，不及白花者。時珍曰：山丹根似百合，小而瓣少，莖亦短小。其葉狹長而尖，頗似柳葉，與百合迥別。四月開紅花，六瓣不四垂，亦結小子。燕齊人采其花跗未開者，乾而貨之，名紅花菜。卷丹莖葉雖同而稍長大，其花六瓣四垂，大於山丹。四月結子在枝葉間，入秋開花在顛頂，誠一異也。其根有瓣似百合，不堪食，別一種也。

根【氣味】甘，涼，無毒。正要云：平。【主治】瘡腫，驚邪。大明 女人崩中。時珍

花【氣味】同根。【主治】活血。其蕊，傅疔瘡惡腫。時珍

草石蠶 拾遺

【校正】自草部移入此。

【釋名】**地蠶**日用 **土蛹**餘冬錄 **甘露子**食物 **滴露**綱目 **地瓜兒**

時珍曰：蠶蛹皆以根形而名，甘露以根味而名。或言葉上滴露則生，珍常蒔之，無此說也。其根長大者，救荒本草謂之地瓜兒。

【集解】藏器曰：陶氏註蟲部石蠶云：今俗用草根黑色。按草石蠶生高山石上，根如箸，上有毛，節如蠶，葉似卷柏。山人取食之。頌曰：草根之似蠶者，亦名石蠶，出福州。今信州山石上四時常有。其苗

青亦有節三月采根用機曰草石蠶徽州甚多土人呼爲地蠶肥白而促節大如三眠蠶生下溼地及沙磧間秋時耕犁徧地皆是收取以醋淹作葅食冬月亦掘取之頴曰地蠶生郊野麥地中葉如薄荷少狹而尖文微皺欠光澤根白色狀如蠶四月采根水瀹和鹽爲菜茹之時珍曰草石蠶即今甘露子也荆湘江淮以南野中有之人亦栽蒔二月生苗長者近尺方莖對節狹葉有齒並如雞蘇但葉皺有毛耳四月開小花成穗一如紫蘇花穗結子如荆芥子其根連珠狀如老蠶五月掘根蒸煮食之味如百合或以蘿蔔滷及鹽葅水收之則不黑亦可醬漬蜜藏既可爲菜又可充果陳藏器言石蠶葉似卷柏者若與此不同也

根【氣味】甘平無毒時珍曰不宜生食及多食生寸白蟲與諸魚同食令人吐【主治】浸酒除風破血煮食治溪毒藏器焙乾主走注風散血止痛其節亦可擣末酒服蘇頌和五臟下氣清神正要

竹筍蜀本草

【校正】併入木部拾遺桃竹筍

【釋名】竹萌爾雅竹芽筍譜竹胎說文竹子神異經時珍曰筍從竹旬諧聲也陸佃云旬內爲筍旬外爲竹故字從旬今謂竹爲妬母草謂筍生旬有六日而齊母也僧贊寧筍譜云筍一名萌一名篛一名蘿一名茁一名初篁皆會意也俗作笋者非

【集解】弘景曰竹類甚多筍以實中竹篁竹者爲佳於藥無用頌曰竹筍諸家惟以苦竹筍爲最貴然苦竹有二種一種出江西者本極粗大筍味殊苦不可啖一種出江浙及近道者肉厚而葉長濶筍味微苦俗呼甜苦筍食品所宜亦不聞入藥用也時珍曰晉武昌戴凱之宋僧贊寧皆著竹譜凡六十餘種其所產之地發筍之時各各不同詳見木部竹下其筍亦有可食不可食者大抵北土鮮竹惟秦蜀吳楚以南則多有之竹有雌雄但看根上第一枝雙生者必雌也乃有筍土人於竹根行鞭時掘取嫩者謂之鞭筍江南湖南人冬月掘大竹根下未出土者爲冬筍東觀漢記謂之苞筍並可鮮食爲珍品其他則南人淡乾者爲玉版筍明筍火筍鹽曝者爲鹽筍並可爲蔬食也按贊寧云凡食筍者譬如治藥得法則益人反是則有損采之宜避風日見風則本堅入水則肉硬脫殼煮則失味生着刃則失柔煮之宜久生必損人苦筍宜久煮乾筍宜取汁爲羹茹蒸之最美煨之亦佳味薟者戟人咽先以灰湯煮過再煮乃良或以薄荷數片同煮亦去薟味詩云其蔌伊何惟筍及蒲禮云加豆之實筍葅魚醢則筍之爲蔬尚之久矣

諸竹筍【氣味】甘微寒無毒藏器曰諸筍皆發冷血及氣瑞曰筍同羊肝食令人目盲【主治】消渴利水道益氣可久食別錄利膈下氣化熱消痰爽胃寧原

苦竹筍【氣味】苦甘寒【主治】不睡去面目并舌上熱黃消渴明目解酒毒除熱氣健人藏器理心煩悶益氣力利水道下氣化痰理風熱脚氣并蒸煮食之心鏡治出汗中風失音汪頴乾者燒研入鹽擦牙疳時珍

【發明】時珍曰四川敘州宜賓長寧所出苦筍彼人重之宋黃山谷有苦筍賦云僰道苦筍冠冕兩川甘脆愜當小苦而成味溫潤縝密多啖而不痟食肴以之啟迪酒客爲之流涎蓋許之也如此

箽竹筍【主治】消渴風熱益氣力消腹脹蒸煮炒食

皆宜。甯原

淡竹筍 氣味甘寒。主治消痰，除熱狂壯熱，頭痛頭風，并妊婦頭旋顛仆，驚悸溫疫迷悶，小兒驚癇天弔。汪穎

冬筍 筀筍 氣味甘寒。主治小兒痘疹不出，煮粥食之，解毒，有發生之義。汪穎

發明 詵曰：淡竹筍即中母筍，雖美，然發背悶腳氣。箭竹筍新者可食，陳者不宜。諸竹筍多食，皆動氣發冷癥，惟苦竹筍主逆氣不發疾。穎曰：筍與竹瀝功近，有人素患痰病，食筍而愈也。瑞曰：淡筍、甘筍、苦筍、冬筍、鞭筍皆可久食。其他雜竹筍性味不一，不宜多食。宗奭曰：筍難化，不益人脾，病不宜食之。一小兒食乾筍三寸許，噎於喉中，壯熱喘粗，如驚，服驚藥不效，後吐出筍，諸證乃定，其難化也如此。時珍曰：贊寧筍譜云：筍雖甘美，而滑利大腸，無益於脾，俗謂之刮腸篦。惟生薑及麻油能殺其毒。人以麻滓沃竹叢，則次年凋疎，可驗矣。其蘄州叢竹、毛斑竹、匡廬扁竹、澧州方竹、嶺南[illegible]竹、篣竹，諸筍皆苦韌不堪食也。時珍常見俗醫治痘，往往勸飲筍湯，云能發痘。蓋不知痘瘡不宜大腸滑利，而筍有刮腸之名，則暗受其害者，不知若干人也。戒之哉！戒之哉！

桃竹筍 拾遺 藏器曰：南人謂之黃筍，灰汁煮之可食。不爾戟人喉。其竹叢生，醜類非一。時珍曰：桃枝竹出川廣中，皮滑而廣，犀紋瘦骨，四寸有節，可以爲席。氣味苦，有小毒。主治六畜瘡中蛆，擣碎納之，蛆盡出。藏器

刺竹筍 時珍曰：生交廣中，叢生，大者圍二尺，枝節皆有刺，夷人種以爲城，伐竹爲弓，根大如車輻。一名芭竹。氣味甘苦，有小毒。食之落人髮。竹譜

酸筍 綱目

集解 時珍曰：酸筍出粤南。顧玠海槎錄云：筍大如臂，摘至用沸湯泡去苦水，投冷井水中浸二三日，取出縷如絲繩，醋煮可食。好事者攜入中州，成罕物云。

氣味酸涼，無毒。主治作湯食，止渴解酲，利膈。時珍

本草綱目菜部第二十七卷終

本草綱目菜部目錄二十八卷

互攷諸菜

本草綱目菜部第二十八卷

菜之三 蓏菜類一十一種

茄 音伽。宋開寶〇

〔釋名〕**落蘇**拾遺 **崑崙瓜**御覽 **草鼈甲**〔頌曰〕按段成式云：茄音加，乃蓮莖之名。今呼茄菜，其音若伽，未知所自也。〔時珍曰〕陳藏器本草云：茄一名落蘇。名義未詳。按五代貽子錄作酪酥，蓋以其味如酥酪也，於義似通。杜寶拾遺錄云：隋煬帝改茄曰崑崙紫瓜。又王隱君養生主論治瘧方用乾茄，諱名草鼈甲。蓋以鼈甲能治寒熱，茄亦能治寒熱故爾。

〔集解〕〔頌曰〕茄子處處有之。其類有數種：紫茄、黃茄，南北通有；白茄、青水茄，惟北土有之。入藥多用黃茄，其餘惟可作菜茹爾。江南一種藤茄，作蔓生，皮薄似壺盧，亦不聞中藥。〔宗奭曰〕新羅國出一種茄，形如雞子，淡光微紫色，蒂長味甘。今中國已遍有之。〔時珍曰〕茄種宜於九月黃熟時收取，洗淨曝乾，至二月下種移栽。株高二三尺，葉大如掌。自夏至秋，開紫花，五瓣相連，五棱如縷，黃蕊綠蒂，蒂包其茄。茄中有瓤，瓤中有子，子如脂麻。其茄有團如栝樓者，長四五寸者，有青茄、紫茄、白茄。白茄亦名銀茄，更勝青者。諸茄至老皆黃，蘇頌以黃茄爲一種，似未深究也。王禎農書云：一種渤海茄，白色而堅實；一種番茄，白而扁，甘脆不澀，生熟可食；一種紫茄，色紫，蒂長味甘；一種水茄，形長味甘，可以止渴。洪容齋隨筆云：浙西常茄皆皮紫，其白者爲水茄；江西常茄皆皮白，其紫者爲水茄，亦一異也。劉恂嶺表錄云：交嶺茄樹，經冬不凋，有二三年漸成大樹者，其實如瓜也。茄葉摘布路上，以灰圍之，則子必繁，謂之嫁茄。

茄子

〔氣味〕**甘，寒，無毒。**〔志曰〕凡久冷人不可多食，損人動氣，發瘡及痼疾。〔李廷飛曰〕秋後食多損目。〔時珍曰〕按生生編云：茄性寒利，多食必腹痛下利，女人能傷子宮也。

〔主治〕**寒熱，五臟勞。**孟詵 **治溫疾傳尸勞氣。醋摩，傳腫毒。**大明 **老裂者燒灰，治乳裂。**震亨 **散血止痛，消腫寬腸。**時珍

〔發明〕〔宗奭曰〕蔬圃中惟此無益。開寶本草並無主治，止說損人，後人雖有處治之法，終與正文相失。圃人又下於暖處，厚加糞壤，遂於小滿前後求貴價以售。既不以時，損人益多。不時不食，烏可忽也。〔震亨曰〕茄屬土，故甘而喜降，大腸易動者忌之。老實治乳頭裂，茄根煮湯漬凍瘡，折蒂燒灰治口瘡，俱獲奇效，皆甘以緩火之意也。〔時珍曰〕段成式酉陽雜俎言茄厚腸胃，動氣發疾。蓋不知茄之性滑，不厚腸胃也。

〔附方〕舊五，新十。

婦人血黃：黃茄子竹刀切，陰乾爲末，每服二錢，溫酒調下。摘玄方

腸風下血：經霜茄連蒂燒存性，爲末，每日空心溫酒服二錢匕。靈苑方

久患下血：大茄種三枚，每用一枚，濕紙包煨熟，安瓶內，以無灰酒一升半沃之，蠟紙封閉三日，去茄暖飲。普濟方

腹內鼈癥：陳醬茄兒燒存性，入麝香、輕粉少許，脂調貼之。壽域方

卵癪偏墜：用雙蒂茄子懸于房門上，出入用眼視之。茄蔫所患亦蔫，茄乾亦乾矣。又法：用雙茄懸門上，每日抱兒視之二三次，釘鍼于上，十餘日消矣。劉松石保壽堂方

大風熱痰：用黃老茄子大者不計多少，以新瓶盛，埋土中，經一年盡化爲水，取出，入苦參末同丸梧子大。食已及臥時酒下三十丸，甚效。此方出江南人傳。蘇頌圖經本草

腰脚拘攣：腰脚風血積冷，筋急拘攣疼痛者。取茄子五十斤切洗，以水五斗煮取濃汁，濾去滓，更入小鐺中，煎至一升以來，即入生粟粉同煎，令稀稠得所，取出搜和，更入麝香、硃砂末，同丸如梧子大。每日用秫米酒送下三十丸，近

暮再服。一月乃瘥。男子女人通用皆驗。圖經本草

磕撲青腫 老黃茄極大者切片，如一指厚，新瓦焙研為末。欲臥時溫酒調服二錢匕，一夜消盡，無痕迹也。勝金

墜損跌撲 散血止痛。重陽日收老茄子百枚，去蒂四破切之，消石十二兩擣碎，以不津器先鋪茄子一重，乃下消石一重，如此間鋪令盡，以紙數層密封，安置淨處，上下以新磚承覆，勿犯地氣。至正月後取出，去紙兩重，日中曝之，逐日如此。至二三月，度茄已爛，開瓶傾出，濾去滓，別入新器中，以薄綿蓋頭，又曝，至成膏，乃可用。每以酒調半匙，空腹飲之，日再，恐血散則痛止而愈矣。若膏久乾硬，即以飯飲化動用之。圖經本草

發背惡瘡 用上方以酒服半匙，更以膏塗瘡口四圍，覺冷如冰，瘡乾便瘥。其有根在膚腠者，亦可內消。本同上

熱毒瘡腫 生茄子一枚，割去二分，去瓤二分，似罐子形，合于瘡上，即消也。如已出膿，再用取瘥。聖濟總錄

牙齒腫痛 隔年糟茄，燒灰頻頻乾擦，立效。海上名方

蟲牙疼痛 黃茄種燒灰擦之，效。摘玄方

喉痹腫痛 糟茄或醬茄，細嚼嚥汁。德生堂方

婦人乳裂 秋月冷茄子裂開者，陰乾燒存性，研末，水調塗。補遺方

蒂【主治】燒灰，米飲服二錢，治腸風下血不止及血痔。吳瑞 燒灰，治口齒瘡䘌。生切，擦癜風。時珍

【發明】時珍曰：治癜風用茄蒂蘸硫附末摻之，取其散血也。白癜用白茄蒂，紫癜用紫茄蒂，亦各從其類耳。

【附方】新一。

風蛀牙痛 茄蒂燒灰摻之，或加細辛末等分，日用之。仁存方

花【主治】金瘡牙痛。時珍

【附方】新一。

牙痛 秋茄花乾之，旋燒研塗痛處，立止。海上名方

根及枯莖葉【主治】凍瘡皴裂，煮湯漬之，良。開寶 散血消腫，治血淋下血，血痢，陰挺，齒䘌，口蕈。時珍

【附方】新八。

血淋疼痛 茄葉熏乾為末，每服二錢，溫酒或鹽湯下。隔年者尤佳。經驗良方

腸風下血 方同上，米飲下。

久痢不止 茄根燒灰、石榴皮等分為末，以沙糖水服之。簡便單方

女陰挺出 茄根燒存性，為末，油調在紙上，捲筒安入內，一日一上。乾坤生意

口中生蕈 用醋漱口，以茄母燒灰、飛鹽等分，米醋調稀，時時擦之。摘玄方

牙齒䘌痛 茄根擣汁，頻塗之。○陳茄樹燒灰傅之，先以露蜂房煎湯漱過。海上名方

牙痛取牙 茄科以馬尿浸三日，曬炒為末，每用點牙即落，真妙。鮑氏方

夏月趾腫 不能行走者，九月收茄根懸簷下，逐日煎湯洗之。簡便

苦茄 拾遺

【集解】藏器曰：苦茄野生嶺南，樹小有刺。

子【主治】醋摩，塗癰腫。根亦可作湯浴。又主瘴氣。藏器

壺盧 日華

【釋名】**瓠瓜** 說文 **匏瓜** 論語 時珍曰：壺，酒器也。盧，飲器也。此物各象其形，又可為酒飯之器，因以名之。俗作葫蘆者，非矣。葫乃蒜名，蘆乃葦屬也。其圓者曰匏，亦曰瓢，因其可以浮水如泡、如漂也。凡蓏屬皆得稱瓜，故曰瓠瓜、匏瓜。古人壺、瓠、匏三名皆可通稱，初無分別。故孫愐唐韻云：瓠音壺，又音護。瓠𤬸，瓢也。陶隱居本草作瓠𤬸，云是瓠類也。許慎說文云：瓠，匏也。又云：瓠，瓢也。匏，大腹

瓠也。陸機詩疏云：壺，瓠也。又云：匏，瓠也。莊子云：有五石之瓠。諸書所言，其字皆當與壺同音。而後世以長如越瓜首尾如一者爲瓠，音護。瓠之一頭有腹長柄者爲懸瓠，無柄而圓大形扁者爲匏，匏之有短柄大腹者爲壺，壺之細腰者爲蒲蘆，各分名色，迥異於古。以今參詳，其形狀雖各不同，而苗葉皮子性味則一，故茲不復分條焉。懸瓠，今人所謂茶酒瓢者是也。蒲蘆，今之藥壺盧是也。郭義恭廣志謂之約腹壺，以其腹有約束也。亦有大小二種也。

【集解】弘景曰：瓠與冬瓜氣類同輩。又有瓠甊，亦是瓠類，小者名瓢，食之乃勝瓠。此等皆利水道，所以在夏月食之，大約不及冬瓜也。恭曰：瓠與瓠甊，冬瓜全非類例。三物苗葉相似，而實形則異。瓠形似越瓜，長尺餘，頭尾相似，夏中便熟，秋末便枯。瓠甊形狀大小非一，夏末始實，秋中方熟，取其爲器，經霜乃堪。瓠與甜瓠甊體性相類，啖之俱勝冬瓜。陶言不及，是未悉此等原種各別也。時珍曰：長瓠、懸瓠、壺盧、匏瓜、蒲盧，名狀不一，其實一類各色也。處處有之，但有遲早之殊。陶氏言瓠與冬瓜氣類同輩，蘇氏言瓠與瓠甊全非類例，皆未可憑。數種並以正二月下種，生苗引蔓延緣。其葉似冬瓜葉而稍團，有柔毛，嫩時可食。故詩云：幡幡瓠葉，采之亨之。五六月開白花，結實白色，大小長短各有種色。瓠中之子，齒列而長，謂之瓠犀。竊謂壺匏之屬，既可烹曬，又可爲器。大者可爲甕盎，小者可爲瓢樽，爲腰舟可以浮水，爲笙可以奏樂。膚瓤可以養豕，犀瓣可以澆燭，其利溥矣。

壺瓠【氣味】甘，平，滑，無毒。恭曰：甘，冷。多食令人吐利。扁鵲曰：患腳氣虛脹冷氣者食之，永不除也。【主治】消渴惡瘡，鼻口中肉爛痛。思邈 利水道。弘景 消熱，服丹石人宜之。孟詵 除煩，治心熱，利小腸，潤心肺，治石淋。大明

【發明】時珍曰：按名醫錄云：浙人食匏瓜，多吐瀉，謂之發暴。蓋此物以暑月壅成故也。惟與香葇同食，則可免。

【附方】新一。腹脹黃腫：用亞腰壺盧連子燒存性，每服一個，食前溫酒下。不飲酒者，白湯下。十餘日見效。簡便方

葉【氣味】甘，平，無毒。【主治】爲茹耐飢。思邈

蔓鬚花【主治】解毒。時珍

【附方】新一。預解胎毒：七八月，或三伏日，或中秋日，翦壺盧鬚如環子腳者，陰乾，於除夜煎湯浴小兒，則可免出痘。唐瑤經驗方

子【主治】齒齗或腫或露，齒搖疼痛：用八兩，同牛膝四兩。每服五錢，煎水含漱，日三四次。御藥院方

苦瓠 本經下品

【釋名】苦匏國語、苦壺盧

【集解】別錄曰：苦瓠生晉地。弘景曰：今瓠忽有苦者，如膽不可食，非別生一種也。又有瓠甊，亦是瓠類。恭曰：本經所論，都是苦瓠甊爾。陶謂瓠中苦者，大誤矣。瓠中時有苦者，不入藥用，無所主療，亦不堪啖。瓠與瓠甊原種各別，非甘者變爲苦也。保昇曰：瓠即匏也。有甘、苦二種，甘者大，苦者小。機曰：瓠壺有原種是甘，忽變爲苦者，俗謂以雞糞壅之，或牛馬踐踏，則變爲苦。陶說亦有所見，未可盡非也。時珍曰：詩云：瓠有苦葉。國語云：苦匏不材，於人共濟而已。皆指苦壺而言，即苦瓠也。瓠、壺同音，陶氏以瓠作護音釋之，所以不穩也。應劭風俗通云：燒穰可以殺瓠。或云畜瓠之家不燒穰，種瓜之家

不焚漆。物性相畏也。蘇恭言服苦瓠過分，吐利不止者，以黍穰灰汁解之。蓋取乎此。凡用苦瓠，須細理瑩淨無黶翳者乃佳。不爾有毒。

瓠及子【氣味】苦，寒，有毒。【主治】大水，面目四肢浮腫。下水，令人吐。本經 利石淋，吐呀嗽囊結疰蠱痰飲。又煮汁漬陰，療小便不通。蘇恭 煎汁滴鼻中，出黃水，去傷冷鼻塞，黃疸。藏器 吐蚘蟲。大明 治癰疽惡瘡疥癬齲齒有蟲䘌者。又可制汞。時珍

【附方】舊八，新十七。**急黃病**苦瓠一枚，開孔，以水煮之，攪取汁，滴入鼻中，去黃水。陳藏器 **黃疸腫滿**苦壺盧瓤如大棗許，以童子小便二合浸之一時，取兩酸棗大，納兩鼻中，深吸氣，待黃水出良。○又方：用瓠瓤熬黃為末，每服半錢，日一服，十日愈。然有吐者，當詳之。傷寒類要 **大水脹滿**頭面洪大。用瑩淨好苦瓠白瓤，捻如豆粒，以麪裹煮一沸，空心服七枚，至午當出水一斗，二日水自出不止，大瘦乃瘥。二年內忌鹹物。○聖惠：用苦壺盧瓤一兩，微炒為末，每日粥飲服一錢。**通身水腫**苦瓠膜炒二兩，苦葶藶五分，擣合丸小豆大，每服五丸，日三，水下止。○又用苦瓠膜五分，大棗七枚，擣丸，一服三丸，如人行十里許，又服三丸，水出更服一丸，即止。並千金方 **石水腹腫**四肢皆瘦削。用苦瓠膜炒一兩，杏仁半兩，炒去皮尖，為末，糊丸小豆大，每飲下十丸，日三，水下止。聖濟總錄 **水蠱洪腫**苦瓠瓤一枚，水二升，煮至一升，煎至可丸，如小豆大，每米飲下十丸。待小便利，作小豆羹食。勿飲水。**小便不通**脹急者。用苦瓠子三十枚，炒，螻蛄三個，焙，為末，每冷水服一錢。並聖濟總錄 **小兒閃癖**取苦瓠未破者，煮令熱，解開熨之。陳藏器本草 **風痰頭痛**苦瓠膜取汁，以葦管灌入鼻中，其氣上衝腦門，須臾惡涎流下，其病立愈除根。勿以昏運為疑。乾者浸汁亦效。其子為末吹入亦效。年久頭風皆愈。普濟方 **鼻窒氣塞**苦壺盧子為末，醋酒浸之，夏一日，冬七日。日日少少點之。聖惠方 **眼目昏暗**七月七日取苦瓠白瓤絞汁一合，以酢二升，古錢七文，同以微火煎減半。每日取沫納眥中，神效。千金 **弩肉血瞖**秋間取小柄壺盧或小藥壺盧，陰乾，於緊小處鋸斷，內空一小孔如眼孔大。遇有此病，將眼皮上下用手掙開，將壺盧孔合定，初雖甚痛苦，然瘀肉血瞖皆漸下，不傷睛也。劉松石經驗方 **齒䘌口臭**苦瓠子為末，蜜丸半棗大，每旦漱口了，含一丸，仍塗齒齗上，涎出吐去妙。聖惠方 **風蟲牙痛**壺盧子半升，水五升，煎三升，含漱之。莖葉亦可。不過三度。聖惠方 **惡瘡癬癩**十年不瘥者。苦瓠一枚，煮汁搽之，日三度。肘後方 **九瘻有孔**苦瓠四枚，大如盞者，各穿一孔如指大，湯煮十數沸，取一竹筒長一尺，一頭插瓠孔中，一頭注瘡孔上，冷則易之。用遍乃止。千金方 **痔瘡腫痛**苦壺盧、苦蕒菜煎湯，先熏後洗，乃貼熊膽、密陀僧、膽礬、片腦末，良。摘玄方 **下部懸癰**擇人神不在日，空心用井華水調百藥煎末一盌服之。微利後，卻用秋壺盧一名苦不老，生在架上而苦者，切片置瘡上，灸二七壯。蕭端式病此連年，一灸遂愈。永類鈐方 **卒中蠱毒**或吐血，或下血，皆如爛肝者。苦瓠一枚，水二升，煮一升服，立吐即愈。又方：用苦酒一升，煮令消，服之取吐，神驗。肘後方 **死胎不下**苦壺盧燒存性研末，每服一錢，空心熱酒下。海上名方 **聤耳出膿**乾瓠子一分，黃連半錢，為末，以綿先繳淨，吹入半字，日二次。聖惠方 **鼻中息肉**苦壺盧子、苦丁香等分，入麝香少許，為末，紙撚點之。聖惠方

花【主治】一切瘻瘡。霜後收曝，研末傅之。時珍

蔓【主治】瘺瘡，煎湯浴之，即愈。時珍。○出仇遠稗史

【附方】新一

小兒白禿：瓠藤同裹鹽荷葉煎濃汁洗，三五次愈。總錄

敗瓢綱目

【集解】時珍曰：瓢乃匏壺破開爲之者，近世方藥亦時用之。當以苦瓠者爲佳，年久者尤妙。

【氣味】苦，平，無毒。【主治】消脹殺蟲，治痔漏，下血，崩中，帶下赤白。時珍

【附方】新六

中滿鼓脹：用三五年陳壺盧瓢一個，以糯米一斗作酒，待熟，以瓢於炭火上炙熱，入酒浸之，如此三五次，將瓢燒存性，研末。每服三錢，酒下，神效。余居士選奇方

大便下血：敗瓢燒存性，黃連等分，研末。每空心溫酒服二錢。簡便方

赤白崩中：舊壺盧瓢炒存性，蓮房煅存性，等分研末。每服二錢，熱水調服，三服。有汗爲度，即止。甚者五服止。最妙。忌房事、發物、生冷。海上方

腦漏流膿：破瓢、白雞冠花、白螺螄殼各燒存性，等分，血竭、麝香各五分，爲末。以好酒灑溼熟艾，連藥揉成餅，貼在頂門上，以熨斗熨之，以愈爲度。孫氏集效方

腋下瘤癭：用長柄茶壺盧燒存性，研末搽之，以消爲度。一府校老嫗右腋生一瘤，漸長至尺許，其狀如長瓠子，久而潰爛。一方士教以此法用之，遂出水，消盡而愈。瀕湖集簡方

湯火傷灼：舊壺盧瓢燒，傅之。同上

冬瓜本經上品

【校正】今併入白瓜子

【釋名】白瓜本經 水芝同上 地芝廣雅○志曰：冬瓜經霜後，皮上白如粉塗，其子亦白，故名白冬瓜，而子云白瓜子也。時珍曰：冬瓜以其冬熟也。又賈思勰云：冬瓜正二三月種之。若十月種者，結瓜肥好，乃勝春種。則冬瓜之名或又以此也。別錄白冬瓜原附於本經瓜子之下，宋開寶本草加作白瓜子，復分白冬瓜爲二，別錄一種，遂致諸註辯說紛紛，今併爲一。

【集解】別錄曰：白瓜子生嵩高平澤，冬瓜仁也。八月采之。頌曰：今處處園圃蒔之。其實生苗蔓下，大者如斗而更長，皮厚而有毛，初生正青綠，經霜則白粉。人家多藏蓄彌年，作菜果。入藥須霜後取，置之經年，破出核洗，燥乃擂取仁用之。亦堪單作服餌。時珍曰：冬瓜三月生苗引蔓，大葉團而有尖，莖葉皆有刺毛。六七月開黃花，結實大者徑尺餘，長三四尺，嫩時綠色有毛，老則蒼色有粉，其皮堅厚，其肉肥白。其瓤謂之瓜練，白虛如絮，可以浣練衣服。其子謂之瓜犀，在瓤中成列。霜後取之，其肉可煮爲茹，可蜜爲果。其子仁亦可食。蓋兼蔬果之用。凡收瓜忌酒、漆、麝香及糯米，觸之必爛。

白冬瓜【氣味】甘，微寒，無毒。弘景曰：冷利。

【主治】小腹水脹，利小便，止渴。別錄 擣汁服，止消渴煩悶，解毒。弘景 益氣耐老，除心胸滿，去頭面熱。孟詵 消熱毒癰腫。切片摩痱子，甚良。大明 利大小腸，壓丹石毒。蘇頌

【發明】詵曰：熱者食之佳，冷者食之瘦人。煮食練五臟，爲其下氣故也。欲得體瘦輕健者，則可長食之；若要肥，則勿食也。宗奭曰：凡患發背及一切癰疽者，削一大塊置瘡上，熱則易之，分散熱毒氣甚良。震亨曰：冬瓜性走而急。寇氏謂其分散熱毒氣，蓋亦取其走而性急也。久病者、陰虛者忌之。孫真人言：九月勿食，令人反胃。須被霜食之乃佳。○詵曰：取瓜一顆，和桐葉與豬食之，一冬更不要與諸物食，自然不饑，長三四倍也。

【附方】舊八，新六。

積熱消渴 白瓜去皮，每食後嚼二三兩，五七度良。孟詵食療

消渴不止 冬瓜一枚，削皮埋溼地中，一日取出，破開取清水日飲之。或燒熟絞汁飲之。聖濟總錄

消渴骨蒸 大冬瓜一枚，去瓤，入黃連末填滿，安瓮內，待瓜消盡，同研，丸梧子大。每服三四十丸，煎冬瓜湯下。經驗

產後痢渴 久病津液枯竭，四肢浮腫，口舌乾燥。用冬瓜一枚，黃土泥厚五寸，煨熟絞汁飲。亦治傷寒痢渴。古今錄驗

小兒渴利 冬瓜汁飲之。千金

小兒魃病 寒熱如痱。用冬瓜、萹蓄各四兩，水三升，煎湯浴之。千金方

嬰孩寒熱 冬瓜炮熟，絞汁飲。子母秘錄

水病危急 冬瓜不拘多少，任意喫之，神效無比。兵部手集

十種水氣 浮腫喘滿。用大冬瓜一枚，切蓋去瓤，以赤小豆填滿，蓋合簽定，以紙筋泥固濟，日乾。用糯糠兩大籮，入瓜在內，煨至火盡，取出切片，同豆焙乾為末，水糊丸梧子大。每服七十丸，煎冬瓜子湯下，日三服，小便利為度。楊氏家藏方

發背欲死 冬瓜截去頭，合瘡上。瓜爛，截去更合之。瓜未盡，瘡已小斂矣，乃用膏貼之。肘後方

痔瘡腫痛 冬瓜煎湯洗之。袖珍方

馬汗入瘡 乾冬瓜燒研，洗淨傅之。

食魚中毒 冬瓜汁飲之良。小品方

面黑令白 冬瓜一個，竹刀去皮切片，酒一升半，水一升，煮爛濾去滓，熬成膏，瓶收。每夜塗之。聖濟總錄

瓜練 瓜瓤

【氣味】甘，平，無毒。

【主治】絞汁服，止煩躁熱渴，利小腸，治五淋，壓丹石毒。甄權 洗面澡身，去䵟黵，令人悅澤白皙。時珍

【附方】新二。

消渴煩亂 冬瓜瓤乾者一兩，水煎飲。聖惠方

水腫煩渴 小便少者，冬瓜白瓤水煎汁，淡飲之。聖濟總錄

白瓜子 〔別錄曰〕冬瓜仁也。八月采之。

【正誤】恭曰：此甘瓜也。甘字似白字，後人誤寫耳。當改從甘字。志曰：本草註白瓜子，冬瓜仁也。蘇氏所言，殊為孟浪。且甘瓜即甜瓜，亦有青白二種，其子色黃，主療與冬瓜全異。但冬瓜經霜有白衣，其子亦白，白瓜之號，因斯而得。況諸方惟用冬瓜子，不見用甘瓜子者。蘇說不可憑也。

【氣味】甘，平，無毒。〔別錄曰〕寒。久服寒中。

【主治】令人悅澤，好顏色，益氣不饑，久服輕身耐老。本經 除煩滿不樂，可作面脂。別錄 去皮膚風及黑䵟，潤肌膚。大明 治腸癰。時珍

【發明】頌曰：冬瓜仁亦堪單作服餌，又研末作湯飲，及作面脂藥，並令人好顏色光澤。宗懍荊楚歲時記云：七月采瓜犀以為面脂。即瓜瓣也。亦堪作澡豆。宗奭曰：服食方亦稀用之。

【附方】舊二，新五。

服食法 取冬瓜仁七升，以絹袋盛，投三沸湯中，須臾取曝乾，如此三度。又與清苦酒漬之二宿，曝乾為末，日服方寸匕，令人肥悅明目，延年不老。又法：取子三五升，去皮為丸，空心日服三十丸，令人白淨如玉。孟詵食療

補肝明目 治男子五勞七傷，明目。用冬瓜仁，方同上。外臺秘要

悅澤面容 白瓜仁五兩，桃花四兩，白楊皮二兩，為末。食後飲服方寸匕，日三服。欲白加瓜仁，欲紅加桃花。三十日面白，五十日手足俱白。一方有橘皮，無楊皮。肘後方

多年損傷 不瘥者，瓜子末，溫酒服之。孫真人方

消渴不止 小便多，用乾冬瓜子、麥虋冬、黃連各二兩，水煎飲之。冬瓜苗葉俱治消渴，不拘新乾。摘玄方

男子白濁 陳冬瓜仁炒為末，每空心米飲服五錢。救急易方

女子白帶 方同上。

瓜皮【主治】可作丸服，亦入面脂。蘇頌 主驢馬汗入瘡腫痛，陰乾為末塗之。又主折傷損痛。時珍

【附方】新二。跌撲傷損：用乾冬瓜皮一兩，真牛皮膠一兩，剉入鍋內炒存性，研末。每服五錢，好酒熱服，仍飲酒一甌，厚蓋取微汗。其痛即止，一宿如初，極效。摘玄方 損傷腰痛：冬瓜皮燒研，酒服一錢。生生編

葉【主治】治腫毒，殺蜂，療蜂叮。大明 主消渴，瘧疾寒熱。又焙研，傅多年惡瘡。時珍

【附方】新一。積熱瀉痢：冬瓜葉嫩心，拖麪煎餅食之。海上名方

藤【主治】燒灰，可出繡黥，煎湯洗黑䵟并瘡疥。大明 擣汁服，解木耳毒。煎水，洗脫肛。燒灰，可淬銅鐵，伏砒石。時珍

南瓜 綱目

【集解】時珍曰：南瓜種出南番，轉入閩浙，今燕京諸處亦有之矣。二月下種，宜沙沃地。四月生苗，引蔓甚繁，一蔓可延十餘丈，節節有根，近地即着。其莖中空。其葉狀如蜀葵而大如荷葉。八九月開黃花，如西瓜花。結瓜正圓，大如西瓜，皮上有稜如甜瓜。一本可結數十顆，其色或綠或黃或紅。經霜收置暖處，可留至春。其子如冬瓜子。其肉厚色黃，不可生食，惟去皮瓤瀹食，味如山藥。同豬肉煑食更良，亦可蜜煎。按王禎農書云：浙中一種陰瓜，宜陰地種之。秋熟色黃如金，皮膚稍厚，可藏至春，食之如新。疑此即南瓜也。

【氣味】甘，溫，無毒。時珍曰：多食發脚氣、黃疸。不可同羊肉食，令人氣壅。

【主治】補中益氣。時珍

越瓜 宋開寶

【釋名】稍瓜食物 菜瓜 時珍曰：越瓜以地名也。俗名稍瓜，南人呼為菜瓜。

【集解】藏器曰：越瓜生越中，大者色正白，越人當果食之，亦可糟藏。時珍曰：越瓜南北皆有。二三月下種生苗，就地引蔓，青葉黃花，並如冬瓜花葉而小。夏秋之間結瓜，有青白二色，大如瓠子。一種長者至二尺許，俗呼羊角瓜。其子狀如胡瓜子，大如麥粒。其瓜生食，可充果蔬。醬豉糖醋藏浸皆宜，亦可作菹。

【氣味】甘，寒，無毒。詵曰：生食多冷中動氣，令人心痛，臍下癥結，發諸瘡。又令人虛弱不能行，不益小兒。天行病後不可食。又不得與牛乳酪及鮓同食。時珍曰：按蕭子真云：菜瓜能暗人耳目，觀驢馬食之即眼爛，可知矣。

【主治】利腸胃，止煩渴。開寶 利小便，去煩熱，解酒毒，宣洩熱氣。燒灰，傅口吻瘡及陰莖熱瘡。藏器 和飯作鮓，久食益腸胃。心鏡

胡瓜 宋嘉祐

【釋名】黃瓜 藏器曰：北人避石勒諱，改呼黃瓜，至今因之。時珍曰：張騫使西域得種，故名胡瓜。按杜寶拾遺錄云：隋大業四年避諱，改胡瓜為黃瓜。與陳氏之說微異。今俗以月令王瓜生即此，誤矣。王瓜，土瓜也，見草部。

【集解】時珍曰：胡瓜處處有之。正二月下種，三月生苗引蔓。葉如冬瓜葉，亦有毛。四五月開黃花，

結瓜圍二三寸，長者至尺許，青色，皮上有痦瘰如疣子，至老則黃赤色。其子與菜瓜子同。一種五月種者，霜時結瓜，白色而短，並生熟可食，兼蔬蓏之用，糟醬不及菜瓜也。

【氣味】甘，寒，有小毒。【詵曰】不可多食，動寒熱，多瘧病，積瘀熱，發疰氣，令人虛熱上逆，少氣，損陰血，發瘡疥、腳氣、虛腫、百病。天行病後不可食之。小兒切忌，滑中，生疳蟲。不可多用醋。

【主治】清熱解渴，利水道。寧原

【附方】舊二，新五。**小兒熱痢：**嫩黃瓜同蜜食十餘枚，良。海上名方。**水病肚脹：**四肢浮腫。用胡瓜一個破開，連子以醋煮一半至爛，空心俱食之，須臾下水也。千金方。**小兒出汗：**香瓜丸，用黃連、胡黃連、黃蘗、川大黃煨熟、鱉甲醋炙、柴胡、蘆薈、青皮等分，為末，用大黃瓜黃色者一個，割下頭，填藥至滿，蓋定簽住，慢火煨熟，同搗爛，入麪糊丸綠豆大。每服二三丸，大者五七丸，至十丸，食後新水下。錢乙小兒方。**咽喉腫痛：**老黃瓜一枚去子，入消填滿，陰乾為末。每以少許吹之。醫林集要。**杖瘡焮腫：**六月六日，取黃瓜入甆瓶中，水浸之。每以水掃於瘡上，立效。醫林集要。**火眼赤痛：**五月取老黃瓜一條，上開小孔，去瓤，入芒消令滿，懸陰處，待消透出，刮下留點眼，甚效。壽域神方。**湯火傷灼：**五月五日，招黃瓜入瓶內，封，掛簷下，取水刷之，良。醫方摘要。

葉【氣味】苦，平，有小毒。【主治】小兒閃癖，一歲用一葉，生挼攪汁服，得吐下，良。藏器

根【主治】搗傅狐刺毒腫。大明

絲瓜 綱目

【釋名】天絲瓜本事 **天羅**事類合璧 **布瓜**同上 **蠻瓜**本事 **魚鰦**時珍

【時珍曰】此瓜老則筋絲羅織，故有絲羅之名。昔人謂之魚鰦，或云虞刺。始自南方來，故曰蠻瓜。

【集解】時珍曰：絲瓜，唐宋以前無聞，今南北皆有之，以為常蔬。二月下種，生苗引蔓，延樹竹，或作棚架。其葉大如蜀葵而多丫尖，有細毛刺，取汁可染綠。其莖有棱。六七月開黃花，五出，微似胡瓜花，蕊瓣俱黃。其瓜大寸許，長一二尺，甚則三四尺，深綠色，有皺點，瓜頭如鱉首。嫩時去皮，可烹可曝，點茶充蔬。老則大如杵，筋絡纏紐如織成，經霜乃枯，惟可藉靴履，滌釜器，故村人呼為洗鍋羅瓜。內有隔，子在隔中，狀如苦蔞子，黑色而扁。其花苞及嫩葉卷鬚，皆可食也。

瓜【氣味】甘，平，無毒。入藥用老者。

【主治】痘瘡不快，枯者燒存性，入朱砂研末，蜜水調服，甚妙。震亨。**煮食，除熱利腸。老者燒存性服，去風化痰，涼血解毒，殺蟲，通經絡，行血脈，下乳汁，治大小便下血，痔漏崩中，黃積，疝痛卵腫，血氣作痛，癰疽瘡腫，齒䘌，痘疹胎毒。**時珍。**暖胃補陽，固氣和胎。**生生編

【發明】【穎曰】絲瓜本草諸書無考，惟痘瘡及腳癰方中燒灰用之，亦取其性冷解毒耳。【時珍曰】絲瓜老者，筋絡貫串，房隔聯屬，故能通人脈絡臟腑，而去風解毒，消腫化痰，祛痛殺蟲，及治諸血病也。

【附方】新二十八。**痘瘡不快：**初出或未出，多者令少，少者令稀。老絲瓜近蒂三寸，連皮燒存性，研末，砂糖水服。直指。**癰疽不斂：**瘡口太深。用絲瓜搗汁頻抹之。直指方。**風熱腮腫：**絲瓜燒存性，研末，水調搽之。嚴月軒方。**肺熱面瘡：**苦絲瓜、牙皂莢並燒

灰等分。油調搽。攝玄方

玉莖瘡潰 絲瓜連子擣汁，和五倍子末。頻搽之。丹溪方

坐板瘡疥 絲瓜皮焙乾爲末，燒酒調搽之。攝生眾妙方

天泡溼瘡 絲瓜汁調辰粉，頻搽之。

手足凍瘡 老絲瓜燒存性，和臘豬脂塗之。海上方

肛門酒痔 絲瓜燒存性，研末。酒服二錢。嚴月軒方

痔漏脫肛 絲瓜燒灰、多年石灰、雄黃各五錢，爲末。以豬膽、雞子清及香油和調貼之，收上乃止。孫氏集效方

腸風下血 霜後乾絲瓜燒存性，爲末。空心酒服二錢。一名蠻瓜，一名天羅，一名天絲瓜是矣。許叔微本事方

下血危篤 不可救者。絲瓜即天羅一個，燒存性，槐花減半，爲末。每空心米飲服二錢。普濟方

酒痢便血 腹痛，或如魚腦五色者。乾絲瓜一枚，連皮燒研，空心酒服二錢。一方煨食之。俗名魚鰦是也。經驗良方

血崩不止 老絲瓜燒灰、棕櫚燒灰等分。鹽酒或鹽湯服。奇效良方

經脈不通 乾絲瓜一個爲末，用白鴿血調成餅，日乾研末。每服二錢，空心酒下。先服四物湯三服。海上名方

乳汁不通 絲瓜連子燒存性，研。酒服一二錢，被覆取汗即通。簡便單方

乾血氣痛 婦人血氣不行，上衝心膈，變爲乾血氣者。用絲瓜一枚，燒存性，空心溫酒服。壽域神方

小腸氣痛 遶臍衝心。連蒂老絲瓜燒存性，研末。每服三錢，熱酒調下。甚者不過二三服，即消。

卵腫偏墜 絲瓜架上初結者，留下，待瓜結盡葉落取下，燒存性，爲末，煉蜜調成膏。每晚好酒服一匙。如在左左睡，在右右睡。劉松石保壽堂方

腰痛不止 天羅布瓜子仁炒焦，擂酒服，以渣傅之。熊氏補遺

喉閉腫痛 天羅瓜研汁灌之。普濟

卒然中風 防風、荊芥一兩，升麻半兩，薑三片，水一琖，煎半琖，以絲瓜子研，取漿半琖，和勻灌之。如手足麻癢，以羌活煎湯洗之。唐瑤經驗方

化痰止嗽 天羅即絲瓜燒存性，爲末，棗肉和丸彈子大。每服一丸，溫酒化下。攝生妙用方

風蟲牙痛 經霜乾絲瓜燒存性，爲末，擦之。直指方

風氣牙痛 百藥不效者，用此大能去風，惟蛀牙不效。天羅即生絲瓜一個，擦鹽火燒存性，研末，頻擦，涎盡即愈。腮腫，以水調貼之。馬敏叔云：此乃嚴月軒家傳屢效之方，一試即便可睡也。

食積黃疸 絲瓜連子燒存性，爲末。每服二錢，因麪得病麪湯下，因酒得病溫酒下。連進數服愈。衛生易簡方

小兒浮腫 天羅、燈草、葱白等分，煎濃汁服，并洗之。普濟方

水蠱腹脹 老絲瓜去皮一枚，剪碎，巴豆十四粒同炒，豆黃去豆，以瓜同陳倉米再炒熟，去瓜，研米爲末，糊丸梧子大。每服百丸，白湯下。蓋米收胃氣，巴豆逐水，絲瓜象人脈絡，借其氣以引之也。此乃元時杭州名醫宋會之之方。鮮于樞鉤玄

葉〔主治〕**癬瘡，頻挼摻之。療癰疽丁腫卵㿗。** 時珍

〔**附方**〕新六

蟲癬 清晨采露水絲瓜葉七片，逐片擦七下，如神。忌雞魚發物。攝生眾妙方

陰子偏墜 絲瓜葉燒存性三錢，雞子殼燒灰二錢，溫酒調服。余居士選奇方

頭瘡生蛆 頭皮內時有蛆出，以刀切破，擠絲瓜葉汁搽之，蛆出盡絕根。李樓怪證方

湯火傷灼 絲瓜葉焙研，入辰粉一錢，蜜調搽之，生者擣傅。一日即好也。海上名方

魚臍疔瘡 絲瓜葉即虞刺葉也、連鬚葱白、韭菜等分，同入石鉢內研爛，取汁，以熱酒和服，以渣貼腋下。病在左手貼左腋，右手貼右腋，病在左腳貼左胯，右腳貼右胯，在中貼心臍，用帛縛住，候肉下紅線處皆白，則散矣。如有潮熱，亦用此法，卻令人抱住，恐其顛倒，則難救矣。危氏得效方

刀瘡神藥 古石灰、新石灰、絲瓜根葉初種放兩葉者、韭菜根各等分，擣一千下作餅，陰乾爲末，擦之。止血定痛生肌，如神效。侍御蘇海峯所傳。董炳集驗方

藤根【氣味】同葉。【主治】齒䘌腦漏。殺蟲解毒。時珍

【附方】新七 預解痘毒 五六月取絲瓜蔓上卷鬚陰乾。至正月初一日子時。用二兩半煎湯。父母只令一人知。溫浴小兒身面上下。以去胎毒。永不出痘。縱出亦少也。體仁彙編 諸瘡久潰 絲瓜老根熬水掃之。大涼即愈。應驗方 喉風腫痛 絲瓜根以瓦瓶盛水浸飲之。海上名方 腦崩流汁 鼻中時時流臭黃水。腦痛。名控腦砂。有蟲食腦中也。用絲瓜藤近根三五尺。燒存性。每服一錢。溫酒下。以愈為度。醫學正傳 牙宣露痛 海上妙方。用絲瓜藤陰乾。臨時火煆存性。研搽即止。最妙。○惠生堂方。用絲瓜藤一握。川椒一撮。燈心一把。水煎濃汁漱吐。其痛立住。如神。咽喉骨鯁 七月七日取絲瓜根陰乾。燒存性。每服二錢。以原鯁物煮湯服之。筆峯雜興 腰痛不止 絲瓜根燒存性。為末。每溫酒服二錢。神效甚捷。鄧筆峯雜興

【附錄】天羅勒 拾遺。【藏器曰】生江南平地。主溪毒。挼碎傅之。【時珍曰】陳氏注此不詳。又江南呼絲瓜為天羅。疑即此物。然無的據。姑附之。

苦瓜 救荒

【釋名】錦荔枝 救荒 癩葡萄【時珍曰】苦以味名。瓜及荔枝、葡萄。皆以實及莖葉相似得名。

【集解】【周憲王曰】錦荔枝即癩葡萄。蔓延草木。莖長七八尺。莖有毛澀。葉似野葡萄。而花又開黃花。實大如雞子。有皺紋。似荔枝。【時珍曰】苦瓜原出南番。今閩廣皆種之。五月下子。生苗引蔓。莖葉卷鬚。並如葡萄而小。七八月開小黃花。五瓣如碗形。結瓜長者四五寸。短者二三寸。青色。皮上痱癟如癩及荔枝殼狀。熟則黃色自裂。內有紅瓤裹子。瓤味甘可食。其子形扁如瓜子。亦有痱癟。南人以青皮煮肉及鹽醬充蔬。苦澀有青氣。按費信星槎勝覽云。蘇門答剌國一等瓜。皮若荔枝。未剖時甚臭如爛蒜。剖開如囊。味如酥。香甜可口。疑此即苦瓜也。花 為末。徵瘡胃氣疼。滾湯下。目痛。燈草湯下。

瓜【氣味】苦。寒。無毒。【主治】除邪熱。解勞乏。清心明目。時珍○生生編

葉 曬乾為末。治一切丹火毒氣。金瘡結毒。脂麻疔。大疔疼不可忍。酒下三錢。神效。

子【氣味】苦。甘。無毒。【主治】益氣壯陽。時珍 ○花葉二種出塡本草

菜之四 水菜類六種

紫菜 食療

【釋名】紫萸 音軟

【集解】【詵曰】紫菜生南海中。附石。正青色。取而乾之則紫色。【時珍曰】閩越海邊悉有之。大葉而薄。彼人挼成餅狀。曬乾貨之。其色正紫。亦石衣之屬也。

【氣味】甘。寒。無毒。【藏器曰】多食令人腹痛發氣。吐白沫。飲熱醋少許。即消。【主治】熱氣煩塞咽喉。煮汁飲之。孟詵 病癭瘤腳氣者。宜食之。時珍

【發明】【震亨曰】凡癭結積塊之疾。宜常食紫菜。乃鹹能軟堅之義。

石蓴 拾遺 【校正】自草部移入此。

【集解】【藏器曰】石蓴生南海。附石而生。似紫菜。色青。

【氣味】甘。平。無毒。【主治】下水。利小便。藏器 主風祕不通

五膈氣并臍下結氣，煑汁飲之。胡人用治痔疾。（李珣）

石花菜（食鑑）

【釋名】瓊枝（時珍曰：並以形名也）

【集解】時珍曰：石花菜生南海沙石間。高二三寸。狀如珊瑚。有紅白二色。枝上有細齒。以沸湯泡去砂屑。沃以薑醋食之甚脆。其根埋沙中。可再生枝也。一種稍粗而似雞爪者。謂之雞腳菜。味更佳。二物久浸皆化成膠凍也。郭璞海賦所謂水物則玉珧海月。土肉石華。即此物也。

【氣味】甘鹹大寒滑無毒【主治】去上焦浮熱。發下部虛寒。（甯原）

鹿角菜（食性）

【釋名】猴葵（時珍曰：按沈懷遠南越志云。猴葵一名鹿角。蓋鹿角以形名。猴葵因其性滑也。）

【集解】士良曰：鹿角菜生海州登萊沂密諸處海中。時珍曰：鹿角菜生東南海中石厓間。長三四寸。大如鐵線。分丫如鹿角狀。紫黃色。土人采曝。貨為海錯。以水洗醋拌。則脹起如新。味極滑美。若久浸則化如膠狀。女人用以梳髮。黏而不亂。

【氣味】甘大寒滑無毒（詵曰：微毒。丈夫不可久食。發痼疾。損腰腎經絡血氣。令人腳冷痹。少顏色。）【主治】下熱風氣。療小兒骨蒸熱勞。服丹石人食之。能下石力。（士良）解麪熱。（大明）

龍鬚菜（綱目）

【集解】時珍曰：龍鬚菜生東南海邊石上。叢生無枝。葉狀如柳。根鬚長者尺餘。白色。以醋浸食之。和肉蒸食亦佳。博物志一種石髮。似指此物。與石衣之石髮同名也。

【氣味】甘寒無毒【主治】癭結熱氣。利小便。（時珍）

睡菜（綱目）

【釋名】瞑菜（瞑音眠）綽菜。醉草。懶婦箴。（記事未詳）

【集解】時珍曰：按嵇含南方草木狀云。綽菜夏生池沼間。葉類慈姑。根如藕條。南海人食之。令人思睡。呼為瞑菜。段公路北戶錄云。睡菜五六月生田塘中。土人采根為鹽菹。食之好睡。郭憲洞冥記有卻睡草。食之令人不睡。與此相反也。珍按：苦菜龍葵皆能使人不睡。卻睡之草。其此類乎。

【氣味】甘微苦寒無毒【主治】心膈邪熱不得眠。（時珍）

菜之五　芝栭類一十五種

芝（本經上品）【校正】（併入本經青赤黃白黑紫六芝）

【釋名】苬（音囚）（時珍曰：芝本作之。篆文象草生地上之形。後人借之字為語辭。遂加草以別之也。爾雅云。苬芝也。註云。一歲三華瑞草。或曰生於剛處曰菌。生於柔處曰芝。昔四皓采芝。羣仙服食。則芝亦菌屬可食者。故移入菜部。）

【集解】別錄曰：青芝生泰山。赤芝生霍山。黃芝生嵩山。白芝生華山。黑芝生常山。紫芝生高夏山谷。六芝皆六月八月采。弘景曰：南嶽本是衡山。漢武帝始以小霍山代之。此亦芝之當生衡山也。郡縣無高夏名。恐是山名也。此六芝皆仙草之類。俗所稀見。族類甚多。形色環異。並載芝草圖中。今俗所用紫芝。乃是朽木株上所生。狀如木檽。名為紫芝。止療痔。不宜合諸補丸藥也。凡得芝草。便正爾食之。無餘節度。故皆不云服法也。恭曰：五芝經云。皆以五色生於五嶽。諸方所獻白芝。未必華山。黑芝又非常嶽。且多黄白。稀有黑青者。然紫芝最多。非五芝類。但芝自難得。縱獲一二。豈得終久服耶。禹錫曰：王充論衡云。芝生於土。土氣和。故芝草生。瑞命禮云。王者仁慈。則芝草生。是也。時珍曰：芝類甚多。亦有花實者。本草惟以六芝標名。然其種屬不可不識。神農經云。山川雲雨、四時五行、陰陽晝夜之精。以生五色神芝。爲聖王休祥。瑞應圖云。芝草常以六月生。春青夏紫。秋白冬黑。葛洪抱朴子云。芝有石芝、木芝、肉芝、菌芝。凡數百種也。石芝石象。生於海隅石山島嶼之涯。肉芝之狀如肉。附於大石。頭尾具有。乃生物也。赤者如珊瑚。白者如截肪。黑者如澤漆。青者如翠羽。黄者如紫金。皆光明洞徹如堅冰也。大者十餘斤。小者三四斤。凡求芝草。入名山。必以三月九月。乃山開出神藥之月。必以三輔時。出三奇吉門。到山須六陰之日。明堂之時。帶靈寶符。牽白犬。抱白雞。包白鹽一斗。及開山符檄。着大石上。執吳唐草一把入山。山神喜。必得見芝。須禹步往采。以王相專和、支干相生之日。刻以骨

乃陰乾爲末服。乃有功效。若人不至精久齋。行穢德薄。又不曉入山之術。雖得其圖。鬼神不以與人。終不可得見也。曰菌芝。生深山之中。大木之上。泉水之側。其狀或如宮室。如龍虎。如車馬。如飛鳥。五色無常。凡百二十種。自有圖也。曰木威喜芝。乃松脂淪地。千年化爲茯苓。萬歲其上生小木。狀似蓮花。夜視有光。持之甚滑。燒之不焦。帶之辟兵。服之神仙。曰飛節芝。生千歲老松上。皮中有脂。狀如飛形。服之長生。曰木渠芝。寄生大木上。狀如蓮花。九莖一叢。味甘而辛。曰黄櫱芝。生於千歲黄櫱根下。有細根如縷。服之地仙。曰建木芝。生於都廣。其皮如纓。其實如鸞。曰參成芝。赤色有光。扣其枝葉。如金石之音。曰樊桃芝。其木如籠。其花如丹蘿。其實如翠鳥。並可服食。曰千歲芝。生枯木下。根如坐人。刻之有血。血塗二足。可行水隱形。又可治病。已上皆木芝也。曰獨搖芝。無風自動。其莖大如手指。葉似莧。根有大魁如斗。周遶有細子十二枚。繞之相去丈許。生高山深谷。服之神仙。曰牛角芝。生虎壽

山及吳陵上。狀似葱。而特出如牛角。長三四尺。青色。曰龍仙芝。似昇龍相負之形。曰紫珠芝。莖黄葉赤。實如李而紫色。曰白符芝。似梅。大雪而花。季冬而實。曰朱草芝。九曲三葉。葉有實也。其莖如針。曰五德芝。狀似樓殿。五色各具。方莖紫氣。已上皆草芝也。有百二十種。人得服之神仙。曰玉暗芝。生於有玉之山。狀似鳥獸。色無常彩。多似山水蒼玉。亦如鮮明水晶。曰七孔九光芝。生於臨水石崖之間。狀如盤盌。有莖葉。此芝葉有七孔。夜見其光。食至七枚。七孔洞徹。一名螢火芝。曰石蜜芝。生少室石戶中石上。終難得。曰桂芝。生石穴中。似桂樹。乃石也。光明味辛。曰石腦芝。石中黄。皆石芝之類也。千歲燕。千歲蝙蝠。千歲龜。萬歲蟾蜍。山中見小人。皆肉芝類也。凡百二十種。又按采芝圖云。鳳凰芝生名山金玉間。服食一年。與鳳凰俱也。曰燕胎芝。形如葵。紫色。有燕象。曰黑雲芝。生山谷之陰。黑蓋赤理墨莖。味鹹苦。又有五色龍芝。五方芝。天芝。地芝。人芝。山芝。土芝。石芝。金芝。水芝。火芝。雷芝。甘露芝。青

雲芝。雲氣芝。白虎芝。車馬芝。太一芝等。名狀不一。張華博物志云。名山生神芝不死之草。上芝爲車馬。中芝人形。下芝六畜形。又按段成式酉陽雜俎云。屋柱無故生芝者。白主喪。赤主血。黑主賊。黄主喜。形如人面者亡財。如牛馬者遠役。如龜蛇者蠶耗。時珍嘗疑芝乃腐朽餘氣所生。正如人生瘤贅。而古今皆以爲瑞草。又云服食可仙。誠爲迂謬。近讀成式之言。始知先得我所欲言。其揆一也。又方士以木積溼處。用藥傅之。即生五色芝。嘉靖中王金嘗生以獻世宗。此昔人所未言者。不可不知。

青芝　**一名龍芝**（別錄）

〔氣味〕酸平無毒　〔時珍曰〕五色之芝。配以五行之味。蓋亦據理而已。未必其味便隨五色也。即如五畜以羊屬火。五果以杏配心。皆云味苦之義。○〔之才曰〕青赤黄白黑紫六芝。並以薯蕷爲之使。得髮良。得麻子仁、白瓜子、牡桂甚益人。惡常山。畏扁青、茵蔯蒿。

〔主治〕明目。補肝氣。安精魂。仁恕。久食輕身不

老延年神仙。本經不忘強志。唐本

赤芝一名丹芝。本經【氣味】苦平無毒。【主治】胸中結，益心氣，補中，增智慧，不忘。久食輕身不老，延年神仙。本經

黃芝一名金芝。本經【氣味】甘平無毒。【主治】心腹五邪，益脾氣，安神，忠信和樂。久食輕身不老，延年神仙。本經

白芝一名玉芝。本經素芝【氣味】辛平無毒。【主治】欬逆上氣，益肺氣，通利口鼻，強志意，勇悍，安魄。久食輕身不老延年神仙。本經

黑芝一名玄芝。本經【氣味】鹹平無毒。【主治】癃，利水道，益腎氣，通九竅，聰察。久服輕身不老，延年神仙。本經

紫芝一名木芝。本經【氣味】甘溫無毒。甄權曰：平。【主治】耳聾，利關節，保神，益精氣，堅筋骨，好顏色。久服輕身不老延年。本經療虛勞，治痔。時珍

【附方】新一紫芝丸　治虛勞短氣，胸脅苦傷，手足逆冷，或時煩躁口乾，目視䀮䀮，腹內時痛，不思飲食。此藥安神保精也。紫芝一兩半，山芋焙，天雄炮去皮，柏子仁炒，巴戟天去心，白茯苓去皮，枳實去瓤麩炒，各三錢五分，生地黃焙，麥虋冬去心焙，五味子炒，半夏制炒，附子炒去皮，牡丹皮，人參各七錢五分，遠志去心，蓼實各二錢五分，瓜子仁炒，澤瀉各五錢，爲末，煉蜜丸梧子大。每服十五丸，漸至三十丸，溫酒下，日三服。聖濟總錄

木耳本經中品【校正】自桑根白皮條分出

【釋名】木檽而軟二音木菌窘捲二音木樅音縱樹雞韓文木蛾時珍曰：木耳生于朽木之上，無枝葉，乃溼熱餘氣所生。曰耳曰蛾，象形也。曰檽，以軟溼者佳也。曰雞曰樅，因味似也，南楚人謂雞爲樅。曰菌，猶蜠也，亦象形也。蜠乃貝子之名。或曰地生爲菌，木生爲蛾。北人曰蛾，南人曰蕈。

【集解】別錄曰：五木耳生犍爲山谷。六月多雨時采，即暴乾。弘景曰：此云五木耳，而不顯言是何木。惟老桑樹生桑耳，有青黃赤白者。軟溼者人采以作葅，無復藥用。恭曰：桑、槐、楮、榆、柳，此爲五木耳。軟者並堪啖。楮耳人常食，槐耳療痔。煮漿粥安諸木上，以草覆之，即生蕈爾。時珍曰：木耳各木皆生，其良毒亦必隨木性，不可不審。然今貨者亦多雜木，惟桑、柳、楮、榆之耳爲多云。

【氣味】甘平有小毒。權曰：蕈耳，古槐、桑樹上者良，柘木者次之。其餘樹上多動風氣，發痼疾，令人肋下急，損經絡背膊，悶人。藏器曰：木耳，惡蛇、蟲從下過者有毒。楓木上生者，令人笑不止。采歸色變者有毒，夜視有光者、欲爛不生蟲者並有毒，並生擣冬瓜蔓汁解之。時珍曰：按張仲景云：木耳赤色及仰生者，並不可食。

【主治】益氣不飢，輕身強志。本經斷穀治痔。時珍

【發明】穎曰：一人患痔，諸藥不效，用木耳煮羹食之而愈，極驗。時珍曰：按生生編云：柳蛾補胃，木耳衰精。言老柳之蛾能補胃理氣，木耳乃朽木所生，得一陰之氣，故有衰精冷腎之害也。

附方新六。眼流冷淚木耳一兩燒存性，木賊一兩，為末。每服二錢，以清米泔煎服。惠濟方

血注脚瘡桑耳、楮耳、牛屎菰各五錢，胎髮灰，男用女，女用男，三錢，研末，油和塗之，或乾塗之。奇效良方

崩中漏下木耳半斤，炒見烟，為末。每服二錢一分，頭髮灰三分，共二錢四分，以應二十四氣。好酒調服出汗。孫氏集效方

新久洩痢乾木耳一兩炒，鹿角膠二錢半炒，為末。每服三錢，溫酒調下，日二。御藥院方

血痢下血木耳炒研五錢，酒服即可。亦用井花水服。或以水煮，鹽醋食之，以汁送下。普濟方

一切牙痛木耳、荊芥等分，煎湯頻漱。普濟方

桑耳

釋名桑檽唐本桑蛾宋本桑雞綱目桑黃藥性桑臣藥性

桑上寄生弘景曰：斷穀方，桑檽又呼為桑上寄生。名同物異也。時珍曰：桑檽以下皆軟耳之名，桑黃以下皆硬菰之名，其功性則一也。

氣味甘平有毒詵曰：寒，無毒。權曰：桑槐耳甘辛平，無毒。大明曰：溫，微毒。

主治黑者主女人漏下赤白汁，血病癥瘕積聚，陰痛，陰陽寒熱，無子。本經療月水不調。其黃熟陳白者，止久洩，益氣不饑。其金色者，治癖飲積聚，腹痛金瘡。別錄治女子崩中帶下，月閉血凝，產後血凝，男子痃癖。甄權止血衄，腸風瀉血，婦人心腹痛。大明利五臟，宣腸胃氣，排毒氣，壓丹石人發熱，和葱豉作羹食。孟詵

附方舊四新十。少小鼻衄小勞輒出。桑耳熬焦擣末，每發時，以杏仁大塞鼻中，數度即可斷。肘後方

五痔下血桑耳作羹，空心飽食，三日一作。待孔卒痛如鳥啄狀，取大小豆各一升合擣，作兩囊蒸之，及熱更互坐之，即瘥。聖惠方

脫肛瀉血不止。用桑黃一兩，熟附子一兩，為末，煉蜜丸梧子大。每米飲下二十丸。聖惠

血淋疼痛桑黃、槲白皮各二錢，水煎服，日一次。聖惠方

月水不斷肉色黃瘦，血竭暫止，數日復發，小勞輒劇，久疾失治者，皆可服之。桑黃焙研，每服二錢，食前熱酒下，日二服。普濟方

崩中漏下桑耳炒黑，為末。酒服方寸匕，日三服取效。千金方

赤白帶下桑耳切碎，酒煎服。蘇頌圖經

遺尿且澀桑耳為末，每酒下方寸匕，日三服。聖濟總錄

留飲宿食桑耳二兩，巴豆一兩去皮，五升米下蒸過，和棗膏擣丸麻子大。每服一二丸，取利止。范汪方

心下急痛桑耳燒存性，熱酒服二錢。集簡方

瘰癧潰爛桑黃菰五錢，水紅豆一兩，百草霜三錢，青苔二錢，片腦一分，為末，雞子白調傅，以車前、艾葉、桑皮煎湯洗之。纂奇方

咽喉痺痛五月五日收桑上木耳，白如魚鱗者，臨時擣碎，綿包彈子大，蜜湯浸，含之立效。便民方

面上黑斑桑耳焙研，每食後熱湯服一錢，一月愈。摘玄方

足趾肉刺先以湯浸，刮去一層，用黑木耳貼之，自消爛不痛。近效方

槐耳

釋名槐檽唐本槐菌唐本槐雞蜀本赤雞綱目槐蛾恭曰：此槐樹上菌也。當取堅如桑耳者。權曰：煮漿粥安槐木上，草覆之，即生蕈耳。

氣味苦辛平無毒

主治五痔脫肛，下血心痛，婦人陰中瘡痛。蘇恭治風破血，益力。甄權

附方舊二新四。腸痔下血槐樹上木耳，為末，飲服方寸匕，日三服。肘後方

崩

中下血。不問年月遠近，用槐耳燒存性爲末。每服方寸匕。溫酒下。產寶方 產後血疼。欲死者。槐雞半兩。爲末。酒濃煎飲服。立愈。婦人良方 蚘蟲心痛。槐木耳燒存性。爲末。水服棗許。若不止。飲熱水一升。蚘蟲立出。張文中備急方 月水不斷。勞損黃瘦。暫止復發。小勞輒劇者。槐蛾炒黃。赤石脂各一兩。爲末。食前熱酒服二錢。桑黃亦可。聖惠方 臟毒下血。槐耳燒二兩。乾漆燒一兩。爲末。每服一錢。溫酒下。聖濟總錄

榆耳 八月采之

【主治】令人不飢。時珍

【附方】新一 服食方。淮南萬畢術云。八月榆檽。以美酒漬曝。同靑粱米紫莧實蒸熟爲末。每服三指撮。酒下。令人辟穀不飢。

柳耳

【主治】補胃理氣。時珍

【附方】新一 反胃吐痰。柳樹蕈五七個。煎湯服即愈。活人心統

柘耳

【釋名】柘黃

【主治】肺癰欬唾膿血腥臭。不問膿成未成。用一兩研末。同百齒霜二錢。糊丸梧子大。米飲下三十丸。效甚捷。時珍

楊櫨耳【藏器曰】出南山

【氣味】平，無毒。【主治】老血結塊。破血止血。煮服之。藏器

杉菌 宋圖經

【集解】【頌曰】杉菌出宜州。生積年杉木上。狀若菌。采無時。

【氣味】甘、辛，微溫，無毒。【主治】心脾氣疼。及暴心痛。蘇頌

皁莢蕈 綱目

【集解】【時珍曰】生皁莢樹上木耳也。不可食。采得焙乾備用。

【氣味】辛，有毒。【主治】積垢作痛。泡湯飲之。微泄效。未已再服。又治腫毒初起。磨醋塗之良。時珍

【附方】新一 腸風瀉血。皁莢樹上蕈。瓦焙爲末。每服一錢。溫酒下。許學士本事方

香蕈 日用

【釋名】【時珍曰】蕈從覃。覃延也。蕈味雋永。有覃延之意。

【集解】【瑞曰】蕈生桐柳枳椇木上。紫色者名香蕈。白色者名肉蕈。皆因溼氣薰蒸而成。生山僻處者。有毒殺人。【頴曰】香蕈生深山爛楓木上。小於菌而薄。黃黑色。味甚香美。最爲佳品。【時珍曰】蕈品不一。宋人陳仁玉著菌譜甚詳。今錄其畧於此云。芝菌皆氣茁也。自商山茹芝。而五臺天花。亦甲羣彙。仙居介乎天臺括蒼之間。叢山入天。仙靈所宮。爰產異菌。林居巖棲者。左右芼之。乃藜莧之至腴。近或以羞王公。登玉食矣。一曰合蕈。又名臺蕈。生臺之韋羌山。寒極雪收。春氣欲動。土鬆芽活。此菌候也。其質外褐色。肌理玉潔。芳香韻味。一發釜鬲。聞於百步。山人曝乾以售。香味減於生者。他山雖產。其柄高而香劣。不及矣。二曰稠膏蕈。生孟溪諸山。秋中雨零露浸。釀山膏木腴。發爲菌花。生絕頂樹杪。初如蕊珠。圓瑩類輕酥滴乳。淺黃白色。味尤甘。已乃張傘大若掌。味頓渝矣。春時亦生而膏液少。食之之法。下鼎似沸。漉起參和衆味。而特全於酒。切勿攪動。則涎腥不可食矣。亦可蒸熟致遠。三曰松蕈。生松陰。采無時。凡物松出。無不可愛者。四曰麥蕈。生溪邊沙壤中。味殊美。絕類蘑菰。五曰玉蕈。初寒時生。潔皙可愛。作羹微韌。俗名寒蒲蕈。六曰黃蕈。叢生山中。黃色。俗名黃纘蕈。又名黃猻蕈。七曰

紫蕈，赭紫色，產山中，爲下品。八曰四季蕈，生林木中，味甘而肌理粗峭。九曰鵞膏蕈，生高山中，狀類鵞子，久而繖開，味殊甘滑，不減稠膏。然與杜蕈相亂，不可不慎。杜蕈，土菌也。

【氣味】甘，平，無毒。【主治】益氣不飢，治風破血。吳瑞　松蕈：治溲濁不禁，食之有效。菌譜

葛花菜 綱目

【釋名】葛乳。時珍曰：諸名山皆有之，惟太和山采取，云乃葛之精華也。秋霜浮空，如芝菌涌生地上，其色赤脃，蓋蕈類也。

【氣味】苦，甘，無毒。【主治】醒酒，治酒積。時珍。○太和志

天花蕈 日用

【釋名】天花菜

【集解】瑞曰：天花菜出山西五臺山，形如松花而大，香氣如蕈，白色，食之甚美。時珍曰：五臺多蛇，蕈感其氣而生，故味美而無益，其價頗珍。段成式酉陽雜俎云：代北有樹雞，如栝棬，俗呼胡孫眼。其此類與。

【氣味】甘，平，無毒。時珍曰：按正要云有毒。【主治】益氣殺蟲。吳瑞

蘑菰蕈 綱目

【釋名】肉蕈。

【集解】時珍曰：蘑菰出山東、淮北諸處。埋桑、楮諸木於土中，澆以米泔，待菰生采之。長二三寸，本小末大，白色柔軟，其中空虛，狀如未開玉簪花。俗名雞腿蘑菰，謂其味如雞也。一種狀如羊肚，有蜂窠眼者，名羊肚菜。

【氣味】甘，寒，無毒。正要曰：有毒，動氣發病，不可多食。【主治】益腸胃，化痰理氣。時珍。○生生編

雞㙡 綱目

【釋名】雞菌。時珍曰：南人謂爲雞㙡，皆言其味似之也。

【集解】時珍曰：雞㙡出雲南，生沙地間丁蕈也。高腳繖頭。土人采烘寄遠，以充方物。點茶、烹肉皆宜。氣味皆似香蕈，而不及其風韻也。又廣西橫州出雷菌，遇雷過即生，須疾采之，稍遲則腐或老，故名。作羹甚美，亦如雞㙡之屬。此數種其價並珍。

【氣味】甘，平，無毒。【主治】益胃清神，治痔。時珍

舵菜 綱目

【集解】時珍曰：此即海船舵上所生菌也。亦不多得。

【氣味】鹹，甘，寒，無毒。【主治】癭結氣，痰飲。時珍

土菌 拾遺

【校正】自草部移入此。

【釋名】杜蕈菌譜　地蕈拾遺　菰子食物　地雞爾雅　獐頭。藏器曰：地生者爲菌，木生者爲檽。江東人呼爲蕈。爾雅云：中馗菌也。孫炎註云：地蕈子也。或云地雞，亦云獐頭。郭璞註云：地蕈似釘蓋，江東名爲土菌，可啖。凡菌從地中出者，皆主瘡疥，牛糞上黑菌尤佳。若燒灰地上經秋雨生菌，重臺者，名仙人帽，大主血病。時珍曰：鍾馗神名，又槌名也。此菌釘上若繖，其狀如槌及鍾馗之帽，故以名之。

【氣味】甘，寒，有毒。詵曰：菌子有數般，槐樹上者良，野山中者有毒，殺人。又多發冷氣，令人腹中微微痛，發五臟風，擁經脈，動痔病，令人昏多睡，背膊四肢無力。藏器曰：菌冬春無毒，夏秋有毒，有蛇蟲從下過也。夜中有光者，欲爛無蟲者，煮之不熟者，煮訖照人無影者，上有毛下無紋者，仰卷赤色者，並有毒殺人。中其毒者，地漿及糞汁解之。穎曰：凡煮菌，投以薑屑飯粒，若色黑者殺人，否則無毒。時珍曰：按菌譜云：杜蕈生土中，與山中鷲膏蕈相亂。俗言毒蠚之氣所成，食之殺人。甚美有惡，食肉不食馬肝，未爲不知味也。凡中其毒者，必笑不止。解之以苦茗、白礬，勺新水并咽之，無不立愈。又按楊士瀛直指方云：廣南人殺毒蛇，覆之以草，以水灑之，數日菌生，采乾爲末，入酒毒人。遇再飲酒，毒發立死。又陳氏拾遺云：南夷以胡蔓草毒人至死，懸尸于樹，汁滴地上，生菌子，收之，名菌藥，毒人至烈。此皆不可不知，故併記之。○馬勃亦菌類，見草部。

【主治】燒灰，傅瘡疥。藏器

【附方】新一。疔腫：黑牯牛拋糞石上，待生菌子，焙乾，豨薟草等分爲末。以竹筒去兩頭，緊縛合住，疔上，用水和末一錢，入筒內，少頃沸起，則根拔出。未出再作，二三次。醫學正傳。

【附錄】鬼蓋 別錄有名未用。曰：味甘，平，無毒。主小兒寒熱癇。叢生垣牆下，赤色，旦生暮死。一名地蓋。弘景曰：一名朝生，即今鬼繖也。藏器曰：一名鬼屋。生陰溼處，如菌，其蓋黑而莖赤，和醋傅腫毒惡瘡馬脊腫。杜正倫曰：鬼繖有小毒，夏日得雨，聚生糞堆，見日即消黑。時珍曰：此亦土菌之類，朝生夕死者。燒灰治疔腫，以鍼刺破四邊，納灰入內，經宿出根。**地芩** 別錄曰：味苦，無毒。主小兒癇，除邪養胎，風痹洗洗寒熱，目中青翳，女子帶下。生腐木積草處，大雨生蓋，如朝生，黃白色，四月采之。時珍曰：此即鬼蓋之色黃白者，其功亦相近。**鬼筆** 拾遺 藏器曰：鬼筆生糞穢處，頭如筆，紫色，朝生暮死。名朝生暮落花，小兒呼爲狗溺臺。主治瘡疽䘌疥癰瘻，並日乾研末，和油塗之。凡菌從地出者，皆主瘡疥，牛糞上黑菌尤佳。時珍曰：此亦鬼蓋之類，而無繖者，紅紫鬆虛，如花之狀，故得花名。研末，傅下疳瘡。

竹蓐 食療

【校正】併入拾遺竹肉。

【釋名】竹肉 拾遺　竹菰 綱目　竹蕈 時珍曰：草更生曰蓐，得溽溼之氣而成也。陳藏器本草作竹肉，因其味也。

【集解】詵曰：慈竹林夏月逢雨，滴汁着地生蓐，似鹿角，白色，可食。藏器曰：竹肉生苦竹枝上，如雞子，似肉臠，有大毒。以灰汁煮三度，煉訖，然後依常菜茹食之。煉不熟者，戟人喉出血，手爪盡脫。應別有功，人未盡識之。時珍曰：此即竹菰也。生朽竹根節上，狀如木耳，紅色。段成式酉陽雜俎云：江淮有竹肉，大如彈丸，味如白樹雞，即此物也。惟苦竹生者有毒耳。

【氣味】甘，鹹，寒，無毒。藏器曰：苦竹肉有大毒。

【主治】一切赤白痢，和薑醬食之。孟詵。苦竹肉灰汁鍊過食，殺三蟲毒邪氣，破老血。藏器。

雚菌 音桓郡○本經下品

【校正】自草部移入此。

【釋名】雚蘆 本經　時珍曰：雚當作萑，乃蘆葦之屬，此菌生於其下，故名也。若雚音觀，乃鳥名，與萑蘆無關。

【集解】別錄曰：雚菌生東海池澤及渤海章武，八月采，陰乾。弘景曰：出北來，此亦無有形狀似菌。云鶴屎所化生，一名鶴菌。單末之，猪肉臛和食，可以遣蚘蟲。恭曰：雚菌今出渤海蘆葦澤中鹹鹵地自然有此菌爾，非鸛屎所化生也。其菌色白輕虛，表裏相似，與衆菌不同。療蚘有效。保昇曰：今出滄州。秋雨以時即有，天旱久霖即稀。日乾者良。

【氣味】鹹，平，有小毒。別錄曰：甘，微溫。權曰：苦。得酒良，畏雞子。

【主治】心痛，溫中，去長蟲、白瘲、蟯蟲、蛇螫毒，癥瘕諸蟲。本經。疽蝸，去蚘蟲、寸白，惡瘡。別錄。除腹內冷痛，治白禿。甄權。

【附方】舊一。

蚘蟲攻心 如刺，吐清汁者。雚菌一兩，杵末，羊肉臛和食之，日一頓，大效。外臺秘要。

【附錄】蜀格 別錄曰：味苦，平，無毒。主寒熱痿痹，女子帶下癰腫。生山陽，如雚菌而有刺。

地耳 別錄

【校正】自有名未用移入此。

【釋名】地踏菰 綱目

【集解】別錄曰：地耳生丘陵，如碧石青也。時珍曰：地耳亦石耳之屬，生於地者也。狀如木耳。春夏生雨中，雨後即早采之，見日即不堪。俗名地踏菰是也。

【氣味】甘，寒，無毒。【主治】明目益氣，令人有子。別錄

石耳 日用

【釋名】靈芝 靈苑方

【集解】瑞曰：石耳生天臺、四明、河南、宣州、黃山、巴西、邊徼諸山石崖上，遠望如煙。時珍曰：廬山亦多，狀如地耳。山僧采曝餽遠，洗去沙土，作茹勝於木耳，佳品也。

【氣味】甘，平，無毒。穎曰：冷。段成式曰：熱。【主治】久食益色，至老不改，令人不饑，大小便少。吳瑞。明目益精。時珍。

【附方】新一。

瀉血脫肛 石耳五兩炒，白枯礬一兩，密陀僧半兩，為末，蒸餅丸梧子大，每米飲下二十丸。普濟方。

本草綱目菜部第二十八卷終

本草綱目果部目錄第二十九卷

李時珍曰：木實曰果，草實曰蓏。熟則可食，乾則可脯。豐儉可以濟時，疾苦可以備藥。輔助粒食，以養民生。故素問云：五果爲助。五果者，以五味五色應五臟，李杏桃栗棗是矣。古書欲知五穀之收否，但看五果之盛衰。（李主小豆，杏主大麥，桃主小麥，栗主稻，棗主禾。）禮記內則列果品菱椇榛瓜之類。周官職方氏辨五地之物，山林宜皁物，（柞栗之屬）川澤宜膏物，（菱芡之屬）丘陵宜核物。（梅李之屬）甸師掌野果蓏，場人樹果蓏珍異之物，以時藏之。觀此則果蓏之土產常異，性味良毒，豈可縱嗜欲而不知物理乎？於是集草木之實，號爲果蓏者爲果部，凡一百二十七種。分爲六類：曰五果，曰山，曰夷，曰味，曰蓏，曰水。（舊本果部三品共五十三種，今移一種入菜部，四種入草部。自木部移入併附三十一種，草部移入四種，菜部移入一種，外類移入四種。）

神農本草經十一種（梁陶弘景註）　名醫別錄十七種（同上）

唐本草十一種（唐蘇恭）　本草拾遺二十種（唐陳藏器）

海藥本草一種（唐李珣）　食性本草一種（唐陳士良）

食療本草一種（唐孟詵）　開寶本草十九種（宋馬志）

嘉祐本草二種（宋掌禹錫）　圖經本草五種（宋蘇頌）

日華本草二種（宋人大明）　食物本草一種（明汪穎）

日用本草一種（元吳瑞）　本草會編一種（明汪機）

本草綱目三十三種（明李時珍）

附註

魏吳普本草　李當之本草　宋雷斅炮炙論

齊徐之才藥對　唐甄權藥性　孫思邈千金

唐蕭炳四聲　楊損之刪繁　蜀韓保昇重註

宋寇宗奭衍義　唐慎微證類　金張元素珍珠囊

元李杲法象　王好古湯液　朱震亨補遺

明甯原食鑑　周憲王救荒　陳嘉謨蒙筌

果之一　五果類一十一種

右附方舊一百一十三，新一百零八

本草綱目果部第二十九卷

果之一 五果類一十一種

李（別錄下品）

【釋名】嘉慶子（時珍曰）按羅願爾雅翼云。李乃木之多子者。故字從木子。竊謂木之多子者多矣。何獨李稱木子耶。按素問言李味酸屬肝。東方之果也。則李於五果屬木。故得專稱爾。今人呼乾李爲嘉慶子。按韋述兩京記云。東都嘉慶坊有美李。人稱爲嘉慶子。久之稱謂既熟。不復知其所自矣。梵書名李曰居陵迦。

【集解】弘景曰。李類甚多。京口有麥李。麥秀時熟。小而肥甜。核不入藥。姑熟有南居李。解核如杏子形者。入藥爲佳。（志曰）李有綠李。黃李。紫李。牛李。水李。並甘美堪食。核不中用。有野李。味苦。核仁入藥。（頌曰）李處處有之。郭璞註爾雅。休。乃無實李也。一名趙李。痤音磋。乃接慮李也。一名麥李。細熟有溝道。與麥同熟。駁。乃赤李也。陶氏所謂南居李。今不復識。醫家但用核若杏核者。（宗奭曰）李樹大者高丈許。一種御李子。大如櫻桃。紅黃色。先諸李熟。醫家用者亦少。（時珍曰）李。綠葉白花。樹能耐久。其種近百。其子大者如杯如卵。小者如彈如櫻。其味有甘酸苦澀數種。其色有青綠紫朱黃赤縹綺胭脂青皮紫灰之殊。其形有牛心馬肝柰李杏李水李離核合核無核匾縫之異。其產有武陵房陵諸李。早則麥李御李。四月熟。遲則晚李冬李。十月十一月熟。又有季春李。冬花春實也。按王禎農書云。北方一種御黃李。形大而肉厚。核小。甘香而美。江南建寧一種均亭李。紫而肥大。味甘如蜜。有擘李。熟則自裂。有餻李。肥黏如餻。皆李之嘉美者也。今人用鹽曝糖藏蜜煎爲果。惟曝乾白李有益。其法。夏李色黃時摘之。以鹽挼去汁。合鹽曬萎。去核。復曬乾。薦酒作飣。皆佳。

實【氣味】苦酸微溫無毒（時珍曰）李味甘酸。其苦澀者不可食。不沉水者有毒。不可食。（大明曰）多食令人臚脹。發虛熱。（詵曰）臨水食之。令發痰瘧。不可合雀肉食。合蜜食。損五臟。（宗奭曰）不可合漿水食。發霍亂。澀氣血。然服朮人忌之。【主治】曝食去痼熱調中。別錄。去骨節間勞熱。孟詵。肝病宜食之。思邈。

核仁【氣味】苦平無毒【主治】僵仆踒折。瘀血骨痛。別錄。令人好顏色。吳普。治女人少腹腫滿。利小腸。下水氣。除浮腫。甄權。治面䵟黑子。蘇頌。

【附方】舊一。新一。女人面䵟。用李核仁去皮細研。以雞子白和如稀餳塗之。至旦以漿水洗去。後塗胡粉。不過五六日效。忌見風。崔元亮海上方。蠍蠆螫痛。苦李仁嚼塗之良。古今錄驗。

根白皮【修治】（時珍曰）李根皮取東行者。刮去皺皮。炙黃入藥用。別錄不言用何等李根。亦不言其味。但藥性論云。入藥用苦李根皮。味鹹。而張仲景治奔豚氣。奔豚湯中用甘李根白皮。則甘苦二種皆可用與。

【氣味】大寒無毒（大明曰）涼無毒【主治】消渴。止心煩逆奔豚氣。別錄。治瘡。吳普。煎水含漱。治齒痛。弘景。煎汁飲。主赤白痢。大明。炙黃煎湯。日再飲之。治女人卒赤白下。有驗。孟詵。治小兒暴熱。解丹毒。時珍。苦李根皮。味鹹。治腳下氣。主熱毒煩躁。煮汁服。止消渴。甄權。

【附方】二新 小兒丹毒從兩股走及陰頭。用李根燒爲末。以田中流水和塗之。千金

咽喉卒塞無藥處。以皁角末吹鼻取嚏。仍以李樹近根皮。磨水塗喉外。良驗。菽園雜記

花【氣味】苦、香、無毒。【主治】令人面澤。去粉滓䵟䵳。時珍

【附方】一新 面黑粉滓用李花、梨花、櫻桃花、白葵花、白蓮花、紅蓮花、旋覆花、秦椒各六兩。桃花、木瓜花、丁香、沉香、青木香、鍾乳粉各三兩。珍珠、玉屑各二兩。蜀葵花一兩。大豆末七合。爲細末。瓶收。每日盥靧。用洗手面。百日光潔如玉也。普濟方

葉【氣味】甘、酸、平、無毒。【主治】小兒壯熱。痁疾驚癇。煎湯浴之。良。大明

【附方】一新 惡刺瘡痛李葉、棗葉搗汁點之。效。千金

樹膠【氣味】苦、寒、無毒。【主治】目翳。定痛消腫。時珍

【附錄】徐李別錄有名未用曰：生太山之陰。樹如李而小。其實青色。無核。熟則采食之。輕身益氣延年。時珍曰：此即無核李也。唐崔奉國家有之。乃異種也。諺言龍耳血墮地所生。

杏別錄下品

【釋名】甜梅時珍曰：杏字篆文象子在木枝之形。或云從口及從可者。並非也。江南錄云：楊行密改杏名甜梅。

【集解】別錄曰：杏生晉川山谷。五月采之。頌曰：今處處有之。有數種。黃而圓者名金杏。相傳種出自濟南郡之分流山。彼人謂之漢帝杏。言漢武帝上苑之種也。今近汴洛皆種之。熟最早。其扁而青黃者名木杏。味酢不及之。山杏不堪入藥。杏仁今以從東來人家種者爲勝。宗奭曰：金杏深赭色。核大而扁。乃接成者。其味最勝。又有白杏。熟時色青白或微黃。味甘淡而不酢。生杏可曬脯作乾果食之。山杏輩只可取仁用耳。時珍曰：諸杏葉皆圓而有尖。二月開紅花。亦有千葉者。不結實。甘而有沙者爲沙杏。黃而帶酢者爲梅杏。青而帶黃者爲柰杏。其金杏大如梨。黃如橘。西京雜記載蓬萊杏花五色。蓋異種也。按王禎農書云：北方肉杏甚佳。赤大而扁。謂之金剛拳。凡杏熟時。榨濃汁。塗盤中曬乾。以手摩刮收之。可和水調麨食。亦五果爲助之義也。

實【氣味】酸、熱、有小毒。生食多傷筋骨。別錄頌曰：杏之類梅者味酢。類桃者味甘。宗奭曰：凡杏性皆熱。小兒多食。致瘡癰膈熱。扁鵲曰：多食動宿疾。令人目盲、鬚眉落。源曰：多食。生痰熱。昏精神。產婦尤忌。

【主治】曝脯食。止渴。去冷熱毒。心之果。心病宜食之。思邈

核仁【修治】別錄曰：五月采之。宏景曰：凡用杏仁。以湯浸去皮尖。炒黃。或用麪麩炒過。斅曰：凡用以湯浸去皮尖。每斤入白火石一斤。烏豆三合。以東流水同煮。從巳至午。取出曬乾用。時珍曰：治風寒肺病藥中。亦有連皮尖用者。取其發散也。

【氣味】甘、苦、溫、冷利、有小毒。兩仁者殺人。可以毒狗。震亨曰：杏仁性熱。因寒者可用。思邈曰：杏仁作湯如白沫不解者。食之令氣壅身熱。湯經宿者動冷氣。時珍曰：凡杏、桃諸花皆五出。若六出必雙仁。爲其反常。故有毒也。○徐之才曰：得火。良。惡黃芩、黃芪、葛根。畏蘘草。【主治】欬逆上氣。雷鳴。喉痹。下氣。產乳金瘡。寒心奔豚。本經驚癇。心下煩熱。風氣往來。時行頭痛。

解肌，消心下急滿痛，殺狗毒。別錄 解錫毒。之才 治腹痺不通，發汗，主温病腳氣，欬嗽上氣喘促。入天門冬煎，潤心肺。和酪作湯，潤聲氣。甄權 除肺熱，治上焦風燥，利胸膈氣逆，潤大腸氣秘。元素 殺蟲，治諸瘡疥，消腫，去頭面諸風氣皶皰。時珍

【發明】元素曰：杏仁氣薄味厚，濁而沉墜，降也，陰也。入手太陰經。其用有三：潤肺也，消食積也，散滯氣也。杲曰：杏仁散結潤燥，除肺中風熱欬嗽。杏仁下喘，治氣也；桃仁療狂，治血也。俱治大便秘，當分氣血。晝則便難，行陽氣也；夜則便難，行陰血也。故虚人便閉，不可過泄。脈浮者屬氣，用杏仁、陳皮；脈沉者屬血，用桃仁、陳皮。手陽明與手太陰爲表裏。賁門主往來，魄門主收閉，爲氣之通道，故並用陳皮佐之。好古曰：張仲景麻黄湯及王朝奉治傷寒氣上喘逆，並用杏仁者，爲其利氣、瀉肺、解肌也。時珍曰：杏仁能散能降，故解肌散風、降氣潤燥、消積治傷損藥中用之。治瘡殺蟲，用其毒也。按醫說云：凡索麪、豆粉近杏仁則爛。頃一兵官食粉成積，醫師以積氣丸、杏仁相半研爲丸，熟水下，數服愈。又野人閑話云：翰林學士辛士遜在青城山道院中，夢皇姑謂曰：可服杏仁，令汝聰明，老而健壯，心力不倦。求其方，則用杏仁一味，每盥漱畢，以七枚納口中，良久脱去皮，細嚼和津液頓嚥。日日食之，一年必换血，令人輕健。此申天師方也。又楊士瀛直指方云：凡人以水浸杏仁五枚，五更端坐，逐粒細嚼至盡，和津吞下。久則能潤五臟，去塵滓，驅風明目，治肝腎風虚，瞳人帶青，眼翳風癢之病。珍按：杏仁性熱降氣，亦非久服之藥。此特其咀嚼吞納津液以消積穢則可耳。古有服杏丹法，云是左慈之方。唐慎微收入本草，云久服壽至千萬。其說妄誕可鄙，今刪其紕繆之辭，存之于下，使讀者毋信其誕也。

【附方】舊三十五，新十八。

杏金丹 左慈秘訣云：亦名草金丹。方出渾皇子，服之長年不死。夏姬服之，壽年七百，乃仙去也。世人不信，皆由不肯精心脩治故也。其法須人罕到處，寅月钁斸杏樹地下，通陽氣；二月除樹下草；三月離樹五步作畦壟，以通水；亢旱則引泉灌溉；有霜雪則燒火樹下，以救花苞；至五月杏熟自落，收仁六斗，以湯浸去皮及雙仁者，用南流水三石和研，取汁兩石八斗，去滓，以新鐵釜用酥三斤，以糠火及炭然釜，少少磨酥至盡，乃内汁入釜。釜上安盆，盆上鑽孔，用弦懸車轄至釜底，以紙塞孔，勿令泄氣。初着糠火，一日三動車轄，以衮其汁。五日有露液生，十日白霜起，又二日白霜盡，即金花出，丹乃成也。開盆炙乾，以翎掃下，棗肉和丸梧子大。每服三丸，空心暖酒下。至七日宿疾皆除，瘖盲攣跛、疝痔癭癇瘡腫萬病皆愈。久服通靈不死云云。衍文不錄。○頌曰：古方用杏仁脩治如法，自朝蒸至午，便以慢火微炒，至七日乃收之。每旦空腹啖之，久久不止，駐顔延年。云是夏姬之法。然杏仁能使人血溢，少誤必出血不已，或至委頓，故近人少有服者。或云服至二三年，往往或瀉，或臍中出物，皆不可治也。

杏酥法 頌曰：去風虚，除百病。擣爛杏仁一石，以好酒二石，研濾取汁一石五斗，入白蜜一斗五升攪勻，封於新甕中，勿泄氣。三十日看酒上酥出，即掠取納瓷器中貯之。取其酒滓團如梨大，置空屋中，作格安之。候成飴脯狀，旦服一枚，以前酒下。○藏器曰：杏酪服之，潤五臟，去痰嗽。生熟喫俱可，若半生半熟服之殺人。

又法 宗奭曰：治肺燥喘熱，大腸秘，潤五臟。用杏仁去皮研細，每一升入水一升半，擣稠汁，入生薑四兩，甘草一莖，銀石器中慢火熬成稀膏，入酥二兩同收。每夜沸湯點服一匙。衍義

萬病丸治男婦五勞七傷，一切諸疾。杏仁一斗二升，童子小便煮七次，以蜜四兩拌勻，再以童便五升於碗內重蒸，取出日曬夜露數日，任意嚼食，即愈。

補肺丸治咳嗽。用杏仁二大升，山中者不用，去雙仁者，以童子小便二斗浸之，春夏七日，秋冬二七日，連皮尖於砂盆中研濾取汁，煮令魚眼沸，候軟如麪糊即成，以粗布攤曝之，可丸即丸服之。食前後總須服三五十丸，茶酒任下。忌白水粥。劉禹錫傳信方

欬嗽寒熱旦夕加重，少喜多嗔，面色不潤，忽進忽退，積漸少食，脈弦緊者。杏仁半兩，去皮尖，童子小便浸七日，漉出，溫水淘洗，砂盆內研如泥，以小便三升煎如膏。每服一錢，熟水下。婦人室女服之尤妙。千金方

久患肺氣喘急至欬甚者，不過二劑永瘥。杏仁去皮尖二兩，童子小便浸，一日一換，夏月三四換，滿半月取出，焙乾研細。每服一棗大，薄荷一葉，蜜一雞子大，水一鍾，煎七分，食後溫服。忌腥物。勝金方

欬逆上氣不拘大人小兒。以杏仁三升去皮尖，炒黃研膏，入蜜一升，杵熟。每食前含之，嚥汁。千金

上氣喘急杏仁、桃仁各半兩，去皮尖，炒研，用水調生麪和丸梧子大。每服十丸，薑蜜湯下，微利爲度。聖濟總錄

喘促浮腫小便淋瀝。用杏仁一兩，去皮尖，熬研，和米煮粥，空心喫二合，妙。心鏡

頭面風腫杏仁搗膏，雞子黃和杵，塗帛上，厚裹之。乾則又塗，不過七八次愈也。千金方

風虛頭痛欲破者。杏仁去皮尖，曬乾研末，水九升研濾汁，煎如麻腐狀，取和羹粥食。七日後大汗出，諸風漸減。此法神妙，可深秘之。慎風冷、豬雞魚蒜醋。千金方

頭面諸風眼瞤鼻塞，眼出冷淚。用杏仁三升研細，水煮四五沸，洗頭。待冷汗盡，三度愈。千金

偏風不遂失音不語。生吞杏仁七枚，不去皮尖，逐日加至七七枚，周而復始。食後仍飲竹瀝，以瘥爲度。外臺秘要

破傷風腫杏仁杵膏厚塗上，然燭遙炙之。千金方

金瘡中風角弓反張。用杏仁杵碎，蒸令氣溜，絞脂服一小升，兼摩瘡上良。必效方

溫病食勞杏仁五兩，酢二升，煎取一升，服之取汗瘥。類要

心腹結氣杏仁、桂枝、橘皮、訶黎勒皮等分，爲丸。每服三十丸，白湯下。無忌。孟詵食療

○**喉痺痰嗽**杏仁去皮，熬黃三分，和桂末一分，研泥，裹含之，嚥汁。陳藏器本草

喉熱生瘡方同上。

卒失音聲方同上。文路公藥準

肺病咯血杏仁四十個，以黃蠟炒黃，研入青黛一錢，作餅。用柿餅一個，破開包藥，濕紙裹煨熟食之，取效。丹溪方

卒不小便杏仁二七枚，去皮尖，炒黃研末，米飲服之。古今錄驗方

血崩不止諸藥不效，服此立止。用甜杏仁上黃皮，燒存性，爲末。每服三錢，空心熱酒服。保壽堂方

五痔下血杏仁去皮尖及雙仁者，水三升，研濾汁，煎減半，同米煮粥食之。食醫心鏡

穀道䘌痛腫癢。杏仁杵膏，頻頻傅之。肘後方

陰瘡爛痛杏仁燒黑研成膏，時時傅之。鈐方

產門蟲疽痛癢不可忍。用杏仁去皮燒存性，杵爛綿裹，納入陰中，取效。孟詵食療本草

身面疣目杏仁燒黑研膏，擦破，日日塗之。千金方

面上皯皰杏仁去皮，搗和雞子白，夜塗之，旦以煖酒洗去。孟詵食療

兩頰赤癢其狀如痱，名頭面風。以杏仁頻頻指之，內服消風散。證治要訣

耳卒聾閉杏仁七枚，去皮拍碎，分作三分，以綿裹之，着鹽如小豆許，以器盛於飯上蒸熟。令病人側臥，以一裹捻油滴耳中，良久又以一裹滴之，取效。外臺秘要

耳出膿汁杏仁炒黑，搗膏綿裹納入，日三四易之，妙。梅師方

鼻中生瘡杏仁研末，乳汁和傅。千金方

疳瘡蝕鼻杏仁燒，壓取油傅之。千金方

牙齒蟲䘌杏仁燒存性，研膏，髮裹納蟲孔中，殺蟲去風，其痛便止。重者不過再上。食療

牙斷癢

痛杏仁一百枚，去皮，以鹽方寸匕，水一升，煮令汁出，含漱吐之，三度愈。千金方 **風蟲牙痛** 杏仁鍼刺於燈上燒烟，乘熱搭病牙上，又復燒搭，七次，絕不疼，病牙逐時斷落也。普濟方 **目中赤脈** 癢痛時見黑花，用初生杏子仁一升，古五銖錢七文，入瓶內密封，埋門限下，一百日化爲水，每夕點之。聖濟總錄 **胎赤眼疾** 杏仁壓油半雞子殼，食鹽一錢，入石器中，以柳枝一握緊束，研至色黑，以熟艾一團安碗內，燒烘之，令氣透火盡即成。每點少許入兩眥，甚妙。聖濟總錄 **目中瞖遮** 但瞳子不破者，用杏仁三升去皮，麪裹作三包，煻火煨熟，去麪研爛，壓去油，每用一錢，入銅綠一錢，研勻點之。同上 **目生弩肉** 或癢或痛，漸覆瞳人，用杏仁去皮二錢半，膩粉半錢，研勻，綿裹筯頭點之。同上 **傷目生弩** 廣利方，用生杏仁七枚去皮細嚼，吐於掌中，乘熱以綿裹筯頭點弩肉上，不過四五度愈。○總錄用杏仁研膏，人乳化開，日點三次。**小兒血眼** 兒初生艱難，血瘀眥瞼，遂滲其睛，不見瞳人，輕則外胞赤腫，上下弦爛，用杏仁二枚，去皮尖，嚼乳汁三五匙，入膩粉少許，蒸熟，絹包頻點。重者加黃連、樸消，最良。全幼心鑑 **小兒臍爛** 成風，杏仁去皮研傅。子母秘錄 **小兒咽腫** 杏仁炒黑，研爛含嚥。普濟方 **鍼入肉內** 不出者，雙杏仁搗爛，以車脂調貼，其鍼自出。瑞竹堂方 **箭鏑在咽** 或刀刃在咽膈諸隱處，杵杏仁傅之。肘後方 **狐尿瘡痛** 杏仁研爛，煮一兩沸，及熱浸之，冷即易。必效方 **狗咬傷瘡** 爛嚼杏仁塗之。寇氏 **食狗不消** 心下堅脹，口乾發熱妄語，杏仁一升去皮尖，水三升，煎沸去渣取汁，分三服，下肉爲度。梅師方 **解狼犬毒** 杏仁搗爛，水和服之。千金方 **一切食停** 氣滿膨脹，用紅杏仁三百粒，巴豆二十粒，同炒色變，去豆不用，研杏爲末，橘皮湯調下。楊氏家藏方 **白癜風斑** 杏仁連皮尖，每早嚼二七粒，揩令赤色。夜臥再用。聖濟總錄 **諸瘡腫痛** 杏仁去皮，研濾取膏，入輕粉、麻油調搽，神效。不拘大人小兒。鮑氏 **小兒頭瘡** 杏仁燒研傅之。事林廣記 **蛆蟲入耳** 杏仁搗泥，取油滴入，非出則死。扶壽精方

花【氣味】苦，溫，無毒。【主治】補不足，女子傷中，寒熱痹厥逆。別錄

【附方】新二 **婦人無子** 二月丁亥日，取杏花、桃花陰乾爲末，戊子日和井華水服方寸匕，日三服。衛生易簡方 **粉滓面䵟** 杏花、桃花各一升，東流水浸七日，洗面三七遍，極妙。聖濟總錄

葉【主治】人卒腫滿，身面洪大，煮濃汁熱漬，亦少少服之。肘後

枝【主治】墮傷，取一握，水一升，煮減半，入酒三合和勻分服，大效。蘇頌

【附方】舊一 **墜撲瘀血** 在內煩悶者，用東引杏樹枝三兩，細剉微熬，好酒一升煎十餘沸，分二服。塞上方

根【主治】食杏仁多，致迷亂將死，切碎煎湯服，即解。時珍

巴旦杏 綱目

【釋名】八擔杏正要 忽鹿麻

【集解】時珍曰。巴旦杏出回回舊地。今關西諸土亦有。樹如杏而葉差小。實亦尖小而肉薄。其核如梅核。殼薄而仁甘美。點茶食之。味如榛子。西人以充方物。

【氣味】甘平溫無毒【主治】止欬下氣。消心腹逆悶。時珍

出飲膳正要

梅 本經中品

【釋名】時珍曰。梅古文作呆。象子在木上之形。梅乃杏類。故反杏爲呆。書家訛爲甘木。後作梅。從每。諧聲也。或云。梅者媒也。媒合衆味。故書云。若作和羹。爾惟鹽梅。而梅字亦從呆也。陸佃埤雅言梅入北方變爲杏。郭璞註爾雅以柟爲梅。皆誤矣。柟即柟木。荊人呼爲梅。見陸機草木疏。

【集解】別錄曰。梅實生漢中山谷。五月采實。火乾。頌曰。今襄漢川蜀江湖淮嶺皆有之。時珍曰。按陸機詩疏云。梅。杏類也。樹葉皆略似杏。葉有長尖。先衆木而花。其實酢。曝乾爲腊。入羹臛韲中。又含之可以香口。子赤者材堅。子白者材脆。范成大梅譜云。江梅野生者。不經栽接。花小而香。子小而硬。消梅實圓鬆脆。多液無滓。惟可生噉。不入煎造。綠萼梅枝跗皆綠。重葉梅花葉重疊。結實多雙。紅梅花色如杏。杏梅色淡紅。實扁而斑。味全似杏。鴛鴦梅即多葉紅梅也。一蒂雙實。一云。苦楝接梅。則花帶黑色。譚子化書云。李接桃而本強者其實毛。梅接杏而本強者其實甘。梅實采半黃者。以烟薰之爲烏梅。青者鹽淹曝乾爲白梅。亦可蜜煎糖藏。以充果飣。熟者笮汁曬收爲梅醬。惟烏梅白梅可入藥。梅醬夏月可調渴水飲之。

實【氣味】酸平無毒 大明曰。多食損齒傷筋。蝕脾胃。令人發膈上痰熱。服黃精人忌食之。食梅齒齼者。嚼胡桃肉解之。○物類相感志云。梅子同韶粉食。則不酸不軟牙。

【發明】宗奭曰。食梅則津液泄者。水生木也。津液泄則傷腎。腎屬水。外爲齒故也。時珍曰。梅。花開於冬而實熟於夏。得木之全氣。故其味最酸。所謂曲直作酸也。肝爲乙木。膽爲甲木。人之舌下有四竅。兩竅通膽液。故食梅則津生者。類相感應也。故素問云。味過於酸。肝氣以津。又云。酸走筋。筋病無多食酸。不然物之味酸者多矣。何獨梅能生津耶。

烏梅【脩治】宏景曰。用須去核。微炒之。時珍曰。造法。取青梅籃盛。於突上熏黑。若以稻灰淋汁潤濕蒸過。則肥澤不蠹。

【氣味】酸溫平濇無毒 杲曰。寒。忌豬肉。【主治】下氣。除熱煩滿。安心。止肢體痛。偏枯不仁。死肌。去青黑痣。蝕惡肉。本經 去痹。利筋脈。止下痢。好唾口乾。別錄 水漬汁飲。治傷寒煩熱。宏景 止渴調中。去痰治瘧瘴。止吐逆霍亂。除冷熱痢。藏器 治虛勞骨蒸。消酒毒。令人得睡。和建茶乾薑爲丸服。止休息痢。大驗。大明 斂肺澀腸。止久嗽。瀉痢。反胃噎膈。蚘厥吐利。消腫涌痰。殺蟲。解魚毒。馬汗毒。硫黃毒。時珍

白梅【釋名】**鹽梅 霜梅**【脩治】取大青梅以鹽汁漬之。日曬夜漬。十日成矣。久乃上霜。

【氣味】酸鹹平無毒【主治】和藥點痣。蝕惡肉。宏景 刺在肉中者。嚼傅之即止。孟詵 治刀箭傷。止血。研爛傅之。

大明 **乳癰腫毒**，杵爛貼之佳。汪穎 **除痰**。蘇頌 **治中風驚癇，喉痹痰厥僵仆，牙關緊閉者，取梅肉揩擦牙齦，涎出即開。又治瀉痢煩渴，霍亂吐下，下血血崩，功同烏梅**。時珍

【發明】 宏景曰：生梅、烏梅、白梅，功應相似。好古曰：烏梅，脾肺二經血分藥也。能收肺氣，治燥嗽。肺欲收，急食酸以收之。時珍曰：烏梅、白梅所主諸病，皆取其酸收之義。惟張仲景治蚘厥烏梅丸及蟲䘌方中用者，取蟲得酸即止之義，稍有不同耳。醫說載：曾魯公痢血百餘日，國醫不能療。陳應之用鹽水梅肉一枚研爛，合臘茶入醋服之，一啜而安。大丞梁莊肅公亦痢血，應之用烏梅、胡黃連、竈下土等分爲末，茶調服，亦效。蓋血得酸則斂，得寒則止，得苦則濇故也。其蝕惡瘡弩肉，雖是酸收，卻有物理之妙。說出本經。其法載於劉涓子鬼遺方：用烏梅肉燒存性，研傅惡肉上，一夜立盡。聖惠用烏梅和蜜作餅貼者，其力緩。按楊起簡便方云：起臂生一疽，膿潰百日方愈，中有惡肉突起，如蠶豆大，月餘不消，醫治不效。因閱本草得此方，試之，一日夜去其大半，再上一日而平。乃知世有奇方如此，遂留心搜刻諸方，始基於此方也。

【附方】 舊十三，新二十。**諸瘡弩肉** 方見上。**癰疽瘡腫** 已潰未潰皆可用。鹽白梅燒存性，爲末，入輕粉少許，香油調塗四圍。王氏簡易方。**喉痹乳蛾** 冰梅丸：用青梅二十枚，鹽十二兩，淹五日。取梅汁入明礬三兩，桔梗、白芷、防風各二兩，豬牙皂角三十條，俱爲細末，拌汁和梅入瓶收之。每用一枚，噙嚥津液。凡中風痰厥，牙關不開，用此擦之尤佳。○總錄：用白梅包生礬末作丸含嚥，或納吞之。**消渴煩悶** 烏梅肉二兩，微炒爲末。每服二錢，水二盞，煎一盞，去滓，入豉二百粒，煎至半盞，溫服。簡要濟眾方。**泄痢口渴** 烏梅煎湯，日飲代茶。扶壽精方。**產後痢渴** 烏梅肉二十個，麥門冬十二分，每水一升，煮七合，細呷之。必效方。**赤痢腹痛** 直指：用陳白梅同真茶、蜜水各半，煎飲之。○聖惠：用烏梅肉炒、黃連各四兩，爲末，煉蜜丸梧子大，每米飲服二十丸，日三服。**便痢膿血** 烏梅一兩去核，燒過爲末，每服二錢，米飲下，立止。聖濟總錄。**久痢不止** 腸垢已出。肘後：用烏梅肉二十個，水一盞，煎六分，食前分二服。○袖珍：用烏梅肉、白梅肉各七個，搗爛，入乳香末少許，杵丸梧桐子大，每服二三十丸，茶湯下，日三。**大便下血** 及酒痢、久痢不止，用烏梅三兩，燒存性，爲末，醋煮米糊和丸梧子大，每空心米飲服二十丸，日三。濟生方。**小便尿血** 烏梅燒存性，研末，醋糊丸梧子大，每服四十丸，酒下。**血崩不止** 烏梅肉七枚，燒存性，研末，米飲服之，日二。**大便不通** 氣奔欲死者，烏梅十顆，湯浸去核，丸棗大，納入下部，少時即通。食療本草。**霍亂吐利** 鹽梅煎湯，細細飲之。如宜方。**蚘蟲上行** 出于口鼻。烏梅煎湯頻飲，并含之，即安。食鑑本草。**水氣滿急** 烏梅、大棗各三枚，水四升，煮三升，納蜜和勻，含嚥之。聖濟總錄。**梅核膈氣** 取半青半黃梅子，每個用鹽一兩淹一日夜，曬乾，又浸又曬，至水盡乃止。用青錢三個，夾二梅，麻線縛定，通裝磁罐內，封埋地下，百日取出。每用一枚，含之嚥汁，入喉即消。收一年者治一人，二年者治二人，其妙絕倫。龔氏經驗方。**心腹脹痛** 短氣欲絕者。烏梅二七枚，水五升，煮一沸，納大錢二七枚，煮二升半，頓服之。肘後。**勞瘧劣弱** 烏梅十四枚，豆豉二合，桃柳枝各一虎口，甘草三寸，生薑一塊，以童子小便二升，煎一半，溫服即止。圖經本草。**久欬不已** 烏梅肉微炒，罌粟殼去筋膜蜜炒，等分爲末，每服二錢，睡時蜜湯調下。**痰厥頭**

痛如破者。烏梅肉三十個，鹽三撮，酒三升，煮一升，頓服取吐，即愈。肘後方 傷寒頭痛壯熱，胸中煩痛，四五日不解。烏梅十四枚，鹽五合，水一升，煎半升，頓服取吐，吐後避風良。梅師方 折傷金瘡乾梅燒存性傅之，一宿瘥。千金方 馬汗入瘡作痛。用烏梅連核搗爛，以頭醋和傅。仍先刺瘡出去紫血，乃傅之，纏定。經驗方 猘犬傷毒烏梅末，酒服二錢。千金 指頭腫毒痛甚者，烏梅肉和魚鮓搗封之，妙。李樓奇方 傷寒䘌瘡生下部者。烏梅肉三兩炒爲末，煉蜜丸梧子大，以石榴根皮煎湯，食前下三十丸。聖惠方 小兒頭瘡烏梅燒末，生油調塗。聖濟錄 香口去臭曝乾梅脯，常時含之。硫黃毒發令人背膊疼悶，目暗漠漠。烏梅肉焙一兩，沙糖半兩，漿水一大盞，煎七分，呷之。總錄

核仁【氣味】酸，平，無毒。【主治】明目，益氣，不飢。吳普 除煩熱。孟詵 治代指忽然腫痛，搗爛和醋浸之。時珍○肘後方

花【氣味】微酸，濇，無毒。

【發明】時珍曰：白梅花古方未見用者。近時有梅花湯，用半開花，溶蠟封花口，投蜜罐中，過時以一兩朵同蜜一匙，點沸湯服。又有蜜漬梅花法：用白梅肉少許，浸雪水，潤花，露一宿，蜜浸薦酒。又梅花粥法：用落英入熟米粥再煮食之。故楊誠齋有蜜點梅花帶露餐及脫蕊收將熬粥喫之句，皆取其助雅致，清神思而已。

葉【氣味】酸，平，無毒。【主治】休息痢及霍亂，煮濃汁飲之。大明 藏器曰：嵩陽子言：清水揉梅葉，洗蕉葛衣，經夏不脆，有驗。時珍曰：夏衣生黴點，梅葉煎湯洗之即去，甚妙。

【附方】舊一，新二。中水毒病初起頭痛惡寒，心煩拘急，旦醒暮劇。梅葉搗汁三升，飲之良。肘後 下部蟲䘌梅葉、桃葉一斛，杵爛，蒸極熱，內小器中，隔布坐蒸之，蟲盡死也。外臺秘要 月水不止梅葉焙，棕櫚皮灰，各等分，爲末。每服二錢，酒調下。聖濟總錄

根【主治】風痹。別錄○出土者殺人。初生小兒，取根同桃、李根煮湯浴之，無瘡熱之患。崔氏纂要 煎湯飲，治霍亂，止休息痢。大明

榔梅 綱目

【集解】時珍曰：榔梅出均州太和山。相傳眞武折梅枝插於榔樹，誓曰：吾道若成，開花結果。後果如其言。今樹尚在五龍宮北，榔木梅實，杏形桃核。道士每歲采而蜜漬，以充貢獻焉。榔乃榆樹也。

實【氣味】甘、酸，平，無毒。【主治】生津止渴，清神下氣，消酒。時珍

桃 本經下品

【校正】木部有拾遺桃橛，今併入此。

【釋名】時珍曰：桃性早花，易植而子繁，故字從木、兆。十億曰兆，言其多也。或云從兆諧聲也。

【集解】別錄曰：桃生太山川谷。弘景曰：今處處有之。核仁入藥，當取解核者種之爲佳。山桃仁不堪用。頌曰：汴東、陝西者尤大而美。大抵佳果肥美者，皆圃人以他木接成，殊失本性。入藥當用本生者爲佳。今市肆賣者，多雜接核之仁，爲不堪也。宗奭曰：山中一種桃，正合月令桃始華者。花多子少，不堪啗。惟堪取仁入藥。汴中有油桃，小於衆桃，光如塗油，不益脾胃。太原有金桃，色深黃。洛中有昆崙桃，肉深紅紫色。又有餅子桃，狀如香餅子。其味皆甘。時珍曰：桃品甚多，易於栽種，且早結實。五年

宜以刀劙其皮，出其脂液，則多延數年。其花有紅紫白千葉二色之殊，其實有紅桃、緋桃、碧桃、緗桃、白桃、烏桃、金桃、銀桃、胭脂桃，皆以色名者也。有綿桃、油桃、御桃、方桃、匾桃、偏核桃，皆以形名者也。有五月早桃、十月冬桃、秋桃、霜桃，皆以時名者也。並可供食。惟山中毛桃，即爾雅所謂榹桃者，小而多毛，核黏味惡。其仁充滿多脂，可入藥用，蓋外不足者內有餘也。冬桃一名西王母桃，一名仙人桃，即昆侖桃，形如栝蔞，表裏徹赤，得霜始熟。方桃形微方。匾桃出南番，形匾肉澀，核狀如盒，其仁甘美。番人珍之，名波淡樹，樹甚高大。偏核桃出波斯，形薄而尖，頭偏，狀如半月，其仁酷似新羅松子，可食，性熱。又楊維楨、宋濂集中並載元朝御庫蟠桃，核大如盌，以爲神異。按王子年拾遺記載：漢明帝時，常山獻巨核桃，霜下始花，隆暑方熟。玄中記載：積石之桃，大如斗斛器。酉陽雜俎載：九疑有桃核，半扇可容米一升；及蜀後主有桃核杯，半扇容水五升，良久如酒味可飲。此皆桃之極大者。昔人謂桃爲仙果，殆此類歟。生桃切片瀹過，曝乾爲脯，可充果食。又桃酢法：取爛熟桃納甕中，蓋口七日，漉去皮核，密封二七日酢成，香美可食。種樹書云：柿接桃則爲金桃，李接桃則爲李桃，梅接桃則脆桃。樹生蟲，煮豬頭汁澆之即止。皆物性之微妙也。

實

【氣味】辛、酸、甘，熱，微毒。多食令人有熱。【詵曰】能發丹石毒。生者尤損人。【思邈曰】黃帝書云：食桃飽，入水浴，令人成淋及寒熱病。【時珍曰】生桃多食，令人膨脹及生癰癤，有損無益。五果列桃爲下以此。○【瑞曰】桃與鼈同食，患心痛。服朮人忌食之。

【主治】作脯食，益顏色。大明　**肺之果，肺病宜食之。**思邈

冬桃：食之解勞熱。時珍。○出爾雅註

核仁

【脩治】【別錄曰】七月采取仁，陰乾。【斅曰】凡使須去皮，用白朮、烏豆二味，同於坩堝中煮二伏時，漉出擘開，心黃如金色乃用。【時珍曰】桃仁行血，宜連皮尖生用；潤燥活血，宜湯浸去皮尖炒黃用。或麥麩同炒，或燒存性，各隨本方。雙仁者有毒，不可食，說見杏仁下。

【氣味】苦、甘，平，無毒。【思邈曰】苦、甘、辛，平。【詵曰】溫。【宏景曰】桃仁作酪，性冷。○香附爲之使。

【主治】瘀血血閉，癥瘕邪氣，殺小蟲。本經　**止欬逆上氣，消心下堅硬，除卒暴擊血，通月水，止心腹痛。**別錄　**治血結、血秘、血燥，通潤大便，破畜血。**元素　**殺三蟲。又每夜嚼一枚和蜜，塗手面良。**孟詵　**主血滯風痹骨蒸，肝瘧寒熱，鬼疰疼痛，產後血病。**時珍

【發明】【杲曰】桃仁苦重於甘，氣薄味厚，沉而降，陰中之陽，手足厥陰經血分藥也。苦以泄滯血，甘以生新血，故破凝血者用之。其功有四：治熱入血室，一也；泄腹中滯血，二也；除皮膚血熱燥癢，三也；行皮膚凝滯之血，四也。【成無己曰】肝者血之源，血聚則肝氣燥，肝苦急，急食甘以緩之。桃仁之甘以緩肝散血，故張仲景抵當湯用之，以治傷寒八九日，內有畜血，發熱如狂，小腹滿痛，小便自利者。又有當汗失汗，熱毒深入，吐血及血結胸，煩躁譫語者，亦以此湯主之。與虻蟲、水蛭、大黃同用。

【附方】舊十九，新十二。

延年去風，令人光潤：用桃仁五合去皮，用粳米飯漿同研，絞汁令盡，溫溫洗面，極妙。千金翼

偏風不遂及癖疾：用桃仁二千七百枚，去皮尖雙仁，以好酒一斗三升，浸二十一日，取出曬乾，杵細作丸如梧子大。每服二十丸，以原酒吞之。外臺秘要

風勞毒腫，攣痛，或牽引小腹及腰痛：桃仁一升，去皮尖，熬令黑煙出，熱研如脂膏，以酒三升攪和服，暖臥取汗，不過三度瘥。食醫心鏡

瘧疾寒熱：桃仁一百枚，去皮尖，乳鉢內研

成膏不得犯生水。入黃丹三錢丸梧子大每服三丸。當發日面北溫酒吞下。五月五日午時合之。忌雞犬婦人見。唐慎微本草。**骨蒸作熱**桃仁一百二十枚。留尖去皮及雙仁。杵爲丸。平旦井花水頓服之。令盡量飲酒至醉。仍須任意喫水。隔日一劑。百日不得食肉。外臺秘要。**上氣喘急**方見杏仁。**上氣欬嗽**胸滿氣喘。桃仁三兩去皮尖。以水一大升研汁。和粳米二合。煮粥食之。心鏡。**卒得欬嗽**桃仁三升去皮杵。着器中密封。蒸熟日乾。絹袋盛。浸二斗酒中。七日可食。日飲四五合。**尸疰鬼疰**乃五尸之一。又挾鬼邪爲祟。其病變動。有三十六種至九十九種。大略使人寒熱淋瀝。沉沉默默。不知所苦。而無處不惡。累年積月。以至於死。死後復傳傍人。急以桃仁五十枚研泥。水煮取四升。服之取吐。吐不盡。三四日再吐。肘後方。**傳尸鬼氣**咳嗽痃癖注氣。血氣不通。日漸消瘦。桃仁一兩。去皮尖杵碎。水一升半煮汁。入米作粥。空心食之。**鬼疰心痛**桃仁一合爛研。煎湯服之。急救方。**卒然心痛**桃仁七枚。去皮尖研爛。水一合服之。肘後方。**人好魘寐**桃仁熬去皮尖三七枚。以小便服之。千金方。**下部蟲䘌**病人齒無色。舌上白。喜睡。憒憒不知痛癢處。或下痢。乃下部生蟲食肛也。桃仁十五枚。苦酒二升。鹽一合。煮六合服之。肘後方。**崩中漏下**不止者。桃核燒存性。研細。酒服方寸匕。日三。千金。**婦人難產**數日不出。桃仁一個劈開。一片書可字。一片書出字。吞之即生。刪繁方。**產後百病**千金桃仁煎。治婦人產後百病諸氣。取桃仁一千二百枚。去皮尖雙仁。熬搗極細。以清酒一斗半。研如麥粥。納小瓶中。麪封。入湯中煮一伏時。每服一匙。溫酒和服。日再。圖經本草。**產後身熱**如火。皮如粟粒者。桃仁研泥。同臘豬脂傅之。日日易之。千金方。**產後血閉**桃仁二十枚。去皮尖。藕一塊。水煎服之良。唐瑤經驗方。**產後陰腫**桃仁燒研傅之。**婦人陰癢**桃仁杵爛。綿裹塞之。肘後方。**男子陰腫**作癢。用桃仁炒香爲末。酒服方寸匕。日二。仍搗傅之。外臺。**小兒卵癩**方同上。**小兒爛瘡**初起腫漿似火瘡。桃仁研爛傅之。秘錄。**小兒聤耳**桃仁炒研。綿裹日日塞之。千金方。**風蟲牙痛**鍼刺桃仁。燈上燒烟出。吹滅。安痛齒上咬之。不過五六次愈。衛生家寶方。**唇乾裂痛**桃仁搗和豬脂傅。海上。**大便不快**裏急後重。用桃仁三兩去皮。吳茱萸二兩。食鹽一兩。同炒熟。去鹽茱。每嚼桃仁五七粒。總錄。**急勞欬嗽**煩熱。用桃仁三兩去皮。豬肝一枚。童子小便五升。同煮乾。於木臼內搗爛。入蒸餅和丸梧子大。每溫水下三十丸。聖惠方。**冷勞減食**漸至黑瘦。用桃仁五百顆。吳茱萸三兩。同入鐵鐺中。微火炒一炊久。將桃仁去皮。微黃色即漸加火。待微烟出。即乘熱收入新瓶內。厚紙封住。勿令洩氣。每日空心取桃仁二十粒。去皮嚼之。以溫酒下。至重者服五百粒愈。聖惠方。**預辟瘴癘**桃仁一斤。吳茱萸青鹽各四兩。同炒熟。以新瓶密封一七。取出揀去茱鹽。將桃仁去皮尖。每嚼一二十枚。山居尤宜之。余居士選奇方。

桃毛毛桃實上毛也。刮取用之。

【**氣味**】**辛平微毒**【**主治**】**破血閉下血瘕。寒熱積聚。無子帶下諸疾。**別錄**療崩中。破癖氣。**大明**治惡鬼邪氣。**孟詵

桃梟【**釋名**】**桃奴**別錄**梟景**同上**神桃**〔別錄〕曰。此是桃實着樹經冬不落者。正月采之。中實者良。〔時珍〕曰。桃子乾懸如梟首磔木之狀。故名。奴者。言其不能成實也。家寶方謂之神桃。言其辟惡也。千葉桃花結子在樹不落者。名鬼髑髏。雷斅炮炙論有脩治之法。而方書未見用

者。斅曰：鬼髑髏十一月采得，以酒拌蒸之，從巳至未，焙乾，以銅刀切，焙，取肉用。

【氣味】苦，微溫，有小毒。【主治】殺百鬼精物。本經 殺精魅五毒不祥，療中惡腹痛。別錄。○頌曰：胡洽治中惡毒氣蠱疰，有桃梟湯。治肺氣腰痛，破血，療心痛，酒磨煖服之。大明 主吐血諸藥不效，燒存性，研末，米湯調服，有驗。汪穎 治小兒虛汗，婦人妊娠下血，破伏梁結氣，止邪瘧。燒烟熏痔瘡。燒黑油調，傅小兒頭上肥瘡軟癤。時珍

【附方】舊三，新五。

伏梁結氣 在心下不散。桃奴三兩，為末。空心溫酒每服二錢。聖惠

鬼瘧寒熱 樹上自乾桃子二七枚，為末，滴水丸梧子大，硃砂為衣。每服一丸，侵晨面東井華水下。良。

五種瘧疾 家寶通神丸：用神桃即桃奴十四枚，巴豆七粒，黑豆一兩，研勻，以冷水和丸梧子大，硃砂為衣。發日五更念藥王菩薩七遍，井華水下一丸，立瘥。不過二次，妙不可言。王隱君養生主論

妊娠下血 不止。用桃梟燒存性，研，水服取瘥。葛洪方

盜汗不止 樹上乾桃子一個，霜梅二個，葱根七個，燈心二莖，陳皮一錢，稻根、大麥芽各一撮。水二鍾，煎服。經驗方

白禿頭瘡 乾桃一兩，黑豆一合，為末，臘豬脂調搽。聖惠

小兒頭瘡 樹上乾桃燒研，入膩粉、麻油調搽。聖惠

食桃生病 桃梟燒灰二錢，水服取吐即愈。陸光祿說：有人食桃不消化作病，時於林間得槁桃燒服，登時吐出即愈。此以類相攻也。張仲景備急方

花【修治】別錄曰：三月三日采，陰乾之。斅曰：桃花勿用千葉者，令人鼻衄不止，目黃。收花揀淨，以絹袋盛，懸簷下，令乾用。

【氣味】苦，平，無毒。【主治】殺疰惡鬼，令人好顏色。本經 悅澤人面，除水氣，破石淋，利大小便，下三蟲。別錄 消腫滿，下惡氣。蘇恭 治心腹痛及禿瘡。孟詵 利宿水痰飲積滯，治風狂。研末，傅頭上肥瘡，手足㾦瘡。時珍

【發明】宏景曰：肘後方言服三樹桃花盡，則面色紅潤悅澤如桃花也。頌曰：太清草木方言酒漬桃花飲之，除百疾，益顏色。時珍曰：按歐陽詢初學記載北齊崔氏以桃花、白雪與兒靧面，云令面妍華光悅，蓋得本草令人好顏色、悅澤人面之義，而陶、蘇二氏乃引服桃花法，則因本草之言而謬用者也。桃花性走泄下降，利大腸甚快，用以治氣實人病水飲腫滿積滯、大小便閉塞者，則有功無害。若久服，即耗人陰血，損元氣，豈能悅澤顏色耶？按張從正儒門事親載一婦滑泄數年，百治不效。或言此傷飲有積也。桃花落時，以棘鍼刺取數十萼，勿犯人手，以麪和作餅，煨熟食之，米飲送下。不一二時，瀉下如傾，六七日，行至數百行，昏困，惟飲涼水而平。觀此則桃花之峻利可徵矣。又蘇鶚杜陽編載范純佑女喪夫發狂，閉之室中，夜斷窗櫺，登桃樹上食桃花幾盡。及旦，家人接下，自是遂愈也。珍按：此亦驚怒傷肝，痰夾敗血，遂致發狂，偶得桃花利痰飲、散滯血之功，與張仲景治積熱發狂用承氣湯，畜血發狂用桃仁承氣湯之意相同，而陳藏器乃言桃花食之患淋，何耶？

【附方】舊三，新十三。

大便艱難 桃花為末，水服方寸匕，即通。千金

產後秘塞 大小便不通。用桃花、葵子、滑石、檳榔等分，為末。每空心葱白湯服二錢，即利。集驗方

心腹積痛 三月三日采桃花，曬乾杵末，以水服二錢匕，良。孟詵食療本草

瘧疾不

已。桃花爲末，酒服方寸匕，日三。梅師方。**痰飲宿水**。桃花散：收桃花陰乾爲末，溫酒服一合，取利。覺虛，食少粥。不似轉下藥也。崔行功纂要方。**腳氣腫痛**。桃花一升，陰乾爲末，每溫酒細呷之，一宿卽消。外臺秘要。**腰脊作痛**。三月三日取桃花一斗一升，井華水二斗，麴六升，米六斗，炊熟，如常釀酒。每服一升，日三服。神良。千金。**膿瘻不止**。桃花爲末，猪脂和傅之，日二。千金。**頭上禿瘡**。三月三日收未開桃花陰乾，與桑椹赤者等分作末，以猪脂和。先取灰汁洗去痂，卽塗之。食療。**頭上肥瘡**。一百五日寒食節收桃花爲末，食後以水半盞調服方寸匕，日三，甚良。崔元亮海上方。**黃水面瘡**。方同上。**足上瘑瘡**。桃花、食鹽等分，杵勻，醋和傅之。肘後方。**雀卵面皰**。桃花、冬瓜仁研末等分，蜜調傅之。○聖惠。**乾糞塞腸**。脹痛不通。用毛桃花溼者一兩，和麪三兩，作餛飩煮熟，空心食之，日午腹鳴如雷，當下惡物也。聖惠方。**面上粉刺**。𤸇子如米粒。用桃花、丹砂各三兩，爲末。每服一錢，空心井水下，日三服。十日知，二十日小便當出黑汁，面色瑩白也。聖惠方。**令面光華**。三月三日收桃花，七月七日收雞血，和塗面上。三二日後脫下，則光華顏色也。聖濟總錄。

葉　頌曰：采嫩者名桃心，入藥尤勝。

【**氣味**】**苦，平，無毒。**【**主治**】**除尸蟲，出瘡中小蟲。**別錄。**治惡氣，小兒寒熱客忤。**大明。**療傷寒時氣，風痹無汗，治頭風，通大小便，止霍亂腹痛。**時珍。

【**發明**】頌曰：桃葉蒸汗法：張文仲備急方治天行病，有支太醫桃葉湯熏法：用水一石，煮桃葉取七斗，安床簀下，厚被蓋臥床上，乘熱熏之，少時當雨汗，汗遍去湯，速粉之，并灸大椎穴則愈。又陳廩丘小品方有阮河南桃葉蒸法云：連發汗，汗不出者死，可蒸之，如中風法。燒地令熱，去火，以少水灑之，布乾桃葉於上，厚二三寸，安席葉上臥之，溫覆得大汗，被中傅粉極燥，便瘥也。凡柏葉、麥麩、蠶沙皆可如此法用。張苗言：曾有人疲極汗出，臥簟受冷，但苦寒倦。四日凡八發汗，汗不出，用此法而瘥也。時珍曰：按許叔微本事方云：傷寒病，醫者須顧表裏，循次第。昔范雲爲梁武帝屬官，得時疫熱疾，召徐文伯診之。是時武帝有九錫之命，期在旦夕。雲恐不預，求速愈。文伯曰：此甚易，政恐二年後不能起爾。雲曰：朝聞道，夕死可矣，況二年乎。文伯乃以火煆地，布桃柏葉於上，令雲臥之。少頃汗出，粉之，翌日遂愈。後二年雲果卒。取汗先期，尚能促壽，況不顧表裏時日，便欲速愈者乎？夫桃葉發汗妙法也，猶有此戒，可不愼與。

【**附方**】舊十，新一。**風襲項強**。不得顧視。穿地作坑，煆赤，以水灑之令冷，鋪生桃葉於內，臥席上，以項着坑上，蒸至汗出，良久卽瘥。千金方。**小兒傷寒**。時氣。用桃葉三兩，水五升，煮十沸取汁，日五六遍淋之。後燒雄鼠糞二枚，服之妙。傷寒類要。**二便不通**。桃葉杵汁半升服。冬用桃皮。孫眞人方。**霍亂腹痛**。桃葉三升切，水五升，煮一升，分二服。外臺。**除三尸蟲**。桃葉杵汁，服一升。外臺秘要。**腸痔出血**。桃葉一斛杵，納小口器中，坐蒸之，有蟲自出。肘後方。**女人陰瘡**。如蟲咬癢痛者。生搗桃葉，綿裹納之，日三四易。食療本草。**足上瘑瘡**。桃葉搗和苦酒傅之。肘後方。**鼻內生瘡**。桃葉嫩心杵爛塞之。無葉用枝。簡便方。**身面癬瘡**。日午搗桃葉，取汁搽之。千金。**諸蟲入耳**。桃葉挼熟塞之，或搗汁滴之，或作枕，枕一夕自出。梅師方。

莖及白皮【**修治**】時珍曰：樹皮、根皮皆可用，根皮尤良。並取東行者，刮去粗皮，取白皮入藥。

【氣味】苦，平，無毒。【主治】除邪鬼中惡腹痛，去胃中熱。別錄　治疰忤心腹痛，解蠱毒，辟疫癘，療黃疸身目如金，殺諸瘡蟲。時珍

【附方】舊十四，新五。

天行疫癘　常以東行桃枝煎熬湯浴之，佳。類要。

黃疸如金　晴明時，清晨勿令雞犬婦人見，取東引桃根細如筯、若釵股者一握，切細，以水一大升，煎一小升，空腹頓服。後三五日，其黃離離如薄雲散開，百日方平復也。黃散後，可時時飲清酒一盃，則眼中易散，否則散遲。忌食熱麵、豬、魚等物。此是徐之才家秘方也。初虞世必效方。

肺熱喘急　集驗治肺熱悶喘急，客熱往來，欲死不堪服藥者。用桃皮、芫花各二升，以水四升，煮取一升，以故布納汁中，取薄胸口，溫四肢，盈數刻即止。圖經。

喉痺塞痛　桃皮煮汁三升服。千金翼。

心虛健忘　令耳目聰明。用戊子日取東引桃枝三寸枕之。又方：五月五日日未出時，取東引桃枝刻作三寸木人，着衣帶領中佩之。千金翼。

卒得心痛　東引桃枝一把，切，以酒一升，煎半升，頓服，大效。肘後方。

鬼疰心痛　東引桃枝一握，去粗皮，切，水二升，煎半升，頓服。崔氏。

解中蠱毒　用東引桃白皮烘乾、大戟、斑蝥去足翅熬，三物等分為末，以冷水服半方寸匕，即出。不出更服。或因酒得，以酒服；因食得，以飲服。初虞世云：此乃李饒州法也。亦可以米泔丸服。蘇頌圖經。

卒得惡瘡　人不識者。取桃皮作屑納之。孫真人方。

卒患瘰癧　不痛者。取桃樹白皮貼瘡上，灸二七壯良。孫真人方。

熱病口瘡　成䘌。桃枝煎濃汁含之。下部有瘡，納入之。類要。

下部䘌瘡　桃白皮煮取濃汁如稀餳，入熊膽少許，以綿蘸藥納入下部瘡上。梅師。

五痔作痛　桃根水煎汁浸洗之，當有蟲出。

小兒溼癬　桃樹青皮為末，和醋頻傅之。子母秘錄。

狂狗咬傷　桃白皮一握，水三升，煎一升服。梅師方。

水腫尿短　桃皮三斤去內外皮，秫米一斗，女麴一升，以水二斗煮桃皮取汁一斗，以一半漬麴，一半漬秫飯，如常釀成酒。每服一合，日三次，以體中有熱為候。小便多是病去。忌生冷一切毒物。聖濟總錄。

婦人經閉　數年不通，面色萎黃，唇口青白，腹內成塊，肚上筋起，腿脛或腫，桃根煎煮之。川桃樹根、牛蒡根、馬鞭草根、牛膝、蓬蘽各一斤，剉，以水三斗，煎一斗，去滓，更以慢火煎如餳狀收之。每以熱酒調服一匙。聖惠。

牙疼頰腫　桃白皮、柳白皮、槐白皮等分，煎酒熱漱，冷則吐之。聖惠方。

小兒白禿　桃皮五兩煎汁，入白麴沐之，并服。同上。

桃膠【修治】時珍曰：桃茂盛時，以刀割樹皮，久則膠溢出，采收，以桑灰湯浸過，曝乾用。如服食，當依本方修鍊。

【氣味】苦，平，無毒。【主治】鍊服，保中不飢，忍風寒。別錄　下石淋，破血，治中惡疰忤。蘇恭　主惡鬼邪氣。孟詵　和血益氣，治下痢，止痛。時珍

【發明】頌曰：本草言桃膠鍊服，保中不飢。按仙方服膠法：取膠二十斤，絹袋盛，於櫟木灰汁一石中煮三五沸，取掛高處，候乾再煮，如此三度，曝乾研篩，蜜和丸梧子大。每空腹酒服二十丸。久服身輕不老。時珍曰：按抱朴子云：桃膠以桑灰汁漬過服之，除百病。數月斷穀，久則晦有夜光如月。又列仙傳云：高丘公服桃膠得仙。古方以桃膠為仙藥，而後人不復用之，豈其功亦未必如是之殊耶。

【附方】舊二，新三。**虛熱作渴**：桃膠如彈丸大，含之佳。外臺。**石淋作痛**：桃木膠如棗大，夏以冷水三合，冬以湯三合，和服，日三服，當下石，石盡即止。古方錄驗。**血淋作痛**：桃膠炒、木通、石膏各一錢，水一盞，煎七分，食後服。楊氏家藏方。**產後下痢**赤白，裏急後重，腹痛：用桃膠焙乾、沉香、蒲黃炒各等分，為末。每服二錢，食前米飲下。婦人良方。**痘黶發搐**：黑陷者，用桃膠煎湯飲之，或水熬成膏，酒化服之，大效。總微論。

桃符【主治】**中惡精魅邪氣，水煮汁服之。**孟詵

【發明】時珍曰：典術云：桃乃西方之木，五木之精，仙木也。味辛氣惡，故能厭伏邪氣，制百鬼。今人門上用桃符以此。玉燭寶典云：戶上着桃板辟邪，取山海經神荼、鬱壘居東海蟠桃樹下，主領衆鬼之義。許慎云：羿死於桃棓。棓，杖也。故鬼畏桃，而今人用桃梗作杙橛以辟鬼也。禮記云：王弔則巫祝以桃茢前引，以辟不祥。茢者，桃枝作帚也。博物志云：桃根為印，可以召鬼。甄異傳云：鬼但畏東南枝爾。據此諸說，則本草桃之枝、葉、根、核、桃梟、桃橛，皆辟鬼祟產忤，蓋有由來矣。錢乙小兒方，疏取積熱及結胸，用巴豆、硇砂之藥，以桃符煎湯下，亦是厭之之義也。

桃橛拾遺。時珍曰：橛音掘，即杙也。人多釘於地上，以鎮家宅，三載者良。

【主治】**卒心腹痛，鬼疰，破血，辟邪惡氣，脹滿，煮汁服之。與桃符同功。**藏器

【附方】新一。**風蟲牙痛**：門下桃橛燒取汁，少少納孔中，以蠟固之。聖惠方。

桃寄生見木部。

桃蠹蟲移入蟲部。

栗別錄上品

【釋名】時珍曰：栗，說文作㮚，從鹵，音條，象花實下垂之狀也。梵書名篤迦。

【集解】別錄曰：栗生山陰，九月采。弘景曰：今會稽諸暨栗，形大皮厚不美；剡及始豐栗，皮薄而甜，乃佳。頌曰：栗處處有之，而兖州、宣州者最勝。木高二三丈，葉極類櫟。四月開花，青黃色，長條似胡桃花。實有房彙，大者若拳，中子三五；小者若桃李，中子惟一二。將熟則罅拆子出。栗類亦多。按陸機詩疏云：栗，五方皆有之。周、秦、吳、揚特饒，惟濮陽及范陽栗甜美味長，他方者不及也。倭、韓國諸島上栗大如雞子，味短不美。桂陽有莘栗，叢生，實大如杏仁，皮子形色與栗無異，但小耳。又有奧栗，皆與栗同，子圓而細，惟江湖有之。或云即莘也。莘音榛。詩云：樹之莘栗。是矣。恭曰：板栗、錐栗二樹皆大，茅栗似板栗而細如橡子。其樹雖小，葉亦不殊，但春生夏花，秋實冬枯為異耳。宗奭曰：湖北一種旋栗，頂圓末尖，即榛栗，象榛子形也。栗欲乾收，莫如曝之；欲生收，莫如潤沙藏之，至夏初尚如新也。時珍曰：栗但可種成，不可移栽。按事類合璧云：栗木高二三丈，苞生多刺如蝟毛，每枝不下四五個苞，有青黃赤三色。中子或單或雙，或三或四。其殼生黃熟紫，殼內有膜裹仁，九月霜降乃熟。其苞自裂而子墜者乃可久藏，苞未裂者易腐也。其花作條，大如筯頭，長四五寸，可以點燈。栗之大者為板栗，中心子扁者為栗楔。稍小者為山栗。山栗之圓而末尖者為錐栗。圓小如橡子者為莘栗。小如指頂者為茅栗，即爾雅所謂栭栗也，一名栵栗，可炒食之。劉恂嶺表錄云：廣中無栗，惟勤州山中有石栗，一年方熟，圓如彈子，皮厚而味如胡桃。得非栗乃水果，不宜於炎方耶。

實【氣味】**鹹，溫，無毒。**詵曰：吳栗雖大味短，不如北栗。凡栗日中曝乾食，即下氣補益；不爾猶有水氣，不補益也。火煨去汗，亦殺水氣。生食則發氣，煮蒸炒熟食則壅氣。凡患風水人不宜

食味鹹生水也。恭曰：栗作粉食，勝於菱芡。但以飼孩兒，令齒不生。宗奭曰：小兒不可多食，生則難化，熟則滯氣，膈食生蟲，往往致病。【主治】益氣，厚腸胃，補腎氣，令人耐飢。別錄 生食治腰腳不遂。思邈 療筋骨斷碎，腫痛瘀血，生嚼塗之，有效。蘇恭

栗楔 音屑。○時珍曰：一毬三顆，其中扁者栗楔也。【主治】筋骨風痛。士良 活血尤效。頌曰：今衡山合活血丹用之。每日生食七枚，破冷痃癖。又生嚼署惡刺，出箭頭，傅瘰癧腫毒痛。大明

【發明】思邈曰：栗，腎之果也，腎病宜食之。弘景曰：相傳有人患腰腳弱，往栗樹下食數升，便能起行。此是補腎之義，然應生啖。若服餌，則宜蒸曝之。宗奭曰：栗之補腎，爲其味鹹，又滯其氣也。時珍曰：栗於五果屬水。水潦之年則栗不熟，類相應也。有人內寒，暴泄如注，令食煨栗二三十枚，頓愈。腎主大便，栗能通腎，於此可驗。經驗方治腎虛腰腳無力，以袋盛生栗懸乾，每旦喫十餘顆，次喫豬腎粥助之，久必强健。蓋風乾之栗，勝於日曝，而火煨油炒，勝於煮蒸。仍須細嚼，連液吞嚥，則有益。若頓食至飽，反致傷脾矣。按蘇子由詩云：老去自添腰腳病，山翁服栗舊傳方。客來爲說晨興晚，三咽徐收白玉漿。此得食栗之訣也。王禎農書云：史記載秦飢，應侯請發五苑棗栗。則本草栗厚腸胃、補腎氣、令人耐飢之說，殆非虛語矣。

【附方】舊三，新五。

小兒疳瘡：生嚼栗子傅之。外臺

葦刺入肉：方同上。

馬汗入肉成瘡者：方同上。勝金方

馬咬成瘡：獨顆栗子燒研傅之。醫說

熊虎爪傷：方同上。

小兒口瘡：大栗煮熟，日日與食之，甚效。普濟

衄血不止：宣州大栗七枚，刺破，連皮燒存性，出火毒，入麝香少許，研勻。每服二錢，溫水下。聖濟總錄

金刃斧傷：用獨殼大栗研傅，或倉卒嚼傅亦可。集簡方

栗荴 音孚。恭曰：栗內薄皮也。

【氣味】甘，平，濇，無毒。【主治】擣散，和蜜塗面，令光急去皺文。蘇恭

【附方】新一。

骨鯁在咽：栗子內薄皮燒存性，研末，吹入咽中即下。○聖濟總錄用栗子肉上皮半兩爲末，鮎魚肝一個，乳香二錢半，同擣丸梧子大。看鯁遠近，以線繫綿裹一丸，水潤吞之，提線釣出也。

栗殼 栗之黑殼也。

【氣味】同荴。【主治】反胃消渴，煮汁飲之。孟詵 煮汁飲，止瀉血。大明

【附方】新一。

鼻衄不止：累醫不效。栗殼燒存性，研末，粥飲服二錢。聖惠方

毛毬 栗外刺包也。【主治】煮汁，洗火丹毒腫。蘇恭

花【主治】瘰癧。吳瑞

樹皮【主治】煮汁，洗沙蝨、溪毒。蘇恭 療瘡毒。蘇頌 治丹毒五色無常。剝皮有刺者，煎水洗之。孟詵○出肘後方

根【主治】偏腎氣，酒煎服之。汪穎

天師栗 綱目

集解 時珍曰：按宋祁益州方物記云：天師栗，惟西蜀青城山中有之，他處無有也。云張天師學道於此所遺，故名。似栗而味美，惟獨房若橡為異耳。今武當山所賣娑羅子，恐即此物也。

氣味 甘溫無毒。**主治** 久食已風攣。時珍。○出益州記

棗

本經上品

釋名 時珍曰：按陸佃埤雅云：大曰棗，小曰棘。棘，酸棗也。棗性高，故重朿；棘性低，故並朿。朿音次。棗、棘皆有刺鍼，會意也。

集解 別錄曰：棗生河東平澤。宏景曰：世傳河東猗氏縣棗特異。今青州出者形大而核細，多膏甚甜。鬱州互市者亦好，小不及耳。江東臨沂金城棗形大而虛，少脂，好者亦可用之。南棗大惡，不堪啖。頌曰：近北州郡皆出棗，惟青州之種特佳，晉州、絳州者雖大，而不及青州肉厚也。江南出者堅燥少脂。今園圃種蒔者，其種甚多。美者有水菱棗、御棗之類，皆不堪入藥。蓋肌肉輕虛故也。南郡人煮而曝乾，皮薄而皺，味更甘於他棗，謂之天蒸棗，亦不入藥。按郭璞註爾雅云：壺棗，大而銳，猶瓠也。邊腰棗也，細腰，今謂之轆轤棗。櫅，白棗也，子白乃熟。洗，大棗也，出河東猗氏縣，大如雞卵。遵，羊棗也，實小紫黑，俗名羊矢棗。樲，酸棗也，木小而實酢。還味，棯棗也，其味短。蹶洩，苦棗也，其味苦。皙，無實棗也。宗奭曰：大棗先青州，次晉州，皆可曬曝入藥，益脾胃。餘者止可充食用耳。青州人以棗去皮核，焙乾為棗圈，以為奇果。有御棗，甘美輕脆，後眾棗熟而易生蟲，今人所謂撲落酥者是也。又有牙棗，先眾棗熟，亦甘美，微酸而尖長。二棗皆可啖，不堪收曝。時珍曰：棗木赤心有刺。四月生小葉，尖觥光澤。五月開小花，白色微青。南北皆有，惟青、晉所出者肥大甘美，入藥為良。其類甚繁，爾雅所載之外，郭義恭廣志有狗牙、雞心、牛頭、羊角、獼猴、細腰、赤心、三星、駢白之名，又有木棗、氏棗、桂棗、夕棗、灌棗、墟棗、蒸棗、白棗、丹棗、棠棗，及安邑、信都諸棗。穀城紫棗長二寸，羊角棗長三寸。密雲所出小棗，脆潤核細，味亦甘美，皆可充果食，不堪入藥。入藥須用青州及晉地曬乾大棗為良。按賈思勰齊民要術云：凡棗全赤時，日日撼而收曝，則紅皺。若半赤收者，肉未充滿，乾即色黃；赤收者，味亦不佳。食經作乾棗法：須治淨地，鋪菰箔之類承棗，日曬夜露，擇去胖爛，曝乾收之。切而曬乾者為棗脯。煮熟榨出者為棗膏，亦曰棗瓤。蒸熟者為膠棗，加以糖蜜拌蒸則更甜，以麻油葉同蒸則色更潤澤。搗棗膠曬乾者為棗油。其法：取紅軟乾棗入釜，以水僅淹平，煮沸漉出，砂盆研細，生布絞取汁，塗盤上曬乾，其形如油，以手摩刮為末收之。每以一匙投湯盌中，酸甜味足，即成美漿，用和米麨，最止飢渴，益脾胃也。盧諶祭法云：春祀用棗油。即此。

生棗

氣味 甘辛熱無毒。多食令人寒熱。凡羸瘦者不可食。思邈曰：多食令人熱渴膨脹，動臟腑，損脾元，助濕熱。

大棗

釋名 乾棗別錄 美棗別錄 良棗 別錄曰：八月采，曝乾。瑞曰：此即曬乾大棗也。味最良美，故宜入藥。今人亦有用膠棗之肥大者。

氣味 甘平無毒。思邈曰：甘辛熱滑無毒。杲曰：溫。大明曰：有齒病、疳病、蟲䘌人不宜啖棗。小兒尤不宜食。又忌與葱同食，令人五臟不和；與魚同食，令人腰腹痛。時珍曰：今人蒸棗多用糖蜜拌過，久食最損脾，助濕熱也。啖棗多令人齒黃生䘌。故嵇康養生論云：齒處晉而黃，蝨處頭而黑。

主治 心腹邪氣。安中，養脾氣，平胃氣，通九竅，助十

二經。補少氣、少津液，身中不足，大驚，四肢重，和百藥。久服輕身延年。本經。○宗奭曰：煮取肉，和脾胃藥甚佳。補中益氣，堅志強力，除煩悶，療心下懸，除腸澼。久服不饑神仙。別錄 潤心肺，止嗽，補五臟，治虛損，除腸胃癖氣。和光粉燒，治疳痢。大明 小兒患秋痢，與蟲棗食之良。孟詵 殺烏頭、附子、天雄毒。之才 和陰陽，調榮衛，生津液。李杲

發明 宏景曰：道家方藥，以棗爲佳餌。其皮利，肉補虛，所以合湯皆擘之也。杲曰：大棗氣味俱厚，陽也。溫以補不足，甘以緩陰血。成無己曰：邪在榮衛者，辛甘以解之。故用薑、棗以和榮衛，生發脾胃升騰之氣。張仲景治奔豚，用大棗滋脾土以平腎氣也。治水飲脅痛有十棗湯，益土而勝妄水也。震亨曰：棗屬土而有火，味甘性緩。甘先入脾，補脾者未常用甘。故今人食甘多者，脾必受病也。時珍曰：素問言棗爲脾之果，脾病宜食之。謂治病和藥，棗爲脾經血分藥也。若無故頻食，則生蟲損齒，貽害多矣。按王好古云：中滿者勿食甘，甘令人滿。故張仲景建中湯心下痞者，減餳、棗，與甘草同例。此得用棗之方矣。又按許叔微本事方云：一婦病臟燥悲泣不止，祈禱備至。予憶古方治此證，用大棗湯，遂治，與服盡劑而愈。古人識病治方，妙絕如此。又陳自明婦人良方云：程虎卿內人妊娠四五個月，遇晝則慘戚悲傷，淚下數欠，如有所憑。醫巫兼治皆無益。管伯周說先人曾語此治，須大棗湯乃愈。虎卿借方治藥，一投而愈。方見下條。又摘元方治此證，用紅棗燒存性，酒服三錢，亦大棗湯變法也。

附方 舊七，新十二。

調和胃氣 以乾棗去核，緩火逼燥爲末。量多少入少生薑末，白湯點服。調和胃氣甚良。衍義

反胃吐食 大棗一枚去核，用班蝥一枚去頭翅，入在內，煨熟，去蝥，空心食之，白湯下。良。

小腸氣痛 大棗一枚去核，用班蝥一枚去頭翅，入棗內，紙包煨熟，去蝥食棗，以桂心、畢澄茄湯下。直指

傷寒熱病 後口乾咽痛，喜唾。大棗二十枚，烏梅十枚，搗，入蜜丸，含一杏仁，嚥汁甚效。千金方

婦人臟燥 悲傷欲哭，象若神靈，數欠者，大棗湯主之：大棗十枚，小麥一升，甘草二兩，每服一兩，水煎服之。亦補脾氣。

妊娠腹痛 大紅棗十四枚，燒焦爲末，以小便服之。梅師

大便燥塞 大棗一枚去核，入輕粉半錢縛定，煨熟食之，仍以棗湯送下。直指

呪棗治瘧 執棗一枚，呪曰：吾有大棗一枚，一心歸大道，優他或優降，或劈，火燒之。念七遍，吹棗上，與病人食之，即愈。岣嶁神書

煩悶不眠 大棗十四枚，蔥白七莖，水三升，煮一升，頓服。千金

上氣欬嗽 治傷中筋脈急，上氣咳嗽者，用棗二十枚，去核，以酥四兩微火煎，入棗肉中漬盡酥，取收之。常含一枚，微微嚥之，取瘥。聖惠方

肺疽吐血 因啖辛辣熱物致傷者，用紅棗連核燒存性，百藥煎煆過，等分爲末。每服二錢，米飲下。三因

耳聾鼻塞 不聞音聲香臭者：取大棗十五枚去皮核，蓖麻子三百枚去皮，和搗，綿裹塞耳鼻，日一度，三十餘日聞聲及香臭也。先治耳，後治鼻，不可並塞。孟詵食療

久服香身 用大棗肉和桂心、白瓜仁、松樹皮爲丸，久服之。食療本草

走馬牙疳 新棗肉一枚，同黃蘗燒焦爲末，油和傅之。若加砒少許更妙。王氏博濟

諸瘡久潰 不愈者：棗膏三升，煎水頻洗，取愈。千金

痔瘡疼痛 大肥棗一枚剝去皮，取水銀掌中，以唾研令極熟，傅棗瓤上，納入下部，良。外臺

下部蟲癢 蒸大棗取膏，以水銀和撚，長三寸，以綿裹，夜納下部中，明日蟲皆出也。肘後

卒急心疼 海上方訣云：一個烏梅二個棗，七枚杏仁一處搗，男酒女醋送下之，不害心疼直到老。

食椒閉氣 京棗食之即解也。百一

選方

三歲陳棗核中仁

【氣味】燔之苦平無毒【主治】腹痛邪氣。別錄 惡氣卒疰忤。孟詵 核燒研，摻脛瘡良。時珍

【發明】時珍曰：按劉根別傳云：道士陳孜如痴人，江夏袁仲陽敬事之。孜曰：今春當有疾，可服棗核中仁二十七枚。後果大病，服之而愈。又云：常服棗仁，百邪不復干也。仲陽服之有效，則棗果有治邪之說矣。又道書云：常含棗核治氣，令口行津液嚥之佳。謝承後漢書亦云：孟節能含棗核，不食可至十年也。此皆藉棗以生津受氣，而嚥之又能達黃宮，以交離坎之義耳。

葉

【氣味】甘溫微毒。別錄曰：散服使人瘦，久則嘔吐。【主治】覆麻黃，能令出汗。本經 和葛粉，揩熱痱瘡，良。別錄 治小兒壯熱，煎湯浴之。大明

【附方】新二。小兒傷寒五日已後熱不退：用棗葉半握，麻黃半兩，葱白、豆豉各一合，童子小便二鍾，煎一鍾，分二服，取汗。總錄 反胃嘔噦：乾棗葉一兩，藿香半兩，丁香二錢半。每服二錢，薑三片，水一盞煎服。聖惠方

木心

【氣味】甘澀溫，有小毒。【主治】中蠱腹痛，面目青黃，淋露骨立。剉取一斛，水淹三寸，煮至二斗，澄清，煎五升，旦服五合，取吐即愈。又煎紅水服之，能通經脈。時珍○出小品方

根【主治】小兒赤丹從腳趺起，煎湯頻浴之。時珍○出千金

【附方】舊一。令髮易長：取東行棗根三尺，橫安甑上蒸之，兩頭汗出，收取傅髮，即易長。聖惠方

皮【主治】同老桑樹皮，並取北向者，等分，燒研。每用一合，井水煎，澄取清，洗目。一月三洗，昏者復明。忌葷、酒、房事。時珍

仲思棗 宋開寶

【釋名】仙棗。志曰：北齊時有仙人仲思得此棗種之，因以爲名。

【集解】志曰：仲思棗形如大棗，長一二寸，正紫色，細文小核，味甘。今亦少有。時珍曰：按杜寶大業拾遺記云：隋時信都郡獻仲思棗，長四寸，圍五寸，肉肥核小，有味，勝於青州棗，亦名仙棗。觀此，則廣志之西王母棗、穀城紫棗，皆此類也。

【氣味】甘溫無毒。【主治】補虛益氣，潤五臟，去痰嗽冷氣。久服令人肥健，好顏色，神仙不飢。開寶

苦棗 食性

【釋名】蹶洩。爾雅○名義未詳。

【集解】士良曰：苦棗處處有之，色青而小，味苦不堪，人多不能食。

實

〔氣味〕苦，大寒，無毒。〔主治〕傷寒熱伏在臟腑，狂蕩煩滿，大小便閉澀。取肉煮研，和蜜丸服。士良

本草綱目果部第二十九卷終

本草綱目果部目錄第三十卷

果之二　山果類三十四種

右附方舊五十二新一百七十四

本草綱目果部第三十卷

果之二 山果類三十四種

梨 別錄下品

釋名 **快果** **果宗** **玉乳** **蜜父** 震亨曰梨者利也其性下行流利也宏景曰梨種殊多並皆冷利多食損人故俗人謂之快果不入藥用

集解 頌曰梨處處皆有而種類殊別醫方相承用乳梨鵞梨乳梨出宣城皮厚而肉實其味極長鵞梨河之南北州郡皆有之皮薄而漿多味差短其香則過之其餘水梨消梨紫糜梨赤梨青梨茅梨甘棠梨禦兒梨之類甚多俱不入藥也一種桑梨惟堪蜜煮食之止口乾生食不益人冷中又有紫花梨療心熱唐武宗有此疾百藥不效青城山邪道人以此梨絞汁進之帝疾遂愈復求之不可得常山郡忽有一株因緘封以進帝多食之解煩燥殊效歲久木枯不復有種今人不得而用之矣時珍曰梨樹高二三丈尖葉光膩有細齒二月開白花如雪六出上巳無風則結實必佳故古語云上巳有風梨有蠹中秋無月蚌無胎賈思勰言梨核每顆有十餘子種之惟一二子生梨餘皆生杜此亦一異也杜即棠梨也梨品甚多必須棠梨桑樹接過者則結子早而佳梨有青黃紅紫四色乳梨即雪梨鵞梨即綿梨消梨即香水梨也俱爲上品可以治病禦兒梨即玉乳梨之訛或云禦兒一作語兒地名也在蘇州嘉興縣見漢書註其他青皮早穀半斤沙糜諸梨皆粗澀不堪止可蒸煮及切烘爲脯爾一種醋梨易水煮熟則甜美不損人也昔人言梨皆以常山眞定山陽鉅野梁國睢陽齊國臨淄鉅鹿弘農京兆鄴都洛陽爲稱蓋好梨多產於北土南方惟宣城者爲勝故司馬遷史記云淮北滎南河濟之間千株梨其人與千戶侯等也又魏文帝詔云眞定御梨大如拳甘如蜜脆如菱可以解煩釋悁辛氏三秦記云含消梨大如五升器墜地則破須以囊承取之漢武帝嘗種於上苑此又梨之奇品也物類相感志言梨與蘿蔔相間收藏或削梨蒂種於蘿蔔上藏之皆可經年不爛今北人每於樹上包裹過冬乃摘亦妙

實

氣味 **甘微酸寒無毒多食令人寒中萎困金瘡乳婦血虛者尤不可食** 志曰別本云梨甘寒多食成冷痢桑梨生食冷中不益人

主治 **熱嗽止渴切片貼湯火傷止痛不爛** 蘇恭 **治客熱中風不語治傷寒熱發解丹石熱氣驚邪利大小便** 開寶 **除賊風止心煩氣喘熱狂作漿吐風痰** 大明 **卒喑風不語者生擣汁頻服胸中痞塞熱結者宜多食之** 孟詵 **潤肺涼心消痰降火解瘡毒酒毒** 時珍

發明 宗奭曰梨多食動脾少則不及病用梨者當斟酌之惟病酒煩渴人食之甚佳終不能卻疾慎微曰孫光憲北夢瑣言云有一朝士見奉御梁新診之曰風疾已深請速歸去復見鄜州馬醫趙鄂診之言與梁同但請多喫消梨咀齕不及絞汁而飲到家旬日唯喫消梨頓爽也時珍曰別錄著梨止言其害不著其功陶隱居言梨不入藥蓋古人論病多主風寒用藥皆是桂附故不知梨有治風熱潤肺涼心消痰降火解毒之功也今人痰病火病十居六七梨之有益蓋不爲少但不宜過食爾按類編云一士人狀若有疾厭厭無聊往謁楊吉老診之楊曰君熱證已極氣血消鑠此去三年當以疽死士人不樂而去聞茅山有道士醫術通神而不欲自鳴乃衣僕衣詣山拜之願執薪水

之役。道士留置弟子中。久之以實白道士。道士診之。笑曰。汝便下山。但日日喫好梨一顆。如生梨已盡。則取乾者泡湯。食滓飲汁。疾自當平。士人如其戒。經一歲復見吉老。見其顔貌腴澤。脈息和平。驚曰。君必遇異人。不然豈有痊理。士人備告吉老。吉老具衣冠望茅山設拜。自咎其學之未至。此與瑣言之說彷彿。觀夫二條。則梨之功豈小補哉。然惟乳梨鵞梨消梨可食。餘梨則亦不能去病也。

【附方】舊六新三。

消渴飲水 用香水梨或鵞梨或江南雪梨皆可。取汁以蜜湯熬成。瓶收。無時以熱水或冷水調服。愈乃止。普濟方

卒得欬嗽 【頌曰】崔元亮海上方。用好梨去核。搗汁一椀。入椒四十粒。煎一沸去滓。納黑餳一大兩。消訖。細細含嚥立定。○【詵曰】用梨一顆。刺五十孔。每孔納椒一粒。麪裹灰火煨熟。停冷去椒食之。又方。去核納酥蜜。麪裹燒熟。冷食。又方。切片。酥煎食之。又方。搗汁一升。入酥蜜各一兩。地黃汁一升。煎成含嚥。凡治嗽。須喘急定時冷食之。若熱食反傷肺。令嗽更劇。不可救也。若反可作羊肉湯餅。飽食之即佳。

痰喘氣急 梨剜空。納小黑豆令滿。留蓋合住繫定。糠火煨熟。搗作餅。每日食之。至效。摘元方

暗風失音 生梨搗汁一琖飲之。日再服。食療本草

小兒風熱 昏懵躁悶。不能食。用消梨三枚切破。以水二升。煮取汁一升。入粳米一合。煮粥食之。聖惠方

赤目弩肉 日夜痛者。取好梨一顆搗絞汁。以綿裹黃連片一錢浸汁。仰臥點之。圖經

赤眼腫痛 鵞梨一枚搗汁。黃連末半兩。膩粉一字。和勻。綿裹浸梨汁中。日日點之。聖惠

反胃轉食 藥物不下。用大雪梨一個。以丁香十五粒刺入梨內。溼紙包四五重。煨熟食之。總錄

花【主治】去面黑粉滓。時珍○方見李花下

葉【主治】霍亂吐利不止。煮汁服。作煎。治風。蘇恭 治小兒寒疝。蘇頌 搗汁服。解中菌毒。吳瑞

【附方】舊三新一。

小兒寒疝 腹痛大汗出。用梨葉濃煎七合。分作數服。飲之大良。此徐玉經驗方也。圖經本草

中水毒病 初起頭痛惡寒。拘急心煩。用梨葉一把搗爛。以酒一盞攪飲。篋中方

蠼螋尿瘡 出黃水。用梨葉汁塗之。乾即易。篋中方

食梨過傷 梨葉煎汁解之。黃記

木皮【主治】解傷寒時氣。時珍

【附方】新四。

傷寒溫疫 已發未發。用梨木皮大甘草各一兩。黃秫穀一合。爲末。鍋底煤一錢。每服三錢。白湯下。日二服。取愈。此蔡醫博方也。黎居士簡易方

霍亂吐利 梨枝煮汁飲。聖惠

氣積鬱冒 人有氣從臍左右起上衝。胸滿氣促。鬱冒厥者。用梨木灰伏出雞卵殼中白皮紫菀麻黃去節等分爲末。糊丸梧子大。每服十丸。酒下。亦可爲末。服方寸匕。或煮湯服。總錄

結氣欬逆 三十年者。服之亦瘥。方同上。

鹿梨 圖經

【校正】原附梨下。今分出。

【釋名】鼠梨詩疏 山梨毛詩 陽樓爾雅 羅【時珍曰】爾雅云。樓。羅也。其木有紋如羅。故名。詩云。隰有樹樓。毛萇注云。樓一名赤羅。一名山梨。一名樹梨。今人謂之陽樓。陸機詩疏云。樓即鹿梨也。一名鼠梨。

【集解】【頌曰】江寧府信州一種小梨。名鹿梨。葉如茶。根如小拇指。彼人取皮治瘡。八月采之。近處亦有。但采實作乾。不知入藥也。【時珍曰】山梨。野梨也。處處有之。梨大如杏。可食。其木文細密。赤者文急。白者文緩。按陸機云。鹿梨。齊郡堯山魯國河內皆有。人亦種之。實似梨而酢。亦有美脆者。

實氣味酸濇寒無毒**主治**煨食治痢頌蘇

根皮氣味同實**主治**瘡疥煎汁洗之頌蘇

附方新一 **一切瘡**鹿梨散用鹿梨根蛇牀子各半斤真薊草四兩硫黄三錢輕粉一錢為末麻油調傅之小兒塗于絹衣上着之七日不解自愈仁存方 **一切癬**鹿梨根刮皮搗爛醋和麻布包擦之乾者為末以水和搗唐瑶經驗方

棠梨 綱目

釋名時珍曰爾雅云杜甘棠也赤者杜白者棠或云牝曰杜牡曰棠或云澀者杜甘者棠杜者澀也棠者餹也三說俱通末說近是

集解時珍曰棠梨野梨也處處山林有之樹似梨而小葉似蒼朮葉亦有團者三叉者葉邊皆有鋸齒色頗黲白二月開白花結實如小楝子大霜後可食其樹接梨甚嘉有甘酢赤白二種按陸機詩疏云白棠甘棠也子多酸美而滑赤棠子澀而酢木理亦赤可作弓材救荒本草云其葉味微苦嫩時煠熟水浸淘淨油鹽調食或蒸曬代茶其花亦可煠食或曬乾磨麪作燒餅食以濟饑又楊慎丹鉛錄言尹伯奇采楟花以濟饑註者言楟即山梨乃今棠梨也未知是否

實氣味酸甘濇寒無毒**主治**燒食止滑痢時珍

枝葉氣味同實**主治**霍亂吐瀉不止轉筋腹痛取一握同木瓜二兩煎汁細呷之時珍○聖惠方

附方新一 **反胃吐食**棠梨葉油炒去刺為末每旦酒服一錢山居四要

海紅 綱目

釋名**海棠梨**時珍曰按李德裕花木記云凡花木名海者皆從海外來如海棠之類是也又李白詩註云海紅乃花名出新羅國甚多則海棠之自海外有據矣

集解時珍曰飲膳正要果類有海紅不知出處此即海棠梨之實也狀如木瓜而小二月開紅花實至八月乃熟鄭樵通志云海棠子名海紅即爾雅赤棠也沈立海棠譜云棠有甘棠沙棠棠梨皆非海棠也海棠盛於蜀中其出江南者名南海棠大抵相類而花差小棠性多類梨其核生者長慢數十年乃花以枝接梨及木瓜者易茂其根色黄而盤勁且木堅而多節外白中赤其枝葉密而條暢其葉類杜大者縹綠色小者淺紫色二月開花五出初如臙脂點點然開則漸成纈暈落則有若宿妝淡粉其蒂長寸餘淡紫色或三萼五萼成叢其蕊如金粟中有紫鬚其實狀如梨大如櫻桃至秋可食味甘酸大抵海棠花以紫綿色者為正餘皆棠梨耳海棠花不香惟蜀之嘉州者有香而木大有黄海棠花黄貼幹海棠花小而鮮垂絲海棠花粉紅向下皆無子非真海棠也

子氣味酸甘平無毒**主治**洩痢時珍○出正要

木瓜 別錄中品

釋名**楙**音茂 時珍曰按爾雅云楙木瓜郭璞註云木實如小瓜酢而可食則木瓜之名取此義也或云木瓜味酸得木之正氣故名亦通楙從林矛諧聲也

集解弘景曰木瓜山陰蘭亭尤多彼人以為良果又有榠樝大而黄有樝子小而濇禮云樝梨鑽之古亦以樝為果今則不也保昇曰其樹枝狀如柰花作房生子形似栝樓火乾甚香樝子似梨而酢江外常為果食頌曰木瓜處處有之而宣城者為佳木狀如柰春末開花深紅色其實大者如瓜小者如拳上黄似着粉宣人種蒔尤謹遍滿山谷始實成則鏃紙花黏於上夜露日烘漸變紅花

色其文如生本州以充土貢故有宣城花木瓜之稱榠樝醋類木瓜但看蒂間別有重蒂如乳者爲木瓜無者爲榠樝也敩曰眞木瓜皮薄色赤黄香而甘酸不澀其向裏子頭尖一面方食之益人有和圓子色微黄蒂粗其子小圓味澀微酸能傷人氣有蔓子顆小味絶澀不堪用有土伏子味絶苦澀不堪子如大樣油麻餌之令人目澀目赤筋痛也宗奭曰西洛大木瓜其味和美至熟止青白色入藥絶有功勝宣州者味淡時珍曰木瓜可種可接可以枝壓其葉光而厚其實如小瓜而有鼻津潤味不木者爲木瓜圓小於木瓜味木而酢澀者爲木桃似木瓜而無鼻大於木桃味澀者爲木李亦曰木梨即榠樝及和圓子也鼻乃花脱處非臍蒂也木瓜性脆可蜜漬之爲果去子蒸爛搗泥入蜜與薑作煎冬月飲尤佳木桃木李性堅可蜜煎及作糕食之木瓜燒灰散池中可以毒魚說出淮南萬畢術又廣志云木瓜枝一尺有百二十節可爲數號

實【修治】敩曰凡使木瓜勿犯鐵器以銅刀削去硬皮并子切片曬乾以黄牛乳汁拌蒸從巳至未待如膏煎乃曬用也時珍曰今人但切片曬乾入藥爾按大明會典宣州歲貢烏爛蟲蛀木瓜入御藥局亦取其陳久無木氣如栗子去木氣之義爾

【氣味】酸温無毒思邈曰酸鹹温澀詵曰不可多食損齒及骨

【主治】溼痹脚氣霍亂大吐下轉筋不止別錄治脚氣衝心取嫩者一顆去子煎服佳强筋骨下冷氣止嘔逆心膈痰唾消食止水利後渴不止作飲服之藏器止吐瀉奔豚及水腫冷熱痢心腹痛大明調營衛助穀氣雷敩去溼和胃滋脾益肺治腹脹善噫心下煩痞好古

【發明】杲曰木瓜入手足太陰血分氣脱能收氣滯能和宏景曰木瓜最療轉筋如轉筋時但呼其名及書上作木瓜字皆愈此理亦不可解俗人拄木瓜杖云利筋脛也宗奭曰木瓜得木之正酸能入肝故益筋與血病腰腎脚膝無力皆不可缺也人以鉛霜或胡粉塗之則失酢味且無渣蓋受金之制也時珍曰木瓜所主霍亂吐利轉筋脚氣皆脾胃病非肝病也肝雖主筋而轉筋則由溼熱寒溼之邪襲傷脾胃所致故轉筋必起於足腓腓及宗筋皆屬陽明木瓜治轉筋非益筋也理脾而伐肝也土病則金衰而木盛故用酸温以收脾肺之耗散而藉其走筋以平肝邪乃土中瀉木以助金也木平則土得令而金受蔭矣素問云酸走筋筋病無多食酸孟詵云多食木瓜損齒及骨皆伐肝之明驗而木瓜入手足太陰爲脾肺藥非肝藥益可徵矣又鍼經云多食酸令人癃酸入於胃其氣濇以收兩焦之氣不能出入流入胃中下去膀胱胞薄以軟得酸則縮卷約而不通故水道不利而癃濇也羅天益寶鑑云太保劉仲海日食蜜煎木瓜三五枚同伴數人皆病淋疾以問天益天益曰此食酸所致也但奪食則已陰之所生本在五味陰之所營傷在五味五味太過皆能傷人不獨酸也又陸佃埤雅云俗言梨百損一益楙百益一損故詩云投我以木瓜取其有益也

【附方】舊二新十二

項强筋急不可轉側肝腎二臟受風也用宣州木瓜二個取蓋去瓤沒藥二兩乳香二錢半二味入木瓜內縛定飯上蒸三四次爛研成膏每用三錢入生地黄汁半盞無灰酒二盞煖化温服許叔微云有人患此自午後發黄昏時定予謂此必先從足起少陰之筋自足至項筋者肝之合今日中至黄昏陽中之陰肺也自離至兌陰旺陽弱之時故靈寶畢法云離至乾腎氣絶而肝氣弱肝腎二臟受邪故發於此時予授此及都梁丸服之而愈本事

脚氣腫急用木瓜切片囊盛踏之廣德顧安中患脚氣筋急腿腫因附舟以足閣一袋上漸覺不

痛。乃問舟子袋中何物。曰：宣州木瓜也。及歸製木瓜袋用之，頓愈。名醫錄

脚筋攣痛　用木瓜數枚，以酒水各半，煮爛搗膏，乘熱貼于痛處，以綿裹之。冷即換，日三五度。食療本草

臍下絞痛　木瓜三片，桑葉七片，大棗三枚，水三升，煮半升，頓服即愈。食療

小兒洞痢　木瓜搗汁服之。千金方

霍亂轉筋　木瓜一兩，酒一升，煮服。不飲酒者，煮湯服。仍煎湯浸青布裹其足。聖惠

霍亂腹痛　木瓜五錢，桑葉三片，棗肉一枚，水煎服。聖惠方

四蒸木瓜圓　治肝腎脾三經氣虛，爲風寒暑濕相搏，流注經絡。凡遇氣化更變，七情不相和，必至發動，或腫滿，或頑痺，憎寒壯熱，嘔吐自汗，霍亂吐利。用宣州大木瓜四個，切蓋剜空聽用。一個入黃芪、續斷末各半兩于內，一個入蒼朮、橘皮末各半兩于內，一個入烏藥、黃松節末各半兩于內，黃松節即茯神中心木也。一個入威靈仙、苦葶藶末各半兩于內。以原蓋簪定，用酒浸透，入甑內蒸熟曬，三浸三蒸三曬，搗末，以榆皮末、水和糊丸如梧子大。每服五十丸，溫酒、鹽湯任下。御藥院方

腎臟虛冷　氣攻腹脇，脹滿疼痛。用大木瓜三十枚，去皮核，剜空，以甘菊花末、青鹽末各一斤填滿，置籠內蒸熟，搗成膏，入新艾茸二斤搜和，丸如梧子大。每米飲下三十丸，日二。聖濟總錄

髮槁不澤　木瓜浸油，梳頭。聖惠方

反花痔瘡　木瓜爲末，以鱓魚身上涎調，貼之，以紙護住。醫林集要

辟除壁蝨　以木瓜切片，鋪于席下。臞仙神隱

木瓜核【主治】霍亂煩躁氣急，每嚼七粒，溫水嚥之。時珍。出聖惠

枝葉皮根【氣味】並酸，濇，溫，無毒。【主治】煮汁飲，並止霍亂吐下轉筋，療脚氣。別錄　枝作杖，利筋脈。根葉煮湯淋足，可以已蹷。木材作桶濯足，甚益人。蘇頌　枝葉煮汁飲，治熱痢。時珍。出千金

花【主治】面黑粉滓。方見李花

樝子

音渣。食療

【校正】原附木瓜下，今分出。

【釋名】**木桃**埤雅　**和圓子**　時珍曰：木瓜酸香而性脆，木桃酢澀而多渣，故謂之樝。雷公炮炙論和圓子即此也。

【集解】藏器曰：樝子生中都，似榲桲而小，江外常爲果食，北土無之。頌曰：處處有之，孟州特多。宏景曰：禮云樝梨鑽之，謂鑽去核也。鄭元不識，以爲梨之不臧者；郭璞以爲似梨而酢澀。古以爲果，今不入例矣。時珍曰：樝子乃木瓜之酢澀者，小於木瓜，色微黃，蒂核皆粗，核中之子小圓也。按王禎農書云：樝似小梨，西川、唐、鄧間多種之。味劣於梨與木瓜，同入蜜煮湯，則香美過之。莊子云：樝梨橘柚皆可於口。淮南子云：樹樝梨橘，食之則美，嗅之則香。皆指此也。

【氣味】酸，濇，平，無毒。詵曰：多食傷氣，損齒及筋。

【主治】斷痢。宏景　去惡心咽酸，止酒痰黃水。藏器　煮汁飲，治霍亂轉筋，功與木瓜相近。孟詵

榠樝

音冥渣。宋圖經

【校正】原附木瓜下，今分出。

【釋名】**蠻樝**通志　**瘙樝**拾遺　**木李**詩經　**木梨**埤雅　時珍曰：木李生於吳越，故鄭樵通志謂之蠻樝。云俗呼爲木梨，則榠樝蓋蠻樝之訛也。

【集解】頌曰：榠樝，木、葉、花、實酷類木瓜，但比木瓜大而黃色。辨之惟看蒂間別有重蒂如乳者爲

木瓜。无此則榠樝也。可以進酒去痰。道家生壓取汁。和甘松、元參末作溼香。云甚爽神也。〔詵曰〕榠樝氣辛香。置衣箱中殺蠹蟲。〔時珍曰〕榠樝乃木瓜之大而黄色無重蒂者也。樝子乃木瓜之短小而味酢澀者也。榲桲則樝類之生於北土者也。三物與木瓜皆是一類各種。故其形狀功用不甚相遠。但木瓜得木之正氣。爲可貴耳。

【氣味】酸，平，無毒。【主治】解酒去痰。宏景 食之去惡心，止心中酸水。藏器 煨食止痢。浸油梳頭，治髮白、髮赤。大明 煮汁服，治霍亂轉筋。吳瑞

榲桲 音温孛。○宋開寶

【釋名】〔時珍曰〕榲桲性温而氣馞。故名。馞音孛。香氣也。

【集解】〔志曰〕榲桲生北土，似樝子而小。〔頌曰〕今關陝有之，沙苑出者更佳。其實大抵類樝，但膚慢而多毛。味尤甘。其氣芬馥，置衣笥中亦香。〔藏器曰〕樹如林檎。花白緑色。〔宗奭曰〕食之須淨去浮毛，不爾損人肺。花白色，亦香。最多生蟲，少有不蛀者。〔時珍曰〕榲桲蓋榠樝之類，生於北土者。故其形狀功用皆相彷彿。李珣南海藥録言關中謂林檎爲榲桲。按述征記云：林檎佳美，榲桲微大而狀醜有毛，其味香。關輔乃有，江南甚希。觀此則林檎、榲桲蓋相似而二物也。李氏誤矣。

【氣味】酸、甘，微温，無毒。〔士良曰〕發毒熱，秘大小腸，聚胸中痰，壅澀血脈，不宜多食。〔瑞曰〕同車螯食，發疝氣。【主治】温中下氣，消食，除心間酸水，去臭，辟衣魚。開寶 去胸膈積食，止渴除煩。將卧時，啗一兩枚，生熟皆宜。蘇頌〔宗奭曰〕卧時啗此太多，亦痞塞胃脘也。主水瀉腸虛煩熱，散酒氣，並宜生食。李珣

木皮【主治】搗末傅瘡。蘇頌

山樝 音渣。○唐本草

【校正】唐本草木部赤爪木，宋圖經外類棠梂子，丹溪補遺山樝，皆一物也。今併于一，但以山樝標題。

【釋名】赤爪子 側巧切。唐本 鼠樝 唐本 猴樝 危氏 茅樝 日用 杭子 音求 檕梅 音計。爾雅 羊梂 唐本 棠梂子 圖經 山裏果 食鑑〔時珍曰〕山樝味似樝子，故亦名樝。世俗皆作查字，誤矣。查音槎，乃水中浮木，與樝何關？郭璞註爾雅云：杭音求，樹如梅。其子大如指頭，赤色似小柰，可食。此即山樝也。世俗作梂字亦誤矣。梂乃櫟實，於杭何關？樝、杭之名見於爾雅。自晉、宋以來，不知其原，但用查梂耳。此物生於山原茅林中，猴鼠喜食之，故又有諸名也。唐本草赤爪木當作赤棗，蓋棗、爪音訛也。樝狀似赤棗故爾。范成大虞衡志有赤棗子。王璆百一選方云：山裏紅果，俗名酸棗，又名鼻涕團。正合此義矣。

【集解】〔恭曰〕赤爪木，赤樝也。出山南申、安、隨諸州。小樹高五六尺，葉似香葇，子似虎掌，大如小林檎，赤色。〔藏器曰〕赤爪草即鼠樝梂也。生高原，梂似小樝而赤，人食之。〔頌曰〕棠梂子生滁州。二月開白花，隨便結實，采無時。彼人用治下痢及腰疼有效。他處亦有，不入藥用。〔時珍曰〕赤爪、棠梂、山樝一物也。古方罕用，故唐本雖有赤爪，後人不知即此也。自丹溪朱氏始著山樝之功，而後遂爲要藥。其類有二種，皆生山中。一種小者，山人呼爲棠杭子、茅樝、猴樝，可入藥用。樹高數尺，葉有五尖，椏間有刺。三月開五出小白花。實有赤、黄二色，肥者如小林檎，小者如指頭，九月乃熟，小兒采而賣之。閩人取熟者去皮核，搗和糖蜜，作爲樝糕，以充果物。其核狀如牽牛子，黑色甚堅。一種大者，山人呼爲羊杭

子。樹高丈餘，花葉皆同，但實稍大而色黃綠，皮澀肉虛爲異爾。初甚酸澀，經霜乃可食。功應相同，而采藥者不收。

實【脩治】時珍曰：九月霜後取帶熟者，去核曝乾。或蒸熟去皮核，搗作餅子，日乾用。

【氣味】酸，冷，無毒。時珍曰：酸甘，微溫。生食多，令人嘈煩易飢，損齒，齒齲人尤不宜也。

【主治】煮汁服，止水痢。沐頭洗身，治瘡癢。唐本。煮汁洗漆瘡，多瘥。弘景。治腰痛有效。蘇頌。消食積，補脾，治小腸疝氣，發小兒瘡疹。吳瑞。健胃，行結氣。治婦人產後兒枕痛，惡露不盡，煎汁入沙糖服之，立效。震亨。化飲食，消肉積癥瘕，痰飲痞滿吞酸，滯血痛脹。時珍。化血塊氣塊，活血。寗原。

【發明】震亨曰：山樝大能剋化飲食。若胃中無食積，脾虛不能運化，不思食者，多服之，則反剋伐脾胃生發之氣也。時珍曰：凡脾弱，食物不剋化，胸腹酸刺脹悶者，於每食後嚼二三枚，絕佳。但不可多用，恐反尅伐也。按物類相感志言：煮老雞硬肉，入山樝數顆即易爛，則其消肉積之功，蓋可推矣。珍鄰家一小兒，因食積黃腫，腹脹如鼓，偶往羊杌樹下取食之，至飽。歸而大吐痰水，其病遂愈。羊杌乃山樝同類，醫家不用，而有此效，則其功應相同矣。

【附方】新六。偏墜疝氣：山棠梂肉、茴香炒各一兩，爲末，糊丸梧子大。每服一百丸，空心白湯下。衛生易簡方。老人腰痛及腿痛：用棠梂子、鹿茸炙等分，爲末，蜜丸梧子大。每服百丸，日二服。腸風下血：用寒藥、熱藥及脾弱藥俱不效者，獨用山裏果，俗名酸棗，又名鼻涕團。乾者爲末，艾湯調下，應手即愈。百一選方。痘疹不快：乾山樝爲末，湯點服之，立出紅活。又法：猴樝五個，酒煎入水，溫服即出。危氏得效方。痘疹乾黑危困者：用棠梂子爲末，紫草煎酒調服一錢。全幼心鑑。食肉不消：山樝肉四兩，水煮食之，并飲其汁。簡便方。

核【主治】吞之，化食磨積，治㿗疝。時珍。

【附方】新二。難產：山樝核七七粒，百草霜爲衣，酒吞下。海上方。陰腎㿗腫：方見橄欖。

赤爪木【氣味】苦，寒，無毒。【主治】水痢，頭風身癢。唐本。

根【主治】消積，治反胃。時珍。

莖葉【主治】煮汁，洗漆瘡。時珍。出肘後。

菴羅果

宋開寶

【釋名】菴摩羅迦果出佛書。香蓋時珍曰：菴羅，梵音二合者也。菴摩羅，梵音三合者也。華言清淨是也。

【集解】志曰：菴羅果樹生，若林檎而極大。宗奭曰：西洛甚多，梨之類也。其狀似梨，先諸梨熟，七夕前後已堪啖。色黃如鵞梨，纔熟便鬆軟，入藥亦希。時珍曰：按一統志云：菴羅果俗名香蓋，乃果中極品。種出西域，亦柰類也。葉似茶葉，實似北梨，五六月熟，多食亦無害。今安南諸番亦有之。

【氣味】甘，溫，無毒。士良曰：酸，微寒。志曰：動風疾。凡天行病及食飽後俱不可食，同大蒜辛物食，令人患黃病。【主治】食之止渴。開寶。主婦人經脈不通，丈

夫營衛中血脈不行。久食令人不飢。士良

葉【主治】瀉疾。煎湯飲。士良

柰 別錄下品

【釋名】頻婆 音波。〇時珍曰：篆文柰字。象子綴于木之形。梵言謂之頻婆。今北人亦呼之。猶云端好也。

【集解】弘景曰：柰江南雖有。而北國最豐。作脯食之。不宜人。林檎相似而小。俱不益人。士良曰：此有三種。大而長者爲柰。圓者爲林檎。皆夏熟。小者味澀爲梣。秋熟。一名楸子。時珍曰：柰與林檎。一類二種也。樹實皆似林檎而大。西土最多。可栽可壓。有白、赤、青三色。白者爲素柰。赤者爲丹柰。亦曰朱柰。青者爲綠柰。皆夏熟。涼州有冬柰。冬熟。子帶碧色。孔氏六帖言：涼州白柰大如兔頭。西京雜記言：上林苑紫柰大如升。核紫花青。其汁如漆。著衣不可浣。名脂衣柰。此皆異種也。郭義恭廣志云：西方例多柰。家家收切。暴乾爲脯。數十百斛以爲蓄積。謂之頻婆糧。亦取柰汁爲豉用。其法：取熟柰納甕中。勿令蠅入。六七日待爛。以酒醃。滿拌令如粥狀。下水更拌。濾去皮子。良久去清汁。傾布上。以灰在下引汁盡。劃開日乾爲末。調物甘酸得所也。劉熙釋名載柰油。以柰擣汁塗繒上。暴燥取下。色如油也。今關西人以赤柰、楸子取汁塗器中。暴乾名果單是矣。味甘酸。可以饋遠。杜恕篤論云：日給之花似柰。柰實而日給零落。虛僞與眞實相似也。則日給乃柰之不實者。而王羲之帖云：來禽、日給。皆囊盛爲佳果。則又似指柰爲日給矣。木槿花亦名日及。或同名耳。

實【氣味】苦，寒，有小毒。多食令人肺壅臚脹。有病人尤甚。別錄。〇思邈曰：酸、苦、寒、澀，無毒。時珍曰：案正要云：頻婆甘，無毒。【主治】補中焦諸不足氣。和脾。治卒食飽氣壅不通者。擣汁服。孟詵 益心氣。耐飢。千金 生津止渴。正要

林檎 宋開寶

【校正】併入拾遺文林郎果。

【釋名】來禽 法帖 文林郎果 藏器曰：文林郎生渤海間。云其樹從河中浮來。有文林郎拾得種之。因以爲名。珣曰：文林郎南人呼爲榅桲是矣。時珍曰：案洪玉父云：此果味甘。能來衆禽于林。故有林禽、來禽之名。又唐高宗時。紀王李謹得五色林檎似朱柰以貢。帝大悅。賜謹爲文林郎。人因呼林檎爲文林郎果。又述征記云：林檎實佳美。其榅桲微大而狀醜。有毛而香。關輔乃有。江南甚希。據此。則林檎是文林郎。非榅桲矣。

【集解】志曰：林檎在處有之。樹似柰。皆二月開粉紅花。子亦如柰而差圓。六月、七月熟。頌曰：亦有甘酢二種。甘者早熟而味脆美。酢者差晚。須爛熟乃堪啖。今醫家乾之。入治傷寒藥。謂之林檎散。時珍曰：林檎即柰之小而圓者。其味酢者。即楸子也。其類有金林檎、紅林檎、水林檎、蜜林檎、黑林檎。皆以色味立名。黑者色似紫柰。有冬月再實者。林檎熟時。曬乾研末。點湯服甚美。謂之林檎麨。僧贊寧物類相感志云：林檎樹生毛蟲。埋蠶蛾于下。或以洗魚水澆之。即止。皆物性之妙也。

【氣味】酸、甘，溫，無毒。思邈曰：酸、苦、平、澀，無毒。多食令人百脈弱。志曰：多食發熱及冷痰澀氣。令人好唾。或生瘡癤。閉百脈。其子食之。令人煩心。

【主治】下氣消痰。治霍亂肚痛。大明 消渴者。宜食之。蘇頌 療水穀痢、泄精。孟詵 小兒閃癖。時珍

【附方】舊三。水痢不止：林檎半熟者十枚。水二升。煎一升。并林檎食之。食醫心鏡

小兒下痢。林檎構子同杵汁。任意服之。子母秘錄 小兒閃癖。頭髮豎黃。瘰瘰瘦弱者。乾林檎脯研末。和醋傅之。同上

東行根【主治】白蟲蚘蟲。消渴好唾。孟詵

柹音士○別錄中品

【正字】按柹說文赤實果。从木朿聲。朿篆文从市。正書宜作柹。

【釋名】時珍曰。柹從朿。音滓。諧聲也。俗作柿。非矣。柹音肺。削木片也。胡名鎮頭迦。

【集解】頌曰。柹南北皆有之。其種亦多。紅柹所在皆有。黃柹生汴洛諸州。朱柹出華山。似紅柹而圓小。皮薄可愛。味更甘珍。椑柹色青。可生啖。諸柹食之皆美而益人。又有一種小柹。謂之軟棗。俗呼爲牛嬭柹。世傳柹有七絕。一壽。二多陰。三無鳥巢。四無蟲蠹。五霜葉可玩。六嘉實可啖。七落葉肥大。可以臨書。宗奭曰。柹有數種。著蓋柹。于蒂下別有一重。又有牛心柹。狀如牛心。蒸餅柹。狀如市賣蒸餅。華州朱柹。小而深紅。塔柹大于諸柹。去皮挂木上。風日乾之佳。火乾者味不甚佳。其生者可以溫水養去澀味也。時珍曰。柹高樹大葉。圓而光澤。四月開小花。黃白色。結實青綠色。八九月乃熟。生柹置器中自紅者謂之烘柹。日乾者謂之白柹。火乾者謂之烏柹。水浸藏者謂之醂柹。其核形扁。狀如木鼈子仁而硬堅。其根甚固。謂之柹盤。案事類合璧云。柹。朱果也。大者如楪。八稜稍扁。其次如拳。小或如雞子。鴨子。牛心。鹿心之狀。一種小而如拆二錢者。謂之猴棗。皆以核少者爲佳。

烘柹。時珍曰。烘柹非謂火烘也。卽青綠之柹。收置器中。自然紅熟如烘成。澀味盡去。其甘如蜜。歐陽脩歸田錄言。襄鄧人以榠櫨或榅桲或橘葉于中則熟。亦不必。

【氣味】甘。寒。澀。無毒。宏景曰。生柹性冷。鹿心柹尤不可食。令人腹痛。宗奭曰。凡柹皆涼。不至大寒。食之引痰。爲其味甘也。日乾者食多動風。凡柹同蟹食。令人腹痛作瀉。二物俱寒也。時珍曰。按王璆百一選方云。一人食蟹。多食紅柹。至夜大吐。繼之以血。昏不省人。一道者云。惟木香可解。乃磨汁灌之。卽漸甦醒而愈也。

【主治】通耳鼻氣。治腸胃不足。解酒毒。壓胃間熱。止口乾。別錄 續經脈氣。詵

【發明】藏器曰。飲酒食紅柹。令人易醉或心痛欲死。別錄言解酒毒。失之矣。

白柹○柹霜【脩治】時珍曰。白柹卽乾柹生霜者。其法用大柹去皮捻扁。日曬夜露至乾。內瓮中。待生白霜乃取出。今人謂之柹餅。亦曰柹花。其霜謂之柹霜。

【氣味】甘。平。濇。無毒。宏景曰。日乾者性冷。生柹彌冷。火熏者性熱。

【主治】補虛勞不足。消腹中宿血。濇中厚腸。健脾胃氣。詵 開胃澀腸。消痰止渴。治吐血。潤心肺。療肺痿心熱欬嗽。潤聲喉。殺蟲。大明 溫補。多食去面䵟。藏器 治反胃咯血。血淋腸澼。痔漏下血。時珍 霜。清上焦心肺熱。生津止渴。化痰寧嗽。治咽喉口舌瘡痛。時珍

【發明】震亨曰。乾柹屬金而有土。屬陰而有收意。故止血治欬。亦可爲助也。時珍曰。柹乃脾肺血分之果也。其味甘而氣平。性濇而能收。故有健脾澀腸治嗽止血之功。蓋大腸者肺之合。而胃之子也。眞正柹霜。乃其精液。入肺病上焦藥尤佳。按方勺泊宅編云。外兄劉掾云病臟毒下血。凡半月自分必死。得一方。只以乾柹燒灰。飲服二錢。遂愈。又王璆百一方云。曾通判子病下血十年。亦用此方一服而愈。爲散爲丸皆可。與本草治腸澼消宿血解熱毒之義相合。則柹爲太陰血分之藥。益可徵矣。又經驗方云。有人三世死于反胃病。至孫得一方。用乾柹餅同乾飯日日食之。絕不用水飲。如法

食之其病遂愈。此又一徵也。

【附方】舊四新十。腸風臟毒方說見上。小便血淋葉氏用乾柹三枚燒存性，研末，陳米飲服。○經驗方用白柹、烏豆、鹽花煎湯，入墨汁服之。熱淋澀痛乾柹、燈心等分，水煎日飲。朱氏方小兒秋痢以粳米煮粥，熟時入乾柹末，再煮三兩沸食之。嬭母亦食之。食療反胃吐食乾柹三枚，連蔕擣爛，酒服甚效。切勿以他藥雜之。腹薄食減凡男女脾虛腹薄，食不消化，面上黑點者。用乾柹三斤，酥一斤，蜜半斤。以酥蜜煎勻，下柹，煮十餘沸，用不津器貯之。每日空腹食三五枚，甚良。孟詵食療痰嗽帶血青州大柹餅，飯上蒸熟批開。每用一枚，摻真青黛一錢，臥時食之，薄荷湯下。丹溪纂要產後欬逆氣亂心煩。用乾柹切碎，水煮汁呷。產寶婦人蒜髮乾柹五枚，以茅香煮熟，枸杞子酒浸，焙研，各等分，擣丸梧子大。每服五十丸，茅香湯下，日三。普濟面生䵟䵳乾柹日日食之。普濟方鼻窒不通乾柹同粳米煮粥，日食。聖濟耳聾鼻塞乾柹三枚細切，以粳米三合，豆豉少許，煮粥。日日空心食之。聖惠痘瘡入目白柹日日食之，良。臁脛爛瘡用柹霜、柹蔕等分，燒研傅之，甚效。筆峰雜興解桐油毒乾柹餅食之。普濟

烏柹火熏乾者【氣味】甘，溫，無毒。【主治】殺蟲，療金瘡、火瘡，生肉止痛。別錄治狗齧瘡，斷下痢。宏景服藥口苦及嘔逆者，食少許即止。藏器

醂柹音覽【修治】瑞曰：水藏者性冷，鹽藏者有毒。時珍曰：醂，藏柹也。水收、鹽浸之外，又有以熟柹用灰汁澡三四度，令汁盡着器中，經十餘日即可食，治病非宜。【主治】濇下焦，健脾胃，消宿血。詵

柹糕【修治】時珍曰：案李氏食經云：用糯米洗淨一斗，大乾柹五十個，同擣粉蒸食。如乾，入煑棗泥和拌之。【主治】作餅及糕與小兒食，治秋痢。詵黃柹和米粉作糗蒸，與小兒食，止下痢下血有效。藏器

柹蔕【氣味】濇，平，無毒。【主治】欬逆噦氣，煮汁服。詵

【發明】震亨曰：人之陰氣，依胃爲養。土傷則木挾相火，直沖清道而上作欬逆。古人以爲胃寒，既用丁香、柹蔕，不知其孰爲補虛，孰爲降火？不能清氣利痰，惟有助火而已。時珍曰：欬逆者，氣自臍下沖脈直上至咽膈，作呃忒蹇逆之聲也。朱肱南陽書以噦爲欬逆，王履溯洄集以欬嗽爲欬逆，皆誤矣。噦者，乾嘔有聲也。欬逆有傷寒吐下後，及久病產後，老人虛人，陰氣大虧，陽氣暴逆，自下焦逆至上焦而不能出者。有傷寒失下，及平人痰氣抑遏而然者。當視其虛實陰陽，或溫或補，或泄熱，或降氣，或吐或下可也。古方單用柹蔕煮汁飲之，取其苦溫能降逆氣也。濟生柹蔕散加以丁香、生薑之辛熱，以開痰散鬱，蓋從治之法，而昔人亦常用之收效矣。至易水張氏又益以人參，治病後虛人欬逆，亦有功績。丹溪朱氏但執以寒治熱，矯枉之過矣。若陳氏三因又加以良薑之類，是真以爲胃寒而助其邪火者也。

【附方】新一。欬逆不止濟生柹蔕散：治欬逆胸滿。用柹蔕、丁香各二錢，生薑五片，水煎服。或爲末，白湯點服。○潔古加人參一錢，治虛人欬逆。○三因加良薑、甘草等分。○衛生寶鑑加青皮、陳皮。○王氏易簡加半夏、生薑。

木皮【主治】下血。曬焙研末，米飲服二錢，兩服可止。

頌湯火瘡。燒灰油調傅。時珍

根【主治】血崩。血痢。下血。時珍

椑柹 音卑七。宋開寶

【釋名】**漆柹** 日華 **綠柹** 日用 **青椑** 廣志 **烏椑** 開寶 **花椑** 日用 **赤棠椑** 時珍曰椑乃柹之小而卑者。故謂之椑。他柹至熟則黃赤。惟此雖熟亦青黑色。搗碎浸汁謂之柹漆。可以染罾扇諸物。故有漆柹之名。

【集解】志曰椑柹生江淮以南。似柹而青黃。潘岳閒居賦所謂梁侯烏椑之柹是也。頌曰椑柹出宣歙荊襄閩廣諸州。柹大如杏。惟堪生啖。不可爲乾也。

【氣味】甘寒濇無毒。宏景曰椑生啖性冷。服石家宜之。不入藥用。不可與蟹同食。

【主治】壓丹石藥發熱。利水解酒毒。去胃中熱。久食令人寒中。開寶 止煩渴。潤心肺。除腹臟冷熱。日華

君遷子 拾遺

【釋名】**梬棗** 廣志音逞 **牛嬭柹** 名苑 **丁香柹** 日用 **軟棗** 千金作 **紅藍棗** 齊民要術○時珍曰君遷之名。始見于左思吳都賦。而著其狀于劉欣期交州記。名義莫詳。梬棗其形似棗而軟也。司馬光名苑云。君遷子似馬嬭。即今牛嬭柹也。以形得名。崔豹古今注云。牛嬭柹即梬棗。葉如柹。子亦如柹而小。唐宋諸家。不知君遷梬棗牛嬭柹皆一物。故詳證之。

【集解】藏器曰君遷子生海南。樹高丈餘。子中有汁。如乳汁甜美。吳都賦平仲君遷是也。時珍曰君遷即梬棗。其木類柹而葉長。但結實小而長。狀如牛嬭。乾熟則紫黑色。一種小圓如指頭大者。名丁香柹。味尤美。救荒本草以爲羊矢棗。誤矣。其樹接大柹最佳。廣志云。梬棗小柹也。肌細而厚。少核。可以供御。即此。

【氣味】甘濇平無毒【主治】止消渴。去煩熱。令人潤澤。藏器 鎮心。久服悅人顏色。令人輕健。珣

安石榴 別錄下品

【釋名】**若榴** 廣雅 **丹若** 古今注 **金罌** 時珍曰榴者瘤也。丹實垂垂如贅瘤也。博物志云。漢張騫出使西域。得塗林安石國榴種以歸。故名安石榴。又按齊民要術云。凡植榴者須安僵石枯骨于根下。即花實繁茂。則安石之名義或取此也。若木乃扶桑之名。榴花丹頳似之。故亦有丹若之稱。傅元榴賦所謂灼若旭日栖扶桑者是矣。筆衡云。五代吳越王錢鏐改榴爲金罌。酉陽雜俎言榴甜者名天漿。道家書謂榴爲三尸酒。言三尸蟲得此果則醉也。故范成大詩云。玉池咽清肥。三彭跡如埽。

【集解】宏景曰石榴花赤可愛。故人多植之。尤爲外國所重。有甜酢二種。醫家惟用酢者之根殼。榴子乃服食者所忌。頌曰安石榴本生西域。今處處有之。木不甚高大。枝柯附幹。自地便生作叢。種極易息。折其條盤土中便生也。花有黃赤二色。實有甘酢二種。甘者可食。酢者入藥。又一種山石榴。形頗相類而絕小。不作房生。青齊間甚多。不入藥用。蜜漬以當果甚美。宗奭曰石榴有酸淡二種。旋開單葉花。旋結實。實中紅孫枝甚多。秋後經霜則自拆裂。一種子白瑩澈如水晶者。味亦甘。謂之水晶石榴。惟酸石榴入藥。須老木所結。收留陳久者乃佳。時珍曰榴五月開花。有紅黃白三色。單葉者結實。千葉者不結實。或結亦无子也。實有甜酸苦三種。抱朴子言苦者出積石山。或云即山石榴也。

酉陽雜俎言南詔石榴皮薄如紙。瑣碎錄言河陰石榴名三十八者，其中只有三十八子也。又南中有四季榴，四時開花，秋月結實，實方綻，隨復開花。有火石榴赤色如火。海石榴高一二尺即結實。皆異種也。案事類合璧云：榴大如盃，赤色有黑斑點，皮中如蜂窠，有黃膜隔之，子形如人齒，淡紅色，亦有潔白如雪者。潘岳賦云：榴者天下之奇樹，九州之名果。千房同膜，千子如一。禦飢療渴，解醒止醉。

甘石榴【氣味】**甘酸，温濇，無毒。多食損人肺。**別錄　詵曰：多食損齒令黑。凡服食藥物人忌食之。震亨曰：榴者留也。其汁酸性滯，戀成痰。

【主治】**咽喉燥渴。**別錄　**能理乳石毒。**孟詵　**制三尸蟲。**時珍

酸石榴【氣味】**酸，温濇，無毒。**【主治】**赤白痢腹痛，連子搗汁，頓服一枚。**孟詵　**止瀉痢崩中帶下。**時珍

【發明】時珍曰：榴受少陽之氣，而榮于四月，盛于五月，實于盛夏，熟于深秋。丹花赤實，其味甘酸，其氣温濇，具木火之象。故多食損肺齒而生痰涎。酸者則兼收斂之氣，故入帶下崩中之藥。或云白榴皮治白痢，紅榴皮治紅痢，亦通。

【附方】新五。

腸滑久痢　黑神散：用酸石榴一個，煅烟盡，出火毒一夜，研末，仍以酸榴一塊煎湯服，神效無比。**久瀉不止**　方同上。並普濟方。**痢血五色**　或膿或水，冷熱不調。酸石榴五枚，連子搗汁二升。每服五合，神妙。聖濟。**小便不禁**　酸石榴燒存性，無則用枝燒灰代之。每服二錢，用柏白皮切焙四錢，煎湯一盞，入榴灰再煎至八分，空心温服，晚再服。聖惠。**撚鬚令黑**　酸石榴結成時，就東南枝上揀大者一個，頂上開一孔，内水銀半兩于中，原皮封之，麻紮定，牛屎封護。待經霜摘下，傾出殼内水。以魚鰾籠指，蘸水撚鬚，久久自黑也。普濟。

酸榴皮【修治】斅曰：凡使榴皮、葉、根，勿犯鐵。並不計乾溼，皆以漿水浸一夜，取出用。其水如墨汁也。

【氣味】同實。【主治】**止下痢漏精。**別錄　**治筋骨風，腰腳不遂，行步攣急疼痛，澀腸。取汁點目，止淚下。**權　**煎服，下蚘蟲。**藏器　**止瀉痢，下血脫肛，崩中帶下。**時珍

【附方】舊六，新四。

赤白痢下　腹痛，食不消化者。食療本草：用醋榴皮炙黃爲末，棗肉或粟米飯和丸梧子大。每空腹米飲服三十丸，日三服，以知爲度。如寒滑，加附子、赤石脂各一倍。○肘後方：用皮燒存性，爲末。每米飲服方寸匕，日三服，效乃止。**糞前有血**　令人面黃。用酢石榴皮炙研末。每服二錢，用茄子枝煎湯服。孫眞人方。**腸滑久痢**　神妙无比方也。用石榴一個劈破，炭火簇燒存性，出火毒，爲末。每服一錢，別以酸石榴一瓣，水一盞，煎湯調服。經驗方。**久痢久瀉**　陳石榴皮酢者，焙研細末。每服二錢，米飲下。患二三年或二三月，百方不效者，服之便止，不可輕忽之也。普濟方。**小兒風癎**　大生石榴一枚，割去頂，剜空，入全蠍五枚，黃泥固濟，煅存性，爲末。每服半錢，乳汁調下。或防風湯下，亦可。聖濟錄。**卒病耳聾**　八九月閒取石榴一個，上作孔如毬子大，內米醋令滿，以原皮蓋之，水和麪裹，煨熟取起，去蓋，入少黑李子、仙沼子末，取水滴耳中，勿動，腦中若動，勿驚。如此三夜，再作必通。○案唐慎微本草收采此方，云出孫眞人，而黑李子不知爲何物也，其仙沼子即預知子。**食榴損齒**　石榴黑皮炙黃研末，棗肉和丸梧子大。每日空腹三丸，白湯下，日二服。普濟。**丁腫惡毒**　以鍼刺四畔，用榴皮着瘡上，以麪圍四畔灸之，以痛爲度，仍內榴末傅上，急裹，經宿連根自出也。肘後方。**腳肚生**

瘡初起如粟，搔之漸開，黃水浸淫，痒痛潰爛，遂致遶脛而成痼疾。用酸榴皮煎湯冷定，日日掃之，取愈乃止。醫學正宗

酸榴東行根【氣味】同皮。【主治】**蚘蟲寸白。**別錄 **青者入染鬚用。**權 **治口齒病。**頌 **止澀瀉痢帶下，功與皮同。**時珍

【附方】舊三新二。**金蠶蠱毒**：吮白礬味甘，嚼黑豆不腥者，即是中蠱也。石榴根皮煎濃汁服，即吐出活蠱，无不愈者。丹溪摘元方 **寸白蚘蟲**：酢石榴東引根一握，洗剉，用水三升，煎取半盌，五更溫服，盡，至明取下蟲一大團，永絕根本，食粥補之。崔元亮海上方用榴皮煎水，煮米作粥食之，亦良。**女子經閉**不通：用酢榴根東生者一握，炙乾，水二大盞，濃煎一盞，空心服之，未通再服。斗門方 **赤白下痢**：方同上。

榴花【主治】**陰乾為末，和鐵丹服，一年變白髮如漆。**藏器。○鐵丹，飛鐵為丹也，亦鐵粉之屬。**百葉者：治心熱吐血。又研末吹鼻，止衄血立效。亦傅金瘡出血。**蘇頌

【附方】舊一新二。**金瘡出血**：榴花半斤，石灰一升，擣和陰乾。每用少許傅之，立止。崔元亮方 **鼻出衄血**：酢榴花二錢半，黃蜀葵花一錢，為末。每服一錢，水一盞，煎服。效乃止。聖濟錄 **九竅出血**：石榴花揉塞之，取效。葉亦可。

橘

本經上品

【校正】志曰：自木部移入此。

【釋名】時珍曰：橘從矞，音鷸，諧聲也。又雲五色為慶，二色為矞。矞雲外赤內黃，非烟非霧，郁郁紛紛之象。橘實外赤內黃，剖之香霧紛郁，有似乎矞雲。橘之從矞，又取此意也。

【集解】別錄曰：橘柚生江南及山南山谷，十月采。恭曰：柚之皮厚味甘，不似橘皮味辛苦。其肉亦如橘，有甘有酸，酸者名胡柑。今俗謂橙為柚，非矣。案郭璞云：柚似橙而實酢，大于橘。孔安國云：小曰橘，大曰柚，皆為柑也。頌曰：橘柚今江浙、荆襄、湖嶺皆有之。木高一二丈，與枳無殊，刺出莖間。夏初生白花，六七月成實，至冬黃熟。舊說小為橘，大為柚。今醫家乃用黃橘、青橘，不言柚。豈青橘是柚之類乎？宗奭曰：橘柚自是兩種。本草云一名橘皮，後人誤加柚字，妄生分別。且青橘、黃橘治療尚殊，況柚為別種乎。惟郭璞所言，乃真識橘柚者。若不如此分別，誤以柚皮為橘皮，是貽无窮之患矣。時珍曰：橘柚，蘇恭所說甚是。蘇頌不知青橘即橘之未黃者，乃以為柚，誤矣。夫橘、柚、柑三者相類而不同。橘實小，其瓣味微酢，其皮薄而紅，味辛而苦。柑大于橘，其瓣味酢，其皮稍厚而黃，味辛而甘。柚大小皆如橙，其瓣味酢，其皮最厚而黃，味甘而不甚辛。如此分之，即不誤矣。按事類合璧云：橘樹高丈許，枝多生刺。其葉兩頭尖，綠色光面，大寸餘，長二寸許。四月著小白花，甚香。結實至冬黃熟，大者如盃，包中有瓣，瓣中有核也。宋韓彥直著橘譜三卷甚詳，其略云：柑橘出蘇州、臺州，西出荆州，南出閩、廣、撫州，皆不如溫州者為上也。柑品有八，橘品十有四，多是接成。惟種成者，氣味尤勝。黃橘扁小而多香霧，乃橘之上品也。朱橘小而色赤如火。綠橘紺碧可愛，不待霜後，色味已佳，隆冬采之，生意如新。乳橘狀似乳柑，皮堅瓤多，味絕酸芳。塌橘狀大而扁，外綠心紅，瓣巨多液，經春乃甘美。包橘外薄內盈，其脈瓣隔皮可數。綿橘微小，極軟美可愛，而不多結。沙橘細小甘美。油橘皮似油飾，中堅外黑，乃橘之下品也。早黃橘秋半已丹。凍橘八月開花，冬結春采。穿心橘實大皮光，而心虛可穿。荔枝橘出橫陽，膚理皺密如荔子也。俗傳橘下埋鼠，則結實加倍。故物類相感志曰：橘見尸而實繁。涅槃經云：如橘見鼠，其果實多。周禮言：橘踰淮而自變為枳，地氣然也。餘見柑下。

橘實【氣味】甘酸溫無毒。宏景曰：食之多痰，恐非益也。原曰：多食戀膈生痰，滯肺氣。○瑞曰：同螃蟹食，令人患軟癱。【主治】甘者潤肺，酸者聚痰。藏器　止消渴，開胃，除胸中膈氣。大明

【發明】時珍曰：橘皮下氣消痰，其肉生痰聚飲，表裏之異如此。凡物皆然。今人以蜜煎橘充果食甚佳，亦可醬菹也。

黃橘皮【釋名】紅皮湯液　陳皮食療。○宏景曰：橘皮療氣大勝。以東橘爲好，西江者不如。須陳久者爲良。好古曰：橘皮以色紅日久者爲佳，故曰紅皮、陳皮。去白者曰橘紅也。

【修治】斅曰：凡使勿用柚皮、柑皮二件，用不得。凡修事，須去白膜一重，剉細，以鯉魚皮裹一宿，至明取用。宗奭曰：本草橘柚作一條，蓋傳誤也。後世不知，以柚皮爲橘皮，是貽無窮之患矣。此乃六陳之一，天下日用所須。今人又多以乳柑皮亂之，不可不擇也。柑皮不甚苦，橘皮極苦，至熟亦苦。或以皮之緊慢分別，又因方土不同，亦互有緊慢也。時珍曰：橘皮紋細色紅而薄，內多筋脈，其味苦辛。柑皮紋粗色黃而厚，內多白膜，其味辛甘。柚皮最厚而虛，紋更粗，色黃，內多膜無筋，其味甘多辛少。但以此別之，即不差矣。橘皮性溫，柑柚皮性冷，不可不知。今天下多以廣中來者爲勝，江西者次之。然亦多以柑皮雜之。柑皮猶可用，柚皮則懸絕矣。凡橘皮入和中理胃藥則留白，入下氣消痰藥則去白。其說出於聖濟經。去白者以白湯入鹽洗潤透，刮去筋膜，曬乾用。亦有煮焙者，各隨本方。

【氣味】苦辛溫無毒。【主治】胸中瘕熱逆氣，利水穀。久服去臭，下氣通神。本經　下氣，止嘔欬，治氣衝胸中，吐逆霍亂，療脾不能消穀，止洩，除膀胱留熱停水，五淋，利小便，去寸白蟲。別錄　清痰涎，治上氣欬嗽，開胃，主氣痢，破癥瘕痃癖。甄權　療嘔噦反胃嘈雜，時吐清水，痰痞痎瘧，大腸閟塞，婦人乳癰。入食料，解魚腥毒。時珍

【發明】杲曰：橘皮氣薄味厚，陽中之陰也。可升可降，爲脾肺二經氣分藥。留白則補脾胃，去白則理肺氣。同白朮則補脾胃，同甘草則補肺，獨用則瀉肺損脾。其體輕浮，一能導胸中寒邪，二破滯氣，三益脾胃。加青皮減半用之，去滯氣，推陳致新。但多用久服，能損元氣也。原曰：橘皮能散能瀉，能溫能補能和，化痰治嗽，順氣理中，調脾快膈，通五淋，療酒病，其功當在諸藥之上。時珍曰：橘皮苦能泄能燥，辛能散，溫能和。其治百病，總是取其理氣燥溼之功。同補藥則補，同瀉藥則瀉，同升藥則升，同降藥則降。脾乃元氣之母，肺乃攝氣之籥，故橘皮爲二經氣分之藥，但隨所配而補瀉升降也。潔古張氏云：陳皮、枳殼利其氣而痰自下，蓋此義也。同杏仁治大腸氣閟，同桃仁治大腸血閟，皆取其通滯也。詳見杏仁下。按方勺泊宅編云：橘皮寬膈降氣，消痰飲，極有殊功。他藥貴新，惟此貴陳。外舅莫強中令豐城時得疾，凡食已輒胸滿不下，百方不效。偶家人合橘紅湯，因取嘗之，似相宜，連日飲之。一日忽覺胸中有物墜下，大驚目瞪，自汗如雨。須臾腹痛，下數塊如鐵彈子，臭不可聞。自此胸次廓然，其疾頓愈，蓋脾之冷積也。其方用橘皮去穰一斤，甘草、鹽花各四兩，水五盌，慢火煎乾，焙研爲末，白湯點服。名二賢散，治一切痰氣特驗。世醫徒知半夏、南星之屬，何足以語此哉？珍按：二賢散，丹溪變之爲潤下丸，用治痰氣有效。惟氣實人服之相宜，氣不足者不宜用之也。

【附方】舊七，新二十一。

潤下丸　治溼痰因火泛上，停滯胸膈，欬唾稠黏。陳橘皮半斤，入砂

鍋內下鹽五錢，化水淹過，煮乾，粉甘草二兩，去皮蜜炙，各取淨末，蒸餅和丸梧桐子大。每服百丸，白湯下。丹溪方。

寬中丸 治脾氣不和，冷氣客於中，壅遏不通，是爲脹滿。用橘皮四兩，白朮二兩，爲末，酒糊丸梧子大。每食前木香湯下三十丸，日三服。是齋指迷方。

橘皮湯 治男女傷寒，并一切雜病嘔噦，手足逆冷者。用橘皮四兩，生薑一兩，水二升，煎一升，徐徐呷之即止。仲景方。

嘈雜吐水 眞橘皮去白爲末，五更安五分於掌心舐之，即睡。三日必效。皮不眞則不驗。怪證奇方。

霍亂吐瀉 不拘男女，但有一點胃氣存者，服之再生。廣陳皮去白五錢，眞藿香五錢，水二盞，煎一盞，時時溫服。出百一選方。○聖惠用陳橘皮末二錢，湯點服。不省者灌之。仍燒磚沃醋，布裹磚，安心下熨之，便活。

反胃吐食 眞橘皮以日照西壁土炒香爲末。每服二錢，生薑三片，棗肉一枚，水二鍾，煎一鍾，溫服。直指方。

卒然食噎 橘皮一兩，湯浸去瓤，焙爲末。以水一大盞，煎半盞，熱服。食醫心鏡。

諸氣呃噫 橘皮二兩，去瓤，水一升，煎五合，頓服。或加枳殼尤良。孫尚藥方。

痰膈氣脹 陳皮三錢，水煎熱服。楊氏簡便方。

卒然失聲 橘皮半兩，水煎，徐呷。肘後方。

經年氣嗽 橘皮、神麴、生薑焙乾等分，爲末，蒸餅和丸梧子大。每服三五十丸，食後、夜臥各一服。有人患此，服之兼舊患膀胱氣皆愈也。寇氏衍義。

化食消痰 胸中熱氣。用橘皮半兩微熬，爲末，水煎代茶，細呷。心鏡。

下焦冷氣 乾陳橘皮一斤，爲末，蜜丸梧子大。每食前溫酒下三十丸。食療本草。

腳氣衝心 或心下結硬，腹中虛冷。陳皮一斤，和杏仁五兩去皮尖熬，少加蜜搗和丸如梧桐子大。每日食前米飲下三十丸。食療。

老人氣閟 方同上。濟生。

大腸閟塞 陳皮連白，酒煮，焙研末。每溫酒服二錢，米飲下。普濟。

途中心痛 橘皮去白，煎湯飲之，甚良。談埜翁方。

食魚蟹毒 方同上。肘後。

風痰麻木 凡手及十指麻木，大風麻木，皆是溼痰死血。用橘紅一斤，逆流水五碗，煮爛去滓，再煮至一盞，頓服。取吐，乃吐痰聖藥也。不吐，加瓜蒂末。摘元方。

脾寒諸瘧 不拘老少孕婦，只兩服便止。眞橘皮去白，切，生薑自然汁浸過一宿，銀器內重湯煮，焙乾，研末。每服三錢，用隔年青州棗十個，水一盞，煎半盞，發前服，以棗下之。適用方。

小兒疳瘦 久服消食和氣，長肌肉。用陳橘皮一兩，黃連以米泔水浸一日，一兩半，研末，入麝三分，用豬膽盛藥，以漿水煮熟，取出，用粟米飯和丸綠豆大。每服一二十丸，米飲下。錢氏小兒方。

產後尿閟 不通者。陳皮一兩去白，爲末。每空心溫酒服二錢，一服即通。此張不愚方也。婦人良方。

產後吹奶 陳皮一兩，甘草一錢，水煎服，即散。

婦人乳癰 未成者即散，已成者即潰，痛不可忍者即不疼，神驗不可云喻也。用眞陳橘皮湯浸去白，曬，麪炒微黃，爲末。每服二錢，麝香調酒下。初發者一服見效。名橘香散。張氏方。

聤耳出汁 陳皮燒研一錢，麝香少許，爲末，日摻。名立效散。

魚骨鯁咽 橘皮常含咽汁，即下。聖惠方。

嵌甲作痛 不能行履者。濃煎陳皮湯浸良久，甲肉自離，輕手剪去，以虎骨末傅之即安。醫林集要。

青橘皮

【修治】時珍曰：青橘皮乃橘之未黃而青色者。薄而光，其氣芳烈。今人多以小柑、小柚、小橙僞爲之，不可不慎辨之。入藥以湯浸去瓤，切片，醋拌，瓦炒過用。

【氣味】苦，辛，溫，無毒。

【主治】氣滯，下食，破積結及膈氣。頌 破堅癖，散滯氣，去下焦諸溼，治左脇肝經積氣。元素 治胸膈氣逆，脇痛，小腹疝氣，消乳腫，疏肝膽，瀉肺氣。時珍

【發明】元素曰：青橘皮氣味俱厚，沉而降，陰也。入厥陰、少陽經，治肝膽之病。杲曰：青皮乃足厥陰引經之藥，能引食入太陰之倉，破滯削堅，皆治在下之病。有滯氣則破滯氣，无滯氣則損眞氣。好古曰：陳皮治高，青皮治低，與枳殼治胸膈、枳實治心下同意。震亨曰：青皮乃肝膽二經氣分藥，故人多怒有滯氣，脇下有鬱積，或小腹疝疼，用之以疏通二經，行其氣也。若二經實者，當先補而後用之。又云：疏肝氣加青皮，炒黑則入血分也。時珍曰：青橘皮古无用者，至宋時醫家始用之。其色青氣烈，味苦而辛，治之以醋，所謂肝欲散，急食辛以散之，以酸泄之，以苦降之也。陳皮浮而升，入脾肺氣分。青皮沉而降，入肝膽氣分。一體二用，物理自然也。小兒消積，多用青皮，最能發汗，有汗者不可用，說出楊仁齋直指方，人罕知之。嘉謨曰：久瘧熱甚，必結癖塊，宜多服清脾湯。內有青皮疏利肝邪，則癖自不結也。

【附方】舊二，新七。

快膈湯 治冷膈氣及酒食後飽滿。用青橘皮一斤，作四分：四兩用鹽湯浸，四兩用百沸湯浸，四兩用醋浸，四兩用酒浸，各三日取出，去白切絲，以鹽一兩炒微焦，研末。每用二錢，以茶末五分，水煎溫服。亦可點服。

理脾快氣 青橘皮一斤，日乾焙研末，甘草末一兩，檀香末半兩，和勻收之。每用一二錢，入鹽少許，白湯點服。

法制青皮 常服安神調氣，消食解酒益胃，不拘老人小兒。宋仁宗每食後咀數片，乃邢和璞眞人所獻，名萬年草，劉跂改名延年草，仁宗以賜呂丞相。用青皮一斤浸去苦味，去瓤煉淨，白鹽花五兩，炙甘草六兩，舶茴香四兩，甜水一斗煮之，不住攪，勿令著底，候水盡，慢火焙乾，勿令焦，去甘草、茴香，只取青皮密收用。王氏易簡方。

瘧疾寒熱 青皮一兩燒存性，研末。發前溫酒服一錢，臨時再服。聖惠方。

傷寒呃逆 聲聞四鄰。四花青皮全者，研末。每服二錢，白湯下。醫林集要。

產後氣逆 青橘皮為末，葱白、童子小便煎二錢服。經驗後方。

婦人乳嵓 因久積憂鬱，乳房內有核如指頭，不痛不癢，五七年成癰，名乳嵓，不可治也。用青皮四錢，水一盞半，煎一盞，徐徐服之。日一服，或用酒服。丹溪方。

聤耳出汁 青皮燒研末，綿包塞之。

唇燥生瘡 青皮燒研，豬脂調塗。

橘瓤上筋膜【主治】口渴吐酒，炒熟煎湯飲，甚效。大明

橘核【修治】時珍曰：凡用須以新瓦焙香，去殼取仁，研碎入藥。

【氣味】苦，平，無毒。【主治】腎疰腰痛，膀胱氣痛，腎冷。炒研，每溫酒服一錢，或酒煎服之。大明。治酒皶風鼻赤。炒研，每服一錢，胡桃肉一個，擂酒服，以知為度。宗奭。小腸疝氣及陰核腫痛，炒研五錢，老酒煎服，或酒糊丸服，甚效。時珍

【發明】時珍曰：橘核入足厥陰，與青皮同功，故治腰痛㿉疝在下之病，不獨取象于核也。和劑局方治諸疝痛及內㿉卵腫偏墜，或硬如石，或腫至潰，有橘核丸，用之有效，品味頗多，詳見本方。

【附方】新一。

腰痛 橘核、杜仲各二兩，炒研末。每服二錢，鹽酒下。簡便方。

葉【氣味】苦，平，無毒。【主治】導胸膈逆氣，入厥陰，行肝氣，消腫散毒，乳癰脇痛，用之行經。震亨

【附方】新一。

肺癰 綠橘葉洗，搗絞汁一盞，服之。吐出膿血即愈。經驗良方

柑 宋開寶

【釋名】木奴（志曰：柑未經霜時猶酸，霜後甚甜，故名柑子。時珍曰：漢李衡種柑于武陵洲上，號爲木奴焉。）

【集解】（頌曰：乳柑出西戎者佳。志曰：柑生嶺南及江南。樹似橘，實亦似橘而圓大，皮色生青熟黃。惟乳柑皮入藥，山柑皮療咽痛，餘皆不堪用。又有沙柑、青柑，體性相類。藏器曰：柑有朱柑、黃柑、乳柑、石柑、沙柑。橘有朱橘、乳橘、塌橘、山橘、黃淡子。此輩皮皆去氣調中，實俱堪食，就中以乳柑爲上也。時珍曰：柑，南方果也，而閩、廣、溫、臺、蘇、撫、荊州爲盛，川蜀雖有不及之。其樹无異于橘，但刺少耳。柑皮比橘色黃而稍厚，理稍粗而味不苦。橘可久留，柑易腐敗。柑樹畏冰雪，橘樹略可。此柑橘之異也。柑橘皮今人多混用，不可不辨，詳見橘下。案韓彥直橘譜云：乳柑出溫州諸邑，惟泥山者爲最，以其味似乳酪，故名。彼人呼爲眞柑，似以佗柑爲假矣。其木婆娑，其葉纖長，其花香韻，其實圓正，膚理如澤蠟，其大六七寸，其皮薄而味珍，脈不黏瓣，食不留滓，一顆僅二三核，亦有全无者，擘之香霧噀人，爲柑中絕品也。生枝柑形不圓，色青膚粗，味帶微酸，留之枝間，可耐久也，俟味變甘，乃帶葉折，故名。海紅柑樹小而顆極大，有圍及尺者，皮厚色紅，可久藏。今獅頭柑亦是其類也。洞庭柑種出洞庭山，皮細味美，其熟最早也。甜柑類洞庭而大，每顆必八瓣，不待霜而黃也。木柑類洞庭，膚粗頑，瓣大而少液，故謂之木也。朱柑類洞庭而大，色絕嫣紅，其味酸，人不重之。饅頭柑近蒂起如饅頭尖，味香美也。）

【氣味】甘，大寒，無毒。（頌曰：冷。志曰：多食令人肺冷生痰，脾冷發痼癖，大腸瀉利，發陰汗。）

【主治】利腸胃中熱毒，解丹石，止暴渴，利小便。開寶

【附方】新一。

難產：柑橘瓤陰乾，燒存性，研末，溫酒服二錢。集效

皮

【氣味】辛，甘，寒，無毒。（時珍曰：橘皮苦辛溫，柑皮辛甘寒。外形雖似，而氣味不同。詵曰：多食令肺燥。）

【主治】下氣調中。藏器 解酒毒及酒渴，去白焙研末，點湯入鹽飲之。大明 治產後肌浮，爲末酒服。雷斅 傷寒飲食勞復者，濃煎汁服。時珍 山柑皮：治咽喉痛效。開寶

核

【主治】作塗面藥。蘇頌

葉

【主治】聤耳流水或膿血，取嫩頭七個，入水數滴，杵取汁滴之，即愈。藺氏

橙（宋開寶）

【釋名】金毬、鵠殼（時珍曰：案陸佃埤雅云：橙，柚屬也。可登而成之，故字從登。又諧聲也。）

【集解】（志曰：橙樹似橘而葉大，其形圓，大于橘而香，皮厚而皺，八月熟。時珍曰：橙產南土，其實似柚而香，葉有兩刻缺如兩段，亦有一種氣臭者。柚乃柑屬之大者，早黃難留；橙乃橘屬之大者，晚熟耐久。皆有大小二種。案事類合璧云：橙樹高枝，葉不甚類橘，亦有刺。其實大者如盌，頗似朱欒，經霜早熟，色黃皮厚，蹙衄如沸，香氣馥郁。其皮可以熏衣，可以芼鮮，可以和葅醢，可以爲醬虀，可以蜜煎，可以糖製爲橙丁，可以蜜制爲橙膏。嗅之則香，食之則美，誠佳果也。宗奭曰：橙皮今止以爲果，或合湯待賓，未見入藥。宿酒未解者，食之速醒。）

【氣味】酸，寒，無毒。（士良曰：暖。多食傷肝氣，發虛熱。與獱肉同食，發頭旋惡心。時珍曰：獱乃水獺之屬也。諸家本草皆作檳榔，誤矣。）

【主治】洗去酸汁，切和鹽蜜煎

成貯食。止惡心。能去胃中浮風惡氣。開寶 行風氣，療瘿氣，發瘰癧，殺魚蟹毒。士良

皮【氣味】苦、辛，溫，無毒。【主治】作醬醋香美，散腸胃惡氣，消食下氣，去胃中浮風氣。開寶 和鹽貯食，止惡心，解酒病。孟詵 糖作橙丁，甘美，消痰下氣，利膈寬中，解酒。時珍

【附方】新二。香橙湯：寬中快氣，消酒。用橙皮二斤切片，生薑五兩切焙擂爛，入炙甘草末一兩，檀香末半兩，和作小餅。每嚼一餅，沸湯入鹽送下。奇效良方 痔瘡腫痛：隔年風乾橙子，桶內燒煙熏之，神效。醫方摘要

核【主治】面䵟粉刺，溼研，夜夜塗之。時珍

【附方】新一。閃挫腰痛：橙子核炒研，酒服三錢，即愈。攝生方

柚音又。○日華

【釋名】櫾與柚同 條爾雅 壺柑唐本 臭橙食性 朱欒。時珍曰：柚色油然，其狀如卣，故名。壺亦象形。今人呼其黃而小者為蜜筩，正此意也。其大者謂之朱欒，亦取團欒之象。最大者謂之香欒。爾雅謂之櫠，音廢。又曰椵，音賈。廣雅謂之鐳柚，鐳亦壺也。桂海志謂之臭柚，皆一物。但以大小古今方言稱呼不同耳。

【集解】恭曰：柚皮厚味甘，不似橘皮薄味辛而苦。其肉亦如橘，有甘有酸，酸者名壺柑。今俗人謂橙為柚，非矣。案呂氏春秋云：果之美者，江浦之橘，雲夢之柚。郭璞云：柚出江南，似橙而實酢，大如橘。禹貢云：揚州厥包橘柚。孔安國云：小曰橘，大曰柚，皆為柑也。頌曰：閩中、嶺外、江南皆有柚，比橘黃白色而大。襄、唐間柚，色青黃而實小。其味皆酢，皮厚，不堪入藥。時珍曰：柚，樹、葉皆似橙。其實有大小二種：小者如柑如橙，大者如瓜如升，有圍及尺餘者，亦橙之類也。今人呼為朱欒，形色圓正，都類柑橙。但皮厚而粗，其味甘，其氣臭，其瓣堅而酸惡不可食，其花甚香。南人種其核，長成以接柑橘，云甚良也。蓋橙乃橘屬，故其皮皺厚而香，味苦而辛；柚乃柑屬，故其皮粗厚而臭，味甘而辛。如此分柚與橙橘自明矣。郭璞云：櫠，大柚也。實大如盞，皮厚二三寸，子似枳，食之少味。范成大云：廣南臭柚大如瓜，可食，其皮甚厚，染墨打碑，可代氊刷，且不損紙也。列子云：吳越之間有木焉，其名為櫾，碧樹而冬青，實丹而味酸，食其皮汁，已憤厥之疾。渡淮而北，化而為枳。此言地氣之不同如此。

【氣味】酸，寒，無毒。【主治】消食，解酒毒，治飲酒人口氣，去腸胃中惡氣，療妊婦不思食口淡。大明

皮【氣味】甘、辛，平，無毒。【正誤】時珍曰：案沈括筆談云：本草言橘皮苦，柚皮甘，誤矣。柚皮極苦，不可入口，甘者乃橙也。此說似與今柚不同，乃沈氏自誤也，不可為據。【主治】下氣。宜食，不入藥。宏景 消食快膈，散憤懣之氣，化痰。時珍

【附方】新一。痰氣欬嗽：用香欒去核切，砂餅內浸酒，封固一夜，煮爛，蜜拌勻，時時含咽。

葉【主治】頭風痛，同葱白搗，貼太陽穴。時珍

花【主治】蒸麻油作香澤面脂，長髮潤燥。時珍

枸櫞音矩員。○宋圖經 【校正】原附荳蔻下，今分出。

【釋名】香櫞（俗作圓）、佛手柑（時珍曰：義未詳。佛手取象也。）

【集解】藏器曰：枸櫞生嶺南，柑、橘之屬也。其葉光，其實大如盞，味辛酸。頌曰：今閩廣、江南皆有之。彼人呼爲香櫞子。形長如小瓜狀，其皮若橙而光澤可愛，肉甚厚，白如蘿蔔而鬆虛。雖味短而香芬大勝，置衣笥中，則數日香不歇。寄至北方，人甚貴重。古作五和糝用之。時珍曰：枸櫞產閩廣間。木似朱欒而葉尖長，枝間有刺。植之近水乃生。其實狀如人手，有指，俗呼爲佛手柑。有長一尺四五寸者。皮如橙柚而厚，皺而光澤。其色如瓜，生綠熟黃。其核細。其味不甚佳而清香襲人。南人雕鏤花鳥，作蜜煎果食。置之几案，可供玩賞。若安芋片于蒂而以濕紙圍護，經久不癟。或擣蒜罨其蒂上，則香更充溢。異物志云：浸汁浣葛紵，勝似酸漿也。

皮瓤

【氣味】辛酸無毒。（弘景曰：性溫。恭曰：性冷。陶說誤矣。藏器曰：性溫不冷。）

【主治】下氣，除心頭痰水。（藏器）煮酒飲，治痰氣欬嗽。煎湯，治心下氣痛。（時珍）

根、葉

【主治】同皮。（橘譜）

金橘（綱目）

【釋名】金柑（橘譜）、盧橘（漢書）、夏橘（廣州志）、山橘（北戶錄）、給客橙（魏王花木志）。○時珍曰：此橘生時青盧色，黃熟則如金，故有金橘、盧橘之名。盧，黑色也。或云：盧，酒器之名，其形肖之故也。註文選者以枇杷爲盧橘，誤矣。案司馬相如上林賦云：盧橘夏熟，枇杷橪柿。以二物並列，則非一物明矣。此橘夏冬相繼，故云夏熟。而裴淵廣州志謂之夏橘。給客橙者，其芳香如橙，可供給客也。

【集解】時珍曰：金橘生吳粵、江浙、川廣間。或言出營道者爲冠，而江浙者皮甘肉酸，次之。其樹似橘，不甚高大。五月開白花結實，秋冬黃熟，大者徑寸，小者如指頭，形長而皮堅，肌理細瑩，生則深綠色，熟乃黃如金。其味酸甘而芳香可愛，糖造、蜜漬皆佳。案魏王花木志云：蜀之成都、臨邛、江源諸處，有給客橙，一名盧橘。似橘而非，若柚而香，夏冬花實常相繼，或如彈丸，或如櫻桃，通歲食之。又劉恂嶺表錄云：山橘子大如土瓜，次如彈丸，小樹綠葉，夏結冬熟，金色薄皮而味酸，偏能破氣。容廣人連枝藏之，入膾醋尤加香美。韓彥直橘譜云：金柑出江西，北人不識。景祐中始至汴都，因溫成皇后嗜之，價遂貴重。藏綠豆中可經時不變，蓋橘性熱、豆性涼也。又有山金柑，一名山金橘，俗名金豆。木高尺許，實如櫻桃，內止一核，俱可蜜漬，香味清美。已上諸說，皆指今之金橘，但有一類數種之異耳。

【氣味】酸甘溫無毒。

【主治】下氣快膈，止渴解酲，辟臭。皮尤佳。（時珍）

枇杷（別錄中品）

【釋名】宗奭曰：其葉形似琵琶，故名。

【集解】頌曰：枇杷舊不著所出州土，今襄、漢、吳、蜀、閩、嶺、江西南、湖南北皆有之。木高丈餘，肥枝長葉，大如驢耳，背有黃毛，陰密婆娑可愛，四時不凋。盛冬開白花，至三四月成實作梂，生大如彈丸，熟時色如黃杏，微有毛，皮肉甚薄，核大如茅栗，黃褐色。四月采葉，暴乾用。時珍曰：案郭義恭廣志云：枇杷易種。葉微似栗，冬花春實。其子簇結有毛，四月熟，大者如雞子，小者如龍眼，白者爲上，黃者次之。無核者名焦子，出廣州。又楊萬里詩云：大葉聳長耳，一枝堪滿盤。荔支分與核，金橘卻無酸。頗盡其狀。註文選者以枇杷爲盧橘，誤矣。詳金橘。

實　氣味甘酸平無毒。志曰寒。詵曰溫。多食發痰熱，傷脾。同炙肉及熱麪食，令人患熱黃疾。主治止渴下氣，利肺氣，止吐逆，主上焦熱，潤五臟。大明

葉　修治　恭曰：凡用須火炙，以布拭去毛。不爾射人肺，令欬不已。或以粟稈作刷刷之，尤易潔淨。斅曰：凡采得秤，溼葉重一兩，乾者三葉重一兩，乃爲氣足，堪用。粗布拭去毛，以甘草湯洗一遍，用綿再拭乾。每一兩以酥二錢半塗上，炙過用。時珍曰：治胃病以薑汁塗炙，治肺病以蜜水塗炙，乃良。

氣味苦平無毒。權曰：甘、微辛。宏景曰：煮汁飲之，則小冷。主治卒啘不止，下氣，煮汁服。別錄 ○宏景曰：若不暇煮，但嚼汁咽，亦瘥。治嘔噦不止，婦人產後口乾。大明 煮汁飲，主渴疾，治肺氣熱嗽，及肺風瘡，胸面上瘡。詵 和胃降氣，清熱解暑毒，療脚氣。時珍

發明　時珍曰：枇杷葉氣薄味厚，陽中之陰。治肺胃之病，大都取其下氣之功耳。氣下則火降痰順，而逆者不逆，嘔者不嘔，渴者不渴，欬者不欬矣。宗奭曰：治肺熱嗽甚有功。一婦人患肺熱久嗽，身如火炙，肌瘦將成勞。以枇杷葉、木通、款冬花、紫菀、杏仁、桑白皮各等分，大黃減半，如常治訖，爲末，蜜丸櫻桃大。食後夜臥各含化一丸，末終劑而愈矣。

附方　新七。溫病發噦　因飲水多者。枇杷葉去毛炙香、茅根各半斤，水四升，煎二升，稍稍飲之。龐安常方　反胃嘔噦　枇杷葉去毛炙、丁香各一兩，人參二兩。每服三錢，水一盞，薑三片，煎服。聖惠　衄血不止　枇杷葉去毛，焙研末。茶服一二錢，日二服。同上　酒皶赤鼻　枇杷葉、巵子各等分，爲末。每服二錢，溫酒調下，日三服。本事　面上風瘡　方同上。痔瘡腫痛　枇杷葉蜜炙，烏梅肉焙，爲末。先以烏梅湯洗，貼之。集要　痘瘡潰爛　枇杷葉煎湯洗之。摘元

花　主治頭風，鼻流清涕。辛夷等分，研末，酒服二錢，日二服。時珍

木白皮　主治生嚼咽汁，止吐逆不下食，煮汁冷服。尤佳。思邈

楊梅　宋開寶

釋名　朹子　音求。○時珍曰：其形如水楊子，而味似梅，故名。段氏北戶錄名朹子。揚州人呼白楊梅爲聖僧。

集解　志曰：楊梅生江南、嶺南山谷。樹若荔枝樹，而葉細陰青。子形似水楊子，而生青熟紅，肉在核上，无皮殼。四月、五月采之。南人醃藏爲果，寄至北方。時珍曰：楊梅樹葉如龍眼及紫瑞香，冬月不凋。二月開花結實，形如楮實子，五月熟，有紅、白、紫三種，紅勝于白，紫勝于紅，顆大而核細，鹽藏、蜜漬、糖收皆佳。東方朔林邑記云：邑有楊梅，其大如盃盌，青時極酸，熟則如蜜。用以釀酒，號爲梅香酎，甚珍重之。贊甯物類相感志云：桑上接楊梅則不酸。楊梅樹生癩，以甘草釘釘之則无。皆物理之妙也。藏器曰：張華博物志言地瘴處多生楊梅，驗之信然。

實　氣味酸甘溫無毒。詵曰：熱，微毒。久食令人發熱，損齒及筋。忌生葱同食。瑞曰：發瘡致痰。主治鹽藏食，去痰止嘔噦，消食下酒。乾作屑，

臨飲酒時服方寸匕，止吐酒。開寶 止渴，和五臟，能滌腸胃，除煩憒惡氣。燒灰服，斷下痢，甚驗。鹽者常含一枚，咽汁，利五臟，下氣。詵

附方 舊一，新三。

下痢不止 楊梅燒研，每米飲服二錢，日二服。普濟

頭痛不止 楊梅爲末，以少許嗃鼻取嚏，妙。

頭風作痛 楊梅爲末，每食後薄荷茶服二錢。或以消風散同煎服。或同搗末，以白梅肉和丸彈子大，每食後葱茶嚼下一丸。朱氏集驗

一切損傷 止血生肌，令無瘢痕。用鹽藏楊梅和核搗如泥，做成挺子，以竹筒收之。凡遇破傷，研末傅之，神聖絕妙。經驗方。

核仁

主治 腳氣。時珍曰：案王性之揮麈錄云：會稽楊梅爲天下冠。童貫苦腳氣，或云楊梅仁可治之。郡守王嶷餽五十石，貫用之而愈。取仁法：以柿漆拌核暴之，則自裂出也。

樹皮及根

主治 煎湯，洗惡瘡疥癬。大明 煎水漱牙痛。服之解砒毒。燒灰油調，塗湯火傷。時珍

附方 新二。

中砒毒 心腹絞痛，欲吐不吐，面青肢冷。用楊梅樹皮煎湯二三盌服之，即愈。王碩易簡方

風蟲牙痛 普濟方：用楊梅根皮厚者，焙一兩，川芎藭五錢，麝香少許，研末。每用半錢，鼻內嗃之，口中含水，涎出痛止。○摘要方：用楊梅根皮、韭菜根、廚案上油泥等分，搗勻，貼于兩腮上，半時辰，其蟲從眼角出也。屢用有效之方。

櫻桃 別錄上品

釋名 鶯桃禮註 含桃月令 荊桃 宗奭曰：孟詵本草言此乃櫻，非桃也。雖非桃類，以其形肖桃，故曰櫻桃，又何疑焉？如沐猴梨、胡桃之類，皆取其形相似耳。禮記仲春，天子以含桃薦宗廟，即此。故王維詩云：纔是寢園春薦後，非關御苑鳥銜殘。藥中不甚用。時珍曰：其顆如瓔珠，故謂之櫻。而許慎作鶯桃，云鶯所含食，故又曰含桃，亦通。案爾雅云：楔，音戛，荊桃也。孫炎註云：即今櫻桃最大而甘者，謂之崖蜜。

集解 頌曰：櫻桃處處有之，而洛中者最勝。其木多陰，先百果熟，故古人多貴之。其實熟時深紅色者，謂之朱櫻。紫色皮裏有細黃點者，謂之紫櫻，味最珍重。又有正黃明者，謂之蠟櫻。小而紅者，謂之櫻珠，味皆不及。極大者有若彈丸，核細而肉厚，尤難得。時珍曰：櫻桃樹不甚高。春初開白花，繁英如雪。葉團有尖及細齒。結子一枝數十顆，三月熟時須守護，否則鳥食無遺也。鹽藏、蜜煎皆可，或同蜜搗作餻食。唐人以酪薦食之。林洪山家清供云：櫻桃經雨則蟲自內生，人莫之見。用水浸良久，則蟲皆出，乃可食也。試之果然。

氣味 甘，熱，濇，無毒。大明曰：平，微毒。多食令人吐。詵曰：食多无損，但發虛熱耳。有暗風人不可食，食之立發。李廷飛曰：傷筋骨，敗血氣。有寒熱病人不可食。

主治 調中，益脾氣，令人好顏色，美志。別錄 止洩精、水穀痢。孟詵

發明 宗奭曰：小兒食之過多，无不作熱。此果三月末、四月初熟，得正陽之氣，先諸果熟，故性熱也。震亨曰：櫻桃屬火，性大熱而發濕。舊有熱病及喘嗽者，得之立病，且有死者也。時珍曰：案張子和儒門事親云：舞水一富家有二子，好食紫櫻，每日啖一二升。半月後，長者發肺痿，幼者發肺癰，相繼而死。嗚呼！百果之生，所以養人，非欲害人。富貴之家，縱其嗜欲，取死是何？天耶命耶？邵堯夫詩云：爽口物多終作疾，真格言哉。觀此則寇、朱二氏之言，益可證矣。王維詩云：飽食不須愁內熱，大官還有

蔗漿寒。蓋謂寒物同食。猶可解其熱也。

葉【氣味】甘平無毒。煮老鷺易軟熟。【主治】蛇咬。搗汁飲。并傅之。頌

東行根【主治】煮汁服。立下寸白蚘蟲。大明

枝【主治】雀卵斑䵟。同紫萍牙皂白梅肉研和。日用洗面。時珍

花【主治】面黑粉滓。方見李花。

山嬰桃別錄上品【校正】唐本退入有名未用。今移入此。

【釋名】朱桃別錄　麥櫻吳普　英豆別錄　李桃【詵曰】此嬰桃俗名李桃。又名柰桃。前櫻桃名櫻。非桃也。

【集解】【別錄曰】嬰桃實大如麥。多毛。四月采。陰乾。【宏景曰】櫻桃即今朱櫻。可煮食者。嬰桃形相似而實乖異。山間時有之。方藥不用。【時珍曰】樹如朱嬰。但葉長尖不團。子小而尖。生青熟黃赤。亦不光澤。而味惡不堪食。

實【氣味】辛平無毒。【主治】止洩腸澼。除熱。調中益脾氣。令人好顏色。美志。別錄　止洩精。孟詵

銀杏日用

【釋名】白果日用　鴨腳子【時珍曰】原生江南。葉似鴨掌。因名鴨腳。宋初始入貢。改呼銀杏。因其形似小杏而核色白也。今名白果。梅堯臣詩。鴨腳類綠李。其名因葉高。歐陽脩詩。絳囊初入貢。銀杏貴中州。是矣。

【集解】【時珍曰】銀杏生江南。以宣城者爲勝。樹高二三丈。葉薄縱理。儼如鴨掌形。有刻缺。面綠背淡。二月開花成簇。青白色。二更開花。隨即卸落。人罕見之。一枝結子百十。狀如楝子。經霜乃熟爛。去肉取核爲果。其核兩頭尖。三稜爲雄。二稜爲雌。其仁嫩時綠色。久則黃。須雌雄同種。其樹相望。乃結實。或雌樹臨水亦可。或鑿一孔。內雄木一塊。泥之亦結。陰陽相感之妙如此。其樹耐久。肌理白膩。術家取刻符印。云能召使也。文選吳都賦註。平仲果。其實如銀。未知即此果否。

核仁【氣味】甘苦平濇無毒。【時珍曰】熟食小苦微甘。性溫有小毒。多食令人臚脹。瑞曰。多食壅氣動風。小兒多食昏霍發驚引疳。同鰻鱺魚食。患軟風。【主治】生食引疳解酒。熟食益人。李廷飛　熟食溫肺益氣。定喘嗽。縮小便。止白濁。生食降痰。消毒殺蟲。嚼漿塗鼻面手足。去皶皰䵟黯皴皺。及疥癬疳䘌陰蝨。時珍

【發明】【時珍曰】銀杏宋初始著名。而脩本草者不收。近時方藥亦時用之。其氣薄味厚。性濇而收。色白屬金。故能入肺經。益肺氣。定喘嗽。縮小便。生搗能浣油膩。則其去痰濁之功。可類推矣。其花夜開。人不得見。蓋陰毒之物。故又能殺蟲消毒。然食多則收令太過。令人氣壅臚脹昏頓。故物類相感志言銀杏能醉人。而三元延壽書言白果食滿千個者死。又云。昔有饑者。同以白果代飯食飽。次日皆死也。

【附方】新十七。

寒嗽痰喘　白果七個。煨熟。以熟艾作七丸。每果入艾一丸。紙包再煨香。去艾喫。秘韞方

哮喘痰嗽　鴨掌散。用銀杏五個。麻黃二錢半。甘草炙二錢。水一鍾半。

煎八分，臥時服。○又金陵一鋪治哮喘，白果定喘湯，服之無不效者。其人以此起家。其方用白果二十一個炒黃，麻黃三錢，蘇子二錢，款冬花法制、半夏、桑白皮蜜炙各二錢，杏仁去皮尖、黃芩微炒各一錢半，甘草一錢，水三鍾，煎二鍾，隨時分作二服。不用薑。並攝生方

欬嗽失聲　白果仁四兩，白茯苓、桑白皮二兩，烏豆半升炒，蜜半斤，煮熟日乾爲末，以乳汁半盌拌溼，九蒸九曬，丸如綠豆大。每服三五十丸，白湯下，神效。余居士方

小便頻數　白果十四枚，七生七煨，食之，取效止。

小便白濁　生白果仁十枚，擂水飲，日一服，取效止。

赤白帶下　下元虛憊。白果、蓮肉、江米各五錢，胡椒一錢半，爲末，用烏骨雞一隻，去腸盛藥，瓦器煮爛，空心食之。集簡方

腸風下血　銀杏煨熟，出火氣，食之，米飲下。

腸風臟毒　銀杏四十九枚，去殼生研，入百藥煎末，和丸彈子大。每服二三丸，空心細嚼，米飲送下。戴原禮證治要訣

牙齒蟲䘌　生銀杏，每食後嚼一二個，良。永類鈐方

手足皴裂　生白果嚼爛，夜夜塗之。

鼻面酒皶　銀杏、酒酻糟同嚼爛，夜塗旦洗。醫林集要

頭面癬瘡　生白果仁切斷，頻擦取效。邵氏經驗方

下部疳瘡　生白果杵塗之。趙原陽

陰蝨作癢　陰毛際肉中生蟲如蝨，或紅或白，癢不可忍者。白果仁嚼細，頻擦之，取效。劉長春方

狗咬成瘡　白果仁嚼細塗之。

乳癰潰爛　銀杏半斤，以四兩研酒服之，以四兩研傅之。救急易方

水疔暗疔　水疔色黃，麻木不痛；暗疔瘡凸色紅，使人昏狂。並先刺四畔，後用銀杏去殼，浸油中年久者，搗盦之。普濟方

胡桃　宋開寶

【釋名】**羌桃**　名物志　**核桃**　〔頌曰〕此果本出羌胡，漢時張騫使西域，始得種還，植之秦中，漸及東土，故名之。〔時珍曰〕此果外有青皮肉包之，其形如桃，胡桃乃其核也。羌音呼核如胡，名或以此。或作梵書名播羅師。

【集解】〔頌曰〕胡桃生北土，今陝洛閒甚多。大株厚葉多陰。實亦有房，秋冬熟時采之。出陳倉者薄皮多肌，出陰平者大而皮肥，急捉則碎。汴州雖有而實不佳。江表亦時有之，南方則無。〔時珍曰〕胡桃樹高丈許。春初生葉，長四五寸，微似大青葉，兩兩相對，頗作惡氣。三月開花如栗花，穗蒼黃色。結實至秋如青桃狀，熟時漚爛皮肉，取核爲果。人多以櫸柳接之。案劉恂嶺表錄云：南方有山胡桃，底平如檳榔，皮厚而大堅，多肉少穰。其殼甚厚，須椎之方破。然則南方亦有，但不佳耳。

核仁

【氣味】**甘，平，溫，無毒。**〔頌曰〕性熱，不可多食。〔思邈曰〕甘，冷，滑。多食動痰。飲令人惡心，吐水吐食物。〔志曰〕多食動風，脫人眉。同酒食，多令人咯血。〔穎曰〕多食生痰，動腎火。

【發明】〔震亨曰〕胡桃屬土而有火，性熱。本草云甘平，是無熱矣。然又云動風脫人眉，非熱何以傷肺耶？〔時珍曰〕胡桃仁味甘氣熱，皮澀肉潤。孫真人言其冷滑，誤矣。近世醫方用治痰氣喘嗽、醋心及癘風諸病，而酒家往往醉後嗜之，則食多吐水吐食脫眉，及酒同食咯血之說，亦未必盡然也。但胡桃性熱，能入腎肺，惟虛寒者宜之，而痰火積熱者不宜多食耳。

【主治】**食之令人肥健，潤肌，黑鬚髮。多食利小便，去五痔。搗和胡粉，拔白鬚髮，內孔中，則生黑毛。燒存性，和松脂研，傅瘰癧瘡。**開寶　**食之令人能食，通潤血脈，骨肉細膩。**詵。○方見下　**治損傷石淋，同破故紙蜜丸服，補下焦。**頌　**補氣養血，潤燥化痰，益命門，利三焦，**

溫肺潤腸。治虛寒喘嗽。腰脚重痛。心腹疝痛。血痢腸風。散腫毒。發痘瘡。制銅毒。（時珍）

油胡桃【氣味】辛熱有毒。【主治】殺蟲攻毒。治癰腫癘風疥癬。楊梅白禿諸瘡。潤鬚髮。（時珍）

【發明】韓懋曰。破故紙屬火。能使心包與命門之火相通。胡桃屬木。主潤血養血。血屬陰。陰惡燥。故油以潤之。佐破故紙。有木火相生之妙。故古有云。黃蘗無知母。破故紙無胡桃。猶水母之無蝦也。時珍曰。三焦者。元氣之別使。命門者。三焦之本原。蓋一原一委也。命門指所居之府而名。爲藏精係胞之物。三焦指分治之部而名。爲出納腐熟之司。蓋一以體名。一以用名。其體非脂非肉。白膜裹之。在七節之旁。兩腎之間。二系著脊。下通二腎。上通心肺。貫屬于腦。爲生命之原。相火之主。精氣之府。人物皆有之。生人生物。皆由此出。靈樞本藏論已著其厚薄緩結之狀。而扁鵲難經不知原委體用之分。以右腎爲命門。謂三焦有名無狀。而高陽生僞撰脈訣。承其謬說。以誤後人。至朱肱南陽活人書。陳言三因方論。戴起宗脈訣刊誤。始著說闢之。而知之者尚尠。胡桃仁頗類其狀。而外皮水汁皆青黑。故能入北方。通命門。利三焦。益氣養血。與破故紙同爲補下焦腎命之藥。夫命門氣與腎通。藏精血而惡燥。若腎命不燥。精氣內充。則飲食自健。肌膚光澤。腸腑潤而血脈通。此胡桃佐補藥。有令人肥健能食。潤肌黑髮。固精治燥。調血之功也。命門既通則三焦利。故上通于肺而虛寒喘嗽者宜之。下通于腎而腰脚虛痛者宜之。內而心腹諸痛可止。外而瘡腫之毒可散矣。洪氏夷堅志止言胡桃治痰嗽能斂肺。蓋不知其爲命門三焦之藥也。油胡桃有毒。傷人咽肺。而瘡科取之。用其毒也。胡桃制銅。此又物理之不可曉者。洪邁云。邁有痰疾。因晚對。上遣使諭令以胡桃肉三顆。生薑三片。臥時嚼服。即飲湯兩三呷。又再嚼桃薑如前數。即靜臥。必愈。邁還玉堂。如旨服之。及旦而痰消嗽止。又溧陽洪輯幼子。病痰喘。凡五晝夜不乳食。醫以危告。其妻夜夢觀音授方。令服人參胡桃湯。輯急取新羅人參寸許。胡桃肉一枚。煎湯一蜆殼許。灌之。喘即定。明日以湯剝去胡桃皮用之。喘復作。仍連皮用。信宿而瘳。此方不載書冊。蓋人參定喘。胡桃連皮能斂肺故也。

【附方】舊五新二十八。

服胡桃法（詵曰）凡服胡桃不得一併食。須漸漸食之。初日服一顆。每五日加一顆。至二十顆止。周而復始。常服令人能食。骨肉細膩光潤。鬚髮黑澤。血脈通潤。養一切老痔。

青娥丸 方見草部補骨脂。

胡桃丸 益血補髓。強筋壯骨。延年明目。悅心潤肌。能除百病。用胡桃仁四兩搗膏。入破故紙杜仲萆薢末各四兩。杵勻丸梧子大。每空心溫酒鹽湯任下五十丸。（御藥院方）

消腎溢精 胡桃丸治消腎病。因房慾無節。及服丹石。或失志傷腎。遂致水弱火強。口舌乾。精自溢出。或小便赤黃。大便燥實。或小便大利而不甚渴。用胡桃肉白茯苓各四兩。附子一枚去皮切片。薑汁蛤粉同焙爲末。蜜丸梧子大。每服三十丸。米飲下。（普濟方）

小便頻數 胡桃煨熟。臥時嚼之。溫酒下。

石淋痛楚 便中有石子者。胡桃肉一升。細米煮漿粥一升。相和頓服。即瘥。（崔元亮海上方）

風寒無汗 發熱頭痛。核桃肉。葱白。細茶。生薑等分。搗爛。水一鍾。煎七分。熱服。覆衣取汗。（談埜翁方）

痰喘欬嗽 方見發明。

老人喘嗽 氣促睡臥不得。服此立定。胡桃肉去皮。杏仁去皮尖。生薑各一兩。研膏。入煉蜜少許。和丸彈子大。每臥時嚼一丸。薑湯下。（普濟方）

產後氣喘 胡桃肉。人參各一錢。水一盞。煎七分。頓服。

久嗽不止 核桃仁五十個。煮熟去皮。人參五兩。杏仁三百五十個。麩炒湯浸去皮。研勻。入煉蜜丸梧子大。每空心細嚼一丸。人參湯下。臨臥再服。（蕭大尹方）

食物醋心

胡桃爛嚼，以生薑湯下，立止。傳信適用方 **食酸齒齼** 細嚼胡桃即解。日華子本草 **誤吞銅錢** 多食胡桃，自化出也。胡桃與銅錢共食，即成粉，可證矣。李樓方 **揩齒烏鬚** 胡桃仁燒過、貝母各等分，爲散，日用之。聖惠 **眼目暗昏** 四月內取風落小胡桃，每日午時食飽，以無根水吞下，偃臥，覺鼻孔中有泥腥氣爲度。衛生易簡方 **赤痢不止** 胡桃仁、枳殼各七個，皂角不蛀者一挺，新瓦上燒存性，研爲細末，分作八服。每臨臥時一服，二更一服，五更一服，荊芥茶下。總錄 **血崩不止** 胡桃肉五十枚，燈上燒存性，研作一服，空心溫酒調下。神效。 **急心氣痛** 核桃一個，棗子一枚，去核夾桃，紙裹煨熟，以生薑湯一鍾細嚼送下。永久不發。名盞落湯。趙氏經驗 **小腸氣痛** 胡桃一枚，燒炭研末，熱酒服之。奇效良方 **便毒初起** 子和儒門事親用胡桃七個，燒研，酒服，不過三服見效。楊氏經驗

用胡桃三枚，夾銅錢一個食之，即愈。 **魚口毒瘡** 端午日午時，取樹上青胡桃筐內陰乾，臨時全燒爲末，黃酒服。少行一二次，有膿自大便出，無膿即消。二三服平。楊氏經驗 **一切癰腫** 背癰、附骨疽，未成膿者：胡桃十個，煨熟去殼，槐花一兩，研末杵勻，熱酒調服。古今錄驗 **疔瘡惡腫** 胡桃一個，平破，取仁嚼爛，安殼內，合在瘡上，頻換甚效。普濟 **痘瘡倒陷** 胡桃肉一枚，燒存性，乾胭脂半錢，研勻，胡荽煎酒調服。儒門事親 **小兒頭瘡** 久不愈。胡桃和皮，燈上燒存性，盌蓋出火毒，入輕粉少許，生油調塗，一二次愈。保幼大全 **酒皶鼻赤** 方見橘核。 **聤耳出汁** 胡桃仁燒研，狗膽汁和作挺子，綿裹塞之。普濟方 **傷耳成瘡** 出汁者，用胡桃杵取油納入。同上 **火燒成瘡** 胡桃仁燒黑，研傅。 **壓撲傷損** 胡桃仁搗，和溫酒頓服，便瘥。圖經本草 **疥瘡瘙癢** 油核桃一個，雄黃一錢，艾葉杵熟一錢，搗勻綿包，夜臥裹陰囊，歷效，勿洗。集簡方

胡桃青皮

【氣味】苦，澀，無毒。

【主治】染髭及帛，皆黑。〔志曰〕仙方取青皮壓油，和詹糖香，塗毛髮，色如漆也。

【附方】新四。

烏髭髮 胡桃皮、蝌蚪等分，搗泥塗之，一染即黑。○總錄用青胡桃三枚，和皮搗細，入乳汁三盞，于銀石器內調勻，搽鬚髮三五次，每日用胡桃油潤之，良。 **癧瘍風** 青胡桃皮搗泥，入醬清少許，硇砂少許，合勻。先以泔洗，後傅之。外臺 **白癜風** 青胡桃皮一個，硫黃一皂子大，研勻。日日摻之，取效。 **嵌甲** 胡桃皮燒灰貼。

皮

【主治】止水痢。春月斫皮汁，沐頭至黑，煎水可染褐。開寶

【附方】新一。

染鬚髮 胡桃根皮一秤，蓮子草十斤，切，以瓮盛之，入水五斗，浸一月去滓，熬至五斤，入芸薹子油一斗，慢火煎取五升收之。凡用，先以炭灰汁洗，用油塗之，外以牛柿葉包住，絹裹一夜，洗去，用七日即黑也。總錄

殼

【主治】燒存性，入下血崩中藥。時珍

榛子 宋開寶

【釋名】亲 古榛字。〔時珍曰〕案羅氏爾雅翼云：禮記鄭元註云：關中甚多此果。關中，秦地也。榛之從秦，蓋取此意。左傳云：女贄不過榛栗棗脩，以告虔也。則榛有臻至之義，以其名告己之虔也。古作亲，從辛從木。俗作莘，誤矣。莘音詵。

【集解】〔志曰〕榛生遼東山谷。樹高丈許，子如小栗，軍行食之當糧。中土亦有。鄭元云：關中鄜坊甚

多。頌曰桂楊有亲栗叢生。實大如杏子中仁。皮子形色與栗無異。但小耳。大明曰新羅榛子肥白。最良。時珍曰榛樹低小如荆。叢生。冬末開花如櫟花。成條下垂。長二三寸。二月生葉如初生櫻桃葉。多皺文。而有細齒及尖。其實作苞。三五相粘。一苞一實。實如櫟實。下壯上鋭。生青熟褐。其殼厚而堅。其仁白而圓。大如杏仁。亦有皮尖。然多空者。故諺云。十榛九空。案陸璣詩疏云。榛有兩種。一種大小枝葉皮樹皆如栗。而子小。形如橡子。味亦如栗。枝莖可以爲燭。詩所謂樹之榛栗者也。一種高丈餘。枝葉如水蓼。子作胡桃味。遼代上黨甚多。久留亦易油壞者也。

仁【氣味】甘平無毒【主治】益氣力。實腸胃。令人不飢健行。開寶　止飢。調中。開胃。甚驗。大明

阿月渾子 拾遺 【校正】自木部移入此。并入海藥無名木皮。

【釋名】胡榛子 拾遺　無名子 海藥

【集解】藏器曰阿月渾子生西國諸番。與胡榛子同樹。一歲胡榛子。二歲阿月渾子也。珣曰案徐表南州記云。無名木生嶺南山谷。其實狀若榛子。號無名子。波斯家呼爲阿月渾子也。

仁【氣味】辛溫濇無毒【主治】諸痢。去冷氣。令人肥健。藏器　治腰冷陰腎虚痿弱。房中術多用之。得木香山茱萸良。李珣

無名木皮 海藥【氣味】辛大溫無毒【主治】陰腎萎弱。囊下溼癢。並煎汁小浴。極妙。珣

櫧子 拾遺 【校正】原附鈎栗。今拆出

【集解】藏器曰櫧子生江南。皮樹如栗。冬月不凋。子小于橡子。頌曰櫧子有苦甜二種。治作粉食餻食。褐色甚佳。時珍曰櫧子處處山谷有之。其木大者數抱。高二三丈。葉長大如栗。葉稍尖而厚堅。光澤。鋸齒峭利。凌冬不凋。三四月開白花成穗。如栗花。結實大如槲子。外有小苞。霜後苞裂子墜。子圓褐而有尖。大如菩提子。內仁如杏仁。生食苦澀。煮炒乃帶甘。亦可磨粉。甜櫧子粒小。木文細白。俗名麪櫧。苦櫧子粒大。木文粗赤。俗名血櫧。其色黑者名鐵櫧。案山海經云。前山有木。其名曰櫧。郭璞註曰。櫧子似柞子。可食。冬月采之。木作屋柱棺材。難腐也。

仁【氣味】苦濇平無毒。時珍曰案正要云。酸甘微寒。不可多食。【主治】食之不飢。令人健行。止洩痢。破惡血。止渴。藏器

皮葉【主治】煮汁飲。止產婦血。藏器　嫩葉貼臁瘡。一日三換。良。吳瑞

鈎栗 拾遺

【釋名】巢鈎子 拾遺　甜櫧子 瑞曰鈎栗即甜櫧子。時珍曰鈎櫧二字。方音相近。其狀如櫟。當作鈎櫟。

【集解】藏器曰鈎栗生江南山谷。木大數圍。冬月不凋。其子似栗而圓小。又有雀子。相似而圓黑。久食不飢。詳櫧子下。

仁【氣味】甘平無毒【主治】食之不飢。厚腸胃。令人肥健。藏器

橡實 音象。唐本草 【校正】自木部移入此

【釋名】橡斗（說文）皁斗（同）櫟梂（音歷求）柞子（音作）芧（杼同。序、暑二音）栩（音許。）〔禹錫曰〕案爾雅云：栩，杼也。又曰：櫟，其實梂。孫炎註云：栩，一名杼也。櫟，似樗之木也。梂，盛實之房也。其實名橡，有梂彙自裹之。詩唐風云：集于苞栩。秦風云：山有苞櫟。陸機註云：即柞櫟也。秦人謂之櫟，徐人謂之杼，或謂之栩。其子謂之皁，亦曰皁斗。其殼煮汁可染皁也。今京洛、河內亦謂之杼。蓋五方通語，皆一物也。〔時珍曰〕櫟，柞木也。實名橡斗、皁斗，謂其斗刓剜象斗，可以染皁也。南人呼皁如柞，音相近也。

【集解】〔頌曰〕橡實，櫟木子也。所在山谷皆有。木高二三丈。三四月開花黃色。八九月結實。其實爲皁斗。槲、櫟皆有斗，而以櫟爲勝。〔宗奭曰〕櫟葉如栗葉，所在有之。木堅而不堪充材，亦木之性也。爲炭則他木皆不及。其殼雖可染皁，若曾經雨水者，其色淡。槲亦有殼，但小而不及櫟也。〔時珍曰〕櫟有二種：一種不結實者，其名曰棫，其木心赤，詩云瑟彼柞棫是也。一種結實者，其名曰栩，其實爲橡。二者樹小則聳枝，大則偃蹇。其葉如櫧葉，而文理皆斜句。四五月開花如栗花，黃色。結實如荔枝核而有尖。其蒂有斗，包其半截。其仁如老蓮肉，山人儉歲采以爲飯，或搗浸取粉食，豐年可以肥豬。北人亦種之。其木高二三丈，堅實而重，有斑文點點。大者可作柱棟，小者可爲薪炭。周禮職方氏：山林宜皁物，柞栗之屬，即此也。其嫩葉可煎飲代茶。

【實】【脩治】〔斅曰〕霜後收采，去殼，蒸之，從巳至未，剉作五片，日乾用。〔周憲王曰〕取子換水，浸十五次，淘去澀味，蒸極熟食之，可以濟饑。

【氣味】苦，微溫，無毒。【主治】下痢，厚腸胃，肥健人。（恭）澀腸止瀉。煮食止饑，禦歉歲。（大明）

【發明】〔思邈曰〕橡子非果非穀而最益人，服食未能斷穀，啖之尤佳。無氣而受氣，無味而受味，消食止痢，令人強健不饑。〔時珍曰〕木實爲果，橡蓋果也。儉歲人皆取以禦饑，昔摯虞入南山，饑甚拾橡實而食；唐杜甫客秦州，采橡栗自給，是矣。

【附方】新五。水穀下痢：日夜百餘行者。橡實二兩，楮葉炙一兩，爲末。每服一錢，食前烏梅湯調下。（聖惠方）血痢不止：上方加縮砂仁半兩。下痢脫肛：橡斗子燒存性研末，豬脂和傅。（直指方）痔瘡出血：橡子粉、糯米粉各一升，炒黃，滾水調作果子，飯上蒸熟食之，不過四五次效。（李樓奇方）石癰堅硬：如石，不作膿。用橡子一枚，以醋于青石上磨汁塗之，乾則易，不過十度即平。（千金方）

【斗殼】【脩治】（大明曰）入藥並宜搗細炒焦，或燒存性研用。

【氣味】澀，溫，無毒。【主治】爲散及煮汁服，止下痢，并可染皁。（恭）止腸風崩中帶下，冷熱瀉痢，并染鬚髮。（大明）

【附方】新四。下痢脫肛：橡斗殼燒存性，研末，豬脂和搽，并煎汁洗之。（直指方）腸風下血：橡斗子殼，用白梅肉填滿，兩個合定，鐵線札住，煅存性，研末。每服二錢，米飲下。一方：用硫黃填滿，煅研，酒服。（余居士選奇方）走馬牙疳：橡斗殼入鹽填滿，合定燒透，出火毒，研末，入麝香少許。先以米泔漱過，搽之。（全幼心鑑）風蟲牙痛：橡斗五個入鹽在內，皁莢一條入鹽在內，同煅過，研末，日擦三五次，荊芥湯漱之，良。（經驗良方）

【木皮 根皮】（拾遺）【氣味】苦，平，無毒。【主治】惡瘡，因風犯露致腫者，煎汁日洗，令膿血盡乃止。亦治痢。（藏器）止水

痢。消瘰癧。大明

〔附方〕新一。**蝕爛癰腫**及疣贅瘤痣。柞櫟木灰四斗。桑柴灰四斗。石灰一斗五升。以沸湯調溼。甑中蒸一日。取釜中沸湯七斗。合甑灰淋之。取汁。再熬至一升。投亂頭髮一雞子大。消盡。又剪五色綵投入。消盡。餅盛密收。每以少許挑破點之。煎時勿令雞犬婦人小兒見。普濟方

槲實音斛。唐本草。○〔校正〕自木部移入此。

〔釋名〕**槲樕**音速 **樸樕**並爾雅 **大葉櫟**俗 **櫟橿子**〔時珍曰〕槲樕猶觳觫也。栗子綻縣。有顫慄之象。故謂之栗。槲葉搖動。有觳觫之態。故曰槲樕也。樸樕者。婆娑蓬然之貌。其樹偃蹇。其葉芃芃。故也。俗稱衣物不整者為樸樕。本此。其實木彊。故俗謂之櫟橿子。史言武后挂赦書于槲樹。人遂呼為金雞樹云。

〔集解〕〔頌曰〕槲處處山林有之。木高丈餘。與櫟相類。亦有斗。但小不中用耳。不拘時采其皮葉入藥。〔宗奭曰〕槲亦有斗。木雖堅而不堪充材。止宜作柴。為炭不及櫟木。〔時珍曰〕槲有二種。一種叢生小者名枹。音孚。見爾雅。一種高者名大葉櫟。樹葉俱似栗。長大粗厚。冬月凋落。三四月開花亦如栗。八九月結實似橡子而稍短小。其蒂亦有斗。其實僵澀。味惡。荒歲人亦食之。其木理粗不及橡木。所謂樗櫟之材者指此。

仁〔氣味〕苦。澀。平。無毒。〔主治〕蒸煮作粉。澀腸止痢。功同橡子。時珍

槲若〔修治〕〔頌曰〕若即葉之名也。入藥須微炙令焦。

〔氣味〕甘。苦。平。無毒。〔主治〕療痔。止血及血痢。止渴。恭

活血。利小便。除面上皶赤。時珍

〔附方〕舊五。新三。**卒然吐血** 槲葉為末。每服二錢。水一盞。煎七分。和滓服。簡要濟眾 **鼻衄不止** 槲葉搗汁一小盞。頓服即止。聖惠方 **腸風血痔** 熱多者尤佳。槲葉微炙研末一錢。槐花炒研末一錢。米飲調服。未止再服。寇氏衍義 **冷淋莖痛** 槲葉研末。每服三錢。水一盞。蔥白七寸。煎六分。去滓。食前溫服。日二。 **孩子淋疾** 槲葉三片。煎湯服一雞子殼。小便即時下也。孫眞人方 **蠼螋溺瘡** 槲葉燒存性研。以米泔別浸槲葉。取汁洗瘡後。乃納灰少許于瘡中。聖惠方 **鼻上皶皰** 出膿血者。以泔水煮槲葉。取汁洗之。拭乾。納槲葉灰少許于中。良。聖惠方 **腋下胡臭** 槲葉三升。切。水煮濃汁洗。畢。即以甘苦瓠殼煙熏之。後用辛夷、細辛、杜衡末。醋浸一夜。傅之。千金方

木皮俗名赤龍皮〔氣味〕苦。澀。無毒。〔主治〕煎服。除蟲及漏。甚效。恭 煎湯。洗惡瘡。良。權 能吐瘰癧。澀五臟。大明 止赤白痢。腸風下血。時珍

〔附方〕舊四。新五。**赤龍皮湯** 治諸般爛瘡。乳癰。用槲皮切三升。水一斗。煮五升。春夏冷用。秋冬溫用。洗之。洗畢乃傅諸膏。肘後 **肘骨疽瘡** 槲皮燒研。米飲每服方寸匕。千金方 **下部生瘡** 槲皮、櫸皮煮汁。熬如飴。以導下部。肘後方 **一切瘻疾** 千金用槲樹北陰白皮三十斤。剉。以水一石。煮一斗。去滓。煎如飴。又取通都廁上雄鼠屎、雌鼠屎各十四枚。燒汁盡。研和之。納溫酒一升和勻。瘦人食五合。當有蟲出也。○崔氏纂要用槲白皮切五升。水八升。煮令泣盡。去滓。再煎成膏。日服棗許。并塗瘡上。宜食苜蓿鹽飯以助之。以瘥為度。**小兒瘰**

癧槲樹皮去粗皮切，煎湯頻洗之。聖惠方

蠱毒下血槲木北陰白皮一大握，長五寸，以水三升，煑取一升，空腹分服，卽吐毒出也。

赤白久痢不拘大人小兒。用新槲皮一斤，去黑皮切，以水一斗，煎取五升，去滓，煎膏和酒服。

久痢不止槲白皮薑汁炙五度，一兩，乾薑炮半兩，爲末。每服二錢，米飲酒下。聖濟總錄

久瘡不已槲木皮一尺，闊六寸，切，以水一斗，煮取五升，入白沙餹十挺，煎取一升，分三服，卽吐而愈。肘後方

本草綱目果部第三十卷終

本草綱目果部目錄第三十一卷

○果之三　夷果類三十一種

荔枝開寶　龍眼別錄　龍荔綱目

橄欖開寶　木威子拾遺　菴摩勒唐本

毗梨勒唐本　没離梨拾遺　五斂子綱目　即陽桃

五子實綱目　榧實別錄　海松子開寶

檳榔別錄　大腹子開寶　椰子開寶

無漏子拾遺　即波斯棗　桄榔子開寶　莎木麪海藥

波羅蜜綱目　無花果食物　文光果　天仙果　古度子附

阿勃勒拾遺　沙棠果綱目　棎子拾遺

麂目拾遺　都桷子拾遺　都念子拾遺

都咸子拾遺　摩廚子拾遺　齊墩果　德慶果附

韶子拾遺　馬檳榔會編　枳椇唐本

右附方舊二十一　新四十一

本草綱目果部第三十一卷

果之三 夷果類三十一種

荔枝 宋開寶

【釋名】離枝綱目 丹荔 頌曰：按朱應扶南記云。此木結實時。枝弱而蒂牢。不可摘取。必以刀斧劙取其枝。故以爲名。劙音利。與荔同。時珍曰：司馬相如上林賦作離支。按白居易云。若離木枝。一日色變。三日味變。則離支之名。又或取此義也。

【集解】頌曰：荔枝生嶺南及巴中。今閩之泉、福、漳州，興化軍，蜀之嘉、蜀、渝、涪州，及二廣州郡皆有之。其品以閩中爲第一。蜀州次之。嶺南爲下。其本高二三丈。自徑尺至于合抱。類桂木、冬青之屬。綠葉蓬蓬然。四時榮茂不彫。其木性至堅勁。土人取其根。作阮咸槽及彈棊局。其花青白。狀若冠之蕤綏。其子喜雙。實狀如初生松毬。殼有皺紋如羅。初青漸紅。肉色淡白如肪玉。味甘而多汁。夏至將中。則子翕然俱赤。乃可食也。大樹下子至百斛。五六月盛熟時。彼方皆燕會其下以賞之。極量取啖。雖多亦不傷人。少過則飲蜜漿便解。荔枝始傳於漢世。初惟出嶺南。後出蜀中。故左思蜀都賦云：旁挺龍目。側生荔枝。唐白居易圖序論之詳矣。今閩中四郡所出特奇。蔡襄譜其種類至三十餘品。肌肉甚厚。甘香瑩白。非廣、蜀之比也。福唐歲貢白曝荔枝、蜜漬荔枝，肉俱爲上方珍果。白曝須嘉實乃堪。其市貨者多用雜色荔枝入鹽梅曝成。皮色深紅。味亦少酸。殊失本真。經曝則可經歲。商販流布遍及華夏。味猶不歇。百果之盛。皆不及此。又有焦核荔枝。核如雞舌。香味更甜美。或云是木生背陽。結實不完就者。又有綠色、蠟色。皆其品之奇者。本土亦自難得。其蜀嶺荔枝。初生小酢。肉薄核大。不堪白曝。花及根亦入藥。藏器曰：顧微廣州記云：荔枝冬夏常青。其實大如雞卵。殼朱肉白。核黃黑色。似半熟蓮子。精者核如雞舌。香甘美多汁。極益人也。時珍曰：荔枝炎方之果。性最畏寒。易種而根浮。其木甚耐久。有經數百年猶結實者。其實生時肉白。乾時肉紅。日曬火烘。鹵浸蜜煎。皆可致遠。成朵曬乾者謂之荔錦。按白居易荔枝圖序云：荔枝生巴峽閒。樹形團團如帷蓋。葉如冬青。花如橘而春榮。實如丹而夏熟。朵如蒲桃。核如枇杷。殼如紅繒。膜如紫綃。瓤肉潔白如冰雪。漿液甘酸如醴酪。大略如彼。其實過之。若離本枝。一日而色變。二日而香變。三日而味變。四五日外。色香味盡去矣。又蔡襄荔枝譜云：廣、蜀所出。早熟而肉薄。味甘酸。不及閩中下等者。閩中惟四郡有之。福州最多。興化最奇。泉、漳次之。福州延亘原野。一家甚至萬株。興化上品。大徑寸餘。香氣清遠。色紫殼薄。瓤厚膜紅。核如丁香母。剝之如水精。食之如絳雪。荔枝以甘爲味。雖百千樹莫有同者。過甘與淡。皆失於中。若夫厚皮尖刺。肌理黃色。附核而赤。食之有渣。食已而澀。雖無酢味。亦自下等矣。最忌麝香。觸之花實盡落也。又洪邁夷堅志云：莆田荔枝名品。皆出天成。雖以其核種之。亦失本體。形狀百出。不可以理求也。沈括筆談謂焦核荔子乃土人去其大根。燔焦種成者。大不然也。珣曰：荔枝樹似青木香。熟時人未采則百蟲不敢近。人纔采之。烏鳥、蝙蝠之類無不傷殘之也。故采荔枝者必日中而眾采之。一日色變。二日味變。三日色味俱變。故古詩云：色味不踰三日變也。

實

【氣味】甘，平，無毒。珣曰：甘、酸，熱。多食令人發虛熱。李廷飛曰：生荔枝多食。發熱煩渴。口乾衄血。頌曰：多食不傷人。如少過度。飲蜜漿一盃便解也。時珍曰：荔枝氣味純陽。其性畏熱。鮮者食多。即齦腫口痛。或衄血也。病齒䘌及火病人尤忌之。開寶本草言其性平。蘇氏謂多食無傷。皆謬說也。按物類相感志云：食荔枝多則醉。以殼浸水飲之即解。此即食物不消。還以本物消之之意。

【主治】止渴。益人顏色。開寶 食之止煩渴。頭重心躁。背

膊勞悶。李珣　通神，益智，健氣。孟詵　治瘰癧瘤贅，赤腫疔腫，發小兒痘瘡。時珍

【發明】震亨曰：荔枝屬陽，主散無形質之滯氣，故瘤贅赤腫者用之。苟不明此，雖用之無應。

【附方】新六。痘瘡不發，荔枝肉浸酒飲，并食之。忌生冷。聞人規痘疹論　疔瘡惡腫，普濟方：用荔枝五個，或三個，不用雙數，以狗糞中米，淘淨爲末，與糯米粥同研成膏，攤紙上貼之。留一孔出毒氣。○濟生秘覽用荔枝肉、白梅各三個，擣作餅子，貼于瘡上，根即出也。　風牙疼痛，普濟用荔枝連殼燒存性，研末擦牙，即止。乃治諸藥不效仙方也。○孫氏集效方用大荔枝一個，剔開填鹽滿殼，煅研，搽之即愈。　呃逆不止，荔枝七個，連皮核燒存性，爲末，白湯調下，立止。楊拱醫方摘要

核【氣味】甘，温，澀，無毒。【主治】心痛，小腸氣痛，以一枚煨存性，研末，新酒調服。宗奭　治㿉疝氣痛，婦人血氣刺痛。時珍

【發明】時珍曰：荔枝核入厥陰，行散滯氣，其實雙結而核肖睪丸，故其治㿉疝卵腫，有述類象形之義。

【附方】新六。脾痛不止，荔枝核爲末，醋服二錢，數服即愈。衞生易簡方　婦人血氣刺痛，用荔枝核燒存性半兩，香附子炒一兩，爲末，每服二錢，鹽湯米飲任下，名蠲痛散。婦人良方　疝氣㿉腫，孫氏用荔枝核炒黑色，大茴香炒，等分，爲末，每服一錢，温酒下。○皆效方：玉環來笑丹，用荔枝核四十九個，陳皮連白九錢，硫黃四錢，爲末，鹽水打麪糊丸綠豆大，遇痛時，空心酒服九丸，良久再服。不過三服，甚效如神。亦治諸氣痛。　陰腎腫痛，荔枝核燒研，酒服二錢。　腎腫如斗，荔枝核、青橘皮、茴香等分，各炒研，酒服二錢，日三。

殼【主治】痘瘡出發不爽快，煎湯飲之。又解荔枝熱，浸水飲。時珍

【附方】新一。赤白痢，荔枝殼、橡斗殼炒、石榴皮炒、甘草炙，各等分，每以半兩，水一盞半，煎七分，温服，日二服。普濟方

花及皮根【主治】喉痹腫痛，用水煮汁，細細含嚥，取瘥止。蘇頌○出崔元亮海上方

龍眼 別錄中品

【校正】自木部移入此。宗奭曰：龍眼專爲果，未見入藥。本草編入木部，非矣。

【釋名】龍目吳普　圓眼俗名　益智別錄　亞荔枝開寶　荔枝奴　驪珠　燕卵　蜜脾　鮫淚　川彈子南方草木狀　○時珍曰：龍眼、龍目，象形也。吳普本草謂之龍目，又曰比目。曹憲博雅謂之益智。弘景曰：廣州有龍眼，非益智也，恐彼人別名耳。志曰：甘味歸脾，能益人智，故名益智，非今之益智子也。頌曰：荔枝纔過，龍眼即熟，故南人目爲荔枝奴，又名木彈。曬乾寄遠，北人以爲佳果，目爲亞荔枝。

【集解】別錄曰：龍眼生南海山谷。一名益智，其大者似檳榔。恭曰：龍眼樹似荔枝，葉若林檎，花白色。子如檳榔，有鱗甲，大如雀卵。頌曰：今閩、廣、蜀道出荔枝處皆有之。嵇含南方草木狀云：木高一二丈，似荔枝而枝葉微小，凌冬不凋。春末夏初，開細白花。七月實熟，殼青黃色，文作鱗甲，形圓，大如彈丸，核若木患子而不堅，肉薄于荔枝，白而有漿，其甘如蜜。實極繁，每枝三二十顆，作穗如蒲桃。漢時

南海常貢之。大爲民害。臨武長唐羌上書言狀。和帝感其言。下詔止之。時珍曰：龍眼正圓。別錄、蘇恭比之檳榔。殊不類也。其木性畏寒。白露後方可采摘。曬焙令乾。成朵。乾者名龍眼錦。按范成大桂海志有山龍眼。出廣中。色青。肉如龍眼。夏月實熟。可噉。此亦龍眼之野生者歟。

實【氣味】甘，平，無毒。恭曰：甘、酸，溫。李廷飛曰：生者沸湯淪過食，不動脾。

【主治】五臟邪氣。安志厭食。除蠱毒。去三蟲。久服強魂聰明。輕身不老。通神明。別錄　開胃益脾。補虛長智。時珍

【發明】時珍曰：食品以荔枝爲貴。而資益則龍眼爲良。蓋荔枝性熱。而龍眼性和平也。嚴用和濟生方治思慮勞傷心脾。有歸脾湯。取甘味歸脾。能益人智之義。

【附方】新一。歸脾湯　治思慮過度。勞傷心脾。健忘怔忡。虛煩不眠。自汗驚悸。用龍眼肉、酸棗仁炒。黄芪炙。白朮焙。茯神各一兩。木香半兩。炙甘草二錢半。㕮咀。每服五錢。薑三片。棗一枚。水二鍾。煎一鍾。溫服。濟生方

核【主治】胡臭。六枚。同胡椒二七枚研。遇汗出。卽擦之。時珍

龍荔綱目

【釋名】見下。

【集解】時珍曰：按范成大桂海志云。龍荔出嶺南。狀如小荔枝。而肉味如龍眼。其木之身葉亦似二果。故名曰龍荔。三月開小白花。與荔枝同時熟。不可生噉。但可蒸食。

實【主治】甘，熱，有小毒。生食令人發癇。或見鬼物。時珍

〇出桂海志。

橄欖宋開寶

【釋名】青果梅聖俞集　忠果記事珠　諫果出農書　〇時珍曰：橄欖名義未詳。此果雖熟。其色亦青。故俗呼青果。其有色黄者不堪。病物也。王禎云。其味苦澀。久之方回甘味。王元之作詩比之忠言逆耳。亂乃思之。故人名爲諫果。

【集解】志曰：橄欖生嶺南。樹似木槵子樹而高。端直可愛。結子形如生訶子。無稜瓣。八月、九月采。又有一種波斯橄欖。生邕州。色類相似。但核作兩瓣。蜜漬食之。詵曰：其樹大數圍。實長寸許。先生者向下。後生者漸高。熟時生食味酢。蜜漬極甜。珣曰：按南州異物志云。閩廣諸郡及緣海浦嶼間皆有之。樹高丈餘。葉似櫸柳。二月開花。八月成實。狀如長棗。兩頭尖。青色。核亦兩頭尖而有稜。核內有三竅。竅中有仁。可食。頌曰：按劉恂嶺表錄異云。橄欖樹枝皆高聳。其子深秋方熟。南人重之。生咀嚼之。味雖苦澀。而芬香勝於含雞舌香也。有野生者。子繁而樹峻。不可梯緣。但刻根下方寸許。納鹽入內。一夕子皆自落。木亦無損。其枝節間有脂膏如桃膠。南人采取和皮葉煎汁。熬如黑餳。謂之欖糖。用泥船隙。牢如膠漆。着水益乾也。時珍曰：橄欖樹高。將熟時以木釘釘之。或納鹽少許於皮內。其實一夕自落。亦物理之妙也。其子生食甚佳。蜜漬、鹽藏皆可致遠。其木脂狀如黑膠者。土人采取爇之。清烈。謂之欖香。雜以牛皮膠者。卽不佳矣。又有綠欖。色綠。烏欖。色青黑。肉爛而甘。取肉搥碎乾放。自有霜如白鹽。謂之欖醬。青欖核內仁乾小。惟烏欖仁最肥大。有文層疊如海螵蛸狀。而味甘美。謂之欖仁。又有一種方欖。出廣西兩江峒中。似橄欖而有三角或四角。卽是波斯橄欖之類也。

實【氣味】酸甘温無毒。宗奭曰味澀良久乃甘。震亨曰味澀而甘。醉飽宜之。然性熱。多食能致上壅。時珍曰橄欖鹽過則不苦澀。同栗子食甚香。按延壽書云。凡食橄欖必去兩頭。其性熱也、過白露摘食。庶不病痁。【主治】生食煮飲。並消酒毒。解鯸鮐魚毒。開寶 嚼汁嚥之。治魚鯁。宗奭 生啖煮汁。能解諸毒。蘇頌 開胃下氣。止瀉。大明 生津液。止煩渴。治咽喉痛。咀嚼嚥汁。能解一切魚鱉毒。時珍

【發明】志曰鯸鮐魚。即河豚也。人誤食其肝及子。必迷悶至死。惟橄欖及木煮汁能解之。其木作舟檝。撥着魚皆浮出。故知物有相畏如此者。時珍曰按名醫錄云。吳江一富人食鱖魚被鯁。横在胸中。不上不下。痛聲動隣里。半月餘幾死。忽遇漁人張九。令取橄欖與食。時無此果。以核研末。急流水調服。骨遂下而愈。張九云。我父老相傳。橄欖木作取魚棹篦。魚觸着即浮出。所以知魚畏橄欖也。今人煮河豚團魚。皆用橄欖。乃知橄欖能治一切魚鱉之毒也。

【附方】新四。初生胎毒小兒落地時。用橄欖一箇燒研。硃砂末五分。和勻。嚼生脂麻一口。吐唾和藥。絹包如棗核大。安兒口中。待咂一个時頃。方可與乳。此藥取下腸胃穢毒。令兒少疾。及出痘稀少也。○孫氏集效方 唇裂生瘡橄欖炒研。豬脂和塗之。牙齒風疳膿血有蟲。用橄欖燒研。入麝香少許。貼之。聖惠方 下部疳瘡橄欖燒存性研末。油調敷之。或加孩兒茶等分。乾坤生意

欖仁【氣味】甘平無毒【主治】唇吻燥痛。研爛傅之。開寶

核【氣味】甘澀温無毒【主治】磨汁服。治諸魚骨鯁。及食鱠成積。又治小兒痘瘡倒黶。燒研服之。治下血。時珍

【附方】新三。腸風下血橄欖核。燈上燒存性。研末。每服二錢。陳米飲調下。仁齋直指方 陰腎癲腫橄欖核。荔枝核。山楂核。等分。燒存性。研末。每服二錢。空心茴香湯調下。耳足凍瘡橄欖核燒研。油調塗之。乾坤生意

木威子 拾遺

【釋名】未詳。【集解】藏器曰木威生嶺南山谷。樹高丈餘。葉似楝葉子。如橄欖而堅。亦似棗。削去皮可爲糝食。時珍曰木威子。橄欖之類也。陳氏說出顧微廣州記中。而梁元帝金樓子云。橄欖樹之南向者爲橄欖。東向者爲木威。此亦傳聞謬說也。

實【氣味】酸辛無毒。時珍曰按廣州記云苦澀【主治】心中惡水。水氣。藏器

菴摩勒 唐本

【校正】自木部移入此。

【釋名】餘甘子唐本 菴摩落迦果。藏器曰梵書名菴摩勒。又名摩勒落迦果。其味初食苦澀。良久更甘。故曰餘甘。

【集解】恭曰菴摩勒生嶺南交廣愛等州。樹葉細似合昏。其花黄。實似李柰。青黄色。核圓。有棱。或六或七。其中仁亦入藥用。珣曰生西國者。大小如枳橘子狀。頌曰餘甘子今二廣諸郡及西川戎瀘蠻界山谷皆有之。木高一二丈。枝條甚軟。葉青細密。朝開暮斂。如夜合。而葉微小。春生冬彫。三月有花。着條而生。如粟粒。微黄。隨即結實作莛。每條三兩子。至冬而熟。如李子狀。青白色。連核作五六瓣。

乾即並核皆裂。俗作果子噉之。時珍曰：餘甘泉州山中亦有之。狀如川楝子，味類橄欖，亦可蜜漬鹽藏。其木可製器物。按陳祈暢異物志云：餘甘樹葉如夜合及槐葉，其枝如柘，其花黄，其子圓，大如彈丸，色微黄，有文理，如定陶瓜，核有五六棱，初入口苦澀，良久飲水更甘，鹽而蒸之尤美。其說與兩蘇所言相合。而臨海異物志云：餘甘子如梭形，大如梅子，其核兩頭鋭，與橄欖一物異名也。然橄欖形長尖，餘甘形圓，稍有不同，葉形亦異，蓋二物也。又蘇恭言其仁可入藥，而未見主治何病，豈亦與果同功耶。

實【氣味】甘寒無毒。珣曰：苦酸甘，微寒澀。【主治】風虚熱氣。唐本 補益强氣，合鐵粉一斤用，變白不老。取子壓汁，和油塗頭，生髮去風癢，令髮生如漆黑也。藏器 主丹石傷肺，上氣欬嗽。久服輕身，延年長生。服乳石人宜常食之。李珣 爲末點湯服，解金石毒。宗奭 解硫黄毒。時珍 ○出益部方物圖。

【發明】宗奭曰：黄金得餘甘則體柔，亦物類相感相伏也，故能解金石之毒云。

仁

毗梨勒 唐本草

【校正】自木部移入此。

【釋名】三果。珣曰：木似訶梨勒而子亦相似，但圓而毗，故以名之。毗即臍也。

【集解】恭曰：毗梨勒出西域及南海諸國，嶺南交愛等州，戎人謂之三果。樹似胡桃，子形亦似胡桃，核似訶梨勒而圓短無棱，用亦同法。番人以此作漿甚熱。

實【氣味】苦寒無毒。珣曰：味苦帶澀，微温無毒，作漿性熱。【主治】風虚熱氣，功同菴摩勒。唐本 暖腸腹，去一切冷氣，作漿染鬚髮，變黑色。甄權 下氣，止瀉痢。大明 燒灰，乾血有效。李珣

【發明】時珍曰：毗梨勒古方罕用，惟千金方補腎鹿角丸用三果漿吞之，云無則以酒代之，則此果亦餘甘之類，而性稍温澀也。

【附方】新一。大風髮脱：毗梨勒燒灰，頻擦有效。聖惠方

五斂子 綱目

【釋名】五棱子 桂海志 陽桃。時珍曰：按稽含草木狀云：南人呼棱爲斂，故以爲名。

【集解】時珍曰：五斂子出嶺南及閩中，閩人呼爲陽桃。其大如拳，其色青黄潤綠，形甚詭異，狀如田家碌碡，上有五棱如刻起，作劍脊形。皮肉脆軟，其味初酸久甘，其核如柰。五月熟，一樹可得數石。十月再熟。以蜜漬之，甘酢而美，俗亦曬乾以充果食。又有三廉子，蓋亦此類也。陳祈暢異物志云：三廉出熙安諸郡，南人呼棱爲廉，雖名三廉，或有五六棱者，食之多汁，味甘且酸，尤宜與衆果參食。

實【氣味】酸甘澀平無毒。【主治】風熱，生津止渴。時珍

五子實 綱目

【集解】時珍曰：五子樹今潮州有之。按裴淵廣州記云：五子實大如梨，而内有五核，故名。

實【氣味】甘温無毒。【主治】霍亂金瘡，宜食之。時珍 ○潮州志

椑實 別錄下品

【校正】時珍曰：別錄木部有椑實，又有椑華。神農本草魚蟲部有柀子。宋開寶本草退柀子入有名未用。今據蘇恭之説，合併于下。

【釋名】柀子（音彼神農）赤果（日用）玉榧（日用）玉山果（時珍曰榧亦作棑。其木名文木。斐然章采。故謂之榧。信州玉山縣者爲佳。故蘇東坡詩云。彼美玉山果。粲爲金盤實。柀子見下。瑞曰。土人呼爲赤果。亦曰玉榧。）

【集解】別錄曰。榧實生永昌。彼子生永昌山谷。弘景曰。彼子亦名罷子。從來無用者。古今諸醫不復識之。榧實出東陽諸郡。恭曰。彼子當從木作柀。子誤入蟲部也。爾雅柀亦名煔。其葉似杉。木如柏。而微軟。子名榧子。宜入果部。又註榧實云。即蟲部柀子也。其木大連抱。高數仞。其葉似杉。其木如柏。其理似松。肌細軟。堪爲器用。宗奭曰。榧實大如橄欖。殼色紫褐而脆。其中子有一重黑粗衣。其仁黃白色。嚼久漸甘美也。藏器曰。棑華即榧子之華也。棑與榧同。榧樹似杉。子如長檳榔。食之肥美。本經蟲部有柀子。陶氏復于木部出榧實。棑華。皆一物也。穎曰。榧有一種粗榧。其木與榧相似。但理粗色赤耳。其子稍肥大。僅圓不尖。神農本草柀子即粗榧也。時珍曰。榧生深山中。人呼爲野杉。按羅願爾雅翼云。柀似杉而異于杉。彼有美實。而木有文采。其木似桐而葉似杉。絕難長。木有牝牡。牡者華而牝者實。冬月開黃圓花。結實大小如棗。其核長如橄欖核。有尖者。不尖者。無棱而殼薄。黃白色。其仁可生啖。亦可焙收。以小而心實者爲佳。一樹不下數十斛。陶氏不識柀子。惟蘇恭能辨爲一物也。

榧實（別錄）

【氣味】甘平濇無毒。瑞曰。性熱。同鵝肉食。生斷節風。又上壅人。忌火氣。時珍曰。按物類相感志云。榧煮素羹。味更甜美。豬脂炒榧。黑皮自脫。榧子同甘蔗食。其渣自軟。又云。榧子皮反菉豆。能殺人也。

【主治】常食。治五痔。去三蟲蠱毒。鬼疰惡毒。別錄。食之。療寸白蟲。弘景。消穀。助筋骨。行營衛。明目輕身。令人能食。多食一二升。亦不發病。孟詵。多食潤腸。五痔人宜之。宗奭。治欬嗽白濁。助陽道。生生編。

柀子（本經○舊作彼）

【氣味】甘溫有毒。

【主治】腹中邪氣。去三蟲。蛇螫蠱毒。鬼疰伏尸。本經。

【發明】震亨曰。榧子。肺家果也。火炒食之。香酥甘美。但多食則引火入肺。大腸受傷爾。原曰。榧子殺腹間大小蟲。小兒黃瘦有蟲積者宜食之。蘇東坡詩云。驅除三彭蟲。已我心腹疾。是矣。時珍曰。榧實柀子治療相同。當爲一物無疑。但本經柀子有毒。似有不同。亦因其能殺蟲蠱爾。汪穎以粗榧爲柀子。終是一類。不甚相遠也。

【附方】舊一。新五。

寸白蟲　詵曰。日食榧子七顆。滿七日。蟲皆化爲水也。○外臺祕要用榧子一百枚。去皮。火燃啖之。經宿蟲消下也。胃弱者啖五十枚。

好食茶葉　面黃者。每日食榧子七枚。以愈爲度。楊起簡便方。

令髮不落　榧子三箇。胡桃二箇。側柏葉一兩。搗浸雪水梳頭。髮永不落且潤也。聖惠方。

卒吐血出　先食蒸餅兩三箇。以榧子爲末。白湯服三錢。日三服。聖濟總錄。

尸咽痛癢　語言不出。榧實半兩。蕪荑一兩。杏仁。桂各半兩。爲末。蜜丸彈子大。含嚥。聖濟總錄。

棑華（別錄）○藏器曰。即榧子華也。春月生采之。

【氣味】苦。

【主治】水氣。去赤蟲。令人好色。不可久服。別錄。

海松子（宋開寶）

【釋名】新羅松子

【集解】志曰。海松子。狀如小栗。三角。其中仁香美。東夷當果食之。亦代麻腐食之。與中國松子不同。〔炳曰〕五粒松一叢五葉如釵，道家服食絕粒，子如巴豆，新羅往往進之。〔頌曰〕五粒字當作五鬣，音傳訛也。五鬣爲一叢，或有兩鬣、七鬣者。松歲久則實繁。中原雖有，小而不及塞上者佳好也。〔瑞曰〕松子有南松、北松。華陰松形小殼薄，有斑極香。新羅者肉甚香美。〔時珍曰〕海松子出遼東及雲南，其樹與中國松樹同，惟五葉一叢者，毬內結子，大如巴豆而有三稜，一頭尖爾。久收亦油。馬志謂似小栗，殊失本體。中國松子大如柏子，亦可入藥，不堪果食，詳見木部松下。按段成式酉陽雜俎云：予種五鬣松二株，根大如碗，結實與新羅、南詔者無別。其三鬣者，俗呼孔雀松，亦有七鬣者。或云：三鬣者爲栝子松，五鬣者爲松子松。

仁

〔**氣味**〕**甘，小溫，無毒。**〔珣曰〕新羅松子甘美大溫，去皮食之甚香，與雲南松子不同。雲南松子似巴豆，其味不及。與卑古國偏桃仁相似。多食發熱毒。〔時珍曰〕按醫說云：食胡羊肉不可食松子。而物類相感志云：凡雜色羊肉入松子則無毒。其說不同，何哉？

〔**主治**〕**骨節風，頭眩，去死肌，變白，散水氣，潤五臟，不飢。**開寶 **逐風痹寒氣，虛羸少氣，補不足，潤皮膚，肥五臟。**別錄 **主諸風，溫腸胃。久服輕身，延年不老。**李珣 **潤肺，治燥結欬嗽。**時珍 **同柏子仁，治虛秘。**宗奭

〔**發明**〕〔時珍曰〕服食家用松子，皆海松子也。中國松子肌細力薄，只可入藥耳。按列仙傳云：偓佺好食松實，體毛數寸，走及奔馬。又犢子少在黑山，食松子、茯苓，壽數百歲。又赤松子好食松實、天虋冬、石脂，齒落更生，髮落更出。莫知所終。皆指此松子也。

〔**附方**〕舊一，新三。

服松子法：七月取松實，過時即落難收也。去木皮，搗如膏收之。每服鷄子大，酒調下，日三服。百日身輕，三百日行五百里，絕穀久服神仙。渴即飲水，亦可以鍊過松脂同服之。聖惠方

肺燥欬嗽：蘇遊鳳髓湯：用松子仁一兩，胡桃仁二兩，研膏，和熟蜜半兩收之。每服二錢，食後沸湯點服。外臺祕要

小兒寒嗽：或作壅喘。用松子仁五箇，百部炒、麻黃各三分，杏仁四十箇去皮尖，以少水畧煑三五沸，化白砂糖丸芡子大。每食後含化十丸，大妙。錢乙小兒方

大便虛秘：松子仁、柏子仁、麻子仁等分，研泥，溶白蠟和丸梧子大。每服五十丸，黃芪湯下。寇宗奭

檳榔

別錄中品

〔**校正**〕自木部移入此。

〔**釋名**〕**賓門**李當之藥對 **仁頻**音賓 **洗瘴丹**〔時珍曰〕賓與郎皆貴客之稱。稽含南方草木狀言：交廣人凡貴勝族客，必先呈此果。若邂逅不設，用相嫌恨。則檳榔名義，蓋取于此。雷斅炮炙論謂尖者爲檳，圓者爲榔，亦似強說。又顏師古註上林賦云：仁頻即檳榔也。〔詵曰〕閩中呼爲橄欖子。

〔**集解**〕〔別錄曰〕檳榔生南海。〔弘景曰〕此有三四種：出交州者形小味甘；廣州以南者形大味澀。又有大者名豬檳榔，皆可作藥。小者名蒳子，俗呼爲檳榔孫，亦可食。〔恭曰〕生交州、愛州及崑崙。〔頌曰〕今嶺外州郡皆有之。木大如桄榔，而高五七丈，正直無枝，皮似青桐，節似桂枝。葉生木顛，大如楯頭，又似芭蕉葉。其實作房，從葉中出，旁有刺若棘鍼，重疊其下。一房數百實，如雞子狀，皆有皮殼。其實春生，至夏乃熟。肉滿殼中，色正白。蘇恭言其肉極易爛，不經數日。今入北者，皆先以灰煑熟，焙熏令乾，始可留久也。小而味甘者，名山檳榔；大而味澀核亦大者，名豬檳榔；最小者名蒳子。雷氏言尖長而有紫文者名檳，圓大而矮者名榔，榔力大而檳力小。今醫家亦不細分，但以作雞心狀，正穩心不虛

破之作錦文者爲佳爾。嶺南人啖之以當果食。言南方地温。不食此無以祛瘴癘也。生食其味苦澀。得扶留藤與瓦屋子灰同咀嚼之。則柔滑甘美也。劉恂嶺表録云。眞檳榔來自舶上。今交廣生者皆大腹子也。彼中悉呼爲檳榔。或云檳榔難得眞者。今賈人所貨者。皆是大腹檳榔也。與檳榔相似。但莖葉榦小異爾。連皮收之。【時珍曰】檳榔樹初生若筍竿積硬。引莖直上。莖榦頗似桄榔椰子而有節。旁無枝柯。條從心生。端頂有葉如甘蕉。條派開破。風至則如羽扇掃天之狀。三月葉中腫起一房。因自拆裂。出穗凡數百顆。大如桃李。又生刺重累于下。以護衛其實。五月成熟。剝去其皮。煮其肉而乾之。皮皆筋絲。與大腹皮同也。按漢喻益期與韓康伯箋云。檳榔子既非常木。亦特異。大者三圍。高者九丈。葉叢樹端。房棲葉下。華秀房中。子結房外。其擢穗似黍。其綴實似穀。其皮似桐而厚。其節似竹而穊。其內空。其外勁。其屈如伏虹。其申如縆繩。本不大。末不小。上不傾。下不斜。調直亭亭。千百如一。步其林則寥朗。庇其陰則蕭條。信可長吟遠想。但性不耐霜。不得北植。必當遐樹海南。遼然萬里。弗遇長者之目。令人恨深也。又竺法眞羅山疏云。山檳榔一名蒳子。生日南。樹似栟櫚而小。與檳榔同狀。一叢十餘幹。一幹十餘房。一房數百子。子長寸餘。五月采之。味近苦甘。觀此。則山檳榔即蒳子。豬檳榔即大腹子也。蘇頌以味甘者爲山檳榔。澀者爲豬檳榔。似欠分明。

檳榔子【脩治】【敩曰】頭圓矮毗者爲榔。形尖紫文者爲檳。檳力小。榔力大。凡使用白檳及存坐穩正心堅有錦文者爲妙。半白半黑并心虛者不入藥用。以刀刮去底。細切之。勿令經火。恐無力。若熟使。不如不用。【時珍曰】近時方藥亦有以火煨焙用者。然初生白檳榔須本境可得。若他處者。必經煮熏。安得生者耶。又檳榔生食。必以扶留藤古賁灰爲使。相合嚼之。吐去紅水一口。乃滑美不澀。下氣消食。此三物相去甚遠。爲物各異。而相成相合如此。亦爲異矣。俗謂檳榔爲命賴扶留。以此。古賁灰即蠣蚌灰也。賁乃蚌字之訛。瓦屋子灰亦可用。

【氣味】苦辛温澀無毒。【甄權曰】味甘大寒。【大明曰】味澀。【弘景曰】交州者味甘。廣州者味澀。【珣曰】白者味甘。赤者味苦。【元素曰】味辛而苦。純陽也。無毒。【詵曰】多食亦發熱。

【主治】消穀逐水。除痰澼。殺三蟲伏尸。寸白。別録　治腹脹。生擣末服。利水穀道。傅瘡生肌肉止痛。燒灰傅口吻白瘡。蘇恭　宣利五臟六腑壅滯。破胸中氣。下水腫。治心痛積聚。甄權　除一切風。下一切氣。通關節。利九竅。補五勞七傷。健脾調中。除煩。破癥結。大明　主奔豚膀胱諸氣。五膈氣。風冷氣。脚氣。宿食不消。李珣　治衝脈爲病。氣逆裏急。好古　治瀉痢後重。心腹諸痛。大小便氣祕。痰氣喘急。療諸瘧。禦瘴癘。時珍

【發明】【元素曰】檳榔味厚氣輕。沉而降。陰中陽也。苦以破滯。辛以散邪。泄胸中至高之氣。使之下行。性如鐵石之沉重。能墜諸藥至於下極。故治諸氣後重如神也。【時珍曰】按羅大經鶴林玉露云。嶺南人以檳榔代茶禦瘴。其功有四。一曰醒能使之醉。蓋食之久。則熏然頰赤。若飲酒然。蘇東坡所謂紅潮登頰醉檳榔也。二曰醉能使之醒。蓋酒後嚼之。則寬氣下痰。餘酲頓解。朱晦菴所謂檳榔收得爲祛痰也。三曰饑能使之飽。四曰飽能使之饑。蓋空腹食之。則充然氣盛如飽。飽後食之。則飲食快然易消。又且賦性疏通而不泄氣。稟味嚴正而更有餘甘。有是德故有是功也。又按吳興章傑瘴說云。嶺表之俗。多食檳榔。日至十數。夫瘴癘之作。率因飲食過度。氣痞積結。而檳榔最能下氣消食去

瘴。故人狃于近利，而闇於遠患也。夫嶠南地熱，四時出汗，人多黃瘠，食之則臟器疏洩，一旦病瘴，不敢發散攻下，豈盡氣候所致。檳榔蓋亦為患，殆未思爾。又東陽盧和云：閩廣人常服檳榔，云能祛瘴。有瘴服之可也，無瘴而服之，寧不損正氣而有開門延寇之禍乎。南人喜食此果，故備考諸說以見其功過焉。又朱晦菴檳榔詩云：憶昔南遊日，初嘗面發紅。藥囊知有用，茗盌詎能同。蠲疾收殊效，脩真錄異功。三彭如不避，糜爛七非中。亦與其治疾殺蟲之功，而不滿其代茶之俗也。

【附方】舊十三，新十四。

痰涎為害 檳榔為末，白湯每服一錢。御藥院方

嘔吐痰水 白檳榔一顆，煨熱，橘皮二錢半，炙，為末，水一盞，煎半盞，溫服。千金

醋心吐水 檳榔四兩，橘皮一兩，為末。每服方寸匕，空心生蜜湯調下。梅師方

傷寒痞滿 陰病下早成痞，按之虛軟而不痛。檳榔、枳實等分，為末。每服二錢，黃連煎湯下。宣明方

傷寒結胸 已經汗下後者。檳榔二兩，酒二盞，煎一盞，分二服。龐安時傷寒論

蚘厥腹痛 方同上。

心脾作痛 雞心檳榔、高良薑各一錢半，陳米百粒，同以水煎服之。直指方

膀胱諸氣 檳榔子二枚，一生一熟，為末，酒煎服之。良。此太醫秦鳴鶴方也。海藥本草

本臟氣痛 雞心檳榔，以小便磨半箇服。或用熱酒調末一錢服之。斗門方

腰重作痛 檳榔為末，酒服一錢。斗門方

腳氣壅痛 以沙牛尿一盞，磨檳榔一枚，空心暖服。梅師腳氣論

腳氣衝心 悶亂不識人。用白檳榔十二枚，為末，分二服，空心暖小便五合調下，日二服。或入薑汁溫酒同服。廣利

腳氣脹滿 非冷非熱，或老人弱人病此。用檳榔仁為末，以檳榔殼煎汁或茶飲蘇湯或豉汁調服二錢，甚利。外臺秘要

乾霍亂病 心腹脹痛，不吐不利，煩悶欲死。用檳榔末五錢，童子小便半盞，水一盞，煎服。聖濟總錄

大腸溼閟 腸胃有溼，大便秘塞。大檳榔一枚，麥門冬煎湯磨汁溫服。或以蜜湯調末二錢服，亦可。普濟

大小便閟 檳榔為末，蜜湯調服二錢。或以童子小便、蔥白同煎服之，亦良。普濟方

小便淋痛 麪煨檳榔、赤芍藥各半兩，為末。每服三錢，入燈心水煎，空心服，日二服。十便良方

血淋作痛 檳榔一枚，以麥門冬煎湯細磨濃汁一盞，頓熱，空心服，日二服。

蟲痔裏急 檳榔為末。每日空心以白湯調服二錢。

寸白蟲病 檳榔二七枚，為末。先以水二升半，煮檳榔皮取一升，空心調末方寸匕服之。經日蟲盡出。未盡再服，以盡為度。千金方

諸蟲在臟 久不瘥者。檳榔半兩，炮，為末。每服二錢，以蔥蜜煎湯調服一錢。聖惠方

金瘡惡心 白檳榔四兩，橘皮一兩，為末。每空心生蜜湯服二錢。聖惠方

丹從臍起 檳榔末，醋調傅之。本事方

小兒頭瘡 水磨檳榔，曬取粉，和生油塗之。聖惠方

口吻生瘡 檳榔燒研，入輕粉末，傅之，良。

聤耳出膿 檳榔末吹之。鮑氏方

大腹子 宋開寶

【校正】自木部移入此。

【釋名】**大腹檳榔** 圖經 **豬檳榔** 時珍曰：大腹以形名，所以別雞心檳榔也。

【集解】志曰：大腹生南海諸國。所出與檳榔相似，莖葉根幹小異耳。弘景曰：向陽者為檳榔，向陰者為大腹。時珍曰：大腹子出嶺表、滇南，即檳榔中一種腹大形扁而味澀者，不似檳榔尖長味良耳。所謂豬檳榔者是矣。蓋亦土產之異，今人不甚分別。陶氏分陰陽之說，亦是臆見。按劉恂嶺表錄云：交廣生者，非舶上檳榔，皆大腹子也。彼中悉呼為檳榔。自嫩及老，采實啖之，以扶留藤、瓦屋灰同食之，以祛瘴癘。收其皮入藥，皮外黑色，皮內皆筋絲，如椰子皮。又雲南記云：大腹檳榔每枝有三二百顆，青時剖之，以一片蔞葉及蛤粉卷和食之，即減澀味。觀此二說，則大腹子與檳榔皆可通用，但力

比檳榔稍劣耳。

大腹子【氣味】辛澀溫無毒。【主治】與檳榔同功。時珍

大腹皮【脩治】思邈曰：鴆鳥多集檳榔樹上，凡用檳榔皮，宜先以酒洗，後以大豆汁再洗過，曬乾，入灰火燒煨，切用。【氣味】辛微溫無毒。【主治】冷熱氣攻心腹，大腸蠱毒，痰膈醋心，並以薑鹽同煎，入疏氣藥用之良。開寶 下一切氣，止霍亂，通大小腸，健脾開胃調中。大明 降逆氣，消肌膚中水氣浮腫，脚氣壅逆，瘴瘧痞滿，胎氣惡阻脹悶。時珍

【附方】新二 漏瘡惡穢：大腹皮煎湯洗之。直指 烏癩風瘡：大腹子生者或乾者，連全皮勿傷動，以酒一升浸之，慢火熬乾爲末，臘豬脂和傅。聖濟總錄

椰子 宋開寶

【校正】自木部移入此。

【釋名】越王頭 綱目 胥餘 【時珍曰】按嵇含南方草木狀云：相傳林邑王與越王有怨，使刺客乘其醉，取其首，懸于樹，化爲椰子，其核猶有兩眼，故俗謂之越王頭，而其漿猶如酒也。此說雖謬，而俗傳以爲口實。南人稱其君長爲爺，則椰名蓋取于爺義也。相如上林賦作胥餘，或作胥耶。

【集解】志曰：椰子生安南，樹如椶櫚，子中有漿，飲之得醉。頌曰：椰子嶺南州郡皆有之。郭義恭廣志云：木似桄榔，無枝條，高丈餘，葉在木末，如束蒲。其實大如瓠，垂於枝間，如掛物然。實外有粗皮，如椶包。皮內有堅殼，圓而微長。殼內有膚，白如豬肪，厚半寸許，味如胡桃。膚內裹漿四五合，如乳，飲之冷而動氣醺人。殼可爲器，肉可糖煎寄遠，作果甚佳。珣曰：按劉欣期交州記云：椰樹狀若海椶，實大如盌，外有粗皮，如大腹子、荳蔻之類，內有漿似酒，飲之不醉。生雲南者亦好。宗奭曰：椰子開之有汁，白色如乳，如酒極香，別是一種氣味，強名爲酒。中有白瓠，形圓如栝樓，上起細壠，亦白色而微虛。其紋若婦人裙襉，味亦如汁。與着殼一重白肉，皆可糖漬爲果。其殼可爲酒器，如酒中有毒，則酒沸起或裂破。今人漆其裏，即失用椰子之意。時珍曰：椰子乃果中之大者。其樹初栽時，用鹽置根下則易發。木至斗大方結實，大者三四圍，高五六丈，木似桄榔、檳榔之屬，通身無枝。其葉在木頂，長四五尺，直聳指天，狀如椶櫚，勢如鳳尾。二月開花成穗，出於葉間，長二三尺，大如五斗器。仍連着實，一穗數枚，小者如栝樓，大者如寒瓜，長七八寸，徑四五寸，懸着樹端。六七月熟，有粗皮包之。皮內有核，圓而黑潤，甚堅硬，厚二三分。殼內有白肉瓤如凝雪，味甘美如牛乳。瓤內空處，有漿數合，鑽蒂傾出，清美如酒。若久者，則混濁不佳矣。其殼磨光，有斑纈點紋，橫破之可作壺爵，縱破之可作瓢杓也。又唐史言番人以其花造酒，飲之亦醉也。類書有青田核、樹頭酒、嚴樹酒，皆椰酒、椰花之類，並附于左。

【附錄】**青田核** 崔豹古今注云：烏孫國有青田核，狀如桃核，不知其樹。核大如數斗，剖之盛水，則變酒味，甚醇美，飲盡隨即注水，隨盡隨成。但不可久，久則苦澀爾。謂之青田酒。漢末蜀王劉璋曾得之。**樹頭酒** 寰宇志云：緬甸在滇南，有樹類椶，高五六丈，結實如椰子。土人以罐盛麴，懸于實下，劃其實，汁流于罐中，以成酒，名樹頭酒。或不用麴，惟取汁熬爲白糖。其樹即貝樹也。緬人取其葉寫書。**嚴樹酒** 一統志云：瓊州有嚴樹，搗其皮葉，浸以清水，和以粳釀，或入石榴花葉，數日成酒，能醉人。又梁書云：頓遜國有酒樹似安石榴，取花汁貯盃中，數日成酒。蓋此類也。又有文章草，可以成酒。

椰子瓤【氣味】甘平無毒。【主治】益氣。開寶 治風。汪穎 食之

不飢，令人面澤。時珍。○出異物志

柳子漿【氣味】甘，溫，無毒。珣曰：多食冷而動氣。時珍曰：其性熱，故飲之者多昏如醉狀。異物志云：食其肉則不飢，飲其漿則增渴。【主治】止消渴，塗頭益髮令黑。開寶 治吐血水腫，去風熱。李珣

【發明】震亨曰：椰子生海南極熱之地，土人賴此解夏月毒渴，天之生物，各因其材也。

椰子皮【修治】頌曰：不拘時月采其根皮，入藥炙用。一云：其實皮亦可用。【氣味】苦，平，無毒。【主治】止血，療鼻衄，吐逆霍亂，煮汁飲之。開寶 治卒心痛，燒存性，研，以新汲水服一錢，極驗。時珍。○出龔氏方

殼【主治】楊梅瘡筋骨痛，燒存性，臨時炒熱，以滾酒泡服二三錢，暖覆取汗，其痛即止，神驗。時珍

無漏子 拾遺

【釋名】千年棗 開寶 萬歲棗 一統志 海棗 草木狀 波斯棗 拾遺 番棗 嶺表錄異 金果 輟耕錄 木名海㯶 嶺表錄 鳳尾蕉。時珍曰：無漏名義未詳。千年、萬歲，言其樹性耐久也。曰海，曰波斯，曰番，言其種自外國來也。金果，貴之也。曰㯶，曰蕉，象其幹葉之形也。番人名其木曰窟莽，名其實曰苦魯麻棗。苦麻、窟莽，皆番音相近也。

【集解】藏器曰：無漏子即波斯棗，生波斯國，狀如棗。珣曰：樹若栗木，其實若橡子，有三角。頌曰：按劉恂嶺表錄云：廣州有一種波斯棗，木無旁枝，直聳三四丈，至巔四向，共生十餘枝，葉如㯶櫚，彼土人呼為海㯶木。三五年一著子，每朵約三二十顆，都類北方青棗，但小爾。舶商亦有攜本國者至中國，色類沙糖，皮肉軟爛，味極甘，似北地天蒸棗，而其核全別，兩頭不尖，雙卷而圓，如小塊紫礦。種之不生，蓋蒸熟者也。時珍曰：千年棗雖有棗名，別是一物，南番諸國皆有之，即杜甫所賦海㯶也。按段成式酉陽雜俎云：波斯棗生波斯國，彼人呼為窟莽。樹長三四丈，圍五六尺，葉似土藤，不凋。二月生花，狀如蕉花，有兩腳，漸漸開罅，中有十餘房，子長二寸，黃白色，狀如楝子，有核，六七月熟則子黑，狀類乾棗，食之味甘如飴也。又陶九成輟耕錄云：四川成都有金果樹六株，相傳漢時物也。高五六十丈，圍三四尋，挺直如矢，木無枝柯，頂上有葉如㯶櫚，皮如龍鱗，葉如鳳尾，實如棗而大。每歲仲冬，有司具祭收采，令醫工以刀剝去青皮，石灰湯瀹過，入冷熟蜜浸換，四次瓶封進獻。不如此法，則生澀不可食。番人名為苦魯麻棗，蓋鳳尾蕉也。一名萬歲棗。泉州有萬年棗，即此物也。又稽含草木狀云：海棗大如杯盌，以比安期海上如瓜之棗，似未得其詳也。巴旦杏亦名忽鹿麻，另是一物也。

實【氣味】甘，溫，無毒。【主治】補中益氣，除痰嗽，補虛損，好顏色，令人肥健。藏器 消食止欬，治虛羸，悅人，久服無損。李珣

桄榔子 宋開寶

【校正】自木部移入此。

【釋名】姑榔木 臨海異物志 麪木 伽藍記 董㯶 楊慎 鐵木。時珍曰：其木似檳榔而光利，故名桄榔。姑榔，其音訛也。麪言其粉也，鐵言其堅也。

【集解】頌曰：桄榔木，嶺南二廣州郡皆有之，人家亦植之庭院間。其木似栟櫚而堅硬，斫其內取麪，大者至數石，食之不饑。其皮至柔，堅韌可以作綆。其子作穗，生木端，不拘時月采之。按劉恂嶺表

錄云桄榔木枝葉並蕃茂與檳榔小異然葉下有鬚如粗馬尾廣人采之以織巾子得鹹水浸即粗脹而韌彼人以縛海舶不用釘線木性如竹紫黑色有文理而堅工人解之以製博弈局其樹皮中有屑如麪可作餅食【藏器曰】按臨海異物志云姑榔木生牂牁山谷外皮有毛如棕櫚而散生其木剛利如鐵可作釤鋤中溼更利惟中焦則易敗爾物之相伏如此皮中有白粉似稻米麪及麥麪可作餅餌食名桄榔麪彼土少穀常以牛酪食之【時珍曰】桄榔二廣交蜀皆有之按郭義恭廣志云木大者四五圍高五六丈拱直無旁枝巔頂生葉數十破似棕葉其木肌堅斫入數寸得粉赤黃色可食又顧玠海槎錄云桄榔木身直如杉又如棕櫚椰子檳榔波斯棗古散諸樹而稍異有節似大竹樹杪挺出數枝開花成穗綠色結子如青珠每條不下百顆一樹近百餘條團團懸掛若傘極可愛其木最重色類花梨而多紋番舶用代鐵鎗鋒芒甚利○古散亦木名可為杖又名虎散

子【氣味】苦平無毒【主治】破宿血開寶

麪【氣味】甘平無毒【主治】作餅炙食腴美令人不飢補益虛羸損乏腰腳無力久服輕身辟穀李珣

莎木麪（莎音梭○海藥）【校正】自木部移入此

【釋名】欀木（音襄）【時珍曰】莎字韻書不載惟孫愐唐韻莎字註云樹似桄榔則莎字當作莎衣之莎其葉離披如莎衣之狀故謂之莎也張勃吳錄地理志言交趾欀木皮中有白粉如米屑乾之搗末以水淋過似麪可作餅食者即此木也後人訛欀為莎音相近爾楊慎卮言乃謂欀木即桄榔誤矣按左思吳都賦云麪有桄榔又曰文欀楨橿既是一物不應兩用矣

【集解】【珣曰】按蜀記云莎木生南中八郡樹高十許丈闊四五圍峯頭生葉兩邊行列如飛鳥翼皮中有白麪石許搗篩作餅或磨屑作飯食之彼人呼為莎麪輕滑美好勝于桄榔麪也【藏器曰】莎木生嶺南山谷大者木皮內出麪數斛色黃白【時珍曰】按劉欣期交州記云都勾樹似棕櫚木中出屑如桄榔麪可作餅餌恐此即欀木也

莎麪【氣味】甘平溫無毒【主治】補益虛冷消食李珣溫補久食不飢長生藏器

波羅蜜（綱目）

【釋名】曩伽結【時珍曰】波羅蜜梵語也因此果味甘故借名之安南人名曩伽結波斯人名婆那娑拂菻人名阿薩嚲皆一物也

【集解】【時珍曰】波羅蜜生交趾南番諸國今嶺南滇南亦有之樹高五六丈樹類冬青而黑潤倍之葉極光淨冬夏不凋樹至斗大方結實不花而實出於枝間多者十數枚少者五六枚大如冬瓜外有厚皮裹之若栗毬上有軟刺礧砢五六月熟時顆重五六斤剝去外皮殼內肉層疊如橘囊食之味至甜美如蜜香氣滿室一實凡數百核核大如棗其中仁如栗黃煮炒食之甚佳果中之大者惟此與椰子而已

瓤【氣味】甘香微酸平無毒【主治】止渴解煩醒酒益氣令人悅澤時珍

核中仁【氣味】同瓤【主治】補中益氣令人不飢輕健時珍

無花果（食物）

【釋名】映日果（便民圖纂）優曇鉢（廣州志）阿駔（音楚。○時珍曰：無花果凡數種，此乃映日果也。即廣中所謂優曇鉢及波斯所謂阿駔也。）

【集解】時珍曰：無花果出揚州及雲南，今吳、楚、閩、越人家亦或折枝插成。枝柯如枇杷樹，三月發葉如花構葉，五月內不花而實，實出枝間，狀如木饅頭，其內虛軟。采以鹽漬，壓實令扁，日乾充果食。熟則紫色，軟爛甘味如柿而無核也。按方輿志云：廣西優曇鉢不花而實，狀如枇杷。又段成式酉陽雜俎云：阿駔出波斯，拂林人呼爲底珍樹。長丈餘，枝葉繁茂，有丫如蓖麻，無花而實，色赤類椑柿，一月而熟，味亦如柿。二書所說，皆即此果也。又有文光果、天仙果、古度子，皆無花之果，並附于左。

【附錄】**文光果** 出景州。形如無花果，肉味如栗，五月成熟。**天仙果** 出四川。樹高八九尺，葉似荔枝而小，無花而實，子如櫻桃，纍纍綴枝間，六七月熟，其味至甘。宋祁方物贊云：有子孫枝，不花而實，薄言采之，味埒蜂蜜。**古度子** 出交廣諸州。樹葉如栗，不花而實，枝柯間生子，大如石榴及楂子而色赤，味醋，煮以爲粽食之。若數日不煮，則化作飛蟻，穿皮飛去也。

實【氣味】甘，平，無毒。【主治】開胃，止洩痢。汪穎。治五痔，咽喉痛。時珍。

葉【氣味】甘、微辛，平，有小毒。【主治】五痔腫痛，煎湯頻熏洗之，取效。震亨。

阿勃勒（拾遺）

【校正】自木部移入此。

【釋名】婆羅門皂莢（拾遺）波斯皂莢（時珍曰：婆羅門，西域國名；波斯，西南夷國名也。）

【集解】藏器曰：阿勃勒生拂林國，狀似皂莢而圓長，味甘好喫。時珍曰：此即波斯皂莢也。按段成式酉陽雜俎云：波斯皂莢，彼人呼爲忽野簷，拂林人呼爲阿梨。樹長三四丈，圍四五尺，葉似枸櫞而短小，經寒不凋。不花而實，莢長二尺，中有隔，隔內各有一子，大如指頭，赤色至堅硬，中黑如墨，味甘如飴，可食，亦入藥也。

【附錄】**羅望子** 時珍曰：按桂海志云：出廣西。殼長數寸，如肥皂及刀豆，色正丹，內有二三子，煨食甘美。

子【氣味】苦，大寒，無毒。【主治】心膈間熱風，心黃，骨蒸寒熱，殺三蟲。藏器。炙黃入藥，治熱病，下痰，通經絡，療小兒疳氣。李珣。

沙棠果（綱目）

【集解】時珍曰：按呂氏春秋云：果之美者，沙棠之實。今嶺外寧鄉、瀧水、羅浮山中皆有之。木狀如棠，黃花赤實，其味如李而無核。

實【氣味】甘，平，無毒。【主治】食之，卻水病。時珍。山海經。

棎子（音蟾。拾遺）

【集解】藏器曰：棎子似梨，生江南。左思吳都賦：棎留禦霜，是也。時珍曰：棎、留，二果名。按薛瑩荊陽異物志云：棎子樹，南越、丹陽諸郡山中皆有之。其實如梨，冬熟味酢。留子樹生交廣、武平、興古諸郡山中。三月着花，結實如梨，七八月熟，色黃，味甘酢，而核甚堅。

實【氣味】甘、澀，平，無毒。【主治】生食之，止水痢。熟和蜜

一食之，去嗽。藏器

麂目拾遺

【校正】自木部移入此。

【釋名】鬼目　藏器曰：此出嶺南，狀如麂目，故名。陶氏註荳蔻引麂目小冷，即此也。後人訛爲鬼目。

【集解】時珍曰：鬼目有草木三種。此乃木生者。其草鬼目別見草部白英下。又羊蹄菜亦名鬼目。並物異名同。按劉欣期交州記云：鬼目出交趾、九眞、武平、興古諸處。樹高大，似棠梨，葉似楮而皮白。二月生花，仍連着子，大者如木瓜，小者如梅李，而小斜不周正。七八月熟，色黃味酸，以蜜浸食之佳。

【氣味】酸甘，小冷，無毒。多食發冷痰。藏器

都桷子拾遺

【釋名】構子　時珍曰：桷音角。太平御覽作桶子，音同上聲。蓋傳寫之訛也。亦與楮構之構名同實異。陳祈暢異物志贊云：構子之樹，枝葉四布。名同種異，實味甜酢。果而無核，裏面如素。析酒止醒，更爲遺賂。

【集解】珣曰：按徐表南州記云：都桷子生廣南山谷。樹高丈餘，二月開花，連着實，大如雞卵，七月熟。時珍曰：按魏王花木志云：都桷樹出九眞、交趾。野生，二三月開花，赤色，子似木瓜，八九月熟。里民取食之，味酢。以鹽酸漚食，或蜜藏皆可。一云狀如青梅。

實【氣味】酸澀，平，無毒。【主治】久食，益氣止洩。藏器　安神溫腸，治痔。久服無損。李珣　解酒，止煩渴。時珍

都念子拾遺

【釋名】倒捻子　詳下文

【集解】藏器曰：杜寶拾遺錄云：都念子生嶺南。隋煬帝時，進百株，植于西苑。樹高丈餘，葉如白楊，枝柯長細，花心金色，花赤如蜀葵而大，子如小棗，蜜漬食之，甘美益人。時珍曰：按劉恂嶺表錄云：倒捻子窠叢不大，葉如苦李，花似蜀葵，小而深紫。南中婦女多用染色。子如軟柿，外紫內赤，無核，頭上有四葉，如柿蒂。食之必捻其蒂，故謂之倒捻子。訛而爲都念子也。味甚甘軟。

實【氣味】甘酸，小溫，無毒。【主治】痰嗽噦氣。藏器　暖腹臟，益肌肉。時珍。○嶺表錄

都咸子拾遺

【校正】自木部移入此。

【集解】藏器曰：都咸子生廣南山谷。按徐表南州記云：其樹如李子，大如指。取子及皮葉曝乾作飲，極香美也。時珍曰：按嵇含南方草木狀云：都咸樹出日南。三月生花，仍連着實，大如指，長三寸。七八月熟，其色正黑。

子及皮葉【氣味】甘，平，無毒。【主治】火乾作飲，止渴潤肺，去煩除痰。藏器　去傷寒清涕，欬逆上氣，宜煎服之。李珣

摩廚子拾遺

【集解】藏器曰：摩廚子生西域及南海并斯調國。子如瓜，可爲茹。其汁香美，如中國用油。陳祈暢異物志贊云：木有摩廚，生自斯調。厥汁肥潤，其澤如膏。馨香馥郁，可以煎熬。彼州之人，以爲嘉餚。珣曰：摩廚二月開花，四五月結實，如瓜狀。時珍曰：又有齊墩果、德慶果，亦其類也。今附于左。

【附錄】齊墩果 酉陽雜俎云：齊墩樹生波斯及拂菻國。高二三丈，皮青白，花似柚，極香。子似楊桃，五月熟。西域人壓爲油以煎餅果，如中國之用巨勝也。德慶果 一統志云：廣之德慶州出之。其樹冬榮，子大如盃，炙而食之，味如豬肉也。

實【氣味】甘香平無毒。【主治】益氣，潤五臟，久服令人肥健。藏器 安神養血生肌，久服輕健。李珣

韶子 拾遺

【集解】藏器曰：韶子生嶺南。按裴淵廣州志云：韶葉如栗，赤色。子大如栗，有棘刺。破其皮，內有肉如豬肪，着核不離，味甘酢，核如荔枝。【時珍曰】按范成大虞衡志云：廣南有山韶子，夏熟，色紅，肉如荔枝。又有藤韶子，秋熟，大如鳧卵柿也。

實【氣味】甘溫無毒。【主治】暴痢，心腹冷氣。藏器

馬檳榔 會編

【釋名】馬金囊 雲南志 馬金南 記事珠 紫檳榔 綱目

【集解】時珍曰：馬檳榔生滇南金齒、沅江諸夷地，蔓生。結實大如葡萄，紫色味甘。內有核，頗似大楓子而殼稍薄，團長斜扁不等。核內有仁，亦甜。

實【氣味】甘寒無毒。

核仁【氣味】苦甘寒無毒。機曰：凡嚼之者，以冷水一口送下，其甜如蜜，亦不傷人也。【主治】產難，臨時細嚼數枚，井華水送下，須臾立產。再以四枚去殼，兩手各握二枚，惡水自下也。欲斷產者，常嚼二枚，水下。久則子宮冷，自不孕矣。汪機 傷寒熱病，食數枚，冷水下。又治惡瘡腫毒，內食一枚，冷水下；外嚼塗之，即無所傷。時珍

枳椇 音止矩 唐本草

【校正】自木部移入此。併入拾遺木蜜。

【釋名】蜜欂欐 音止矩 蜜屈律 廣記 木蜜 拾遺 木餳 同上 木珊瑚 廣志 雞距子 蘇文 雞爪子 俗名 木名白石木 唐註 金鈎木 地志 枅栱 音雞拱 交加枝 【時珍曰】枳椇，徐鍇註說文作欂欐，又作枳枸，皆屈曲不伸之意。此樹多枝而曲，其子亦卷曲，故以名之。曰蜜，曰餳，因其味也。曰珊瑚，曰雞距，曰雞爪，象其形也。曰交加，曰枅栱，言其實之紐屈也。枅栱，枋梁之名。按雷公炮炙序云：弊箄淡鹵，如酒霑交。註云：交加枝，即蜜欂欐也。又詩話云：子生枝端，橫折歧出，狀若枅栱，故土人謂之枅栱也。珍謂枅栱及俗稱雞距，蜀人之稱桔枸、棘枸，滇人之稱雞橋子，巴人之稱金鈎，廣人之稱結留子，散見書記者，皆枳椇、雞距之字，方音轉異爾。俗又訛雞爪爲曹公爪，或謂之梨棗樹，或謂之癩漢指頭。崔豹古今注一名樹蜜，一名木石，皆一物也。

【集解】恭曰：枳椇子其樹徑尺，木名白石，葉如桑柘。其子作房似珊瑚，核在其端，人皆食之。【頌曰】此詩小雅所謂南山有枸也。陸機疏義云：欂枸樹高大如白楊，所在皆有。枝柯不直，子着枝端，噉之甘美如飴。八九月熟，江南特美之，謂之木蜜。能敗酒味，若以其木爲柱，則屋中之酒皆薄也。【詵曰】昔有南人脩舍用此木，誤落一片入酒甕中，酒化爲水也。【藏器曰】木蜜樹生南方，人呼白石木，枝葉俱甜。嫩葉可生噉，味如蜜。老枝細破，煎汁成蜜，倍甜，止渴解煩也。【時珍曰】枳椇木高三四丈，葉圓大如

桑柘。夏月開花。枝頭結實。如雞爪形。長寸許。紐曲開作二三歧。儼若雞之足距。嫩時青色。經霜乃黄。嚼之味甘如蜜。每開歧盡處。結一二小子。狀如蔓荆子。內有扁核赤色。如酸棗仁形。飛鳥喜巢其上。故宋玉賦云。枳枸來巢。曲禮云。婦人之贄。椇榛脯脩。即此也。鹽藏荷裹。可以備冬儲。

實【**氣味**】**甘平無毒**。【詵曰】多食發蚘蟲【**主治**】**頭風。小腹拘急**。唐本 **止渴除煩。去膈上熱。潤五臟。利大小便。功用同蜂蜜。枝葉煎膏亦同**。藏器 **止嘔逆。解酒毒。辟蟲毒**。時珍

【**發明**】【震亨曰】一男子年三十餘。因飲酒發熱。又兼房勞虛乏。乃服補氣血之藥。加葛根以解酒毒。微汗出。人反懈怠。熱如故。此乃氣血虛。不禁葛根之散也。必須雞距子解其毒。遂煎藥中加而服之。乃愈。【時珍曰】枳椇。本草止言木能敗酒。而丹溪朱氏治酒病。往往用其實。其功當亦同也。按蘇東坡集云。眉山揭穎臣病消渴。日飲水數斗。飯亦倍常。小便頻數。服消渴藥逾年。疾日甚。自度必死。予令延蜀醫張肱診之。笑曰。君幾誤死。乃取麝香當門子以酒濡溼。作十許丸。用棘枸子煎湯吞之。遂愈。問其故。肱曰。消渴消中。皆脾弱腎敗。土不制水而成疾。今穎臣脾脈極熱。而腎氣不衰。當由果實酒物過度。積熱在脾。所以食多而飲水。水飲既多。溺不得不多。非消非渴也。麝香能制酒果花木。棘枸亦勝酒。屋外有此木。屋內釀酒多不佳。故以此二物爲藥。以去其酒果之毒也。棘枸實如雞距。故俗謂之雞距。亦曰癩漢指頭。食之如牛乳。本草名枳椇。小兒喜食之。吁。古人重格物。若肱蓋得此理矣。醫云乎哉。

木汁【**氣味**】同枳椇。

【**附方**】新一

腋下狐氣　用桔枸樹鑿孔。取汁一二碗。用青木香。東桃。西柳。七姓婦人乳一處煎一二沸。就熱於五月五日雞叫時洗了。將水放在十字路口。速回勿顧。即愈。只是他人先遇者。必帶去也。桔枸樹即梨棗樹也。胡濙衛生易簡方

木皮【**氣味**】**甘温無毒**【**主治**】**五痔。和五臟**。唐本

本草綱目果部第三十一卷終

本草綱目果部目錄第三十二卷

○果之四　味類一十三種

秦椒本經　蜀椒本經　崖椒圖經

蔓椒本經　地椒嘉祐　胡椒唐本

畢澄茄開寶○山胡椒附　吴茱萸本經　食茱萸唐本即欓子

鹽麩子開寶○咸平酸角鹹草附　醋林子圖經

茗唐本即茶　皐蘆拾遺

右附方舊五十四新九十六

本草綱目果部第三十二卷

○果之四　味類一十三種

秦椒　本經中品　【校正】自木部移入此

【釋名】**大椒**　爾雅　**檓**　毀　**花椒**

【集解】別錄曰：秦椒生泰山山谷及秦嶺上，或瑯琊。八月、九月采實。弘景曰：今從西來，形似椒而大，色黃黑，味亦頗有椒氣。或云即今樛樹子。樛乃猪椒，恐謬。恭曰：秦椒樹、葉及莖、子都似蜀椒，但味短實細。爾藍田秦嶺間大有之。頌曰：今秦鳳、明越、金商州皆有之。初秋生花，秋末結實，九月、十月采之。爾雅云：檓，大椒。郭璞注云：椒叢生，實大者爲檓也。詩唐風云：椒聊之實，蕃衍盈升。陸璣疏義云：椒樹似茱萸，有鍼刺，葉堅而滑澤，味亦辛香。蜀人作茶，吳人作茗，皆以其葉合煮爲香。今成臯諸山有竹葉椒，其木亦如蜀椒，小毒熱，不中合藥也。可入飲食中及蒸雞豚用。東海諸島上亦有椒，枝、葉皆相似，子長而不圓，甚香，其味似橘皮。島上麞鹿食其葉，其肉自然作椒橘香。今南北所生一種椒，其實大如蜀椒，與陶氏及郭、陸之說正相合，當以實大者爲秦椒也。宗奭曰：此秦地所產者，故言秦椒。大率椒株皆相似，但秦椒葉差大，粒亦大而紋低，不若蜀椒皺紋爲高異也。然秦椒亦有蜀椒種。時珍曰：秦椒，花椒也。始產于秦，今處處可種，最易蕃衍。其葉對生，尖而有刺。四月生細花。五月結實，生青熟紅，大於蜀椒，其目亦不及蜀椒目光黑也。范子計然云：蜀椒出武都，赤色者善；秦椒出隴西天水，粒細者善。蘇頌謂其秋初生花，蓋不然也。

【脩治】同蜀椒

椒紅　【氣味】**辛，温，有毒。**別錄曰：生温熟寒，有毒。權曰：苦辛。○之才曰：惡栝樓、防葵，畏雌黃。

【主治】**除風邪氣，温中，去寒痹，堅齒髮，明目。久服輕身好顏色，耐老增年通神。**本經　**療喉痹吐逆疝瘕，去老血，產後餘疾腹痛，出汗，利五臟。**別錄　**上氣欬嗽，久風溼痹。**孟詵　**治惡風遍身，四肢𤸷痹，口齒浮腫搖動，女人月閉不通，產後惡血痢，多年痢，療腹中冷痛，生毛髮，滅瘢。**甄權　**能下腫溼氣。**震亨

【附方】舊六。

膏痹尿多：其人飲少。用秦椒二分出汗，瓜蒂二分，爲末。水服方寸匕，日三服。傷寒類要

手足心腫：乃風也。椒、鹽末等分，醋和傅之，良。肘後方

損瘡中風：以麪作餛飩，包秦椒，于灰中燒之令熟，斷開口，封于瘡上，冷即易之。孟詵食療

久患口瘡：大椒去閉口者，水洗麪拌，煮作粥，空腹吞之，以飯壓下。重者可再服，以瘥爲度。食療本草

牙齒風痛：秦椒煎醋含漱。孟詵食療

百蟲入耳：椒末一錢，醋半盞浸良久，少少滴入，自出。千金方

蜀椒　本經中品　【校正】自木部移入此

【釋名】**巴椒**　別錄　**漢椒**　日華　**川椒**　綱目　**南椒**　炮炙論　**蓎藙**　唐毅　**點椒**　時珍曰：蜀，古國名；漢，水名；今川西成都、廣漢、潼川諸處是矣。巴亦國名，又水名，今川東重慶、夔州、順慶、閬中諸處是矣。川則巴蜀之總稱，因岷、沱、黑、白四大水，分東西南北爲四川也。

【集解】別錄曰：蜀椒生武都山谷及巴郡。八月采實，陰乾。弘景曰：蜀郡北部人家種之，皮肉厚，腹裏白，氣味濃。江陽、晉康及建平間亦有而細，赤辛而不香，力勢不如巴郡者。恭曰：今出金州西域者

最佳。【頌曰】今歸陝及蜀川陝洛間人家多作圓圃種之。木高四五尺，似茱萸而小，有鍼刺。葉堅滑可煑飲食。四月結子無花，但生于枝葉間，顆如小豆而圓，皮紫赤色。八月采實，焙乾。江淮北土亦有之，莖葉都相類，但不及蜀中者良，而皮厚裏白，味烈也。【時珍曰】蜀椒肉厚皮皺，其子光黑，如人之瞳人，故謂之椒目。他椒子雖光黑，亦不似之。若土椒，則子無光彩矣。

【脩治】【斅曰】凡使南椒須去目及閉口者，以酒拌溼蒸，從巳至午，放冷密蓋，無氣後取出，便入甆器中，勿令傷風也。【宗奭曰】凡用秦椒、蜀椒，並微炒使出汗，乘熱入竹筒中，以梗搗去裏面黃殼，取紅用，未盡再搗。或只炒熱，隔紙鋪地上，以盌覆，待冷碾取紅用。

椒紅【氣味】辛，溫，有毒。【別錄曰】大熱。多食令人乏氣喘促。口閉者殺人。【詵曰】五月食椒，損氣傷心，令人多忘。【李廷飛曰】久食令人失明，傷血脈。【之才曰】杏仁爲之使。得鹽味佳。畏款冬花、防風、附子、雄黃。可收水銀。中其毒者，涼水、麻仁漿解之。

【主治】邪氣欬逆，溫中，逐骨節皮膚死肌，寒溼痹痛，下氣。久服頭不白，輕身增年。本經　除六腑寒冷，傷寒溫瘧大風汗不出，心腹留飲宿食，腸澼下痢，洩精，女子字乳餘疾，散風邪瘕結，水腫黃疸，鬼疰蠱毒，殺蟲魚毒。久服開腠理，通血脈，堅齒髮，明目，調關節，耐寒暑，可作膏藥。別錄　治頭風下淚，腰腳不遂，虛損留結，破血，下諸石水。治欬嗽，腹內冷痛，除齒痛。甄權　破癥結開胸，治天行時氣，產後宿血，壯陽，療陰汗，暖腰膝，縮小便，止嘔逆。大明　通神去老，益血，利五臟，下乳汁，滅瘢，生毛髮。孟詵　散寒除溼，解鬱結，消宿食，通三焦，溫脾胃，補右腎命門，殺蚘蟲，止泄瀉。時珍

【發明】【頌曰】服食方，單服椒紅補下，宜用蜀椒乃佳。段成式言椒氣下達，餌之益下，不上衝也。【時珍曰】椒純陽之物，乃手足太陰、右腎命門氣分之藥。其味辛而麻，其氣溫以熱。稟南方之陽，受西方之陰，故能入肺散寒，治欬嗽；入脾除溼，治風寒溼痹，水腫瀉痢；入右腎補火，治陽衰溲數，足弱，久痢諸證。一婦年七十餘，病瀉五年，百藥不效。予以感應丸五十丸投之，大便二日不行。再以平胃散加椒紅、茴香，棗肉爲丸與服，遂瘳。每因怒食舉發，服之即止。此除溼消食，溫脾補腎之驗也。按歲時記言：歲旦飲椒柏酒以辟疫癘。椒乃玉衡星精，服之令人體健耐老；柏乃百木之精，爲仙藥，能伏邪鬼故也。吳猛眞人服椒訣云：椒稟五行之氣而生，葉青、皮紅、花黃、膜白、子黑。其氣馨香，其性下行，能使火熱下達，不致上薰，芳草之中，功皆不及。其方見下。時珍竊謂椒紅丸雖云補腎，不分水火，未免誤人。大抵此方惟脾胃及命門虛寒有溼鬱者相宜。若肺胃素熱者，大宜遠之。故丹溪朱氏云：椒屬火，有下達之能。服之既久，則火自水中生。故世人服椒者，無不被其毒也。又上清訣云：凡人喫飯傷飽，覺氣上衝，心胸痞悶者，以水吞生椒一二十顆即散。取其能通三焦，引正氣，下惡氣，消宿食也。又戴原禮云：凡人嘔吐，服藥不納者，必有蚘在膈間，蚘聞藥則動，動則藥出而蚘不出。但於嘔吐藥中加炒川椒十粒良，蓋蚘見椒則頭伏也。觀此，則張仲景治蚘厥烏梅丸中用蜀椒，亦此義也。許叔微云：大凡腎氣上逆，須以川椒引之歸經則安。

【附方】舊十二，新二十三。

椒紅丸　治元臟傷憊，目暗耳聾。服此百日，覺身輕少睡，足有

力。是其效也。服及三年。心智爽悟。目明倍常。面色紅悅。髭髮光黑。用蜀椒去目及合口者。炒出汗。曝乾。擣取紅一斤。以生地黃擣自然汁。入銅器中煎至一升。候稀稠得所。和椒末丸梧子大。每空心煖酒下三十丸。合藥時勿令婦人雞犬見。詩云。其椒應五行。其仁通六義。欲知先有功。夜間無夢寐。四時去煩勞。五臟調元氣。明目腰不痛。身輕心健記。別更有異能。三年精自祕。回老返嬰童。康強不思睡。九蟲頓消亡。三尸自逃避。若能久餌之。神仙應可冀。**補益心腎**仙方椒苓丸。補益心腎。明目駐顏。順氣祛風延年。眞川椒一斤。炒去汗。白茯苓十兩。去皮。爲末。煉蜜丸梧子大。每服五十丸。空心鹽湯下。忌鐵器。邵眞人經驗方。**虛冷短氣**川椒三兩。去目并合口者。以生絹袋盛。浸無灰酒五升中三日。隨性飲之。**腹內虛冷**用生椒擇去不拆者。用四十粒。以漿水浸一宿。令合口。空心新汲水吞下。久服暖臟腑。駐顏黑髮明目。令人思飲食。斗門方。**心腹冷痛**以布裹椒安痛處。用熨斗熨令椒出汗。即止。孫眞人方。**冷蟲心痛**川椒四兩。炒出汗。酒一盌淋之。服酒。壽域仙方。**陰冷入腹**有人陰冷。漸漸冷氣入陰囊腫滿。日夜疼悶欲死。以布裹椒包囊下。熱氣大通。日再易之。以消爲度。千金方。**呃噫不止**川椒四兩。炒研。麪糊丸梧子大。每服十丸。醋湯下。神效。邵以正經驗方。**傳尸勞疰**最殺勞蟲。用眞川椒紅色者。去子及合口。以黃草紙二重隔之。炒出汗。取放地上。以砂盆蓋定。以火灰密遮四旁。約一時許。爲細末。去殼。以老酒浸白糕和丸梧子大。每服四十丸。食前鹽湯下。服至一斤。其疾自愈。此藥兼治諸痹。用肉桂煎湯下。腰痛。用茴香湯下。腎冷。用鹽湯下。昔有一人病此。遇異人授是方。服至一斤。吐出一蟲如蛇而安。遂名神授丸。陳言三因方。**歷節風痛**白虎歷節風痛甚。肉理枯虛。生蟲遊走癢痛。兼治痹疾。半身不遂。即上治勞疰神授丸方。**寒溼腳氣**川椒二三升。稀布囊盛之。日以踏腳。貴人所用。大全良方。**諸瘡中風**生蜀椒一升。以少麪和溲裹椒。勿令漏氣。分作兩裹。于煻灰火中燒熟。刺頭作孔。當瘡上罨之。使椒氣射入瘡中。冷即易之。須使瘡中出水。及遍體出冷汗。即瘥也。韋宙獨行方。**瘡腫作痛**生椒末。釜下土。蕎麥粉等分。研。醋和傅之。外臺祕要。**囊瘡痛癢**紅椒七粒。葱頭七箇。煑水洗之。一入途中苦此。湘山寺僧授此方。數日愈。名驅風散。經驗方。**手足皴痛**椒四合。以水煑之。去渣。漬之半食頃。出令燥。須臾再浸。候乾。塗豬羊腦髓。極妙。勝金方。**漆瘡作癢**譚氏方。用漢椒煎湯洗之。○相感志云。凡至漆所。嚼川椒塗鼻上。不生漆瘡。**夏月溼瀉**川椒炒取紅。肉荳蔻煨。各一兩。爲末。粳米飯丸梧子大。每量人米飲服百丸。**飧瀉不化**及久痢。小椒一兩。炒。蒼朮二兩。土炒。碾末。醋糊丸梧子大。每米飲服五十丸。普濟。**久冷下痢**或不痢。腰腹若冷。用蜀椒三升。酢漬一宿。麴三升。同椒一升。拌作粥食。不過三升瘥。千金方。**老小洩瀉**小兒水瀉。及人年五十以上患瀉。用椒二兩。醋二升。煑醋盡。慢火焙乾。碾末。瓷器貯之。每服二錢匕。酒及米飲下。譚氏。**水瀉嬭疳**椒一分。去目碾末。酥調。少少塗腦上。日三度。姚和仲延齡方。**食茶面黃**川椒紅。炒碾末。糊丸梧子大。每服十丸。茶湯下。簡便方。**傷寒齒衄**傷寒嘔吐。繼而齒縫出血不止。用開口川椒四十九粒。入醋一盞。同煎熟。入白礬少許。服之。直指方。**風蟲牙痛**總錄用川椒紅末。水和白麪丸皁子大。燒熱咬之。數度愈。○一方。花椒四錢。牙皁七七箇。醋一盌。煎漱之。**頭上白禿**花椒末。豬脂調傅。三五度便愈。普濟方。**婦人禿鬢**漢椒四兩。酒浸。密室內日日搽之。自然長也。聖惠方。**蠍螫作痛**川椒嚼細塗之。微麻即止。杏林摘要。**百蟲入耳**川椒碾細。浸醋灌之。自出。危氏方。

毒蛇咬螫。以閉口椒及葉，搗，封之良。肘後方 **蛇入人口**。因熱取涼，臥地上，有蛇入口，不得出者。用刀破蛇尾，納生椒二三粒，裹定，須臾即自退出也。聖惠方 **小兒暴驚**，啼哭絕死。蜀椒、左顧牡蠣各六銖，以酢漿水一升，煮五合，每灌一合。千金方 **舌蹇語吃**。川椒以生麵包丸，每服十粒，醋湯送下。救急方 **痔漏脫肛**。每日空心嚼川椒一錢，涼水送下，三五次即收。同上 **腎風囊癢**。川椒、杏仁研膏，塗掌心，合陰囊而臥，甚效。○直指方

椒目

【氣味】**苦寒無毒**。權曰：苦辛，有小毒。

【主治】**水腹脹滿，利小便**。蘇恭 **治十二種水氣，及腎虛耳卒鳴聾，膀胱急**。甄權 **止氣喘**。震亨

【發明】權曰：椒氣下達，故椒目能治腎虛耳鳴。用巴豆、菖蒲同碾細，以松脂、黃蠟溶和為挺，納耳中抽之，治腎氣虛，耳中如風水鳴，或如打鐘磬之聲，卒暴聾者。一日一易，神驗。宗奭曰：椒目治盜汗有功。將目微炒碾細，用半錢，以生豬上唇煎湯一合，睡時調服，無不效。蓋椒目能行水，又治水蠱也。震亨曰：諸喘不止，用椒目炒碾二錢，白湯調服。二三服以上劫之，後乃隨痰火用藥。時珍曰：椒目下達，能行滲道，不行穀道，所以能下水燥濕，定喘消蠱也。

【附方】新五。

水氣腫滿。椒目炒，搗如膏，每酒服方寸匕。千金方 **留飲腹痛**。椒目二兩，巴豆一兩去皮心，熬，搗，以棗膏和丸麻子大。每服二丸，吞下，其痛即止。○又方：椒目十四枚，巴豆一枚，豉十六枚，合搗為二丸，服之，取吐利。肘後方 **痔漏腫痛**。椒目一撮，碾細，空心水服三錢，如神。海上方 **崩中帶下**。椒目炒碾細，每溫酒服一勺。金匱鉤玄 **眼生黑花**，年久不可治者。椒目炒一兩，蒼朮炒一兩，為末，醋糊丸梧子大。每服二十丸，醋湯下。○本事方

葉

【氣味】**辛熱無毒**。

【主治】**奔豚伏梁氣，及內外腎釣，并霍亂轉筋，和艾及葱碾，以醋拌罨之**。大明 **殺蟲，洗腳氣及漆瘡**。時珍

根

【氣味】**辛熱微毒**。

【主治】**腎與膀胱虛冷，血淋色瘀者，煎湯細飲。色鮮者勿服**。時珍 出證治要訣

崖椒 宋圖經

【釋名】**野椒**

【集解】頌曰：施州一種崖椒，葉大於蜀椒。彼土人四季采皮入藥。時珍曰：此即俗名野椒也。不甚香，而子灰色不黑，無光。野人用炒雞鴨食。

椒紅

【氣味】**辛熱無毒**。忌鹽。時珍曰：有毒。

【主治】**肺氣上喘，兼欬嗽，并野薑為末，酒服一錢匕**。蘇頌

蔓椒 本經下品

【校正】自木部移入此。

【釋名】**豬椒** 別錄 **豕椒** 別錄 **彘椒** 別錄 **豨椒** 弘景 **狗椒** 別錄 **金椒** 圖經 時珍曰：此椒蔓生，氣臭如狗彘，故得諸名。

【集解】別錄曰：蔓椒生雲中山谷及丘冢間，采莖根煮釀酒。弘景曰：山野處處有之，俗呼為樛子，似椒欓而小不香。一名豨椒，可以蒸病出汗。時珍曰：蔓椒野生林箐間，枝軟如蔓，子、葉皆似椒，山人

亦食之。爾雅云：椒、椴醜菉。謂其子叢生也。陶氏所謂樛子，當作菉子，諸椒之通稱，非獨蔓椒也。

實

根莖【氣味】苦，温，無毒。【主治】風寒溼痹，歷節疼，除四肢厥氣，膝痛。煎湯蒸浴，取汗。本經 根主痔，燒末服，并煮汁浸之。藏器 賊風攣急。孟詵 通身水腫，用枝葉煎如汁，熬如餳狀，每空心服一匙，日三服。時珍○出千金

地椒 宋嘉祐

【校正】自草部移入此。

【集解】禹錫曰：地椒出上黨郡。其苗覆地蔓生，莖葉甚細，花作小朵，色紫白，因舊莖而生。時珍曰：地椒出北地，即蔓椒之小者。貼地生葉，形小，味微辛。土人以煮羊肉食，香美。

實【氣味】辛，温，有小毒。【主治】淋渫腫痛，可作殺蛀蟲藥。嘉祐

【附方】新一。

牙痛 地花椒、川芎藭尖等分，爲末，擦之。海上名方

胡椒 唐本草

【校正】自木部移入此。

【釋名】**昧履支**。時珍曰：胡椒，因其辛辣似椒，故得椒名，實非椒也。

【集解】恭曰：胡椒生西戎。形如鼠李子，調食用之，味甚辛辣。慎微曰：按段成式酉陽雜俎云：胡椒出摩伽陁國，呼爲昧履支。其苗蔓生，莖極柔弱，葉長寸半。有細條與葉齊，條條結子，兩兩相對。其葉晨開暮合，合則裹其子于葉中。形似漢椒，至辛辣。六月采，今食料用之。時珍曰：胡椒，今南番諸國及交趾、滇南、海南諸地皆有之。蔓生附樹及作棚引之。葉如扁豆、山藥輩。正月開黄白花，結椒纍纍，纏藤而生，狀如梧桐子，亦無核，生青熟紅，青者更辣。四月熟，五月采收，曝乾乃皺。今遍中國食品，爲日用之物也。

實【氣味】辛，大温，無毒。時珍曰：辛熱純陽，走氣助火，昏目發瘡。珣曰：多食損肺，令人吐血。

【主治】下氣温中去痰，除臟腑中風冷。唐本 去胃口虚冷氣，宿食不消，霍亂氣逆，心腹卒痛，冷氣上衝。李珣 調五臟，壯腎氣，治冷痢，殺一切魚、肉、鼈、蕈毒。大明 去胃寒吐水，大腸寒滑。宗奭 暖腸胃，除寒溼反胃、虚脹冷積，陰毒，牙齒浮熱作痛。時珍

【發明】宗奭曰：胡椒去胃中寒痰，食已則吐水甚驗。大腸寒滑亦可用，須以他藥佐之，過劑則走氣也。震亨曰：胡椒屬火而性燥，食之快膈，喜之者衆，積久則脾胃肺氣大傷。凡病氣疾人，益大其禍也。牙齒痛必用胡椒、蓽茇者，散其中浮熱也。時珍曰：胡椒大辛熱，純陽之物，腸胃寒溼者宜之。熱病人食之，動火傷氣，陰受其害。時珍自少嗜之，歲歲病目，而不疑及也。後漸知其弊，遂痛絶之，目病亦止。纔食一二粒，即便昏澀。此乃昔人所未試者。蓋辛走氣，熱助火，此物氣味俱厚故也。病咽喉口齒者，亦宜忌之。近醫每以綠豆同用，治病有效。蓋豆寒椒熱，陰陽配合得宜，且以豆制椒毒也。按張從正儒門事親云：噎膈之病，或因酒得，或因氣得，或因胃火。醫氏不察，火裏燒薑，湯中煮桂；丁香未已，荳蔻繼之；蓽茇未已，胡椒繼之。雖曰和胃，胃本不寒；雖曰補胃，胃本不虚。況三陽既結，食必上潮，止宜湯丸小小潤之可也。時珍竊謂此說雖是，然亦有食入反出、無火之證，又有痰氣鬱結、得辛熱暫開之證，不可執一也。

【附方】舊二，新二十一。

心腹冷痛 胡椒三七枚，清酒吞之。或云一歲一粒。孟詵食療

心下大痛 壽域方。用椒四十九粒，乳香一錢，研勻。男用生薑，女用當歸酒下。○又方：用椒五分，沒藥三錢，研細，分二服，溫酒下。○又方：胡椒、綠豆各四十九粒，研爛，酒下，神效。

霍亂吐瀉 孫眞人：用胡椒三十粒，以飲吞之。○直指方：用胡椒四十九粒，綠豆一百四十九粒，研勻，木瓜湯服一錢。

反胃吐食 戴原禮方：用胡椒醋浸日乾，如此七次，爲末，酒糊丸梧子大。每服三四十丸，醋湯下。○聖惠方：用胡椒七錢半，煨薑一兩，水煎，分二服。○是齋百一方：用胡椒、半夏湯泡等分，爲末，薑汁糊丸梧子大。每薑湯下三十丸。

夏月冷瀉 及霍亂。用胡椒碾末，飯丸梧子大。每米飲下四十丸。衞生易簡方

赤白下痢 胡椒、綠豆各一歲一粒，爲末，糊丸梧子大。紅用生薑，白用米湯下。集簡方

大小便閉 關格不通，脹悶二三日則殺人。胡椒二十一粒，打碎，水一盞，煎六分，去滓，入芒消半兩，煎化服。總錄

小兒虛脹 塌氣丸：用胡椒一兩，蠍尾半兩，爲末，麵糊丸粟米大。每服五七丸，陳米飲下。一加萊菔子半兩。錢乙方

虛寒積癖 在背膜之外，流於兩脇，氣逆喘急，久則營衞凝滯，潰爲癰疽，多致不救。用胡椒二百五十粒，蠍尾四箇，生木香二錢半，爲末，粟米飯丸綠豆大。每服二十丸，橘皮湯下。名磨積丸。濟生方

房勞陰毒 胡椒七粒，葱心二寸半，麝香一分，擣爛，以黃蠟溶和，做成條子，插入陰內，少頃汗出卽愈。孫氏集效方

驚風內釣 胡椒、木鼈子仁等分，爲末，醋調黑豆末，和杵丸綠豆大。每服三四十丸，荆芥湯下。聖惠

發散寒邪 胡椒、丁香各七粒，碾碎，以葱白擣膏和，塗兩手心，合掌握定，夾於大腿內側，溫覆取汗則愈。傷寒蘊要

傷寒欬逆 日夜不止，寒氣攻胃也。胡椒三十粒打碎，麝香半錢，酒一鍾，煎半鍾，熱服。聖惠方

風蟲牙痛 衞生易簡方：用胡椒、蓽茇等分，爲末，蠟丸麻子大。每用一丸，塞蛀孔中。○韓氏醫通：治風蟲客寒，三般牙痛，呻吟不止。用胡椒九粒，綠豆十一粒，布裹搥碎，以絲綿包作一粒，患處咬定，涎出吐去，立愈。○普濟方：用胡椒一錢半，以羊脂拌打四十丸，擦之追涎。

阿伽陁丸 治婦人血崩。用胡椒、紫檀香、鬱金、茜根、小蘗皮等分，爲末，水丸梧子大。每服二十丸，阿膠湯下。○時珍曰：按酉陽雜俎，胡椒出摩伽陁國。此方之名，因此而訛者也。

沙石淋痛 胡椒、朴消等分，爲末。每服用二錢，白湯下，日二。名二拗散。普濟方

蜈蚣咬傷 胡椒嚼封之，卽不痛。多能鄙事

畢澄茄 宋開寶

【校正】自草部移入此。

【釋名】**毗陵茄子** 時珍曰：皆番語也。

【集解】藏器曰：畢澄茄生佛誓國。狀似梧桐子及蔓荆子而微大。珣曰：胡椒生南海諸國，向陰者爲澄茄，向陽者爲胡椒。按顧微廣州志云：澄茄生諸海國，乃嫩胡椒也。青時就樹采摘，柄粗而蔕圓。頌曰：今廣州亦有之。春夏生葉，青滑可愛。結實似梧桐子，微大。八月、九月采之。時珍曰：海南諸番皆有之。蔓生，春開白花，夏結黑實，與胡椒一類二種，正如大腹之與檳榔相近耳。

【脩治】斅曰：凡采得去柄及皺皮了，用酒浸，蒸之，從巳至酉，杵細，曬乾，入藥用。

【氣味】**辛，溫，無毒。** 珣曰：辛，苦，微溫。

【主治】**下氣消食，去皮膚風，心腹間氣脹，令人能食，療鬼氣。能染髮及香身。** 藏器 **治一切冷氣痰澼，并霍亂吐瀉，肚腹痛，腎氣膀胱冷。** 大明 **暖脾胃，止嘔吐噦逆。** 時珍

【附方】舊一，新五。

脾胃虛弱 胸膈不快，不進飲食。用畢澄茄爲末，薑汁打神麴糊丸梧子大。每薑湯下七十丸，日二服。濟生方

噎食不納 畢澄茄、白豆蔻等分，爲末，乾舐之。

壽域神方 **反胃吐食** 吐出黑汁，治不愈者。用畢澄茄爲末，米糊丸梧子大。每薑湯下三四十丸，日一服。愈後服平胃散三百帖。永類鈐方

傷寒欬逆 呃噫日夜不定者。用畢澄茄、高良薑各等分，爲末。每服二錢，水六分，煎十沸，入酢少許，服之。蘇頌圖經

痘瘡入目 羞明生瞖。畢澄茄末吹少許入鼻中，三五次效。飛鴻集

鼻塞不通 肺氣上攻而致者。畢澄茄丸：用畢澄茄半兩，薄荷葉三錢，荊芥穗一錢半，爲末，蜜丸芡子大。時時含嚥。御藥院方

【附錄】**山胡椒** 唐本草 恭曰：所在有之。似胡椒，色黑，顆粒大如黑豆。味辛，大熱，無毒。主心腹冷痛，破滯氣。俗用有效。

吳茱萸 本經中品

【校正】自木部移入此。

【釋名】藏器曰：茱萸南北總有，入藥以吳地者爲好，所以有吳之名也。時珍曰：茱萸二字義未詳。萸有俞、由二音。

【集解】別錄曰：吳茱萸生上谷及冤句。九月九日采，陰乾。陳久者良。頌曰：今處處有之，江浙蜀漢猶多。木高丈餘，皮青綠色。葉似椿而闊厚，紫色。三月開紅紫細花。七月、八月結實似椒子，嫩時微黃，至熟則深紫。或云顆粒緊小，經久色青綠者是吳茱萸；顆粒大，經久色黃黑者是食茱萸。恐亦不然。按周處風土記云：俗尚九月九日謂之上九，茱萸到此日氣烈熟色赤，可折其房以插頭，云辟惡氣禦冬。又續齊諧記云：汝南桓景隨費長房學道。長房謂曰：九月九日汝家有災厄，宜令急去，各作絳囊盛茱萸以繫臂上，登高飲菊花酒，此禍可消。景如其言，舉家登高山，夕還，見雞犬牛羊一時暴死。長房聞之曰：此代之矣。故人至此日，登高飲酒，戴茱萸囊，由此爾。時珍曰：茱萸枝柔而肥，葉長而皺，其實結於梢頭，纍纍成簇而無核，與椒不同。一種粒大，一種粒小，小者入藥爲勝。淮南萬畢術云：井上宜種茱萸，葉落井中，人飲其水，無瘟疫。懸其子於屋，辟鬼魅。五行志云：舍東種白楊、茱萸，增年除害。

【脩治】斅曰：凡使去葉梗。每十兩以鹽二兩投東流水四斗中，分作一百度洗之，自然無涎，日乾，入丸散用之。若用醋煮者，每十兩用醋一鎰，煮三十沸後，入茱萸熬乾用。宗奭曰：凡用吳茱萸，須深湯中浸去苦烈汁七次，始可焙用。

【氣味】**辛，溫，有小毒。** 權曰：辛、苦，大熱，有毒。好古曰：辛、苦，熱。氣味俱厚，陽中陰也。半浮半沉，入足太陰經血分，少陰、厥陰經氣分。思邈曰：陳久者良，閉口者有毒。多食傷神，令人起伏氣，咽喉不通。時珍曰：辛熱，走氣動火，昏目發瘡。之才曰：蓼實爲之使。惡丹參、消石、白堊，畏紫石英。

【主治】**温中下氣，止痛，除濕血痹，逐風邪，開腠理，欬逆寒熱。** 本經 **利五臟，去痰冷逆氣，飲食不消，心腹諸冷絞痛，中惡心腹痛。** 別錄 **霍亂轉筋，胃冷吐瀉，腹痛，産後心痛，治遍身瘰痹刺痛，腰脚軟弱，利大腸壅氣，腸風痔疾，殺三蟲。** 甄權 **殺惡蟲毒，牙齒蟲䘌，鬼魅疰氣。** 藏器 **下産後餘血，治腎氣、脚氣水腫，通關節，起陽健脾。** 大明 **主痢，止瀉，厚腸胃，肥健人。** 孟詵 **治痞滿塞胸，咽膈不通，潤肝燥脾。** 好古 **開鬱化滯，治吞酸，厥陰痰涎頭痛，陰毒腹痛，疝氣血痢，喉舌口瘡。** 時珍

【發明】頌曰：段成式言椒氣好下，茱萸氣好上。言其衝膈，不可爲服食之藥，故多食衝眼又脫髮

也。宗奭曰：此物下氣最速。腸虛人服之愈甚。元素曰：氣味俱厚。浮而降。陽中陰也。其用有三。去胸中逆氣滿塞。止心腹感寒疞痛。消宿酒。爲白豆蔻之使也。杲曰：濁陰不降。厥氣上逆。咽膈不通。食則令人口開目瞪。陰寒隔塞。氣不得上下。此病不已。令人寒中。腹滿膨脹下利。宜以吳茱萸之苦熱。泄其逆氣。用之如神。諸藥不可代也。不宜多用。恐損元氣。好古曰：衝脈爲病。逆氣裏急。宜此主之。震坤合見其色綠。故仲景吳茱萸湯、當歸四逆湯方治厥陰病及溫脾胃。皆用此也。時珍曰：茱萸辛熱。能散能溫。苦熱能燥能堅。故其所治之症。皆取其散寒溫中。燥濕解鬱之功而已。案朱氏集驗方云：中丞常子正苦痰飲。每食飽或陰晴節變。率同十日一發。頭疼背寒。嘔吐酸汁。即數日伏枕不食。服藥罔效。宣和初爲順昌司祿。于太守蔡達道席上。得吳仙丹方服之。遂不再作。每遇飲食過多腹滿。服五七十丸便已。少頃小便作茱萸氣。酒飲皆隨小水而去。前後痰藥甚眾。無及此者。用吳茱萸湯泡七次、茯苓等分。爲末。煉蜜丸梧子大。每熟水下五十丸。梅楊卿方只用茱萸酒浸三宿。以茯苓末拌之日乾。每吞百粒。溫酒下。又咽喉口舌生瘡者。以茱萸末醋調貼兩足心。移夜便愈。其性雖熱。而能引熱下行。蓋亦從治之義。而謂茱萸之性上行不下者。似不然也。有人治小兒痘瘡口噤者。嚼茱萸一二粒。抹之即開。亦取其辛散耳。

附方 舊二十五，新二十一。

風瘙癢痹 茱萸一升。酒五升。煮取一升半。溫洗之。立止。孟詵食療

賊風口偏 不能語者。茱萸一升。薑豉三升。清酒五升。和煎五沸。待冷服半升。一日三服。得少汗即瘥。同上

冬月感寒 吳茱萸五錢。煎湯服之。取汗。

頭風作痛 茱萸煎濃湯。以綿染頻拭髮根良。千金翼方

嘔涎頭痛 吳茱萸湯：用茱萸一升。棗二十枚。生薑一大兩。人參一兩。以水五升。煎取三升。每服七合。日二服。仲景方

嘔吐胸滿 方同上。

腳氣衝心 吳茱萸、生薑擂汁飲。甚良。孟詵方

腎氣上噦 腎氣自腹中起。上築于咽喉。逆氣連屬而不能吐。或至數十聲。上下不得喘息。此由寒傷胃脘。腎虛氣逆。上乘于胃。與氣相併。難經謂之噦。素問云：病深者其聲噦。宜服此方。如不止。灸期門、關元、腎俞穴。用吳茱萸醋炒熱。橘皮、附子去皮各一兩。爲末。麪糊丸梧子大。每薑湯下七十丸。孫氏仁存方

陰毒傷寒 四肢逆冷。用茱萸一升。酒拌濕。絹袋二箇。包蒸極熱。更互熨足心。候氣透。痛亦即止。累有效。聖惠方

中惡心痛 吳茱萸五合。酒三升。煮沸。分三服。楊氏產乳

心腹冷痛 方同上。千金

冷氣腹痛 吳茱萸二錢。擂爛。以酒一鍾調之。用香油一盃入鍋。煎熱。傾茱酒入鍋。煎一滾。取服。立止。唐瑤經驗方

脾元氣痛 發歇不可忍。用茱萸一兩。桃仁一兩。和炒茱萸焦。去茱。取桃仁去皮尖。研細。葱白三莖。煨熟。酒浸溫服。經驗方

寒疝往來 吳茱萸一兩。生薑半兩。清酒一升。煎溫分服。肘後方

小腸疝氣 奪命丹：治遠年近日小腸疝氣。偏墜搐疼。臍下撮痛。以致悶亂。及外腎腫硬。日漸滋長。及陰間濕癢成瘡。用吳茱萸去梗一斤。分作四分。四兩酒浸。四兩醋浸。四兩湯浸。四兩童子小便浸。一宿。同焙乾。澤瀉二兩。爲末。酒糊丸梧子大。每服五十丸。空心鹽湯或酒吞下。如宜方名星斗丸。和劑局方

小兒腎縮 乃初生受寒所致。用吳茱萸、硫黃各半兩。同大蒜研塗其腹。仍以蛇牀子煙熏之。聖惠方

婦人陰寒 十年無子者。用吳茱萸、川椒各一升。爲末。煉蜜丸彈子大。綿裹內陰中。日再易之。但子宮開。即有子也。經心錄

子腸脫出 茱萸三升。酒五升。煎二升。分三服。兵部手集

醋心上攻 如濃酸。用茱萸一合。水三盞。煎七分。頓服。近有人心如蜇破。服此二十年不發也。累用有效。同上

食已吞酸 胃氣虛冷者。吳茱萸湯泡七次。焙乾。薑炮等分。爲末

湯服一錢。聖惠方 **轉筋入腹** 茱萸炒二兩。酒二盞。煎一盞。分二服。得下即安、聖濟錄 **霍亂乾嘔** 不止。吳茱萸泡炒。乾薑炮。等分。水煎服之。同上 **多年脾泄** 老人多此。謂之水土同化。吳茱萸三錢。泡過。入水煎汁。入鹽少許。通口服。蓋茱萸能暖膀胱。水道既清。大腸自固。他藥雖熱。不能分解清濁也。孫氏仁存方 **臟寒泄瀉** 倦怠減食。吳茱萸湯泡過。炒猪臟半條。去脂洗淨。裝滿紮定。文火煮熟。擣丸梧子大。每服五十丸。米飲下。日二服。普濟 **滑痢不止** 方同上 **下痢水泄** 吳茱萸泡炒。黃連炒。各二錢。水煎服。未止再服。聖惠方 **赤白下痢** 和劑局方。戊己丸。治脾胃受溼。下痢腹痛。米穀不化。用吳茱萸。黃連。白芍藥各一兩。同炒爲末。蒸餅丸梧子大。每服二三十丸。米飲下。○百一選方變通丸。治赤白痢日夜無度。及腸風下血。用川黃連二兩。吳茱萸二兩。湯泡七次。同炒香。揀出各自爲末。粟米飯丸梧子大。另收。每服三十丸。赤痢。甘草湯下黃連丸。白痢。乾薑湯下茱萸丸。赤白痢。各用十五丸。米湯下。此乃浙西河山純老以傳蘇韜光者。救人甚效。○鄧筆峯雜興方。二色丸。治痢及水泄腸風。用吳茱萸二兩。黃連二兩。同炒香。各自爲末。以百草霜末二兩。同黃連作丸。以白芍藥末二兩。同茱萸作丸。各用飯丸梧子大。各收。每服五十丸。赤痢。烏梅湯下連霜丸。白痢。米飲下茱芍丸。赤白痢。各半服之。 **赤痢臍痛** 茱萸合黑豆湯吞之。千金方 **腸痔常血** 下部癢痛如蟲咬者。掘地作坑燒赤。以酒沃之。擣茱萸二升入坑。乘熱坐有孔板熏之。冷乃下。不過三四度愈。肘後方 **腹中癥塊** 茱萸三升。擣和酒煮熟。布裹熨癥上。冷更炒熱。更番熨之。癥移走。逐熨之。消乃止。姚僧坦集驗方 **產後盜汗** 嗇嗇惡寒。茱萸一雞子大。酒三升。漬半日。煮服。千金翼 **口瘡口疳** 茱萸末。醋調塗足心。一夕愈。集簡方 **咽喉作痛** 方同上 **牙齒疼痛** 茱萸煎酒含漱之。孟詵本草 **小兒頭瘡** 吳茱萸炒焦。爲末。入水粉少許。猪脂醋調塗之。聖惠方 **小兒瘭瘡** 一名火灼瘡。一名火爛瘡。茱萸煎酒。拭之良。兵部手集 **老小風疹** 方同上 **癰疽發背** 及發乳諸毒。用吳茱萸一升。擣爲末。用苦酒調塗帛上。貼之。外臺秘要 **陰下溼癢** 吳茱萸煎湯。頻洗取效。同上 **骨在肉中** 不出者。咀茱萸封之。骨當腐出。孟詵食療 **魚骨入腹** 刺痛不得出者。吳茱萸水煮一盞。溫服。其骨必軟出。未出再服。同上 **蛇咬毒瘡** 用吳茱萸一兩。爲末。冷水和。作三服。立安。勝金方 **肩疽白禿** 並用吳茱萸鹽淹過。炒研。醋和塗之。活幼口議 **寒熱怪病** 寒熱不止。數日四肢堅如石。擊之似鐘磬聲。日漸瘦惡。用茱萸、木香等分。煎湯飲之愈。夏子益奇疾方

葉〔氣味〕辛苦熱無毒〔主治〕霍亂下氣。止心腹痛冷氣。內外腎釣痛。鹽碾罨之。神驗。乾即易。轉筋者同艾擣。以醋和罨之。大明 治大寒犯腦。頭痛。以酒拌葉。袋盛蒸熟。更互枕熨之。痛止爲度。時珍

枝〔主治〕大小便卒關格不通。取南行枝。如手第二指中節。含之立下。蘇頌。○出姚僧坦集驗方

根及白皮〔氣味〕同葉〔主治〕殺三蟲。本經 蟯蟲。治喉痹欬逆。止洩注。食不消。女子經產餘血。療白癬。別錄 殺牙齒蟲。止痛。藏器 治中惡腹中刺痛。下痢不禁。療漆瘡。

甄權

【附方】舊二新二

寸白蟲 茱萸東北陰細根大如指者。勿洗去土。四寸。切。以水酒各一升漬一宿。平旦分再服。當取蟲下。○千金方

肝勞生蟲 眼中赤脈。吳茱萸根爲末一兩半。粳米半合。雞子白三箇。化蠟一兩半。和丸小豆大。每米湯下三十丸。當取蟲下。

脾勞發熱 有蟲在脾中爲病。令人好嘔者。取東行茱萸根大者一尺。大麻子八升。橘皮二兩。三物㕮咀。以酒一斗。浸一宿。微火薄暖之。絞去滓。平旦空腹服一升。取蟲下。或死或半爛。或下黃汁。凡作藥時。切忌言語。删繁方

腎熱肢腫 拘急。茱萸根一合半。桑白皮三合。酒二升。煑一升。日二服。普濟方

食茱萸

唐本草

【校正】自木部移入此。併入拾遺欓子。

【釋名】**欓**音殺 **藙**音毅 **艾子**圖經 **越椒**博雅 **欓子**拾遺 **辣子**〔弘景曰〕禮記名藙。而俗中呼爲欓子。當是不識藙字也。〔恭曰〕爾雅云。椒欓醜莍。陸機詩疏云。椒欓屬也。並有欓名。陶說誤矣。〔時珍曰〕此即欓子也。蜀人呼爲艾子。楚人呼爲辣子。古人謂之藙及欓子。因其辛辣蜇口慘腹。使人有殺毅黨然之狀。故有諸名。蘇恭謂茱萸之開口者爲食茱萸。孟詵謂茱萸之閉口者爲欓子。馬志謂粒大色黃黑者爲食茱萸。粒緊小色青綠者爲吳茱萸。陳藏器謂吳食二茱萸是一物。入藥以吳地者爲良。不當重出此條。只可言漢與吳。不可言食與不食。時珍竊謂數說皆因茱萸二字相混致誤耳。不知吳茱、食茱乃一類二種。茱萸取吳地者入藥。故名吳茱萸。欓子則形味似茱萸。惟可食用。故名食茱萸也。陳藏器不知食茱萸即欓子。重出欓子一條。正自誤矣。按曹憲博雅云。欓子、越椒、茱萸也。鄭樵通志云。欓子一名食茱萸。以別吳茱萸。禮記三牲用藙。是食茱萸也。二說足正諸人之謬。

【集解】〔藏器曰〕欓子出閩中江東。其木高大似樗。莖間有刺。其子辛辣如椒。南人淹藏作果品。或以寄遠。吳越春秋云。越以甘蜜丸欓報吳增封之禮。則欓之相贈尚矣。〔頌曰〕食茱萸南北皆有之。其木亦甚高大。有長及百尺者。枝莖青黃。上有小白點。葉類油麻。其花黃色。蜀人呼爲艾子。禮記所謂藙者是也。藙、艾聲相近也。宜入食羹中。能發辛香。〔時珍曰〕食茱萸、欓子、辣子。一物也。高木長葉。黃花綠子。叢簇枝上。味辛而苦。土人八月采。搗濾取汁。入石灰攪成。名曰艾油。亦曰辣米油。始辛辣蜇口。入食物中用。周處風土記以椒、欓、薑爲三香。則自古尚之矣。而今貴人罕用之。

實

【氣味】**辛，苦，大熱，無毒。**〔時珍曰〕有小毒。動脾火。病目者忌之。〔頌曰〕發瘡痔浮腫虛恚。〔之才曰〕畏紫石英。

【主治】**功同吳茱萸。力少劣爾。療水氣。用之佳。**蘇恭 **心腹冷氣痛。中惡。除欬逆。去臟腑冷。溫中甚良。**孟詵 **療蠱毒飛尸著喉口者。刺破。以子揩之。令血出。當下涎沫。煑汁服之。去暴冷腹痛。食不消。殺腥物。**藏器 **治冷痢帶下。暖胃燥溼。**時珍

【附方】新二

赤白帶下 欓子、石菖蒲等分。爲末。每旦鹽酒溫服二錢。經驗方

久瀉虛痢 腹痛者。欓子丸治之。欓子、肉豆蔻各一兩。陳米一兩半。以米一分同二味炒黃。爲末。一分生碾爲末。粟米粥丸梧子大。每陳米飲下五十丸。日三服。普濟方

鹽麩子

開寶

【校正】自木部移入此。

【釋名】**五𣙜**音倍 **鹽膚子**綱目 **鹽梅子**同 **鹽梂子**同 **木鹽**

通志 **天鹽** 靈草篇 **叛奴鹽** 拾遺 **酸桶** 拾遺 藏器曰：蜀人謂之酸桶，亦曰酢桶。吳人謂之鹽麩。戎人謂之木鹽。時珍曰：其味酸鹹，故有諸名。山海經云：橐山多構木。郭璞注云：構木出蜀中。七八月吐穗。成時如有鹽粉。可以酢羹。即此也。後人譌為五倍矣。

集解 藏器曰：鹽麩子生吳蜀山谷。樹狀如椿。七月子成穗。粒如小豆。上有鹽似雪。可為羹用。嶺南人取子為末食之。酸鹹止渴。將以防瘴。時珍曰：膚木即構木。東南山原甚多。木狀如椿。其葉兩兩對生。長而有齒。面青背白。有細毛。味酸。正葉之下。節節兩邊。有直葉貼莖。如箭羽狀。五六月開花。青黃色成穗。一枝累累。七月結子。大如細豆而扁。生青。熟微紫色。其核淡綠。狀如腎形。核外薄皮上有薄鹽。小兒食之。滇蜀人采為木鹽。葉上有蟲。結成五倍子。八月取之。詳見蟲部。後魏書云：勿吉國水氣鹹凝。鹽生樹上。即此物也。別有咸平樹。鹹草。酸角。皆其類也。附見于左。

附錄 **咸平樹** 真臘國人不能為酸。但用鹹平樹葉及莢與子為之。**酸角** 雲南臨安諸處有之。狀如豬牙皁莢。浸水和羹。酸美如醋。**鹹草** 扶桑東有女國。產鹹草。葉似邪蒿。而氣香味鹹。彼人食之。

子 **氣味** 酸鹹微寒無毒。鹽霜制汞硫 **主治** 除痰飲瘴瘧。喉中結熱喉痹。止渴。解酒毒黃疸。飛尸蠱毒。天行寒熱咳嗽。變白。生毛髮。去頭上白屑。擣末服之。藏器 生津降火化痰。潤肺滋腎。消毒止痢收汗。治風溼眼病。時珍

發明 時珍曰：鹽麩子氣寒味酸而鹹。陰中之陰也。鹹能耎而潤。故降火化痰消毒。酸能收而澀。故生津潤肺止痢。腎主五液。入肺為痰。入脾為涎。入心為汗。入肝為淚。自入為唾。其本皆水也。鹽麩五倍先走腎肝。有救水之功。所以痰涎盜汗風溼下淚涕唾之證。皆宜用之。

樹白皮 **主治** 破血止血。蠱毒血痢。殺蚘蟲。并煎服之。開寶

根白皮 **主治** 酒疸。擣碎。米泔浸一宿。平旦空腹溫服一二升。開寶 諸骨鯁。以醋煎濃汁時呷之。時珍

發明 時珍曰：按本草集議云：鹽麩子根能軟雞骨。岑公云：有人被雞骨哽。項腫可畏。用此根煎醋。啜至三盌。便吐出也。又彭醫官治骨哽。以此根擣爛。入鹽少許。綿裹。以線繫定。吞之。牽引上下。亦釣出骨也。

醋林子 圖經 **校正** 自外類移入此

釋名 時珍曰：以味得名。

集解 頌曰：醋林子生四川邛州山野林箐中。木高丈餘。枝葉繁茂。三月開白花。四出。九月十月子熟。累累數十枚成朵。生青熟赤。略類櫻桃而蔕短。熟時采之。陰乾。連核用。土人以鹽醋收藏。充果食。其葉味酸。夷獠人采得。入鹽和魚鮓食。云勝用醋也。

實 **氣味** 酸溫無毒 **主治** 久痢不瘥。及痔漏下血。蚘咬心痛。小兒疳蚘。心腹脹滿。黃瘦。下寸白蟲。單擣為末。酒服一錢匕。甚效。鹽醋藏者。食之生津液。醒酒止渴。多食令人口舌粗拆也。蘇頌

茗 唐本草

【校正】自木部移入此

【釋名】苦𣘻搽途二音○唐本　檟爾雅　蔎音設　荈音舛〔頌曰〕郭璞云早采爲茶晚采爲茗一名荈蜀人謂之苦茶陸羽云其名有五一茶二檟三蔎四茗五荈〔時珍曰〕楊慎丹鉛錄云茶即古荼字音途詩云誰謂荼苦其甘如薺是也顔師古云漢時茶陵始轉途音爲宅加切或言六經無茶字未深考耳

【集解】神農食經曰茶茗生益州及山陵道旁凌冬不死三月三日采乾〔恭曰〕茗生山南澤中山谷爾雅云檟苦荼郭璞註云樹小似梔子冬生葉可煮作羹飲〔頌曰〕今閩浙蜀江湖淮南山中皆有之通謂之茶春中始生嫩葉蒸焙去苦水末之乃可飲與古所食殊不同也陸羽茶經云茶者南方嘉木自一尺二尺至數十尺其巴川峽山有兩人合抱者伐而掇之木如瓜蘆葉如梔子花如白薔薇實如栟櫚蒂如丁香根如胡桃其上者生爛石中者生礫壤下者生黄土藝法如種瓜三歲可采陽崖陰林紫者上綠者次筍者上芽者次葉卷者上舒者次在二月三月四月之間茶之筍者生于爛石之間長四五寸若蕨之始抽凌露采之茶之芽者發于叢薄之上有三枝四枝五枝於枝顛采之采得蒸焙封乾有千類萬狀也畧而言之如胡人靴者蹙縮然如犎牛臆者廉襜然出山者輪囷然拂水者涵澹然皆茶之精好者也如竹籜如霜荷皆茶之瘠老者也其別者有名楠芽枸杞芽枇杷芽皆治風疾又有皁莢芽槐芽柳芽乃上春摘其芽和茶作之故今南人輸官茶往往雜以眾葉惟茅蘆竹箬之類不可入自餘山中草木芽葉皆可和合椿柹尤奇眞茶性冷惟雅州蒙山出者溫而主疾毛文錫茶譜云蒙山有五頂上有茶園其中頂曰上清峯昔有僧人病冷且久遇一老父謂曰蒙之中頂茶當以春分之先後多聚人力俟雷發聲併手采擇三日而止若獲一兩以本處水煎服即能祛宿疾二兩當眼前無疾三兩能固肌骨四兩即爲地仙矣其僧如說獲一兩餘服之未盡而疾瘳其四頂茶園采摘不廢惟中峯草木繁密雲霧蔽虧鷙獸時出故人跡不到矣近歲稍貴此品製作亦精于他處〔承曰〕近世蔡襄述閩茶極備惟建州北苑數處產者性味與諸方畧不同今亦獨名蠟茶上供御用碾治作餅日曬得火愈良其他者或爲芽或爲末收貯若微見火便硬不可久收色味俱敗惟鼎州一種芽茶性味畧類建茶今汴中及河北京西等處磨爲末亦冒臘茶者是也〔宗奭曰〕苦茶即今茶也陸羽有茶經丁謂有北苑茶錄毛文錫有茶譜蔡宗顏有茶對皆甚詳然古人謂茶爲雀舌麥顆言其至嫩也又有新芽一發便長寸餘其粗如鍼最爲上品其根幹水土力皆有餘故也雀舌麥顆又在下品前人未知爾〔時珍曰〕茶有野生種生種者用子其子大如指頂正圓黑色其仁入口初甘後苦最戟人喉而閩人以榨油食用二月下種一坎須百顆乃生一株蓋空殼者多故也畏水與日最宜坡地蔭處清明前采者上穀雨前者次之此後皆老茗爾采蒸揉焙脩造皆有法詳見茶譜茶之稅始于唐德宗盛于宋元及于我朝乃與西番互市易馬夫茶一木爾下爲民生日用之資上爲朝廷賦稅之助其利博哉昔賢所稱大約謂唐人尚茶茶品益眾有雅州之蒙頂石花露芽穀芽爲第一建寧之北苑龍鳳團爲上供蜀之茶則有東川之神泉獸目硤州之碧澗明月夔州之眞香邛州之火井思安黔陽之都濡嘉定之峨眉瀘州之納溪玉壘之沙坪楚之茶則有荆州之仙人掌湖南之白露長沙之鐵色蘄州蘄門之團面壽州霍山之黄芽廬州之六安英山武昌之樊山岳州之巴陵辰州之溆浦湖南之寶慶茶陵吳越之茶則有湖州顧渚之紫筍福州之方山之生芽洪州之白露雙井之白毛廬山之雲霧常州之陽羨池州之九華丫山之陽坡袁州之界橋睦州之鳩坑宣州之陽坑金華之舉岩會稽之日鑄皆產茶有名者其他猶多而猥雜更甚按

陶隱居註苦茶云：酉陽、武昌、廬江、晉陵皆有好茗，飲之宜人。凡所飲物，有茗及木葉、天門冬苗、菝葜葉，皆益人，餘物並冷利。又巴東縣有眞茶，火煏作卷結，爲飲亦令人不眠。俗中多煑檀葉及大皁李葉作茶飲，並冷利。南方有瓜蘆木，亦似茗也。今人采槠櫟、山礬、南燭、烏藥諸葉，皆可爲飲，以亂茶云。

葉

氣味 苦、甘，微寒，無毒。〔藏器曰〕寒，苦。久食令人瘦，去人脂，使人不睡。飲之宜熱，冷則聚痰。〔胡洽曰〕與榧同食，令人身重。〔李廷飛曰〕大渴及酒後飲茶，水入腎經，令人腰腳膀胱冷痛，兼患水腫攣痺諸疾。大抵飲茶宜熱宜少，不飲尤佳，空腹最忌之。〔時珍曰〕服威靈仙、土茯苓者忌飲茶。

主治 瘻瘡，利小便，去痰熱，止渴，令人少睡，有力，悅志。〔神農食經〕下氣消食。作飲，加茱萸、葱、薑良。〔蘇恭〕破熱氣，除瘴氣，利大小腸。〔藏器〕清頭目，治中風昏憒，多睡不醒。〔好古〕治傷暑。合醋，治泄痢，甚效。〔陳承〕炒煎飲，治熱毒赤白痢。同芎藭、葱白煎飲，止頭痛。〔吳瑞〕濃煎，吐風熱痰涎。〔時珍〕

發明 〔好古曰〕茗茶氣寒味苦，入手足厥陰經。治陰證湯藥內入此，去格拒之寒，及治伏陽，大意相似。經云：苦以泄之。其體下行，所以能清頭目。〔機曰〕頭目不清，熱熏上也。以苦泄其熱，則上清矣。且茶體輕浮，采摘之時，芽蘖初萌，正得春升之氣。味雖苦而氣則薄，乃陰中之陽，可升可降，利頭目，蓋本諸此。〔汪穎曰〕一人好燒鵞炙煿，日常不缺。人咸防其生癰疽，後卒不病。訪知其人每夜必啜凉茶一盌，乃知茶能解炙煿之毒也。〔楊士瀛曰〕薑茶治痢：薑助陽，茶助陰，並能消暑解酒食毒。且一寒一熱，調平陰陽，不問赤白冷熱，用之皆良。生薑細切，與眞茶等分，新水濃煎服之。蘇東坡以此治文潞公有效。〔時珍曰〕茶苦而寒，陰中之陰，沉也，降也，最能降火。火爲百病，火降則上清矣。然火有五，火有虛實。若少壯胃健之人，心肺脾胃之火多盛，故與茶相宜。溫飲則火因寒氣而下降，熱飲則茶借火氣而升散，又兼解酒食之毒，使人神思闓爽，不昏不睡，此茶之功也。若虛寒及血弱之人，飲之既久，則脾胃惡寒，元氣暗損，土不制水，精血潛虛；成痰飲，成痞脹，成痿痺，成黃瘦，成嘔逆，成洞瀉，成腹痛，成疝瘕，種種內傷，此茶之害也。民生日用，蹈其弊者，往往皆是，而婦嫗受害更多，習俗移人，自不覺爾。況眞茶既少，雜茶更多，其爲患也，又可勝言哉？人有嗜茶成癖者，時時咀啜不止，久而傷營傷精，血不華色，黃瘁痿弱，抱病不悔，尤可嘆惋。晉干寶搜神記載：武官因時病後啜茗一斛二升乃止。纔減升合，便爲不足。有客令更進五升，忽吐一物，狀如牛脾而有口。澆之以茗，盡一斛二升。再澆五升，即溢出矣。人遂謂之斛茗瘕。嗜茶者觀此可以戒矣。陶隱居雜錄言：丹丘子、黃山君服茶輕身換骨，壺公食忌言：苦茶久食羽化者，皆方士謬言誤世者也。按唐補闕母旻茶序云：釋滯消壅，一日之利暫佳；瘠氣侵精，終身之累斯大。獲益則功歸茶力，貽患則不謂茶災。豈非福近易知，禍遠難見乎？又宋學士蘇軾茶說云：除煩去膩，世故不可無茶，然暗中損人不少。空心飲茶入鹽，直入腎經，且冷脾胃，乃引賊入室也。惟飲食後濃茶漱口，既去煩膩，而脾胃不知，且苦能堅齒消蠹，深得飲茶之妙。古人呼茗爲酪奴，亦賤之也。時珍早年氣盛，每飲新茗必至數盌，輕汗發而肌骨清，頗覺痛快。中年胃氣稍損，飲之即覺爲害，不痞悶嘔惡，即腹冷洞泄。故備述諸說，以警同好焉。又濃茶能令人吐，乃酸苦涌泄爲陰之義，非其性能升也。

附方 舊六，新十三。

氣虛頭痛 用上春茶末調成膏，置瓦盞內覆轉，以巴豆四十粒，作二次燒烟熏之，曬乾乳細。每服一字，別入好茶末，食後煎服，立效。醫方大成。

熱毒下

痢〔孟詵曰〕赤白下痢，以好茶一斤，炙擣末，濃煎一二盞服。久患痢者，亦宜服之。○直指用蠟茶，赤痢以蜜水煎服，白痢以連皮自然薑汁同水煎服。二三服即愈。○經驗良方用蠟茶二錢，湯點七分，入麻油一蜆殼和服。須臾腹痛大下即止。一少年用之有效。○一方：蠟茶末，以白梅肉和丸。赤痢甘草湯下，白痢烏梅湯下，各百丸。○一方：建茶合醋煎，熱服，即止。**大便下血**營衛氣虛，或受風邪，或食生冷，或啖炙煿，或飲食過度，積熱腸間，使脾胃受傷，糟粕不聚，大便下利清血，臍腹作痛，裏急後重，及酒毒一切下血，並皆治之。用細茶半斤，碾末，川百藥煎五箇，燒存性，每服二錢，米飲下，日二服。○普濟方 **產後祕塞**以蔥涎調蠟茶末，丸百丸，茶服自通。不可用大黃利藥，利者百無一生。郭稽中婦人方 **久年心痛**十年五年者，煎湖茶以頭醋和勻，服之良。兵部手集 **腰痛難轉**煎茶五合，投醋二合，頓服。孟詵食療 **嗜茶成癖**一人病此。一方士令以新鞋盛茶令滿，任意食盡，再盛一鞋，如此三度，自不喫也。男用女鞋，女用男鞋，用之果愈也。集簡方 **解諸中毒**芽茶、白礬等分，碾末，冷水調下。簡便方 **痘瘡作癢**房中宜燒茶烟恒熏之。**陰囊生瘡**用蠟面茶為末，先以甘草湯洗，後貼之妙。經驗方 **腳椏溼爛**茶葉嚼爛傅之，有效。攝生方 **蠼螋尿瘡**初如糝粟，漸大如豆，更大如火烙漿炮，疼痛至甚者，速以草茶并蠟茶俱可，以生油調傅，藥至痛乃止。勝金方 **風痰顛疾**茶芽、梔子各一兩，煎濃汁一盌服。良久探吐。摘玄方 **霍亂煩悶**茶末一錢煎水，調乾薑末一錢，服之即安。聖濟總錄 **月水不通**茶清一瓶，入沙糖少許，露一夜服。雖三箇月胎亦通。不可輕視。鮑氏 **痰喘欬嗽**不能睡臥。好末茶一兩，白殭蠶一兩，為末，放盌內蓋定，傾沸湯一小盞，臨臥再添湯點服。瑞竹堂方

茶子〔**氣味**〕苦，寒，有毒。〔**主治**〕喘急欬嗽，去痰垢。擣仁洗衣，除油膩。時珍

〔**附方**〕新三。**上氣喘急**時有欬嗽。茶子、百合等分，為末，蜜丸梧子大。每服七丸，新汲水下。聖惠方 **喘嗽齁鮯**不拘大人小兒，用糯米泔少許磨茶子，滴入鼻中，令吸入口服之。口咬竹筒，少頃涎出如線。不過二三次絕根，屢驗。經驗良方 **頭腦鳴響**狀如蟲蛀。名大白蟻。以茶子為末，吹入鼻中，取效。楊拱醫方摘要

皁蘆 拾遺

〔**校正**〕自木部移入此部。

〔**釋名**〕**瓜蘆**弘景 **苦䔲**〔藏器曰〕南越志云：龍川縣有皁蘆，一名瓜蘆，葉似茗，土人謂之過羅，或曰物羅，皆夷語也。

〔**集解**〕〔弘景苦菜註曰〕南方有瓜蘆，亦似茗。若摘取其葉，作屑煮飲，即通夜不睡。煮鹽人惟資此飲，而交廣最所重，客來先設，乃加以香芼之物。〔李珣曰〕按此木即皁蘆也。生南海諸山中。葉似茗而大，味苦澀，出新平縣。南人取作茗飲，極重之。如蜀人飲茶也。〔時珍曰〕皁蘆葉狀如茗，而大如手掌。挼碎泡飲，最苦而色濁，風味比茶不及遠矣。今廣人用之，名曰苦䔲。

葉〔**氣味**〕苦，平，無毒。〔時珍曰〕寒。胃冷者不可用。〔**主治**〕煮飲，止渴明目除煩，令人不睡，消痰利水。藏器 通小腸，治淋，止頭痛煩熱。李珣 噙嚥，清上膈，利咽喉。時珍

本草綱目果部卷三十二終

本草綱目果部目錄第三十三卷

○果之五 蓏類九種

甜瓜嘉祐瓜蒂 西瓜日用 蒲萄本經 蘡薁綱目即野蒲萄

獼猴桃開寶即藤梨 甘蔗別錄 沙餹唐本

石蜜唐本 刺蜜拾遺翻齊附

右附方舊十二新四十

○果之六 水果類六種 附錄二十三種

蓮藕本經 紅白蓮花拾遺 芰實別錄即蔆

芡實本經即雞頭 烏芋別錄即荸薺 慈姑日華

○附錄諸果 綱目二十一種拾遺一種

津符子 必思荅 甘劍子 楊搖子

海梧子 木竹子 櫓罟子 羅晃子

𣗲子 夫編子 白緣子 繫彌子

八面子 黃皮果 四味果 千歲子

侯騷子 酒杯藤子 蕳子 山棗

隈支 靈牀上果子

諸果有毒拾遺

右附方舊十五新六十三

○互考

櫧實 梧桐子 枸杞子 金櫻子

山茱萸 桑椹 木半夏 胡頹子

松花 桂花 櫟實 已上果部

黃精 葳蕤 已上草部 蒲黃

菰首 蒟醬 豆蔻 益智子

使君子 燕覆子 蓬蘽 覆盆子

已上草部

本草綱目果部第三十三卷

果之五 蓏類九種

甜瓜 宋嘉祐

【校正】自菜部移入此。併入本經瓜蒂。

【釋名】甘瓜 唐本 果瓜〔時珍曰〕瓜字篆文，象瓜在鬚蔓間之形。甜瓜之味甜于諸瓜，故獨得甘甜之稱。舊列菜部，誤矣。按王禎云：瓜類不同，其用有二。供果者為果瓜，甜瓜、西瓜是也；供菜者為菜瓜，胡瓜、越瓜是也。在木曰果，在地曰蓏。大曰瓜，小曰瓞。其子曰瓣，其肉曰瓤，其跗曰環，謂脫花處也；其蒂曰疐，謂繫蔓處也。禮記為天子削瓜及瓜祭，皆指果瓜也。本草瓜蒂，亦此瓜之蒂也。

【集解】〔別錄曰〕瓜蒂生嵩高平澤。七月七日采，陰乾。〔頌曰〕瓜蒂即甜瓜蒂也。處處有之，園圃所蒔。有青、白二種，子色皆黃。入藥當用早青瓜蒂為良。〔時珍曰〕甜瓜，北土、中州種蒔甚多。二三月下種，延蔓而生，葉大數寸。五六月花開黃色，六七月瓜熟。其類甚繁：有團有長，有尖有扁。大或徑尺，小或一捻。其稜或有或無，其色或青或綠，或黃斑、糝斑，或白路、黃路。其瓤或白或紅，其子或黃或赤，或白或黑。按王禎農書云：瓜品甚多，不可枚舉。以狀得名，則有龍肝、虎掌、兔頭、狸首、羊髓、蜜筒之稱；以色得名，則有烏瓜、白團、黃㼉、白㼉、小青、大斑之別。然其味不出乎甘香而已。廣志惟以遼東、燉煌、廬江之瓜為勝。然瓜州之大瓜，陽城之御瓜，西蜀之溫瓜，永嘉之寒瓜，未可以優劣論也。甘肅甜瓜，皮、瓤皆甘勝餹蜜，其皮暴乾猶美。浙中一種陰瓜，種于陰處，熟則色黃如金，膚皮稍厚，藏之至春，食之如新。此皆種藝之功，不必拘于土地也。甜瓜子曝裂取仁，可充果食。凡瓜最畏麝氣，觸之甚至一蒂不收。

瓜瓤

【氣味】甘，寒，滑，有小毒。〔大明曰〕無毒。〔思邈曰〕多食發黃疸，令人虛羸多忘，解藥力。病後食多，或反胃。腳氣人食之，患永不除也。〔詵曰〕多食令人陰下溼癢生瘡，動宿冷癥癖，破腹，發虛熱，令人惙惙氣弱，腳手無力。少食則可。龍魚河圖云：凡瓜有兩鼻兩蒂者，殺人。五月瓜沈水者，食之得冷病，終身不瘥。九月被霜者，食之冬病寒熱。與油餅同食，發病。○多食瓜作脹者，食鹽花即化。〔宏景曰〕食瓜多，即入水自漬，便消。〔時珍曰〕張華博物志言：人以冷水漬至膝，可頓啖瓜至數十枚；漬至項，其啖轉多，水皆作瓜氣也。則水浸消瓜，亦物性也。瓜最忌麝與酒，凡食瓜過多，但飲酒及水服麝香，尤勝於食鹽漬水也。

【主治】止渴，除煩熱，利小便，通三焦間壅塞氣，治口鼻瘡。嘉祐。暑月食之，永不中暑。宗奭。

【發明】〔宗奭曰〕甜瓜雖解暑氣，而性冷，消損陽氣，多食未有不下利者。夏月多食，深秋作痢，最為難治。惟以皮蜜浸收之良，皮亦可作羹食。〔宏景曰〕凡瓜皆冷利，早青者尤甚。熟瓜除瓤食之，不害人。〔時珍曰〕瓜性最寒，曝而食之尤冷。故稽聖賦云：瓜寒於曝，油冷於煎。此物性之異也。王冀洛都賦云：瓜則消暑蕩悁，解渴療飢。又奇效良方云：昔有男子病膿血惡痢，痛不可忍。以水浸甜瓜食數枚，即愈。此亦消暑之驗也。

瓜子仁

【脩治】〔斅曰〕凡收得曝乾，杵細，馬尾篩篩過成粉，以紙三重裹，壓去油用。不去油，其力短也。西瓜子仁同。

【氣味】甘，寒，無毒。

【主治】腹內結聚，破潰膿血，最為腸胃脾內壅要藥。別錄。止月經太過，研末去油，水調服。藏器。○炮炙論序曰：血泛經過，飲調瓜子。炒食，補中宜人。孟詵。清肺潤腸，和中止渴。時珍。

【附方】舊一，新二。

口臭 用甜瓜子杵末，蜜和為丸。每旦漱口後含一丸。亦可貼齒。千金方。

腰腿疼痛 甜瓜子三兩，酒浸十日，為末。每服三錢，空心酒下，日三。壽域神方。

腸癰

已成小腹腫痛。小便似淋。或大便難澀。下膿。用甜瓜子一合。當歸炒一兩。蛇退皮一條。㕮咀。每服四錢。水一盞半。煎一盞。食前服。利下惡物爲妙。聖惠

瓜蒂本經上品

【釋名】**瓜丁**千金 **苦丁香**象形

【脩治】斅曰：凡使勿用白瓜蒂。要取青綠色瓜。氣足時其蒂自然落在蔓上。采得繫屋東有風處吹乾用。宗奭曰：此甜瓜蒂也。去瓜皮用蒂。約半寸許。曝極乾。臨時研用。時珍曰：按唐瑤云。甜瓜蒂以團而短瓜團瓜者良。若香甜瓜及長如瓠子者。皆供菜之瓜。其蒂不可用也。

【氣味】**苦，寒，有毒。**大明曰：無毒

【主治】**大水。身面四肢浮腫。下水。殺蠱毒。欬逆上氣。及食諸果。病在胸腹中。皆吐下之。**本經 **去鼻中瘜肉。療黃疸。**別錄 **治腦寒熱齆。眼昏。吐痰。**大明 **吐風熱痰涎。治風眩頭痛。癲癇喉痺。頭目有溼氣。**時珍 **得麝香、細辛。治鼻不聞香臭。**好古

【發明】張機曰：病如桂枝證。頭不痛。項不強。寸脈微浮。胸中痞鞕。氣上衝咽喉不得息者。此爲胸中有寒也。當吐之。太陽中暍。身熱頭痛而脈微弱。此夏月傷冷水。水行皮中也。宜吐之。少陽病頭痛發寒熱。脈緊不大。是膈上有痰也。宜吐之。病胸上諸實。鬱鬱而痛。不能食。欲人按之。而反有濁唾。下利日十餘行。寸口脈微弦者。當吐之。懊憹煩躁不得眠。未經汗下者。謂之實煩。當吐之。宿食在上脘者。當吐之。並宜以瓜蒂散主之。惟諸亡血虛家。不可與瓜蒂散也。成無已曰：高者越之。在上者涌之。故越以瓜蒂香豉之苦。涌以赤小豆之酸。酸苦涌泄爲陰也。杲曰：難經云。上部有脈。下部無脈。其人當吐。不吐者死。此飲食內傷。塡塞胸中。食傷太陰。風木生發之氣。伏于下。宜瓜蒂散吐之。素問所謂木鬱則達之也。吐去上焦有形之物。則木得舒暢。天地交而萬物通矣。若尺脈絕者。不宜用此。恐損眞元。令人胃氣不復也。宗奭曰：此物吐涎甚不損人。全勝石綠、硇砂輩也。震亨曰：瓜蒂性急。能損胃氣。胃弱者宜以他藥代之。病後產後。尤宜深戒。時珍曰：瓜蒂乃陽明經除溼熱之藥。故能引去胸脘痰涎。頭目溼氣。皮膚水氣。黃疸溼熱諸證。凡胃弱人及病後產後用吐藥。皆宜加慎。何獨瓜蒂爲然。

【附方】舊七。新十四。

瓜蒂散治證見上。其方用瓜蒂二錢半。熬黃。赤小豆二錢半。爲末。每用一錢。以香豉一合。熱湯七合。煮糜去滓。和服。少少加之。快吐乃止。仲景傷寒論

太陽中暍身熱頭痛而脈微弱。此夏月傷冷水。水行皮中所致。瓜蒂二七箇。水一升。煮五合。頓服取吐。金匱要畧

風涎暴作氣塞倒仆。用瓜蒂爲末。每用一二錢。膩粉一錢匕。以水半合調灌。良久涎自出。不出。含沙餹一塊。下咽即涎出也。寇氏衍義

諸風諸癇諸風膈痰諸癇涎涌。用瓜蒂炒黃爲末。量人以酸齏水一盞調下取吐。風癇加蠍稍半錢。溼氣腫滿加赤小豆末一錢。有蟲加狗油五七點、雄黃一錢。甚則加芫花半錢。立吐蟲出。東垣活法機要

風癇喉風欬嗽及遍身風疹。急中涎潮等證。不拘大人小兒。此藥不大吐逆。只出涎水。瓜蒂爲末。壯年服一字。老少半字。早晨井華水下。一食頃。含沙餹一塊。良久涎如水出。年深者出墨涎。有塊布水上也。涎盡食粥一兩日。如吐多人困甚。即以麝香泡湯一盞飲之即止。經驗後方

急黃喘息心上堅硬。欲得水喫者。瓜蒂二小合。赤小豆一合。研末。暖漿水五合。服方寸匕。一炊久當吐。不吐再服。吹鼻取水亦可。傷寒類要

遍身如金瓜蒂四十九枚。丁香四十九枚。坩鍋內燒存性。爲末。每用一字。吹鼻取出黃水。亦可揩牙追涎。經驗方

熱病發黃瓜蒂爲末。以大豆許吹鼻中。輕則半日。重則一日。流取黃水乃愈。千金翼

黃疸瘡黃並取瓜蒂、丁香、赤小

豆各七枚，爲末，吹豆許入鼻，少時黃水流出，隔日一用，瘥乃止。孟詵食療

身面浮腫 方同上。

十種蠱氣 苦丁香爲末，棗肉和丸梧子大。每服三十丸，棗湯下，甚效。瑞竹堂方

溼家頭痛 瓜蒂末一字，㗜入鼻中，口含冷水，取出黃水愈。活人書

瘧疾寒熱 瓜蒂二枚，水半盞，浸一宿，頓服取吐愈。千金

發狂欲走 瓜蒂末，井水服一錢，取吐即愈。聖惠方

大便不通 瓜蒂七枚，研末，綿裹塞入下部即通。必效方

鼻中瘜肉 聖惠用陳瓜蒂末吹之，日三次，瘥乃已。○又方：瓜蒂末、白礬末各半錢，綿裹塞之。或以猪脂和挺子塞之，日一換。○又方：青甜瓜蒂二枚，雄黃、麝香半分，爲末。先抓破後貼之，日三次。○湯液用瓜蒂十四箇，丁香一箇，黍米四十九粒，研末。口中含水，㗜鼻，取下乃止。

風熱牙痛 瓜蒂七枚，炒研，麝香少許和之，綿塞咬定，流涎。聖濟總錄

雞屎白秃 甜瓜蔓連蒂不拘多少，以水浸一夜，砂鍋熬取苦汁，去滓再熬，如餳盛收。每剃去痂疕，洗淨，以膏一盞，加半夏末二錢，薑汁一匙，狗膽汁一枚，和勻塗之，不過三上。忌食動風之物。儒門事親

齁喘痰氣 苦丁香三箇，爲末，水調服，吐痰即止。朱氏集驗方

蔓 陰乾

【主治】女人月經斷絕，同使君子各半兩，甘草六錢，爲末，每酒服二錢。

花

【主治】心痛欬逆。別錄

葉

【主治】人無髮，搗汁塗之即生。嘉祐 補中，治小兒疳，及打傷損折，爲末酒服，去瘀血。孟詵

【附方】新一

面上黶子 七月七日午時，取瓜葉七枚，即直入其堂中，向南立，逐枚拭黶，即滅去也。○淮南萬畢術

西瓜 日用

【釋名】寒瓜 見下

【集解】瑞曰：契丹破回紇，始得此種，以牛糞覆而種之。結實如斗大，而圓如瓠，色如青玉，子如金色，或黑麻色。北地多有之。時珍曰：按胡嶠陷虜記言：嶠征回紇，得此種歸，名曰西瓜。則西瓜自五代時始入中國，今則南北皆有，而南方者味稍不及，亦甜瓜之類也。二月下種，蔓生，花葉皆如甜瓜。七八月實熟，有圍及徑尺者，長至二尺者。其稜或有或無，其色或青或綠，其瓤或白或紅，紅者味尤勝。其子或黃或紅，或黑或白，白者味更劣。其味有甘、有淡、有酸，酸者爲下。陶弘景注瓜蒂言永嘉有寒瓜甚大，可藏至春者，即此也。蓋五代之先瓜種已入浙東，但無西瓜之名，未遍中國爾。其瓜子曝裂取仁，生食、炒熟俱佳。皮不堪啖，亦可蜜漬、醬藏。頴曰：一種楊溪瓜，秋生冬熟，形畧長扁而大，瓤色如臙脂，味勝，可留至次年，云是異人所遺之種也。

瓜瓤

【氣味】甘，淡，寒，無毒。瑞曰：有小毒。多食作吐利，胃弱者不可食。同油餅食損脾。時珍曰：按延壽書云：北人禀厚，食之猶慣；南人禀薄，多食易至霍亂冷病，終身也。○又按相感志云：食西瓜後食其子，即不噫瓜氣。以瓜劃破，曝日中，少頃食，即冷如水也。得酒氣、近糯米，即易爛。猫踏之，即易沙。

【主治】消煩止渴，解暑熱。吳瑞 療喉痺。汪頴 寬中下氣，利小水，治血痢，解酒毒。甯原 含汁，治口瘡。震亨

【發明】頴曰：西瓜性寒解熱，有天生白虎湯之號，然亦不宜多食。時珍曰：西瓜、甜瓜皆屬生冷。世俗以爲醍醐灌頂，甘露灑心，取其一時之快，不知其傷脾助溼之害也。真西山衛生歌云：瓜桃生冷

宜少食，免致秋來成瘧痢，是矣。又李廷飛延壽書云：防州太守陳逢原避暑食瓜過多，至秋忽腰腿痛，不能舉動，遇商助教療之乃愈。此皆食瓜之患也，故集書于此，以爲鑒戒云。又洪忠宣松漠紀聞言：有人苦目病，或令以西瓜切片暴乾，日日服之，遂愈。由其性冷降火故也。

皮

氣味 甘，涼，無毒。**主治** 口舌脣內生瘡，燒研噙之。震亨

附方 新二。**閃挫腰痛**：西瓜青皮，陰乾爲末，鹽酒調服三錢。攝生眾妙方 **食瓜過傷**：瓜皮煎湯解之。諸瓜皆同。事林廣記

瓜子仁

氣味 甘，寒，無毒。**主治** 與甜瓜仁同。時珍

葡萄 本經上品

釋名 蒲桃古字 草龍珠 時珍曰：葡萄，漢書作蒲桃，可以造酒，人酺飲之，則醄然而醉，故有是名。其圓者名草龍珠，長者名馬乳葡萄，白者名水晶葡萄，黑者名紫葡萄。漢書言張騫使西域還，始得此種。而神農本草已有葡萄，則漢前隴西舊有，但未入關耳。

集解 別錄曰：葡萄生隴西、五原、燉煌山谷。弘景曰：魏國使人多賫來，南方狀如五味子而甘美，可作酒，云用藤汁殊美。北人多肥健耐寒，蓋食斯乎？不植淮南，亦如枳之變于河北也。人說即是此間蘡薁，恐亦如枳之與橘耶？恭曰：蘡薁即山葡萄，苗葉相似，亦堪作酒。葡萄取子汁釀酒，陶云用藤汁，謬矣。頌曰：今河東及近汴州郡皆有之。苗作藤蔓而極長大，盛者一二本綿被山谷間。花極細而黃白色。其實有紫、白二色，有圓如珠者，有長如馬乳者，有無核者，皆七月、八月熟，取汁可釀酒。按史記云：大宛以葡萄釀酒，富人藏酒萬餘石，久者十數年不敗。張騫使西域，得其種還，中國始有。蓋北果之最珍者。今太原尚作此酒寄遠也。其根莖中空相通，暮溉其根，而晨朝水浸子中矣，故俗呼其苗爲木通，以利小腸。江東出一種，實細而酸，名蘡薁子。宗奭曰：段成式云：葡萄有黃、白、黑三種。唐書言波斯所出者，大如雞卵。此物最難乾，不乾不可收。不問土地，但收皆可釀酒。時珍曰：葡萄折藤壓之最易生。春月萌苞生葉，頗似栝樓葉而有五尖。生鬚延蔓，引數十丈。三月開小花成穗，黃白色。乃連着實，星編珠聚，七八月熟，有紫、白二色。西人及太原、平陽皆作葡萄乾，貨之四方。蜀中有綠葡萄，熟時色綠。雲南所出者，大如棗，味尤長。西邊有瑣瑣葡萄，大如五味子而無核。按物類相感志云：甘草作釘，針葡萄，立死。以麝香入葡萄皮內，則葡萄盡作香氣。其愛憎異于他草如此。又言其藤穿過棗樹，則實味更美也。三元延壽書言：葡萄架下不可飲酒，恐蟲屎傷人。

實

氣味 甘，平，濇，無毒。詵曰：甘、酸，溫。多食，令人卒煩悶眼暗。**主治** 筋骨溼痹，益氣倍力強志，令人肥健，耐飢忍風寒。久食輕身不老延年。可作酒。本經 逐水，利小便。別錄 除腸間水，調中治淋。甄權 時氣痘瘡不出，食之，或研酒飲，甚效。蘇頌

發明 頌曰：按魏文帝詔羣臣曰：蒲桃當夏末涉秋，尚有餘暑，醉酒病酲，掩露而食，甘而不飴，酸而不酢，冷而不寒，味長汁多，除煩解渴。又釀爲酒，甘于麴蘖，善醉而易醒。他方之果，寧有匹之者乎？震亨曰：葡萄屬土，有水與木火。東南人食之多病熱，西北人食之無恙。蓋能下走滲道，西北人稟氣厚，故耳。

附方 新三。**除煩止渴**：生葡萄搗濾取汁，以瓦器熬稠，入熟蜜少許，同收。點湯飲甚良。

○居家必用熱淋澀痛葡萄擣取自然汁、生藕擣取自然汁、生地黄擣取自然汁、白沙蜜各五合。每服一盞，石器温服。聖惠方　胎上衝心葡萄煎湯飲之，即下。聖惠方

根及藤葉【氣味】同實。【主治】煮濃汁細飲，止嘔噦及霍亂後惡心，孕婦子上衝心，飲之即下，胎安。孟詵　治胎腳肢腿痛，煎湯淋洗之良。又飲其汁，利小便，通小腸，消腫滿。時珍

【附方】新一。水腫葡萄嫩心十四箇，螻蛄七箇去頭尾，同研，露七日，曝乾爲末。每服半錢，淡酒調下。暑月尤佳。潔古保命集

蘡薁

音嬰郁。○綱目

【校正】原附葡萄下，今分出。

【釋名】燕薁毛詩　嬰舌廣雅　山葡萄唐注　野葡萄俗名　藤名木龍時珍曰：名義未詳。

【集解】恭曰：蘡薁蔓生，苗葉與葡萄相似而小，亦有莖大如盌者。冬月惟葉凋而藤不死。藤汁味甘，子味甘酸，即千歲虆也。頌曰：蘡薁子生江東，實似葡萄，小而味酸，亦堪爲酒。時珍曰：蘡薁野生林墅間，亦可插植。蔓、葉、花、實與葡萄無異。其實小而圓，色不甚紫也。詩云：六月食薁。即此。其莖吹之，氣出有汁，如通草也。

【正誤】藏器曰：蘇恭注千歲虆即是蘡薁，妄言也。千歲虆藤如葛，而葉背白，子赤可食。蘡薁藤斫斷通氣，更無甘汁。詳見草部千歲虆下。時珍曰：蘇恭所說蘡薁形狀甚是，但以爲千歲虆則非矣。

實【氣味】甘酸，平，無毒。【主治】止渴，悅色益氣。蘇恭

藤【氣味】甘，平，無毒。【主治】噦逆，傷寒後嘔噦，擣汁飲之良。蘇恭　止渴，利小便。時珍

【附方】新三。嘔啘厥逆蘡薁藤煎汁呷之。肘後方　目中障翳蘡薁藤以水浸過，吹氣取汁，滴入目中，去熱翳赤白障。拾遺本草　五淋血淋木龍湯：用木龍即野葡萄籐也、竹園荽、淡竹葉、麥虋冬連根苗、紅棗肉、燈心草、烏梅、當歸各等分，煎湯代茶飲。百一選

根【氣味】同藤。【主治】下焦熱痛淋閟，消腫毒。時珍

【附方】新四。男婦熱淋野葡萄根七錢，葛根三錢，水一鍾，煎七分，入童子小便三分，空心温服。乾坤秘韞　女人腹痛方同上。一切腫毒赤龍散：用野葡萄根，曬研爲末，水調塗之，即消也。儒門事親方　赤遊風腫忽然腫癢，不治則殺人。用野葡萄根擣如泥，塗之即消。通變要法

獼猴桃

宋開寶

【釋名】獼猴梨開寶　藤梨同上　陽桃日用　木子時珍曰：其形如梨，其色如桃，而獼猴喜食，故有諸名。閩人呼爲陽桃。

【集解】志曰：生山谷中。藤著樹生，葉圓有毛。其實形似雞卵大，其皮褐色，經霜始甘美可食。皮堪作紙。宗奭曰：今陝西永興軍南山甚多。枝條柔弱，高二三丈，多附木而生。其子十月爛熟，色淡綠。生則極酸。子繁細，其色如芥子。淺山傍道則有子者，深山則多爲猴所食矣。

實【氣味】酸甘，寒，無毒。藏器曰：鹹酸，無毒。多食冷脾胃，動洩澼。宗奭曰：有實熱者宜食之。太過則令人臟寒作洩。【主治】止暴渴，解煩熱，壓丹石，下淋

石熱壅。開寶。○詵曰：並宜取甄和蜜作煎食。調中下氣，主骨節風癱緩不隨，長年白髮，野雞內痔病。藏器

藤中汁【氣味】甘滑寒無毒。【主治】反胃，和生薑汁服之。又下石淋。藏器

枝葉【主治】殺蟲。煑汁飼狗，療瘑疥。開寶

甘蔗 音柘。○別錄中品

【釋名】竿蔗草木狀　藷音遮。○【時珍曰】按野史云：呂惠卿言：凡草皆正生嫡出，惟蔗側種，根上庶出，故字從庶也。嵇含作竿蔗，謂其莖如竹竿也。離騷、漢書皆作柘字，通用也。藷字出許慎說文，蓋蔗音之轉也。

【集解】【弘景曰】蔗出江東爲勝，廬陵亦有好者。廣州一種，數年生，皆大如竹，長丈餘，取汁爲沙餹，甚益人。又有荻蔗，節疏而細，亦可噉也。【頌曰】今江浙閩廣湖南蜀川所生，大者亦高丈許。其葉似荻，有二種：荻蔗，莖細短而節疏，但堪生噉，亦可煎稀餹；竹蔗，莖粗而長，可笮汁爲沙餹。泉、福、吉、廣諸州多作之。鍊沙餹和牛乳爲乳餹，惟蜀川作之。南人販至北地者，荻蔗多而竹蔗少也。【詵曰】蔗有赤色者，名崑崙蔗；白色者，名荻蔗。竹蔗以蜀及嶺南者爲勝，江東雖有而劣于蜀產。會稽所作乳餹，殆勝于蜀。【時珍曰】蔗皆畦種，叢生，最困地力。莖似竹而內實，大者圍數寸，長六七尺，根下節密，以漸而疏。抽葉如蘆葉而大，長三四尺，扶疎四垂。八九月收莖，可留過春，充果食。按王灼餹霜譜云：蔗有四色：曰杜蔗，即竹蔗也，綠嫩薄皮，味極醕厚，專用作霜；曰西蔗，作霜色淺；曰艻蔗，亦名蠟蔗，即荻蔗也，亦可作沙餹；曰紅蔗，亦名紫蔗，即崑崙蔗也，止可生啖，不堪作餹。凡蔗榨漿飲固佳，又不若咀嚼之味雋永也。

蔗【氣味】甘平濇無毒。【大明曰】冷。【詵曰】共酒食發痰。【瑞曰】多食發虛熱，動衄血。○相感志云：同榧子食，則渣軟。【主治】下氣和中，助脾氣，利大腸。別錄

利大小腸，消痰止渴，除心胸煩熱，解酒毒。大明

止嘔噦反胃，寬胸膈。時珍

【發明】【時珍曰】蔗，脾之果也。其漿甘寒，能瀉火熱，素問所謂甘溫除大熱之意。煎鍊成餹，則甘溫而助溼熱，所謂積溫成熱也。蔗漿消渴解酒，自古稱之。故漢書郊祀歌云：百味旨酒布蘭生，泰尊柘漿析朝酲。唐王維櫻桃詩云：飽食不須愁內熱，大官還有蔗漿寒。是矣。而孟詵乃謂共酒食發痰者，豈不知其有解酒除熱之功耶？日華子大明又謂沙餹能解酒毒，則不知既經煎鍊，便能助酒爲熱，與生漿之性異矣。按晁氏客話云：甘草遇火則熱，麻油遇火則冷，甘蔗煎飴則熱，水成湯則冷。此物性之異，醫者可不知乎？又野史云：盧絳中病痁疾疲瘵，忽夢白衣婦人云：食蔗可愈。及旦買蔗數挺食之，翌日疾愈。此亦助脾和中之驗歟。

【附方】舊三，新五。

發熱口乾　小便赤澀。取甘蔗去皮，嚼汁嚥之。飲漿亦可。外臺秘要

痰喘氣急　方見山藥。

反胃吐食　朝食暮吐，暮食朝吐，旋旋吐者。用甘蔗汁七升，生薑汁一升，和勻，日日細呷之。梅師方

乾嘔不息　蔗汁溫服半升，日三次。入薑汁更佳。肘後方

痁瘧疲瘵　前見。

眼暴赤腫　磣澀疼痛。甘蔗汁二合，黃連半兩，入銅器內慢火養濃，去滓，點之。普濟

虛熱欬嗽　口乾涕唾。用甘蔗汁一升半，青粱米四合，煑粥，日食二次，極潤心肺。董氏方

小兒口疳　蔗皮燒研摻之。簡便方

滓。【主治】燒存性，研末，烏桕油調，塗小兒頭瘡白禿。頻塗取瘥。燒烟勿令入人目，能使暗明。時珍

沙餹 唐本草

【集解】恭曰：沙餹生蜀地，西戎、江東並有之。笮甘蔗汁煎成紫色。瑞曰：稀者爲蔗餹，乾者爲沙餹，毬者爲毬餹，餅者爲餹餅。沙餹中凝結如石，破之如沙，透明白者，爲餹霜。時珍曰：此紫沙餹也。法出西域，唐太宗始遣人傳其法入中國。以蔗汁過樟木槽，取而煎成。清者爲蔗餹，凝結有沙者爲沙餹。漆甕造成，如石、如霜、如冰者，爲石蜜、爲餹霜、爲冰餹也。紫餹亦可煎化，印成鳥獸果物之狀，以充席獻。今之貨者，又多雜以米餳諸物，不可不知。

【氣味】甘，寒，無毒。恭曰：冷利過于石蜜。詵曰：性溫不冷。多食令人心痛，生長蟲，消肌肉，損齒發疳䘌。與鯽魚同食，成疳蟲；與葵同食，生流澼；與筍同食，不消成癥，身重不能行。

【主治】心腹熱脹，口乾渴。唐本　潤心肺大小腸熱，解酒毒。臘月瓶封窖糞坑中，患天行熱狂者，絞汁服，甚良。大明　和中助脾，緩肝氣。時珍

【發明】宗奭曰：蔗汁清，故費煎鍊致紫黑色。今醫家治暴熱，多用爲先導，兼啖駝馬解熱。小兒多食則損齒生蟲者，土制水，倮蟲屬土，得甘即生也。震亨曰：餹生胃火，乃溼土生熱，故能損齒生蟲，與食棗病䘌同意，非土制水也。時珍曰：沙餹性溫，殊於蔗漿，故不宜多食。與魚筍之類同食，皆不益人。今人每用爲調和，徒取其適口，而不知陰受其害也。但其性能和脾緩肝，故治脾胃及瀉肝藥用爲先導。本草言其性寒，蘇恭謂其冷利，皆昧此理。

【附方】舊一，新五。**下痢禁口**：沙餹半斤，烏梅一箇，水二盌，煎一盌，時時飲之。摘玄方　**腹中緊脹**：沙餹以酒三升，煑服之，不過再服。子母秘錄　**痘不落痂**：沙餹調新汲水一盃服之，白湯調亦可。日二服。劉提點方　**虎傷人瘡**：水化沙餹一盌服，並塗之。摘玄方　**上氣喘嗽**，煩熱，食即吐逆：用沙餹、薑汁等分，相和，慢煎二十沸，每嚥半匙，取效。**食韭口臭**：沙餹解之。摘要方

石蜜 唐本草

【釋名】白沙餹。恭曰：石蜜即乳餹也，與蟲部石蜜同名。時珍曰：按萬震涼州異物志云：石蜜非石類，假石之名也。實乃甘蔗汁煎而曝之，則凝如石而體甚輕，故謂之石蜜也。

【集解】志約曰：石蜜出益州及西戎，煎鍊沙餹爲之，可作餅塊，黃白色。恭曰：石蜜用水、牛乳、米粉和煎成塊，作餅堅重。西戎來者佳，江左亦有，殆勝于蜀。詵曰：自蜀中、波斯來者良。東吳亦有，不及兩處者。皆煎蔗汁、牛乳，則易細白耳。宗奭曰：石蜜，川浙者最佳，其味厚，他處皆次之。煎鍊以型象物，達京師。至夏月及久陰雨，多自消化。土人先以竹葉及紙裹包，外用石灰埋之，不得見風，遂可免。今人謂之乳餹。其作餅黃白色者，謂之捻餹，易消化，入藥至少。時珍曰：石蜜即白沙餹也。凝結作餅塊如石者爲石蜜，輕白如霜者爲餹霜，堅白如冰者爲冰餹，皆一物有精粗之異也。以白餹煎化，模印成人物獅象之形者，爲饗餹，後漢書注所謂猊餹是也。以石蜜和諸果仁，及橙橘皮、縮砂、薄荷之類，作成餅塊者，爲餹纏。以石蜜和牛乳、酥酪作成餅塊者，爲乳餹。皆一物數變也。唐本草明言石蜜煎沙餹爲之，而諸注皆以乳餹即爲石蜜，殊欠分明。按王灼餹霜譜云：古者惟飲蔗漿，其後煎爲蔗餳，又曝爲石蜜，唐初以蔗爲酒，而餹霜則自大歷間有鄒和尚者，來住蜀之遂甯繖山，始傳造法。故甘蔗

所在植之。獨有福建、四明、番禺、廣漢、遂甯有冰餹，他處皆顆碎，色淺味薄。惟竹蔗綠嫩味厚，作霜最佳，西蔗次之。凡霜一甕，其中品色亦自不同。惟疊如假山者爲上，團枝次之，甕鑑次之，小顆塊又次之，沙脚爲下。紫色及如水晶色者爲上，深琥珀色次之，淺黃又次之，淺白爲下。

【氣味】甘，寒，冷利，無毒。

【主治】心腹熱脹，口乾渴。唐本　治目中熱膜，明目。和棗肉、巨勝末爲丸噙之，潤肺氣，助五臟，生津。孟詵　潤心肺燥熱，治嗽消痰，解酒和中，助脾氣，緩肝氣。時珍

【發明】震亨曰：石蜜甘，喜入脾，食多則害必生于脾。西北地高多燥，得之有益；東北地下多溼，得之未有不病者，亦兼氣之厚薄不同耳。時珍曰：石蜜、餹霜、冰餹，比之紫沙餹，性稍平，功用相同，入藥勝之。然不冷利，若久食則助熱，損齒生蟲之害同也。

刺蜜 拾遺

【校正】自草部移入此。

【釋名】草蜜 拾遺　給敦羅

【集解】藏器曰：交河沙中有草，頭上有毛，毛中生蜜。胡人名爲給敦羅。時珍曰：按李延壽北史云：高昌有草名羊刺，其上生蜜，味甚甘美。又梁四公子記云：高昌貢刺蜜。杰公云：南平城羊刺無葉，其蜜色白而味甘；鹽城羊刺葉大，其蜜色青而味薄也。高昌即交河，在西番，今爲火州。又段成式酉陽雜俎云：北天竺國有蜜草，蔓生大葉，秋冬不死，因受霜露，遂成蜜也。又大明一統志云：西番撒馬兒罕地有小草叢生，葉細如藍，秋露凝其上，味甘如蜜，可熬爲餳，土人呼爲達卽古賓，蓋甘露也。按此二說，皆草蜜也，但不知其草卽羊刺否也。又有䤋齊樹亦出蜜，云可入藥，而不得其詳，今附于左。

【附錄】䤋齊 音別。○按段成式云：䤋齊出波斯國，拂林國亦有之，名頂敦梨佗。頂音奪。樹長丈餘，皮色青薄光淨。葉似阿魏，生于枝端，一枝三葉。八月伐之，臘月更抽新條。七月斷其枝，有黃汁如蜜，微香，可以入藥療病也。

【氣味】甘，平，無毒。

【主治】骨蒸發熱痰嗽，暴痢下血，開胃止渴除煩。藏器

○果之六　水果類六種

蓮藕 本經上品

【釋名】其根藕 爾雅　其實蓮 同上　其莖葉荷

【韓保昇曰】藕生水中，其葉名荷。按爾雅云：荷，芙蕖。其莖茄，其葉蕸，其本蔤，其華菡萏，其實蓮，其根藕，其中的，的中薏。邢昺注云：芙蕖總名也，別名芙蓉，江東人呼爲荷。菡萏，蓮花也。的，蓮實也。薏，的中青心也。郭璞注云：蔤乃莖下白蒻在泥中者。蓮乃房也。的乃子也。薏乃中心苦薏也。江東人呼荷花爲芙蓉，北人以藕爲荷，亦以蓮爲荷，蜀人以藕爲茄，此皆習俗傳誤也。陸機詩疏云：其莖爲荷，其花未發爲菡萏，已發爲芙蕖。其實蓮，蓮之皮青裏白。其子的，的之殼青肉白。的內青心二三分，爲苦薏也。時珍曰：爾雅以荷爲根名，韓氏以荷爲葉名，陸機以荷爲莖名。按莖乃負葉者也，有負荷之義，當從陸說。蔤乃嫩蒻，如竹之行鞭者。節生二莖：一爲葉，一爲花，盡處乃生藕，爲花、葉、根、實之本。顯仁藏用，功成不居，可謂退藏于密矣，故謂之蔤。花葉常偶生，不偶不生，故根曰藕。或云藕善耕泥，故字從耦，耦者耕也。茄音加，加于蔤上也。蕸音遐，遠于密也。菡萏，函合未發之意。芙蓉，敷布容豔之意。蓮者連也，花實相連而出也。菂者的也，子在房中，點點如的也。的乃凡物點注之名。薏猶意也，含苦在內也。古詩云：食子心無棄，苦心

生意存。是矣。

【集解】〔別錄曰〕藕實莖生汝南池澤。八月采。〔當之曰〕所在池澤皆有。豫章汝南者良。苗高五六尺。葉團青，大如扇。其花赤。子黑如羊矢。〔時珍曰〕蓮藕，荆揚豫益諸處湖澤陂池皆有之。以蓮子種者生遲，藕芽種者最易發。其芽穿泥成白蒻，即蔤也。長者至丈餘，五六月嫩時，沒水取之，可作蔬茹，俗呼藕絲菜。節生二莖：一爲藕荷，其葉貼水，其下旁行生藕也；一爲芰荷，其葉出水，其旁莖生花也。其葉清明後生。六七月開花，花有紅、白、粉紅三色。花心有黄鬚，蕊長寸餘，鬚内即蓮也。花褪連房成菂，菂在房如蜂子在窠之狀。六七月采嫩者，生食脆美。至秋房枯子黑，其堅如石，謂之石蓮子。八九月收之，斫去黑殼，貨之四方，謂之蓮肉。冬月至春掘藕食之，藕白有孔有絲，大者如肱臂，長六七尺，凡五六節。大抵野生及紅花者，蓮多藕劣；種植及白花者，蓮少藕佳也。其花白者香，紅者艷，千葉者不結實。別有合歡並頭者，有夜舒荷，夜布晝卷，睡蓮花夜入水，金蓮花黄，碧蓮花碧，繡蓮花如繡，皆是異種，故不述。相感志云：荷梗塞穴鼠自去，煎湯洗鑞垢自新，物性然也。

蓮實【釋名】**藕實**本經　**的**爾雅　**薂**音吸，同上　**石蓮子**別錄　**水芝**本經　**澤芝**古今注

【修治】〔弘景曰〕藕實即蓮子。八九月采黑堅如石者，乾擣破之。〔頌曰〕其菂至秋黑而沉水，爲石蓮子。可磨爲飯食。〔時珍曰〕石蓮剁去黑殼，謂之蓮肉。以水浸去赤皮青心，生食甚佳。入藥須蒸熟去心，或曬或焙乾用。亦有每一斤用豶豬肚一箇盛貯，煮熟擣焙用者。今藥肆一種石蓮子，狀如土石而味苦，不知何物也。

【氣味】**甘，平，濇，無毒。**〔別錄曰〕寒。〔大明曰〕蓮子、石蓮性俱溫。〔時珍曰〕嫩菂性平，石蓮性溫。得茯苓、山藥、白朮、枸杞子良。〔詵曰〕生食過多，微動冷氣脹人。蒸食甚良。大便燥濇者不可食。

【主治】**補中養神，益氣力，除百疾。久服輕身耐老，不饑延年。**本經　**主五臟不足，傷中，益十二經脈血氣。**孟詵　**止渴去熱，安心止痢，治腰痛及泄精。多食令人歡喜。**大明　**交心腎，厚腸胃，固精氣，強筋骨，補虛損，利耳目，除寒濕，止脾泄久痢，赤白濁，女人帶下崩中諸血病。**時珍　**擣碎和米作粥飯食，輕身益氣，令人強健。**蘇頌出詩疏　**安靖上下君相火邪。**嘉謨

【發明】〔時珍曰〕蓮產于淤泥，而不爲泥染；居于水中，而不爲水沒。根莖花實，凡品難同；清淨濟用，羣美兼得。自蒻蔤而節節生莖，生葉，生花，生藕；由菡萏而生蕊，生蓮，生菂，生薏。其蓮菂則始而黄，黄而青，青而綠，綠而黑，中含白肉，内隱青心。石蓮堅剛，可歷永久。薏藏生意，藕復萌芽，展轉生生，造化不息。故釋氏用爲引譬，妙理具存；醫家取爲服食，百病可却。蓋蓮之味甘，氣溫而性嗇，稟清芳之氣，得稼穡之味，乃脾之果也。脾者黄宫，所以交媾水火，會合木金者也。土爲元氣之母，母氣既和，津液相成，神乃自生，久視耐老，此其權輿也。昔人治心腎不交，勞傷白濁，有清心蓮子飲；補心腎，益精血，有瑞蓮丸，皆得此理。〔藏器曰〕經秋正黑，石蓮子入水必沉，惟煎鹽鹵能浮之。此物居山海間，經百年不壞，人得食之，令髮黑不老。〔詵曰〕諸鳥猿猴取得不食，藏之石室内，人得三百年者，食之永不老也。又雁食之，糞于田野山巖之中，不逢陰雨，經久不壞，人得之，每旦空腹食十枚，身輕能登高涉遠也。

【附方】舊四，新十。

服食不饑　〔詵曰〕石蓮肉蒸熟去心，爲末，煉蜜丸梧子大。日服三十丸。此仙家方也。

清心寧神　〔宗奭曰〕用蓮蓬中乾石蓮子肉，於砂盆中擦去赤皮，留心，同爲

末。入龍腦。點湯服之。補中強志益耳目聰明。用蓮實半兩。去皮心。研末。水煑熟。以粳米三合。作粥。入末。攪勻食。聖惠方

補虛益損水芝丹。用蓮實半升。酒浸二宿。以牙豬肚一箇。洗淨。入蓮在內。縫定。煑熟。取出曬乾爲末。酒煑米糊丸梧子大。每服五十丸。食前溫酒送下。醫學發明

小便頻數下焦眞氣虛弱者。用上方。醋塗丸。服。

白濁遺精石蓮肉、龍骨、益智仁等分。爲末。每服二錢。空心米飲下。○普濟用蓮肉、白茯苓等分。爲末。白湯調服。

心虛赤濁蓮子六一湯。用石蓮肉六兩。炙甘草一兩。爲末。每服一錢。燈心湯下。直指方

久痢禁口石蓮肉炒爲末。每服二錢。陳倉米調下。便覺思食。甚妙。加入香連丸。尤妙。丹溪心法

脾泄腸滑方同上。

噦逆不止石蓮肉六枚。炒赤黃色。研末。冷熟水半盞和服。便止。蘇頌圖經

產後欬逆嘔吐。心忡目運。用石蓮子兩半。白茯苓一兩。丁香五錢。爲末。每米飲服二錢。良方補遺

眼赤作痛蓮實去皮研末。一盞。粳米半升。以水煑粥常食。普濟方

小兒熱渴蓮實二十枚。炒。浮萍二錢半。生薑少許。水煎。分三服。聖濟總錄

反胃吐食石蓮肉爲末。入少肉豆蔻末。米湯調服之。直指方

藕

【氣味】甘平無毒。大明曰：溫。時珍曰：相感志云：藕以鹽水共食。則不損口。同油煠麪米果食。則無渣。煑忌鐵器。

【主治】熱渴。散留血。生肌。久服令人心懽。別錄　止怒止洩。消食解酒毒。及病後乾渴。藏器　搗汁服。止悶除煩開胃。治霍亂。破產後血悶。搗膏署金瘡并傷折。止暴痛。蒸煑食之。大能開胃。大明　生食治霍亂後虛渴。蒸食甚補五臟。實下焦。同蜜食。令人腹臟肥。不生諸蟲。亦可休糧。孟詵　汁解射罔毒蟹毒。徐之才　擣浸澄粉服食。輕身益年。臞仙

【發明】弘景曰：根入神仙家。宋時太官作血衉。音勘。庖人削藕皮誤落血中。遂散渙不凝。故醫家用以破血多效也。衉者。血羹也。詵曰：產後忌生冷物。獨藕不同生冷者。爲能破血也。時珍曰：白花藕大而孔扁者。生食味甘。煑食不美。紅花及野藕。生食味澀。煑蒸則佳。夫藕生于卑污。而潔白自若。質柔而穿堅。居下而有節。孔竅玲瓏。絲綸內隱。生于嫩蒻。而發爲莖葉花實。又復生芽。以續生生之脈。四時可食。令人心懽。可謂靈根矣。故其所主者。皆心脾血分之疾。與蓮之功稍不同云。

【附方】舊四，新六。

時氣煩渴生藕汁一盞。生蜜一合。和勻細服。聖惠

傷寒口乾生藕汁、生地黃汁、童子小便各半盞。煎溫服之。龐安時傷寒論

霍亂煩渴藕汁一鍾。薑汁半鍾。和勻飲。聖濟總錄

霍亂吐利生藕搗汁服。聖惠

上焦痰熱藕汁、梨汁各半盞。和服。簡便

產後悶亂血氣上衝。口乾腹痛。梅師方用生藕汁三升。飲之。○龐安時用藕汁、生地黃汁、童子小便等分。煎服。

小便熱淋生藕汁、生地黃汁、蒲萄汁各等分。每服半盞。入蜜溫服。

墜馬血瘀積在胸腹。唾血無數者。乾藕根爲末。酒服方寸匕。日二次。千金方

食蟹中毒生藕汁飲之。聖惠

凍脚裂坼蒸熟藕。搗爛塗之。

塵芒入目大藕洗搗。綿裹滴汁入目中。即出也。普濟方

藕蔤

【釋名】藕絲菜。五六月嫩時。采爲蔬茹。老則爲藕稍。味不堪矣。

【氣味】甘平無毒。

【主治】生食主霍亂後虛渴煩悶。不能食。解酒食毒。蘇頌　功與藕同。時珍　解煩毒。下瘀血。汪穎

藕節【氣味】澀，平，無毒。大明曰：冷。伏硫黃。【主治】搗汁飲，主吐血不止，及口鼻出血。甄權 消瘀血，解熱毒。產後血悶，和地黃研汁，入熱酒、小便飲。大明 能止欬血唾血，血淋溺血，下血，血痢，血崩。時珍

【發明】時珍曰：一男子病血淋，痛脹祈死。予以藕汁調髮灰，每服二錢，服三日而血止痛除。按趙溍養疴漫筆云：宋孝宗患痢，衆醫不效。高宗偶見一小藥肆，召而問之。其人問得病之由，乃食湖蟹所致。遂診脈，曰：此冷痢也。乃用新采藕節搗爛，熱酒調下，數服即愈。高宗大喜，就以搗藥金杵臼賜之。人遂稱爲金杵臼嚴防禦家，可謂不世之遇也。大抵藕能消瘀血，解熱開胃，而又解蟹毒故也。

【附方】新五 鼻衄不止：藕節搗汁飲，并滴鼻中。卒暴吐血：雙荷散：用藕節、荷蒂各七箇，以蜜少許搗爛，用水二鍾，煎八分，去滓溫服。或爲末丸服亦可。聖惠 大便下血：藕節曬乾研末，人參、白蜜煎湯調服二錢，日二服。全幼心鑑 遺精白濁：心虛不寧。金鎖玉關丸：用藕節、蓮花鬚、蓮子肉、芡實肉、山藥、白茯苓、白茯神各二兩，爲末，用金櫻子二斤搥碎，以水一斗，熬八分，去滓，再熬成膏，入少麪和藥，丸梧子大，每服七十丸，米飲下。鼻淵腦瀉：藕節、芎藭焙研爲末，每服二錢，米飲下。普濟

蓮薏 即蓮子中青心也。【釋名】苦薏【氣味】苦，寒，無毒。藏器曰：食蓮子不去心，令人作吐。【主治】血渴，產後渴，生研末，米飲服二錢，立愈。士良 止霍亂。大明 清心去熱。時珍○出統志

【附方】新二 勞心吐血：蓮子心七箇，糯米二十一粒，爲末，酒服。此臨安張上舍方也。是齋百一方 小便遺精：蓮子心一撮，爲末，入辰砂一分，每服一錢，白湯下，日二。醫林集要

蓮蕊鬚【釋名】佛座鬚。花開時采取，陰乾。亦可充果食。【氣味】甘，濇，溫，無毒。大明曰：忌地黃、葱、蒜。【主治】清心通腎，固精氣，烏鬚髮，悅顏色，益血，止血崩、吐血。時珍

【發明】時珍曰：蓮鬚本草不收，而三因諸方固眞丸、巨勝子丸各補益方中，往往用之。其功大抵與蓮子同也。

【附方】新一 久近痔漏：三十年者，三服除根。用蓮花蕊、黑牽牛頭末各一兩半，當歸五錢，爲末。每空心酒服二錢。忌熱物。五日見效。孫氏集效方

蓮花【釋名】芙蓉古今注 芙蕖上同 水華【氣味】苦，甘，溫，無毒。忌地黃、葱、蒜。【主治】鎮心益色，駐顏身輕。大明○弘景曰：花入神仙家用，入香尤妙。

【附方】舊二新二 服食駐顏：七月七日采蓮花七分，八月八日采根八分，九月九日采實九分，陰乾搗篩。每服方寸匕，溫酒調服。○太清草木方 天泡溼瘡：荷花貼之。簡便方 難產催生：蓮花一瓣，書人字，吞之，即易產。肘後方 墜損嘔血：墜跌積血，心胃嘔血不止，用乾荷花爲末，每酒服方寸匕，其效如神。楊拱醫方摘要

蓮房【釋名】蓮蓬殼。陳久者良。【氣味】苦，濇，溫，無毒。【主治】破

血。孟詵治血脹腹痛。及產後胎衣不下。酒煮服之。水煮服之。解野菌毒。藏器止血崩下血溺血。時珍

〔發明〕時珍曰：蓮房入厥陰血分。消瘀散血。與荷葉同功。亦急則治標之意也。

〔附方〕新六。**經血不止**瑞蓮散：用陳蓮蓬殼燒存性，研末。每服二錢，熱酒下。婦人經驗方　**血崩不止**不拘冷熱。用蓮蓬殼、荊芥穗各燒存性，等分爲末。每服二錢，米飲下。聖惠方　**產後血崩**蓮蓬殼五箇，香附二兩，各燒存性，爲末。每服二錢，米飲下，日二。婦人良方　**漏胎下血**蓮房燒研，麪糊丸梧子大。每服百丸，湯酒任下，日二。朱氏集驗方　**小便血淋**蓮房燒存性，爲末，入麝香少許。每服二錢半，米飲調下，日二。經驗方　**天泡溼瘡**蓮蓬殼燒存性，研末，井泥調塗，神效。海上方

荷葉〔釋名〕嫩者荷錢象形，貼水者藕荷生藕者，出水者芰荷生花者。蒂名荷鼻。

〔修治〕大明曰：入藥並炙用。

〔氣味〕苦，平，無毒。時珍曰：畏桐油。伏白銀，伏硫黃。

〔主治〕止渴，落胞破血，治產後口乾，心肺躁煩。大明　治血脹腹痛，產後胎衣不下，酒煮服之。荷鼻　安胎，去惡血，留好血，止血痢，殺菌蕈毒，並煮水服。藏器　生發元氣，裨助脾胃，澀精濁，散瘀血，消水腫癰腫，發痘瘡。治吐血咯血衄血，下血溺血，血淋崩中，產後惡血，損傷敗血。時珍

〔發明〕杲曰：潔古張先生口授枳朮丸方，用荷葉燒飯爲丸。當時未悟其理，老年味之，始得。夫震者動也，人感之生足少陽甲膽，是風木，爲生化萬物之根蒂。人之飲食入胃，營氣上行，即少陽甲膽之氣，與手少陽三焦元氣同爲生發之氣。素問云：履端于始，序則不愆。荷葉生于水土之下，汙穢之中，挺然獨立。其色青，其形仰，其中空，象震卦之體。食藥感此氣之化，胃氣何由不升乎？用此爲引，可謂遠識合道矣。更以燒飯和藥，與白朮協力滋養，補令胃厚，不致內傷，其利廣矣大矣。世之用巴豆牽牛者，豈足語此。時珍曰：燒飯見穀部飯下。按東垣試效方云：雷頭風證，頭面疙瘩腫痛，憎寒發熱，狀如傷寒，病在三陽，不可過用寒藥重劑誅伐无過，一人病此，諸藥不效，余處清震湯治之而愈。用荷葉一枚，升麻五錢，蒼朮五錢，水煎溫服。蓋震爲雷，而荷葉之形象震體，其色又青，乃涉類象形之義也。又案聞人規痘疹八十一論云：痘瘡已出復爲風寒外襲，則竅閉血凝，其點不長，或變黑色，此爲倒黶，必身痛，四肢微厥，但溫肌散邪，則熱氣復行，而斑自出也。宜紫背荷葉散治之，蓋荷葉能升發陽氣，散瘀血，留好血，僵蠶能解結滯之氣故也。此藥易得，而活人甚多，勝于人牙、龍腦也。又戴原禮證治要訣云：荷葉服之，令人瘦劣，故單服可以消陽水浮腫之氣。

〔附方〕舊四，新二十二。**陽水浮腫**敗荷葉燒存性，研末。每服二錢，米飲調下，日三服。證治要訣　**腳膝浮腫**荷葉心、藁本等分，煎湯淋洗之。永類方　**痘瘡倒黶**紫背荷葉散，又名南金散。治風寒外襲倒黶勢危者，萬無一失。用霜後荷葉貼水紫背者炙乾，白殭蠶直者炒去絲，等分爲末。每服半錢，用胡荽湯或溫酒調下。聞人規痘疹論　**諸般癰腫**拔毒止痛。荷葉中心蒂如錢者，不拘多少，煎湯淋洗，拭乾，以飛過寒水石同臘豬脂塗之。又治癰腫，柞木飲方中亦用之。本事方　**打撲損傷**惡血攻心，悶亂疼痛者，以乾荷葉五片燒存性，爲末，

每服一錢，熱童尿一盞，食前調下，日三服，利下惡物爲度。聖惠方

產後心痛惡血不盡也。荷葉炒香爲末，每服方寸匕，沸湯或童子小便調下。或燒灰或煎汁皆可。救急方

胎衣不下方同上。

傷寒產後血運欲死，用荷葉、紅花、薑黃等分，炒研末，童子小便調服二錢。龐安常傷寒論

孕婦傷寒大熱煩渴，恐傷胎氣。用嫩卷荷葉焙半兩，蚌粉二錢半，爲末。每服三錢，新汲水入蜜調服，并塗腹上，名罩胎散。鄭氏方

妊娠胎動已見黃水者，乾荷蒂一枚，炙研爲末，糯米淘汁一盞調服，即安。唐氏經驗方

吐血不止嫩荷葉七箇，擂水服之，甚佳。○又方：乾荷葉、生蒲黃等分，爲末，每服三錢，桑白皮煎湯調下。○肘后方用經霜敗荷燒存性，研末，新水服二錢。

吐血咯血荷葉焙乾，爲末，米湯調服二錢，一日二服，以知爲度。○聖濟總錄用敗荷葉、蒲黃各一兩，爲末，每服二錢，麥虋冬湯下。

吐血衄血陽乘于陰，血熱妄行，宜服四生丸。陳日華云：屢用得效。用生荷葉、生艾葉、生柏葉、生地黃等分，搗爛，丸雞子大。每服一丸，水三盞，煎一盞，去滓服。濟生方

崩中下血荷葉燒研半兩，蒲黃、黃芩各一兩，爲末。每空心酒服三錢。

血痢不止荷葉蒂，水煮汁，服之。普濟方

下痢赤白荷葉燒研，每服二錢。紅痢蜜、白痢沙餹湯下。

脫肛不收貼水荷葉焙研，酒服二錢，仍以荷葉盛末坐之。經驗良方

牙齒疼痛青荷葉剪取錢蒂七箇，以濃米醋一盞，煎半盞，去滓，熬成膏，時時揩之妙。唐氏經驗方

赤遊火丹新生荷葉，搗爛，入鹽塗之。摘玄方

漆瘡作癢乾荷葉煎湯洗之良。集驗方

偏身風癘荷葉三十枚，石灰一斗，淋汁，合煮漬之，半日乃出，數日一作良。聖惠方

偏頭風痛升麻、蒼朮各一兩，荷葉一箇，水二鍾，煎一鍾，食後溫服。或燒荷葉一箇爲末，以煎汁調服。簡便方

刀斧傷瘡荷葉燒研搽之。集簡方

陰腫痛癢荷葉、浮萍、蛇牀等分，煎水，日洗之。醫壘元戎

紅白蓮花拾遺

【校正】自草部移入此。

【集解】藏器曰：紅蓮花、白蓮花，生西國，胡人將來也。時珍曰：此不知即蓮花否，而功與蓮同，以類相從，姑移入此。

【氣味】甘，平，無毒。【主治】久服令人好顏色，變白卻老。藏器

芰實音妓。○別錄上品

【釋名】**菱**別錄 **水栗**風俗通 **沙角**時珍曰：其葉支散，故字從支。其角稜峭，故謂之蔆，而俗呼爲蔆角也。昔人多不分別，惟王安貧武陵記以三角、四角者爲芰，兩角者爲蔆。左傳屈到嗜芰，即此物也。爾雅謂之厥攈，音眉。又許慎說文云：蔆，楚謂之芰，秦謂之薢茩。楊氏丹鉛錄以芰爲雞頭，引離騷緝芰荷以爲衣，言蔆葉不可緝衣，皆誤矣。案爾雅薢茩乃決明之名，非厥攈也。又埤雅芰荷乃藕上出水生花之莖，非雞頭也，與蔆同名異物。許、楊二氏失于詳攷，故正之。

【集解】弘景曰：芰實，廬江間最多，皆取火燔以爲米充糧，今多蒸暴食之。頌曰：蔆處處有之。葉浮水上，花黃白色，花落而實生，漸向水中乃熟。實有二種：一種四角，一種兩角。兩角中又有嫩皮而紫色者，謂之浮蔆，食之尤美。江淮及山東人暴其實以爲米，代糧。時珍曰：芰蔆有湖濼處則有之。蔆落泥中，最易生發。有野蔆、家蔆，皆三月生蔓延引。葉浮水上，扁而有尖，光面如鏡。葉下之莖有股如蝦股，一莖一葉，兩兩相差，如蝶翅狀。五六月開小白花，背日而生，晝合宵炕，隨月轉移。其實有數種：或三角、四角，或兩角、無角。野蔆自生湖中，葉、實俱小。其角硬直刺人，其色嫩青老黑。嫩時剝食甘美，老

則蒸煮食之。野人暴乾，剁米爲飯，爲粥，爲餻，爲果，皆可代糧。其莖亦可暴收，和米作飯，以度荒歉，蓋澤農有利之物也。家菱種于陂塘，葉實俱大，角耎而脆，亦有兩角彎卷如弓形者，其色有青、有紅、有紫，嫩時剝食，皮脆肉美，蓋佳果也。老則殼黑而硬，墜入江中，謂之烏菱。冬月取之，風乾爲果，生熟皆佳。夏月以糞水澆其葉，則實更肥美。按段成式酉陽雜俎云：蘇州折腰菱多兩角，荊州郢城菱三角無刺，可以節莎。漢武帝昆明池有浮根菱，亦曰青水菱，葉没水下，菱出水上。或云玄都有雞翔菱，碧色，狀如雞飛，仙人鳬伯子常食之。

氣味　甘，平，無毒。詵曰：生食，性冷利。多食傷人臟腑，損陽氣，痿莖，生蛲蟲。水族中此物最不治病。若過食腹脹者，可暖薑酒服之即消，亦可含吳茱萸咽津。時珍曰：仇池筆記言菱花開背日，芡花開向日，故菱寒而芡暖。別錄言芰實性平，豈生者性冷，而乾者則性平與。

主治　安中補五臟，不飢輕身。別錄　蒸暴，和蜜餌之，斷穀長生。弘景　解丹石毒。蘇頌　解暑，解傷寒積熱，止消渴，解酒毒、射罔毒。時珍　搗爛澄粉食，補中延年。臞仙

芰花　**氣味**　澀。**主治**　入染鬚髮方。時珍

烏菱殼　**主治**　入染鬚髮方，亦止泄痢。時珍

芡實　音儉。本經上品

釋名　雞頭本經　鴈喙同　鴈頭古今注　鴻頭韓退之　雞雍莊子　卯蔆管子　蔿子音唯　水流黃。弘景曰：此即今蔿子也。莖上花似雞冠，故名雞頭。頌曰：其苞形類雞、鴈頭，故有諸名。時珍曰：芡可濟儉歉，故謂之芡。雞雍見莊子無鬼篇。卯蔆見管子五行篇。揚雄方言云：南楚謂之雞頭，幽燕謂之鴈頭，徐、青、淮、泗謂之芡子。其莖謂之蔿，亦曰葰。鄭樵通志以鉤芙爲芡，誤矣。鉤芙，陸生草也，其莖可食。水流黃見下。

集解　別錄曰：雞頭實生雷澤池澤，八月采之。保昇曰：苗生水中，葉大如荷，皺而有刺，花子若拳大，形作雞頭，實若石榴，其皮青黑，肉白如菱米也。頌曰：處處有之，生水澤中。其葉俗名雞頭盤，花下結實。其莖嫩者名蔿菽，亦名葰菜，人采爲蔬茹。宗奭曰：天下皆有之。臨水居人，采子去皮，搗仁爲粉，蒸煠作餅，可以代糧。時珍曰：芡莖三月生葉貼水，大于荷葉，皺文如縠，蹙衄如沸，面青背紫，莖葉皆有刺。其莖長至丈餘，中亦有孔有絲，嫩者剝皮可食。五六月生紫花，花開向日結苞，外有青刺，如蝟刺及栗毬之形。花在苞頂，亦如雞喙及蝟喙。剝開內有斑駁軟肉裹子，累累如珠璣。殼內白米，狀如魚目。深秋老時，澤農廣收，爛取芡子，藏至困石，以備歉荒。其根狀如三稜，煮食如芋。

脩治　詵曰：凡用蒸熟，烈日曬裂取仁，亦可舂取粉用。時珍曰：新者煮食良。入澀精藥，連殼用亦可。案陳彥和可日記云：芡實一斗，以防風四兩煎湯浸過用，且經久不壞。

氣味　甘，平，澀，無毒。弘景曰：小兒多食，令不長。詵曰：生食多動風冷氣。宗奭曰：食多不益脾胃，兼難消化。

主治　濕痹，腰脊膝痛，補中，除暴疾，益精氣，強志，令耳目聰明。久服，輕身不飢，耐老神仙。本經　開胃助氣。日華　止渴益腎，治小便不禁，遺精白濁帶下。時珍

發明　宏景曰：仙方取此合蓮實餌之，甚益人。恭曰：作粉食，益人勝于菱也。頌曰：取其實及中子，搗爛暴乾，再搗篩末，熬金櫻子煎和丸服之，云補下益人，謂之水陸丹。時珍曰：案孫升談圃云：芡本

不益人。而俗謂之水流黃何也。蓋人之食芡。必咀嚼之。終日囁囁。而芡味甘平。腴而不膩。食之者能使華液流通。轉相灌溉。其功勝于乳石也。淮南子云。貍頭愈癙。雞頭已瘻。注者云。即芡實也。

【附方】舊一。新三。**雞頭粥** 益精氣。強志意。利耳目。雞頭實三合。煑熟去殼。粳米一合。煑粥。日日空心食。經驗。**玉鎖丹** 治精氣虛滑。用芡實。蓮蕊。方見藕節下。**四精丸** 治思慮色慾過度。損傷心氣。小便數。遺精。用秋石。白茯苓。芡實。蓮肉各二兩。爲末。蒸棗和丸梧子大。每服三十丸。空心鹽湯送下。永類方。**分清丸** 治濁病。用芡實粉。白茯苓粉。黃蠟化蜜和丸梧桐子大。每服百丸。鹽湯下。摘玄方。

雞頭菜即葰菜也 芡莖

【氣味】**鹹甘平無毒**【主治】**止煩渴。除虛熱。生熟皆宜。**時珍

根【氣味】同莖。【主治】**小腹結氣痛。煑食之。**士良

【附方】新一。**偏墜氣塊** 雞頭根切片煑熟。鹽醋食之。法天生意。

烏芋 別錄中品

【釋名】**鳧茈**音疵**鳧茨**音瓷**葧臍**衍義**黑三稜**博濟方**芍**音曉**地栗** 鄭樵通志。○時珍曰。烏芋。其根如芋而色烏也。鳧喜食之。故爾雅名鳧茈。後遂訛爲鳧茨。又訛爲葧臍。蓋切韻鳧葧同一字母。音相近也。三稜。地栗。皆形似也。瑞曰。小者名鳧茈。大者名地栗。

【集解】頌曰。烏芋。今鳧茨也。苗似龍鬚而細。色正青。根如指頭大。黑色。皮厚有毛。又有一種皮薄無毛者。亦同。田中人並食之。宗奭曰。皮厚色黑。肉硬而白者。謂之豬葧臍。皮薄澤色淡紫。肉軟而脆者。謂之羊葧臍。正二月人采食之。此二等藥中罕用。荒歲人多采以充糧。時珍曰。鳧茈生淺水田中。其苗三四月出土。一莖直上。無枝葉。狀如龍鬚。肥田栽者。粗近葱蒲。高二三尺。其根白蒻。秋後結顆。大如山楂栗子。而臍有聚毛。累累下生入泥底。野生者。黑而小。食之多滓。種出者。紫而大。食之多毛。吳人以沃田種之。三月下種。霜後苗枯。冬春掘收爲果。生食煑食皆良。

【正誤】別錄曰。烏芋一名藉姑。二月生葉如芋。三月三日采根。暴乾。弘景曰。藉姑生水田中。葉有椏。狀如澤瀉。不正似芋。其根黃。似芋子而小。疑有烏者。根極相似。細而美。葉狀如莧草。呼爲鳧茨。恐即此也。恭曰。烏芋一名槎丫。一名茨菰。時珍曰。烏芋慈姑原是二物。慈姑有葉。其根散生。烏芋有莖無葉。其根下生。氣味不同。主治亦異。而別錄誤以藉姑爲烏芋。謂其葉如芋。陶蘇二氏因鳧茨慈姑字音相近。遂致混注。而諸家說者因之不明。今正其誤。

根【氣味】**甘微寒滑無毒** 詵曰。性冷。先有冷氣人不可食。令人腹脹氣滿。小兒秋月食多。臍下結痛也。

【主治】**消渴痹熱。溫中益氣。**別錄 **下丹石。消風毒。除胸中實熱氣。可作粉食。明耳目。消黃疸。**孟詵 **開胃下食。**大明 **作粉食。厚人腸胃。不飢。能解毒。服金石人宜之。**蘇頌 **療五種膈氣。消宿食。飯後宜食之。**

治誤吞銅物。汪機 **主血痢下血血崩。辟蠱毒。**時珍

【發明】機曰。烏芋善毀銅。合銅錢嚼之。則錢化。可見其爲消堅削積之物。故能化五種膈疾。而消宿食。治誤吞銅也。時珍曰。按王氏普濟方治五積冷氣攻心。變爲五膈諸病。金鎖丸中用黑三稜。注云。即鳧茈乾者。則汪氏所謂消堅之說。蓋本于此。又董炳集驗方云。地栗曬乾爲末。白湯每服二錢。能辟蠱毒。傳聞下蠱之家。知有此物。便不敢下。此亦前人所未知者。

【附方】新五。

大便下血：荸薺搗汁大半鍾、好酒半鍾。空心溫服。三日見效。神秘方

下痢赤白：午日午時取完好荸薺、洗淨拭乾。勿令損破。於瓶內人好燒酒浸之、黃泥密封收貯。遇有患者。取二枚細嚼。空心用原酒送下。唐瑤經驗方

婦人血崩：鳧茈一歲一箇。燒存性。研末、酒服之、李氏方

小兒口瘡：用荸薺燒存性。研末摻之、楊起簡便方

誤吞銅錢：生鳧茈研汁。細細呷之。自然消化成水。王璆百一選方

慈姑日華

【校正】原混烏芋下。今分出。仍併入圖經外類翦刀草、

【釋名】藉姑別錄　水萍別錄　河鳧茈圖經　白地栗同上　苗名翦刀草圖經　箭搭草救荒　槎丫草蘇恭　燕尾草大明〇【時珍曰】慈姑一根歲生十二子。如慈姑之乳諸子。故以名之。作茨菰者非矣。河鳧茈、白地栗。所以別烏芋之鳧茈地栗也。翦刀箭搭槎丫燕尾。並象葉形也。

【集解】【別錄曰】藉姑三月三日采根。暴乾。【弘景曰】藉姑生水田中。葉有椏。狀如澤瀉。其根黃。似芋子而小。煮之可啖。【恭曰】慈姑生水中。葉似錍箭之鏃。澤瀉之類也。【頌曰】翦刀草生江湖及汴洛近水河溝沙磧中。葉如翦刀形。莖幹似嫩蒲。又似三稜。苗甚軟。其色深青綠。每叢十餘莖。內抽出一兩莖。上分枝。開小白花。四瓣。蕊深黃色。根大者如杏。小者如栗。色白而瑩滑。五六七月采葉。正二月采根。即慈姑也。煮熟味甘甜。時人以作果子。福州別有一種。小異。三月開花。四時采根。功亦相似。【時珍曰】慈姑生淺水中。人亦種之。三月生苗。青莖中空。其外有稜。葉如燕尾。前尖後歧。霜後葉枯。根乃練結。冬及春初掘以爲果。須灰湯煮熟。去皮食。乃不麻澀戟人咽也。嫩莖亦可煠食。又取汁。可制粉霜、雌黃。又有山慈姑。名同實異。見草部。

根

【氣味】苦、甘、微寒、無毒。【大明曰】冷。有毒。多食發虛熱。及腸風痔漏、崩中帶下、瘡癤。以生薑同煮佳。懷孕人不可食。【詵曰】吳人常食之。令人發腳氣癱緩風。損齒失顏色。皮肉乾燥。卒食之。使人乾嘔也。

【主治】百毒。產後血悶。攻心欲死。產難胞衣不出。搗汁服一升。又下石淋。大明

葉

【主治】諸惡瘡腫。小兒遊瘤丹毒。搗爛塗之。即便消退。甚佳。蘇頌　治蛇蟲咬。搗爛封之。大明　調蚌粉。塗瘙痱。時珍

附錄諸果　綱目二十一種　拾遺一種

【時珍曰】方冊所記諸果。名品甚多。不能詳其性味狀。既列于果。則養生者不可不知。因畧采附。以俟

津符子【時珍曰】孫眞人千金方云。味苦。平滑。多食令人口爽。不知五味。

必思荅【又曰】忽必烈飲膳正要云。味甘無毒。調中順氣。出回回田地。

甘劍子【又曰】范成大桂海志云。狀似巴欖子仁。附肉有白靨。不可食。發人病。北人呼爲海胡桃是也。

楊搖子【又曰】沈瑩臨海異物志云。生閩越。其子生樹皮中。其體有脊。形甚異。而味甘無奇。色青黃。長四五寸。

海梧子【又曰】嵇含南方草木狀云。出林邑。樹似梧桐。色白。葉似青桐。其子如大栗。肥甘可食。

木竹子【又曰】桂海志云。皮色形狀全似大枇杷。肉味甘美。秋冬實熟。出廣西。

櫓罟子【又曰】桂海志云。大如半升盌。數十房攢聚成毬。每房色絳。冬生青。至夏紅。破其瓣食

之微甘。出廣西。

羅晃子〔又曰〕桂海志云：狀如橄欖，其皮七層。出廣西。顧玠海槎錄云：橫州出九層皮果，至九層方見肉也。夏熟，味如栗。

㮨子〔又曰〕徐表南州記云：出九真交趾。樹生子如桃實，長寸餘。二月開花，連着子，五月熟，色黃。鹽藏食之，味酸似梅。

夫編子〔又曰〕南州記云：樹生交趾山谷。三月開花，仍連着子，五六月熟。入雞魚豬鴨羹中，味美，亦可鹽藏。

白緣子〔又曰〕劉欣期交州記云：出交趾。樹高丈餘，實味甘美如胡桃。

繫彌子〔又曰〕郭義恭廣志云：狀圓而細，赤如軟棗。其味初苦後甘，可食。

人面子〔又曰〕草木狀云：出南海。樹似含桃，子如桃實，無味，以蜜漬可食。其核正如人面，可玩。祝穆方輿勝覽云：出廣中。大如梅李，春花夏實秋熟，蜜煎甘酸可食。其核兩邊似人面，口目鼻皆具。

黃皮果〔又曰〕海槎錄云：出廣西橫州。狀如楝子及小棗而味酸。

四味果〔又曰〕段成式酉陽雜俎云：出祁連山。木生如棗。剖以竹刀則甘，鐵刀則苦，木刀則酸，蘆刀則辛。行旅得之，能止饑渴。

千歲子〔又曰〕草木狀云：出交趾。蔓生，子在根下，鬚綠色，交加如織。一苞恒二百餘顆，皮殼青黃色，殼中有肉如栗，味亦如之。乾則殼肉相離，撼之有聲。桂海志云：狀似青黃李，味甘。

侯騷子〔又曰〕酉陽雜俎云：蔓生，子大如雞卵，既甘且冷，消酒輕身。王太僕曾獻之。

酒杯藤子〔又曰〕崔豹古今注云：出西域。藤大如臂，花堅硬，可以酌酒，夾章映澈。實大如指，味如豆蔻，食之消酒。張騫得其種于大宛。

蕳音閒**子**〔又曰〕賈思勰齊民要術云：藤生交趾合浦，緣樹木。正二月花，四五月熟，如梨，赤如雞冠，核如魚鱗。生食味淡。

山棗〔又曰〕寰宇志云：出廣西肇慶府。葉似梅，果似荔枝，九月熟，可食。

𦼮支〔又曰〕宋祁益州方物圖云：生邛州山谷中。樹高丈餘，枝修而弱，開白花。實大若雀卵，狀似荔枝，肉黃膚甘。

靈牀上果子拾遺 藏器云：人夜讝語，食之即止。

諸果有毒拾遺

凡果未成核者，食之令人發癰癤及寒熱。

凡果落地有惡蟲緣過者，食之令人患九漏。

凡果雙仁者，有毒殺人。

凡瓜雙蒂者，有毒殺人。沈水者殺人。

凡果忽有異常者，根下必有毒蛇，食之殺人。

本草綱目果部第三十三卷終

本草綱目木部目錄第三十四卷

李時珍曰。木乃植物。五行之一。性有土宜。山谷原隰。肇由氣化。爰受形質。喬條苞灌。根葉華實。堅脆美惡。各具太極。色香氣味。區辨品類。食備果蔬。材充藥器。寒溫毒良。直有考彙。多識其名。奚止讀詩。埤以本草。益啟其知。乃肆蒐獵。萃而類之。是爲木部。凡一百八十種。分爲六類。曰香。曰喬。曰灌。曰寓。曰苞。曰雜。舊本木部三品。共二百六十三種。今併入二十五種。移一十四種入草部。二十九種入蔓草。三十一種入果部。三種入菜部。一十六種入器用部。二種入蟲部。自草部移入二種。外類有名未用移入十一種。

神農本草經四十四種 梁陶弘景註

名醫別錄二十三種 梁陶弘景註

唐本草二十二種 唐蘇恭　本草拾遺三十九種 唐陳藏器

海藥本草五種 唐李珣　蜀本草一種 蜀韓保昇

開寶本草一十五種 宋馬志　嘉祐本草六種 宋掌禹錫

圖經本草一種 宋蘇頌　日華本草一種 宋人大明

證類本草一種 宋唐慎微　本草補遺一種 元朱震亨

本草綱目二十一種 明李時珍

附註 魏李當之藥錄　吳普本草　宋雷斅炮炙　齊徐之才藥對　唐甄權藥性　孫思邈千金　唐孟詵食療　楊損之刪繁　蕭炳四聲　南唐陳士良食性　宋陳承別說　寇宗奭衍義　金張元素珍珠囊　元李杲法象　王好古湯液　元吳瑞日用　明汪穎食物　汪機會編　周憲王救荒　王綸集要　甯原食鑑　陳嘉謨蒙筌

木之一　香木類三十五種

柏 本經　松 別錄　杉 別錄 丹桎木附

桂 本經 牡桂附　箘桂 本經 木犀花附　天竺桂 海藥

月桂 拾遺　木蘭 本經　辛夷 本經

沉香 別錄　蜜香 拾遺　丁香 開寶 即雞舌香

檀香 別錄　降眞香 證類　楠 別錄

樟 拾遺　釣樟 別錄 即枕材　烏藥 開寶 研藥附

櫰香 綱目 即兜婁婆香　必栗香 拾遺　楓香脂 唐本 即白膠香

薰陸香乳香 別錄　沒藥 開寶　騏驎竭 唐本 即血竭

質汗 開寶　安息香 唐本　蘇合香 別錄

詹糖香 別錄 結殺附　篤耨香 綱目 膽八香附

龍腦香 唐本 元慈勒附　樟腦 綱目

阿魏 唐本　蘆薈 開寶　胡桐淚 唐本

返魂香 海藥 兜木香附

右附方舊五十七新一百九十八

本草綱目木部第三十四卷

木之一 香木類三十五種

柏 本經上品

【釋名】椈音菊 側柏 李時珍曰按魏子才六書精緼云。萬木皆向陽。而柏獨西指。蓋陰木而有貞德者。故字從白。白者。西方也。陸佃埤雅云。柏之指西。猶鍼之指南也。柏有數種。入藥惟取葉扁而側生者。故曰側柏。寇宗奭曰予官陝西。登高望柏。千萬株皆一一西指。蓋此木至堅。不畏霜雪。得木之正氣。他木不及。所以受金之正氣所制。一一西指也。

【集解】別錄曰柏實生太山山谷。柏葉尤良。四時各依方向采。陰乾。陶弘景曰處處有柏。當以太山爲佳。爾並忌取冢墓上者。其葉以秋夏采者良。蘇恭曰今太山無復采子。惟出陝州宜州爲勝。入月采之。蘇頌曰柏實以乾州者爲最。三月開花。九月結子。成熟。取采蒸曝。舂礧取仁用。其葉名側柏。密州出者尤佳。雖與他柏相類。而其葉皆側向而生。功效殊別。古柏葉尤奇。益州諸葛孔明廟中有大柏木。相傳是蜀世所植。故人多采以作藥。其味甘香。異常柏也。雷斆曰柏葉有花柏葉。叢柏葉及有子圓葉。其有子圓葉成片。如大片雲母。葉皆側。葉上有微赤毛者。宜入藥用。花柏葉其樹濃葉成朵。無子。叢柏葉其樹綠色。並不入藥。陳承曰陶隱居說柏忌冢墓上者。而今乾州者皆是乾陵所出。他處皆無大者。但取其州土所宜。子實氣味豐美可也。其柏異于他處。木之文理大者多爲菩薩雲氣人物鳥獸。狀極分明可觀。有盜得一株徑尺者。值萬錢。宜其子實爲貴也。時珍曰史記言松柏爲百木之長。其樹聳直。其皮薄。其肌膩。其花細瑣。其實成叢。狀如小鈴。霜後四裂。中有數子。大如麥粒。芬香可愛。柏葉松身者。檜也。其葉尖硬。亦謂之栝。今人名圓柏。以別側柏。松葉柏身者。樅也。松檜相半者。檜柏也。峨眉山中一種竹葉柏身者。謂之竹柏。

柏實

【修治】斆曰凡使先以酒浸一宿。至明漉出。曬乾。用黃精自然汁於日中煎之。緩火煮成膏爲度。每煎柏子仁三兩。用酒五兩浸。時珍曰此法是服食家用者。尋常用。只蒸熟曝烈。舂簸取仁。炒研入藥。

【氣味】甘平無毒。甄權曰甘辛。畏菊花羊蹄草。徐之才曰見葉下。

【主治】驚悸。益氣。除風濕。安五臟。久服令人潤澤美色。耳目聰明。不飢不老。輕身延年。本經。療恍惚。虛損吸吸。歷節腰中重痛。益血止汗。別錄。治頭風。腰腎中冷。膀胱冷濃宿水。興陽道。益壽。去百邪鬼魅。小兒驚癇。甄權。潤肝。好古。養心氣。潤腎燥。安魂定魄。益智寧神。燒瀝澤頭髮。治疥癬。時珍。

【發明】王好古曰柏子仁。肝經氣分藥也。又潤腎。古方十精丸用之。時珍曰柏子仁性平而不寒不燥。味甘而補。辛而能潤。其氣清香。能透心腎。益脾胃。蓋仙家上品藥也。宜乎滋養之劑用之。列仙傳云。赤松子食柏實。齒落更生。行及奔馬。諒非虛語也。

【附方】舊二。新四。**服柏實法** 八月連房取實。暴收去殼。研末。每服二錢。溫酒下。一日三服。渴即飲水。令人悅澤。一方加松子仁等分。以松脂和丸。一方加菊花等分。蜜丸服。○奇效方。用柏子仁二斤。爲末。酒浸爲膏。棗肉三斤。白蜜白朮末地黃末各一斤。搗勻。丸彈子大。每嚼一丸。一日三服。百日百病愈。久服延年壯神。**老人虛祕** 柏子仁。松子仁。大麻仁等分。同研。溶蜜蠟丸梧

子大。以少黃丹湯食前調服二三十丸，日二服。寇宗奭

腸風下血　柏子十四箇，搥碎，囊貯浸好酒三盞，煎八分服，立止。普濟方

小兒躽啼　驚癇腹滿，大便青白色。用柏子仁末，溫水調服一錢。聖惠方

黃水濕瘡　眞柏油二兩，香油二兩，熬稠搽之，如神。陸氏積德堂方

柏葉

修治　敩曰：凡用，揀去兩畔并心枝了，用糯泔浸七日，以酒拌蒸一伏時，每一斤用黃精自然汁十二兩浸焙，又浸又焙，待汁乾用之。時珍曰：此服食治法也。常用或生或炒，各從本方。

氣味　苦，微溫，無毒。權曰：苦、辛，性濇。與酒相宜。頌曰：性寒。之才曰：瓜子、牡蠣、桂爲之使。畏菊花、羊蹄、諸石及麪麴。伏砒、消。弘景曰：柏之葉實服餌所重，此云惡麴，而人以釀酒無妨，恐酒米相和，異單用也。

主治　吐血衄血，痢血崩中赤白，輕身益氣，令人耐寒暑，去濕痹，生肌。別錄　治冷風歷節疼痛，止尿血。甄權　炙罯凍瘡，燒取湆塗頭，黑潤鬢髮。大明　傅湯火傷，止痛滅瘢。服之，療蠱痢。作湯常服，殺五臟蟲，益人。蘇頌

發明　震亨曰：柏屬陰與金，善守，故采其葉隨月建方，取其多得月令之氣。此補陰之要藥，其性多燥，久得之，大益脾土，以滋其肺。時珍曰：柏性後凋而耐久，稟堅勁之質，乃多壽之木，所以可入服食。道家以之點湯常飲，元旦以之浸酒辟邪，皆有取於此。麝食之而體香，毛女食之而體輕，亦其證驗矣。毛女者，秦王宮人。關東賊至，驚走入山，飢無所食。有一老公教喫松柏葉，初時苦澀，久乃相宜，遂不復飢，冬不寒，夏不熱。至漢成帝時，獵者於終南山見一人，無衣服，身生黑毛，跳坑越澗如飛，乃密圍獲之，去秦時二百餘載矣。事出葛洪抱朴子書中。

附方　舊十，新九。

服松柏法　孫眞人枕中記云：嘗以三月、四月采新生松葉，長三四寸許，并花蕊，陰乾，又於深山巖谷中采當年新生柏葉，長二三寸者，陰乾，爲末，白蜜丸如小豆大。常以日未出時，燒香東向，手持八十一丸，以酒下。服一年，延十年命；服二年，延二十年命。欲得長肌肉，加大麻、巨勝；欲心力壯健者，加茯苓、人參。此藥除百病，益元氣，滋五臟六腑，清明耳目，強壯不衰老，延年益壽。神驗。用七月七日露水丸之，更佳。服時仍祝曰：神仙眞藥，體合自然。服藥入腹，天地同年。祝畢服藥。斷諸雜肉、五辛。

神仙服餌　五月五日采五方側柏葉三斤，遠志去心二斤，白茯苓去皮一斤，爲末，煉蜜和丸梧子大。每以仙靈脾酒下三十丸，日再服。並無所忌。勿示非人。

中風不省　涎潮口禁，語言不出，手足嚲曳。得病之日，便進此藥，可使風退氣和，不成廢人。柏葉一握去枝，葱白一握連根，研如泥，無灰酒一升，煎一二十沸，溫服。如不飲酒，分作四五服。方進他藥。楊氏家藏方

時氣瘴疫　社中西南柏樹東南枝，取暴乾，研末。每服一錢，新水調下，日三四服。聖惠方

霍亂轉筋　柏葉搗爛，裹腳上，及煎汁淋之。聖惠方

吐血不止　張仲景柏葉湯：用青柏葉一把，乾薑二片，阿膠一挺炙，三味，以水二升，煮一升，去滓，別絞馬通汁一升，合煎取一升，綿濾，一服盡之。○聖惠方用柏葉，米飲服二錢。或蜜丸，或水煎服，並良。

憂恚嘔血　煩滿少氣，胸中疼痛。柏葉爲散，米飲調服二方寸匕。聖惠方

衄血不止　柏葉、榴花研末，吹之。普濟方

小便尿血　柏葉、黃連焙研，酒服三錢。濟急方

大腸下血　隨四時方向，采側柏葉燒研，每米飲服二錢。王渙之舒州病此，陳宜父大夫傳方，二服愈。百一選方

酒毒下血　或下痢。嫩柏葉九蒸九曬二兩，陳槐花炒焦一兩，爲末，蜜丸梧子大。

每空心溫酒下四十丸。普濟方 **蟲痢下血**男子婦人小兒大腹下黑血茶脚色。或膿血如靛色。柏葉焙乾爲末。與黃連同煎爲汁。服之。本草圖經 **小兒洞痢**柏葉煮汁代茶飲之。經驗方 **月水不斷**側柏葉炙、芍藥等分。每用三錢。水酒各半煎服。○室女用側柏葉、木賊炒微焦。等分爲末。每服二錢。米飲下。聖濟總錄 **湯火燒灼**柏葉生擣塗之。繫定二三日。止痛滅瘢。本草圖經 **鼠瘻核痛**未成膿。以柏葉擣塗。熬鹽熨之。氣下即消。姚僧坦集驗方 **大風癘疾**眉髮不生。側柏葉九蒸九曬。爲末。鍊蜜丸梧子大。每服五丸至十丸。日三夜一。服百日即生。聖惠方 **頭髮不生**側柏葉陰乾。作末。和麻油塗之。梅師方 **頭髮黃赤**生柏葉末一升。豬膏一斤。和丸彈子大。每以布裹一丸。納泔汁中化開。沐之。一月。色黑而潤矣。聖惠方

枝節【主治】煮汁釀酒。去風痹歷節風。燒取䏿油。療瘑疥及蟲癩良。蘇恭

【附方】舊二，新一。**霍亂轉筋**以暖物裹脚。後以柏木片煮湯淋之。經驗方 **齒䘌腫痛**柏枝燒熱。拄孔中。須臾蟲緣枝出。聖惠 **惡瘡有蟲**久不愈者。以柏枝節燒瀝取油傅之。三五次無不愈。亦治牛馬疥。陳承本草別說

脂【主治】身面疣目。同松脂研勻塗之。數夕自失。聖惠

根白皮【氣味】苦平無毒。【主治】火灼爛瘡。長毛髮。別錄

【附方】舊一。**熱油灼傷**柏白皮以臘豬脂煎油。塗瘡上。肘後方

松 別錄上品

【釋名】時珍曰。按王安石字說云。松柏爲百木之長。松猶公也。柏猶伯也。故松從公。柏從白。

【集解】別錄曰。松脂生太山山谷。六月采。頌曰。松處處有之。其葉有兩鬣、五鬣、七鬣。歲久則實繁。中原雖有。不及塞上者佳好也。松脂以通明如薰陸香顆者爲勝。宗奭曰。松黃一如蒲黃。但味差淡。松子多海東來。今關右亦有。但細小味薄也。時珍曰。松樹磥砢修聳多節。其皮粗厚有鱗形。其葉後凋。二三月抽蕤生花。長四五寸。采其花蕊爲松黃。結實狀如豬心。疊成鱗砌。秋老則子長鱗裂。然葉有二鬣、三鬣、五鬣之別。三鬣者爲栝子松。五鬣者爲松子松。其子大如柏子。惟遼海及雲南者子大如巴豆可食。謂之海松子。詳見果部。孫思邈云。松脂以衡山者爲良。衡山東五百里。滿谷所出者。與天下不同。蘇軾云。鎮定松脂亦良。抱朴子云。凡老松皮內自然聚脂爲第一。勝于鑿取及煮成者。其根下有傷處。不見日月者爲陰脂。尤佳。老松餘氣結爲茯苓。千年松脂化爲琥珀。玉策記云。千年松樹四邊枝起。上杪不長。如偃蓋。其精化爲青牛、青羊、青犬、青人、伏龜。其壽皆千歲。

松脂

【別名】松膏本經 松肪同 松膠綱目 松香同 瀝青

【脩治】弘景曰。采鍊松脂法。並在服食方中。以桑灰汁或酒煮軟。挼納寒水中數十過。白滑則可用。頌曰。凡用松脂。先須鍊治。用大釜加水置甑。用白茅藉甑底。又加黃砂于茅上。厚寸許。然後布松脂于上。炊以桑薪。湯減頻添熱水。候松脂盡入釜中。乃出之。投于冷水。既凝又蒸。如此三過。其白如玉。然後入用。

【氣味】苦甘溫無毒。權曰。甘平。震亨曰。松脂屬陽金。伏汞。

【主治】癰疽惡瘡。頭瘍白禿。疥瘙風氣。安五臟。除熱。久服。輕身不老延年。本經 除胃中伏熱。咽乾消渴。風痹死肌。鍊之令白。其赤者主惡痹。別錄 煎膏。生肌止痛。排

膿。祛風。貼諸瘡膿血瘻爛。塞牙孔。殺蟲。甄權。除邪下氣。潤心肺。治耳聾。古方多用辟穀。大明。強筋骨。利耳目。治崩帶。時珍。

【發明】弘景曰：松柏皆有脂潤。凌冬不凋。理爲佳物。服食多用。但人多輕忽之爾。頌曰：道人服餌。或合茯苓、松柏實、菊花作丸。亦可單服。時珍曰：松葉、松實。服餌所須。松節、松心。耐久不朽。松脂則又樹之津液精華也。在土不朽。流脂日久。變爲琥珀。宜其可以辟穀延齡。葛洪抱朴子云：上黨趙瞿病癩歷年。垂死。其家棄之。送置山穴中。瞿怨泣經月。有仙人見而哀之。以一囊藥與之。瞿服百餘日。其瘡都愈。顏色豐悅。肌膚玉澤。仙人再過之。瞿謝活命之恩。乞求其方。仙人曰：此是松脂。山中便多。此物汝鍊服之。可以長生不死。瞿乃歸家長服。身體轉輕。氣力百倍。登危涉險。終日不困。年百餘歲。齒不墮。髮不白。夜臥忽見屋間有光。大如鏡。久而一室盡明如晝。又見面上有采女二人。戲于口鼻之間。後入抱犢山成地仙。于時人聞瞿服此脂。皆競服之。車運驢負。積之盈室。不過一月。未覺大益。皆輒止焉。志之不堅如此。張杲醫說有服松丹之法。

【附方】舊七。新十七。

服食辟穀 千金方：用松脂十斤。以桑薪灰汁一石。煮五七沸。漉出。冷水中凝。復煮之。凡十遍。乃白。細研爲散。每服一二錢。粥飲調下。日三服。服至十兩以上。不饑。饑再服之。一年以後。夜視目明。久服延年益壽。○又法：百鍊松脂治下篩。蜜和納筩中。勿見風日。每服一團。一日三服。服至百日。耐寒暑。二百日。五臟補益。五年。即見西王母。○伏虎禪師服法：用松脂十斤。鍊之五度。令苦味盡。每一斤。入茯苓四兩。每旦水服一刀圭。能令不食。而復延齡。身輕清爽。

強筋補益 四聖不老丹：用明松脂一斤。以無灰酒沙鍋內桑柴火煮數沸。竹枝攪稠。乃住火。傾入水內結塊。復以酒煮九遍。其脂如玉。不苦不澀乃止。爲細末。用十二兩。入白茯苓末半斤。黃菊花末半斤。柏子仁去油取霜半斤。鍊蜜丸如梧子大。每空心好酒送下七十二丸。須擇吉日修合。勿令婦人、雞、犬見之。○松梅丸：用松脂以長流水桑柴煮拔三次。再以桑灰滴汁煮七次。扯拔。更以好酒煮二次。仍以長流水煮二次。色白不苦爲度。每一斤入九蒸地黃末十兩。烏梅末六兩。鍊蜜丸梧子大。每服七十丸。空心鹽米湯下。健陽補中。強筋潤肌。大能益人。白飛霞方外奇方。

揩齒固牙 松脂出鎮定者佳。稀布盛。入沸湯煮。取浮水面者。投冷水中。不出者不用。研末。入白茯苓末和勻。日用揩齒漱口。亦可嚥之。固牙駐顏。蘇東坡仇池筆記。

歷節諸風 百節痛。不可忍。松脂三十斤。鍊五十遍。以鍊酥三升。和脂三升。攪令極稠。每旦空心酒服方寸匕。日三服。數食麪粥爲佳。慎血腥、生冷、酢物、果子。一百日瘥。外臺祕要。

肝虛目淚 一鍊成松脂一斤。釀米二斗。水七斗。麴二斗。造酒。頻飲之。

婦人白帶 松香五兩。酒二升。煮乾。木臼杵細。酒糊丸如梧子大。每服百丸。温酒下。摘玄方。

小兒禿瘡 簡便方：用松香五錢。豬油一兩。熬搽。一日數次。數日即愈。○衛生寶鑑：用瀝青二兩。黃蠟一兩半。銅綠一錢半。麻油一兩半。文武熬收。每攤貼之。

小兒緊唇 松脂炙化貼之。聖惠方。

風蟲牙痛 刮松上脂。滚水泡化。一漱即止。已試驗。集簡方。

齲齒有孔 松脂紝塞。須臾蟲從脂出也。梅師方。

久聾不聽 鍊松脂三兩。巴豆一兩。和搗成丸。薄綿裹塞。一日二度。梅師方。

一切瘻瘡 鍊成松脂末。填令滿。日三四度。聖惠方。

一切腫毒 松香八兩。銅青二錢。蓖麻仁五錢。同搗作膏。攤貼甚妙。李樓奇方。

軟癤頻發 翠玉膏：用通明瀝青八兩。銅綠二兩。麻油三錢。雄豬膽汁三箇。先溶瀝青。乃下油、膽。傾入水中扯拔。器盛。每用緋帛攤貼。不須再換。小金絲膏治一切瘡癤腫毒。懸青白膠香各二兩，乳香二錢，沒藥一兩，黃蠟三錢，又以香油三錢同熬至滴下不散，傾入水中，扯千遍收貯。每捻作餅貼之。**疥癬濕瘡**松膠香研細，少入輕粉。先以油塗瘡，糝末在上，一日便乾。頑者三二度愈。劉消子鬼遺方**陰囊濕癢**欲潰者，用板兒松香為末，紙卷作筒，每根入花椒三粒，浸燈盞內三宿，取出點燒，淋下油搽之。先以米泔洗過。簡便方**金瘡出血**瀝青末少加生銅屑末，糝之立愈。唐瑤經驗方**豬嚙成瘡**松脂鍊作餅貼之。千金**刺入肉中**百理不瘥，松脂流出如乳頭香者傅上，以帛裹。三五日當有根出，不痛不癢，不覺自安。兵部手集

松節【氣味】苦，溫，無毒。【主治】百節久風，風虛腳痺疼痛。別錄 **釀酒，主腳弱，骨節風**。弘景 **炒焦，治筋骨間病，能燥血中之溼**。震亨 **治風蛀牙痛，煎水含漱，或燒灰日揩，有效**。時珍

【發明】時珍曰：松節，松之骨也。質堅氣勁，久亦不朽，故筋骨間風濕諸病宜之。

【附方】舊三，新四。**歷節風痛**四肢如解脫。松節酒：用二十斤，酒五斗，浸三七日。每服一合，日五六服。外臺 **轉筋攣急**松節一兩，剉如米大，乳香一錢，銀石器慢火炒焦，存一二分性，出火毒，研末。每服一二錢，熱木瓜酒調下。一應筋病皆治之。孫用和祕寶方 **風熱牙痛**聖惠方：用油松節如棗大一塊，碎切，胡椒七顆，入燒酒須二三盞，乘熱入飛過白礬少許，噙漱三五口，立瘥。○又用松節二兩，槐白皮、地骨皮各一兩，漿水煎湯，熱漱，冷吐，瘥乃止。**反胃吐食**松節煎酒細飲之。百一方 **陰毒腹痛**油松木七塊，炒焦，沖酒二鍾，熱服。集簡方 **顛撲傷損**松節煎酒服。譚埜翁方

松㵨音詣。火燒松枝取液也。【主治】瘡疥及馬牛瘡。蘇恭

松葉【別名】松毛【氣味】苦，溫，無毒。【主治】風濕瘡，生毛髮，安五臟，守中，不飢延年。別錄 **細切，以水及麪飲服之，或擣屑丸服，可斷穀及治惡疾**。弘景 **灸罯凍瘡、風瘡佳**。大明 **去風痛腳痺，殺米蟲**。時珍

【附方】舊六，新三。**服食松葉**松葉細切更研，每日食前以酒調下二錢，亦可煮汁作粥食。初服稍難，久則自便矣。令人不老，身生綠毛，輕身益氣。久服不已，絕穀不飢不渴。聖惠方 **天行瘟疫**松葉細切，酒服方寸匕，日三服，能辟五年瘟。傷寒類要 **中風口喎**青松葉一斤，搗汁，清酒一斗，浸二宿，近火一宿，初服半升，漸至一升，頭面汗出即止。千金方 **三年中風**松葉一斤，細切，以酒一斗，煮取三升，頓服，汗出立瘥。千金方 **歷節風痛**松葉搗汁一升，以酒三升，浸七日。服一合，日三服。千金方 **腳氣風痺**松葉酒：治十二風痺不能行，服更生散四劑，及眾療不得力，服此一劑，便能行遠，不過兩劑。松葉六十斤，細剉，以水四石，煮取四斗九升，以米五斗釀如常法，別煮松葉汁以漬米并饋飯，泥釀封頭，七日發，澄飲之，取醉。得此酒力者甚眾。千金方 **風牙腫痛**松葉一握，鹽一合，酒二升，煎漱。聖惠方 **大風惡瘡**豬肉松葉二斤，麻黃去節五兩，剉，以生絹袋盛。清酒二斗浸之，春夏五日，秋冬七日。每溫服一小盞，常令醺醺。以效為度。聖惠方 **陰囊濕癢**松毛煎湯頻洗。簡便方

松花【別名】松黃【氣味】甘，溫，無毒。震亨曰：多食發上焦熱病。【主治】

潤心肺，益氣，除風止血。亦可釀酒。時珍

【發明】恭曰：松花即松黃，拂取正似蒲黃，酒服令輕身，療病勝似皮、葉及脂也。頌曰：花上黃粉，山人及時拂取，作湯點之甚佳。但不堪停久，故鮮用寄遠。時珍曰：今人收黃和白沙糖印爲餅膏，充果餅食之。且難久收，恐輕身療病之功，未必勝脂葉也。

【附方】舊一，新一。**頭旋腦腫**：三月收松花并薹五六寸如鼠尾者，蒸，切一升，以生絹囊貯，浸三升酒中五日。空心煖飲五合。普濟方 **產後壯熱**：頭痛頰赤，口乾唇焦，煩渴昏悶。用松花、蒲黃、川芎、當歸、石膏等分，爲末。每服二錢，水二合，紅花二捻，同煎七分，細呷。本草衍義

根白皮【氣味】苦，溫，無毒。【主治】辟穀不飢。別錄 補五勞，益氣。大明

木皮【別名】赤龍皮。【主治】癰疽瘡口不合，生肌止血，治白秃杖瘡湯火瘡。時珍

【附方】新四。**腸風下血**：松木皮去粗皮，取裏白者，切，曬焙研爲末，每服一錢，臘茶湯下。楊氏家藏方 **三十年痢**：赤松上蒼皮一斗，爲末，麪粥和服一升，日三，不過一斗，救人。聖惠方 **金瘡杖瘡**：赤龍鱗即古松皮煅存性，研末，搽之，最止痛。永類鈐方 **小兒頭瘡**：浸淫，名胎風瘡。古松上自有赤厚皮，入豆豉少許，瓦上炒存性，研末，入輕粉，香油調塗之。經驗良方

松實 見果部

艾蒳 見草部苔類桑花下

松蕈 見菜部香蕈下

杉 別錄中品

【釋名】煔音杉 沙木綱目 檆木音敬

【集解】頌曰：杉木舊不著所出州土，今南中深山多有之。木類松而勁直，葉附枝生，若刺鍼。郭璞註爾雅云：煔似松，生江南，可以爲船及棺材，作柱埋之不腐。又人家常用作桶板，甚耐水。宗奭曰：杉幹端直，大抵如松，冬不凋，但葉闊成枝也。今處處有之。入藥須用油杉及臭者良。時珍曰：杉木葉硬，微扁如刺，結實如楓實。江南人以驚蟄前後取枝插種。出倭國者謂之倭木，並不及蜀、黔諸峒所產者尤良。其木有赤、白二種：赤杉實而多油，白杉虛而乾燥。有斑紋如雉者，謂之野雞斑，作棺尤貴。其木不生白蟻。燒灰最發火藥。

杉材【氣味】辛，微溫，無毒。【主治】漆瘡，煮湯洗之，無不瘥。別錄 煮水浸捋腳氣腫滿。服之，治心腹脹痛，去惡氣。蘇恭 治風毒奔豚，霍亂上氣，並煎湯服。大明

【發明】震亨曰：杉屑屬金有火。其節煮汁浸捋腳氣腫滿，尤效。頌曰：唐柳柳州纂救三死方云：元和十二年二月得腳氣，夜半痞絕，脇有塊大如石，且死，困不知人，搐搦上視，三日，家人號哭。滎陽鄭洵美傳杉木湯，服半食頃，大下三行，氣通塊散。方用杉木節一大升，橘葉切一大升，無葉則以皮代之，大腹檳榔七枚，連子碎之，童子小便三大升，共煮一大升半，分爲兩服。若一服得快，即停後服。此乃死病，會有救者，乃得不死。恐人不幸病此，故傳之云。

【附方】新四。**肺壅痰滯**：上焦不利，卒然欬嗽。杉木屑一兩，皂角去皮酥炙三兩，爲末，蜜

丸梧子大。每米飲下十丸。一日四服。聖惠方

小兒陰腫 赤痛。日夜啼叫。數日退皮。愈而復作。用老杉木燒灰。入膩粉清油調傅效。危氏得效方

肺壅失音 杉木燒灰入盌中。以小盌覆之。用湯淋下。去盌飲水。不愈再作。音出乃止。集簡方

臁瘡黑爛 杉木節燒灰。麻油調隔箬葉隔之。絹帛包定。數貼而愈。救急方

皮〔主治〕**金瘡血出。及湯火傷灼。取老樹皮燒存性。研傅之。或入雞子清調傅。一二日愈。**時珍

葉〔主治〕**風蟲牙痛。同芎藭細辛煎酒含漱。**時珍

子〔主治〕**疝氣痛。一歲一粒。燒研酒服。**時珍

杉菌 見菜部

〔**附錄**〕**丹桎木皮** 桎音直〔藏器曰〕生江南深山。似杉木。皮治癧瘍風。取一握去土打碎。煎如糖。日日塗之。

桂 別錄上品 **牡桂** 本經上品

〔**釋名**〕**梫** 音寢〔時珍曰〕按范成大桂海志云。凡木葉心皆一縱理。獨桂有兩道如圭形。故字從圭。陸佃埤雅云。桂猶圭也。宣導百藥。爲之先聘通使。如執圭之使也。爾雅謂之梫者。能侵害他木也。故呂氏春秋云。桂枝之下無雜木。雷公炮炙論云。桂釘木根。其木即死。是也。桂即牡桂之厚而辛烈者。牡桂即桂之薄而味淡者。別錄不當重出。今併爲一。而分目于下。

〔**集解**〕〔別錄曰〕桂生桂陽。牡桂生南海山谷。二月、八月、十月采皮。陰乾。〔弘景曰〕南海即是廣州。神農本經惟有牡桂、箘桂。俗用牡桂。扁廣殊薄。皮黃脂肉甚少。氣如木蘭。味亦類桂。不知是別樹。是桂之老宿者。箘桂正圓如竹。三重者良。俗中不見。惟以嫩枝破卷成圓者用之。非真箘桂也。並宜研訪。今俗又以半卷多脂者。單名爲桂。入藥最多。是小桂有三種矣。此桂廣州出者好。交州、桂州者形段小而多脂肉。亦好。湘州、始興、桂陽縣者即是小桂。不如廣州者。經云。桂葉如柏葉。澤黑皮黃心赤。齊武帝時。湘州送樹植芳林苑中。今東山有桂皮。氣粗相類。而葉華異。亦能凌冬。恐是牡桂。人多呼爲丹桂。正謂皮赤爾。北方重此。每食輒須之。蓋禮所云薑桂以爲芬芳也。〔恭曰〕桂惟有二種。陶氏引經云。似柏葉。不知此言從何所出。又於別錄剩出桂條。爲深誤也。單名桂者。即是牡桂。乃爾雅所謂梫木桂也。葉長尺許。花子皆與箘桂同。大小枝皮俱名牡桂。但大枝皮肉理粗虛如木而肉少味薄。名曰木桂。亦云大桂。不及小嫩枝皮肉多而半卷中必皺起。其味辛美。一名肉桂。亦名桂枝。一名桂心。出融州、桂州、交州甚良。其箘桂葉似柹葉。中有縱文三道。表裏無毛而光澤。肌理緊薄如竹。大枝小枝皮俱是筒。其大枝無肉。老皮堅版。不能重卷。味極淡薄。不入藥用。小枝薄而卷及二三重者良。或名筒桂。陶云小桂是也。今惟出韶州。〔保昇曰〕桂有三種。箘桂葉似柹葉而尖狹光淨。花白蕊黃。四月開五月結實。樹皮青黃。薄卷若筒。亦名筒桂。其厚硬味薄者。名版桂。不入藥用。牡桂葉似枇杷葉。狹長於箘桂葉一二倍。其嫩枝皮半卷多紫。而肉中皺起。肌理虛軟。謂之桂枝。又名肉桂。削去上皮。名曰桂心。其厚者。名曰木桂。藥中以此爲善。陶氏言半卷多脂者爲佳。又引仙經云。葉似柏葉。此則桂有三種明矣。陶雖是梁武帝時人。實生於宋孝武建元三年。歷齊爲諸王侍讀。曾見芳林苑所植之樹。蘇恭只知有二種。指陶爲誤。何臆斷之甚也。〔藏器曰〕箘桂、牡桂、桂心三色。同是一物。桂林、桂嶺因桂得名。今之所生。不離此郡。從嶺以南際海盡有桂樹。惟柳、象州最多。味既辛烈。皮又厚堅。厚者必嫩。薄者必老。采者以老薄爲一色。嫩厚爲一色。嫩既辛烈。兼又筒卷。老必味淡。自然版薄。薄者即牡桂。

卷者即菌桂也。桂心即是削除皮上甲錯，取其近理而有味者。〔承曰〕諸家所説，幾不可考。今廣交商人所販，及醫家見用，惟陳藏器一説最近之。〔頌曰〕爾雅但言梫木桂一種。本草載桂及牡桂、菌桂三種。今嶺表所出，則有筒桂、肉桂、桂心、官桂、板桂之名，而醫家用之罕有分別。舊説菌桂正圓如竹，有二三重者，則今之筒桂也。牡桂皮薄色黄少脂肉者，則今之官桂也。桂皮半卷多脂者，則今之板桂也。而今觀賓、宜、韶、欽諸州所圖上者，種類亦各不同。然總謂之桂，無復別名。參考舊注，謂菌桂葉似柹中有三道文，肌理堅薄如竹，大小皆成筒，與今賓州所出者相類。牡桂葉狹於菌桂而長數倍，其嫩枝皮半卷多紫，與今宜州、韶州所出者相類。彼土人謂其皮爲木蘭皮，肉爲桂心。此又有黄紫兩色，益可驗也。桂葉如柏葉而澤，皮黄心赤，與今欽州所出者，葉密而細，恐是其類，但不作柏葉形爲異爾。蘇恭以單桂、牡桂爲一物，亦未可據。其本高三四丈，多生深山蠻洞中，人家園圃亦有種者。移植于嶺北，則氣味殊少辛辣，不堪入藥也。三月四月生花，全類茱萸。九月結實。今人多以裝綴花果作筵具。其葉甚香，可用作飲尤佳。二月、八月采皮，九月采花，並陰乾，不可近火。〔時珍曰〕桂有數種，以今參訪，牡桂，葉長如枇杷葉，堅硬有毛及鋸齒，其花白色，其皮多脂；菌桂，葉如柹葉，而尖狹光淨，有三縱文而無鋸齒，其花有黄有白，其皮薄而卷。今商人所貨，皆此二桂。但以卷者爲菌桂，半卷及板者爲牡桂，即自明白。蘇恭所説，正合醫家見今用者。陳藏器、陳承斷菌、牡爲一物者，非矣。陶弘景復以單字桂爲葉似柏者，亦非也。柏葉之桂，乃服食家所云，非此治病之桂也。蘇頌所説稍明，亦不當以欽州者爲單字之桂也。按尸子云：春花秋英曰桂。嵇含南方草木狀云：桂生合浦、交趾，生必高山之巔，冬夏常青。其類自爲林，更無雜樹。有三種：皮赤者爲丹桂，葉似柹葉者爲菌桂，葉似枇杷者爲牡桂。其説甚明，足破諸家之辯矣。又有巖桂，乃菌桂之類，詳菌桂下。韓眾采藥詩云：闇河之桂，實大如棗，得而食之，後天而老。此又一種也。闇河不知在何處。

【正誤】〔好古曰〕寇氏衍義言官桂不知緣何立名。予考圖經，今觀賓、宜諸州出者佳。世人以觀字畫多，故寫作官也。〔時珍曰〕此誤。圖經今觀，乃今視之意。嶺南無觀州。曰官桂者，乃上等供官之桂也。

桂 別錄〔時珍曰〕此即肉桂也。厚而辛烈，去粗皮用。其去內外皮者，即爲桂心。

【氣味】甘、辛，大熱，有小毒。〔權曰〕桂心苦、辛，無毒。〔元素曰〕肉桂氣熱，味大辛，純陽也。〔杲曰〕桂辛熱有毒，陽中之陽，浮也。氣之薄者，桂枝也；氣之厚者，桂肉也。氣薄則發泄，桂枝上行而發表；氣厚則發熱，桂肉下行而補腎。此天地親上親下之道也。〔好古曰〕桂枝入足太陽經，桂心入手少陰經血分，桂肉入足少陰、太陰經血分。細薄者爲枝爲嫩，厚脂者爲肉爲老。去其皮與裏，當其中者爲桂心。別錄言有小毒，又云久服神仙不老。雖有小毒，亦從類化。與黄芩、黄連爲使，小毒何施？與烏頭、附子爲使，全取其熱性而已。與巴豆、硇砂、乾漆、穿山甲、水蛭等同用，則小毒化爲大毒。與人參、麥虋冬、甘草同用，則調中益氣，便可久服也。〔之才曰〕桂得人參、甘草、麥虋冬、大黄、黄芩，調中益氣；得柴胡、紫石英、乾地黄，療吐逆。忌生葱、石脂。

【主治】利肝肺氣，心腹寒熱冷疾，霍亂轉筋，頭痛腰痛，出汗，止煩止唾，欬嗽鼻齆，墮胎，温中，堅筋骨，通血脈，理疏不足，宣導百藥，無所畏。久服神仙不老。別錄　補下焦不足，治沈寒痼冷之病，滲泄止渴，去營衛中風寒，表虚自汗。春夏爲禁藥，秋冬下部腹痛，非此不能止。元素　補命門不足，益火消陰。好古　治寒痹

風瘖。陰盛失血。瀉痢驚癇。時珍

桂心 藥性論 【斆曰】用紫色厚者。去上粗皮幷內薄皮。取心中味辛者用。中土又有桂草。以煮丹陽木皮。僞充桂心也。【時珍曰】按酉陽雜俎云。丹陽山中有山桂。葉如麻。開細黃花。此即雷氏所謂丹陽木皮也。

【氣味】苦辛無毒。詳前桂下。【主治】九種心痛。腹內冷氣痛不可忍。欬逆結氣壅痺。腳痺不仁。止下痢。殺三蟲。治鼻中瘜肉。破血。通利月閉。胞衣不下。甄權 治一切風氣。補五勞七傷。通九竅。利關節。益精明目。煖腰膝。治風痺骨節攣縮。續筋骨。生肌肉。消瘀血。破痃癖癥瘕。殺草木毒。大明 治風僻失音喉痺。陽虛失血。內托癰疽痘瘡。能引血化汗化膿。解蛇蝮毒。時珍

牡桂 本經 【時珍曰】此即木桂也。薄而味淡。去粗皮用。其最薄者爲桂枝。枝之嫩小者爲柳桂。

【氣味】辛溫無毒。【權曰】甘辛。【元素曰】桂枝味辛甘。氣微熱。氣味俱薄。體輕而上行。浮而升。陽也。餘見前單桂下。【主治】上氣欬逆結氣。喉痺吐吸。利關節。補中益氣。久服通神。輕身不老。本經 心痛脇痛脇風。溫筋通脈。止煩出汗。別錄 去冷風疼痛。甄權 去傷風頭痛。開腠理。解表發汗。去皮膚風濕。元素 泄奔豚。散下焦畜血。利肺氣。成無己 橫行手臂。治痛風。震亨

【發明】【宗奭曰】桂甘辛大熱。素問云。辛甘發散爲陽。故漢張仲景桂枝湯治傷寒表虛。皆須此藥。正合辛甘發散之意。本草三種之桂。不用牡桂菌桂者。此二種性止於溫。不可以治風寒之病也。然本經止言桂。仲景又言桂枝者。取枝上皮也。好古曰。或問本草言桂能止煩出汗。而張仲景治傷寒有當發汗凡數處。皆用桂枝湯。又云無汗不得服桂枝。汗家不得重發汗。若用桂枝是重發其汗。汗多者用桂枝甘草湯。此又用桂枝閉汗也。一藥二用。與本草之義相通否乎。曰。本草言桂辛甘大熱。能宣導百藥。通血脈。止煩出汗。是調其血而汗自出也。仲景云。太陽中風。陰弱者汗自出。衞實營虛故發熱汗出。又云。太陽病發熱汗出者。此爲營弱衞強。陰虛陽必湊之。故皆用桂枝發其汗。此乃調其營氣。則衞氣自和。風邪無所容。遂自汗而解。非桂枝能開腠理。發出其汗也。汗多用桂枝者。以之調和營衞。則邪從汗出而汗自止。非桂枝能閉汗孔也。昧者不知出汗閉汗之意。遇傷寒無汗者亦用桂枝。誤之甚矣。桂枝湯下發汗字。當認作出字。汗自然發出。非若麻黃能開腠理發出其汗也。其治虛汗。亦當逆察其意可也。【成無己曰】桂枝本爲解肌。若太陽中風。腠理緻密。營衞邪實。津液禁固。其脈浮緊。發熱汗不出者。不可與此必也。皮膚疏泄。自汗。脈浮緩。風邪干於衞氣者。乃可投之。發散以辛甘爲主。桂枝辛熱。故以爲君。而以芍藥爲臣。甘草爲佐者。風淫所勝。平以辛。苦以甘緩之。以酸收之也。以薑棗爲使者。辛甘能發散。而又用其行脾胃之津液。而和營衞。不專於發散也。故麻黃湯不用薑棗。專於發汗。不待行其津液也。【承曰】凡桂之厚實氣味重者。宜入治水臟及下焦藥。輕薄氣味淡者。宜入治頭目發散藥。故本經以菌桂養精神。牡桂利關節。仲景發汗用桂枝。桂枝乃枝條。非身幹也。取其輕薄能發散。又有一種柳桂。乃桂之嫩小枝條。尤宜入上焦藥用。【時珍曰】麻黃遍徹皮毛。故專於發汗而寒邪散。肺主皮毛。辛走肺也。桂枝透達營衞。故能解肌而風邪去。脾主營。肺主衞。甘走

脾辛走肺也肉桂下行導火之原此東垣所謂腎苦燥急食辛以潤之開腠理致津液通其氣者也聖惠方言桂心入心引血化汗化膿蓋手少陰君火厥陰相火與命門同氣者也別錄云桂通血脈是矣曾世榮言小兒驚風及泄瀉並宜用五苓散以瀉丙火滲土溼內有桂能抑肝風而扶脾土又醫餘錄云有人患赤眼腫痛脾虛不能飲食肝脈盛脾脈弱用涼藥治肝則脾愈虛用暖藥治脾則肝愈盛但於溫平藥中倍加肉桂殺肝而益脾故一治兩得之傳云木得桂而枯是也此皆與別錄桂利肝肺氣牡桂治脇痛脇風之義相符人所不知者今爲拈出又桂性辛散能通子宮而破血故別錄言其墮胎龐安時乃云炒過則不損胎也又丁香官桂治痘瘡灰塌能溫托化膿詳見丁香下

附方舊十二新二十

陰痺熨法寒痺者留而不去時痛而皮不仁刺布衣者以火焠之刺大人者以藥熨之熨法用醇酒二十斤蜀椒一升乾薑一斤桂心一斤凡四物㕮咀漬酒中用綿絮一斤細白布四丈并納酒中置馬矢煴中封塗勿使泄氣五日五夜出布絮暴乾復漬以盡其汁每漬必晬其日乃出乾之并用滓與絮複布爲複巾長六七尺爲六七巾每用一巾生桑炭火炙巾以熨寒痺所刺之處令熱入至病所寒則復炙巾以熨之三十遍而止汗出以巾拭身亦三十遍而止起步內中無見風每刺必熨如此病已矣靈樞經

足躄筋急桂末白酒和塗之一日一上皇甫謐甲乙經

中風口喎面目相引偏僻頰急舌不可轉桂心酒煮取汁故布蘸搨病上正即止左喎搨右右喎搨左常用大效千金方

中風逆冷吐清水宛轉啼呼桂一兩水一升半煎半升冷服肘後方

中風失音桂著舌下嚥汁○又方桂末三錢水二盞煎一盞服取汗千金方

喉痺不語方同上

偏正頭風天陰風雨即發桂心末一兩酒調塗傅額上及頂上聖惠方

暑月解毒桂苓丸用肉桂去粗皮不見火茯苓去皮等分爲細末煉蜜丸龍眼大每新汲水化服一丸和劑方

桂漿渴水夏月飲之解煩渴益氣消痰桂末一大兩白蜜一升以水三斗先煎取一斗入新瓷瓶中乃下二物打二三百轉先以油紙一重覆上加七重封之每日去紙一重七日開之氣香味美格韻絕高今人多作之圖經本草

九種心痛聖惠方用桂心二錢半爲末酒一盞半煎半盞飲立效○外臺秘要桂末酒服方寸匕須臾六七次

心腹脹痛氣短欲絕桂二兩水一升二合煮八合頓服之肘後方

中惡心痛方同上千金

寒疝心痛四肢逆冷全不飲食桂心研末一錢熱酒調下取效聖惠方

產後心痛惡血衝心氣悶欲絕桂心爲末狗膽汁丸芡子大每熱酒服一丸聖惠

產後瘕痛桂末酒服方寸匕取效肘後

死胎不下桂末二錢待痛緊時童子小便溫熱調下名觀音救生散亦治產難橫生加麝香少許酒下比之水銀等藥不損人何氏方

血崩不止桂心不拘多少砂鍋內煅存性爲末每米飲空腹服一二錢名神應散婦人良方

反腰血痛桂末和苦酒塗之乾再上肘後方

吐血下血肘後用桂心爲末水服方寸匕○王璆曰此陰乘陽之症也不可服涼藥南陽趙宣德暴吐血服二次而止其甥亦以二服而安

小兒久痢赤白用桂去皮以薑汁炙紫黃連以茱萸炒過等分爲末紫蘇木瓜煎湯服之名金鎖散全幼心鑑

小兒遺尿桂末雄雞肝等分搗丸小豆大溫水調下日二服外臺

嬰兒臍腫多因傷溼桂心炙熱熨之日四五次姚和衆方

外腎偏腫桂末水調方寸匕塗之梅師方

食果腹脹不拘老小用桂末飯和丸綠豆大吞五六丸白湯下未消再服經驗方

打撲傷損瘀血溷悶身體疼痛辣桂爲末酒服二錢直指方

乳癰腫痛桂心甘草各二分烏

頭一分，炮爲末，和苦酒塗之，紙覆住，膿化爲水，神效。肘後方

重舌鵞口：桂末和薑汁塗之。湯氏寶書

諸蛇傷毒：桂心、苦蔞等分爲末，竹筒密塞。遇毒蛇傷，即傅之。塞不密，即不中用也。

閉口椒毒：氣欲絶，或出白沫，身體冷。急煎桂汁服之，多飲新汲水一二升。梅師方

中鉤吻毒，並解芫青毒：並煮桂汁服。

葉【主治】擣碎浸水，洗髮，去垢除風。時珍

箘桂 音窘○本經上品

【釋名】**筒桂**唐本 **小桂** 恭曰：箘者竹名。此桂嫩而易卷如筒，即古所用筒桂也。筒似箘字，後人誤書爲箘，習而成俗，亦復因循也。時珍曰：今本草又作從草之菌，愈誤矣。牡桂爲大桂，故此稱小桂。

【集解】別録曰：箘桂生交阯、桂林山谷巖厓間。無骨，正圓如竹。立秋采之。弘景曰：交阯屬交州，桂林屬廣州。蜀都賦云"箘桂臨巖"是矣。俗中不見正圓如竹者，惟嫩枝破卷成圓，猶依桂用，非真箘桂也。仙經用箘桂，云三重者良，則明非今桂矣，別是一物，應更研訪。時珍曰：箘桂葉似柹葉者是，詳前桂下。別録所謂正圓如竹者，謂皮卷如竹筒，陶氏誤疑是木形如竹，反謂卷成圓者非真也。今人所栽巖桂，亦是箘桂之類而稍異，其葉不似柹葉，亦有鋸齒如枇杷葉而粗澀者，有無鋸齒如巵子葉而光潔者，叢生巖嶺間，謂之巖桂，俗呼爲木犀。其花有白者名銀桂，黃者名金桂，紅者名丹桂。有秋花者，春花者，四季花者，逐月花者。其皮薄而不辣，不堪入藥。惟花可收茗、浸酒、鹽漬，及作香擦髮澤之類耳。

皮 三月七月采 【氣味】辛溫無毒。【主治】百病，養精神，和顏色，爲諸藥先聘通使。久服輕身不老，面生光華，媚好常如童子。本經

【發明】見前桂下。時珍曰：箘桂主治與桂心、牡桂迥然不同。昔人所服食者，蓋此類耳。

【正誤】弘景曰：仙經服食桂，以蔥涕合和雲母，蒸化爲水服之。慎微曰：抱朴子云：桂可合竹瀝餌之，亦可以龜腦和服之。七年，能步行水上，長生不死。趙佗子服桂二十年，足下生毛，日行五百里，力舉千斤。列仙傳云：范蠡好食桂，飲水賣藥，世人見之。又桂父象林人，常服桂皮葉，以龜腦和之。時珍曰：方士謬言，類多如此，唐氏收入本草，恐誤後人，故詳記。

木犀花【氣味】辛溫無毒。【主治】同百藥煎、孩兒茶作膏餅噙，生津辟臭化痰，治風蟲牙痛。同麻油蒸熟，潤髮及作面脂。時珍

天竺桂 海藥

【集解】珣曰：天竺桂生南海山谷。功用似桂，其皮薄不甚辛烈。宗奭曰：皮與牡桂相同，但薄耳。時珍曰：此即今閩粵浙中山桂也。而台州天竺最多，故名。大樹繁花，結實如蓮子狀，天竺僧人稱爲月桂是矣。詳月桂下。

皮【氣味】辛溫無毒。【主治】腹內諸冷，血氣脹痛。藏器 破產後惡血，治血痢腸風，補暖腰腳，功與桂心同。方家少用。珣

月桂 拾遺

【集解】藏器曰：今江東諸處。每至四五月晦後。多于衢路間得月桂子。大于貍豆。破之辛香。古者相傳是月中下也。餘杭靈隱寺僧。種得一株。近代詩人多所論述。洞冥記云。有遠飛雞。朝往夕還。常銜桂實歸于南土。南土月路也。故北方無之。山桂猶堪爲藥。況月桂乎。時珍曰。吳剛伐月桂之說。起于隋唐小說。月桂落子之說。起于武后之時。相傳有梵僧自天竺鷲嶺飛來。故八月常有桂子落于天竺。唐書亦云。垂拱四年三月。有月桂子降于台州。十餘日乃止。宋仁宗天聖丁卯八月十五夜。月明天淨。杭州靈隱寺月桂子降。其繁如雨。其大如豆。其圓如珠。其色有白者黄者黑者。殼如芡實。味辛。拾以進呈。寺僧種之。得二十五株。慈雲式公有序記之。張君房宿錢塘月輪寺。亦見桂子紛如烟霧。回旋成穗。墜如牽牛子。黄白相間。咀之無味。據此。則月中眞若有樹矣。竊謂月乃陰魄。其中婆娑者。山河之影爾。月既無桂。則空中所墜者何物耶。泛觀羣史。有雨塵沙土石。雨金鉛錢汞。雨絮帛穀粟。雨草木花藥。雨毛血魚肉之類甚衆。則桂子之雨。亦妖怪所致。非月中有桂也。桂生南方。故惟南方有之。宋史云。元豐三年六月。饒州雨木子數畝。狀類山芋子。味辛而香。卽此類也。道經月桂謂之不時花。不可供獻。

子【氣味】辛，温，無毒。【主治】小兒耳後月蝕瘡。研碎傅之。藏器

木蘭 本經上品

【釋名】**杜蘭**別錄 **林蘭**本經 **木蓮**綱目 **黄心** 時珍曰。其香如蘭。其花如蓮。故名。其木心黄。故曰黄心。

【集解】別錄曰。木蘭生零陵山谷及太山。皮似桂而香。十二月采皮陰乾。弘景曰。零陵諸處皆有。之狀如楠樹。皮甚薄而味辛香。今益州者皮厚。狀如厚朴。而氣味爲勝。今東人皆以山桂皮當之。亦相類。道家用合香亦好。保昇曰。所在皆有。樹高數仞。葉似菌桂葉。有三道縱文。其葉辛香不及桂也。皮如板桂。有縱横文。三月四月采皮陰乾。頌曰。今湖嶺蜀川諸州皆有之。此與桂全別。而韶州所生。乃云與桂同是一種。取外皮爲木蘭。中肉爲桂心。蓋是桂中之一種爾。十一月十二月采。陰乾。任昉述異記云。木蘭洲在潯陽江中。多木蘭。又七里洲中有魯班刻木蘭舟。至今在洲中。今詩家云木蘭舟。出于此。時珍曰。木蘭枝葉俱疎。其花內白外紫。亦有四季開者。深山生者尤大。可以爲舟。按白樂天集云。木蓮生巴峽山谷間。民呼爲黄心樹。大者高五六丈。涉冬不凋。身如青楊。有白紋。葉如桂而厚大。無脊。花如蓮花。香色豔膩皆同。獨房蕊有異。四月初始開。二十日卽謝。不結實。此說乃眞木蘭也。其花有紅黄白數色。其木肌細而心黄。梓人所重。蘇頌所言韶州者。是牡桂。非木蘭也。或云木蘭樹雖去皮。亦不死。羅願言其冬花實如小柿甘美者。恐不然也。

皮【氣味】苦，寒，無毒。【主治】身大熱在皮膚中。去面熱赤皰酒皶。惡風癩疾。陰下癢溼。明耳目。本經 療中風傷寒。及癰疽水腫。去臭氣。別錄 治酒疸。利小便。療重舌。時珍

【附方】舊二新一。**小兒重舌** 木蘭皮一尺。廣四寸。削去粗皮。入醋一升。漬汁噙之。子母祕錄 **面上皶皰** 䵟䵳。用木蘭皮一斤。細切。以三年酢漿漬之。百日。曬乾。搗末。每漿水服方寸匕。日三服。肘後用酒漬之。卮子仁一斤。古今錄驗方 **酒疸發斑** 赤黑黄色。心下懊痛。足脛腫滿。小便黄。由大醉當風。入水所致。用木蘭皮一兩。黄芪二兩。爲末。酒服方寸匕。日三服。

後附方。

花主治：魚哽骨哽。化鐵丹用之。時珍

辛夷（本經上品）

釋名：辛雉（本經） 侯桃（同） 房木（同） 木筆（拾遺） 迎春（時珍）時珍曰：夷者荑也。其苞初生如荑而味辛也。揚雄甘泉賦云：列辛雉于林薄。服虔注云：即辛夷。雉、夷聲相近也。今本草作新雉，傳寫之誤矣。藏器曰：辛夷花未發時，苞如小桃子，有毛，故名侯桃。初發如筆頭，北人呼為木筆。其花最早，南人呼為迎春。

集解：別錄曰：辛夷生漢中、魏興、梁州川谷。其樹似杜仲，高丈餘。子似冬桃而小。九月采實，暴乾，去心及外毛。毛射人肺，令人欬。弘景曰：今出丹陽近道。形如桃子，小時氣味辛香。恭曰：此是樹花未開時收之。正月、二月好采。云九月采實者，恐誤也。保昇曰：其樹大連合抱，高數仞。葉似柿葉而狹長。正月、二月花似有毛小桃，色白而帶紫。花落而無子。夏杪復著花，如小筆。又有一種，花葉皆同，但三月花開，四月花落，子赤似相思子。二種所在山谷皆有。禹錫曰：今苑中有樹，高三四丈，其枝繁茂。正二月花開，紫白色。花落乃生葉，夏初復生花，經伏歷冬，茁花漸大，如有毛小桃。至來年正二月始開。初是興元府進來，樹纔三四尺，有花無子，經二十餘年方結實。蓋年淺者無子，非有二種也。其花開早晚，各隨方土節氣爾。宗奭曰：辛夷處處有之，人家園亭亦多種植。先花後葉，即木筆花也。其花未開時，苞上有毛，尖長如筆，故取象而名。花有桃紅、紫色二種，入藥當用紫者。須未開時收之，已開者不佳。時珍曰：辛夷花初出枝頭，苞長半寸，而尖銳儼如筆頭。重重有青黃茸毛順鋪，長半分許。及開則似蓮花而小如盞，紫苞紅焰，作蓮及蘭花香。亦有白色者，人呼為玉蘭。又有千葉者。諸家言苞似小桃者，比類欠當。

苞修治：斅曰：凡用辛夷，拭去赤肉毛了，以芭蕉水浸一宿，用漿水煮之，從巳至未，取出焙乾用。若治眼目中患，即一時去皮，用向裏實者。大明曰：入藥微炙。

氣味：辛，溫，無毒。時珍曰：氣味俱薄，浮而散，陽也。入手太陰、足陽明經。之才曰：芎藭為之使。惡五石脂。畏菖蒲、蒲黃、黃連、石膏、黃環。

主治：五臟身體寒熱，頭風腦痛面䵟。久服下氣，輕身明目，增年耐老。本經 溫中解肌，利九竅，通鼻塞涕出，治面腫引齒痛，眩冒身兀兀如在車船之上者。生鬚髮，去白蟲。別錄 通關脈，治頭痛憎寒，體噤瘙癢。入面脂，生光澤。大明 鼻淵鼻鼽，鼻窒鼻瘡，及痘後鼻瘡，並用研末，入麝香少許，葱白蘸入數次，甚良。時珍

發明：時珍曰：鼻氣通于天。天者頭也，肺也。肺開竅於鼻，而陽明胃脈環鼻而上行。腦為元神之府，而鼻為命門之竅。人之中氣不足，清陽不升，則頭為之傾，九竅為之不利。辛夷之辛溫走氣而入肺，其體輕浮，能助胃中清陽上行通於天，所以能溫中，治頭面目鼻九竅之病。軒岐之後，能達此理者，東垣李杲一人而已。

沈香（別錄上品）

釋名：沈水香（綱目） 蜜香 時珍曰：木之心節置水則沈，故名沈水，亦曰水沈。半沈者為棧香，不沈者為黃熟香。南越志言交州人稱為蜜香，謂其氣如蜜脾也。梵書名阿迦嚧香。

集解恭曰：沈香、青桂、雞骨、馬蹄、煎香，同是一樹，出天竺諸國。木似欅柳，樹皮青色。葉似橘葉，經冬不凋。夏生花，白而圓。秋結實似檳榔，大如桑椹，紫而味辛。藏器曰：沈香枝葉並似椿。云似橘者，恐未是也。其枝節不朽，沈水者爲沈香；其肌理有黑脈，浮者爲煎香。雞骨、馬蹄皆是煎香，並無別功，止可熏衣去臭。頌曰：沈香、青桂等香，出海南諸國及交、廣、崖州。沈懷遠南越志云：交趾蜜香樹，彼人取之，先斷其積年老木根，經年其外皮幹俱朽爛，木心與枝節不壞，堅黑沈水者，即沈香也。半浮半沈與水面平者，爲雞骨香。細枝緊實未爛者，爲青桂香。其幹爲棧香。其根爲黃熟香。其根節輕而大者，爲馬蹄香。此六物同出一樹，有精粗之異爾。並采無時。劉恂嶺表錄異云：廣管羅州多棧香樹，身似柜柳，其花白而繁，其葉如橘。其皮堪作紙，名香皮紙，灰白色，有紋如魚子，沾水即爛，不及楮紙，亦無香氣。沈香、雞骨、黃熟、棧香雖是一樹，而根、幹、枝、節各有分別也。又丁謂天香傳云：此香奇品最多。四香凡四十二狀，出于一本。木體如白楊，葉如冬青而小。海北竇、化、高、雷皆出香之地，比海南者優劣不侔。既所稟不同，復售者多而取者速，其香不待稍成，乃趣利戕賊之深也。非同瓊管黎人，非時不妄翦伐，故木無天札之患，必得異香焉。宗奭曰：嶺南諸郡悉有，傍海處尤多。交幹連枝，岡嶺相接，千里不絕。葉如冬青，大者數抱，木性虛柔。山民以構茅廬，或爲橋梁，爲飯甑，爲狗槽。有香者百無一二。蓋木得水方結，多在折枝枯幹中，或爲沈，或爲煎，或爲黃熟。自枯死者，謂之水盤香。南息、高、竇等州，惟產生結香。蓋山民入山，以刀斫曲幹斜枝成坎，經年得雨水浸漬，遂結成香。乃鋸取之，刮去白木，其香結爲斑點，名鷓鴣斑，燔之極清烈。香之良者，惟在瓊、崖等州，俗謂之角沈、黃沈，乃枯木得者，宜入藥用。依木皮而結者，謂之青桂，氣尤清。在土中歲久，不待刓剔而成薄片者，謂之龍鱗。削之自卷，咀之柔韌者，謂之黃蠟沈，尤難得也。承曰：諸品之外，又有龍鱗、麻葉、竹葉之類，不止一二十品。要之入藥惟取中實沈水者。或沈水而有中心空者，則是雞骨，謂中有朽路，如雞骨中血眼也。時珍曰：沈香品類，諸說頗詳。今攷楊億談苑、蔡絛叢話、范成大桂海志、張師正倦游錄、洪駒父香譜、葉廷珪香錄諸書，撮其未盡者補之云：香之等凡三：曰沈，曰棧，曰黃熟是也。沈香入水即沈，其品凡四：曰熟結，乃膏脈凝結自朽出者；曰生結，乃刀斧伐仆，膏脈結聚者；曰脫落，乃因木朽而結者；曰蟲漏，乃因蠹隙而結者。生結爲上，熟脫次之。堅黑爲上，黃色次之。角沈黑潤，黃沈黃潤，蠟沈柔韌，革沈紋橫，皆上品也。海島所出，有如石杵，如肘如拳，如鳳雀龜蛇，雲氣人物。及海南馬蹄、牛頭、燕口、繭栗、竹葉、芝菌、棧子、附子等香，皆因形命名爾。其棧香入水半浮半沈，即沈香之半結連木者，或作煎香，番名婆木香，亦名弄水香。其類有蝟刺香、雞骨香、葉子香，皆因形而名。有大如笠者，爲蓬萊香。有如山石枯槎者，爲光香。入藥皆次於沈香。其黃熟香，即香之輕虛者，俗訛爲速香是矣。有生速，斫伐而取者；有熟速，腐朽而取者。其大而可雕刻者，謂之水盤頭。並不堪入藥，但可焚爇。葉廷珪云：出渤泥、占城、眞臘者，謂之番沈，亦曰舶沈，曰藥沈，醫家多用之，以眞臘爲上。蔡絛云：占城不若眞臘，眞臘不若海南黎峒。黎峒又以萬安黎母山東峒者，冠絕天下，謂之海南沈，一片萬錢。海北高、化諸州者，皆棧香爾。范成大云：黎峒出者名土沈香，或曰崖香。雖薄如紙者，入水亦沈。萬安在島東，鍾朝陽之氣，故香尤醞藉，土人亦自難得。舶沈香多腥烈，尾烟必焦。交趾海北之人，聚於欽州，謂之欽香，氣尤酷烈。南人不甚重之，惟以入藥。

正誤時珍曰：按李珣海藥本草謂沈者爲沈香，浮者爲檀香。梁元帝金樓子謂一木五香：根爲檀，節爲沈，花爲雞舌，膠爲藁，葉爲藿香。並誤也。五香各是一種。所謂五香一本者，即前蘇恭所言沈、棧、青桂、馬蹄、雞骨者是矣。

【修治】斅曰。凡使沈香。須要不枯。如觜角硬重沈于水下者爲上。半沈者次之。不可見火。時珍曰。欲入丸散。以紙裹置懷中。待燥研之。或入乳鉢以水磨粉。曬乾亦可。若入煎劑。惟磨汁臨時入之。

【氣味】辛。微温。無毒。珣曰。苦。温。大明曰。辛。熱。元素曰。陽也。有升有降。時珍曰。咀嚼香甜者性平。辛辣者性熱。

【主治】風水毒腫。去惡氣。別錄 主心腹痛。霍亂中惡。邪鬼疰氣。清人神。並宜酒煮服之。諸瘡腫。宜入膏中。李珣 調中。補五臟。益精壯陽。暖腰膝。止轉筋吐瀉冷氣。破癥癖。冷風麻痹。骨節不任。風溼皮膚瘙癢。氣痢。大明 補右腎命門。元素 補脾胃。及痰涎血出於脾。李杲 益氣和神。劉完素 治上熱下寒。氣逆喘急。大腸虛閉。小便氣淋。男子精冷。時珍

【附方】新七。諸虛寒熱。冷痰虛熱。冷香湯。用沈香、附子炮等分。水一盞。煎七分。露一夜。空心温服。王好古醫壘元戎 胃冷久呃。沈香、紫蘇、白豆蔻仁各一錢。爲末。每柿蒂湯服五七分。吳球活人心統 心神不足。火不降。水不升。健忘驚悸。朱雀丸。用沈香五錢。茯神二兩。爲末。煉蜜和丸小豆大。每食後人參湯服三十丸。日二服。王璆百一選方 腎虛目黑。暖水臟。用沈香一兩。蜀椒去目炒出汗四兩。爲末。酒糊丸梧子大。每服三十丸。空心鹽湯下。普濟方 胞轉不通。非小腸膀胱厥陰受病。乃強忍房事。或過忍小便所致。當治其氣則愈。非利藥可通也。沈香、木香各二錢。爲末。白湯空腹服之。以通爲度。醫壘元戎 大腸虛閉。因汗多。津液耗涸者。沈香一兩。肉蓯蓉酒浸焙二兩。各研末。以麻仁研汁作糊丸梧子大。每服一百丸。蜜湯下。嚴子禮濟生方 痘瘡黑陷。沈香、檀香、乳香等分。爇於盆內。抱兒於上熏之。即起。鮮于樞鉤玄

蜜香 拾遺

【釋名】木蜜內典 沒香綱目 多香木同 阿䃟音搓

【集解】藏器曰。蜜香生交州。大樹節如沈香。法華經注云。木蜜。香蜜也。樹形似槐而香。伐之五六年。乃取其香。異物志云。其葉如椿。樹生千歲。斫仆之。四五歲乃往看。已腐敗。惟中節堅貞者是香。珣曰。生南海諸山中。種之五六年便有香。交州記云。樹似沈香無異也。時珍曰。按魏王花木志云。木蜜號千歲樹。根本甚大。伐之四五歲。取不腐者爲香。觀此則陳藏器所謂生千歲乃斫者。蓋誤訛也。段成式酉陽雜俎云。沒樹出波斯國、拂林國。人呼爲阿䃟樹。長丈餘。皮青白色。葉似槐而長。花似橘花而大。子黑色。大如山茱萸。酸甜可食。廣州志云。肇慶新興縣出多香木。俗名蜜香。辟惡氣。殺鬼精。晉書云。太康五年。大秦國獻蜜香樹皮紙。微褐色。有紋如魚子。極香而堅韌。觀此數說。則蜜香亦沈香之類。故形狀功用兩相彷彿。南越志謂交人稱沈香爲蜜香。交州志謂蜜香似沈香。嶺表錄言棧香皮紙似魚子。尤可互證。楊慎丹鉛錄言蜜樹是蜜蒙花樹者。謬也。又枳椇木亦名木蜜。不知亦同類否。詳見果部。

【氣味】辛。温。無毒。【主治】去臭。除鬼氣。藏器 辟惡。去邪鬼尸疰心氣。李珣

丁香 宋開寶

【校正】併入別錄雞舌香。

【釋名】丁子香（嘉祐）雞舌香（藏器曰：雞舌香與丁香同種，花實叢生，其中心最大者爲雞舌。擊破有順理而解爲兩向，如雞舌，故名。乃是母丁香也。禹錫曰：按齊民要術云：雞舌香俗人以其似丁子，故呼爲丁子香。時珍曰：宋嘉祐本草重出雞舌，今併爲一。）

【集解】恭曰：雞舌香樹葉及皮並似栗，花如梅花，子似棗核，此雌樹也，不入香用。其雄樹雖花不實，采花釀之以成香。出崑崙及交州、愛州以南。珣曰：丁香生東海及崑崙國。二月、三月花開，紫白色。至七月方始成實，小者爲丁香，大者如巴豆，爲母丁香。志曰：丁香生交、廣、南番。按廣州圖上丁香樹高丈餘，木類桂，葉似櫟葉。花圓細，黄色，凌冬不凋。其子出枝蕊上如釘，長三四分，紫色。其中有粗大如山茱萸者，俗呼爲母丁香。二月、八月采子及根。一云：盛冬生花子，至次年春采之。頌曰：雞舌香，唐本草言其木似栗，南越志言是沈香花，廣志言是草花蔓生，實熟貫之，可以香口。其說不定。今人皆以乳香中揀出木實似棗核者爲之，堅頑枯燥，絶無氣味，燒亦無香，用療氣與口臭，則甚乖疏，不知緣何以爲雞舌也。京下老醫言雞舌與丁香同種，其中最大者爲雞舌，即母丁香，療口臭最良，治氣亦效。葛稚川百一方治暴氣刺心痛，用雞舌香酒服。又抱朴子書以雞舌、黄連、乳汁煎之，用注目，治百病之在目者，皆愈，更加精明。古方治瘡癰五香連翹湯用雞舌香，而孫真人千金方無雞舌，用丁香。似爲一物也。其采花釀成香之說，絶無知者。慎微曰：沈存中筆談云：予集靈苑方，據陳藏器拾遺，以雞舌爲丁香母。今考之，尚不然，雞舌即丁香也。齊民要術言雞舌俗名丁子香，日華子言丁香治口氣，與三省故事載漢時郎官日含雞舌香，欲其奏事芬芳之說相合。及千金方五香湯用丁香無雞舌，最爲明驗。開寶本草重出丁香，謬矣。今世以乳香中大如山茱萸者爲雞舌，畧無氣味，治疾殊乖。承曰：嘉祐補注及蘇頌圖經引諸書，以雞舌爲丁香。抱朴子言可注眼，但丁香恐不宜入眼，含之口中熱臭不可近。乳香中所揀者雖無氣味，卻無臭氣，行療利九竅之理。諸方用治小兒驚癇，亦欲其達九竅也。斅曰：丁香有雌雄，雄者顆小，雌者大如山茱萸，更名母丁香，入藥最勝。時珍曰：雄爲丁香，雌爲雞舌，諸說甚明。獨陳承所言甚爲謬妄。不知乳香中所揀者，乃番棗核也，即無漏子之核，見果部。前人不知丁香即雞舌，誤以此物充之爾。乾薑炤消尚可點眼，草果阿魏番人以作食料，則丁香之點眼噙口，又何害哉。

雞舌香（別錄）

【氣味】辛，微温，無毒。（時珍曰：辛温。）

【主治】風水毒腫，霍亂心痛，去惡熱。（別錄）吹鼻，殺腦疳。入諸香中，令人身香。（甄權）同薑汁塗，拔去白鬚，孔中即生黑者，異常。（藏器）

丁香（開寶）

【氣味】辛，温，無毒。（時珍曰：辛熱。好古曰：純陽。入手太陰、足少陰、陽明經。斅曰：方中多用雌者，力大。膏煎中若用雄，須去丁蓋乳子，發人背癰也。不可見火。畏鬱金。）

【主治】温脾胃，止霍亂擁脹，風毒諸腫，齒疳䘌。能發諸香。（開寶）風䘌骨槽勞臭，殺蟲辟惡去邪。治嬭頭花，止五色毒痢，五痔。（李珣）治口氣冷氣，冷勞反胃，鬼疰蠱毒。殺酒毒，消痃癖。療腎氣奔豚氣，陰痛腹痛，壯陽，暖腰膝。（大明）療嘔逆，甚驗。（保昇）去胃寒，理元氣。氣血盛者勿服。（元素）治虛噦，小兒吐瀉，痘瘡胃虛，灰白不發。（時珍）

【發明】好古曰：丁香與五味子、廣茂同用，治奔豚之氣。亦能泄肺，能補胃，大能療腎。宗奭曰：日華子言丁香治口氣。此正是御史所含之香也。治脾胃冷氣不和。甚良。母丁香氣味尤佳。震亨曰：口居上。地氣出焉。脾有鬱火。溢入肺中。失其清和之意。而濁氣上行。發爲口氣。若以丁香治之。是揚湯止沸爾。惟香薷治之甚捷。時珍曰：宋末太醫陳文中治小兒痘瘡不光澤。不起發。或脹或瀉。或渴或氣促。表裏俱虛之證。並用木香散、異功散。倍加丁香、官桂。甚者丁香三五十枚。官桂一二錢。亦有服之而愈者。此丹溪朱氏所謂立方之時。必運氣在寒水司天之際。又值嚴冬鬱遏陽氣。故用大辛熱之劑發之者也。若不分氣血虛實寒熱經絡。一槩驟用。其殺人也必矣。葛洪抱朴子云：凡百病在目者。以雞舌香、黃連、乳汁煎注之。皆愈。此得辛散苦降養陰之妙。陳承言不可點眼者。蓋不知此理也。

附方 舊八。新十八。

暴心氣痛 雞舌香末。酒服一錢。肘後方

乾霍亂痛 不吐不下。丁香十四枚。研末。以沸湯一升和之。頓服。不瘥更作。思邈千金方

小兒吐瀉 丁香、橘紅等分。煉蜜丸黃豆大。米湯化下。劉氏小兒方

小兒嘔吐 不止。丁香、生半夏各一錢。薑汁浸一夜。曬乾爲末。薑汁打麪糊丸黍米大。量大小用薑湯下。全幼心鑑

嬰兒吐乳 小兒百日晬內吐乳。或糞青色。用年少婦人乳汁一盞。入丁香十枚。陳皮去白一錢。石器煎一二十沸。細細與服。陳文中小兒方

小兒冷疳 面黃腹大。食即吐者。母丁香七枚。爲末。乳汁和蒸三次。薑湯服之。衛生易簡方

胃冷嘔逆 氣逆不通。母丁香三箇。陳橘皮一塊去白。焙。水煎熱服。十便良方

反胃吐食 袖珍方：用母丁香一兩爲末。以鹽梅入搗和丸芡子大。每噙一丸。○聖惠方：用母丁香、神麴炒等分。爲末。米飲服一錢。

朝食暮吐 丁香十五箇研末。甘蔗汁、薑汁和丸蓮子大。噙嚥之。摘玄方

反胃關格 氣噎不通。丁香、木香各一兩。每服四錢。水一盞半。煎一盞。先以黃泥做成盌。濾藥汁于內。食前服。此方乃掾史吳安之傳于都事蓋耘夫。有效。試之果然。土盌取其助脾也。德生堂經驗方

傷寒呃逆 及噦逆不定。丁香一兩。乾柿蒂焙一兩。爲末。每服一錢。煎人參湯下。簡要濟衆方

毒腫入腹 雞舌香、青木香、薰陸香、麝香各一兩。水四升。煮二升。分二服。肘後方

食蟹致傷 丁香末。薑湯服五分。○證治要訣

婦人崩中 晝夜不止。丁香二兩。酒二升。煎一升。分服。梅師方

婦人難產 母丁香三十六粒。滴乳香三錢六分。爲末。同活兔膽和杵千下。丸作三十六丸。每服一丸。好酒化下。立驗。名如意丹。頤眞堂經驗方

婦人陰冷 母丁香末。紗囊盛如指大。納入陰中。病即已。本草衍義

鼻中瘜肉 丁香綿裹納之。聖惠方

風牙宣露 發歇口氣。雞舌香、射干一兩。麝香一分。爲末。日揩。聖濟總錄

齲齒黑臭 雞舌香煮汁含之。外臺秘要

脣舌生瘡 雞舌香末。綿裹含之。外臺

乳頭裂破 丁香末傅之。○梅師方

妬乳乳癰 丁香末。水服方寸匕。梅師方

癰疽惡肉 丁香末傅之。外以膏藥護之。怪證奇方

桑蝎螫人 丁香末。蜜調塗。聖惠方

香衣辟汗 丁香一兩爲末。川椒六十粒。和之。絹袋盛佩。絕無汗氣。多能鄙事

丁皮 時珍曰：即樹皮也。似桂皮而厚。

氣味 同香。

主治 **齒痛**。李珣 **心腹冷氣諸病。方家用代丁香。**時珍

枝

主治 **一切冷氣。心腹脹滿惡心。泄瀉虛滑。水穀不消。**用枝杖七斤。肉豆蔻麪煨八斤。白麪炒六斤。甘草炒十一斤。炒鹽十三斤。爲末。日日點服。出御藥院方。

根

氣味 **辛熱有毒。**

主治 **風熱毒腫。不入心腹之用。**

開寶

檀香　別錄下品

【釋名】旃檀綱目　真檀時珍曰：檀，善木也，故字從亶。亶，善也。釋氏呼為旃檀，以為湯沐，猶言離垢也。番人訛為真檀。雲南人呼紫檀為勝沈香，即赤檀也。

【集解】藏器曰：白檀出海南。樹如檀。恭曰：紫真檀出崑崙盤盤國。雖不生中華，人閒遍有之。頌曰：檀香有數種，黃、白、紫之異，今人盛用之。江淮、河朔所生檀木，即其類，但不香爾。時珍曰：按大明一統志云：檀香出廣東、雲南及占城、真臘、爪哇、渤泥、暹邏、三佛齊、回回等國，今嶺南諸地亦皆有之。樹、葉皆似荔枝，皮青色而滑澤。葉廷珪香譜云：皮實而色黃者為黃檀，皮潔而色白者為白檀，皮腐而色紫者為紫檀。其木並堅重清香，而白檀尤良。宜以紙封收，則不泄氣。王佐格古論云：紫檀諸溪峒出之。性堅。新者色紅，舊者色紫，有蟹爪文。新者以水浸之，可染物。真者揩壁上色紫，故有紫檀色。黃檀最香。俱可作帶骻、扇骨等物。

白旃檀

【氣味】辛，溫，無毒。大明曰：熱。元素曰：陽中微陰，入手太陰、足少陰，通行陽明經。

【主治】消風熱腫毒。弘景　治中惡鬼氣，殺蟲。藏器　煎服，止心腹痛，霍亂腎氣痛。水磨，塗外腎并腰腎痛處。大明　散冷氣，引胃氣上升，進飲食。元素　噎膈吐食。又面生黑子，每夜以漿水洗拭令赤，磨汁塗之，甚良。時珍

【發明】杲曰：白檀調氣，引芳香之物，上至極高之分。最宜橙橘之屬，佐以薑、棗，輔以葛根、縮砂、益智、豆蔻，通行陽明之經，在胸膈之上，處咽嗌之間，為理氣要藥。時珍曰：楞嚴經云：白旃檀塗身，能除一切熱惱。今西南諸番酋，皆用諸香塗身，取此義也。杜寶大業錄云：隋有壽禪師妙醫術，作五香飲濟人。沈香飲、檀香飲、丁香飲、澤蘭飲、甘松飲，皆以香為主，更加別藥，有味而止渴，兼補益人也。道書檀香謂之浴香，不可燒供上真。

紫檀

【氣味】鹹，微寒，無毒。【主治】磨塗惡毒風毒。別錄　刮末傅金瘡，止血止痛。療淋。弘景　醋磨，傅一切卒腫。大明

【發明】時珍曰：白檀辛溫，氣分之藥也，故能理衛氣而調脾肺，利胸膈。紫檀鹹寒，血分之藥也，故能和營氣而消腫毒，治金瘡。

降真香　證類

【釋名】紫藤香綱目　雞骨香珣曰：仙傳：拌和諸香，燒烟直上，感引鶴降。醮星辰，燒此香為第一，度籙功力極驗。降真之名以此。時珍曰：俗呼舶上來者為番降，亦名雞骨，與沈香同名。

【集解】慎微曰：降真香出黔南。珣曰：生南海山中及大秦國。其香似蘇枋木，燒之初不甚香，得諸香和之則特美。入藥以番降紫而潤者為良。時珍曰：今廣東、廣西、雲南、安南、漢中、施州、永順、保靖，及占城、暹羅、渤泥、琉球諸番皆有之。朱輔山溪蠻叢話云：雞骨香即降香，本出海南。今溪峒僻處所出者，似是而非，勁瘦不甚香。周達觀真臘記云：降香生叢林中，番人頗費砍斫之功，乃樹心也。其外白皮，厚八九寸，或五六寸。焚之氣勁而遠。又嵇含草木狀云：紫藤香，長莖細葉，根極堅實，重重有皮，花白子黑。其莖截置烟焰中，經久成紫香，可降神。按嵇氏所說與前說稍異，豈即朱氏所謂似是而非者乎？抑中國者與番降不同乎？

【氣味】辛，溫，無毒。【主治】燒之，辟天行時氣，宅舍怪異。小兒帶之，辟邪惡氣。李珣 療折傷金瘡，止血定痛，消腫生肌。時珍

【發明】時珍曰：降香，唐、宋本草失收。唐慎微始增入之，而不著其功用。今折傷金瘡家多用其節，云可代沒藥、血竭。按名醫錄云：周密被海寇刃傷，血出不止，筋如斷，骨如折，用花蕊石散不效。軍士李高用紫金散掩之，血止痛定，明日結痂如鐵，遂愈，且無瘢痕。叩其方，則用紫藤香瓷瓦刮下研末爾。云即降之最佳者，曾救萬人。羅天益衛生寶鑑亦取此方，云甚效也。

【附方】新二。金瘡出血：降真香、五倍子、銅花等分，爲末傅之。醫林集要。癰疽惡毒：番降末、楓乳香等分，爲丸，熏之，去惡氣甚妙。集簡方。

楠 別錄下品

【校正】併入海藥柟木皮、拾遺柵木枝葉。

【釋名】柟 與楠字同。時珍曰：南方之木，故字從南。海藥本草柵木皮，即柟字之誤，今正之。

【集解】藏器曰：柟木高大，葉如桑，出南方山中。宗奭曰：今江南造船皆用之，其木性堅而善居水，久則當中空，爲白蟻所穴。時珍曰：楠木生南方，而黔、蜀諸山尤多。其樹直上，童童若幢蓋之狀，枝葉不相礙。葉似豫章，而大如牛耳，一頭尖，經歲不凋，新陳相換。其花赤黃色，實似丁香，色青，不可食。幹甚端偉，高者十餘丈，巨者數十圍，氣甚芬芳，爲梁棟器物皆佳，蓋良材也。色赤者堅，白者脆。其近根年深向陽者，結成草木山水之狀，俗呼爲骰柏楠，宜作器。

楠材【氣味】辛，微溫，無毒。藏器曰：苦，溫，無毒。大明曰：熱，微毒。【主治】霍亂吐下不止，煮汁服。別錄 煎湯洗轉筋及足腫。枝葉同功。大明

【附方】新三。水腫自足起：削楠木、桐木煮汁漬足，并飲少許，日日爲之。肘後方。心脹腹痛，未得吐下：取楠木削三四兩，水三升，煮三沸，飲之。肘後方。聤耳出膿：楠木燒研，以綿杖繳入。聖惠方

皮【氣味】苦，溫，無毒。【主治】霍亂吐瀉，小兒吐乳，暖胃正氣，並宜煎服。李珣

樟 拾遺

【釋名】時珍曰：其木理多文章，故謂之樟。

【集解】藏器曰：江東䑧船多用樟木。縣名豫章，因木得名。時珍曰：西南處處山谷有之。木高丈餘，小葉似楠而尖長，背有黃赤茸毛，四時不凋，夏開細花，結小子。木大者數抱，肌理細而錯縱有文，宜於雕刻，氣甚芬烈。豫、章乃二木名，一類二種也。豫即釣樟，見下條。

樟材【氣味】辛，溫，無毒。【主治】惡氣中惡，心腹痛鬼疰，霍亂腹脹，宿食不消，常吐酸臭水，酒煮服，無藥處用之。煎湯浴腳氣疥癬風瘙，作履除腳氣。藏器

【發明】時珍曰：霍亂及乾霍亂須吐者，以樟木屑煎濃汁吐之，甚良。又中惡鬼氣卒死者，以樟木燒烟熏之，待甦乃用藥。此物辛烈香竄，能去濕氣，辟邪惡故也。

【附方】新一。手足痛風：冷痛如虎咬者，用樟木屑一斗，急流水一石，煎極滾泡之，乘熱安足于桶上熏之，以草薦圍住，勿令湯氣入目。其功甚捷，此家傳經驗方也。虞摶醫學正傳。

瘻節。主治風疰鬼邪。時珍

附方 新一

三木節散 治風勞，面色青白，肢節沉重，膂間痛，或寒或熱，或躁或嗔，思食不能食，被蠱侵蝕，證狀多端。天靈蓋酥炙研二兩，牛黄、人中白焙各半兩，麝香二錢，爲末。别以樟木瘤節、皂莢木瘤節、槐木瘤節各爲末五兩。每以三錢，水一盞，煎半盞，去滓，調前末一錢，五更頓服，取下蟲物爲妙。聖惠方

釣樟

别録下品

校正 併入拾遺枕材

釋名 烏樟弘景 欕音綸 枕音沈 豫綱目 時珍曰：樟有大小二種，紫淡二色，此即樟之小者。按鄭樵通志云：釣樟亦樟之類，即爾雅所謂欕無疵是也。又相如賦云：楩楠豫章。顔師古注云：豫即枕木，章即樟木，二木生至七年乃可分别。觀此，則豫即别録所謂釣樟者也。根似烏藥香，故又名烏樟。

集解 弘景曰：釣樟出睢陽、邵陵諸處，亦呼作烏樟。方家少用，而俗人多識。恭曰：生郴州山谷。樹高丈餘，葉似楠葉而尖長，背有赤毛，若枇杷葉上毛。八月、九月采根皮，日乾。炳曰：根似烏藥香。藏器曰：枕生南海山谷，作舸船，次于樟木。

根皮 氣味 辛，温，無毒。主治 金瘡止血，刮屑傅之，甚驗。别録 磨服，治霍亂。蕭炳 治奔豚脚氣水腫，煎湯服。亦可浴瘡痍疥癬風瘙，併研末傅之。大明

莖葉 主治 置門上，辟天行時氣。蕭炳

烏藥

宋開寶

釋名 旁其拾遺 鰟魮綱目 矮樟 時珍曰：烏以色名。其葉狀似鰟魮鯽魚，故俗呼爲鰟魮樹。拾遺作旁其，方音訛也。南人亦呼爲矮樟，其氣似樟也。

集解 藏器曰：烏藥生嶺南邕州、容州及江南。樹生似茶，高丈餘。一葉三椏，葉青陰白。根狀似山芍藥及烏樟，根色黑褐，作車轂紋，横生。八月采根。其直根者不堪用。頌曰：今台州、雷州、衡州皆有之，以天台者爲勝。木似茶檟，高五七尺。葉微圓而尖，面青背白，有紋。四五月開細花，黄白色。六月結實。根有極大者，又似釣樟根。然根有二種：嶺南者黑褐色而堅硬；天台者白而虚軟，並以八月采根。如車轂紋形如連珠者佳。或云天台者香白可愛，而不及海南者力大。承曰：世稱天台者爲勝，今比之洪州、衡州者，天台香味爲劣，入藥功效亦不及，但肉色頗赤，而差細小爾。時珍曰：吳楚山中極多，人以爲薪。根葉皆有香氣，但根不甚大，纔如芍藥爾。嫩者肉白，老者肉褐色。其子如冬青子，生青熟紫。核殼極薄，其仁亦香而苦。

根 氣味 辛，温，無毒。好古曰：氣厚於味，陽也。入足陽明、少陰經。主治 中惡心腹痛，蠱毒疰忤鬼氣，宿食不消，天行疫瘴，膀胱腎間冷氣攻衝背膂，婦人血氣，小兒腹中諸蟲。藏器 除一切冷，霍亂，反胃吐食，瀉痢，癰癤疥癘，并解冷熱，其功不可悉載。貓犬百病，並可磨服。大明 理元氣。好古 中氣脚氣疝氣，氣厥頭痛，腫脹喘急，止小便頻數及白濁。時珍

發明 宗奭曰：烏藥性和，來氣少，走泄多，但不甚剛猛。同沈香同磨作湯點服，治胸腹冷氣，甚穩

當。【時珍曰】烏藥辛溫香竄，能散諸氣。故惠民和劑局方治中風中氣諸證，用烏藥順氣散者，先疏其氣，氣順則風散也。嚴用和濟生方治七情鬱結，上氣喘急，用四磨湯者，降中兼升，瀉中帶補也。其方以人參、烏藥、沉香、檳榔各磨濃汁七分，合煎，細細嚥之。朱氏集驗方治虛寒小便頻數縮泉丸，用同益智子等分爲丸服者，取其通陽明少陰經也。方見草部益智子下。

【附方】新十一。

烏沉湯 治一切氣，一切冷，補五臟，調中壯陽，暖腰膝，去邪氣，冷風麻痹，膀胱腎間冷氣攻衝，背膂俛仰不利，風水毒腫，吐瀉轉筋，癥瘕刺痛，中惡心腹痛，鬼氣疰忤，天行瘴疫，婦人血氣痛。用天台烏藥一百兩，沉香五十兩，人參三兩，甘草爁四兩，爲末。每服半錢，薑鹽湯空心點服。和劑局方

一切氣痛 不拘男女，冷氣，血氣，肥氣，息賁氣，伏梁氣，奔豚氣，搶心切痛，冷汗喘息欲絕。天台烏藥小者酒浸一夜炒，茴香炒，青橘皮去白炒，良薑炒，等分爲末，溫酒童便調下。衛生家寶方

男婦諸病 香烏散：用香附、烏藥等分爲末。每服一二錢，飲食不進，薑棗湯下；瘧疾，乾薑白鹽湯下；腹中有蟲，檳榔湯下；頭風虛腫，茶湯下；婦人冷氣，米飲下；產後血攻心脾痛，童便下；婦人血海痛，男子疝痛，茴香湯下。乾坤祕韞

小腸疝氣 烏藥一兩，升麻八錢，水二鍾，煎一鍾，露一宿，空心熱服。孫天仁集效方

腳氣掣痛 鄉村無藥，初發時，即取土烏藥，不犯鐵器，布揩去土，瓷瓦刮屑，好酒浸一宿，次早空心溫服，溏泄即愈。入麝少許尤佳。痛入腹者，以烏藥同雞子瓦罐中水煮一日，去雞子，切片蘸食，以湯送下，甚效。永類鈐方

血痢瀉血 烏藥燒存性研，陳米飯丸梧子大。每米飲下三十丸。普濟方

小兒慢驚 昏沉或搐，烏藥磨水灌之。濟急方

氣厥頭痛 不拘多少，及產後頭痛。天台烏藥、川芎藭等分，爲末。每服二錢，臘茶清調下。產後鐵錘燒紅淬酒調下。濟生方

咽喉閉痛 生烏藥即矮樟根，以酸醋二盞，煎一盞，先噙後嚥，吐出痰涎爲愈。經驗方

孕中有癰 洪州烏藥軟白香辣者五錢，水一盞，牛皮膠一片，同煎至七分，溫服。乃龔彥德方也。婦人良方

心腹氣痛 烏藥水磨濃汁一盞，入橘皮一片，蘇一葉，煎服。集簡方

嫩葉【主治】炙碾煎飲代茗。補中益氣，止小便滑數。藏器

【發明】時珍曰：烏藥下通少陰腎經，上理脾胃元氣。故丹溪朱氏補陰丸藥中，往往加烏藥葉也。

子【主治】陰毒傷寒，腹痛欲死。取一合，炒起黑烟，投水中，煎三五沸，服一大盞，汗出陽回即瘥。斗門方

【附錄】**研藥** 珣曰：生南海諸州。小樹，葉如椒，根如烏藥而圓小。根味苦，溫，無毒。主霍亂下痢赤白，中惡蠱毒，腹內不調者，剉，水煎服。

櫰香 音懷。綱目

【釋名】兜婁婆香

【集解】時珍曰：櫰香，江淮湖嶺山中有之。木大者近丈許，小者多被樵采。葉青而長，有鋸齒，狀如小薊葉而香，對節生。其根狀如枸杞根而大，煨之甚香。楞嚴經云：壇前安一小爐，以兜婁婆香煎水沐浴，即此香也。

根【氣味】苦澀，平，無毒。【主治】頭癤腫毒，碾末，麻油調塗。七日腐落。時珍

必栗香 拾遺

【釋名】花木香　詹香

【集解】藏器曰：必栗香生高山中。葉如老椿。擣置上流，魚悉暴腮而死。木爲書軸，白魚不損書也。

【氣味】辛，溫，無毒。【主治】鬼疰心氣，斷一切惡氣，煮汁服之。燒爲香，殺蟲魚。藏器

楓香脂 唐本草

【釋名】白膠香　時珍曰：楓樹枝弱善搖，故字從風。俗呼香楓。金光明經謂其香爲須薩折羅婆香。頌曰：爾雅謂楓爲欇欇，言風至則欇欇而鳴也。梵書謂之薩闍羅婆香。

【集解】恭曰：楓香脂所在大山中皆有之。頌曰：今南方及關陝甚多。樹甚高大，似白楊。葉圓而作歧，有三角而香。二月有花，白色，乃連著實，大如鴨卵。八月九月熟時，暴乾可燒。南方草木狀云：楓實惟九真有之，用之有神，乃難得之物。其脂爲白膠香，五月斫爲坎，十一月采之。說文解字云：楓木厚葉弱枝善搖。漢宮殿中多植之，至霜後葉丹可愛，故稱楓宸。任昉述異記云：南中有楓子鬼，木之老者爲人形，亦呼爲靈楓，蓋瘤癭也。至今越巫有得之者，以雕刻鬼神，可致靈異。保昇曰：王瓘軒轅本紀云：黃帝殺蚩尤於黎山之丘，擲其械于大荒之中，化爲楓木之林。爾雅注云：其脂入地千年爲琥珀。時珍曰：楓木枝幹修聳，大者連數圍。其木甚堅，有赤有白，白者細膩。其實成毬，有柔刺。嵇含言楓實惟出九真者，不知即此楓否。孫炎爾雅正義云：楓子鬼乃楓木上寄生枝，高三四尺，天旱以泥塗之，即雨也。荀伯子臨川記云：嶺南楓木歲久生瘤，如人形，遇暴雷驟雨則暗長三五尺，謂之楓人。宋齊丘化書云：老楓化爲羽人。數說不同，大抵癭瘤之說，猶有理也。

香脂【修治】時珍曰：凡用，以虀水煮二十沸，入冷水中，揉扯數十次，曬乾用。

【氣味】辛、苦，平，無毒。【主治】癮疹風癢浮腫，煮水浴之。又主齒痛。唐本　一切癰疽瘡疥，金瘡吐衄咯血，活血生肌，止痛解毒。燒過揩牙，永無牙疾。時珍

【發明】震亨曰：楓香屬金，有水與火。其性疏通，故木易有蟲穴。爲外科要藥。近世不知，誤以松脂之清瑩者爲之，甚謬。宗奭曰：楓香、松脂皆可亂乳香，但楓香微白黃色，燒之可見真僞。時珍曰：楓香、松脂皆可亂乳香，其功雖次于乳香，而亦彷彿不遠。

【附方】舊一，新十五。

吐血衄血　白膠香、蛤粉等分，爲末，薑汁調服。王璆百一選方

吐血不止　白膠香爲散，每服二錢，新汲水調下。簡要濟衆

吐血咯血　澹寮方用白膠香、銅青各一錢，爲末，入乾柿內，紙包煨熟食之。○聖惠方用白膠香切片，炙黃，一兩，新綿一兩，燒灰爲末，每服一錢，米飲下。

金瘡斷筋　楓香末傅之。危氏方

便癰膿血　白膠香一兩，爲末，入麝香、輕粉少許，摻之。袖珍方

小兒嬭疽　生面上。用楓香爲膏，攤貼之。活幼全書

瘰癧軟癤　白膠香一兩，化開，以蓖麻子六十四粒，研入，待成膏，攤貼。儒門事親

諸瘡不合　白膠香、輕粉各二錢，豬油和塗。直指方

一切惡瘡　水沈金絲膏：用白膠香、瀝青各一兩，以麻油、黃蠟各二錢半，同溶化，入冷水中，扯千遍，攤貼之。儒門事親

惡瘡疼痛　楓香、膩粉等分，爲末，漿水洗淨貼之。壽親養老書

久近臁瘡　白膠香爲末，以酒瓶上箬葉夾末貼之。袖珍方

小兒疥癬　白膠香、黃蘗、輕粉等分，爲末，羊骨髓和，傅之。儒門事親

大便不通　白膠香半棗大，鼠糞二枚，研勻，水和作挺，納入肛內，良久自通。普濟方

年久牙痛　楓香脂爲末，以香爐內灰和勻，每旦揩擦。危

氏得效方 魚骨哽咽 白膠香細細吞之。聖惠方

木皮 氣味 辛平，有小毒。蘇恭 主治 水腫，下水氣，煑汁用之。蘇恭 煎飲，止水痢為最。藏器 止霍亂刺風冷風，煎湯浴之。大明

正誤 藏器曰：楓皮性澀，能止水痢。蘇云下水腫，水腫非澀藥所療。又云有毒，明見其謬。

附方 新一。大風瘡 楓子木燒存性研，輕粉等分，麻油調搽，極妙。章貢有鼓角匠病此，一道人傳方，遂愈。經驗良方

根葉 主治 癰疽已成，擂酒飲，以滓貼之。時珍

菌 氣味 有毒。食之令人笑不止，地漿解之。弘景

薰陸香 乳香 別錄上品

釋名 馬尾香 海藥 天澤香 內典 摩勒香 綱目 多伽羅香 宗奭曰：薰陸即乳香，為其垂滴如乳頭也。鎔塌在地者為塌香，皆一也。時珍曰：佛書謂之天澤香，言其潤澤也。又謂之多伽羅香，又曰杜嚕香。李珣言薰陸是樹皮，乳是樹脂。陳藏器言乳是薰陸之類。寇宗奭言是一物。陳承言薰陸是總名，乳是薰陸之乳頭也。今考香譜，言乳有十餘品，則乳乃薰陸中似乳頭之一品爾。陳承之說為近理。二物原附沈香下，宋嘉祐本草分出二條，今併為一。

集解 恭曰：薰陸香形似白膠香，出天竺者色白，出單于者夾綠色，香亦不甚。珣曰：按廣志云：薰陸香是樹皮鱗甲，采之復生。乳頭香生南海，是波斯松樹脂也，紫赤如櫻桃，透明者為上。藏器曰：乳香即薰陸之類也。禹錫曰：按南方異物志云：薰陸出大秦國。在海邊有大樹，枝葉正如古松，生于沙中，盛夏木膠流出沙上，狀如桃膠。夷人采取，賣與商賈，無賈則自食之。宗奭曰：薰陸木葉類棠梨，南印度界阿吒釐國出之，謂之西香；南番者更佳，即乳香也。承曰：西出天竺，南出波斯等國。西者色黃白，南者色紫赤。日久重疊者，不成乳頭，雜以沙石。其成乳者，乃新出未雜沙石者也。薰陸是總名，乳是薰陸之乳頭也。今松脂、楓脂中，亦有此狀者甚多。時珍曰：乳香今人多以楓香雜之，惟燒之可辨。南番諸國皆有。宋史言乳香有一十三等。按葉廷珪香譜云：乳香一名薰陸香，出大食國南，其樹類松，以斧斫樹，脂溢於外，結而成香，聚而成塊。上品為揀香，圓大如乳頭，透明，俗呼滴乳，又曰明乳；次為瓶香，以瓶收者；次為乳塌，雜沙石者；次為黑塌，色黑；次為水濕塌，水漬色敗氣變者；次為斫削，雜碎不堪；次為纏末，播揚為塵者。觀此則乳有自流出者，有斫樹溢出者。諸說皆言其樹類古松，寇氏言類棠梨，恐亦傳聞，當從前說。道書言乳香、檀香謂之浴香，不可燒祀上真。

修治 頌曰：乳性至黏難碾，用時以繒袋掛於窗隙間，良久取研，乃不黏也。大明曰：入丸散，微炒殺毒，則不黏。時珍曰：或言乳香入丸藥，以少酒研如泥，以水飛過，曬乾用。或言以燈心同研，則易細。或言以糯米數粒同研，或言以人指甲二三片同研，或言以乳鉢坐熱水中乳之，皆易細。外丹本草云：乳香以韭實、葱、蒜煅伏成汁，最柔五金。丹房鑑源云：乳香啞銅。

氣味 微溫，無毒。大明曰：乳香辛，熱，微毒。元素曰：苦、辛，純陽。震亨曰：善竄入手少陰經。

主治 薰陸：主風水毒腫，去惡氣伏尸，癮疹癢毒。乳香同功。別錄 乳香：治耳聾，中風口噤不語，婦人血氣，止大腸泄澼，療諸瘡，令內消，能發酒，理風冷。藏器 下氣益精，補腰膝，治腎氣，止霍亂，衝惡中邪氣，心腹

痛疰氣，煎膏，止痛長肉。大明 治不眠。之才 補腎，定諸經之痛。元素 仙方用以辟穀。李珣 消癰疽諸毒，托裹護心。活血定痛，伸筋，治婦人產難折傷。時珍

【發明】時珍曰：乳香香竄，能入心經，活血定痛，故爲癰疽瘡瘍、心腹痛要藥。素問云：諸痛癢瘡瘍，皆屬心火是矣。產科諸方多用之，亦取其活血之功爾。陳自明婦人良方云：知蘄州施少卿得神寢丸方于蘄州徐太丞，云婦人臨產月服之，令胎滑易生，極有效驗。用通明乳香半兩，枳殼一兩，爲末，煉蜜丸梧子大。每空心酒服三十丸。李嗣立治癰疽初起，內托護心散云：香徹瘡孔中，能使毒氣外出，不致內攻也。方見穀部綠豆下。按葛洪抱朴子云：浮炎洲在南海中，出薰陸香，乃樹有傷穿，木膠流墮，夷人采之。恆患狤𤟭獸啖之。此獸斫刺不死，以杖打之，皮不傷，而骨碎乃死。觀此，則乳香之治折傷，雖能活血止痛，亦其性然也。楊清叟云：凡人筋不伸者，敷藥宜加乳香，其性能伸筋。

【附方】舊五，新二十六。

口目喎斜 乳香燒烟熏之，以順其血脈。證治要訣

祛風益顏 眞乳香二斤，白蜜三斤，瓷器合煎如餳。每旦服二匙。奇效方

急慢驚風 乳香半兩，甘遂半兩，同研末。每服半錢，用乳香湯下，小便亦可。王氏博濟方

小兒內釣腹痛 用乳香、沒藥、木香等分，水煎服之。阮氏小兒方

小兒夜啼 乳香一錢，燈花七枚，爲末。每服半字，乳汁下。聖惠方

心氣疼痛 不可忍。用乳香三兩，眞茶四兩，爲末，以臘月鹿血和丸彈子大。每溫醋化一丸，服之。瑞竹堂經驗方

冷心氣痛 乳香一粒，胡椒四十九粒，研，入薑汁，熱酒調服。潘氏經驗方

陰證呃逆 乳香同硫黃燒烟，嗅之。傷寒蘊要

辟禳瘟疫 每臘月二十四日五更，取第一汲井水浸乳香。至元旦五更溫熱，從小至大，每人以乳一塊，飲水三呷，則一年無時災。孔平仲云：此乃宣聖之方。孔氏七十餘代用之也。

夢寐遺精 乳香一塊，拇指大，臥時細嚼，含至三更嚥下。三五服即效。醫林集要

淋癃溺血 取乳香中夾石者，研細，米飲服一錢。危氏得效方

難產催生 簡要濟衆方：用黃明乳香五錢，爲末，母豬血和丸梧子大。每酒服五丸。○經驗方：用乳香以五月五日午時，令一人在壁內奉乳鉢，一童子在壁外，以筆管自壁縫中逐粒遞過，放鉢內研細，水丸芡子大。每服一丸，無灰酒下。○聖惠方：用明乳香一豆大，爲末，新汲水一盞，入醋少許，令產婦兩手捉石燕，念慮藥三遍乃飲之。略行數步即下。○海上方：用乳香、朱砂等分，爲末，麝香酒服一錢，良久自下。

咽喉骨哽 乳香一錢，水研服之。衛生易簡方

香口辟臭 乳香噙之。摘玄方

風蟲牙痛 不可忍者。梅師方：用薰陸香嚼，嚥其汁，立瘥。○朱氏集驗方：用乳香豆許，安孔中，燒烟筯烙化，立止。○又方：乳香、川椒末各一錢，爲末，化蠟和作丸，塞孔中。○直指方：用乳香、巴豆等分，研和蠟丸，塞之。○聖惠方：用乳香、枯礬等分，蠟丸塞之。

大風癘疾 摩勒香一斤，即乳頭內光明者，細研，入牛乳五升，甘草末四兩，瓷盒盛之，安桌子上，置中庭，安劍一口。夜於北極下祝禱，去盒子蓋，露一夜。次日入甑中蒸，炊三斗米熟即止。夜間依前祝露，又蒸。如此三次乃止。每服一茶匙，空心及晚食前溫酒調服。服後當有惡物出。至三日三夜乃愈也。聖惠方

漏瘡膿血 白乳香二錢，牡蠣粉一錢，爲末，雪糕丸麻子大。每薑湯服三十丸。直指方

斑痘不快 乳香研細，豬心血和丸芡子大。每溫水化服一丸。聞人規痘疹論

癰疽寒顫 乳香半兩，熟水研服。顫發于脾，乳香能入脾故也。仁齋直指方

甲疽弩肉 膿血疼痛不愈。用乳香爲末，膽礬燒研等分，傅之，內消即愈。靈苑方

玉莖作腫 乳香、葱白等分，搗傅。山居四要

野

火丹毒自兩足起。乳香末，羊脂調塗。幼幼新書 癧瘍風駁薰陸香、白斂同研，日日指之，并作末水服。千金方 杖瘡潰爛乳香煎油搽瘡口。永類鈐方

沒藥宋開寶

釋名 末藥。時珍曰：沒、末皆梵言。

集解 志曰：沒藥生波斯國。其塊大小不定，黑色，似安息香。頌曰：今海南諸國及廣州或有之。木之根株皆如橄欖，葉青而密。歲久者則有脂液流滴在地下，凝結成塊，或大或小，亦類安息香。采無時。珣曰：按徐表南州記云：是波斯松脂也。狀如神香，赤黑色。時珍曰：按一統志云：沒藥樹高大如松，皮厚一二寸。采時掘樹下爲坎，用斧伐其皮，脂流於坎，旬餘方取之。李珣言乳香是波斯松脂，此又言沒藥亦是松脂，蓋出傳聞之誤爾。所謂神香者，不知何物也。

脩治 同乳香。

氣味 苦，平，無毒。

主治 破血止痛，療金瘡杖瘡，諸惡瘡痔漏，卒下血，目中翳暈痛膚赤。開寶 破癥瘕宿血，損傷瘀血，消腫痛。大明 心膽虛，肝血不足。好古 墮胎，及產後心腹血氣痛，竝入丸散服。李珣 散血消腫，定痛生肌。時珍

發明 權曰：凡金刃所傷，打損踠跌，墜馬，筋骨疼痛，心腹血瘀者，竝宜研爛熱酒調服。推陳致新，能生好血。宗奭曰：沒藥大槩通滯血。血滯則氣壅瘀，氣壅瘀則經絡滿急，經絡滿急故痛且腫。凡打撲踠跌，皆傷經絡，氣血不行，瘀壅作腫痛也。時珍曰：乳香活血，沒藥散血，皆能止痛消腫生肌。故二藥每每相兼而用。

附方 舊二，新七。

歷節諸風骨節疼痛，晝夜不止。沒藥末半兩，虎脛骨酥炙爲末三兩。每服二錢，溫酒調下。圖經本草

筋骨損傷米粉四兩炒黃，入沒藥、乳香末各半兩，酒調成膏，攤貼之。御藥院方

金刃所傷未透膜者。乳香、沒藥各一錢，以童子小便半盞，酒半盞，溫化服之。奇效良方

小兒盤腸氣痛。沒藥、乳香等分爲末，以木香磨水煎沸，調一錢服，立效。楊氏嬰孩寶鑑

婦人腹痛內傷疞刺。沒藥末一錢，酒服便止。圖經本草

婦人血運方同上。

血氣心痛沒藥末二錢，水一盞，酒一盞，煎服。醫林集要

產後惡血沒藥、血竭末各一錢，童子小便、溫酒各半盞，煎沸服，良久再服，惡血自下，更不生痛。婦人良方

女人異疾女人月事退出，皆作禽獸之形，欲來傷人。先將綿塞陰戶，乃頓服沒藥末一兩，白湯調下，即愈。危氏方

騏驎竭唐本草

釋名 血竭。時珍曰：騏驎亦馬名也。此物如乾血，故謂之血竭。曰騏驎者，隱之也。舊與紫鉚同條，紫鉚乃此樹上蟲所造成，今分入蟲部。

集解 恭曰：騏驎竭樹名渴留，紫鉚樹名渴廪，二物大同小異。志曰：二物同條，功效亦別。紫鉚色赤而黑，其葉大如盤，鉚從葉上出。騏驎竭色黃而赤，從木中出，如松脂。珣曰：按南越志云：騏驎竭是紫鉚樹之脂也。欲驗眞僞，但嚼之不爛如蠟者爲上。頌曰：今南番諸國及廣州皆出之。木高數丈，婆娑可愛，葉似櫻桃而有三角。其脂液從木中流出，滴下如膠飴狀，久而堅凝，乃成竭，赤作血色。采無時。舊說與紫鉚大都相類，而別是一物，功力亦殊。斅曰：凡使勿用海母血，眞相似，只是味鹹并腥氣。

騏驎竭味微鹹甘，似卮子氣也。時珍曰：騏驎竭是樹脂，紫鉚是蟲造。按一統志云：血竭樹畧如沒藥樹，其肌赤色。采法亦於樹下掘坎，斧伐其樹，脂流於坎，旬日取之。多出大食諸國。今人試之，以透指甲者為真。獨孤滔丹房鑑源云：此物出於西胡，禀熒惑之氣而結，以火燒之，有赤汁湧出，久而灰不變本色者，為真也。

修治 斅曰：凡使，先研作粉，篩過，入丸散中用。若同眾藥擣，則化作塵飛也。

氣味 甘，鹹，平，無毒。大明曰：得蜜陀僧良。

主治 心腹卒痛，金瘡血出，破積血，止痛生肌，去五臟邪氣。唐本 傷折打損，一切疼痛，血氣攪刺，內傷血聚，補虛，並宜酒服。李珣 補心包絡、肝血不足。好古 益陽精，消陰滯氣。太清脩鍊法 傅一切惡瘡疥癬久不合。性急，不可多使，卻引膿。大明 散滯血諸痛，婦人血氣，小兒瘛瘲。時珍

發明 時珍曰：騏驎竭，木之脂液，如人之膏血，其味甘鹹而走血，蓋手、足厥陰藥也。肝與心包皆主血故爾。河間劉氏云：血竭除血痛，為和血之聖藥是矣。乳香、沒藥雖主血病，而兼入氣分，此則專於血分者也。

附方 舊一，新十一。

白虎風痛 走注，兩膝熱腫。用騏驎竭、硫黃末各一兩。每溫酒服一錢。聖惠方

新久腳氣 血竭、乳香等分，同研，以木瓜一箇，剜孔入藥在內，以麪厚裹，砂鍋煮爛，連麪擣丸梧子大。每溫酒服三十丸。忌生冷。奇效方

慢驚瘛瘲 定魄安魂益氣。用血竭半兩，乳香二錢半，同擣成劑，火炙鎔，丸梧子大。每服一丸，薄荷煎湯化下。夏月用人參湯。御藥院方

鼻出衄血 血竭、蒲黃等分為末，吹之。醫林集要

血痔腸風 血竭末傅之。直指方 ○

金瘡出血 騏驎竭末傅之，立止。廣利方

產後血衝 心胸滿喘，命在須臾。用血竭、沒藥各一錢，研細，童便和酒調服。醫林集要

產後血運 不知人及狂語。用騏驎竭一兩，研末。每服二錢，溫酒調下。太平聖惠方

收斂瘡口 血竭末一字，麝香少許，大棗燒灰半錢，同研，津調塗之。究原方

臁瘡不合 血竭末傅之，以乾為度。濟急仙方

嵌甲疼痛 血竭末傅之。醫林集要

腹中血塊 血竭、沒藥各一兩，滑石、牡丹皮同煮過一兩，為末，醋糊丸梧子大，服之。摘玄方

質汗 宋開寶

釋名 時珍曰：汗音寒，番語也。

集解 藏器曰：質汗出西番，煎檉乳、松淚、甘草、地黃并熱血成之。番人試藥，以小兒斷一足，以藥納口中，將足蹋之，當時能走者良。

氣味 甘，溫，無毒。

主治 金瘡傷折，瘀血內損，補筋肉，消惡血，下血氣，婦人產後諸血結，腹痛內冷不下食。並以酒消服之，亦傅病處。藏器

附方 新一。

室女經閉 血結成塊，心腹攻痛。質汗、薑黃、川大黃炒各半兩，為末。每服一錢，溫水下。聖濟總錄 ○

安息香 唐本草

釋名 時珍曰：此香辟惡，安息諸邪，故名。或云：安息，國名也。梵書謂之拙具羅香。

【集解】恭曰安息香出西戎。狀如松脂。黃黑色。爲塊。新者亦柔韌。珣曰生南海波斯國。樹中脂也。狀若桃膠。秋月采之。禹錫曰按段成式酉陽雜俎云安息香樹出波斯國。呼爲辟邪樹。長二三丈。皮色黃黑。葉有四角。經寒不凋。二月開花黃色。花心微碧。不結實。刻其樹皮。其膠如飴。名安息香。六七月堅凝。乃取之。燒之通神辟衆惡。時珍曰今安南三佛齊諸番皆有之。一統志云。樹如苦楝。大而且直。葉似羊桃而長。木心有脂作香。葉廷珪香譜云。此乃樹脂。形色類胡桃瓤。不宜於燒。而能發衆香。故人取以和香。今人和香有如餳者。謂之安息香。機曰或言燒之能集鼠者爲真。

【氣味】辛苦平無毒。【主治】心腹惡氣。鬼疰。唐本　邪氣魍魎。鬼胎血邪。辟蠱毒霍亂風痛。男子遺精。暖腎氣。婦人血噤。并產後血暈。大明　婦人夜夢鬼交。同臭黃燒熏丹穴。永斷。李珣　燒之。去鬼來神。蕭炳　治中惡魘寐。勞瘵傳尸。時珍

【附方】新四。

卒然心痛或經年頻發。安息香研末。沸湯服半錢。危氏得效方　小兒肚痛曲腳而啼。安息香丸。用安息香酒蒸成膏。沈香木香丁香藿香八角茴香各三錢。香附子縮砂仁炙甘草各五錢。爲末。以膏和煉蜜丸芡子大。每服一丸。紫蘇湯化下。全幼心鑑　小兒驚邪。安息香一豆許。燒之自除。奇效良方　歷節風痛。用精猪肉四兩切片。裹安息香二兩。以瓶盛灰。大火上著一銅版片隔之。安香于上燒之。以瓶口對痛處熏之。勿令透氣。聖惠方

蘇合香 別錄上品

【釋名】時珍曰按郭義恭廣志云。此香出蘇合國。因以名之。梵書謂之咄魯瑟劍。

【集解】別錄曰蘇合香出中臺川谷。恭曰今從西域及崑崙來。紫赤色。與紫真檀相似。堅實。極芳香。性重如石。燒之灰白者好。頌曰今廣州雖有蘇合香。但類蘇木。無香氣。藥中只用如膏油者。極芬烈。陶隱居以爲獅子屎者。亦是指此膏油者言之爾。梁書云。中天竺國出蘇合香。是諸香汁煎成。非自然一物也。又云。大秦國人采得蘇合。先煎其汁以爲香膏。乃賣其滓與諸國賈人。是以展轉來達中國者。不大香也。然則廣南貨者。其經煎鍊之餘乎。今用如膏油者。乃合治成者爾。時珍曰按寰宇志云。蘇合油出安南三佛齊諸番國。樹生膏。可爲藥。以濃而無滓者爲上。葉廷珪香譜云。蘇合香油出大食國。氣味皆類篤耨香。沈括筆談云。今之蘇合香赤色如堅木。又有蘇合油如黐膠。人多用之。而劉夢得傳信方言蘇合香多薄葉。子如金色。按之即少。放之即起。良久不定如蟲動。氣烈者佳。如此則全非今所用者。宜精攷之。竊按沈氏所說。亦是油也。不必致疑。

【正誤】弘景曰蘇合香俗傳是獅子屎。外國說不爾。今皆從西域來。亦不復入藥。惟供合好香爾。○恭曰此是胡人誑言。陶不悟也。藏器曰蘇合香色黃白。獅子屎色赤黑。二物相似而不同。獅子屎極臭。或云獅子屎是西國草木皮汁所爲。胡人將來。極貴重之。故飾其名爾。

【氣味】甘溫無毒。【主治】辟惡。殺鬼精物。溫瘧蠱毒癇痓。去三蟲。除邪。令人無夢魘。久服通神明。輕身長年。別錄

【發明】時珍曰蘇合香氣竄。能通諸竅臟腑。故其功能辟一切不正之氣。按沈括筆談云。太尉王文正公氣羸多病。宋真宗面賜藥酒一缾。令空腹飲之。可以和氣血。辟外邪。公飲之。大覺安健。次日

稱謝。上曰。此蘇合香酒也。每酒一斗。入蘇合香丸一兩。同煑。極能調和五臟。卻腹中諸疾。每冒寒夙興。則宜飲一盃。自此臣庶之家。皆倣爲之。此方盛行於時。其方本出唐玄宗開元廣濟方。謂之白朮丸。後人亦編入千金外臺。治疾有殊效。

【附方】新二 **蘇合香丸** 治傳尸骨蒸。殗殜肺痿。疰忤鬼氣。卒心痛。霍亂吐利。時氣鬼魅瘴瘧。赤白暴痢。瘀血月閉。痃癖疔腫。小兒驚癇客忤。大人中風中氣。狐狸等病。用蘇合油一兩。安息香末二兩。以無灰酒熬成膏。入蘇合油內。白朮。香附子。青木香。白檀香。沈香。丁香。麝香。蓽茇。訶梨勒煨去核。朱砂。烏犀角鎊各二兩。龍腦。薰陸香各一兩。爲末。以香膏加煉蜜和成劑。蠟紙包收。每服旋丸梧子大。早朝取井華水。溫冷任意化服四丸。老人小兒一丸。惠民和劑局方 **水氣浮腫** 蘇合香。白粉。水銀等分。搗勻。蜜丸小豆大。每服二丸。白水下。當下水出。肘後方

詹糖香 別錄上品

【釋名】時珍曰。詹言其黏。糖言其狀也。

【集解】弘景曰。出晉安岑州。上眞淳者難得。多以其皮及蠹蟲屎雜之。惟軟者爲佳。皆合香家要用。不止入藥。恭曰。詹糖樹似橘。煎枝葉爲香。似沙糖而黑。出交廣以南。生晉安。近方多用之。時珍曰。其花亦香。如茉莉花香氣。

【氣味】**苦。微溫。無毒。**【主治】**風水毒腫。去惡氣伏尸。**別錄 **治惡核惡瘡。**弘景 **和胡桃青皮搗塗髮。令黑如漆。**時珍

【附錄】**結殺** 藏器曰。結殺生西國。樹之花也。極香。同胡桃仁入膏。和香油塗頭。去頭風白屑。

篤耨香 綱目

【釋名】

【集解】時珍曰。篤耨香出眞臘國。樹之脂也。樹如松形。其香老則溢出。色白而透明者名白篤耨。盛夏不融。香氣清遠。土人取後。夏月以火炙樹。令脂液再溢。至冬乃凝。復收之。其香夏融冬結。以瓠瓢盛。置陰涼處。乃得不融。雜以樹皮者則色黑。名黑篤耨。爲下品。

【附錄】**膽八香** 時珍曰。膽八樹生交趾南番諸國。樹如稚木犀。葉鮮紅色。類霜楓。其實壓油和諸香爇之。辟惡氣。

【氣味】缺。【主治】**面黧䵟䵳。同白附子。冬瓜子。白芨。石榴皮等分。爲末。酒浸三日。洗面後傅之。久則面瑩如玉。**時珍

龍腦香 唐本草

【釋名】**片腦** 綱目 **羯婆羅香** 衍義 **膏名婆律香** 時珍曰。龍腦者。因其狀加貴重之稱也。以白瑩如冰。及作梅花片者爲良。故俗呼爲冰片腦。或云梅花腦。番中又有米腦。速腦。金脚腦。蒼龍腦等稱。皆因形色命名。不及冰片梅花者也。清者名腦油。金光明經謂之羯婆羅香。恭曰。龍腦是樹根中乾脂。婆律香是根下清脂。舊出婆律國。因以爲名也。

【集解】恭曰。龍腦香及膏香出婆律國。樹形似杉木。腦形似白松脂。作杉木氣。明淨者善。久經風日或如雀屎者不佳。或云子似豆蔲。皮有錯甲。即杉脂也。今江南有杉木。未經試。或方土無脂。猶甘蕉之無實也。頌曰。今惟南海番舶賈客貨之。南海山中亦有之。相傳云其木高七八丈。大可六七圍。如積年杉木狀。旁生枝。其葉正圓而背白。結實如豆蔲。皮有甲錯。香即木中脂也。膏即根下清液。謂

之婆律膏。按段成式酉陽雜俎云。龍腦香樹名固不婆婆律。無花實。其樹有肥有瘦。瘦者出龍腦。肥者出婆律膏。香在木心中。波斯國亦出之。斷其樹翦取之。其膏於樹端流出。斫樹作坎而承之。兩說大同小異。唐天寶中。交趾貢龍腦。皆如蟬蠶之形。彼人云。老樹根節方有之。然極難得。禁中呼爲瑞龍腦。帶之衣衿。香聞十餘步外。後不復有此。今海南龍腦。多用火煏成片。其中亦容雜僞。入藥惟貴生者。狀若梅花片。甚佳也。〔頌曰〕是西海波律國波律樹中脂也。狀如白膠香。其龍腦油本出佛誓國。從樹取之。〔宗奭曰〕西域記云。西方抹羅短吒國在南印度境。有羯布羅香。幹如松株而葉異。花果亦異。溼時無香。采乾之後。循理析之。中有香。狀類雲母。色如冰雪。卽龍腦香也。〔時珍曰〕龍腦香。南番諸國皆有之。葉廷珪香譜云。乃深山窮谷中千年老杉樹。其枝幹不曾損動者。則有香。若損動。則氣洩無腦矣。土人解作板。板縫有腦出。乃劈取之。大者成片如花瓣。清者名腦油。江南異聞錄云。南唐保大中。貢龍腦漿。云以縑囊貯龍腦。懸於琉璃瓶中。少頃滴瀝成水。香氣馥烈。大補益元氣。按此漿與腦油稍異。蓋亦其類爾。宋史。熙寧九年。英州雷震。一山梓樹盡枯。中皆化爲龍腦。此雖怪異。可見龍腦亦有變成者也。

〔修治〕〔恭曰〕龍腦香合糯米炭相思子貯之。則不耗。〔時珍曰〕或言以雞毛相思子同入小瓷罐密收之佳。相感志言以杉木炭養之更良。不耗。今人多以樟腦升打亂之。不可不辨也。相思子見本條。

〔氣味〕辛苦微寒無毒。〔珣曰〕苦辛溫無毒。〔元素曰〕熱。陽中之陽。

〔主治〕婦人難產。研末少許。新汲水服。立下。別錄。**心腹邪氣。風溼積聚。耳聾。明目。去目赤膚翳。**唐本。**內外障眼。鎮心祕精。治三蟲五痔。**李珣。**散心盛有熱。**好古。**入骨。治骨痛。**李杲。**治大腸脫。**元素。**療喉痺。腦痛。鼻瘜。齒痛。傷寒舌出。小兒痘陷。通諸竅。散鬱火。**時珍。

蒼龍腦〔主治〕風瘡䵟䵨。入膏煎良。不可點眼。傷人。李珣。

婆律香膏〔主治〕耳聾。摩一切風。蘇恭。

〔發明〕〔宗奭曰〕此物大通利關膈熱塞。大人小兒風涎閉塞。及暴得驚熱。甚爲濟用。然非常服之藥。獨行則勢弱。佐使則有功。於茶亦相宜。多則掩茶氣。味甚清香。爲百藥之先。萬物中香無出其右者。〔震亨曰〕龍腦屬火。世知其寒而通利。然未達其熱而輕浮飛越。喜其香而貴細動。輒與麝同爲桂附之助。然人之陽易動。陰易虧。不可不思。〔杲曰〕龍腦入骨。風病在骨髓者宜用之。若風在血脈肌肉。輒用腦麝。反引風入骨髓。如油入麪。莫之能出也。〔王綸曰〕龍腦大辛善走。故能散熱。通利結氣。目痛喉痺下疳諸方多用之者。取其辛散也。人欲死者吞之。爲氣散盡也。世人誤以爲寒。不知其辛散之性似乎涼爾。諸香皆屬陽。豈有香之至者而性反寒乎。〔時珍曰〕古方眼科小兒科皆言龍腦辛涼。能入心經。故治目病驚風方多用之。痘瘡心熱血瘀倒黶者。用引豬血直入心竅。使毒氣宣散於外。則血活痘發。其說皆似是而實未當也。目病驚病痘病。皆火病也。火鬱則發之。從治之法。辛主發散故爾。其氣先入肺。傳於心脾。能走能散。使壅塞通利。則經絡條達。而驚熱自平。瘡毒能出。用豬心血能引龍腦入心經。非龍腦能入心也。沈存中良方云。痘瘡稠密。盛則變黑者。用生豬血一橡斗。龍腦半分。溫酒和服。潘氏云。一女病發熱。腰痛。手足厥逆。目加昏悶。形證極惡。疑是痘候。時暑月。急取家敗血。倍用龍腦和服。得睡。須臾一身瘡出而安。若非此方。則橫夭矣。又宋文天祥賈似道皆服腦子求死不得。惟廖瑩中以熱酒服數握，九竅流血而死。此非腦子有毒，乃熱酒引其辛香，散溢經絡，氣血沸亂而然爾。

【附方】舊二，新十二。

目生膚翳　龍腦末一兩，日點三五度。聖濟總錄。

目赤目膜　龍腦、雄雀屎各八分，爲末，以人乳汁一合調成膏。日日點之，無有不驗。聖惠方。

頭目風熱　上攻。用龍腦末半兩，南蓬砂末一兩，頻嗒兩鼻。御藥院方。

頭腦疼痛　片腦一錢，紙卷作撚，燒烟熏鼻，吐出痰涎即愈。壽域方。

風熱喉痹　燈心一錢，黃蘗五分，並燒存性，白礬七分煅過，冰片腦三分，爲末。每以一二分吹患處。此陸一峯家傳絕妙方也。瀕湖集簡方。

鼻中瘜肉　垂下者。用片腦點之，自入。集簡方。

傷寒舌出　過寸者。梅花片腦半分，爲末，摻之，隨手即愈。洪邁夷堅志。

中風牙噤　無門下藥者。開關散揩之。五月五日午時，用龍腦、天南星等分，爲末。每以一字揩齒二三十遍，其口自開。

牙齒疼痛　梅花腦、硃砂末各少許，揩之立止。集簡方。

痘瘡狂躁　心煩氣喘，妄語或見鬼神，瘡色赤未透者。經驗方用龍腦一錢，細研，旋以豬心血丸芡子大。每服一丸，紫草湯下。少時心神便定，得睡，瘡發。○總微論用豶豬第二番血清半盃，酒半盃，和勻，入龍腦一分，溫服。良久利下瘀血一二行，瘡即紅活。此治痘瘡黑靨，候惡，醫所不治者，百發百中。

內外痔瘡　片腦一二分，葱汁化，搽之。簡便方。

酒皶鼻赤　腦子酥頻搽。普濟方。

夢漏口瘡　經絡中火邪，夢漏恍惚，口瘡咽燥。龍腦三錢，黃蘗三兩，爲末，蜜丸梧子大。每麥虋冬湯下十丸。摘玄方。

子【氣味】辛，溫。氣似龍腦。【主治】下惡氣，消食，散脹滿，香入口。蘇恭

【附錄】元慈勒　藏器曰：出波斯國。狀似龍腦香，乃樹中脂也。味甘，平，無毒。主心病流血，合金瘡，去腹內惡血，血痢下血，婦人帶下，明目，去翳障風淚，胬肉。

樟腦 綱目

【釋名】韶腦

【集解】時珍曰：樟腦出韶州、漳州。狀似龍腦，白色如雪，樟樹脂膏也。胡演升鍊方云：煎樟腦法：用樟木新者切片，以井水浸三日三夜，入鍋煎之，柳木頻攪。待汁減半，柳上有白霜，即濾去滓，傾汁入瓦盆內，經宿，自然結成塊也。他處雖有樟木，不解取腦。又鍊樟腦法：用銅盆，以陳壁土爲粉糝之，却糝樟腦一重，又糝壁土，如此四五重，以薄荷安土上，再用一盆覆之，黃泥封固，於火上款款炙之。須以意度之，不可太過、不及，勿令走氣。候冷取出，則腦皆升于上盆。如此升兩三次，可充片腦也。

【修治】時珍曰：凡用，每一兩以二盌合住，溼紙糊口，文武火炙之。半時許取出，冷定用。又法：每一兩用黃連、薄荷六錢，白芷、細辛四錢，荊芥、密蒙花二錢，當歸、槐花一錢，以新土盌鋪杉木片於底，安藥在上，入水半盞，灑腦于上，再以一盌合住，糊口，安火煨之。待水乾取開，其腦自升于上，以翎掃下。形似松脂，可入風熱眼藥。人亦多以亂片腦，不可不辨。

【氣味】辛，熱，無毒。【主治】通關竅，利滯氣，治中惡邪氣，霍亂心腹痛，寒溼腳氣，疥癬風瘙，齲齒，殺蟲辟蠹。着鞵中，去腳氣。時珍

【發明】時珍曰：樟腦純陽，與焰消同性，水中生火，其焰益熾。今丹爐及烟火家多用之。辛熱香竄，稟龍火之氣，去溼殺蟲，此其所長。故燒烟熏衣筐席簟，能辟壁蝨蟲蛀。李石續博物志云：腳弱病人，

用杉木爲桶，濯足，排樟腦于兩股間，用帛繃定，月餘甚妙。王璽醫林集要方治脚氣腫痛，用樟腦二兩，烏頭三兩，爲末，醋糊丸彈子大。每置一丸于足心踏之，下以微火烘之，衣被圍覆，汗出如涎爲效。

附方 新二。

小兒禿瘡 韶腦一錢，花椒二錢，脂麻二兩，爲末。以退豬湯洗後，搽之。簡便方。

牙齒蟲痛 普濟方用韶腦、硃砂等分，擦之神效。○余居士選奇方用樟腦、黃丹、肥皂去皮核等分，研勻，蜜丸，塞孔中。

阿魏 唐本草

校正 自草部移入此。

釋名 **阿虞** 綱目 **薰渠** 唐本 **哈昔泥** 時珍曰：夷人自稱曰阿，此物極臭，阿之所畏也。波斯國呼爲阿虞，天竺國呼爲形虞，涅槃經謂之央匱，蒙古人謂之哈昔泥，元時食用以和料。其根名穩展，云淹羊肉甚香美，功同阿魏。見飲膳正要。

集解 恭曰：阿魏生西番及崑崙。苗葉根莖酷似白芷。搗根汁，日煎作餅者爲上，截根穿暴乾者爲次。體性極臭而能止臭，亦爲奇物也。又婆羅門云：薰渠即是阿魏，取根汁暴之如膠，或截根日乾，並極臭。西國持呪人禁食之。常食用之，云去臭氣。戎人重此，猶俗中貴胡椒，巴人重負蠻也。珣曰：按廣志云：生崑崙國。是木津液，如桃膠狀。其色黑者不堪，其狀黃散者爲上。雲南長河中亦有，如舶上來者，滋味相似一般，只無黃色。頌曰：今惟廣州有之，云是木膏液滴釀結成，與蘇恭所說不同。按段成式酉陽雜俎云：阿魏木生波斯國及伽闍那國，即北天竺也。木長八九尺，皮色青黃。三月生葉，似鼠耳，無花實。其枝汁出如飴，久乃堅凝，名阿魏。摩伽陀僧言：取其汁和米豆屑合釀而成。其說與廣州所生者相近。承曰：阿魏合在木部，今江浙人家亦種之，枝葉香氣皆同，而差淡薄，但無汁膏爾。時珍曰：阿魏有草、木二種。草者出西域，可曬可煎，蘇恭所說是也。木者出南番，取其脂汁，李珣、蘇頌、陳承所說是也。按一統志所載有此二種，云出火州及沙鹿、海牙國者，草高尺許，根株獨立，枝葉如蓋，臭氣逼人。生取其汁熬作膏，名阿魏。出三佛齊及暹邏國者，樹不甚高，土人納竹筒于樹內，脂滿其中，冬月破筒取之。或云其脂最毒，人不敢近。每采時，以羊繫于樹下，自遠射之。脂之毒着羊，羊斃即爲阿魏。觀此，則其有二種明矣。蓋其樹底小如枸杞、牡荊之類，西南風土不同，故或如草如木也。繫羊射脂之說，俗亦相傳，但無實據。諺云：黃芩無假，阿魏無眞。以其多僞也。劉純詩云：阿魏無眞卻有眞，臭而止臭乃爲珍。炳曰：人多言煎蒜白爲假者。斆曰：驗法有三：第一以半銖安熟銅器中一宿，至明沾阿魏處白如銀，永無赤色；第二將一銖置於五斗草自然汁中一夜，至明如鮮血色；第三將一銖安於柚樹上，樹立乾，便是眞者。凡用乳鉢研細，熱酒器上裛過，入藥。

氣味 辛，平，無毒。

主治 殺諸小蟲，去臭氣，破癥積，下惡氣，除邪鬼蠱毒。唐本。治風邪鬼疰，心腹中冷。李珣。傳尸冷氣，辟溫治瘧，主霍亂心腹痛，腎氣瘟瘴，禦一切蕈菜毒。大明。解自死牛羊馬肉諸毒。汪機。消肉積。震亨。

發明 炳曰：阿魏下細蟲，極效。時珍曰：阿魏消肉積，殺小蟲，故能解毒辟邪，治瘧痢疳勞尸疰冷痛諸證。按王璆百一選方云：夔州譚遠病瘧半年，故人竇藏叟授方：用眞阿魏、好丹砂各一兩，研勻，米糊和丸皂子大。每空心人參湯化服一丸，即愈。世人治瘧，惟用常山、砒霜毒物，多有所損。此方平易，人所不知。草窗周密云：此方治瘧以無根水下，治痢以黃連木香湯下。瘧痢亦多起於積滯故爾。

附方 新十。

辟鬼除邪 阿魏棗許爲末，以牛乳或肉汁煎五六沸服之，至暮以乳服安息香棗許。久者不過十日。忌一切菜。孫侍郎用之有效。唐崔行功纂要。

惡疰腹痛 不可

忍者。阿魏末，熱酒服一二錢，立止。永類鈐方

尸疰中惡 近死尸，惡氣入腹，終身不愈。用阿魏三兩，每用二錢，拌麪裹作餛飩十餘枚，煮熟食之，日三服，至三七日，永除。忌五辛油物。聖惠方

癲疝疼痛 敗精惡血，結在陰囊所致。用阿魏二兩，醋和蕎麥麪作餅，裹之煨熟，大檳榔二枚，鑽孔，溶乳香塡滿，亦以蕎麪裹之，煨熟，入硇砂末一錢，赤芍藥末一兩，糊丸梧子大。每食前酒下三十丸。危氏得效方 ○**小兒盤腸** 內弔，腹痛不止。用阿魏爲末，大蒜半瓣炮熟研爛和丸麻子大。每艾湯服五丸。總微論

脾積結塊 雞子五個，阿魏五分，黄蠟一兩，同煎化，分作十服。每空心細嚼，流水送下。諸物不忌。腹痛無妨。十日後大便下血，乃積化也。保壽堂經驗方

痞塊有積 阿魏五錢，五靈脂炒烟盡五錢，爲末，以黄雄狗膽汁和丸黍米大。空心唾津送下三十丸。忌羊肉醋麪。扶壽精方

五噎膈氣 方同上。

痎瘧寒熱 阿魏、臙脂各一豆大，研勻，以蒜膏和，覆虎口上，男左女右。聖濟總錄

牙齒蟲痛 阿魏、臭黄等分，爲末，糊丸綠豆大。每綿裹一丸，隨左右插入耳中，立效。聖惠方

盧會 宋開寶

【校正】自草部移入此

【釋名】**奴會** 開寶 **訥會** 拾遺 **象膽** 時珍曰：名義未詳。藏器曰：俗呼爲象膽，以其味苦如膽也。

【集解】珣曰：盧會生波斯國，狀似黑餳，乃樹脂也。頌曰：今惟廣州有來者。其木生山野中，滴脂淚而成。采之不拘時月。時珍曰：盧會原在草部。藥譜及圖經所狀，皆言是木脂，而一統志云：爪哇、三佛齊諸國所出者，乃草屬，狀如鱟尾，采之以玉器搗成膏。與前說不同，何哉？豈亦木質草形乎？

【氣味】苦，寒，無毒。【主治】熱風煩悶，胸膈間熱氣，明目鎭心，小兒癲癇驚風，療五疳，殺三蟲及痔病瘡瘻，解巴豆毒。開寶 主小兒諸疳熱。李珣 單用殺疳蚘，吹鼻殺腦疳，除鼻癢。甄權 研末，傅䘌齒甚妙。治濕癬出黄汁。蘇頌

【發明】時珍曰：盧會，乃厥陰經藥也。其功專於殺蟲清熱。已上諸病，皆熱與蟲所生故也。頌曰：唐劉禹錫傳信方云：予少年曾患癬，初在頸項間，後延上左耳，遂成濕瘡浸淫。用斑蝥、狗膽、桃根諸藥，徒令蜇蠚，其瘡轉盛。偶遇楚州賣藥人，教用盧會一兩，炙甘草半兩，研末，先以温漿水洗癬，拭淨傅之，立乾，便瘥，眞神奇也。

【附方】新一。

小兒脾疳 盧會、使君子等分，爲末。每米飲服一二錢。衛生易簡方

胡桐淚 唐本草

【校正】自草部移入此

【釋名】**胡桐鹼** 綱目 **胡桐律** 珣曰：胡桐淚，是胡桐樹脂也，故名淚，作律字者非也。律、淚聲訛爾。時珍曰：西域傳云：車師國多胡桐。顔師古注云：胡桐似桐，不似桑，故名胡桐。蟲食其樹而汁出下流者，俗名胡桐淚，言似眼淚也。其入土石成塊如鹵鹼者，爲胡桐鹼。音減。或云律當作瀝，非訛也。猶松脂名瀝青之義，亦通。

【集解】恭曰：胡桐淚出肅州以西平澤及山谷中。形似黄礬而堅實，有夾爛木者。云是胡桐樹脂淪入土石鹼鹵地者。其樹高大，皮葉似白楊、青桐、桑輩，故名胡桐木，堪器用。保昇曰：涼州以西有之。初生似柳，大則似桑、桐。其津淪入地，與土石相染，狀如薑石，極鹹苦，得水便消，若礬石、消石之類。冬月采之。大明曰：此有二般：木律不中入藥，惟用石律。石上采之，形如小石片子，黄土色者爲上。頌曰

今西番亦有商人貨之。時珍曰：木淚乃樹脂流出者，其狀如膏油。石淚乃脂入土石間者，其狀成塊，以其得鹵斥之氣，故入藥爲勝。

氣味 鹹，苦，大寒，無毒。恭曰：伏砒石，可爲金銀銲藥。

主治 大毒熱，心腹煩滿，水和服之，取吐。牛馬急黄黑汗，水研三二兩，灌之立瘥。唐本。主風蚛牙齒痛，殺火毒、麪毒。大明。風疳䘌齒，骨槽風勞，能軟一切物。多服令人吐。李珣。瘰癧非此不能除。元素。咽喉熱痛，水磨掃之，取涎。時珍。

發明 頌曰：古方稀用，今治口齒家多用，爲最要之物。時珍曰：石淚入地受鹵氣，故其性寒，能除熱，其味鹹，能入骨軟堅。

附方 新六。

濕熱牙疼 喜吸風。胡桐淚，入麝香摻之。

牙疼出血 胡桐淚半兩，研末，夜夜貼之。或入麝香少許。聖惠方。

走馬牙疳 胡桐淚、黄丹等分，爲末摻之。醫林集要。

牙疳宣露 膿血臭氣者。胡桐淚一兩，枸杞根一斤，每用五錢，煎水熱漱。○又方：胡桐淚、葶藶等分，研摻。聖惠方。

牙齒蠹黑 乃腎虚也。胡桐淚一兩，丹砂半兩，麝香一分，爲末摻之。聖濟總録。

返魂香 海藥

集解 珣曰：按漢書云：武帝時，西國進返魂香。內傳云：西海聚窟州有返魂樹，狀如楓、柏，花、葉香聞百里。采其根於釜中水煮取汁，鍊之如漆，乃香成也。其名有六：曰返魂、驚精、回生、振靈、馬精、卻死。凡有疫死者，燒豆許熏之再活，故曰返魂。時珍曰：張華博物志云：武帝時，西域月氏國，度弱水貢此香三枚，大如燕卵，黑如桑椹。值長安大疫，西使請燒一枚辟之，宫中病者聞之即起，香聞百里，數日不歇。疫死未三日者，熏之皆活，乃返生神藥也。其説雖涉詭怪，然理外之事，容或有之，未可便指爲謬也。

附録 **兜木香** 藏器曰：漢武故事云：西王母降，燒兜木香末，乃兜渠國所進，如大豆，塗宫門，香聞百里。關中大疫，死者相枕，聞此香，疫皆止，死者皆起。此乃靈香，非常物也。

本草綱目木部第三十四卷終

本草綱目木部目錄第三十五卷

木之二 喬木類五十二種

右附方舊一百三十五新三百三十二

本草綱目木部第三十五卷上

木之二 喬木類五十二種

檗木 本經中品

【釋名】黃檗 別錄 根名檀桓 時珍曰：檗木名義未詳。本經言檗木及根，不言檗皮。豈古時木與皮通用乎？俗作黃柏者，省寫之謬也。

【集解】別錄曰：檗木生漢中山谷及永昌。弘景曰：今出邵陵者，輕薄色深爲勝。出東山者，厚而色淺。其根於道家入木芝品。今人不知取服。又有一種小樹，狀如石榴，其皮黃而苦，俗呼爲子檗，亦主口瘡。又一種小樹多刺，皮亦黃色，亦主口瘡。恭曰：子檗亦名山石榴，子似女貞，皮白不黃，亦名小檗，所在有之。今云皮黃，謬矣。按今俗用子檗皆多刺小樹，名刺檗，非小檗也。禹錫曰：按蜀本圖經云：黃檗樹高數丈，葉似吳茱萸葉，亦如紫椿，經冬不凋。皮外白，裏深黃色。其根結塊，如松下茯苓。今所在有，本出房、商、合等州山谷中。皮緊，厚二三分，鮮黃者上。二月、五月采皮，日乾。機曰：房商者治裏，治下用之；邵陵者治表，治上用之。各適其宜爾。頌曰：處處有之，以蜀中出者肉厚色深爲佳。

【脩治】斅曰：凡使檗皮，削去粗皮，用生蜜水浸半日，漉出曬乾，用蜜塗，文武火炙，令蜜盡爲度。每五兩用蜜三兩。元素曰：二制治上焦，單制治中焦，不制治下焦也。時珍曰：黃檗性寒而沉，生用則降實火，熟用則不傷胃，酒制則治上，鹽制則治下，蜜制則治中。

【氣味】苦，寒，無毒。元素曰：性寒味苦，氣味俱厚，沉而降，陰也。又云：苦厚微辛，陰中之陽。入足少陰經，爲足太陽引經藥。好古曰：黃芩、梔子入肺，黃連入心，黃檗入腎，燥濕所歸，各從其類也。故活人書四味解毒湯，乃上下內外通治之藥。○之才曰：惡乾漆，伏硫黃。

【主治】五臟腸胃中結熱，黃疸腸痔，止泄痢，女子漏下赤白，陰傷蝕瘡。本經 療驚氣在皮間，肌膚熱赤起，目熱赤痛，口瘡。久服通神。別錄 熱瘡皰起，蟲瘡血痢，止消渴，殺蛀蟲。藏器 男子陰痿，及傅莖上瘡，治下血如雞鴨肝片。甄權 安心除勞，治骨蒸，洗肝明目，多淚，口乾心熱，殺疳蟲，治蚘心痛，鼻衄，腸風下血，後急熱腫痛。大明 瀉膀胱相火，補腎水不足，堅腎壯骨髓，療下焦虛，諸痿癱瘓，利下竅，除熱。元素 瀉伏火，救腎水，治衝脈氣逆，不渴而小便不通，諸瘡痛不可忍。李杲 得知母滋陰降火，得蒼朮除溼清熱，爲治痿要藥；得細辛瀉膀胱火，治口舌生瘡。震亨 傅小兒頭瘡。時珍

【發明】元素曰：黃檗之用有六：瀉膀胱龍火，一也；利小便結，二也；除下焦溼腫，三也；痢疾先見血，四也；臍中痛，五也；補腎不足，壯骨髓，六也。凡腎水膀胱不足，諸痿厥，腳膝無力，於黃芪湯中加用，使兩足膝中氣力涌出，痿軟即便去也。乃癱瘓必用之藥。蜜炒研末，治口瘡如神。故雷公炮炙論云：口瘡舌折，立愈黃酥。謂以酥炙根黃，含之也。杲曰：黃檗、蒼朮，乃治痿要藥。凡去下焦溼熱作腫及痛，并膀胱有火邪，并小便不利及黃澀者，並用酒洗黃檗、知母爲君，茯苓、澤瀉爲佐。凡小便不通而口渴者，邪熱在氣分，肺中伏熱不能生水，是絕小便之源也。法當用氣味俱薄淡滲之藥，豬苓、澤瀉之類，瀉肺火而清肺金，滋水之化源。若邪熱在下焦血分，不渴而小便不通者，乃素問所謂無陰則陽無以

生無陽則陰無以化。膀胱者州都之官，津液藏焉，氣化則能出矣。法當用氣味俱厚、陰中之陰藥治之，黃蘗、知母是也。長安王善夫病小便不通，漸成中滿，腹堅如石，腳腿裂破出水，雙睛凸出，飲食不下，痛苦不可名狀。治滿利小便滲泄之藥服遍矣。予診之曰：此乃奉養太過，膏粱積熱，損傷腎水，致膀胱久而乾涸，小便不化，火又逆上而爲嘔噦。難經所謂關則不得小便，格則吐逆者。潔古老人言熱在下焦，但治下焦，其病必愈。遂處以北方寒水所化大苦寒之藥，黃蘗、知母各一兩，酒洗焙碾，肉桂一錢爲引，熟水丸如芡子大，每服二百丸，沸湯下。少時如刀刺前陰火燒之狀，溺如瀑泉涌出，床下成流，顧盼之間，腫脹消散。內經云：熱者寒之。腎惡燥，急食辛以潤之。以黃蘗之苦寒瀉熱補水潤燥爲君，知母之苦寒瀉腎火爲佐，肉桂辛熱爲使，寒因熱用也。〔震亨曰〕黃蘗走至陰，有瀉火補陰之功，非陰中之火不可用也。火有二：君火者，人火也，心火也，可以溼伏，可以水滅，可以直折，黃連之屬可以制之；相火者，天火也，龍雷之火也，陰火也，不可以水溼制之，當從其性而伏之，惟黃蘗之屬可以降之。時珍曰：古書言知母佐黃蘗滋陰降火，有金水相生之義。黃蘗無知母，猶水母之無蝦也。蓋黃蘗能制膀胱、命門陰中之火，知母能清肺金，滋腎水之化源。故潔古、東垣、丹溪皆以爲滋陰降火要藥，上古所未言也。蓋氣爲陽，血爲陰。邪火煎熬，則陰血漸涸，故陰虛火動之病須之。然必少壯氣盛能食者，用之相宜。若中氣不足而邪火熾甚者，久服則有寒中之變。近時虛損及縱慾求嗣之人，用補陰藥，往往以此二味爲君，日日服餌。降令太過，脾胃受傷，眞陽暗損，精氣不暖，致生他病。蓋不知此物苦寒而滑滲，且苦味久服，有反從火化之害。故葉氏醫學統旨有四物加知母、黃蘗，久服傷胃，不能生陰之戒。

附方　舊十二，新三十一。

陰火爲病　大補丸：用黃蘗去皮，鹽酒炒褐，爲末，水丸梧子大。血虛四物湯下，氣虛四君子湯下。丹溪方。

男女諸虛　孫氏集效方坎離丸：治男子婦人諸虛百損，小便淋漓，遺精白濁等證。黃蘗去皮切二斤，熟糯米一升，童子小便浸之，九浸九曬蒸過，曬研爲末，酒煮麪糊丸梧子大。每服一百丸，溫酒送下。

上盛下虛　水火偏盛，消中等證。黃蘗一斤，分作四分，用醋、酒、蜜湯、鹽水、童尿浸洗，曬炒爲末，以知母一斤，去毛切，搗熬膏和丸梧子大。每服七十丸，白湯下。活人心統。

四治坎離諸丸　方見草部蒼朮下。

臟毒痔漏　下血不止。孫探元集效方蘗皮丸：用川黃蘗皮刮淨一斤，分作四分：三分用酒、醋、童尿各浸七日，洗曬焙，一分生炒黑色，爲末，煉蜜丸梧子大。每空心溫酒下五十丸，久服除根。楊誠經驗方百補丸：專治諸虛赤白濁。用川蘗皮刮淨一斤，分作四分，用酒、蜜、人乳、糯米泔各浸透，炙乾切研，麋米飯丸，如上法服。〇又陸一峰蘗皮丸：黃蘗一斤，分作四分：三分用醋酒、鹽湯、童尿各浸二日，焙研，一分用酥炙研末。以豬臟一條去膜，入藥在內紮煮熟，搗丸如上法服之。

下血數升　黃蘗一兩去皮，雞子白塗炙，爲末，水丸綠豆大。每服七丸，溫水下。名金虎丸。普濟方。

小兒下血　或血痢。黃蘗半兩，赤芍藥四錢，爲末，飯丸麻子大。每服一二十丸，食前米飲下。閻孝忠集效方。

妊娠下痢　白色，晝夜三五十行。根黃厚者，蜜炒令焦，爲末，大蒜煨熟，去皮搗爛，和丸梧子大。每空心米飲下三五十丸，日三服。神妙不可述。婦人良方。

小兒熱瀉　黃蘗削皮焙爲末，用米湯和丸粟米大。每服一二十丸，米湯下。十全博救方。

赤白濁淫　及夢泄精滑。眞珠粉丸：黃蘗炒、眞蛤粉各一斤，爲末。每服一百丸，空心溫酒下。黃蘗苦而降火，蛤粉鹹而補腎也。又方：加知母炒、牡蠣粉煅、山藥炒等分，爲末，糊丸梧子大。每服八十丸，鹽湯下。潔古家珍。

積熱夢遺　心忪恍惚，膈中有熱，宜清心丸主之。黃蘗末一兩，片腦一錢，煉蜜丸梧子大。每

服十五丸，麥門冬湯下。此大智禪師方也。許學士本事方

消渴尿多 能食。黃蘗一斤，水一升，煮三五沸，渴即飲之，恣飲數日即止。韋宙獨行方

嘔血熱極 黃蘗蜜塗炙乾，爲末，麥門冬湯調服二錢，立瘥。經驗方

時行赤目 黃蘗去粗皮，爲末，溼紙包裹，黃泥固煨乾。每用一彈子大，紗帕包之，浸水一盞，飯上蒸熟，乘熱熏洗，極效。此方有金木水火土，故名五行湯。一丸可用三二次。龍木論

嬰兒赤目 在蓐內者，人乳浸黃蘗汁點之。小品方

目昏暗 每旦含黃蘗一片，吐津洗之，終身行之，永無目疾。普濟方

卒喉痹痛 黃蘗片含之。又以一斤，酒一斗，煮二沸，恣飲便愈。肘後方

咽喉卒腫 食飲不通。苦酒和黃蘗末傅之，冷即易。肘後方

小兒重舌 黃蘗浸苦竹瀝點之。千金方

口舌生瘡 外臺用黃蘗含之，良。○深師用蜜漬取汁，含之吐涎。○寇氏衍義治心脾有熱，舌頰生瘡，蜜炙黃蘗、青黛各一分，爲末，入生龍腦一字，摻之吐涎。○赴筵散：用黃蘗、細辛等分，爲末，摻。或用黃蘗、乾薑等分，亦良。

口疳臭爛 綠雲散：用黃蘗五錢，銅綠二錢，爲末摻之，漱去涎。三因方

鼻疳有蟲 黃蘗二兩，冷水浸一宿，絞汁溫服。聖惠方

鼻中生瘡 黃蘗、檳榔末，豬脂和傅。普濟方

唇瘡痛癢 黃蘗末，以薔薇根汁調塗，立效。聖濟錄

鬈毛毒瘡 生頭中，初生如蒲桃，痛甚。黃蘗一兩，乳香二錢半，爲末，槐花煎水調作餅，貼于瘡口。普濟方

小兒顖腫 生下即腫者，黃蘗末，水調貼足心。普濟方

傷寒遺毒 手足腫痛欲斷。黃蘗五斤，水三升，煮漬之。肘後方

癰疽乳發 初起者，黃蘗末和雞子白塗之，乾即易。梅師方

癰疽腫毒 黃蘗皮炒，川烏頭炮，等分爲末，唾調塗之，留頭，頻以米泔水潤溼。集簡方

小兒臍瘡 不合者，黃蘗末塗之。子母秘錄

小兒膿瘡 遍身不乾。用黃蘗末，入枯礬少許，摻之即愈。楊起簡便方

男子陰瘡 有二種，一者陰蝕作臼，膿出；一者只生熱瘡。熱瘡用黃蘗、黃芩等分，煎湯洗之，仍以黃蘗、黃連作末，傅之。○又法：黃蘗煎湯洗之，塗以白蜜。肘後方

臁瘡熱瘡 黃蘗末一兩，輕粉三錢，豬膽汁調搽之。或只用蜜炙黃蘗一味。

火毒生瘡 凡人冬月向火，火氣入內，兩股生瘡，其汁淋漓。用黃蘗末摻之，立愈。一婦病此，人無識者。有用此而愈。張杲醫說

凍瘡裂痛 乳汁調黃蘗末塗之。儒門事親

自死肉毒 自死六畜有毒。以黃蘗末水服方寸匕。肘後方

斂瘡生肌 黃蘗末，麪糊調塗效。宜明方

檀桓 拾遺

【集解】藏器曰：檀桓乃百歲蘗之根，如天門冬，長三四尺，別在一旁，以小根綴之。一名檀桓芝，出靈寶方。時珍曰：本經但言黃蘗根名檀桓，陳氏所說乃蘗旁所生檀桓芝也，與陶宏景所說同。

【氣味】苦，寒，無毒。【主治】心腹百病，安魂魄，不饑渴。久服輕身延年通神。本經 長生神仙，去萬病。爲散飲服方寸匕。盡一枚有驗。藏器

小蘗 唐本草

【釋名】子蘗宏景 山石榴時珍曰：此與金櫻子、杜鵑花並名山石榴，非一物也。

【集解】宏景曰：子蘗樹小，狀如石榴，其皮黃而苦，又一種多刺，皮亦黃，並主口瘡。恭曰：小蘗生山石間，所在皆有，襄陽峴山東者爲良。一名山石榴。其樹枝葉與石榴無別，但花異，子細黑圓如牛李子及女貞子爾。其樹皮白。陶云皮黃，恐謬矣。今太常所貯，乃小樹多刺而葉細者，名刺蘗，非小蘗也。

藏器曰：凡是檗木皆皮黃，今既不黃，非檗也。小檗如石榴皮，黃子赤如枸杞子，兩頭尖，小，剉枝以染黃。若云子黑而圓，恐是別物，非小檗也。時珍曰：小檗山間時有之，小樹也。其皮外白裏黃，狀如檗皮而薄小。

氣味　苦，大寒，無毒。**主治**　口瘡疳䘌，殺諸蟲，去心腹中熱氣。唐本　治血崩。時珍。○婦人良方治血崩，阿茄陀丸方中用之。

黃櫨 宋嘉祐

集解　藏器曰：黃櫨生商洛山谷，四川界甚有之。葉圓木黃，可染黃色。

木　**氣味**　苦，寒，無毒。**主治**　除煩熱，解酒疸目黃，水煮服之。藏器　洗赤眼及湯火漆瘡。時珍

附方　新一。**大風癩疾**　黃櫨木五兩剉，用新汲水一斗，浸二七日，焙研；蘇枋木五兩，烏麻子一斗，九蒸九暴；天麻二兩，丁香、乳香一兩，為末。以赤黍米一升，淘淨，用浸黃櫨水煮米粥，搗和丸梧子大。每服二三十丸，食後漿水下，日二夜一服。聖濟總錄

厚朴 本經中品

校正　併入有名未用逐折。

釋名　**烈朴** 日華　**赤朴** 別錄　**厚皮** 同　**重皮** 廣雅　**樹名榛** 別錄　**子名逐折** 別錄。○時珍曰：其木質朴而皮厚，味辛烈而色紫赤，故有厚朴、烈、赤諸名。頌曰：廣雅謂之重皮，方書或作厚皮也。

集解　別錄曰：厚朴生交趾、冤句。三月、九月、十月采皮，陰乾。宏景曰：今出建平、宜都，極厚，肉紫色為好，殼薄而白者不佳。俗方多用，道家不須也。頌曰：今洛陽、陜西、江淮、湖南、蜀川山谷中往往有之，而以梓州、龍州者為上。木高三四丈，徑一二尺。春生葉如槲葉，四季不凋。紅花而青實。皮極鱗皺而厚，紫色多潤者佳，薄而白者不堪。宗奭曰：今伊陽縣及商州亦有，但薄而色淡，不如梓州者厚而紫色有油。時珍曰：朴樹膚白肉紫，葉如槲葉。五六月開細花，結實如冬青子，生青熟赤，有核。七八月采之，味甘美。

皮　**修治**　斅曰：凡使要紫色味辛者為好，刮去粗皮。入丸散，每一斤用酥四兩炙熟用。若入湯飲，用自然薑汁八兩炙盡為度。大明曰：凡入藥去粗皮，用薑汁炙，或浸炒用。宗奭曰：味苦，不以薑制，則棘人喉舌。

氣味　苦，溫，無毒。別錄曰：大溫。吳普曰：神農、岐伯、雷公：苦，無毒；李當之：小溫。權曰：苦、辛，大熱。元素曰：氣溫，味苦、辛。氣味俱厚，體重濁而微降，陰中陽也。杲曰：可升可降。之才曰：乾薑為之使。惡澤瀉、消石、寒水石。忌豆，食之動氣。

主治　中風傷寒，頭痛寒熱驚悸，氣血痺，死肌，去三蟲。本經　溫中益氣，消痰下氣，療霍亂及腹痛脹滿，胃中冷逆，胸中嘔不止，泄痢淋露，除驚，去留熱心煩滿，厚腸胃。別錄　健脾，治反胃霍亂轉筋，冷熱氣，瀉膀胱及五臟一切氣，婦人產前產後腹臟不安，殺腸中蟲，明耳目，調關節。大明　治積年冷氣，腹內雷鳴虛吼，宿食不消，去結水，破宿血，化水穀，止吐酸水，大溫胃氣，治冷痛，主病人虛而尿白。甄權　主肺氣脹滿，膨而喘欬。好古

【發明】宗奭曰：厚朴平胃散中用，最調中。至今此藥盛行，既能温脾胃，又能走冷氣，爲世所須也。元素曰：厚朴之用有三：平胃，一也；去腹脹，二也；孕婦忌之，三也。雖除腹脹，若虚弱人，宜斟酌用之，誤服脱人元氣。惟寒脹大熱藥中兼用，乃結者散之之神藥也。震亨曰：厚朴屬土，有火。其氣温，能瀉胃中之實也。平胃散用之，佐以蒼术，正爲瀉胃中之濕，平胃土之太過，以致於中和而已，非謂温補脾胃也。習以成俗，皆謂之補，哀哉！其治腹脹者，因其味辛以提其滯氣，滯行則宜去之。若氣實人，誤服參芪藥多補氣，脹悶或作喘，宜此瀉之。好古曰：本經言厚朴治中風傷寒頭痛，温中益氣，消痰下氣，厚腸胃，去腹滿，果泄氣乎？果益氣乎？蓋與枳實、大黄同用，則能泄實滿，所謂消痰下氣是也。若與橘皮、蒼术同用，則能除濕滿，所謂温中益氣是也。與解利藥同用，則治傷寒頭痛；與瀉痢藥同用，則厚腸胃。大抵其性味苦温，用苦則泄，用温則補也。故成無己云：厚朴之苦，以泄腹滿。杲曰：苦能下氣，故泄實滿；温能益氣，故散濕滿。

【附方】舊七，新七。

厚朴煎丸 孫兆甫云：補腎不如補脾。脾胃氣壯，則能飲食。飲食既進，則益營衛，養精血，滋骨髓。是以素問云：精不足者補之以味，形不足者補之以氣。此藥大補脾胃虚損，温中降氣，化痰進食，去冷飲嘔吐泄瀉等證。用厚朴去皮剉片，用生薑二斤連皮切片，以水五升同煮乾，去薑，焙朴。以乾薑四兩，甘草二兩，再同厚朴以水五升煮乾，去草，焙薑、朴爲末。用棗肉、生薑同煮熟，去薑，搗棗和丸梧子大。每服五十丸，米飲下。一方加熟附子。王璆百一選方。

痰壅嘔逆 心胸滿悶，不下飲食。厚朴一兩，薑汁炙黄爲末。非時米飲調下二錢匕。聖惠方。

腹脹脈數 厚朴三物湯：用厚朴半斤，枳實五枚，以水一斗二升，煎取五升，入大黄四兩，再煎三升。温服一升，轉動更服，不動勿服。張仲景金匱要略。

腹痛脹滿 厚朴七物湯：用厚朴半斤，制甘草、大黄各三兩，棗十枚，大枳實五枚，桂二兩，生薑五兩，以水一斗，煎取四升。温服八合，日三。嘔者加半夏五合。金匱要略。

男女氣脹 心悶，飲食不下，冷熱相攻，久患不愈。厚朴薑汁炙焦黑，爲末。以陳米飲調服二錢匕，日三服。斗門方。

反胃止瀉 方同上。

中滿洞瀉 厚朴、乾薑等分，爲末，蜜丸梧子大。每服五十丸，米飲下。鮑氏方。

小兒吐瀉 胃虚及有痰驚。梓朴散：用梓州厚朴一兩，半夏湯泡七次，薑汁浸半日，曬乾，一錢，以米泔三升同浸一百刻，水盡爲度。如未盡，少加火熬乾。去厚朴，只研半夏。每服半錢或一字，薄荷湯調下。錢乙小兒直訣。

霍亂腹痛 厚朴湯：用厚朴炙四兩，桂心二兩，枳實五枚，生薑二兩，水六升，煎取二升，分三服。此陶隱居方也。唐石泉公王方慶廣南方云：此方不惟治霍亂，凡諸病皆治。○聖惠方：用厚朴薑汁炙研末，新汲水服二錢，如神。

下痢水穀 久不瘥者。厚朴三兩，黄連三兩，水三升，煎一升，空心細服。梅師方。

大腸乾結 厚朴生研，豬臟煮搗和丸梧子大。每薑水下三十丸。○十便良方。

尿渾白濁 心脾不調，腎氣渾濁。用厚朴薑汁炙一兩，白茯苓一錢，水、酒各一盌，煎一盌，温服。經驗良方。

月水不通 厚朴三兩，炙切，水三升，煎一升，分二服，空心飲。不過三四劑，神驗。一加桃仁、紅花。梅師方。

逐折 【氣味】甘，温，無毒。【主治】療鼠瘻，明目益氣。別錄。

【正誤】別錄有名未用曰：逐折殺鼠，益氣明目。一名百合，一名厚實。生木間，莖黄，七月實黑如大豆。宏景曰：杜仲子亦名逐折。○別錄厚朴條下已言子名逐折，而有名未用中復出逐折，主治相同，惟鼠瘻、殺鼠字誤，未知孰是爾。所云厚實，乃厚朴實也。故皮謂之厚皮。陶氏不知，援引杜仲爲註，皆誤矣。今正之。

【附錄】浮爛羅勒（藏器曰：生康國。皮似厚朴。味酸，平，無毒。主一切風氣，開胃補心，除冷痹，調臟腑。）

杜仲（本經上品）

【釋名】思仲（別錄）思仙（本經）木綿（吳普）檰（時珍曰：昔有杜仲服此得道，因以名之。思仲、思仙，皆由此義。其皮中有銀絲如綿，故曰木綿。其子名逐折，與厚朴子同名。）

【集解】別錄曰：杜仲生上虞山谷及上黨、漢中。二月、五月、六月、九月采皮。弘景曰：上虞在豫州，虞、虢之虞，非會稽上虞縣也。今用出建平、宜都者。狀如厚朴，折之多白絲者爲佳。保昇曰：生深山大谷，所在有之。樹高數丈，葉似辛夷。頌曰：今出商州、成州、峽州近處大山中。葉亦類柘，其皮折之白絲相連。江南謂之檰。初生嫩葉可食，謂之檰芽。花、實苦澀，亦堪入藥。木可作屐，益脚。

皮

【修治】斅曰：凡使削去粗皮。每一斤，用酥一兩，蜜三兩，和塗火炙，以盡爲度。細剉用。

【氣味】辛，平，無毒。別錄曰：甘，溫。權曰：苦，煖。元素曰：性溫，味辛、甘。氣味俱薄，沉而降，陰也。杲曰：陽也，降也。好古曰：肝經氣分藥也。○之才曰：惡元參、蛇蛻皮。

【主治】腰膝痛，補中益精氣，堅筋骨，强志。除陰下癢濕，小便餘瀝。久服輕身耐老。（本經）脚中酸疼，不欲踐地。（別錄）治腎勞，腰脊攣。（大明）腎冷，腎腰痛。人虛而身强直，風也。腰不利，加而用之。（甄權）能使筋骨相着。（李杲）潤肝燥，補肝經風虛。（好古）

【發明】時珍曰：杜仲古方只知滋腎，惟王好古言是肝經氣分藥，潤肝燥，補肝虛，發昔人所未發也。蓋肝主筋，腎主骨。腎充則骨强，肝充則筋健。屈伸利用，皆屬于筋。杜仲色紫而潤，味甘微辛，其氣溫平。甘溫能補，微辛能潤。故能入肝而補腎，子能令母實也。按龐元英談藪：一少年新娶，後得脚軟病，且疼甚。醫作脚氣治，不效。路鈐孫琳診之，用杜仲一味，寸斷片拆，每以一兩，用半酒半水一大盞煎服，三日能行，又三日全愈。琳曰：此乃腎虛，非脚氣也。杜仲能治腰膝痛，以酒行之，則爲效容易矣。

【附方】舊三，新三。

青娥丸（方見補骨脂下）

腎虛腰痛（崔元亮海上集驗方：用杜仲去皮，炙黃，一大斤，分作十劑。每夜取一劑，以水一大升，浸至五更，煎三分減一，取汁。以羊腎三四枚切下，再煮三五沸，如作羹法，和以椒、鹽，空腹頓服。○聖惠方：入薤白七莖。○篋中方：加五味子半斤。）

風冷傷腎（腰背虛痛。杜仲一斤，切炒，酒二升漬十日，日服三合。此陶隱居得效方也。○三因方：爲末，每旦以溫酒服二錢。）

病後虛汗（及目中流汁。杜仲、牡蠣等分，爲末。臥時水服五匕，不止更服。肘後方。）

頻慣墮胎（或三四月即墮者。於兩月前，以杜仲八兩，糯米煎湯浸透，炒去絲，續斷二兩，酒浸焙乾，爲末，以山藥五六兩爲末，作糊丸梧子大。每服五十丸，空心米飲下。肘後方：用杜仲焙研，棗肉爲丸，糯米飲下。楊起簡便方。）

產後諸疾（及胎臟不安。杜仲去皮，瓦上焙乾，木臼擣末，煮棗肉和丸彈子大。每服一丸，糯米飲下，日二服。勝金方。）

檰芽

【氣味】缺。

【主治】作蔬，去風毒脚氣，久積風冷，腸痔下血。亦可煎湯。（蘇頌）

椿樗（唐本草）

【校正】併入嘉祐椿莢。

【釋名】香者名椿（集韻作櫄，夏書作杶，左傳作橁。）臭者名樗（音丑居切，亦作㯉。）山樗名栲（音考）虎目樹（拾遺）大眼桐（時珍曰：椿樗易長而多壽考，故有椿樗之稱。莊子言大椿以八千歲爲春秋是矣。椿香而樗臭。故椿字又作櫄。其氣熏也。櫄字從虖。其氣臭。人呵嘑之也。樗亦椿音之轉爾。【藏器曰】俗呼椿爲猪椿。北人呼樗爲山椿。江東呼爲虎目樹。亦名虎眼。謂葉脫處有痕。如虎之眼目。又如樗蒱子。故得此名。

【集解】【恭曰】椿樗二樹形相似。但樗木疎。椿木實。爲別也。【頌曰】二木南北皆有之。形幹大抵相類。但椿木實而葉香可啖。樗木疎而氣臭。膳夫亦能熬去氣。並采無時。樗木最爲無用。莊子所謂吾有大木。人謂之樗。其本擁腫不中繩墨。小枝曲拳不中規矩者。爾雅云。栲。山樗。郭璞註云。栲似樗。色小白。生山中。因名。亦類漆樹。俗語云。櫄樗栲漆。相似如一。陸機詩疏云。山樗與田樗無異。葉差狹爾。吳人以葉爲茗。【宗奭曰】椿樗皆臭。但一種有花結子。一種無花不實。世以無花而木身大。其幹端直者爲椿。椿用木葉。其有花莢而木身小。幹多迂矮者爲樗。樗用根及莢葉。又蟲部有樗雞。不言椿雞。以顯有雞者爲樗。無雞者爲椿。古人命名。其義甚明。【禹錫曰】樗之有花者無莢。有莢者無花。其莢夏月常生臭樗上。未見椿上有莢者。然世俗不辨椿樗之異。故呼樗莢爲椿莢爾。【時珍曰】椿樗栲。乃一木三種也。椿木皮細肌實而赤。嫩葉香甘可茹。樗木皮粗肌虛而白。其葉臭惡。歉年人或采食。栲木即樗之生山中者。木亦虛大。梓人亦或用之。然爪之如腐朽。故古人以爲不材之木。不似椿木堅實。可入棟梁也。

葉【氣味】苦。溫。有小毒。【詵曰】椿芽多食動風。熏十二經脈。五臟六腑。令人神昏血氣微。若和猪肉熱麪頻食。則中滿。蓋壅經絡也。【時珍曰】椿葉無毒。樗葉有小毒。【主治】煮水洗瘡疥風疽。樗木根葉尤良。唐本 白禿不生髮。取椿桃楸葉心搗汁頻塗之。時珍 嫩芽瀹食。消風祛毒。生生編

白皮及根皮【修治】【斆曰】凡使椿根。不近西頭者爲上。采出拌生葱蒸半日。剉細。以袋盛掛屋南畔陰乾用。【時珍曰】椿樗木皮根皮。並刮去粗皮。陰乾。臨時切焙入用。

【氣味】苦。溫。無毒。【權曰】微熱。【震亨曰】涼而燥。【藏器曰】樗根有小毒。【時珍曰】樗根制硫黃砒石黃金。

【主治】疳䘌。樗根尤良。唐本 去口鼻疳蟲。殺蚘蟲疥䘌。鬼疰傳尸。蠱毒下血。及赤白久痢。藏器 得地榆。止疳痢。蕭炳 止女子血崩。產後血不止。赤帶。腸風瀉血不住。腸滑瀉。縮小便。蜜炙用。大明 利溺澀。雷斆 治赤白濁。赤白帶。溼氣下痢。精滑夢遺。燥下溼。去肺胃陳積之痰。震亨

【發明】【詵曰】女子血崩及產後血不止。月信來多。并赤帶下。宜取東引細椿根一大握洗淨。以水一大升煮汁。分服便斷。小兒疳痢。亦宜多服。仍取白皮一握。粳米五十粒。葱白一握。炙甘草三寸。豉兩合。水一升。煮半升。以意服之。枝葉功用皆同。【震亨曰】椿根白皮性涼而能澀血。凡溼熱爲病。瀉痢濁帶。精滑夢遺諸證。無不用之。有燥下溼及去肺胃陳痰之功。治泄瀉有除溼實腸之力。但痢疾滯氣未盡者。不可遽用。宜入丸散。亦可煎服。不見有害。予每用炒研糊丸。看病作湯使。名固腸丸也。【時珍曰】椿皮色赤而香。樗皮色白而臭。多服微利人。蓋椿皮入血分而性濇。樗皮入氣分而性利。不可不辨。其主治之功雖同。而濇利之效則異。正如茯苓芍藥。赤白頗殊也。凡血分受病不足者。宜用椿皮。氣分受病有鬱者。宜用樗皮。此心得之微也。乾坤生意治瘡腫下藥。用樗皮以無根水研汁。服二三盌。取利數行。是其驗矣。故陳藏器言樗皮有小毒。蓋有所試也。【宗奭曰】洛陽一女人。年四十六七。

耽飲無度，多食魚蟹畜毒，在臟，日夜二三十瀉，大便與膿血雜下，大腸連肛門痛不堪任。醫以止血痢藥不效，又以腸風藥則益甚，蓋腸風則有血無膿。如此半年餘，氣血漸弱，食減肌瘦。服熱藥則腹愈痛，血愈下；服冷藥即注泄食減；服溫平藥則病不知。如此期年，垂命待盡。或人教服人參散，一服知，二服減，三服膿血皆定，遂常服之而愈。其方治大腸風虛，飲酒過度，挾熱下痢膿血，痛甚，多日不瘥。用樗根白皮一兩，人參一兩，爲末。每服二錢，空心溫酒調服，米飲亦可。忌油膩、溼麪、青菜、果子、甜物、雞、豬、魚、羊、蒜、薤等。

附方 舊六，新十。

去鬼氣 樗根一握，細切，以童兒小便二升，豉一合，浸一宿，絞汁煎一沸，三五日一度服之。陳藏器本草。

小兒疳疾 椿白皮日乾二兩爲末，以粟米淘淨研濃汁和丸梧子大。十歲三四丸，米飲下。量人加減。仍以一丸納竹筒中，吹入鼻內，三度良。子母秘錄。

小兒疳痢 困重者。用樗白皮搗粉，以水和棗作大餫飩子。日曬少時，又搗，如此三遍。以水煮熟，空肚吞七枚。重者不過七服。忌油膩、熱麪毒物。○又方：用樗根濃汁一蜆殼，和粟米泔等分，灌下部。再度即瘥。其驗如神。大人亦宜。外臺秘要。

休息痢疾 日夜無度，腥臭不可近，臍腹撮痛。東垣脾胃論用椿根白皮、訶黎勒各半兩，母丁香三十個，爲末，醋糊丸梧子大。每服五十丸，米飲下。○唐瑤經驗方用椿根白皮東南行者，長流水內漂三日，去黃皮，焙爲末。每一兩加木香二錢，粳米飯爲丸。每服一錢二分，空服米飲下。

水穀下利 及每至立秋前後即患痢，兼腰痛。取樗根一大兩，搗篩，以好麪捻作餫飩如皁子大，水煮熟。每日空心服十枚。並無禁忌，神良。劉禹錫傳信方。

下利清血 腹中刺痛。椿根白皮洗刮曬研，醋糊丸梧子大。每空心米飲下三四十丸。一加蒼朮、枳殼減半。經驗方。

臟毒下痢 赤白。用香椿洗刮取皮，日乾爲末。飲下一錢，立效。經驗方。

臟毒下血 溫白丸：用椿根白皮去粗皮，酒浸曬研，棗肉和丸梧子大。每淡酒服五十丸。或酒糊丸亦可。儒門事親。

下血經年 樗根二錢，水一盞，煎七分，入酒半盞服，或作丸服。虛者加人參等分。即虎眼樹。仁存方。

血痢下血 臘月日未出時，取背陰地北引樗根皮，東流水洗淨，掛風處陰乾，爲末。每二兩入寒食麪一兩，新汲水丸梧子大，陰乾。每服三十丸，水煮滾，傾出，溫水送下。忌見日，則無效。名如神丸。普濟方。

脾毒腸風 因營衛虛弱，風氣襲之，熱氣乘之，血滲腸間，故大便下血。用臭椿根刮去粗皮，焙乾四兩，蒼朮米泔浸焙、枳殼麩炒各一兩，爲末，醋糊丸如梧子大。每服五十丸，米飲下，日三服。本事方。

產後腸脫 不能收拾者。樗枝取皮焙乾一握，水五升，連根葱五莖，漢椒一撮，同煎至三升，去滓，傾盆內，乘熱熏洗，冷則再熱。一服可作五次用。洗後睡少時。忌鹽、鮓、醬、麪、發風毒物，及用心勞力等事。年深者亦治之。婦人良方。

女人白帶 椿根白皮、滑石等分，爲末，粥丸梧子大。每空腹白湯下一百丸。○又方：椿根白皮一兩半，乾薑炒黑，白芍藥炒黑，黃蘗炒黑，各二錢，爲末。如上法丸服。丹溪方。

男子白濁 方同上。

莢

【釋名】鳳眼草 象形。

【主治】大便下血 嘉祐。

【附方】 新三。

腸風瀉血 椿莢半生半燒，爲末。每服二錢，米飲下。普濟方。

誤吞魚刺 生生編：用椿樹子燒研，酒服二錢。○保壽堂方：用香椿樹子陰乾半盌，擂碎，熱酒衝服，良。久連骨吐出。

洗頭明目 用鳳眼草即椿樹上叢生莢也，燒灰淋水洗頭，經一年眼如童子。加椿皮灰尤佳。正月七日，二月八日，三月四日，四月五日，五月二日，六月四日，七月七日，八月三日，九月二十日，十月二十三日，十一月二十九日，十二月十四日，洗之。衛生易簡方。

漆（本經上品）

【釋名】桼（時珍曰：許慎說文云：漆本作桼，木汁可以髹物，其字象水滴而下之形也。）

【集解】別錄曰：乾漆生漢中山谷。夏至後采，乾之。弘景曰：今梁州漆最甚，益州亦有，廣州漆性急易燥。其諸處漆桶中自然乾者，狀如蜂房，孔孔隔者爲佳。保昇曰：漆樹高二三丈餘，皮白，葉似椿，花似槐，其子似牛李子，木心黃。六月、七月刻取滋汁。金州者最善。漆性並急，凡取時須荏油解破，故淯者難得，可重重別制拭之。上等清漆色黑如瑿，若鐵石者好；黃嫩若蜂窠者不佳。頌曰：今蜀、漢、金、峽、襄、歙州皆有之。以竹筒釘入木中，取汁。崔豹古今注云：以剛斧斫其皮開，以竹管承之，滴汁則成漆也。宗奭曰：湼漆藥中未見用者，皆乾漆耳。其湼者在燥熱及霜冷時則難乾，得陰溼雖寒月亦易乾，亦物之性也。若霑漬人，以油治之。凡驗漆，惟稀者以物蘸起，細而不斷，斷而急收，更又塗于乾竹上，蔭之速乾者，並佳。時珍曰：漆樹人多種之，春分前移栽易成，有利。其身如柿，其葉如椿。以金州者爲佳，故世稱金漆。人多以物亂之。試訣有云：微扁光如鏡，懸絲急似鉤，撼成琥珀色，打着有浮漚。今廣浙中出一種漆樹，似小榎而大，六月取汁漆物，黃澤如金，即唐書所謂黃漆者也。入藥仍當用黑漆。廣南漆作飴糖氣，沾沾無力。

乾漆

【修治】大明曰：乾漆入藥，須擣碎炒熟。不爾損人腸胃。若是湼漆，煎乾更好。亦有燒存性者。

【氣味】辛，溫，無毒。權曰：辛、鹹。宗奭曰：苦。元素曰：辛，平，有毒。降也，陽中陰也。○之才曰：半夏爲之使。畏雞子，忌油脂。弘景曰：生漆毒烈，人以雞子和服之，去蟲。猶自嚙腸胃也。畏漆人乃致死者。外氣亦能使身肉瘡腫，自有療法。大明曰：毒發，飲鐵漿并黃櫨汁、甘豆湯，喫蟹并可制之。時珍曰：今人貨漆多雜桐油，故多毒。淮南子云：蟹見漆而不乾。相感志云：漆得蟹而成水。蓋物性相制也。凡人畏漆者，嚼蜀椒塗口鼻則可免。生漆瘡者，杉木湯、紫蘇湯、漆姑草湯、蟹湯浴之，皆良。

【主治】絕傷，補中，續筋骨，填髓腦，安五臟，五緩六急，風寒溼痹。生漆：去長蟲。久服輕身耐老。本經

乾漆：療欬嗽，消瘀血痞結腰痛，女子疝瘕，利小腸，去蚘蟲。別錄

殺三蟲，主女人經脈不通。甄權

治傳尸勞，除風。大明

削年深堅結之積滯，破日久凝結之瘀血。元素

【發明】弘景曰：仙方用蟹消漆爲水，鍊服長生。抱朴子云：淯漆不黏者，服之通神長生。或以大蟹投其中，或以雲母水，或以玉水合之服，九蟲悉下，惡血從鼻出。服至一年，六甲行廚至也。震亨曰：漆屬金，有水與火，性急而飛補。用爲去積滯之藥，中節則積滯去後，補性內行，人不知也。時珍曰：漆性毒而殺蟲，降而行血。所主諸證雖繁，其功只在二者而已。

【附方】舊四，新七。

小兒蟲病：胃寒危惡證，與癇相似者。乾漆擣燒烟盡、白蕪荑等分，爲末。米飲服一字至一錢。杜仁方

九種心痛及腹脇積聚滯氣：筒內乾漆一兩，擣炒烟盡，研末，醋煮麪糊丸梧子大。每服五丸至九丸，熱酒下。簡要濟眾

女人血氣：婦人不曾生長，血氣疼痛不可忍，及治丈夫疝氣、小腸氣撮痛者，並宜服二聖丸：湼漆一兩，熬一食頃，入乾漆末一兩，和丸梧子大。每服三四丸，溫酒下。怕漆人不可服。經驗方

女人經閉：指南方：萬應丸：治女人月經瘀閉不來，繞臍寒疝痛徹，及產後血氣不調，諸癥瘕等病。用乾漆一兩，打碎，炒烟盡，牛膝末一兩，以生地黃汁一升，入銀石器中慢熬，俟可丸，丸如梧子大。每服一丸，加至三五丸，酒

飲任下，以通爲度。○產寶方：治女人月經不利，血氣上攻，欲嘔不得睡。用當歸四錢，乾漆三錢，炒烟盡，爲末，煉蜜丸梧子大。每服十五丸，空心溫酒下。○千金：治女人月水不通，臍下堅如盃，時發熱往來，下痢羸瘦，此爲血瘕。若生肉癥，不可治也。乾漆一斤燒研，生地黃二十斤取汁，和煎至可丸，丸梧子大。每服三丸，空心酒下。**產後青腫**疼痛，及血氣水疾：乾漆、大麥芽等分，爲末，新瓦罐相間鋪滿，鹽泥固濟，煅赤，放冷研散。每服一二錢，熱酒下。但是產後諸疾，皆可服。婦人經驗方。**五勞七傷**補益方：用乾漆、柏子仁、山茱萸、酸棗仁各等分，爲末，蜜丸梧子大。每服二七丸，溫酒下，日二服。千金方。**喉痹欲絶**不可針藥者：乾漆燒烟，以筒吸之。聖濟總錄。**蠱毒**心平胃散末，以生漆和丸梧子大。每空心溫酒下七十丸至百丸。直指方。**下部生瘡**生漆塗之，良。肘後方。

漆葉【氣味】缺。【主治】**五尸勞疾，殺蟲。暴乾研末，日用酒服一錢匕。**時珍

【發明】【頌曰】華陀傳載彭城樊阿少師事陀，陀授以漆葉青黏散方，云服之去三蟲，利五臟，輕身益氣，使人頭不白。阿從其言，年五百餘歲。漆葉所在有之。青黏生豐沛、彭城及朝歌，一名地節，一名黃芝，主理五臟，益精氣。本出於迷人入山，見仙人服之，以告陀。陀以爲佳，語阿。阿秘之，近者人見阿之壽而氣力強盛，問之，因醉誤說，人服多驗，後無復人識青黏，或云即黃精之正葉者也。【時珍曰】按葛洪抱朴子云：漆葉、青黏，凡藪之草也。樊阿服之得壽二百歲，而耳目聰明，猶能持鍼治病，此近代之實事，良史所記注者也。洪說猶近於理。前言可年五百歲者，誤也。或云青黏即葳蕤。

漆子【主治】**下血。**時珍

漆花【主治】**小兒解顱，腹脹，交脛不行，方中用之。**時珍

梓
本經下品

【釋名】**木王**。【時珍曰】梓或作杍，其義未詳。按陸佃埤雅云：梓爲百木長，故呼梓爲木王。蓋木莫良于梓，故書以梓材名篇，禮以梓人名匠，朝廷以梓宮名棺也。羅願云：屋室有此木，則餘材皆不震。其爲木王可知。

【集解】【別錄曰】梓白皮生河內山谷。【宏景曰】此即梓樹之皮。梓有三種，當用樸素不腐者。【頌曰】今近道皆有之，宮寺人家園亭亦多植之。木似桐而葉小，花紫。爾雅云：椅，梓。郭璞注云：即楸也。詩鄘風云：椅桐梓漆，爰伐琴瑟。陸機注云：楸之疏理白色而生子者爲梓，梓實桐皮爲椅，大同而小異也。入藥當用有子者。又一種鼠梓，一名楰，亦楸屬也，枝葉木理皆如楸，今人謂之苦楸，江東人謂之虎梓。詩小雅云：北山有楰，是也。鼠李一名鼠梓，或云即此，然花實都不相類，恐別一物而名同爾。【藏器曰】楸生山谷間，與梓樹本同末異，或以爲一物者誤矣。【大明曰】梓有數般，惟楸梓皮入藥佳，餘皆不堪。【機曰】按爾雅翼云：說文言椅，梓也；梓，楸也；檟亦楸也。然則椅、梓、檟、楸，一物四名。而陸機詩疏以楸之白理生子者爲梓，梓實桐皮者爲椅，賈思勰齊民要術又以白色有角者爲梓，即角楸也，又名子楸；黃色無子者爲椅楸，又名荆黃楸。但以子之有無爲別，其角細長如箸，其長近尺，冬後葉落而角猶在樹。其實亦名豫章。【時珍曰】梓木處處有之，有三種：木理白者爲梓，赤者爲楸，梓之美文者爲椅，楸之小者爲榎。諸家疏注，殊欠分明。桐亦名椅，與此不同。此椅即尸子所謂荆有長松文梓者也。

梓白皮【氣味】**苦，寒，無毒。**【主治】**熱毒，去三蟲。**本經**療目中疾，主吐逆胃反，小兒熱瘡，身頭熱煩，蝕瘡，煎湯**

浴之。并搗傅。別錄 煎湯洗小兒壯熱，一切瘡疥，皮膚瘙癢。大明 治温病復感寒邪，變爲胃啘，煮汁飲之。時珍

【附方】新一 時氣温病 頭痛壯熱，初得一日。用生梓木削去黑皮，取裏白者切一升，水二升五合，煎汁，每服八合，取瘥。肘後方

葉【主治】搗傅豬瘡。飼豬，肥大三倍。別錄 療手脚火爛瘡。宏景曰：桐葉、梓葉肥豬之法未見，應在商丘子養豬經中。恭曰：二樹花葉飼豬，並能肥大且易養。見李當之本草及博物志。然不云傅豬瘡也。

【附方】新一 風癬疙瘩 梓葉、木綿子、羯羊屎、鼠屎等分，入瓶中合定，燒取其汁塗之。試效錄驗方

楸 拾遺

【釋名】榎 時珍曰：楸葉大而早脫，故謂之楸；榎葉小而早秀，故謂之榎。唐時立秋日，京師賣楸葉，婦女兒童剪花戴之，取秋意也。爾雅云：葉小而散，榎；葉大而散，楸。散音鵲，皮粗也。

【集解】見梓下。周憲王曰：楸有二種：一種刺楸，其樹高大，皮色蒼白，上有黃白斑點，枝梗間多大刺，葉似楸而薄，味甘，嫩時煠熟，水淘過拌食。時珍曰：楸有行列，莖幹直聳可愛，至上垂條如線，謂之楸線。其木濕時脆，燥則堅，故謂之良材，宜作棋枰，即梓之赤者也。

木白皮【氣味】苦，小寒，無毒。珣曰：微温。【主治】吐逆，殺三蟲及皮膚蟲。煎膏，粘傅惡瘡疽瘻，癰腫疳痔。除膿血，生肌膚，長筋骨。藏器 消食，澀腸下氣，治上氣欬嗽。亦入面藥。李珣 口吻生瘡，貼之，頻易取效。時珍

【附方】舊一新一 瘻瘡 楸枝作煎，頻洗取效。肘後方 白癜風瘡 楸白皮五斤，水五斗，煎五升，去滓，煎如稠膏。日三摩之。聖濟總錄

葉【氣味】同皮。【主治】搗傅瘡腫。煮湯洗膿血。冬取乾葉用之。諸癰腫潰及內有刺不出者，取葉十重貼之。藏器 ○出范汪方

【發明】時珍曰：楸乃外科要藥，而近人少知。葛常之韻語陽秋云：有人患發背潰壞，腸胃可窺，百方不瘥。一醫用立秋日太陽未升時采楸樹葉，熬之爲膏，傅其外；內以雲母膏作小丸服，盡四兩，不累日而愈也。東晉范汪，名醫也，亦稱楸葉治瘡腫之功，則楸有拔毒排膿之力可知。

【附方】舊一新七 上氣欬嗽 腹滿羸瘦者。楸葉三斗，水三斗，煮三十沸，去滓，煎至可丸，如棗大，以筒納入下部中，立愈。崔元亮海上集驗方 一切毒腫 不問硬軟，取楸葉十重傅腫上，舊帛裹之，日三易之。當重重有毒氣爲水，流在葉上。冬月取乾葉，鹽水浸軟，或取根皮搗爛傅之，皆效。止痛消腫，食膿血，勝于衆藥。范汪東陽方 瘰癧瘻瘡 楸煎神方：秋分前後早晚，令人持袋摘楸葉，納袋中，秤取十五斤，以水一石，淨釜中煎取三斗，又換鍋煎取七八升，又換鍋煎取二升，乃納不津器中。用時先取麻油半合，蠟一分，酥一栗子許，同消化。又取杏仁七粒，生薑少許，同研，米粉二錢，同入膏中攪匀。先塗瘡上，經二日來，乃拭卻，即以篦子匀塗楸煎滿瘡上，仍以軟帛裹之，且日一拭，更上新藥。不過五六上，已破者即便生肌，未破者即內消。瘥後須將慎半年。采藥及煎時，并禁孝子、婦人、僧道、雞犬見之。篋中方 灸瘡不瘥 癢痛不瘥。楸葉頭及根皮

爲末傳之。聖惠方　頭癢生瘡　楸葉搗汁頻塗。聖惠方　兒髮不生　楸葉中心搗汁頻塗。千金方　小兒目翳　嫩楸葉三兩，爛搗，紙包泥裹，燒乾去泥，入水少許，絞汁，銅器慢熬如稀餳，瓷合收之。每旦點之。普濟方　小兒禿瘡　楸葉搗汁塗之。聖惠方

桐 本經下品

【釋名】白桐 宏景　黃桐 圖經　泡桐 綱目　椅桐 宏景　榮桐 本經。時珍曰：桐葉即白桐也。桐華成筒，故謂之桐。其材輕虛，色白而有綺文，故俗謂之白桐、泡桐，古謂之椅桐也。先花後葉，故爾雅謂之榮桐。或言其花而不實者，未之察也。陸璣以椅爲梧桐，郭璞以榮爲梧桐，並誤。

【集解】別錄曰：桐葉生桐柏山谷。宏景曰：桐樹有四種：青桐，葉、皮青，似梧而無子。梧桐，皮白，葉似青桐而有子，子肥可食。白桐一名椅桐，人家多植之，與岡桐無異，但有花、子，二月舉花，黃紫色，禮云三月桐始華者也，堪作琴瑟。岡桐無子，是作琴瑟者。本草用桐華，應是白桐。頌曰：桐處處有之。陸璣草木疏言白桐宜爲琴瑟，雲南牂牁人取花中白毳淹漬，績以爲布，似毛服，謂之華布。椅即梧桐也。今江南人作油者，即岡桐也。有子大于梧子。江南有頳桐，秋開紅花，無實。有紫桐，花如百合，實堪糖煮以啖。嶺南有刺桐，花色深紅。宗奭曰：本經桐葉不指定是何桐，致難執用。但四種各有治療。白桐葉三杈，開白花，不結子，無花者爲岡桐，不中作琴，體重。荏桐子可作桐油。梧桐結子可食。時珍曰：陶注桐有四種，以無子者爲青桐、岡桐，有子者爲梧桐、白桐。寇注言白桐、岡桐皆無子。蘇注以岡桐爲油桐，而賈思勰齊民要術言實而皮青者爲梧桐，華而不實者爲白桐。白桐冬結似子者，乃是明年之華房，非子也。岡桐即油桐也，子大有油，其說與陶氏相反，以今咨訪，互有是否。蓋白桐即泡桐也。葉大徑尺，最易生長。皮色粗白，其木輕虛，不生蟲蛀，作器物、屋柱甚良。二月開花，如牽牛花而白色。結實大如巨棗，長寸餘，殼內有子片，輕虛如榆莢、葵實之狀，老則殼裂，隨風飄揚。其花紫色者名岡桐。荏桐即油桐也。青桐即梧桐之無實者。按陳翥桐譜分別白桐、岡桐甚明。云白花桐，文理粗而體性慢，喜生朝陽之地。因子而出者，一年可起三四尺；由根而出者，可五七尺。其葉圓大而尖長有角，光滑而毳。先花後葉，花白色，花心微紅。其實大二三寸，內爲兩房，房內有肉，肉上有薄片，即其子也。紫花桐文理細而體性堅，亦生朝陽之地，不如白桐易長。其葉三角而圓，大如白桐，色青多毛而不光，且硬微赤，亦先花後葉，花色紫。其實亦同白桐而微尖，狀如訶子而黏，房中肉黃色。二桐皮色皆一，但花葉小異，體性堅慢不同爾。亦有冬月復花者。

桐葉

【氣味】苦，寒，無毒。【主治】惡蝕瘡著陰。本經　消腫毒，生髮。時珍

【附方】新四。手足腫浮　桐葉煮汁漬之，并飲少許。或加小豆，尤妙。聖惠方　癰疽發背　大如盤，臭腐不可近。桐葉醋蒸貼上，退熱止痛，漸漸生肉收口，極驗秘方也。醫林正宗　髮落不生　桐葉一把，麻子仁三升，米泔煮五六沸，去滓。日日洗之則長。肘後方　髮白染黑　經霜桐葉及子，多收搗碎，以甑蒸之，生布絞汁沐頭。普濟方

木皮

【主治】五痔，殺三蟲。本經　療奔豚氣病。別錄　五淋。沐髮，去頭風，生髮滋潤。甄權　治惡瘡，小兒丹毒，煎汁塗之。時珍

【附方】新三。腫從腳起　削桐木煮汁漬之，并飲少許。肘後方　傷寒發狂　六七日，熱極狂言，見鬼欲走。取桐皮，削去黑，擘斷四寸一束，以酒五合，水一升，煮半升，去滓頓服。當

吐下青黄汁數升即瘥。肘後方

跌撲傷損 水桐樹皮去青留白醋炒搗傅。集簡方

花【主治】傅豬瘡。飼豬，肥大三倍。本經

【附方】新一

眼見諸物 禽蟲飛走。乃肝膽之疾。青桐子花。酸棗仁。元明粉。羌活。各一兩。爲末。每服二錢。水煎和滓日三服。經驗良方

梧桐 綱目

【釋名】**櫬** 時珍曰梧桐名義未詳。爾雅謂之櫬。因其可爲棺。左傳所謂桐棺三寸是矣。舊附桐下。今別出條。

【集解】宏景曰梧桐皮白。葉似青桐。而子肥可食。頌曰陶氏謂白桐一名椅桐。陸機謂梓實桐皮爲椅。即今梧桐是二種俱有椅名也。遁甲書云梧桐可知日月正閏。生十二葉。一邊有六葉。從下數一葉爲一月。至上十二月。有閏十三葉。小餘者視之。則知閏何月也。故曰梧桐不生則九州異。宗奭曰梧桐四月開嫩黃小花。一如棗花。枝頭出絲。墮地成油。黏漬衣履。五六月結子。人收炒食。味如菱芡。此是月令清明桐始華者。時珍曰梧桐處處有之。樹似桐而皮青不皵。其木無節直生。理細而性緊。葉似桐而稍小。光滑有尖。其花細蕊。墜下如醭。其莢長三寸許。五片合成。老則裂開如箕。謂之橐鄂。其子綴於橐鄂上。多者五六。少或二三。子大如胡椒。其皮皺。羅願爾雅翼云。梧桐多陰。青皮白骨。似青桐而多子。其木易生。鳥銜子墮。輒生。但晚春生葉。早秋即凋。古稱鳳凰非梧桐不棲。豈亦食其實乎。詩云。梧桐生矣。于彼朝陽。齊民要術云。梧桐生山石間者。爲樂器更鳴響也。

木白皮【氣味】缺【主治】燒研。和乳汁塗鬚髮。變黃赤。時珍 治腸痔。蘇頌。○刪繁方治痔青龍五生膏中用之

葉【主治】發背。炙焦研末。蜜調傅。乾即易。附後

子【氣味】甘平無毒【主治】搗汁塗。拔去白髮。根下必生黑者。又治小兒口瘡。和雞子燒存性。研摻。時珍

罌子桐 拾遺

【釋名】**虎子桐** 拾遺 **荏桐** 衍義 **油桐** 時珍曰罌子因實狀似罌也。虎子以其毒也。荏者言其油似荏油也。

【集解】藏器曰罌子桐生山中。樹似梧桐。頌曰南人作油者。乃岡桐也。有子大于梧子。宗奭曰荏桐早春先開淡紅花。狀如鼓子花。花成筒子。子可作桐油。時珍曰岡桐即白桐之紫花者。油桐枝幹花葉並類岡桐而小。樹長亦遲。花亦微紅。但其實大而圓。每實中有二子或四子。大如大風子。其肉白色。味甘而吐人。亦或謂之紫花桐。人多種蒔收子貨之爲油。入漆家及艌船用。爲時所須。人多僞之惟以篾圈蘸起如鼓面者爲眞。

桐子油【氣味】甘微辛寒有大毒 大明曰冷微毒。時珍曰桐油吐人。得酒即解。【主治】摩疥癬蟲瘡毒腫。毒鼠至死。藏器 傅惡瘡。及宣水腫。塗鼠咬處。能辟鼠。大明 塗脛瘡湯火傷瘡。吐風痰喉痹。及一切諸疾。以水和油。掃入喉中探吐。或以子研末。吹入喉中取吐。又點燈燒銅箸頭。烙風熱爛眼。亦妙。時珍

【附方】新七

癰腫初起 桐油點燈。入竹筒內薰之。得出黃水即消。醫林正宗

血

胡粉煅過研桐油調作膈紙膏貼之。又方。用船上陳桐油石灰煅過。又以人髮拌桐油炙乾爲末。仍以桐油調作膏。塗紙上。刺孔貼之。○楊起簡便方

風臁瘡

腳肚風瘡如癩。桐油、人乳等分。掃之。數次即愈。集簡方

酒皶赤鼻桐油入黃丹、雄黃。傅之。摘元方

凍瘡皸裂桐油一盌。髮一握。熬化瓶收。每以溫水洗令軟。傅之即安。救急方

解砒石毒桐油二升。灌之。吐即毒解。華佗危病方

附錄 **櫸桐**音而郢切 藏器曰生山谷間。狀似青桐。葉有椏。人取皮以漚絲。木皮味甘溫無毒。治蠶咬毒氣入腹。末服之。雞犬食蠶欲死者。煎汁灌之。絲爛即愈。葉主蛇蟲蜘蛛咬毒。搗爛封之。

海桐 宋開寶

釋名 **刺桐** 珣曰生南海山谷中。樹似桐而皮黃白色。有刺。故以名之。

集解 頌曰海桐生南海及雷州。近海州郡亦有之。葉大如手。作三花尖。皮若梓白皮。而堅韌可作繩。入水不爛。不拘時月采之。又云嶺南有刺桐。葉如梧桐。其花附幹而生。側敷如掌。形若金鳳。枝幹有刺。花色深紅。江南有赬桐。紅花無實。時珍曰海桐皮有巨刺。如黿甲之刺。或云。即刺桐皮也。按嵇含南方草木狀云。九眞有刺桐。布葉繁密。三月開花。赤色照映。三五房凋則三五復發。陳翥桐譜云。刺桐生山谷中。文理細緊而性喜拆裂。體有巨刺如欓樹。其實如楓。赬桐身青。葉圓大而長。高三四尺。便有花成朶而繁。紅色如火。爲夏秋榮觀。

木皮 **氣味** 苦平無毒。大明曰溫 **主治** 霍亂中惡。赤白久痢。除疳䘌疥癬。牙齒蟲痛。並煮服及含之。水浸洗目。除膚赤。開寶 主腰腳不遂。血脈頑痹。腿膝疼痛。赤白瀉痢。李珣 去風殺蟲。煎湯洗赤目。時珍

發明 頌曰古方多用浸酒治風蹶。南唐筠州刺史王紹顏撰續傳信方云。頃年予在姑孰。得腰膝痛不可忍。醫以腎臟風毒攻刺。諸藥莫療。因覽劉禹錫傳信方。備有此驗。脩服一劑。便減五分。其方用海桐皮二兩。牛膝、芎藭、羌活、地骨皮、五加皮各一兩。甘草五錢。薏苡仁二兩。生地黃十兩。並淨洗焙乾剉。以綿一包裹。入無灰酒二斗浸之。冬二七。夏一七。空心飲一盞。每日早午晚各一次。長令醺醺。此方不得添減。禁毒食。時珍曰海桐皮能行經絡。達病所。又入血分。及去風殺蟲。

附方 新三

風癬有蟲海桐皮、蛇牀子等分。爲末。以臘豬脂調搽之。艾元英如宜方

風蟲牙痛海桐皮煎水漱之。聖惠方

中惡霍亂海桐皮煮汁服之。聖濟總錄

刺桐花 **主治** 止金瘡血。殊效。蘇頌

附錄 **雞桐** 時珍曰生嶺南山間。其葉如楝。用葉煮湯。洗渫足膝風溼痹氣。

楝 本經下品

釋名 **苦楝** 圖經 **實名金鈴子** 時珍曰按羅願爾雅翼云。楝葉可以練物。故謂之楝。其子如小鈴。熟則黃色如金鈴。象形也。

集解 別錄曰楝實生荊山山谷。宏景曰處處有之。俗人五月五日取葉佩之。云辟惡也。恭曰此有雌雄兩種。雄者無子。根赤有毒。服之使人吐不能止。時有至死者。雌者有子。根白微毒。入藥當用雌者。頌曰楝實以蜀川者爲佳。木高丈餘。葉密如槐而長。三四月開花。紅紫色。芬香滿庭。實如彈丸。生青熟黃。十二月采之。根采無時。時珍曰楝長甚速。三五年即可作椽。其子正如圓棗。以川中者爲

艮。王禎農書言鵷鶵食其實，應劭風俗通言豲豕食其葉。宗懍歲時記言蛟龍畏楝。故端午以葉包粽，投江中祭屈原。

實

【修治】斅曰：凡采得熬乾，酒拌令透，蒸待皮軟，刮去皮，取肉去核用。凡使肉不使核，使核不使肉。如使核，搥碎，用漿水煮一伏時，曬乾。其花落子，謂之石茱萸，不入藥用。嘉謨曰：石茱萸亦入外科用。

【氣味】**苦，寒，有小毒。** 元素曰：酸、苦，平。陰中之陽。時珍曰：得酒煮，乃寒因熱用也。茴香為之使。

【主治】**溫疾傷寒，大熱煩狂，殺三蟲疥瘍，利小便水道。** 本經 **主中大熱狂，失心躁悶，作湯浴。不入湯使。** 甄權 **入心及小腸，止上下部腹痛。** 李杲 **瀉膀胱。** 好古 **治諸疝蟲痔。** 時珍

【發明】元素曰：熱厥心痛，非此不能除。時珍曰：楝實導小腸膀胱之熱，因引心包相火下行，故心腹痛及疝氣為要藥。甄權乃言不入湯使，則本經何以有治熱狂利小便之文耶？近方治疝，有四治、五治、七治諸法，蓋亦配合之巧耳。

【附方】舊三，新八。

熱厥心痛 或發或止，身熱足寒，久不愈者。先灸大溪、崑崙，引熱下行。內服金鈴散：用金鈴子、元胡索各一兩，為末。每服三錢，溫酒調下。潔古活法機要

小兒冷疝 氣痛，膚囊浮腫。金鈴子去核五錢，吳茱萸二錢半，為末，酒糊丸黍米大。每鹽湯下二三十丸。全幼心鑑

丈夫疝氣 本臟氣傷，膀胱連小腸等氣。金鈴子一百個，溫湯浸過去皮，巴豆二百個，微打破，以麪二升，同於銅鐺內炒至金鈴子赤為度。放冷取出，去核為末，巴、麪不用。每服三錢，熱酒或醋湯調服。一方：入鹽炒茴香半兩。經驗方

癩疝腫痛 澹寮方楝實丸：治鉤腎偏墜，痛不可忍。用川楝子肉五兩，分作五分。一兩用破故紙二錢炒黃，一兩用小茴香三錢、食鹽半錢同炒，一兩用萊菔子一錢同炒，一兩用牽牛子三錢同炒，一兩用斑蝥七枚去頭足同炒。揀去食鹽、萊菔、牽牛、斑蝥，只留故紙、茴香，同研為末，以酒打麪糊丸梧子大。每空心酒下五十丸。○得效方楝實丸：治一切疝氣腫痛，大有神效。用川楝子酒潤取肉一斤，分作四分。四兩用小麥一合、斑蝥四十九個同炒熟，去蝥；四兩用小麥一合、巴豆四十九枚同炒熟，去豆；四兩用小麥一合、巴戟肉一兩同炒熟，去戟；四兩用小茴香一合、食鹽一兩同炒熟，去鹽。加破故紙酒炒一兩，廣木香不見火一兩，為末，酒煮麪糊丸梧子大。每服五十丸，鹽湯空心下，日三服。○直指方楝實丸：治外腎脹大，麻木痛破，及奔豚疝氣。用川楝子四十九個，分七處切取肉。七個用小茴香五錢同炒，七個用破故紙二錢半同炒，七個用黑牽牛二錢半同炒，七個用食鹽二錢同炒，七個用蘿蔔子二錢半同炒，七個用巴豆十四個同炒，七個用斑蝥十四個去頭足同炒。揀去蘿蔔子、巴豆、斑蝥三味不用，入青木香五錢，南木香、官桂各二錢半，為末，酒煮麪糊丸梧子大。每服三十丸，食前用鹽湯下，一日三服。

臟毒下血 苦楝子炒黃為末，蜜丸梧子大。米飲每吞十丸至二十丸。經驗方

腹中長蟲 楝實以淳苦酒漬一宿，綿裹塞入穀道中三寸許，日二易之。外臺秘要

耳卒熱腫 楝實五合搗爛，綿裹塞之，頻換。聖惠方

腎消膏淋 病在下焦。苦楝子、茴香等分，炒為末。每溫酒服一錢。聖惠方

小兒五疳 川楝子肉、川芎藭等分，為末，豬膽汁丸，米飲下。摘元方

根及木皮

【氣味】**苦，微寒，微毒。** 大明曰：雄者根赤有毒，吐瀉殺人，不可誤服。雌者入服食，每一兩可入糯米五十粒同煎，殺毒。若瀉者，以冷粥止之；不瀉者，以熱蔥粥發之。

【主治】**蚘蟲，利大腸。** 別錄 **苦酒和，塗疥癬甚良。** 弘景 **治遊**

風熱毒，風瘮惡瘡疥癩，小兒壯熱，並煎湯浸洗。大明

【附方】舊二，新八。

消渴有蟲 苦楝根白皮一握，切焙，入麝香少許，水二盌，煎至一盌，空心飲之，雖困頓不妨。下蟲如蚘而紅色，其渴自止。消渴有蟲，人所不知。洪邁夷堅志

小兒蚘蟲 楝木皮削去蒼皮，水煮汁，量大小飲之。○斗門方用爲末，米飲服二錢。○集簡方用根皮同雞卵煮熟，空心食之，次日蟲下。○經驗方抵聖散：用苦楝皮二兩，白蕪荑半兩，爲末，每以一二錢水煎服之。○簡便方用楝根白皮去粗二斤切，水一斗，煮取汁三升，沙鍋成膏，五更初溫酒服一匙，以蟲下爲度。

小兒諸瘡 惡瘡禿瘡，蠼螋瘡，浸淫瘡，並宜楝樹皮或枝燒灰傅之。乾者豬脂調。千金方

口中瘻瘡 東行楝根細剉，水煮濃汁，日日含漱，吐去勿嚥。肘後方

蜈蚣蜂傷 楝樹枝葉汁塗之，良。楊起簡便方

疥瘡風蟲 楝根皮、皂角去皮子，等分，爲末，豬脂調塗。奇效方

花【主治】熱痱，焙末摻之。鋪席下，殺蚤虱。時珍

葉【主治】疝入囊痛，臨發時煎酒飲。時珍

槐

本經上品

【校正】併入嘉祐槐花、槐膠。

【釋名】**櫰** 音懷。時珍曰：按周禮外朝之法，面三槐，三公位焉。吳澄注云：槐之言懷也，懷來人於此也。王安石釋云：槐黃中懷其美，故三公位之。春秋元命包云：槐之言歸也。古者樹槐，聽訟其下，使情歸實也。

【集解】別錄曰：槐實生河南平澤。可作神燭。頌曰：今處處有之。其木有極高大者。按爾雅槐有數種：葉大而黑者名櫰槐，晝合夜開者名守宮槐，葉細而青綠者但謂之槐。其功用不言有別。四月五月開黃花，六月七月結實。七月七日采嫩實，搗汁作煎。十月采老實入藥。皮、根采無時。醫家用之最多。時珍曰：槐之生也，季春五日而兔目，十日而鼠耳，更旬而始規，二旬而葉成。初生嫩芽可煠熟，水淘過食，亦可作飲代茶。或采槐子種畦中，采苗食之，亦良。其木材堅重，有青黃白黑色。其花未開時，狀如米粒，炒過煎水染黃甚鮮。其實作莢連珠，中有黑子，以子連多者爲好。周禮秋取槐檀之火。淮南子：老槐生火。天元主物簿云：老槐生丹。槐之神異如此。藏器曰：子上房，七月收之，堪染皁。

槐實【修治】斅曰：凡采得，去單子并五子者，只取兩子三子者，以銅鎚鎚破，用烏牛乳浸一宿，蒸過用。

【氣味】苦，寒，無毒。別錄曰：酸、鹹。之才曰：景天爲之使。

【主治】五內邪氣熱，止涎唾，補絕傷，火瘡，婦人乳瘕，子臟急痛。本經　久服明目益氣，頭不白，延年。治五痔瘡瘻，以七月七日取之，搗汁銅器盛之，日煎令可丸，如鼠屎，納竅中，日三易乃愈。又墮胎。別錄　治大熱難產。甄權　殺蟲去風，合房陰乾煮飲，明目，除熱淚，頭腦心胸間熱風煩悶，風眩欲倒，心頭吐涎如醉，瀁瀁如舡車上者。藏器　治丈夫女人陰瘡溼癢。催生，吞七粒。大明　疏導風熱。宗奭　治口齒風，涼大腸，潤肝燥。李杲

【發明】好古曰：槐實純陰，肝經氣分藥也。治證與桃仁同。宏景曰：槐子以十月巳日采相連多者，新盆盛，合泥百日，皮爛爲水，核如大豆。服之令腦滿，髮不白而長生。頌曰：折嫩房角作湯代茗，主頭

風明目補腦水吞黑子以變白髮扁鵲明目使髮不落法：十月上巳日取槐子去皮，納新瓶中，封口二七日。初服一枚，再服二枚，日加一枚。至十日又從一枚起，終而復始。令人可夜讀書，延年益氣力大良。時珍曰：按太清草木方云：槐者虛星之精。十月上巳日采子服之，去百病，長生通神。梁書言庾肩吾常服槐實，年七十餘，髮鬢皆黑，目看細字，亦其驗也。古方以子入冬月牛膽中漬之，陰乾百日，每食後吞一枚。云久服明目通神，白髮還黑。有痔及下血者，尤宜服之。

附方舊一，新四。

槐角丸 治五種腸風瀉血。糞前有血名外痔，糞後有血名內痔，大腸不收名脫肛，穀道四面弩肉如嬭名舉痔，頭上有一孔名瘻瘡，內有蟲名蟲痔，並皆治之。槐角去梗炒一兩，地榆、當歸酒焙、防風、黃芩、枳殼麩炒各半兩，為末，酒糊丸梧子大。每服五十丸，米飲下。和劑局方

大腸脫肛 槐角、槐花各等分，炒為末，用羊血蘸藥，炙熟食之，以酒送下。豬腰子去皮蘸炙亦可。百一選方。○

內痔外痔 許仁則方：用槐角子一斗，搗汁曬稠，取地膽為末，同煎，丸梧子大。每飲服十丸。兼作挺子納下部。或以苦參末代地膽亦可。外臺秘要

目熱昏暗 槐子、黃連二兩，為末，蜜丸梧子大。每漿水下二十丸，日二服。聖濟總錄

大熱心悶 槐子燒末，酒服方寸匕。千金方

槐花 【修治】宗奭曰：未開時采收，陳久者良，入藥炒用。染家以水煮一沸出之，其稠滓為餅，染色更鮮也。

【氣味】苦，平，無毒。元素曰：味厚氣薄，純陰也。

【主治】五痔，心痛眼赤，殺腹臟蟲，及皮膚風熱，腸風瀉血，赤白痢，並炒研服。大明 涼大腸。元素 炒香頻嚼，治失音及喉痺，又療吐血衄，崩中漏下。時珍

【發明】時珍曰：槐花味苦，色黃，氣涼，陽明、厥陰血分藥也。故所主之病，多屬二經。

【附方】舊一，新二十。

衄血不止 槐花、烏賊魚骨等分，半生半炒，為末，吹之。普濟方

舌衄出血 槐花末傅之即止。朱氏集驗

吐血不止 槐花燒存性，入麝香少許，研勻，糯米飲下三錢。普濟方

咯血唾血 槐花炒研，每服三錢，糯米飲下，仰臥一時取效。朱氏方

小便尿血 槐花炒、鬱金煨各一兩，為末。每服二錢，淡豉湯下，立效。篋中秘密方

大腸下血 經驗方：用槐花、荊芥穗等分，為末。酒服一錢匕。○集簡方：用柏葉三錢，槐花六錢，煎湯日服。○袖珍：用槐花、枳殼等分，炒存性，為末。新汲水服二錢。

暴熱下血 生豬臟一條，洗淨控乾，以炒槐花末填滿紮定，米醋炒鍋內煮爛，擂丸彈子大，日乾。每服一丸，空心當歸煎酒化下。○永類鈐方

酒毒下血 槐花半生半炒一兩，山梔子焙五錢，為末。新汲水服二服。經驗良方

臟毒下血 新槐花炒研，酒服三錢，日三服。或用槐白皮煎湯服。普濟方

婦人漏血不止 槐花燒存性，研。每服二三錢，食前溫酒下。聖惠方

血崩不止 槐花三兩，黃芩二兩，為末。每服半兩，酒一盞，銅秤錘一枚，桑柴火燒紅，浸入酒內，調服。忌口。

中風失音 炒槐花，三更後仰臥嚼咽。危氏得效方

癰疽發背 凡人中熱毒，眼花頭運，口乾舌苦，心驚背熱，四肢麻木，覺有紅暈在背後者，即取槐花子一大抄，鐵杓炒褐色，以好酒一盞泡之，乘熱飲酒，一汗即愈。如未退，再炒一服，極效。縱成膿者，亦无不愈。彭幸菴云：此方三十年屢效者。劉松石保壽堂方

楊梅毒瘡 乃陽明積熱所生。槐花四兩略炒，入酒二盞，煎十餘沸，熱服。胃虛寒者勿用。集簡方

外痔長寸 用槐花煎湯頻洗，并服之。

數日自縮。集簡方 疔瘡腫毒 一切癰疽發背，不問已成未成，但焮痛者皆治。槐花微炒，核桃仁二兩，無灰酒一鍾，煎十餘沸，熱服。未成者二三服，已成者一二服見效。醫方摘要 發背散血 槐花、菉豆粉各一升，同炒象牙色，研末。用細茶一兩，煎一盌，露一夜，調末三錢傅之，留頭。勿犯婦女手。攝生妙用方 下血血崩 槐花一兩，椶灰五錢，鹽一錢，水三鍾，煎減半服。摘元方 白帶不止 槐花炒，牡蠣煅，等分為末。每酒服三錢取效。同上

葉【氣味】苦平無毒【主治】煎湯，治小兒驚癇壯熱，疥癬及丁腫。皮、莖同用。大明 邪氣產難絕傷，及癮疹牙齒諸風。采嫩葉食。孟詵

【附方】舊二新一 霍亂煩悶 槐葉、桑葉各一錢，炙甘草三分，水煎服之。聖惠方 腸風痔疾 用槐葉一斤，蒸熟曬乾，研末，煎飲代茶。久服明目。食醫心鏡 鼻氣窒塞 以水五升，煮槐葉取三升，下葱豉調和，再煎飲。千金方

枝【氣味】同葉【主治】洗瘡及陰囊下溼癢。八月斷大枝，候生嫩蘗，煮汁釀酒，療大風痿痹甚效。別錄 炮熱，熨蠍毒。恭 青枝燒瀝，塗癬。煅黑，揩牙去蚛。煎湯洗痔核。頌 燒灰，沐頭長髮。藏器 治赤目崩漏。時珍

【發明】頌曰：劉禹錫傳信方著硤州王及郎中槐湯灸痔法甚詳。以槐枝濃煎湯，先洗痔，便以艾灸其上七壯，以知為度。王及素有痔疾，充西川安撫使判官，乘騾入駱谷，其痔大作，狀如胡瓜，熱氣如火，至驛僵仆。郵吏用此法灸至三五壯，忽覺熱氣一道入腸中，因大轉瀉，先血後穢，其痛甚楚。瀉後遂失胡瓜所在。登騾而馳矣。

【附方】舊五新一 風熱牙痛 槐枝燒熱烙之。聖惠方 胎赤風眼 槐木枝如馬鞭大，長二尺，作二段齊頭。麻油一匙，置銅鉢中。晨使童子一人，以其木研之，至瞑乃止。令仰臥，以塗目，日三度瘥。九種心痛 當太歲上取新生槐枝一握，去兩頭，用水三大升，煎取一升，頓服。千金 崩中赤白 不問遠近。取槐枝燒灰，食前酒下方寸匕，日二服。深師方 胎動欲產 日月未足者。取槐樹東引枝，令孕婦手把之，即易生。子母秘錄 陰瘡溼癢 槐樹北面不見日枝，煎水洗三五遍。冷再暖之。孟詵必效方

木皮根白皮【氣味】苦平無毒【主治】爛瘡，喉痹寒熱。別錄 煮汁，淋陰囊墜腫氣痛。煮漿水，漱口齒風疳䘌血。甄權 治中風皮膚不仁，浴男子陰疝卵腫，浸洗五痔，一切惡瘡，婦人產門癢痛，及湯火瘡。煎膏，止痛長肉，消癰腫。大明 煮汁服，治下血。蘇頌

【附方】舊四新二 中風身直 不得屈申反復者。取槐皮黃白者切之，以酒或水六升，煮取二升，稍稍服之。肘後方 破傷中風 避陰槐枝上皮，旋刻一片，安傷處，用艾灸皮上百壯，不痛者灸至痛，痛者灸至不痛，用手摩之。普濟 風蟲牙痛 槐樹白皮一握，切，以酪一升煮，去滓，入鹽少許，含漱。廣濟方 陰下溼癢 槐白皮炒，煎水日洗。生生方 痔瘡有蟲 作癢，或下膿血。多取槐白皮濃煮汁，先熏後洗。良久欲大便，當有蟲出，不過三度即愈。仍以皮為末，綿裹納下部中。梅師方 蠼螋惡瘡 槐白皮醋浸半日洗之。孫真人千金翼

槐膠【氣味】苦寒無毒【主治】一切風。化涎。肝臟風。筋脈抽掣。及急風口噤。或四肢不收。頑痹。或毒風周身如蟲行。或破傷風。口眼偏斜。腰膝强硬。任作湯散丸煎。雜諸藥用之。亦可水煮和藥爲丸。嘉祐 煨熱。綿裹塞耳。治風熱聾閉。時珍

槐耳 見菜部木耳

檀 拾遺

【釋名】時珍曰：朱子云。檀善木也。其字從亶。以此亶者善也。

【集解】藏器曰：按蘇恭言。檀似秦皮。其葉堪爲飲。樹體細。堪作斧柯。至夏有不生者。忽然葉開。當有大水。農人候之以占水旱。號爲水檀。又有一種葉如檀。高五六尺。生高原。四月開花正紫。亦名檀樹。其根如葛。頌曰：江淮河朔山中皆有之。亦檀香類。但不香爾。時珍曰：檀有黄白二種。葉皆如槐。皮青而澤。肌細而膩。體重而堅。狀與梓榆莢蒾相似。故俚語云。研檀不諦得莢蒾。莢蒾尚可得駁馬。駁馬。梓榆也。又名六駁。皮色青白。多癬駁也。檀木宜杵梲鎚器之用。

皮及根皮【氣味】辛平有小毒【主治】皮和榆皮爲粉食。可斷穀救荒。根皮塗瘡疥。殺蟲。藏器

莢蒾 唐本草

【釋名】繫迷詩疏 羿先同上

【集解】恭曰：莢蒾葉似木槿及榆。作小樹。其子如溲疏。兩兩相對。而色赤味甘。陸機詩疏云。檀榆之類也。所在山谷有之。藏器曰：生北土山林中。皮堪爲索。

枝葉【氣味】甘苦平無毒【主治】三蟲。下氣消穀。煮汁和米作粥。飼小兒甚美。唐本 作粥。灌六畜瘡中生蛆。立出。藏器

本草綱目木部第三十五卷上終

本草綱目木部第三十五卷下

木之二　喬木類

秦皮（本經中品）

校正 併入拾遺梣木。

釋名 梣皮（音岑）、梣木（音尋）、石檀（別錄）、樊槻（宏景）、盆桂（日華）、苦樹、苦櫪。時珍曰：秦皮本作梣皮。其木小而岑高，故以爲名。人訛爲梣木，又訛而爲秦。或云本出秦地，故得秦名也。高誘注淮南子云：梣，苦櫪木也。恭曰：樹葉似檀，故名石檀。俗因味苦，呼爲苦樹。

集解 別錄曰：秦皮生廬江川谷及冤句水邊。二月、八月采皮，陰乾。宏景曰：俗云是樊槻皮，而水漬以和墨書，色不脫，微青。恭曰：此樹似檀，葉細，皮有白點而不粗錯，取皮漬水便碧色，書紙看之皆青色者是真。頌曰：今陝西州郡及河陽亦有之。其木大都似檀，枝幹皆青綠色，葉如匙頭，虛大而不光，並無花實，根似槐根。俗呼爲白梣木。

皮

氣味 苦，微寒，無毒。別錄曰：大寒。普曰：神農、雷公、黃帝、岐伯：酸，無毒。李當之：小寒。權曰：平。惡苦瓠、防葵。之才曰：惡吳茱萸。大戟爲之使。

主治 風寒濕痹，洗洗寒氣，除熱，目中青翳白膜。久服頭不白，輕身。本經 療男子少精，婦人帶下，小兒癇，風身熱。可作洗目湯。久服皮膚光澤，肥大有子。別錄 明目，去目中久熱，兩目赤腫疼痛，風淚不止。作湯浴小兒身熱。煎水澄清洗赤目極效。甄權 主熱痢下重，下焦虛。好古 同葉煮湯洗蛇咬，并研末傅之。藏器

發明 宏景曰：秦皮俗方惟以療目，道家亦有用處。大明曰：秦皮之功，洗肝益精，明目退熱。元素曰：秦皮沉也，陰也。其用有四：治風寒濕邪成痹，青白幻翳遮睛，女子崩中帶下，小兒風熱驚癇。好古曰：痢則下焦虛，故張仲景白頭翁湯以黃蘗、黃連、秦皮同用，皆苦以堅之也。秦皮浸水青藍色，與紫草同用，治目病以增光暈，尤佳。時珍曰：梣皮色青，氣寒味苦性濇，乃是厥陰肝、少陽膽經藥也，故治目病驚癇，取其平木也。治下痢崩帶，取其收濇也。又能治男子少精，益精有子，皆取其濇而補也。故老子云：天道貴濇。此藥乃服食及驚癇崩痢所宜，而人止知其治目一節，幾於廢棄，良爲可惋。淮南子云：梣皮色青，治目之要藥也。又萬畢術云：梣皮止水，謂其能收淚也。高誘解作致水，言能使水沸者，謬也。

附方 舊三，新三。

赤眼生翳 秦皮一兩，水一升半，煮七合，澄清，日日溫洗。一方加滑石、黃連等分。外臺

眼暴腫痛 秦皮、黃連各一兩，苦竹葉半升，水二升半，煮取八合，食後溫服。此乃謝道人方也。外臺秘要

赤眼睛瘡 秦皮一兩，清水一升，白瓷中浸，春夏一食頃以上，看碧色出，即以筯頭纏綿，仰臥點令滿眼，微痛勿畏，良久瀝去熱汁，日點十度以上，不過兩日瘥也。外臺秘要

眼弦挑鍼 乃肝脾積熱，剉秦皮夾沙糖，水煎，調大黃末一錢，微利佳。仁齋直指方

血痢連年 秦皮、鼠尾草、薔薇根等分，以水煎去滓，銅器重釜煎成丸，如梧子大。每服五六丸，日二服。稍增，以知爲度。亦可煎飲。千金方

天蛇毒瘡 似癩非癩。天蛇，乃草間花蜘蛛也。人被其螫，爲露水所濡，乃成此疾。以秦皮煮汁一斗，飲之即瘥。寇宗奭本草

合歡（本經中品）

【釋名】合昏（唐本）夜合（日華）青裳（圖經）萌葛（綱目）烏賴樹（綱目）〔頌曰〕崔豹古今注云：欲蠲人之忿，則贈以青裳。青裳，合歡也。植之庭除，使人不忿。故嵇康養生論云：合歡蠲忿，萱草忘憂。〔藏器曰〕其葉至暮即合，故云合昏。〔時珍曰〕按王璆百一選方云：夜合，俗名萌葛，越人謂之烏賴樹。又金光明經謂之尸利灑樹。

【集解】〔本經〕曰：合歡生豫州山谷。樹如狗骨樹。〔別錄〕曰：生益州山谷。〔宏景曰〕俗間少識，當以其非療病之功也。〔恭曰〕此樹葉似皂莢及槐，極細。五月花發，紅白色。上有絲茸。秋實作莢，子極薄細。所在山谷有之。今東西京第宅山池間亦有種者，名曰合昏。〔頌曰〕今汴洛間皆有之，人家多植於庭除間。木似梧桐，枝甚柔弱。葉似皂角，極細而繁密，互相交結。每一風來，輒自相解了，不相牽綴。采皮及葉用，不拘時月。〔宗奭曰〕合歡花，其色如今之醮暈線，上半白，下半肉紅，散垂如絲，爲花之異。其綠葉至夜則合也。嫩時煠熟水淘，亦可食。

木皮（去粗皮，炒用）

【氣味】甘，平，無毒。

【主治】安五臟，和心志，令人歡樂無憂。久服輕身明目，得所欲。（本經）煎膏，消癰腫，續筋骨。（大明）殺蟲。擣末，和鐺下墨，生油調，塗蜘蛛咬瘡。用葉，洗衣垢。（藏器）折傷疼痛，研末，酒服二錢匕。（宗奭）和血，消腫，止痛。（時珍）

【發明】〔震亨曰〕合歡屬土，補陰之功甚捷。長肌肉，續筋骨，槩可見矣。與白蠟同入膏用，神效。而外科家未曾錄用，何也。

【附方】舊二，新三。

肺癰唾濁：心胸甲錯。取夜合皮一掌大，水三升，煮取一半，分二服。（韋宙獨行方）

撲損折骨：夜合樹皮（即合歡皮），去粗皮，炒黑色四兩，芥菜子炒一兩，爲末。每服二錢，溫酒臥時服，以滓傅之，接骨甚妙。（王璆百一選方）

髮落不生：合歡木灰二合，牆衣五合，鐵精一合，水萍末二合，研勻，生油調塗，一夜一次。（普濟方）

小兒撮口：夜合花枝濃煮汁，拭口中，并洗之。（子母秘錄）

中風攣縮：夜合枝酒：夜合枝、柏枝、槐枝、桑枝、石榴枝各五兩，並生剉；糯米五升，黑豆五升，羌活二兩，防風五錢，細麴七斤半。先以水五斗，煎五枝取二斗五升，浸米豆蒸熟，入麴與防風、羌活，如常釀酒法，封三七日，壓汁。每飲五合，勿過醉致吐。常令有酒氣也。（奇效良方）

皂莢（本經中品）

【釋名】皂角（綱目）雞栖子（綱目）烏犀（綱目）懸刀（綱目）〔時珍曰〕莢之樹皂，故名。廣志謂之雞栖子，曾氏方謂之烏犀，外丹本草謂之懸刀。

【集解】〔別錄曰〕皂莢生雍州山谷及魯鄒縣，如猪牙者良。九月、十月采莢，陰乾。〔宏景曰〕處處有之。長尺二者良。俗人見其有蟲孔而未嘗有蟲形，皆言不可近，令人惡病，殊不爾也。其蟲狀如草葉上青蟲，微黑，便出所以難見。〔恭曰〕此物有三種：猪牙皂莢最下，其形曲戾薄惡，全無滋潤，洗垢不去。其尺二者粗大長虛而無潤。若長六七寸，圓厚節促直者，皮薄多肉，味濃大好。〔頌曰〕所在有之，以懷孟者爲勝。木極有高大者。本經用如猪牙者，陶用尺二者，蘇用六寸圓厚者。今醫家作疏風氣丸煎，多用長皂莢；治齒及取積藥，多用猪牙皂莢。所用雖殊，性味不甚相遠。其初生嫩芽，以爲蔬茹，更益人。〔時珍曰〕皂樹高大。葉如槐葉，瘦長而尖。枝間多刺。夏開細黄花。結實有三種：一種小如猪牙；一種長而肥厚多脂而黏。一種長而瘦薄，枯燥不黏。以多脂者爲佳。其樹多刺，難上，采時以篾箍其樹，一夜自落。亦一異也。有不結實者，樹鑿一孔，入生鐵三五斤，泥封之，即結莢。人以鐵砧槌皂莢，即自損；鐵碾碾之，久則成孔；鐵鍋爨之，多爆片落。豈皂莢與鐵有感召之情耶。

皂莢

【修治】斅曰：凡使要赤肥并不蛀者，以新汲水浸一宿，用銅刀削去粗皮，以酥反復炙透，槌去子、弦。用每莢一兩，用酥五錢。好古曰：凡用有蜜炙、酥炙、絞汁、燒灰之異，各依方法。

【氣味】辛、鹹，溫，有小毒。好古曰：入厥陰經氣分。時珍曰：入手太陰、陽明經氣分。之才曰：柏實爲之使，惡麥門冬，畏空青、人參、苦參。機曰：伏丹砂、粉霜、硫黄、硇砂。

【主治】**風痹死肌邪氣，風頭淚出，利九竅，殺精物。**本經 **療腹脹滿，消穀，除欬嗽囊結，婦人胞不落，明目益精。可爲沐藥，不入湯。**別錄 **通關節，頭風，消痰殺蟲，治骨蒸，開胃，中風口噤。**大明 **破堅癥，腹中痛，能墮胎。又將浸酒中，取盡其精，煎成膏塗帛，貼一切腫痛。**甄權 **溽暑久雨時，合蒼朮燒烟，辟瘟疫邪溼氣。**宗奭 **燒烟熏久痢脫肛。**汪機 **搜肝風，瀉肝氣。**好古 **通肺及大腸氣，治咽喉痺塞，痰氣喘欬，風癘疥癬。**時珍

【發明】好古曰：皂莢，厥陰之藥。活人書治陰毒正氣散內用皂莢，引入厥陰也。時珍曰：皂莢屬金，入手太陰、陽明之經。金勝木，燥勝風，故兼入足厥陰，治風木之病。其味辛而性燥，氣浮而散。吹之導之，則通上下諸竅；服之，則治風溼痰喘腫滿，殺蟲；塗之，則散腫消毒，搜風治瘡。按龐安時傷寒總病論云：元祐五年，自春至秋，蘄、黃二郡人患急喉痺，十死八九，速者半日一日而死。黃州推官潘昌言得黑龍膏方，救活數千人也。其方治九種喉痺：急喉痺、纏喉風、結喉、爛喉、遁蟲、蟲蝶、重舌、木舌、飛絲入口。用大皂莢四十挺切，水三斗，浸一夜，煎至一斗半。入人參末半兩，甘草末一兩，煎至五升，去滓。入無灰酒一升，釜煤二匕，煎如餳，入瓶封，埋地中一夜。每溫酒化下一匙，或掃入喉內，取惡涎盡爲度。後含甘草片。又孫用和家傳秘寶方云：凡人卒中風，昏昏如醉，形體不收，或倒或不倒，或口角流涎出，斯須不治，便成大病。此證風涎潮于上，胸痺氣不通，宜用急救稀涎散吐之。用大皂莢肥實不蛀者四挺，去黑皮，白礬光明者一兩，爲末。每用半錢，重者三字，溫水調灌。不大嘔吐，只是微微稀冷涎或出一升二升，當待惺惺，乃用藥調治。不可便大吐之，恐過劑傷人。累效不能盡述。宗奭曰：此法用皂莢末一兩，生礬末半兩，膩粉半兩，水調一二錢，過咽即吐涎。用礬者，分膈下涎也。

【附方】舊二十，新三十六。

中風口噤不開，涎潮壅上。皂角一挺，去皮，猪脂塗炙黃色，爲末。每服一錢，溫酒調下。氣壯者二錢，以吐出風涎爲度。簡要濟衆方

中風口喎皂角五兩，去皮，爲末，三年釅醋和之。左喎塗右，右喎塗左，乾更上之。外臺秘要

中暑不省皂莢一兩，燒存性，甘草一兩，微炒，爲末。溫水調一錢，灌之。澹寮方

鬼魘不寤皂莢末刀圭，吹之，能起死人。千金方

自縊將死皂莢末吹鼻中。外臺方

水溺卒死一宿者尚可活。紙裹皂莢末納下部，須臾出水即活。外臺秘要

急喉痺塞逡巡不救。皂莢生研末，每以少許點患處，外以醋調厚封項下。須臾便破，出血即愈。或挼水灌之，亦良。直指方。用皂角肉半截，米醋半盞，煎七分，破出膿血即愈。

咽喉腫痛牙皂一挺，去皮，米醋浸炙七次，勿令大焦，爲末。每吹少許入咽，吐涎即止。聖濟總錄

風癇諸痰五癇膏，治諸風。

取痰如神。大皂角半斤，去皮子，以蜜四兩，塗上，慢火炙透，搥碎，以熱水浸一時，挼取汁，慢火熬成膏。入麝香少許，攤在夾綿紙上，曬乾，剪作紙花。每用三四片，入淡漿水一小盞中洗淋下，以筒吹汁入鼻內，待痰涎流盡，吃脂麻餅一個，涎盡即愈，立效。普濟方 **風邪癇疾** 皂莢燒存性，四兩，蒼耳根莖葉日乾四兩，密陀僧一兩，爲末，成丸梧子大，硃砂爲衣。每服三四十丸，棗湯下，日二服，稍退，只服二十丸，名抵住丸。永類方 **一切痰氣** 皂莢燒存性、蘿蔔子炒，等分，薑汁入煉蜜丸梧子大。每服五七十丸，白湯下。簡便方 **胸中痰結** 皂莢三十挺，去皮切，水五升，浸一夜，挼取汁，慢熬至可丸，丸如梧子大。每食後，鹽漿水下十丸。○又釣痰膏：用半夏醋煮過，以皂角膏和勻，入明礬少許，以柿餅搗膏，丸如彈子，噙之。聖惠方 **欬逆上氣** 唾濁不得臥。皂莢丸：用皂莢炙，去皮子，研末，蜜丸梧子大。每服一丸，棗膏湯下，日三夜一服。張仲景方 **痰喘欬嗽** 長皂莢三條，去皮子。一莢入巴豆十粒，一莢入半夏十粒，一莢入杏仁十粒，用薑汁制杏仁，麻油制巴豆，蜜制半夏，一處火炙黃色，爲末。每用一字，安手心，臨臥以薑汁調之，喫下，神效。余居士選奇方 **卒寒欬嗽** 皂莢燒研，豉湯服二錢。千金方 **牙病喘息** 喉中水雞鳴。用肥皂莢兩挺，酥炙，取肉爲末，蜜丸豆大。每服一丸，取微利爲度，不利更服，一日一服。必效方 **腫滿入腹** 脹急。皂莢去皮子，炙黃爲末，酒一斗，石器煮沸，服一斗，日三服。肘後方 **二便關格** 千金方：用皂莢燒研，粥飲下三錢，立通。○宣明方：鐵腳丸：用皂莢炙去皮子，爲末，酒麪糊丸。每服五十丸，酒下。○聖惠方：用皂莢燒烟于桶內，坐上熏之，即通。**食氣黃腫** 氣喘胸滿，用不蛀皂角去皮子，醋塗炙焦爲末，一錢，巴豆七枚，去油膜，以淡醋研好墨和丸麻子大。每服三丸，食後陳橘皮湯下，日三服，隔二日增一丸，以愈爲度。經驗方 **胸腹脹滿** 欲令瘦者。豬牙皂角相續量長一尺，微火煨，去皮子，搗篩，蜜丸如梧子大。服時先喫羊肉兩臠、汁三兩口，後以肉汁吞藥十丸，以快利爲度，覺得力，更服，以利清水即止藥。瘥後一月，不得食肉及諸油膩。崔元亮海上集驗方 **身面卒腫** 洪滿，用皂莢去皮炙黃，剉三升，酒一斗漬透，煮沸。每服一升，一日三服。肘後方 **卒熱勞疾** 皂莢續成一尺以上，酥一大兩，微塗緩炙，酥盡搗篩，蜜丸梧子大。每日空腹飲下十五丸，漸增至二十丸，重者不過兩劑愈。崔元亮海上方 **急勞煩熱** 體瘦。三皂丸：用皂莢、皂莢樹皮、皂莢刺各一斤，同燒灰，以水三斗，淋汁再淋，如此三五度，煎之，候少凝，入麝香末一分，以童子小便浸蒸餅丸小豆大。每空心溫水下七丸。聖惠方 **腳氣腫痛** 皂角、赤小豆爲末，酒醋調貼腫處。永類方 **傷寒初得** 不問陰陽，以皂角一挺，肥者，燒赤爲末，以水五合和，頓服之。陰病極效。千金方 **時氣頭痛** 煩熱。用皂角燒研，新汲水一中盞，薑汁、蜜各少許，和二錢服之。先以煖水淋浴，後服藥，取汗即愈。聖惠 **卒病頭痛** 皂角末吹鼻，取嚏。斗門方 **腦宣不止** 不蛀皂角去皮子，蜜炙，搥碎，入水挼取濃汁，熬成膏，嗃鼻，口內咬定，良久涎出爲度。張子和儒門事親 **齆鼻不通** 皂角末吹之。千金方 **風熱牙痛** 皂角一挺，去子，入鹽滿殼，仍加白礬少許，黃泥固濟，煅研，日擦之。○楊誠經驗方 **風蟲牙痛** 外臺秘要方：用皂莢末塗齒上，有涎吐之。十全方：用豬牙皂角、食鹽等分，爲末，日揩之。**揩牙烏鬚** 大皂角二十挺，以薑汁、地黃汁蘸炙十遍，爲末，日用揩牙甚妙。普濟方 **霍亂轉筋** 皂角末，吹豆許入鼻，取嚏即安。深師方 **腸風下血** 用長尺皂角五挺，去皮子，酥炙三次，研末。精羊肉十兩，細切，搗爛和丸梧子大。每溫水下二十丸。聖惠 **大腸脫肛** 不蛀皂角五挺，搥碎，水挼取汁二升，浸之，自收上。收後以湯盪其腰肚上下，令皂角氣行，則不再作。仍以皂角去皮，酥炙為末，棗肉和丸，米飲下三十丸。聖惠方。**下部䘌瘡**皂莢燒研，綿裹導之。肘後方。**外腎偏疼**皂角和皮為末，水調傅之，良。梅師方。**便毒腫痛**皂角炒焦，水粉炒，等分，研末，以熱醋調攤貼患處，頻以水潤之，即效。○又方：用豬牙皂角七片，煨黃，去皮弦，出火毒，為末。空心溫酒服五錢。袖珍方。**便毒癰疽**皂角一條，醋熬膏傅之，屢效。直指方。**婦人吹乳**袖珍方用豬牙皂角去皮，蜜炙為末，酒服一錢。○又詩云：婦人吹嬭法如何，皂角燒灰蛤粉和，熱酒一盃調八字，管敎時刻笑呵呵。**丁腫惡瘡**皂角去皮，酥炙焦，為末，入麝香少許，人糞少許，和塗。五日後根出。普濟方。**小兒頭瘡**黏肥及白禿。用皂角燒黑為末，去痂傅之，不過三次即愈。鄧筆峰衛生雜興。**小兒惡瘡**皂莢水洗，拭乾。以少麻油搗爛，塗之。肘後方。**足上風瘡**作癢甚者。皂角炙熱烙之。潘氏方。**大風諸癩**長皂角二十條，炙，去皮子，以酒煎稠，濾過，候冷，入雪糕，丸梧子大。每酒下五十丸。直指方。**積年疥瘡**豬肚內放皂角煮熟，去皂角，食之。袖珍方。**射工水毒**生瘡。皂莢長尺二者，苦酒一升，煎汁，熬如飴，塗之。肘後方。**咽喉骨哽**豬牙皂角二條，切碎，生絹袋盛，縫滿，線縛項中，立消。簡便方。**魚骨哽咽**皂角末吹鼻取嚏。聖惠方。**九里蜂毒**皂莢鑽孔，貼叮處，艾灸孔上三五壯，即安。救急方。**腎風陰癢**以稻草燒皂角，烟熏十餘次，即止。濟急仙方。

子

【脩治】斅曰：揀取圓滿堅硬不蛀者，以瓶煮熟，剝去硬皮一重，取向裏白肉兩片，去黃，以銅刀切，曬用。其黃消人腎氣。

【氣味】辛，溫，無毒。

【主治】炒，舂去赤皮，以水浸軟，煮熟，糖漬食之，疏導五臟風熱壅。宗奭 核中白肉，入治肺藥。核中黃心，嚼食，治膈痰吞酸。蘇頌 仁，和血潤腸。李杲 治風熱大腸虛秘，瘰癧腫毒瘡癬。時珍

【發明】機曰：皂角核燒存性，治大便燥結，其性得溼則滑，滑則燥結自通也。時珍曰：皂莢味辛屬金，能通大腸陽明燥金，乃辛以潤之之義，非得溼則滑也。

【附方】舊三，新十一。

腰腳風痛不能履地。皂角子一千二百個，洗淨，以少酥熬香，為末，蜜丸梧子大。每空心以蒺藜子、酸棗仁湯下三十丸。千金方。**大腸虛秘**風人、虛人、腳氣人，大腸或秘或利。用上方服至百丸，以通為度。**下痢不止**諸藥不效，服此三服，宿垢去盡，即變黃色，屢驗。皂角子瓦焙為末，米糊丸梧子大，每服四五十丸，陳茶下。醫方摘要。**腸風下血**皂莢子、槐實一兩，用粘穀糠炒香，去糠，為末。陳粟米飲下一錢。名神效散。聖惠方。**裏急後重**不蛀皂角子，米糠炒過，枳殼炒，等分，為末。飯丸梧子大。每米飲下三十丸。普濟方。**小兒流涎**脾熱有痰。皂莢子仁半兩，半夏薑湯泡七次，一錢二分，為末，薑汁丸麻子大。每溫水下五丸。聖濟總錄。**惡水入口**及皂莢水入口，熱痛不止。以皂莢子燒存性，一分，沙糖半兩，和膏含之。博濟方。**婦人難產**皂角子二枚，吞之。千金方。**風蟲牙痛**皂角子末，綿裹彈子大兩顆，醋煮熱，更互熨之。日三五度。聖惠方。**粉滓面䵟**皂角子、杏仁等分，研勻，夜以津和塗之。聖惠方。**預免瘡癤**凡小兒每年六月六日，照年歲吞皂莢子，可免瘡癤之患。大人亦可吞七枚或二十一枚。林靜齋所傳方也。吳旻扶壽方。**便癰初起**皂角子七個，研末，水服，效。一方照年歲吞之。儒門事親方。**一切丁腫**皂角子仁，作末傅之。五日愈。千金方。**年久瘰癧**阮氏經驗方：用不蛀皂角子一

百粒，米醋一升，硇砂二錢，同煮乾，炒令酥。看瘡子多少，如一個服一粒，十個服十粒，細嚼，米湯下。酒浸煮服亦可。○聖濟總錄言虛人不可用硇砂也。

刺一名天丁。

【氣味】辛，温，無毒。

【主治】米醋熬嫩刺作煎，塗瘡癬有奇效。蘇頌 治癰腫妒乳，風癘惡瘡，胎衣不下。殺蟲。時珍

【發明】楊士瀛曰：皂莢刺能引諸藥性上行，治上焦病。震亨曰：能引至癰疽潰處，甚驗。時珍曰：皂莢刺治風殺蟲，功與莢同，但其鋭利直達病所爲異耳。神仙傳云：左親騎軍崔言，一旦得大風惡疾，雙目昏盲，眉髮自落，鼻梁崩倒，勢不可救。遇異人傳方：用皂角刺三斤，燒灰，蒸一時久，日乾爲末。食後濃煎大黃湯調一匕，飲之。一旬眉髮再生，肌潤目明。後入山脩道，不知所終。又劉守眞保命集云：癘風乃營氣熱，風寒客于脈而不去。宜先用樺皮散服五七日，後灸承漿穴七壯，三灸後每旦早服樺皮散，午以升麻葛根湯下錢氏瀉青丸，晚服二聖散，用大黃末半兩，煎湯調皂角刺灰三錢，乃緩疏泄血中之風熱也。仍戒房室三年。樺皮散見樺皮下。又追風再造散，即二聖散云。服之便出黑蟲爲驗，數日再服，直候蟲盡爲絶根也。新蟲嘴赤，老蟲嘴黑。

【附方】新十二。

小兒重舌 皂角刺灰入朴消或腦子少許，漱口，摻入舌下，涎出自消。聖惠方。

小便淋閉 皂角刺燒存性、破故紙等分，爲末。無灰酒服。聖濟總錄。

腸風下血 便前近腎肝，便後近心肺。皂角刺灰二兩，胡桃仁、破故紙炒、槐花炒各一兩，爲末。每服一錢，米飲下。普濟方。

傷風下痢 風傷久不已，而下痢膿血，日數十度。用皂角刺、枳實麩炒、槐花生用各半兩，爲末，煉蜜丸梧子大。每服三十丸，米湯下，日二服。袖珍方。

胎衣不下 皂角刺燒爲末，每服一錢，温酒調下。熊氏補遺。

婦人乳癰 皂角刺燒存性一兩，蚌粉一錢，和研。每服一錢，温酒下。直指方。

乳汁結毒 產後乳汁不泄，結毒者。皂角刺、蔓荊子各燒存性等分，爲末。每温酒服二錢。袖珍方。

腹內生瘡 在腸臟不可藥治者。取皂角刺不拘多少，好酒一椀，煎至七分，温服。其膿血悉從小便中出，極效。不飲酒者，水煎亦可。藺氏經驗方。

瘡腫無頭 皂角刺燒灰，酒服三錢，嚼葵子三五粒。其處如鍼刺爲效。儒門事親。

癌瘭惡瘡 皂角刺燒存性研，白芨少許，爲末傅之。直指方。

大風癘瘡 選奇方：用黃蘗末、皂角刺灰各三錢，研勻，空心酒服。取下蟲物，並不損人。食白粥兩三日，服補氣藥數劑，名神效散。如四肢腫，用鍼刺出水再服。忌一切魚肉發風之物。取下蟲大小長短，其色不一，約一二升，其病乃愈也。仁存方。

發背不潰 皂角刺麥麩炒黃一兩，綿黃芪焙一兩，甘草半兩，爲末。每服一大錢，酒一盞，乳香一塊，煎七分，去滓温服。普濟本事方。

木皮根皮

【氣味】辛，温，無毒。

【主治】風熱痰氣，殺蟲。時珍

【附方】新二。

肺風惡瘡 瘙癢。用木乳即皂莢根皮，秋冬采如羅紋者，陰乾炙黃，白蒺藜炒，黃芪、人參、枳殼炒、甘草炙等分，爲末。沸湯每服一錢。普濟方。

產後腸脫 不收。用皂角樹皮半斤，皂角核一合，川楝樹皮半斤，石蓮子炒去心一合，爲粗末。以水煎湯，乘熱以物圍定，坐熏洗之。挹乾，便喫補氣丸藥一服，仰睡。婦人良方。

葉

【主治】入洗風瘡渫用。時珍

【附錄】**鬼皂莢** 藏器曰：生江南澤畔。狀如皂莢，高一二尺。作湯浴，去風瘡疥癬。挼葉去衣垢，沐髮令長。

肥皂莢綱目

【集解】時珍曰：肥皂莢生高山中。其樹高大，葉如檀及皂莢葉。五六月開白花，結莢長三四寸，狀如雲實之莢，而肥厚多肉。內有黑子數顆，大如指頭，不正圓，其色如漆而甚堅。中有白仁如栗，煨熟可食。亦可種之。十月采莢，煮熟搗爛，和白麪及諸香作丸，澡身面，去垢而膩潤，勝於皂莢也。相感志言：肥皂莢水死金魚，辟馬螘，麪見之則不就，亦物性然耳。

莢【氣味】辛，溫，微毒。【主治】去風濕，下痢便血，瘡癬腫毒。時珍

【附方】新九。腸風下血：獨子肥皂燒存性一片，爲末，糊丸，陳米飲下。普濟方。痢噤口：肥皂莢一枚，以鹽實其內，燒存性，爲末。以少許入白米粥內食之，卽效。乾坤生意。風虛牙腫：老人腎虛，或因涼藥擦牙致痛。用獨子肥皂，以青鹽實之，燒存性，研末摻之。或入生樟腦十五文。衛生家寶方。頭耳諸瘡：眉癬、燕窩瘡，並用肥皂煅存性一錢，枯礬一分，研勻，香油調塗之。摘玄方。小兒頭瘡：因傷湯水成膿出水不止。用肥皂燒存性，入膩粉，麻油調搽。海上方。臘梨頭瘡：不拘大人小兒。用獨核肥皂去核，塡入沙糖，入巴豆二枚，紮定，鹽泥包，煅存性，入檳榔、輕粉五七分，研勻，香油調搽。先以灰汁洗過，溫水再洗，拭乾乃搽。一宿見效，不須再洗。普濟方。癬瘡不愈：以川槿皮煎湯，用肥皂去核及內膜，浸湯，時時搽之。楊起簡便方。便毒初起：肥皂搗爛傅之，甚效。簡便方。玉莖濕癢：肥皂一個，燒存性，香油調搽，卽愈。攝生方。

核【氣味】甘，腥，溫，無毒。【主治】除風氣。時珍

無患子宋開寶

【釋名】桓拾遺、木患子綱目、噤婁拾遺、肥珠子綱目、油珠子綱目、菩提子綱目、鬼見愁。藏器曰：桓，患字聲訛也。崔豹古今注云：昔有神巫曰寶眊，能符劾百鬼，得鬼則以此木爲棒，棒殺之。世人相傳，以此木爲器用，以厭鬼魅，故號曰無患。人又訛爲木患也。時珍曰：俗名爲鬼見愁。道家禳解方中用之，緣此義也。釋家取爲數珠，故謂之菩提子，與薏苡同名。纂文言其木名盧鬼木。山人呼爲肥珠子、油珠子，因其實如肥油而子圓如珠也。

【集解】藏器曰：無患子，高山大樹也。子黑如漆珠。博物志云：桓葉似櫸柳葉。核堅正黑如瑿，可作香纓及浣垢。宗奭曰：今釋子取爲念珠，以紫紅色小者佳。入藥亦少。西洛亦有之。時珍曰：生高山中。樹甚高大，枝葉皆如椿，特其葉對生。五六月開白花。結實大如彈丸，狀如銀杏及苦楝子，生青熟黃，老則文皺。黃時肥如油煠之形，味辛氣膻且硬。其蒂下有二小子，相黏承之。實中一核，堅黑似肥皂莢之核，而正圓如珠。殼中有仁，如榛子仁，亦辛膻，可炒食。十月采實，煮熟去核，搗和麥麪或豆麪作澡藥，去垢同於肥皂，用洗眞珠甚妙。山海經云：秩周之山，其木多桓。郭璞注云：葉似柳，皮黃不錯，子似楝，着酒中飲之，辟惡氣，浣之去垢，核堅正黑。卽此也。今武當山中所出鬼見愁，亦是樹莢之子，其形正如刀豆子而色褐，彼人亦以穿數珠，別又是一物，非無患也。

子皮卽核外肉也。【氣味】微苦，平，有小毒。【主治】澣垢，去面䵟。喉痹，研納喉中，立開。又主飛尸。藏器

【附方】新二。洗頭去風明目：用槵子皮、皂角、胡餅、菖蒲同搥碎，漿水調作彈子大。每用泡湯洗頭，良。多能鄙事。洗面去䵟：槵子肉皮搗爛，入白麪和，爲大丸。每日用洗面，去垢

及點甚良。集簡方

子中仁 〔氣味〕辛平，無毒。〔主治〕燒之，辟邪惡氣。藏器　食辟惡，去口臭。時珍

〔附方〕新一。牙齒腫痛　肥珠子一兩，大黃、香附各一兩，青鹽半兩。泥固煅研。日用擦牙。普濟方

欒華 本經下品

〔集解〕別錄曰：欒華生漢中川谷。五月采。恭曰：此樹葉似木槿而薄細。花黃似槐而稍長大。子殼似酸漿。其中有實如熟豌豆，圓黑堅硬，堪為數珠者是也。五月六月花可收。南人以染黃甚鮮明。又以療目赤爛。頌曰：今南方及汴中園圃間或有之。宗奭曰：長安山中亦有之。其子謂之木欒子。携至京都為數珠，未見入藥。

〔氣味〕苦，寒，無毒。之才曰：決明為之使。〔主治〕目痛淚出傷眥，消目腫。本經　合黃連作煎，療目赤爛。蘇恭

無食子 唐本草

〔釋名〕沒石子開寶　墨石子炮炙論　麻茶澤　珣曰：波斯人每食以代果，故番胡呼為沒食子。梵書無與沒同音。今人呼為墨石、沒石，轉傳訛矣。

〔集解〕恭曰：無食子生西戎沙磧間。樹似檉。禹錫曰：按段成式酉陽雜俎云：無食子出波斯國，呼為摩澤樹。高六七丈，圍八九尺。葉似桃而長。三月開花白色，心微紅。子圓如彈丸，初青，熟乃黃白。蟲蝕成孔者入藥用。其樹一年生無食子，一年生拔屢子，大如指，長三寸，上有殼，中仁如栗黃可啖。時珍曰：按方輿志云：大食國有樹，一年生如栗子而長，名曰蒲盧子，可食。次年則生麻茶澤，即沒石子也。間歲互生，一根異產如此。一統志云：沒石子出大食諸番。樹如樟，實如中國茅栗。

〔修治〕斅曰：凡使勿犯銅鐵，并被火驚。用顆小無枕米者妙。用漿水於砂盆中研令盡，焙乾再研，如烏犀色入藥。

〔氣味〕苦，溫，無毒。〔主治〕赤白痢，腸滑，生肌肉。唐本　腸虛冷痢，益血生精，和氣安神，烏髭髮，治陰毒痿，燒灰用。李珣　溫中，治陰瘡陰汗，小兒疳䘌，冷滑不禁。馬志

〔發明〕宗奭曰：沒石子合他藥染鬚。造墨家亦用之。珣曰：張仲景用治陰汗，燒灰，先以湯浴了，布裹灰撲之，甚良。

〔附方〕舊三，新五。

血痢不止　沒石子一兩為末，飯丸小豆大。每食前米飲下五十丸。普濟方

小兒久痢　沒石子二個，熬黃研末，作餛飩食之。宮氣方

產後下痢　沒石子一個，燒存性，研末。酒服。熱即用飲下。日二。子母秘錄

牙齒疼痛　綿裹無食子末一錢咬之，涎出吐去。聖濟總錄

鼻面酒皶　南方沒石子有孔者，水磨成膏。夜夜塗之甚妙。危氏得效方

口鼻急疳　沒石子末吹下部，即瘥。千金方

大小口瘡　沒石子炮三分，甘草一分，研末摻之。月內小兒生者，少許置乳上吮之，入口即啼，不過三次。聖惠方

足趾肉刺　無食子三枚，肥皂莢一挺，燒存性，為末。醋和傅之，立效。奇效方

訶黎勒 唐本草

〔釋名〕訶子　時珍曰：訶黎勒，梵言天主持來也。

【集解】恭曰：訶黎勒生交州、愛州。頌曰：今嶺南皆有，而廣州最盛。樹似木槵，花白，子形似巵子、橄欖，青黄色，皮肉相着。七月、八月實熟時采，六路者佳。嶺南異物志云：廣州法性寺有四五十株，子極小而味不澀，皆是六路。每歲州貢，只以此寺者。寺有古井，木根蘸水，水味不鹹。每子熟時，有佳客至，則院僧煎湯以延之。其法用新摘訶子五枚，甘草一寸，破之，汲井水同煎，色若新茶。今其寺謂之乾明古寺，尚在，舊木猶有六七株。南海風俗尚貴此湯，然煎之不必盡如昔時之法也。訶子未熟時，風飄墮者，謂之隨風子，暴乾收之，益小者佳，彼人尤珍貴之。蕭炳曰：波斯舶上來者，六路，黑色，肉厚者良。六路即六棱也。斅曰：凡使勿用毗黎勒、个个毗頭也。若訶黎勒文只有六路，或多或少，並是雜路勒，皆圓而露文，或八路至十二路，號曰榔精勒，澀不堪用。

【脩治】斅曰：凡用訶黎勒，酒浸後蒸一伏時，刀削去皮，取肉剉焙用。用核則去肉。

【氣味】苦，温，無毒。權曰：苦、甘。炳曰：苦、酸。珣曰：酸、澀，温。好古曰：苦、酸，平。苦重酸輕，味厚，陰也，降也。

【主治】冷氣，心腹脹滿，下食。唐本。破胸膈結氣，通利津液，止水道，黑髭鬚。甄權。下宿物，止腸澼久洩，赤白痢。蕭炳。消痰下氣，化食開胃，除煩治水，調中，止嘔吐霍亂，心腹虛痛，奔豚腎氣，肺氣喘急，五膈氣，腸風瀉血，崩中帶下，懷孕漏胎，及胎動欲生，脹悶氣喘，并患痢人肛門急痛，產婦陰痛，和蠟燒烟熏之，及煎湯熏洗。大明。治痰嗽咽喉不利，含三數枚殊勝。蘇恭。實大腸，斂肺降火。震亨。

【發明】宗奭曰：訶黎勒，氣虛人亦宜緩緩煨熟少服。此物雖澀腸而又泄氣，其味苦澀故爾。杲曰：肺苦氣上逆，急食苦以泄之，以酸補之。訶子苦重瀉氣，酸輕不能補肺，故嗽藥中不用。震亨曰：訶子下氣，以其味苦而性急。肺苦急，急食苦以瀉之，謂降而下走也。氣實者宜之。若氣虛者，似難輕服。又治肺氣因火傷極，遂鬱遏脹滿。其味酸苦，有收斂降火之功也。時珍曰：訶子同烏梅、五倍子用則收斂，同橘皮、厚朴用則下氣，同人參用則能補肺治咳嗽。東垣云：嗽藥不用者，非矣。但欬嗽未久者，不可驟用爾。嵇含草木狀言：作飲久服，令髭髮白者變黑。亦取其澀也。珣曰：訶黎皮主嗽，肉主眼澀痛。波斯人將訶黎勒、大腹等在舶上，用防不虞。或遇大魚放涎滑水中數里，船不能通，乃煮此洗其涎滑，尋化爲水。則其治氣消痰功力可知矣。○慎微曰：金光明經言：流水長者除病品云：熱病下藥，服訶黎勒。又廣異記云：高仙芝在大食國得訶黎勒，長三寸。置抹肚中，便覺腹中痛，因大痢十餘行。疑訶黎勒爲祟。後問大食長老，云：此物人帶一切病消，利者乃出惡物爾。仙芝寶之。後被誅失所在。○頌曰：訶黎主痢。唐本草不載。張仲景治氣痢有方。唐劉禹錫傳信方云：予曾苦赤白下，諸藥服遍久不瘥，轉爲白膿。令狐將軍傳此方：用訶黎勒三枚，兩炮一生，並取皮末之，以沸漿水一合服之。若只水痢，加一錢匕甘草末。若微有膿血，加二匕；血多，亦加三匕。

【附方】舊九，新六。

下氣消食 訶黎一枚爲末，瓦器中水一大升，煎三兩沸，下藥更煎三五沸，如麴塵色，入少鹽，飲之。食醫心鏡。

一切氣疾 宿食不消。訶黎一枚，入夜含之，至明嚼嚥。○又方：訶黎三枚，溼紙包，煨熟去核，細嚼，以牛乳下。千金方。

氣嗽日久 生訶黎一枚，含之嚥汁。瘥後口爽，不知食味，卻煎檳榔湯一盌服，立便有味。此知連州成密方也。經驗方。

嘔逆不食 訶黎勒皮二兩，炒研，糊丸梧子大。空心湯服二十丸，日三服。廣濟方。

痰霍亂食不消。大便澀。訶黎三枚。取皮爲末。和酒頓服。三五次妙。外臺秘要。小兒霍亂訶黎一枚。爲末。沸湯服一半。未止再服。子母秘錄。小兒風痰壅閉。語音不出。氣促喘悶。手足動搖。訶子半生半炮。去核。大腹皮等分。水煎服。名二聖散。全幼心鑑。大風熱衝頂熱悶。訶黎二枚。爲末。芒消一錢。同入醋中。攪令消。磨塗熱處。外臺秘要。氣痢水瀉訶黎勒十枚。麪裹。煻火煨熟。去核研末。粥飲頓服。亦可飯丸服。一加木香。○又長服方。訶黎勒。陳橘皮。厚朴各三兩。擣篩。蜜丸大如梧子。每服二三十丸。白湯下。圖經本草。水瀉下痢訶黎勒炮二分。肉豆蔻一分。爲末。米飲每服二錢。聖惠方。下痢轉白訶子三個。二炮一生。爲末。沸湯調服。水痢加甘草末一錢。普濟方。赤白下痢訶子十二個。六生六煨。去核。焙爲末。赤痢生甘草湯下。白痢炙甘草湯下。不過再服。趙原陽濟急方。妬精下疳大訶子燒灰。入麝香少許。先以米泔水洗。後摻之。或以荆芥。黄蘗。甘草。馬鞭草。葱白煎湯洗亦可。昔方士周守眞醫唐靖爛莖一二寸。用此取效也。洪邁夷堅志。

核【主治】磨白蜜注目。去風赤痛。神良。蘇頌。止欬及痢。時珍。

葉【主治】下氣消痰。止渴及洩痢。煎飲服。功同訶黎。時珍。唐包佶有病中謝李吏部惠訶黎勒葉詩。

婆羅得 宋開寶

【釋名】婆羅勒。時珍曰。婆羅得。梵言重生果也。

【集解】珣曰。婆羅得生西海波斯國。樹似中華柳樹。子如蓖麻子。方家少用之。時珍曰。按王燾外臺秘要。婆羅勒似蓖麻子。但以指甲爪之。卽有汁出。卽此物也。

子【氣味】辛。温。無毒。【主治】冷氣塊。温中。補腰腎。破痃癖。可染髭髮令黑。藏器。

【附方】新一。拔白生黑婆羅勒十顆。去皮取汁。熊脂二兩。白馬鬐膏煉過一兩。生薑炒一兩。母丁香半兩。爲末和煎。每拔白點之。揩令入肉。卽生黑者。此嚴中丞所用方也。孟詵近效方。

欅 別錄下品

【釋名】欅柳衍義 鬼柳。時珍曰。其樹高擧。其木如柳。故名。山人訛爲鬼柳。郭璞註爾雅作柜柳。云似柳。皮可煮飲也。

【集解】宏景曰。欅樹山中處處有之。皮似檀。槐。葉如櫟。槲。人多識之。恭曰。所在皆有。多生溪澗水側。葉似樗而狹長。樹大者連抱。高數仞。皮極粗厚。殊不似檀。宗奭曰。欅木今人呼爲欅柳。其葉謂柳非柳。謂槐非槐。最大者木高五六丈。合二三人抱。湖南北甚多。然亦不材也。不堪爲器。嫩皮取以緣栲栳及箕唇。時珍曰。欅材紅紫。作箱案之類甚佳。鄭樵通志云。欅乃榆類而枚烈。其實亦如榆錢之狀。鄉人采其葉爲甜茶。

木皮【脩治】斆曰。凡使勿用三四年者。無力。用二十年以來者。心空。其樹只有半邊。向西生者良。剝下。去粗皮。細剉蒸之。從巳至未。出焙乾用。

【氣味】苦。大寒。無毒。【主治】時行頭痛。熱結在腸胃。別錄。夏日煎飲。去熱。宏景。俗用煮汁服。療水氣。斷痢。蘇頌。安胎。止妊婦腹痛。山欅皮性平。治熱毒風熁腫毒。大明。

【附方】舊一新四

通身水腫 欅樹皮煮汁，日飲。聖惠方

毒氣攻腹，手足腫痛 欅樹皮和槲皮煮汁，煎如飴糖。以欅皮煮濃汁化飲。肘後方

蠱毒下血 欅皮一尺，蘆根五寸，水二升，煮一升，頓服。當下蠱出。千金方

小兒痢血 梁州欅皮二十分，炙，犀角十二分，水三升，煮取一升，分三服取瘥。古今録驗方

飛血赤眼 欅皮去粗皮，切，二兩，古錢七文，水一升半，煎七合，去滓熱洗，日二次。聖濟總録

葉【氣味】苦，冷，無毒。【主治】挼貼火爛瘡，有效。蘇恭 治腫爛惡瘡，鹽搗罨之。大明

柳 本經下品

【釋名】小楊說文 楊柳【宏景曰】柳即今水楊柳也。【恭曰】柳與水楊全不相似。水楊葉圓闊而尖，枝條短硬。柳葉狹長而青綠，枝條長軟。陶以柳爲水楊，非也。【藏器曰】江東人通名楊柳，北人都不言楊。楊樹枝葉短，柳樹枝葉長。【時珍曰】楊枝硬而揚起，故謂之楊。柳枝弱而垂流，故謂之柳，蓋一類二種也。蘇恭所說爲是。按說文云：楊，蒲柳也。從木，昜聲。柳，小楊也。從木，丣聲。昜音陽。丣音酉。又爾雅云：楊，蒲柳也。旄，澤柳也。檉，河柳也。觀此，則楊可稱柳，柳亦可稱楊。故今南人猶併稱楊柳。俞宗本種樹書言：順插爲柳，倒插爲楊。其說牽強，且失揚起之意。【宗奭曰】釋家謂柳爲尼俱律陀木。

【集解】【別錄曰】柳華生琅邪川澤。【頌曰】今處處有之，俗所謂楊柳者也。其類非一：蒲柳即水楊也，枝勁韌，可爲箭笴，多生河北。杞柳生水旁，葉粗而白，木理微赤，可爲車轂。今人取其細條，火逼令柔，屈作箱篋。孟子所謂杞柳爲桮棬者，魯地及河朔尤多。檉柳見本條。【時珍曰】楊柳縱橫倒順插之皆生。春初生柔荑，即開黃蕊花。至春晚葉長成後，花中結細黑子，蕊落而絮出，如白絨，因風而飛。子著衣物能生蟲，入池沼即化爲浮萍。古者春取榆柳之火。陶朱公言：種柳千樹，可足柴炭。其嫩芽可作飲湯。

柳華【釋名】柳絮本經【正誤】見下【氣味】苦，寒，無毒。【主治】風水黃疸，面熱黑。本經 痂疥惡瘡金瘡。柳實：主潰癰，逐膿血。子汁：療渴。別錄 華：主止血，治濕痹，四肢攣急，膝痛。甄權

【發明】【宏景曰】柳華熟時，隨風狀如飛雪，當用其未舒時者。子亦隨花飛止，應水漬汁爾。【藏器曰】本經以柳絮爲花，其誤甚矣。花即初發時黃蕊，其子乃飛絮也。【承曰】柳絮可以捍氈，代羊毛爲茵褥，柔軟性涼，宜與小兒臥尤佳。【宗奭曰】柳花黃蕊乾時絮方出，收之貼灸瘡良。絮之下連小黑子，因風而起，得水溼便生，如苦蕒、地丁類。花落結子成絮，古人以絮爲花，謂花如雪者，皆誤矣。藏器之說爲是。又有實及子汁之文，諸家不解，今人亦不見用。【時珍曰】本經主治風水黃疸者，柳花也。別錄主治惡瘡金瘡潰癰逐膿血，藥性論止血療痹者，柳絮及實也。花乃嫩蕊，可搗汁服。子與絮連，難以分別。惟可貼瘡止血裹痹之用。所謂子汁療渴者，則連絮浸漬，研汁服之爾。又崔寔四民月令言：三月三日及上除日，采絮愈疾，則入藥多用絮也。

【附方】新六

吐血咯血 柳絮焙研，米飲服一錢。經驗方

金瘡血出 柳絮封之即止。外臺秘要

面上膿瘡 柳絮、膩粉等分，以燈盞油調塗。普濟方

走馬牙疳 楊花燒存性，入麝香少許搽。保幼大全

大風癘瘡 楊花四兩，搗成餅，貼壁上，待乾取下，米泔水浸一時，取起，瓦焙研末，二兩。白花蛇、烏蛇各一條，去頭尾，酒浸取肉。全蠍、蜈蚣、蟾

酥、雄黄各五錢，苦參、天麻各一兩，爲末。水煎麻黄取汁，熬膏和丸梧子大，硃砂爲衣。每服五十丸，溫酒下，一日三服，以愈爲度。孫氏集效良方 **脚多汗溼**：楊花着鞋及襪內穿之。摘元

葉

【氣味】同華。

【主治】**惡疥痂瘡馬疥，煎煮洗之，立愈。又療心腹內血，止痛。**別錄 **煎水，洗漆瘡。**宏景 **天行熱病，傳尸骨蒸勞，下水氣。煎膏，續筋骨，長肉止痛。主服金石人發大熱悶，湯火瘡毒入腹熱悶，及疔瘡。**日華 **療白濁，解丹毒。**時珍

【附方】舊一，新五。**小便白濁**：清明柳葉煎湯代茶，以愈爲度。集簡方 **小兒丹煩**：柳葉一斤，水一斗，煮取汁三升，搨洗赤處，日七八度。子母秘錄 **眉毛脫落**：垂柳葉陰乾爲末，每薑汁於鐵器中調，夜夜摩之。聖惠方 **卒得惡瘡**：不可名識者。柳葉或皮，水煮汁，入少鹽，頻洗之。肘後方 **面上惡瘡**：方同上。**瘑爛生蛆**：嫩柳葉鋪席上臥之，蛆盡出而愈也。李樓奇方

枝及根白皮

【氣味】同華。

【主治】**痰熱淋疾，可爲浴湯，洗風腫瘙癢。煮酒，漱齒痛。**蘇恭 **小兒一日五日寒熱，煎枝浴之。**藏器 **煎服，治黄疸白濁。酒煮，熨諸痛腫，去風止痛消腫。**時珍

【發明】頌曰：柳枝皮及根亦入藥。葛洪肘後方治癰疽腫毒，妬乳等多用之。韋宙獨行方主疔瘡及反花瘡，並煎柳枝葉作膏塗之。今人作浴湯、膏藥、牙齒藥，亦用其枝，爲最要之藥。時珍曰：柳枝去風消腫止痛。其嫩枝削爲牙枝，剔齒甚妙。

【附方】舊十，新八。**黄疸初起**：柳枝煮濃汁半升，頓服。外臺秘要 **脾胃虛弱**：不思飲食，食下不化，病似翻胃噎膈。清明日取柳枝一大把，熬湯煮小米作飯，酒麪滚成珠子，曬乾，袋懸風處。每用燒滚水隨意下米，米沉住火，少時米浮，取看無硬心則熟，可頓食之。久則麪散不黏矣。名曰絡索米。楊起簡便方 **走注氣痛**：氣痛之病，忽有一處如打撲之狀，不可忍，走注不定，靜時其處冷如霜雪，此皆暴寒傷之也。以白酒煮楊柳白皮，暖熨之。有赤點處，鑱去血，妙。凡諸卒腫急痛，熨之皆即止。姚僧坦集驗方 **風毒卒腫**：方同上。**陰卒腫痛**：柳枝三尺長二十枚，細剉，水煮極熱，以故帛裹包腫處，仍以熱湯洗之。集驗方 **項下瘿氣**：水涯露出柳根三十斤，水一斛，煮取五升，以糯米三斗，如常釀酒，日飲。范汪方 **齒齦腫痛**：垂柳枝、槐白皮、桑白皮、白楊皮等分，煎水，熱含冷吐。○又方：柳枝、槐枝、桑枝煎水熬膏，入薑汁、細辛、芎藭末，每用擦牙。聖惠方 **風蟲牙痛**：楊柳白皮卷如指大，含咀，以汁漬齒根，數過即愈。○又方：柳枝一握，剉，入少鹽花，漿水煎含，甚驗。○又方：柳枝剉一升，大豆一升，合炒豆熟，瓷器盛之，清酒三升漬三日，頻含漱涎，三日愈。古今錄驗 **耳痛有膿**：柳根細切，熟搗封之，燥即易之。斗門方 **漏瘡腫痛**：柳根紅鬚，煎水日洗。○摘元方：用楊柳條罐內燒烟熏之，出水即效。**乳癰妬乳**：初起堅紫，衆療不瘥。柳根皮熟搗，火溫，帛裹熨之，冷更易，一宿消。肘後方 **反花惡瘡**：肉出如飯粒，根深膿潰。柳枝葉三斤，水五升，煎汁二升，熬如餳，日三塗之。聖惠方 **天竈丹毒**：赤從背起。柳木灰水調塗之。外臺秘要 **湯火灼瘡**：柳皮燒灰塗之。亦可以根白皮煎豬脂頻傅之。肘後方 **痔瘡如瓜**：腫痛如火。柳枝煎濃

湯洗之。艾灸三五壯。王及郎中病此，驛吏用此方灸之。覺熱氣入腸，大下血穢至痛，一頃遂消，馳馬而去。本事方

柳膠 主治 惡瘡，及結砂子。時珍

柳寄生 見後寓木類

柳耳 見菜部木耳

柳蠹 見蟲部

檉柳 音偵。宋開寶

釋名 **赤檉** 日華 **赤楊** 古今注 **河柳** 爾雅 **雨師** 詩疏 **垂絲柳** 綱目 **人柳** 綱目 **三眠柳** 衍義 **觀音柳** 時珍曰：按羅願爾雅翼云：天之將雨，檉先知之，起氣以應，又負霜雪不凋，乃木之聖者也。故字從聖，又名雨師。或曰得雨則垂垂如絲，當作雨絲。又三輔故事云：漢武帝苑中有柳，狀如人，號曰人柳，一日三起三眠。則檉柳之聖，又不獨知雨負雪而已。今俗稱長壽仙人柳，亦曰觀音柳，謂觀音用此灑水也。宗奭曰：今人謂之三春柳，以其一年三秀，故名。

集解 志曰：赤檉木生河西沙地，皮赤色，細葉。禹錫曰：爾雅：檉，河柳也。郭璞注云：今河旁赤莖小楊也。陸機詩疏云：生水旁，皮赤如絳，枝葉如松。時珍曰：檉柳小幹弱枝，插之易生。赤皮，細葉如絲，婀娜可愛。一年三次作花，花穗長三四寸，水紅色如蓼花色。南齊時，益州獻蜀柳，條長，狀若絲縷者，即此柳也。段成式酉陽雜俎言：涼州有赤白檉，大者爲炭，其灰汁可以煮銅。故沈炯賦云：檉似柏而香。王禎農書云：山柳赤而脆，河柳白而明，則檉又有白色者也。宗奭曰：汴京甚多。河西人或取滑枝爲鞭。

木 氣味 甘、鹹，温，無毒。主治 剝驢馬血入肉毒，取木片火炙熨之，并煮汁浸之。開寶

枝葉 消痞，解酒毒，利小便。時珍

附方 新三。

腹中痞積 觀音柳煎湯，露一夜，五更空心飲數次，痞自消。衞生易簡方

一切諸風 不問遠近。檉葉半斤，切枝亦可，荊芥半斤，水五升，煮二升，澄清，入白蜜五合，竹瀝五合，新瓶盛之，油紙封，入重湯煮一伏時。每服一小盞，日三服。普濟方

酒多致病 長壽仙人柳，曬乾爲末。每服一錢，温酒調下。衞生易簡方

檉乳 即脂汁。主治 合質汗藥，治金瘡。開寶

水楊 唐本草

釋名 **青楊** 綱目 **蒲柳** 爾雅 **蒲楊** 古今注 **蒲移** 音移 **移柳** 古今注 **萑苻** 音丸蒲。時珍曰：楊枝硬而揚起，故謂之楊。多宜水涘蒲萑之地，故有水楊、蒲柳、萑苻之名。

集解 恭曰：水楊葉圓闊而尖，枝條短硬，與柳全別。柳葉狹長，枝條長軟。頌曰：爾雅：楊，蒲柳也。其枝勁韌，可爲箭笴。左傳所謂董澤之蒲，又謂之萑苻。今河北沙地多生之。楊柳之類亦多。崔豹古今注云：白楊葉圓，青楊葉長，柳葉長而細，移楊葉圓而弱，水楊即蒲柳，亦曰蒲楊，葉似青楊，莖可作矢。赤楊霜降則葉赤，材理亦赤。然今人鮮能分別。機曰：蘇恭說水楊葉圓闊，崔豹說蒲楊似青楊，青楊葉長，似不相類。時珍曰：按陸機詩疏云：蒲柳有二種，一種皮正青，一種皮正白，可爲矢。北土尤多，花與柳同。

枝葉 氣味 苦，平，無毒。主治 久痢赤白，搗汁一升服。

日二。大效。唐本　主癰腫痘毒。時珍

【發明】時珍曰：水楊根治癰腫，故近人用枝葉治痘瘡。魏直博愛心鑑云：痘瘡數日陷頂，漿滯不行，或風寒所阻者，宜用水楊枝葉，無葉用枝五斤，流水一大釜，煎湯溫浴之。如冷添湯，良久照見纍起有暈絲者，漿行也。如不滿，再浴之。力弱者只洗頭面手足。如屢浴不起者，氣血敗矣，不可再浴。始出及癢塌者，皆不可浴。痘不行漿，乃氣澁血滯，腠理固密，或風寒外阻而然。浴令暖氣透達，和暢鬱蒸，氣血通徹，每隨暖氣而發，行漿貫滿，功非淺也。若內服助氣血藥，藉此升之，其效更速，風寒亦不得而阻之矣。直見一嫗在村中用此有驗，叩得其方，行之百發百中。慎勿易之，誠有變理之妙也。蓋黃鐘一動而蟄蟲啟戶，東風一吹而堅冰解凍，同一春也。群書皆無此法，故詳著之。

木白皮及根【氣味】同華【主治】金瘡痛楚，乳癰諸腫痘瘡。時珍

【發明】時珍曰：按李仲南永類鈐方云：有人治乳癰，持藥一根，生擂貼瘡，其熱如火，再貼遂平。求其方，乃水楊柳根也。葛洪肘後方治乳癰用柳根。則楊與柳性氣不遠，可通用也。

【附方】新一　金瘡苦痛：楊木白皮，焙燥碾末，水服方寸匕，仍傅之，日三次。千金方

白楊　唐本草

【釋名】獨搖　宗奭曰：木身似楊微白，故曰白楊，非如粉之白也。時珍曰：鄭樵通志言：白楊一名高飛，與移楊同名。今俗通呼移楊為白楊。且白楊亦因風獨搖，故得同名也。

【集解】恭曰：白楊取葉圓大，蒂小，無風自動者。藏器曰：白楊北土極多，人種墟墓間，樹大皮白。其無風自動者，乃移楊，非白楊也。頌曰：今處處有之，北土尤多。株甚高大，葉圓如梨葉，皮白色，木似楊。采無時。崔豹古今注云：白楊葉圓，青楊葉長。是也。宗奭曰：陝西甚多，永耀間居人修蓋多此木也。其根不時碎札，入土即生根，故易繁植，土地所宜爾。風纔至，葉如大雨聲，謂無風自動則無此事，但風微時，其葉孤絕處則往往獨搖，以其蒂長葉重大，勢使然也。時珍曰：白楊木高大，葉圓似梨而肥大有尖，面青而光，背甚白色，有鋸齒。木肌細白，性堅直，用為梁栱，終不撓曲。與移楊乃一類二種也。治病之功，大抵彷彿。嫩葉亦可救荒，老葉可作酒麴料。

木皮【修治】斅曰：凡使銅刀刮去粗皮，蒸之，從巳至未，以布袋盛，掛屋東角，待乾用。

【氣味】苦，寒，無毒。大明曰：酸，冷。【主治】毒風腳氣腫，四肢緩弱不隨，毒氣游易在皮膚中，痰癖等，酒漬服之。唐本　去風痹宿血，折傷，血瀝在骨肉間，痛不可忍，及皮膚風瘙腫，雜五木為湯，浸損處。藏器　治撲損瘀血，並煎酒服。煎膏可續筋骨。大明　煎湯日飲，止孕痢。煎醋含漱，止牙痛。煎漿水入鹽含漱，治口瘡。煎水釀酒，消癭氣。時珍

【附方】舊一新一　妊娠下痢：白楊皮一斤，水一斗，煮取二升，分三服。千金方　項下癭氣：秋米三斗，炊熟，取圓葉白楊皮十兩，勿令見風，切，水五升，煮取二升，漬麴末五兩，如常釀酒。每旦一盞，日再服。崔氏方

枝【主治】消腹痛，治吻瘡。時珍

【附方】舊二新一　口吻爛瘡：白楊嫩枝，鐵上燒灰，和脂傅之。外臺秘要　腹滿

癖堅如石，積年不損者。必效方：用白楊木東枝去粗皮，辟風細剉五升，熬黃，以酒五升淋訖，用絹袋盛滓，還納酒中，密封再宿。每服一合，日三服。外臺秘要。**面色不白**：白楊皮十八兩，桃花一兩，白瓜子仁三兩，爲末。每服方寸匕，日三服。五十日面及手足皆白。聖濟總録。

葉【主治】**齲齒，煎水含漱。又治骨疽久發，骨從中出。頻搗傅之。**時珍。

枎移音夫移。○拾遺

【釋名】**移楊**古今注　**唐棣**爾雅　**高飛**崔豹　**獨搖**　時珍曰：移乃得楊名。按爾雅：唐棣，移也。崔豹曰：移楊，江東呼爲夫移。圓葉弱蒂，微風則大搖，故名高飛，又曰獨搖。陸機以唐棣爲郁李者，誤矣。郁李乃常棣，非唐棣也。

【集解】藏器曰：枎移木生江南山谷。樹大十數圍，無風葉動，花反而後合。詩云：唐棣之華，偏其反而是也。時珍曰：移楊與白楊是同類二種，今南人通呼爲白楊，故俚人有白楊葉有風掣、無風掣之語。其入藥之功，大抵相近。

木皮【氣味】**苦，平，有小毒。**【主治】**去風血脚氣疼痹，踠損瘀血，痛不可忍，取白皮火炙，酒浸服之，和五木皮煮湯，捋脚氣，殺瘃蟲風瘙。燒作灰，置酒中，令味正，經時不敗。**藏器。

【發明】時珍曰：白楊、移楊皮，並雜五木皮煮湯浸捋，損痹諸痛腫，所謂五木者，桑、槐、桃、楮、柳也，並去風和血。

【附方】新一。**婦人白崩**：枎楊皮半斤，牡丹皮四兩，升麻、牡蠣煅各一兩，每用一兩，酒二鍾，煎一鍾，食前服。集簡方。

松楊拾遺

【校正】併入唐本草椋子木。

【釋名】**椋子木**音涼。時珍曰：其材如松，其身如楊，故名松楊。爾雅云：椋，即來也。其陰可蔭涼，故曰椋木。藏器曰：江西人呼爲涼木。松楊縣以此得名。

【集解】藏器曰：松楊生江南林落間。大樹，葉如梨。志曰：椋子木葉似柿，兩葉相當，子細圓如牛李，生青熟黑。其木堅重，煮汁色赤。郭璞云：椋材中車輞。八月、九月采木，日乾用。

木【氣味】**甘，鹹，平，無毒。**【主治】**折傷，破惡血，養好血，安胎止痛，生肉。**唐本。

木皮【氣味】**苦，平，無毒。**【主治】**水痢不問冷熱，濃煎令黑，服一升。**藏器。

榆俞由二音　本經上品

【釋名】**零榆**本經　**白者名枌**　時珍曰：按王安石字說云：榆瀋俞柔，故謂之榆。其枌則有分之之道，故謂之枌。其莢飄零，故曰零榆。

【集解】別録曰：榆皮生潁川山谷。二月采皮，取白暴乾。八月采實，並勿令中溼，溼則傷人。宏景曰：此即今之榆樹，取皮刮去上赤皮，亦可臨時用之，性至滑利。初生莢仁，以作糜羹，令人多睡。嵇康所謂榆令人瞑也。恭曰：榆，三月實熟，尋即落矣。今云八月采實，恐誤也。藏器曰：江東無大榆，有刺榆，秋實。故經云八月采者，誤也。刺榆皮不滑利。頌曰：榆處處有之。三月生莢，古人采仁以爲糜羹，今無復食者。惟用陳老實作醬耳。按爾雅疏云：榆類有數十種，葉皆相似，但皮及木理有異耳。刺榆有鍼刺如柘，其葉如榆，瀹爲蔬羹，滑於白榆，即爾雅所謂藲茎，詩經所謂山有樞是也。白榆先生葉，卻着莢，皮白色，二月剝皮，刮去粗皵，中極滑白，即爾雅所謂榆白枌是也。荒歲農人取皮爲粉，食之當糧，不損人。四月采實。【宗奭曰】榆皮初春先生莢者是也，嫩時收貯爲羹茹。嘉祐中，豐沛人缺食，多用之。【時珍曰】邢昺爾雅疏云：榆有數十種，今人不能盡別，惟知莢榆、白榆、刺榆、榔榆數者而已。莢榆、白榆皆大榆也，有赤、白二種。白者名枌，其木甚高大，未生葉時，枝條間先生榆莢，形狀似錢而小，色白成串，俗呼榆錢。後方生葉，似山茱萸葉而長，尖艄潤澤。嫩葉煠，浸淘過可食。故內則云：堇、荁、枌、榆，免薧滫瀡以滑之。三月采榆錢可作羹，亦可收至冬釀酒。瀹過曬乾可爲醬，即榆仁醬也。崔寔月令謂之醔䤈，音牟偷者是也。山榆之莢名蕪荑，與此相近，但味稍苦耳。諸榆性皆扇地，故其下五穀不植。古人春取榆火。今人采其白皮爲榆麪，水調和香劑，黏滑勝於膠漆。【承曰】榆皮溼搗如糊，用黏瓦石極有力。汴洛人以石爲碓嘴，用此膠之。

白皮【氣味】甘，平，滑利，無毒。【主治】大小便不通，利水道，除邪氣。久服斷穀輕身不飢。其實尤良。本經。療腸胃邪熱氣，消腫，治小兒頭瘡痂疕。別錄。通經脈。搗涎傅癬瘡。大明。滑胎，利五淋，治齁喘，療不眠。甄權。生皮搗和三年醋滓，封暴患赤腫、女人妬乳腫，日六七易。孟詵。利竅，滲溼熱，行津液，消癰腫。時珍。

【發明】【詵曰】高昌人多搗白皮爲末，和菜葅食甚美，令人能食。仙家長服，服丹石人亦服之，取利關節故也。【時珍曰】榆皮、榆葉，性皆滑利下降，手足太陽、手陽明經藥也。故人小便不通，五淋腫滿，喘嗽不眠，經脈胎產諸證宜之。本草十劑云：滑可去著。冬葵子、榆白皮之屬，蓋亦取其利竅滲溼熱，消留著有形之物爾。氣盛而壅者宜之。若胃寒而虛者，久服滲利，恐洩眞氣。本經所謂久服輕身不饑，蘇頌所謂榆粉多食不損人者，恐非確論也。

【附方】舊九，新九。

斷穀不飢 榆皮、檀皮爲末，日服數合。救荒本草。

齁喘不止 榆白皮陰乾，焙爲末。每日旦夜用水五合，末二錢，煎如膠服。食療本草。

久嗽欲死 許明則有效方：用厚榆皮削如指大，長尺餘，納喉中頻出入，當吐膿血而愈。古今錄驗。

虛勞白濁 榆白皮二升，水二斗，煮取五升，分五服。千金方。

小便氣淋 榆枝、石燕子煎水，日服。普濟方。

五淋澀痛 榆白皮陰乾，焙研。每以二錢，水五合，煎如膠，日二服。普濟方。

渴而尿多 非淋也。用榆皮二斤，去黑皮，以水一斗，煮取五升。一服三合，日三服。外臺秘要。

身體暴腫 榆皮搗末，同米作粥食之。小便良。備急方。

臨月易產 榆皮焙爲末。臨月，日三服方寸匕，令產極易。陳承本草別說。

墮胎下血不止 榆白皮、當歸焙各半兩，入生薑，水煎服之。普濟方。

胎死腹中或母病欲下胎 榆白皮煮汁，服二升。子母秘錄。

身首生瘡 榆白皮末，油和塗之，蟲當出。子母秘錄。

火灼爛瘡 榆白皮嚼塗之。千金髓。

五色丹毒 俗名遊腫，犯者多死，不可輕視。以榆白皮末，雞子白和塗之。千金。

小兒蟲瘡 榆皮末和豬脂塗綿上，覆之，蟲出立瘥。千金方。

癰疽發背 榆根白皮切，清水洗，搗極爛，和香油傅之，留頭出氣。燥則以苦茶頻潤，不黏更換新者。將愈，以桑葉嚼爛，隨大小貼之，口合乃止。神效。救急方。

小兒瘰癧 榆白皮生搗如泥，封

之頻易。必效方　○小兒禿瘡，醋和榆白皮末塗之，蟲當出。產乳方

葉【氣味】同上。【主治】嫩葉作羹及煠食，消水腫，利小便，下石淋，壓丹石。藏器【時珍曰】暴乾爲末，淡鹽水拌，或炙或曬乾，拌菜食之，亦辛滑下水氣。煎汁，洗酒皶鼻。同酸棗仁等分，蜜丸日服，治膽熱虛勞不眠。時珍

花【主治】小兒癇，小便不利，傷熱。別錄

莢仁【氣味】微辛，平，無毒。【主治】作糜羹食，令人多睡。宏景　主婦人帶下，和牛肉作羹食。藏器　子醬：似蕪荑，能助肺，殺諸蟲，下氣，令人能食，消心腹間惡氣，卒心痛，塗諸瘡癬，以陳者良。孟詵

榆耳　見木耳

榔榆　拾遺

【集解】藏器曰：榔榆生山中。狀如榆。其皮有滑汁。秋生莢，如大榆。【時珍曰】大榆二月生莢，榔榆八月生莢，可分別。

皮【氣味】甘，寒，無毒。【主治】下熱淋，利水道，令人睡。藏器　治小兒解顱。時珍

蕪荑　別錄中品

【釋名】莁荑　爾雅　無姑　本經　蔱蘠　音殿唐　木名楩　音偏【時珍曰】按說文云：楩，山枌榆也，有刺，實爲蕪荑。爾雅云：無姑，其實夷。又云：莁荑，蔱蘠。則此物乃莁樹之荑，故名也。【恭曰】蔱蘠乃蔱蘠二字之誤。

【集解】別錄曰：蕪荑生晉山川谷，三月采實，陰乾。【宏景曰】今惟出高麗，狀如榆莢，氣臭如犼，彼人皆以作醬食之。性殺蟲，置物中亦辟蛀，但患其臭。【恭曰】今延州、同州者甚好。【志曰】河東、河西處處有之。【頌曰】近道亦有之，以太原者良。大抵榆類而差小，其實亦早成，比榆乃大，氣臭。郭璞爾雅註云：無姑，姑榆也。生山中，葉圓而厚，剝取皮合漬之，其味辛香，所謂蕪荑也。采實陰乾用。今人又多取作屑，以芼五味。惟陳者良。人收藏之，多以鹽漬，則失氣味，但宜食品，不堪入藥。【珣曰】按廣州記云：生大秦國，是波斯蕪荑也。【藏器曰】蕪荑氣羶者良，乃山榆仁也。【時珍曰】蕪荑有大小兩種，小者即榆莢也，揉取仁，醞爲醬，味尤辛。人多以外物相和，不可不擇去之。入藥皆用大蕪荑，別有種。

【氣味】辛，平，無毒。【權曰】苦，平。【珣曰】辛，溫。【詵曰】作醬甚香美，功尤勝于榆仁，可少食之。過多發熱，爲辛故也。秋月食之，尤宜人。【主治】五內邪氣，散皮膚骨節中淫淫溫行毒，去三蟲，化食。本經　逐寸白，散腸中嗢嗢喘息。別錄　主積冷氣，心腹癥痛，除肌膚節中風，淫淫如蟲行。蜀本　五臟皮膚肢節邪氣。長食，治五痔，殺中惡蟲毒，諸病不生。孟詵　治腸風痔瘻，惡瘡疥癬。大明　殺蟲止痛，治婦人子宮風虛，小兒疳瀉冷痢。得訶子、豆蔻良。李珣　和豬膽搗，塗熱瘡；和蜜，治濕癬；和沙牛酪或馬酪，治一切瘡。張鼎

【附方】舊三，新七。

脾胃有蟲食即作痛，面黃無色。以石州蕪荑仁二兩，和麪炒黃色，爲末。非時米飲服二錢匕。千金方

制殺諸蟲生蕪荑、生檳榔各四兩，爲末，蒸餅丸梧子大。每服二十丸，白湯下。本事方

疳熱有蟲瘦悴，久服充肥。用榆仁一兩，黃連一兩，爲末，豬膽汁七枚，和入盌內，飯上蒸之，一日蒸一次，九蒸乃入麝香半錢，湯浸蒸餅和丸綠豆大。每服五七丸至一二十丸，米飲下。錢氏小兒直訣

小兒蟲癇胃寒蟲上，諸證危惡，與癇相似。用白蕪荑、乾漆燒存性，等分爲末。米飲調服一字至一錢。杜壬方

結陰下血蕪荑一兩，搗爛，紙壓去油，爲末，以雄豬膽汁丸梧子大。每服九丸，甘草湯下，日五服，三日斷根。普濟方

脾胃氣泄久患不止。蕪荑五兩，搗末，飯丸梧子大。每日空心、午飯前陳米飲下三十丸。久服去三尸，益神駐顏。此方得之章鐐，留用得力。王紹顏續傳信方

膀胱氣急宜下氣。用蕪荑搗和食鹽末等分，以綿裹如棗大，納下部。或下惡汁，並下氣佳。外臺秘要

嬰孩驚瘖風後失音，不能言。肥兒丸：用蕪荑炒、神麴炒、麥糵炒、黃連炒各一錢，爲末，豬膽汁打糊丸黍米大。每服十丸，木通湯下。黃連能去心竅惡血。全幼心鑑

蟲牙作痛以蕪荑仁安蛀孔中及縫中，甚效。危氏得效方

腹中鼈瘕平時嗜酒，血入於酒，則爲酒鼈；平時多氣，血凝於氣，則爲氣鼈；虛勞痼冷，敗血雜痰，則爲血鼈。搖頭掉尾，如蟲之行，上侵人咽，下蝕人肛，或附脇背，或隱胷腹，大則如鼈，小或如錢。治法惟用蕪荑炒煎服之，兼用暖胃益血理中之類，乃可殺之。若徒事雷丸、錫灰之類，無益也。仁齋直指方

蘇枋木 唐本草

【釋名】**蘇木**時珍曰：海島有蘇枋國，其地產此木，故名。今人省呼爲蘇木爾。

【集解】恭曰：蘇枋木自南海崑崙來，而交州、愛州亦有之。樹似菴羅，葉若榆葉而無澀，抽條長丈許，花黃，子青熟黑。其木人用染絳色。珣曰：按徐表南州記云：生海畔。葉似絳，木若女貞。時珍曰：按嵇含南方草木狀云：蘇枋樹類槐，黃花黑子，出九眞。煎汁忌鐵器，則色黯。其木蠹之糞名曰紫納，亦可用。暹羅國人賤用如薪。

【修治】斅曰：凡使去上粗皮并節。若得中心文橫如紫角者，號曰木中尊，其力倍常百等。須細剉重搗，拌細梅樹枝蒸之，從巳至申，陰乾用。

【氣味】**甘、鹹，平，無毒。**杲曰：甘、鹹，涼，可升可降，陽中陰也。好古曰：味甘而微酸辛，其性平。

【主治】**破血。產後血脹悶欲死者，水煮五兩，取濃汁服。**唐本 **婦人血氣心腹痛，月候不調及蓐勞，排膿止痛，消癰腫撲損瘀血，女人失音血噤，赤白痢，并後分急痛。**大明 **虛勞血癖氣壅滯，產後惡露不安，心腹攪痛，及經絡不通，男女中風，口噤不語，並宜細研乳頭香末方寸匕，以酒煎蘇枋木調服，立吐惡物，瘥。**海藥 **霍亂嘔逆，及人常嘔吐，用水煎服。**藏器 **破瘡瘍死血，產後敗血。**李杲

【發明】元素曰：蘇木性涼，味微辛，發散表裏風氣，宜與防風同用。又能破死血，產後血腫脹滿欲死者宜之。時珍曰：蘇枋木乃三陰經血分藥。少用則和血，多用則破血。

【附方】舊一，新五。

產後血運蘇枋木三兩，水五升，煎取二升，分服。

產後氣喘面黑欲死，乃血入肺也。用蘇木二兩，水兩盌，煮一盌，入人參末一兩服，隨時加減，神效不可言。胡

氏方 **破傷風病** 蘇枋木爲散三錢酒服立效名獨聖散普濟方 **脚氣腫痛** 蘇枋木鷺鷥藤等分細剉入定粉少許水二斗煎一斗五升先熏後洗普濟方 **偏墜腫痛** 蘇枋木二兩好酒一壺煮熟頻飲立好集簡方 **金瘡接指** 凡指斷及刀斧傷用眞蘇木末敷之外以蠶繭包縛完固數日如故攝生方

烏木 綱目

【釋名】**烏樠木** 樠音漫 **烏文木** 時珍曰本名文木南人呼文如樠故也

【集解】時珍曰烏木出海南雲南南番葉似椶櫚其木漆黑體重堅緻可爲筯及器物有間道者嫩木也南人多以繫木染色僞之南方草木狀云文木樹高七八尺其色正黑如水牛角作馬鞭日南有之古今注云烏文木出波斯舶上將來烏文爤然溫括婺等州亦出之皆此物也

【氣味】甘鹹平無毒【主治】解毒又主霍亂吐利取屑研末溫酒服時珍

樺木 宋開寶

【釋名】**檴** 藏器曰晉中書令王珉傷寒身驗方中作檴字時珍曰畫工以皮燒烟熏紙作古畫字故名檴俗省作樺字也

【集解】藏器曰樺木似山桃皮堪爲燭宗奭曰皮上有紫黑花勻者裹鞍弓鐙時珍曰樺木生遼東及臨洮河川西北諸地其木色黃有小斑點紅色能收肥膩其皮厚而輕虛軟柔皮匠家用襯鞾裏及爲刀靶之類謂之暖皮胡人尤重之以皮卷蠟可作燭點

木皮【氣味】苦平無毒【主治】諸黃疸濃煮汁飲之良開寶 煮汁冷飲主傷寒時行熱毒瘡特良即今豌豆瘡也藏器 燒灰合他藥治肺風毒宗奭 治乳癰時珍

【附方】舊一新四 **乳癰初發** 腫痛結硬欲破一服即瘥以北來眞樺皮燒存性研無灰酒溫服方寸匕即臥覺即瘥也沈存中靈苑方 **乳癰腐爛** 靴內年久樺皮燒灰酒服一錢日一服唐瑤經驗 **肺風毒瘡** 遍身瘡疥如癘及癮疹瘙癢面上風刺婦人粉刺並用樺皮散主之樺皮燒灰四兩枳殼去穰燒四兩荊芥穗二兩炙甘草半兩各爲末杏仁水煮過去皮尖二兩研泥爛研勻每服二錢食後溫酒調下瘡疥甚者日三服和劑方 **小便熱短** 樺皮濃煮汁飲集簡方 **染黑鬚髮** 檴皮一片包側柏一枝燒烟熏香油盌內成烟以手抹在鬚鬢上即黑也多能鄙事

脂【主治】燒之辟鬼邪藏器

緅木 拾遺

【釋名】【集解】藏器曰生林澤山谷木文側戾故曰緅木

【氣味】甘溫無毒【主治】風血羸瘦補腰脚益陽道宜浸酒飲藏器

櫚木 拾遺

【集解】藏器曰出安南及南海用作牀几似紫檀而色赤性堅好時珍曰木性堅紫紅色亦有花紋者謂之花櫚木可作器皿扇骨諸物俗作花梨誤矣

【氣味】辛溫無毒【主治】產後惡露衝心癥瘕結氣赤

白漏下，並剉煎服。李珣 破血塊冷嗽，煮汁熱服。爲枕令人頭痛，性熱故也。藏器

椶櫚 宋嘉祐

【釋名】栟櫚（時珍曰：皮中毛縷如馬之騣鬣，故名。椶俗作棕。鬣音閭，鬣也。栟音并。）

【集解】頌曰：椶櫚出嶺南、西川，今江南亦有之。木高一二丈，無枝條。葉大而圓，有如車輪，萃於樹杪。其下有皮重疊裹之，每皮一匝爲一節。二旬一采，皮轉復生上。六七月生黄白花。八九月結實，作房如魚子，黑色。九月、十月采其皮用。山海經云：石翠之山，其木多椶。是也。藏器曰：其皮作繩，入土千歲不爛。昔有人開冢得一索，已生根。嶺南有桄榔、檳榔、椰子、冬葉、虎散、多羅等木，葉皆與栟櫚相類。時珍曰：椶櫚川、廣甚多，今江南亦種之，最難長。初生葉如白及葉，高二三尺，則木端數葉大如扇，上聳四散岐裂。其莖三棱，四時不凋。其幹正直無枝，近葉處有皮裹之，每長一層即爲一節。幹身赤黑，皆筋絡，宜爲鐘杵，亦可旋爲器物。其皮有絲毛，錯縱如織，剝取縷解，可織衣、帽、褥、椅之屬，大爲時利。每歲必兩三剝之，否則樹死，或不長也。三月於木端莖中出數黄苞，苞中有細子成列，乃花之孕也，狀如魚腹孕子，謂之椶魚，亦曰椶筍。漸長出苞，則成花穗，黄白色。結實纍纍，大如豆，生黄熟黑，甚堅。實或云南方此木有兩種：一種有皮絲，可作繩；一種小而無絲，惟葉可作帚。鄭樵通志以爲王彗者，非也。王彗乃落帚之名，即地膚子。別有蒲葵，葉與此相似而柔薄，可爲扇笠，許慎說文以爲椶櫚，亦誤矣。

筍及子花【氣味】苦，濇，平，無毒。藏器曰：有小毒，戟人喉，未可輕服。珣曰：温，有大毒，不堪食。時珍曰：椶魚皆言有毒，不可食，而廣、蜀人蜜煮醋浸，以供佛寄遠。蘇東坡亦有食椶筍詩，乃制去其毒爾。【主治】濇腸，止瀉痢腸風，崩中帶下，及養血。藏器

【附方】新一。大腸下血：椶筍煮熟，切片曬乾，爲末，蜜湯或酒服一二錢。集簡方

皮【氣味】同子。【主治】止鼻衄吐血，破癥，治腸風赤白痢，崩中帶下，燒存性用。大明 主金瘡疥癬，生肌止血。李珣

【發明】宗奭曰：椶皮燒黑，治婦人血露及吐血，須佐以他藥。時珍曰：椶灰性濇，若失血去多，瘀滯已盡者，用之切當，所謂濇可去脫也。與亂髮同用更良。年久敗椶入藥尤妙。

【附方】新六。鼻血不止：椶櫚灰，隨左右吹之。黎居士方 血崩不止：椶櫚皮燒存性，空心淡酒服三錢。一方加煅白礬等分。婦人良方 血淋不止：椶櫚皮半燒半炒爲末，每服二錢，甚效。衛生家寳方 下血不止：椶櫚皮半斤，栝樓一個，燒灰，每服二錢，米飲調下。百一選方 水穀痢下：椶櫚皮燒研，水服方寸匕。近效方 小便不通：椶皮毛燒存性，以水酒服二錢，即通利，累試甚驗。攝生方

櫸木 櫸，良刃切。拾遺

【釋名】櫄木 音潭

【集解】藏器曰：櫸木生江南深山大樹。樹有數種，取葉厚大白花者入藥。白餘灰入染家用。時珍曰：此木最硬，梓人謂之櫸筋木是也。木入染絳用，葉亦可釀酒。

木灰【氣味】甘，温，小毒。【主治】卒心腹癥瘕堅滿痃癖。淋汁八升，釀米一斗，待酒熟，每温飲半合，漸增至

一二盞，即愈。藏器。出肘後

柯樹 拾遺

【釋名】木奴

【集解】珣曰：按廣志云：生廣南山谷。波斯家用木為船舫者也。

【氣味】辛，平，有小毒。【主治】大腹水病。采皮煮汁，去滓，煎令可丸如梧子大。平旦空心飲下三丸，須臾又一丸，氣水並從小便出也。藏器

烏臼木 唐本草

【釋名】鵶臼　時珍曰：烏桕，烏喜食其子，因以名之。陸龜蒙詩云：行歇每依鵶舅影，挑頻時見鼠姑心。是矣。鼠姑，牡丹也。或云其木老則根下黑爛成臼，故得此名。鄭樵通志言：烏臼即柜柳者，非。

【集解】恭曰：生山南平澤。樹高數仞，葉似梨杏。五月開細花，黃白色。子黑色。藏器曰：葉可染皁。子可壓油，然燈極明。宗奭曰：葉如小杏葉，但微薄而綠色差淡。子八九月熟，初青後黑，分為三瓣。時珍曰：南方平澤甚多。今江西人種植，采子蒸煮，取脂澆燭貨之。子上皮脂，勝于仁也。

根白皮【氣味】苦，微溫，無毒。大明曰：性涼。慢火炙乾黃乃用。【主治】暴水癥結積聚。唐本　療頭風，通大小便。大明　解蛇毒。震亨

【發明】時珍曰：烏桕根性沉而降，陰中之陰，利水通腸，功勝大戟。一野人病腫滿氣壯，令掘此根搗爛，水煎服一盌，連行數行而病平。氣虛人不可用之。此方出太平聖惠方。言其功神聖，但不可多服爾。誠然。

【附方】舊一，新九。小便不通：烏桕根皮煎湯飲之。肘後方　大便不通：烏臼木根方長一寸，劈破，水煎半盞服之，立通。不用多喫，其功神聖，兼能取水。斗門方　二便關格：二三日則殺人。烏桕東南根白皮，乾為末，熱水服二錢。先以芒消二兩，煎湯服，取吐，甚效。肘後方　水氣虛腫：小便澀。烏桕皮、檳榔、木通二兩，為末。每服二錢，米飲下。聖惠方　腳氣濕瘡：極癢有蟲。烏桕根為末傅之。少時有涎出，良。摘玄方　尸疰中惡：心腹痛刺，沉默錯亂。用烏桕根皮煎濃汁一合，調硃砂末一錢服之。肘後方無硃砂。永類方　暗疔昏狂：瘡頭凸紅。桕樹根經行路者，取二尺許，去皮搗爛，井華水調一盞服，待瀉過，以三角銀杏仁浸油搗，盦患處。聖濟總錄　嬰兒胎毒：滿頭。用水邊烏桕樹根曬研，入雄黃末少許，生油調搽。經驗良方　鼠莽砒毒：烏桕根半兩，擂水服之。醫方大成　鹽齁痰喘：桕樹皮去粗搗汁，和飛麪作餅，烙熟，早辰與兒啜三四個，待吐下鹽涎乃佳。如不行，熱茶催之。摘玄方

葉【氣味】同根。【主治】食牛馬六畜肉，生疔腫欲死者，搗自然汁一二盌頓服，得大利，去毒即愈。未利再服。冬用根。時珍

桕油【氣味】甘，涼，無毒。【主治】塗頭，變白為黑。服一合，令人下利，去陰下水氣。炒子作湯亦可。藏器　塗一切腫毒瘡疥。時珍

【附方】新二。膿泡疥瘡：桕油二兩，水銀二錢，樟腦五錢，同研，頻入唾津，不見星乃止。以溫湯洗淨瘡，以藥塡入。唐瑤經驗方　小兒蟲瘡：用舊絹作衣，化桕油塗之，與兒穿着。

次日蟲皆出油上。取下𤋮之，有聲是也。別以油衣與穿，以蟲盡爲度。瀕湖集簡方

巴豆 本經下品

【釋名】巴菽本經 剛子炮炙 老陽子

時珍曰：此物出巴蜀，而形如菽豆，故以名之。宋本草一名巴椒，乃菽字傳訛也。雷斆炮炙論又分緊小色黄者爲巴，有三棱色黑者爲豆，小而兩頭尖者爲剛子。云巴與豆可用，剛子不可用，殺人。其說殊乖。蓋緊小者是雌，有棱及兩頭尖者是雄。雄者峻利，雌者稍緩也。用之得宜，皆有功力；用之失宜，參朮亦能爲害，況巴豆乎。

【集解】別錄曰：巴豆生巴郡川谷。八月采，陰乾用之，去心皮。頌曰：今嘉州、眉州、戎州皆有之。木高一二丈。葉如櫻桃而厚大，初生青色，後漸黄赤，至十二月葉漸凋，二月復漸生，四月舊葉落盡，新葉齊生，即花發成穗，微黄色。五六月結實作房，一生青，至八月熟而黄，類白豆蔻，漸漸自落乃收之。一房有二瓣，一瓣一子，或三子。子仍有殼，用之去殼。戎州出者，殼上有縱文，隱起如線，一道至兩三道。彼土人呼爲金線巴豆，最爲上等，他處亦稀有。時珍曰：巴豆房似大風子殼而脆薄，子及仁皆似海松子。所云似白豆蔻者，殊不類。

【修治】弘景曰：巴豆最能瀉人。新者佳。用之去皮心，熬令黄黑，搗如膏，乃和丸散。斆曰：凡用巴與豆，敲碎，以麻油并酒等煮乾研膏用。每一兩用油、酒各七合。大明曰：凡入丸散，炒用不如去心膜，換水煮五度，各一沸也。時珍曰：巴豆有用仁者，用殼者，用油者，有生用者，麩炒者，醋煮者，燒存性者，有研爛以紙包壓去油者，謂之巴豆霜。

【氣味】辛，温，有毒。別錄曰：生温熟寒，有大毒。普曰：神農、岐伯、桐君：辛，有毒。黄帝：甘，有毒。李當之：熱。元素曰：性熱味苦，氣薄味厚，體重而沉降，陰也。杲曰：性熱味辛，有大毒，浮也，陽中陽也。時珍曰：巴豆氣熱味辛，生猛熟緩，能吐能下，能止能行，是可升可降藥也。別錄言其熱則性寒，張氏言其降，李氏言其浮，皆泥于一偏矣。蓋此物不去膜則傷胃，不去心則作嘔，以沈香水浸則能升能降。與大黄同用，瀉人反緩，爲其性相畏也。王充論衡云：萬物含太陽火氣而生者，皆有毒。故巴豆辛熱有毒。之才曰：芫花爲之使。畏大黄、黄連、蘆筍、菰筍、藜蘆、醬豉、冷水，得火良。惡蘘草。與牽牛相反。中其毒者，用冷水、黄連汁、大豆汁解之。

【主治】傷寒温瘧寒熱，破癥瘕結聚堅積，留飲痰癖，大腹，蕩練五臟六腑，開通閉塞，利水穀道，去惡肉，除鬼毒蠱疰邪物，殺蟲魚。本經　療女子月閉爛胎，金瘡膿血不利，丈夫陰癩，殺斑蝥蛇虺毒。可煉餌之，益血脈，令人色好，變化與鬼神通。別錄　治十種水腫，痿痺，落胎。藥性　通宣一切病，泄壅滯，除風補勞，健脾開胃，消痰破血，排膿消腫毒，殺腹臟蟲，治惡瘡瘜肉，及疥癩疔腫。日華　導氣消積，去臟腑停寒，治生冷硬物所傷。元素　治瀉痢驚癇，心腹痛，疝氣，風喎，耳聾，喉痺，牙痛，通利關竅。時珍

【發明】元素曰：巴豆乃斬關奪門之將，不可輕用。震亨曰：巴豆去胃中寒積。無寒積者勿用。元素曰：世以巴豆熱藥治酒病膈氣，以其辛熱能開腸胃鬱結也。但鬱結雖開，而亡血液，損其真陰。從正曰：傷寒風溼，小兒瘡痘，婦人產後，用之下膈，不死亦危。奈何庸人畏大黄而不畏巴豆，以其性熱而劑小耳。豈知以蠟匱之，猶能下後使人津液枯竭，胸熱口燥，耗卻天真，留毒不去，他病轉生。故下藥

宜以爲禁。〔藏器曰〕巴豆主癥癖痃氣，痞滿積聚，冷氣血塊，宿食不消，痰飲吐水。取青黑大者，每日空腹服一枚，去殼勿令白膜破，乃作兩片，并四邊不得有損缺，吞之，以飲壓令下。少頃腹內熱如火，利出惡物。雖利而不虛，若久服亦不利人。白膜破者不用。〔好古曰〕若急治爲水穀道路之劑，去皮心膜油生用；若緩治爲消堅磨積之劑，炒去烟令紫黑用。可以通腸，可以止瀉，世所不知也。張仲景治百病客忤備急丸用之。〔時珍曰〕巴豆峻用則有戡亂劫病之功，微用亦有撫緩調中之妙。譬之蕭曹絳灌，乃勇猛武夫，而用之爲相，亦能輔治太平。王海藏言其可以通腸，可以止瀉，此發千古之秘也。一老婦年六十餘，病溏泄已五年，肉食油物生冷犯之即作痛。服調脾升提止澀諸藥，入腹則泄反甚。延余診之，脈沉而滑，此乃脾胃久傷，冷積凝滯所致。王太僕所謂大寒凝內，久利溏泄，愈而復發，綿歷歲年者。法當以熱下之，則寒去利止。遂用蠟匱巴豆丸藥五十丸與服，二日大便不通，亦不利，其泄遂愈。自是每用治泄痢積滯諸病，皆不瀉而病痊者近百人。妙在配合得宜，藥病相對耳。苟用所不當，則犯輕用損陰之戒矣。

【正誤】〔宏景曰〕道家亦有鍊餌法，服之云可神仙。人吞一枚便死，而鼠食之三年重三十斤，物性乃有相耐如此。〔時珍曰〕漢時方士言巴豆鍊餌令人色好神仙，名醫別錄采人本草。張華博物志言鼠食巴豆重三十斤。一謬一誣，陶氏信爲實語，誤矣。又言人吞一枚即死，亦近過情，今並正之。

【附方】舊十三，新二十六。

一切積滯　巴豆一兩，蛤粉二兩，黃蘗三兩，爲末，水丸綠豆大。每水下五丸。醫學切問。

寒澼宿食　不消，大便閉塞。巴豆仁一升，清酒五升，煮三日三夜，研熟，合酒微火煎，令可丸如豌豆大。每服一丸，水下。欲吐者，二丸。千金方。

水蠱大腹　動搖水聲，皮膚色黑。巴豆九十枚，去心皮，炙黃；杏仁六十枚，去皮尖，炙黃。擣丸小豆大。水下一丸，以利爲度。勿飲酒。張文仲備急方。

飛尸鬼擊　中惡心痛腹脹，大便不通。走馬湯：用巴豆二枚，去皮心，炙黃；杏仁二枚，以綿包椎碎，熱湯一合，捻取白汁服之，當下而痢。量老小用之。外臺。

食瘧積瘧　巴豆去皮心二錢，皂莢去皮子六錢，擣丸綠豆大。一服一丸，冷湯下。肘後方。

積滯泄痢　腹痛裏急。杏仁去皮尖、巴豆去皮心各四十九個，同燒存性，研泥，溶蠟和丸綠豆大。每服二三丸，煎大黃湯下，間日一服。一加百草霜三錢。劉守真宣明方。

氣痢赤白　巴豆一兩，去皮心，炒研，以熟豬肝丸綠豆大。空心米飲下三四丸，量人用。此乃鄭獬侍御所傳方也。經驗方。

瀉血不止　巴豆一個，去皮，以雞子開一孔納入，紙封，煨熟，去豆食之，其病即止。虛人分作二服，決效。普濟方。

小兒下痢　赤白。用巴豆煨熟去油一錢，百草霜二錢，研末，飛羅麪煮糊丸黍米大，量人用之。赤用甘草湯，白用米湯，赤白用薑湯下。全幼心鑑。

夏月水瀉　不止。巴豆一粒，鍼頭燒存性，化蠟和作一丸，倒流水下。危氏得效方。

小兒吐瀉　巴豆一個，鍼穿燈上燒過，黃蠟一豆大，燈上燒，滴入水中，同杵丸黍米大。每用五七丸，蓮子燈心湯下。同上。

伏暑霍亂　傷冷，吐利煩渴。水浸丹：用巴豆二十五個，去皮心及油，黃丹炒研一兩二錢半，化黃蠟和丸綠豆大。每服五七丸，水浸少頃，別以新汲水吞下。和劑方。

乾霍亂病　心腹脹痛，不吐不利，欲死。巴豆一枚，去皮心，熱水研服，得吐利即定也。

二便不通　巴豆連油、黃連各半兩，擣作餅子。先滴葱鹽汁在臍內，安餅于上，灸二七壯，取利爲度。楊氏家藏。

寒痰氣喘　青橘皮一片，展開入剛子一個，麻紮定，火上燒存性，研末，薑汁和酒一鍾，呷服。天台李翰林用此治莫秀才，到口便止，神方也。張杲醫說。

風溼痰病　人坐密室中，左用滾水一盆，右用炭火一盆，前置一桌，書一冊。先將無油新巴豆四十九粒研如泥，紙壓去油一分作三餅。如病在左，令病人將右手仰置書上，安藥于掌心，以盌安藥上，傾熱水入盌內，水涼即換。良久汗出，立見神效。病在右安左掌心。一云隨左右安之。保壽堂經驗方

陰毒傷寒 心結，按之極痛，大小便閉，但出氣稍暖者，急取巴豆十粒，研入麪一錢，捻作餅，安臍內，以小艾炷灸五壯，氣達即通。此太師陳北山方也。仁齋直指方

解中藥毒 巴豆去皮，不去油，馬牙硝等分，研丸，冷水服一彈丸。廣利方

喉痹垂死 止有餘氣者，巴豆去皮，線穿內入喉中，牽出即甦。千金

纏喉風痹 巴豆兩粒，紙卷作角，切斷兩頭，以鍼穿孔內，入喉中，氣透即通。勝金方

傷寒舌出 巴豆一粒，去油取霜，以紙撚卷內入鼻中，舌即收上。普濟方

舌上出血 如箸孔，巴豆一枚，亂髮雞子大，燒研，酒服。聖惠

中風口喎 巴豆七枚，去皮研，左喎塗右手心，右喎塗左手心，仍以暖水一盞安藥上，須臾即正，洗去。聖惠方

小兒口瘡 不能食乳。剛子一枚，連油研，入黃丹少許，剃去顖上髮，貼之。四邊起粟泡，便用溫水洗去。乃以菖蒲湯再洗，即不成瘡，神效。瑞竹堂方

風蟲牙痛 聖惠用巴豆一粒，煨黃去殼，蒜一瓣，切一頭，剜去中心，入豆在內，蓋定，綿裹，隨左右塞耳中。ㄱ經驗方用巴豆一粒，研，綿裹咬之。○又方：鍼刺巴豆，燈上燒令烟出，熏痛處。三五次神效。

天絲入咽 凡露地飲食，有飛絲入上，食之令人咽喉生瘡。急以白礬、巴豆燒灰，吹入即愈。瑣碎錄

耳卒聾閉 巴豆一粒，紙裹鍼刺孔，通氣塞之，取效。經驗

風瘙隱疹 心下迷悶，巴豆五十粒，去皮，水七升，煮二升，以帛染拭之，隨手癒。千金翼

疥瘡搔癢 巴豆十粒，炮黃去皮心，右順手研，入酥少許，膩粉少許，抓破點上，不得近目并外腎上。如熏目著腎，則以黃丹塗之，甚妙。千金方

荷錢癬瘡 巴豆仁三個，連油杵泥，以生絹包擦，日一二次，三日痊好。碑以正經驗方

一切惡瘡 巴豆三十粒，麻油煎黑，去豆，以油調硫黃、輕粉末，頻塗取效。普濟

癰疽惡肉 烏金膏，解一切瘡毒及腐化瘀肉，最能推陳致新。巴豆仁炒焦，研膏，點痛處則解毒，塗瘀肉上則自化。加乳香少許亦可。若毒深不能收斂者，宜作撚紝之，不致成腐。外科精義

疣痣黑子 巴豆一錢，石灰炒過，人言一錢，糯米五分，炒研點之。怪症方

箭鏃入肉 不可拔出者，用新巴豆仁略焙，與蜣螂同研塗之，斯須痛定，微癢忍之，待極癢不可忍，便撼拔動之，取出，速以生肌膏傅之而痊。亦治瘡腫。夏侯鄲在潤州得此方，後至洪州旅舍，主人妻病背瘡，呻吟不已，鄲用此方試之，即痛止也。經驗方

小兒痰喘 巴豆一粒，杵爛，綿裹塞鼻，男左女右，痰即自下。龔氏醫鑑

牛疫動頭 巴豆二粒，研，生麻油三兩，漿水半升，和灌之。賈相公牛經

油

【主治】中風痰厥氣厥，中惡喉痹，一切急病，咽喉不通，牙關緊閉。以研爛巴豆綿紙包，壓取油作撚，點燈吹滅，熏鼻中，或用熱烟刺入喉內，即時出涎或惡血便甦。又舌上無故出血，以熏舌之上下，自止。時珍

殼

【主治】消積滯，治瀉痢。時珍

【附方】新二

一切瀉痢 脈浮洪者，多日難已；脈微小者，服之立止。名勝金膏。巴豆皮、楮葉同燒存性，研，化蠟丸綠豆大。每甘草湯下五丸。劉河間宣明方

痢頻脫肛 黑色堅硬。用巴豆殼燒灰，芭蕉自然汁煮，入朴消少許，洗軟，用真麻油點火滴于上，以枯礬、龍骨少許，爲末摻肛頭上，以芭蕉葉托入。危氏得效方

樹根【主治】癰疽發背，腦疽，鬢疽大患，掘取洗搗敷患處，留頭，妙不可言。收根陰乾，臨時水搗亦可。時珍出楊誠經驗方

大風子 補遺

【釋名】時珍曰：能治大風疾，故名。

【集解】時珍曰：大風子，今海南諸番國皆有之。按周達觀眞臘記云：大風乃大樹之子，狀如椰子而圓。其中有核數十枚，大如雷丸子。中有仁白色，久則黃而油，不堪入藥。

【仁】【脩治】時珍曰：取大風子油法：用子三斤，去殼及黃油者，研極爛，瓷器盛之，封口，入滚湯中，蓋鍋密封，勿令透氣，文武火煎至黑色如膏，名大風油，可以和藥。

【氣味】辛，熱，有毒。【主治】風癬疥癩，楊梅諸瘡，攻毒殺蟲。時珍

【發明】震亨曰：粗工治大風病，佐以大風油。殊不知此物性熱，有燥痰之功而傷血，至有病將愈而先失明者。時珍曰：大風油治瘡，有殺蟲劫毒之功，蓋不可多服。用之外塗，其功不可没也。

【附方】新五。大風諸癩：大風子油一兩，苦參末三兩，入少酒糊丸梧子大。每服五十丸，空心温酒下。仍以苦參湯洗之。普濟方。大風瘡裂：大風子燒存性，和麻油、輕粉研塗。仍以殼煎湯洗之。嶺南衛生方。楊梅惡瘡：方同上。風刺赤鼻：大風子仁、木鱉子仁、輕粉、硫黃為末，夜夜唾調塗之。手背皴裂：大風子搗泥塗之。壽域

海紅豆 海藥

【釋名】【集解】珣曰：按徐表南州記云：生南海人家園圃中。大樹而生，葉圓有莢。近時蜀中種之亦成。時珍曰：樹高二三丈，葉似梨葉而圓。按宋祁益部方物圖云：紅豆葉如冬青而圓澤，春開花白色，結莢枝間。其子纍纍如綴珠，若大紅豆而扁，皮紅肉白，以似得名，蜀人用為果飣。

豆【氣味】微寒，有小毒。【主治】人黑皮䵟䵳，花癬頭面遊風，宜入面藥及澡豆。李珣

相思子 綱目

【釋名】紅豆 時珍曰：按古今詩話云：相思子圓而紅。故老言：昔有人歿於邊，其妻思之，哭於樹下而卒，因以名之。此與韓馮冢上相思樹不同，彼乃連理梓木也。或云即海紅豆之類，未審的否。

【集解】時珍曰：相思子生嶺南。樹高丈餘，白色。其葉似槐，其花似皂莢，其莢似扁豆。其子大如小豆，半截紅色，半截黑色，彼人以嵌首飾。段公路北戶錄言有蔓生，用子收龍腦香相宜，令香不耗也。

【氣味】苦，平，有小毒。吐人。【主治】通九竅，去心腹邪氣，止熱悶頭痛，風痰瘴瘧，殺腹臟及皮膚內一切蟲，除蠱毒。取二七枚研服，即當吐出。時珍

【附方】新三。瘴瘧寒熱：相思子十四枚，水研服，取吐立瘥。千金。貓鬼野道：眼見貓鬼，及耳有所聞。用相思子、蓖麻子、巴豆各一枚，硃砂末、蠟各四銖，合搗丸如麻子大。服之，即以灰圍患人，面前着一斗灰火，吐藥入火中，沸，即畫十字于火上，其貓鬼者死也。千金方。解中蠱毒：必效方：用未鑽相思子十四枚，杵碎為末，温水半盞和服。欲吐抑之，勿吐，少頃當大吐。非常輕者，但服七枚，神效。外臺秘要

豬腰子 綱目

【集解】時珍曰：豬腰子生柳州。蔓生結莢。內子大若豬之內腎，狀酷似之。長三四寸。色紫而肉堅。彼人以充土宜。饋送中土。

【氣味】甘，微辛，無毒。【主治】一切瘡毒及毒箭傷。研細酒服一二錢，并塗之。時珍

石瓜 綱目

【集解】時珍曰：石瓜出四川峨眉山中。及芒部地方。其樹脩幹。樹端挺葉。肥滑如冬青，狀似桑。其花淺黃色。結實如綴。長而不圓。殼裂則子見。其形似瓜。其堅如石。煮液黃色。

【氣味】苦，平，微毒。【主治】心痛。煎汁洗風痹。時珍

本草綱目木部第三十五卷下終

本草綱目木部目錄第三十六卷

木之三　灌木類五十種又一

右附方舊八十七新二百零七

本草綱目木部第三十六卷

木之三 灌木類五十種又一

桑（本經中品）

【釋名】子名椹。（時珍曰）徐鍇說文字解云：叒音若，東方自然神木之名，其字象形。桑乃蠶所食葉之神木，故加木于叒下而別之。典術云：桑乃箕星之精。

【集解】（頌曰）方書稱桑之功最神，在人資用尤多。爾雅云：桑辨有葚者梔。又云：女桑，桋桑；檿桑，山桑。郭璞云：辨，半也。葚與椹同。一半有椹，一半無椹，名梔。俗間呼桑之小而條長者，皆為女桑。其山桑似桑，材中弓弩；檿桑絲中琴瑟，皆材之美者也。他木鮮及之。（時珍曰）桑有數種：有白桑，葉大如掌而厚；雞桑，葉花而薄；子桑，先椹而後葉；山桑，葉尖而長。以子種者，不若壓條而分者。桑生黃衣，謂之金桑，其木必將槁矣。種樹書云：桑以構接，則桑大。桑根下埋龜甲，則茂盛不蛀。

桑根白皮

【修治】（別錄曰）采無時。出土上者殺人。（弘景曰）東行桑根乃易得，而江邊多出土，不可輕信。（時珍曰）古本草言桑根見地上者名馬頷，有毒殺人。旁行出土者名伏蛇，亦有毒而治心痛。故吳淑事類賦云：伏蛇痛，馬頷殺人。（斆曰）凡使，采十年以上向東畔嫩根，銅刀刮去青黃薄皮一重，取裏白皮切，焙乾用。其皮中涎勿去之，藥力俱在其上也。忌鐵及鉛。或云：木之白皮亦可用，煮汁染褐色，久不落。

【氣味】甘，寒，無毒。（權曰）平。（大明曰）溫。（元素曰）苦、酸。（杲曰）甘辛寒，可升可降，陽中陰也。（好古曰）甘厚而辛薄，入手太陰經。○（之才曰）續斷、桂心、麻子為之使。

【主治】傷中，五勞六極，羸瘦，崩中，絕脈，補虛益氣。本經 去肺中水氣，唾血，熱渴，水腫腹滿臚脹，利水道，去寸白，可以縫金瘡。別錄 治肺氣喘滿，虛勞客熱頭痛，內補不足。甄權 煮汁飲，利五臟。入散用，下一切風氣水氣。孟詵 調中下氣，消痰止渴，開胃下食，殺腹臟蟲，止霍亂吐瀉。研汁治小兒天弔驚癇客忤，及傅鵞口瘡，大驗。大明 瀉肺，利大小腸，降氣散血。時珍

【發明】（杲曰）桑白皮甘以固元氣之不足而補虛，辛以瀉肺氣之有餘而止嗽。又云：桑白皮瀉肺，然性不純良，不宜多用。（時珍曰）桑白皮長于利小水，乃實則瀉其子也。故肺中有水氣及肺火有餘者宜之。十劑云：燥可去溼，桑白皮、赤小豆之屬是矣。宋醫錢乙治肺氣熱盛，欬嗽而後喘，面腫身熱，瀉白散：用桑白皮炒一兩，地骨皮焙一兩，甘草炒半兩。每服一二錢，入粳米百粒，水煎，食後溫服。桑白皮、地骨皮皆能瀉火從小便去，甘草瀉火而緩中，粳米清肺而養血，此乃瀉肺諸方之準繩也。元醫羅天益言其瀉肺中伏火而補正氣，瀉邪所以補正也。若肺虛而小便利者，不宜用之。（頌曰）桑白皮作線縫金瘡腸出，更以熱雞血塗之。唐安金藏剖腹，用此法而愈。

【附方】舊八，新六。

欬嗽吐血：甚者殷鮮。桑根白皮一斤，米泔浸三宿，刮去黃皮，剉細，入糯米四兩，焙乾為末。每服一錢，米飲下。經驗方

消渴尿多：入地三尺桑根，剝取白皮，炙黃黑，剉，以水煮濃汁，隨意飲之。亦可入少米，勿用鹽。肘後方

產後下血：炙桑白皮，煮水飲之。肘後方

血露不絕：鋸截桑根，取屑五指撮，以醕酒服之，日三服。肘後方

墜馬拗損：桑根白皮五斤，為末，一升煎膏，傅之便止。已後亦無宿血，終不發動。經驗后

方。金刃傷瘡新桑白皮燒灰，和馬糞塗瘡上，數易之。亦可煮汁服之。廣利方雜物眯眼新桑根皮洗淨，搥爛入眼，撥之自出。聖惠方髮鬢墮落剉桑白皮二升，以水淹浸，煮五六沸，去滓，頻頻洗沐，自不落也。聖惠方髮槁不澤桑根白皮、柏葉各一斤，煎汁沐之，即潤。聖惠方小兒重舌桑根白皮煮汁，塗乳上飲之。子母祕錄小兒流涎脾熱也，胸膈有痰。新桑根白皮擣自然汁塗之，甚效。乾者煎水。聖惠方小兒天弔驚癇客忤。家桑東行根取研汁服。聖惠方小兒火丹桑根白皮煮汁浴之。或爲末，羊膏和塗之。千金方石癰堅硬不作膿者。蜀桑白皮陰乾爲末，烊膠和酒調傅，以軟爲度。千金方

皮中白汁〔主治〕小兒口瘡白漫，拭淨塗之便愈。又塗金刃斫傷燥痛，須臾血止，仍以白皮裹之，甚良。蘇頌塗蛇、蜈蚣、蜘蛛傷，有驗。取枝燒瀝，治大風瘡疥，生眉髮。時珍

〔附方〕舊一，新三。小兒鵞口桑皮汁和胡粉塗之。子母祕錄小兒唇腫桑木汁塗之，即愈。聖惠方解百毒氣桑白汁一合服之，須臾吐利自出。肘后方破傷中風桑瀝、好酒對和温服，以醉爲度。醒服消風散。摘玄方

桑椹一名文武實〔主治〕單食，止消渴。蘇恭利五臟關節，痛血氣。久服不飢，安魂鎮神，令人聰明，變白不老。多收暴乾爲末，蜜丸日服。藏器擣汁飲，解中酒毒。釀酒服，利水氣，消腫。時珍

〔發明〕宗奭曰：本經言桑甚詳，然獨遺烏椹，桑之精英盡在于此。采摘，微研，以布濾汁，石器熬成稀膏，量多少入蜜熬稠，貯瓷器中。每抄一二錢，食後、夜臥以沸湯點服。治服金石發熱口渴，生精神，及小腸熱，其性微涼故也。仙方日乾爲末，蜜和爲丸，酒服亦良。時珍曰：椹有烏、白二種。楊氏產乳云：孩子不得與桑椹，令兒心寒。而陸機詩疏云：鳩食桑椹多則醉傷其性。何耶？四時月令云：四月宜飲桑椹酒，能理百種風熱。其法：用椹汁三斗，重湯煮至一斗半，入白蜜二合，酥油一兩，生薑一合，煮令得所，瓶收。每服一合，和酒飲之。亦可以汁熬燒酒，藏之經年，味力愈佳。史言魏武帝軍乏食，得乾椹以濟飢。金末大荒，民皆食椹，獲活者不可勝計。則椹之乾溼皆可救荒，平時不可不收采也。

〔附方〕舊一，新六。水腫脹滿水不下則滿溢，水下則虛竭，還脹，十無一活。宜用桑椹酒治之。桑心皮切，以水二斗，煮汁一斗，入桑椹再煮，取五升，以糯飯五升釀酒飲。普濟方瘰癧結核文武膏：用文武實即桑椹子二斗，黑熟者，以布取汁，銀石器熬成膏。每白湯調服一匙，日三服。保命集諸骨硬咽紅椹子細嚼，先嚥汁，后嚥滓。新水送下。乾者亦可。聖惠方小兒赤禿桑椹取汁，頻服。千金方小兒白禿黑甚入罌中，曝三七日，化爲水，洗之，三七日神效。聖濟錄拔白變黑黑甚一斤，蝌蚪一斤，瓶盛封閉，懸屋東頭一百日，盡化爲黑泥，以染白髮如漆。陳藏器本草髮白不生黑熟桑椹水浸日曬，搽塗，令黑而復生也。千金方陰證腹痛桑椹絹包風乾，過伏天，爲末。每服三錢，熱酒下，取汗。集簡方

葉〔氣味〕苦、甘，寒，有小毒。大明曰：家桑葉煖，無毒。〔主治〕除寒熱

出汗。本經 汁解蜈蚣毒。別錄 煎濃汁服，能除脚氣水腫，
利大小腸。蘇恭 炙熟煎飲，代茶止渴。孟詵 煎飲，利五臟，
通關節，下氣。嫩葉煎酒服，治一切風。蒸熟搗，署風
痛出汗，并撲損瘀血。挼爛，塗蛇蟲傷。大明 研汁，治金
瘡及小兒吻瘡。煎汁服，止霍亂腹痛吐下，亦可以
乾葉煮之。雞桑葉，煮汁熬膏服，去老風及宿血。藏器
治勞熱欬嗽，明目長髮。時珍

【發明】頌曰：桑葉可常服。神仙服食方：以四月桑茂
盛時采葉。又十月霜後三分二分已落時，一
分在者，名神仙葉。即采取，與前葉同陰乾，搗末，丸
散任服，或煎水代茶飲之。又霜後葉煮湯淋渫手
足，去風痺殊勝。又微炙和桑衣煎服，治痢及金瘡
諸損傷，止血。震亨曰：經霜桑葉研末，米飲服，止盜
汗。時珍曰：桑葉乃手足陽明
之藥，汁煎代茗，能止消渴。

【附方】舊二，新十一。青盲洗法：昔武勝軍宋仲孚患此二
十年，用此法，二年目明如
故。新研青桑葉焙乾，逐月按日就地上燒存性。每
以一合，於甆器內煎減二分，傾出澄清，溫熱洗目
至百度，屢試有驗。正月初八，二月初八，三月初六，
四月初四，五月初六，六月初二，七月初七，八月二
十，九月十二，十月十三，十一月
初二，十二月三十。普濟方 風眼下淚：臘月不落桑葉，
煎湯日日溫洗。或入芒消。集簡方 赤眼澀痛：桑葉爲末，紙卷燒烟
熏鼻取效。海上方也。普
濟方 頭髮不長：桑葉、麻葉煮泔水沐之。七
次，可長數尺。千金方 吐血不止：晚桑葉焙研，涼茶服三錢。只一服
止。後用補肝肺藥。聖濟總錄 小兒渴疾：桑葉

不拘多少，逐片染生蜜，綿繫蒂上綳
陰乾細切，煎汁日飲代茶。勝金方 霍亂轉筋入腹
煩悶：桑葉一握，煎飲一
二服立定。聖惠方 大腸脫肛：黃皮桑樹葉三
升，水煎過，帶溫罨納之。仁
齋直指方 肺毒風瘡：狀如大風。綠雲散：用好桑
葉淨洗，蒸熟一宿，日乾爲
末。水調二錢匕
服。經驗方 癰口不斂：經霜黃桑葉爲末
傅之。直指方 穿掌腫毒：新桑葉研爛
盦之即愈。通玄論 湯火傷瘡：經霜桑葉燒存
性，爲末，油和傅
之。三日愈。
醫學正傳 手足麻木：不知痛癢。霜降後桑葉
煎湯頻洗。救急方

枝【氣味】苦，平。【主治】徧體風癢乾燥，水氣，脚氣風氣，
四肢拘攣，上氣眼運，肺氣欬嗽，消食利小便。久服
輕身，聰明耳目，令人光澤。療口乾及癰疽後渴，用
嫩條細切一升，熬香煎飲，亦無禁忌。久服終身不
患偏風。蘇頌 ○出近效方，名桑枝煎。一法：用花桑
枝寸剉，炒香，瓦器煮減一半，再入銀器重
湯熬減一半。或
入少蜜亦可。

【發明】頌曰：桑枝不冷不熱，可以常服。抱朴子言仙
經云：一切仙藥，不得桑煎不服。時珍曰：煎藥
用桑者，取其能利關節，除風寒溼痺諸痛也。觀靈
樞經治寒痺內熱，用桂酒法，以桑炭炙布巾，熨痺
處；治口僻用馬膏法，以桑鉤鉤其口，及坐桑灰上，
皆取此意也。又癰疽發背不起發，或瘀肉不腐潰，
及陰瘡瘰癧流注臁瘡頑瘡惡瘡久不愈者，用桑
木灸法，未潰則拔毒止痛，已潰則補接陽氣，亦取
桑通關節，去風寒，火性暢達，出鬱毒之意。其法以
乾桑木劈成細片，紮作小把，然火吹息，灸患處。每
吹灸片時，以瘀肉腐動爲度。內服補托藥，誠良方
也。又按趙溍養痾漫筆云：越州一學錄少年苦嗽，

百藥不效。或令用南向柔桑條一束，每條寸折納鍋中。以水五盌，煎至一盌，盛瓦器中，渴即飲之。服一月而愈。此亦桑枝煎變法爾。

附方 舊一新五。

服食變白 久服通血氣，利五臟。雞桑嫩枝，陰乾爲末，蜜和作丸。每日酒服六十丸。聖惠方

水氣脚氣 桑條二兩，炒香，以水一升，煎二合。每日空心服之。亦無禁忌。聖濟總錄

風熱臂痛 桑枝一小升，切，炒，水三升，煎二升。一日服盡。許叔微云：常病臂痛，諸藥不效，服此數劑尋愈。觀本草切用及圖經言其不冷不熱，可以常服。抱朴子言一切仙藥，不得桑枝煎不服。可知矣。本事方

解中蠱毒 令人腹內堅痛，面黃青色，淋露骨立，病變不常。桑木心剉一斛，着釜中，以水淹三斗，煮取二斗，澄清，微火煎得五升。空心服五合，則吐蠱毒出也。肘后方 ○

刺傷手足 犯露水腫痛，多殺人。以桑枝三條，煻火炮熱，斷之，以頭熨瘡上，令熱，冷即易之。盡二條，則瘡自爛，仍取韭白或薤白傅上，急以帛裹之。有腫更作。千金方

紫白癜風 桑枝十斤，益母草三斤，水五斗，漫煮至五斤，去滓再煎成膏。每臥時溫酒調服半合，以愈爲度。聖惠方

桑柴灰

〔氣味〕辛，寒，有小毒。詵曰：淋汁入鍊五金家用。可結汞伏硫。

〔主治〕蒸淋取汁爲煎，與石灰等分，同滅痣疵黑子，蝕惡肉。煮小豆食，大下水脹。傅金瘡，止血生肌。蘇恭 桑霜：治噎食積塊。時珍

附方 舊六新六。

目赤腫痛 桑灰一兩，黃連半兩，爲末。每以一錢，泡湯澄清洗之。聖濟總錄

洗青盲眼 正月八。二月八。三月六。四月四。五月五。六月二。七月七。八月二十。九月十二。十月十七。十一月二十六。十二月三十日。每遇上件神日，用桑柴灰一合，煎湯沃之，於磁器中，澄取極清，稍熱洗之。如冷即重湯頓溫，不住手洗。久久視物如鷹鶻也。一法：以桑灰、童子小便和作丸。每用一丸，泡湯澄洗。龍木論

尸疰鬼疰 其病變動，乃自三十六種至九十九種。使人寒熱淋瀝，恍惚默默，不的知所苦，累年積月，以至于死，死復傳親人。宜急治之。用桑樹白皮曝乾，燒灰二斗，着甑中蒸透，以釜中湯三四斗，淋之又淋，凡三度，極濃澄清，止取二斗，以漬赤小豆二斗，一宿，曝乾復漬，灰汁盡乃止。以豆蒸熟，或羊肉或鹿肉作羹，進此豆飯。初食一升至二升，取飽。微者三四斗愈，極者七八斗愈。病去時，體中自覺疼癢淫淫。若根本不盡，再爲之，神效方也。肘后方

腹中癥瘕 方見介部鼈下。

身面水腫 坐臥不得。取東引花桑枝，燒灰淋汁，煮赤小豆。每飢即飽食之，不得喫湯飲。梅師方

面上痣疵 寒食前後取桑條燒灰，淋汁，入石灰熬膏，以自己唾調點之，自落也。皆效方

白癜駁風 桑柴灰二斗，甑內蒸之，取釜內熱湯洗，不過五六度瘥。聖惠方

大風惡疾 眉髮脫落。以桑柴灰熱湯淋取汁，洗頭面，以大豆水研漿，解澤灰味，彌佳。次用熟水，入綠豆麵濯之。三日一洗頭，一日一洗面。不過十度良。聖惠方

狐尿刺人 腫痛欲死。桑灰汁漬之，冷即易。肘後方

金瘡作痛 桑柴灰篩細傅之。梅師方 ○

瘡傷風水 腫痛，入腹則殺人。以桑灰淋汁漬之，冷復易。梅師方

頭風白屑 桑灰淋汁沐之，神良。聖惠方

桑耳　桑黃 見菜部木耳。

桑花 見草部苔類。

桑寄生 見後寓木類。

桑柴火 見火部

桑螵蛸 見蟲部

桑蠹 見蟲部

柘 宋嘉祐

【釋名】時珍曰。按陸佃埤雅云。柘宜山石。柞宜山阜。柘之從石。其取此義與。

【集解】宗奭曰。柘木裏有紋。亦可旋爲器。其葉可飼蠶。曰柘蠶。然葉硬。不及桑葉。入藥以無刺者良。時珍曰。處處山中有之。喜叢生。幹疏而直。葉豐而厚。團而有尖。其葉飼蠶。取絲作琴瑟。清響勝常。爾雅所謂棘繭。即此蠶也。考工記云。弓人取材以柘爲上。其實狀如桑子。而圓粒如椒。名佳子。佳音錐。其木染黃赤色。謂之柘黃。天子所服。相感志云。柘木以酒醋調礦灰塗之。一宿則作間道鳥木文。物性相伏也。

木白皮東行根白皮【氣味】**甘温無毒**【主治】**婦人崩中血結。瘧疾。**大明 **煮汁釀酒服。主風虛耳聾。補勞損虛羸。腰腎冷。夢與人交接洩精者。**藏器

【發明】時珍曰。柘能通腎氣。故聖惠方治耳鳴耳聾一二十年者。有柘根酒。用柘根二十斤。菖蒲五斗。各以水一石。煮取汁五斗。故鐵二十斤。煅赤。以水五斗浸取清。合水一石五斗。用米二石。麴二斗。如常釀酒成。用真磁石三斤爲末。浸酒中三宿。日夜飲之。取小醉而眠。聞人聲乃止。

【附方】新二

飛絲入目 柘漿點之。以綿蘸水拭去。醫學綱目

洗目令明 柘木煎湯。按日温洗。自寅至亥乃止。無不效者。正月初二。二月初二。三月不洗。四月初五。五月十五。六月十一。七月初七。八月初二。九月初二。十月十九。十一月不洗。十二月十四日。徐神翁方也。海上方

小兒鵞口 重舌。柘根五斤。剉。水五升。煮二升。去滓。煎取五合。頻塗之。無根。弓材亦可。下金方

柘黃 見菜部木耳

奴柘 拾遺

【集解】藏器曰。生江南山野。似柘。節有刺。冬不凋。時珍曰。此樹似柘而小。有刺。葉亦如柞葉而小。可飼蠶。

刺【氣味】**苦小温無毒**【主治】**老婦血瘕。男子痃癖悶痞。取刺和三稜草馬鞭草作煎。如稠糖。病在心。食後。在臍。空心服。當下惡物。**藏器

楮 別錄上品

【釋名】**穀**音媾。亦作構 **穀桑**頌曰。陸機詩疏云。構。幽州謂之穀桑。或曰楮桑。荊揚交廣謂之穀。時珍曰。楮本作柠。其皮可績爲紵故也。楚人呼乳爲穀。其皮中白汁如乳。故以名之。陸佃埤雅作穀米之穀。訓爲善者。誤矣。或以楮構爲二物者。亦誤矣。詳下文。

【集解】別錄曰。楮實生少室山。所在有之。八月九月采實。日乾。四十日成。弘景曰。此即今構樹也。南人呼穀紙亦爲楮紙。武陵人作穀皮衣。甚堅好。恭曰。此有二種。一種皮有斑花文。謂之斑穀。今人用皮爲冠者。一種皮白無花。枝葉大相類。但取其葉似葡萄葉作瓣而有子者爲佳。其實初夏生。大如彈丸。青綠色。至六七月漸深紅色。乃成熟。八九月采。水浸去皮穰。取中子。段成式酉陽雜俎云。穀

田久廢必生構。葉有瓣曰楮。無曰構。陸氏詩疏云。江南人績其皮以爲布。又搗以爲紙。長數丈。光澤甚好。又食其嫩芽。以當菜茹。今楮紙用之最博。楮布不見有之。醫方但貴楮實。餘亦稀用。〔大明曰〕皮斑者是楮。皮白者是穀。〔時珍曰〕按許慎說文言楮穀乃一種也。不必分別。惟辨雌雄耳。雄者皮斑而葉無椏叉。三月開花成長穗。如柳花狀。不結實。歉年人采花食之。雌者皮白。而葉有椏叉。亦開碎花。結實如楊梅。半熟時水澡去子。蜜煎作果食。二種樹並易生。葉多澀毛。南人剝皮搗煮造紙。亦緝練爲布。不堅易朽。裴淵廣州記言蠻夷取穀皮熟搥爲褐裹。罽布以擬氈。甚煖也。其木腐後生菌耳。味甚佳好。

楮實亦名穀實 別錄 楮桃 綱目

〔修治〕〔斆曰〕采得後。水浸三日。攪旋投水。浮者去之。曬乾。以酒浸一伏時了。蒸之。從巳至亥。焙乾用。〇經驗方。煎法。六月六日。取穀子五升。以水一斗。煮取五升。去滓。微火煎如餳用。

〔氣味〕甘。寒。無毒。〔主治〕陰痿水腫。益氣充肌明目。久服不飢不老。輕身。別錄 壯筋骨。助陽氣。補虛勞。健腰膝。益顏色。大明

〔發明〕〔弘景曰〕仙方采搗取汁和丹用。亦乾服。使人通神見鬼。〔頌曰〕仙方單服其實。正赤時收子。陰乾。篩末。水服二錢匕。益久乃佳。抱朴子云。柠木實赤者服之。老者成少。令人徹視見鬼神。道士梁須年七十。服之更少壯。到百四十歲。能行及走馬。〔時珍曰〕別錄載楮實功用大補益。而修眞秘旨書言久服令人成骨軟之痿。濟生秘覽治骨哽用楮實煎湯服之。豈非軟骨之徵乎。按南唐書云。烈祖食飴。喉中噎。國醫莫能愈。吳廷紹獨請進楮實湯。一服疾失去。羣醫他日取用皆不驗。扣廷紹。答云。噎因甘起。故以此治之。愚謂此乃治骨硬軟堅之義爾。羣醫用治他噎。故不驗也。

〔附方〕新六

水氣蠱脹 楮實子丸。以潔淨釜。用楮實子一斗。水二斗。熬成膏。茯苓三兩。白丁香一兩半。爲末。以膏和丸梧子大。從少至多。服至小便清利。脹減爲度。后服治中湯養之。忌甘苦峻補及發動之物。潔古活法机要

肝熱生翳 楮實子研細。食後蜜湯服一錢。日再服。直指方

喉痹喉風 五月五日。或六月六日。七月七日。采楮桃陰乾。每用一箇爲末。井華水服之。重者以兩箇。集簡方

身面石疽 狀如痤癤。而皮厚。穀子搗傅之。外臺秘要

金瘡出血 穀子搗傅之。外臺秘要

目昏難視 楮桃荊芥穗各五百枚。爲末。煉蜜丸彈子大。食後嚼一丸。薄荷湯送下。一日三服。衛生易簡方

葉

〔氣味〕甘。涼。無毒。〔主治〕小兒身熱。食不生肌。可作浴湯。又主惡瘡生肉。別錄 治刺風身癢。大明 治鼻衄數升不斷者。搗汁三升。再三服之。良久即止。嫩茹之。去四肢風痹。赤白下痢。蘇恭 炒研搜麪作餛飩食之。主水痢。甄權 利小便。去風濕腫脹。白濁疝氣癬瘡。時珍

〔附方〕舊五 新十二

水穀下痢 見果部橡實下

老少瘴痢 日夜百餘度者。取乾楮葉三兩。熬搗爲末。每服方寸匕。烏梅湯下。日再服。取羊肉裹末納肛中。痢出即止。楊炎南行方

小兒下痢 赤白作渴。得水又嘔逆者。構葉炙香。以飲漿半升浸至水綠。去葉。以木瓜一箇切。納汁中。煮二三沸。細細飲之。子母祕錄

脫肛不收 五花構葉陰乾爲末。每服

二錢，米飲調下，兼塗腸頭。聖惠方 小便白濁。構葉爲末，蒸餅丸梧子大，每服三十丸，白湯下。經驗良方 通身水腫。楮枝葉煎汁如餳，空腹服一匕，日三服。聖惠方 虛肥面腫。積年氣上如水病，但腳不腫。用穀楮葉八兩，以水一斗，煮取六升，去滓，納米煮粥，常食勿絕。外臺祕要 卒風不語。穀枝葉剉細，酒煮沫出，隨多少，日匕飲之。肘后方 人耽睡臥。花穀葉曬研末，湯服一二錢，取瘥止。楊堯輔方 吐血鼻血。楮葉搗汁一二升，旋旋溫飲之。聖惠方 一切眼翳。三月收穀木軟葉，曬乾爲末，入麝香少許，每以黍米大注眥內，其翳自落。聖惠方 木腎疝氣。楮葉、雄黃等分，爲末，酒糊丸梧子大，每鹽酒下五十丸。醫學集成 疝氣入囊。五月五日采穀樹葉，陰乾爲末，每服一二匙，空心溫酒下。簡便方 癬瘡濕癢。楮葉搗傅。聖惠方 痔瘻腫痛。楮葉半斤，搗爛封之。集簡方 蝮蛇螫傷。楮葉、麻葉合搗，取汁漬之。千金方 魚骨哽咽。楮葉搗汁啜之。十便良方

枝莖【主治】癮疹癢，煮湯洗浴。別錄 搗濃汁飲半升，治小便不通。時珍

【附方】舊一，新一。頭風白屑。楮木作枕，六十日一易新者。外臺祕要 暴赤眼痛。磣澀者。嫩楮枝去葉，放地火燒，以盌覆之。一日取灰泡湯，澄清溫洗。聖惠方

樹白皮【氣味】甘，平，無毒。【主治】逐水，利小便。別錄 治水腫氣滿。甄權 喉痺。吳普 煮汁釀酒飲，治水腫入腹，短氣欬嗽。爲散服，治下血血崩。時珍

【附方】舊一，新六。腸風下血。秋采楮皮陰乾爲末，酒服三錢，或入麝香少許，日二。普濟方 血痢血崩。楮樹皮、荆芥等分，爲末，冷醋調服一錢，血崩以煎匕服，神效不可具述。危氏得效方 男婦腫疾。不拘久近，暴風入腹，婦人新産上圊，風入臟內，腹中如馬鞭，短氣。楮皮枝葉一大束，切，煮汁釀酒，不斷飲之，不過三四日即退，可常服之。千金方 風水腫浮。一身盡浮。楮皮散：用楮白皮、豬苓、木通各二錢，桑白皮三錢，陳皮、橘皮各一錢，生薑三片，水二鍾，煎服，日一劑。聖濟總錄 膀胱石水。四肢瘦削，小腹脹滿。構根白皮、桑根白皮各二升，白朮四兩，黑大豆五升，流水一斗，煮四升，入清酒二升，再煮至三升，日再一匕服之。集驗方 目中翳膜。楮白皮暴乾，作一繩子如釵股大，燒灰細研，每點少許，日三五次，瘥乃止。崔氏方 魚骨哽咽。楮樹嫩皮搗爛爲丸，水下二三十丸。衛生易簡方

皮間白汁【釋名】構膠綱目 五金膠漆【大明曰】能合硃砂爲團，故名五金膠漆。【時珍曰】構汁最黏，今人用黏金薄。古法黏經書，以楮樹汁和白芨飛麪調糊，接紙永不脫解，過于膠漆。

【氣味】甘，平，無毒。【主治】療癬。別錄 傅蛇、蟲、蜂、蠍、犬咬。大明

【附方】舊一。天行病後脹滿。兩脇刺脹，臍下如水腫。以構樹枝汁隨意服之，小便利即消。外臺祕要 ○

楮皮紙 傳信方：月經往來不絕，燒灰卅張，清酒半升調服，頓止。又産婦血暈，服之立效。

楮耳 見菜部木耳。

枳 本經中品

【校正】併入開寶枳殼。

釋名 **子名枳實**本經 **枳殼**宋開寶○宗奭曰枳實枳殼一物也。小則其性酷而速。大則其性和而緩。故張仲景治傷寒倉卒之病。承氣湯中用枳實。皆取其疏通決泄破結實之義。他方但導敗風壅之氣。可常服者。故用枳殼。其義如此。恭曰既稱枳實。須合核瓤。今殊不然。時珍曰枳乃木名。從只。諧聲也。實乃其子。故曰枳實。後人因小者性速。又呼老者爲枳殼。生則皮厚而實。熟則殼薄而虛。正如青橘皮陳橘皮之義。宋人復出枳殼一條。非矣。寇氏以爲破結實而名。亦未必然。

集解 別錄曰枳實生河內川澤。九月十月采。陰乾。志曰枳殼生商州川谷。九月十月采。陰乾。藏器曰本經枳實用九月十月。不如七月八月既厚且辛。舊云江南爲橘。江北爲枳。周禮亦云。橘逾淮而化爲枳。今江南枳橘皆有。江北有枳無橘。此自別種。非關變易也。頌曰今洛西江湖州郡皆有之。以商州者爲佳。木如橘而小。高五七尺。葉如橙。多刺。春生白花。至秋成實。七月八月采者爲實。九月十月采者爲殼。今醫家以皮厚而小者爲枳實。完大者爲枳殼。皆以翻肚如盆口狀。陳久者爲勝。近道所出者。俗呼臭橘。不堪用。

修治 弘景曰枳實采。破令乾。除核。微炙令香。用以陳者爲良。俗方多用。道家不須。斅曰枳實枳殼性效不同。若使枳殼。取辛苦酸并有隟油者。要陳久年深者爲佳。並去穰核。以小麥麩炒至麩焦。去麩用。

枳實

氣味 **苦寒無毒**別錄曰酸微寒。普曰神農苦。雷公酸。無毒。李當之大寒。權曰辛苦。元素曰性寒味苦。氣厚味薄。浮而升微降。陰中陽也。杲曰沉也。陰也。

主治 **大風在皮膚中。如麻豆苦癢。除寒熱結。止痢。長肌肉。利五臟。益氣輕身。**本經 **除胸脇痰癖。逐停水。破結實。消脹滿。心下急痞痛。逆氣。脇風痛。安胃氣。止溏泄。明目。**別錄 **解傷寒結胸。主上氣喘欬。腎內傷冷。陰痿而有氣。加而用之。**甄權 **消食。散敗血。破積堅。去胃中濕熱。**元素

發明 震亨曰枳實瀉痰。能衝牆倒壁。滑竅破氣之藥也。元素曰心下痞及宿食不消。並宜枳實黃連。杲曰以蜜炙用。則破水積。以泄氣。除內熱。潔古用去脾經積血。脾無積血。則心下不痞也。好古曰益氣則佐之以人參白朮乾薑。破氣則佐之以大黃牽牛芒消。此本經所以言益氣而復言消痞也。非白朮不能去濕。非枳實不能除痞。故潔古制枳朮丸方。以調胃脾。張仲景治心下堅大如盤。水飲所作。枳實白朮湯。用枳實七枚。朮三兩。水一斗。煎三升。分三服。腹中軟即消也。餘見枳殼下。

附方 舊九新四

卒胸痹痛 枳實搗末。湯服方寸匕。日三夜一。肘后方

胸痹結胸 胸痹心下痞堅。留氣結胸。脇下逆氣搶心。枳實薤白湯主之。陳枳實四枚。厚朴四兩。薤白半斤。栝樓一枚。桂一兩。以水五升。先煎枳朴。取二升。去滓。納餘藥。煎三兩沸。分溫三服。當愈。張仲景金匱要畧

傷寒胸痛 傷寒後。卒胸膈閉痛。枳實麩炒爲末。米飲服二錢。日二服。嚴用和濟生方

產後腹痛 枳實麩炒芍藥酒炒各二錢。水一盞煎服。亦可爲末服。聖惠方

奔豚氣痛 枳實炙爲末。飲下方寸匕。日三夜一。外臺祕要

婦人陰腫 堅痛。枳實半斤。碎炒。帛裹熨之。冷即易。子母祕錄

大便不通 枳實皂莢等分。爲末。飯丸。米飲下。危氏得效方

積痢脫肛 枳實石上磨平。蜜炙黃。更互熨之。縮乃止。千金方

小兒久痢 水穀不調。枳實搗末。飲服一二錢。廣利方

腸風下血 枳實半斤。

麩炒黃芪半斤，爲末。米飲非時服二錢匕。糊丸亦可用。經驗方

小兒五痔不以年月。枳實爲末，煉蜜丸梧子大。空心飲下三十丸。集驗方

小兒頭瘡枳實燒灰，豬脂調塗。聖惠方

皮膚風瘙枳實醋浸，火炙熨之，即消。外臺秘要

枳殼

【氣味】苦、酸，微寒，無毒。權曰：苦、辛。元素曰：氣味升降與枳實同。杲曰：沉也，陰也。

【主治】風癢麻痺，通利關節，勞氣欬嗽，背膊悶倦，散留結胸膈痰滯，逐水，消脹滿大腸風，安胃，止風痛。開寶 遍身風疹，肌中如麻豆惡瘡，腸風痔疾，心腹結氣，兩脇脹虛，關膈壅塞。甄權 健脾開胃，調五臟，下氣，止嘔逆，消痰，治反胃霍亂瀉痢，消食，破癥結痃癖五膈氣，及肺氣水腫，大小腸，除風明目。炙熱熨痔腫。大明 泄肺氣，除胸痞。元素 治裏急後重。時珍

【發明】元素曰：枳殼破氣，勝溼化痰，泄肺走大腸，多用損胸中至高之氣，止可二三服而已。稟受素壯而氣刺痛者，看在何部經分，以別經藥導之。杲曰：氣血弱者不可服，以其損氣也。好古曰：枳殼主高，枳實主下；高者主氣，下者主血。故殼主胸膈皮毛之病，實主心腹脾胃之病，大同小異。朱肱活人書言治痞宜先用桔梗枳殼湯，非用此治心下痞也。果知誤下，氣將陷而成痞，故先用此，使不致於痞也。若已成痞而用此，則失之晚矣。不惟不能消痞，反損胸中之氣，先之一字有謂也。時珍曰：枳實、枳殼氣味功用俱同，上世亦無分別，魏晉以來始分實、殼之用。潔古張氏、東垣李氏又分治高治下之說。大抵其功皆能利氣，氣下則痰喘止，氣行則痞脹消，氣通則痛刺止，氣利則後重除。故以枳實利胸膈，枳殼利腸胃。然張仲景治胸痺痞滿，以枳實爲要藥；諸方治下血痔痢、大腸祕塞、裏急後重，又以枳殼爲通用。則枳實不獨治下，而殼不獨治高也。蓋自飛門至魄門，皆肺主之，三焦相通，一氣而已。則二物分之可也，不分亦無傷。杜壬方載湖陽公主苦難產，有方士進瘦胎飲方：用枳殼四兩，甘草二兩，爲末。每服一錢，白湯點服。自五月後一日一服，至臨月，不惟易產，仍無胎中惡病也。張潔古活法機要改以枳朮丸日服，令胎瘦易生，謂之束胎丸。而寇宗奭衍義言胎壯則子有力易生，令服枳殼藥反致無力，兼子亦氣弱難養，所謂縮胎易產者，大不然也。以理思之，寇氏之說似覺爲優。或胎前氣盛壅滯者，宜用之，所謂八九月胎必用枳殼、蘇梗以順氣，胎前無滯，則產後無虛也。若氣稟弱者，即大非所宜矣。震亨曰：難產多見于鬱悶安逸之人，富貴奉養之家。古方瘦胎飲，爲湖陽公主作也。予妹苦于難產，其形肥而好坐，予思此與公主正相反也。彼奉養之人，其氣必實，故耗其氣，使平則易產。今形肥則氣虛，久坐則氣不運，當補其母之氣。以紫蘇飲加補氣藥，十數貼服之，遂快產。

【附方】舊三，新十五。

傷寒呃噫枳殼半兩，木香一錢，爲末。每白湯服一錢，未止再服。本事方

老幼腹脹血氣凝滯，用此寬腸順氣，名四炒丸。商州枳殼厚而綠背者，去穰，四兩，分作四分：一兩用蒼朮一兩同炒，一兩用蘿蔔子一兩同炒，一兩用乾漆一兩同炒，一兩用茴香一兩同炒黃。去四味，只取枳殼爲末。以四味煎汁煮麪糊和丸梧子大。每食後米飲下五十丸。王氏簡易方

消積順氣治五積六聚，不拘男婦老幼，但是氣積，並皆治之，乃仙傳方也。枳殼三斤，去穰，每箇入巴豆仁一箇，合定紮煮，慢火水煮一日。湯減再加熱湯，勿用冷水。待時足汁盡，去巴豆，切片曬乾，勿炒，爲末。醋煮麪糊丸梧子大。每服三四十丸，隨病湯使。邵真人經驗方

順

氣止痢枳殼炒二兩四錢甘草六錢爲末。每沸湯服二錢。嬰童百問 疏導腳氣卽上方用木瓜湯服。直指方 小兒秘澀枳殼煨去穰。甘草各一錢。以水煎服。全幼心鑑 腸風下血不拘遠年近日。博濟方用枳殼燒黑存性五錢。羊脛炭爲末三錢。五更空心米飲服。如人行五里。再一服。當日見效。簡便方用枳殼一兩。黃連五錢。水一鍾。煎半鍾。空心服 痔瘡腫痛必效方。用枳殼煨熟。熨之。七枚立定。本事方。用枳殼末入瓶中。水煎百沸。先熏後洗。 懷胎腹痛枳殼三兩。麩炒。黃芩一兩。每服五錢。水一盞半。煎一盞服。若脹滿身重。加白朮一兩。活法機要 產後腸出不收。枳殼煎湯浸之。良久卽入也。袖珍方 小兒驚風不驚丸。治小兒因驚氣吐逆作搐。痰涎壅塞。手足掣瘲。眼睛斜視。枳殼去穰麩炒。淡豆豉等分。爲末。每服一字。甚者半錢。急驚薄荷自然汁下。慢驚荆芥湯入酒三五點下。日三服。陳文中小兒方 牙齒疼痛枳殼浸酒含漱。聖惠方 風疹作癢枳殼三兩。麩炒爲末。每服二錢。水一盞。煎六分。去滓溫服。仍以汁塗之。經驗方 小兒軟癤大枳殼一箇。去白。磨口平。以麪糊抹邊合癤上。自出膿血盡。更無痕也。危氏得效方 利氣明目枳殼麩炒一兩。爲末。點湯代茶。普濟方 下早成痞傷寒陰證下早成痞。心下滿而不痛。按之虛軟。枳殼、檳榔等分。爲末。每服三錢。黃連湯調下。宜明方 脇骨疼痛因驚傷肝者。枳殼一兩。麩炒。桂枝生半兩。爲細末。每服二錢。薑棗湯下。本事方

枳茹樹皮也。或云枳殼上刮下皮也。【主治】中風身直。不得屈伸反復。及口僻眼斜。刮皮一升。酒三升。漬一宿。每溫服五合。酒盡再作。蘇頌 樹莖及皮。主水脹暴風骨節疼急。弘景

根皮【主治】浸酒。漱齒痛。甄權 煮汁服。治大便下血。末服。治野雞病有血。藏器

嫩葉【主治】煎湯代茶。去風。時珍○出茶譜

枸橘 綱目

【釋名】臭橘

【集解】時珍曰。枸橘處處有之。樹葉並與橘同。但幹多刺。二月開白花。青蕊不香。結實大如彈丸。形如枳實而殼薄。不香。人家多收種爲藩籬。亦或收小實。僞充枳實及青橘皮售之。不可不辨。

葉【氣味】辛溫無毒【主治】下痢膿血後重。同萆薢等分炒存性研。每茶調二錢服。又治喉瘻。消腫導毒。時珍

【附方】新一 咽喉怪證咽喉生瘡。層層如疊。不痛。日久有竅出臭氣。廢飲食。用臭橘葉煎湯連服。必愈。○夏子益奇病方

刺【主治】風蟲牙痛。每以一合煎汁含之。時珍

橘核【主治】腸風下血不止。同樗根白皮等分炒研。每服一錢。皁莢子煎湯調服。時珍

【附方】新一 白疹瘙癢遍身者。小枸橘細切。麥麩炒黃爲末。每服二錢。酒浸少時。飲酒。初以枸橘煎湯洗患處。救急方

樹皮【主治】中風強直。不得屈伸。細切一升。酒二升。浸一宿。每日溫服半升。酒盡再作。時珍

卮子 本經中品

【釋名】木丹本經 越桃別錄 鮮支綱目 花名薝蔔 時珍曰卮酒器也。卮子象之。故名。俗作梔。司馬相如賦云。鮮支黃礫。註云。鮮支即支子也。佛書稱其花為薝蔔。謝靈運謂之林蘭。曾端伯呼為禪友。或曰薝蔔金色。非卮子也。

【集解】別錄曰卮子生南陽川谷。九月采實。暴乾。弘景曰處處有之。亦兩三種小異。以七稜者為良。經霜乃取。入染家用。於藥甚稀。頌曰今南方及西蜀州郡皆有之。木高七八尺。葉似李而厚硬。又似樗蒲子。二三月生白花。花皆六出。甚芬香。俗說即西域薝蔔也。夏秋結實如訶子狀。生青熟黃。中仁深紅。南人競種以售利。史記貨殖傳云。卮茜千石。與千戶侯等。言獲利博也。入藥用山卮子。方書所謂越桃也。皮薄而圓小。刻房七稜至九稜者為佳。其大而長者。雷斅炮炙論謂之伏尸卮子。入藥無力。時珍曰卮子葉如兔耳。厚而深綠。春榮秋瘁。入夏開花。大如酒杯。白瓣黃蕊。隨即結實。薄皮細子有鬚。霜後收之。蜀中有紅卮子。花爛紅色。其實染物則赭紅色。

【修治】斅曰凡使。須要如雀腦。并鬚長有九路赤色者為上。先去皮鬚取仁。以甘草水浸一宿。漉出焙乾。搗篩為末用。震亨曰治上焦中焦連殼用。下焦去殼。洗去黃漿。炒用。治血病。炒黑用。好古曰去心胸中熱用仁。去肌表熱用皮。

【氣味】苦。寒。無毒。別錄曰大寒。元素曰氣薄味厚。輕清上行。氣浮而味降。陽中陰也。杲曰沉也。陰也。入手太陰肺經血分。丹書卮子柔金。

【主治】五內邪氣。胃中熱氣。面赤。酒皰皶鼻。白癩赤癩瘡瘍。本經 療目赤熱痛。胸心大小腸大熱。心中煩悶。別錄 去熱毒風。除時疾熱。解五種黃病。利五淋。通小便。解消渴。明目。主中惡。殺䗪蟲毒。甄權 解玉支毒。弘景○羊躑躅也。 主瘖瘂紫癜風。孟詵 治心煩懊憹不得眠。臍下血滯。而小便不利。元素 瀉三焦火。清胃脘血。治熱厥心痛。解熱鬱。行結氣。震亨 治吐血衄血血痢下血血淋。損傷瘀血。及傷寒勞復。熱厥頭痛。疝氣湯火傷。時珍

【發明】元素曰卮子輕飄而象肺。色赤而象火。故能瀉肺中之火。其用有四。心經客熱一也。除煩躁二也。去上焦虛熱三也。治風四也。震亨曰卮子屈曲下行。能降火從小便中泄去。凡心痛稍久。不宜溫散。反助火邪。故古方多用卮子以導熱藥。則邪易伏而病易退。好古曰本草不言卮子能吐。仲景用為吐藥。卮子本非吐藥。為邪氣在上。拒而不納。食令上吐。則邪因以出。所謂其高者因而越之也。或用為利小便藥。實非利小便。乃清肺也。肺清則化行。而膀胱津液之府。得此氣化而出也。本草言治大小腸熱。乃辛與庚合。又與丙合。又能泄戊。先入中州故也。仲景治煩躁用卮子豉湯。煩者氣也。躁者血也。氣主肺。血主腎。故用卮子以治肺煩。香豉以治腎躁。杲曰仲景以卮子色赤味苦。入心而治煩。香豉色黑味鹹。入腎而治躁。宗奭曰仲景治傷寒發汗吐下後。虛煩不得眠。若劇者。必反覆顛倒。心中懊憹。卮子豉湯治之。因其虛。故不用大黃。有寒毒故也。卮子雖寒而無毒。治胃中熱氣。既亡血亡津液。腑臟無潤養。內生虛熱。非此物不可。

去也。又治心經留熱，小便赤澀，用去皮卮子火煨、大黄、連翹、炙甘草等分，末之，水煎三錢服，无不利也。【頌曰】張仲景及古今名醫治發黄，皆用卮子、茵蔯、甘草、香豉四物作湯飲。又治大病後勞復，皆用卮子、鼠矢等湯，利小便而愈。其方極多，不可悉載。

【附方】舊十，新十七。

鼻中衄血 山卮子燒灰吹之。屢用有效。黎居士易簡方。

小便不通 卮子仁十四箇，獨頭蒜一箇，滄鹽少許，搗貼臍及囊，良久即通。普濟方。

血淋澀痛 生山卮子末、滑石等分，葱湯下。經驗良方。

下利鮮血 卮子仁燒灰，水服一錢匕。食療本草。

酒毒下血 老山卮子仁焙研，每新汲水服一錢匕。聖惠方。

熱毒血痢 卮子十四枚，去皮搗末，蜜丸梧子大。每服三丸，日三服，大效。亦可水煎服。肘后方。

臨產下痢 卮子燒研，空心熱酒服一匙。甚者不過五服。勝金方。

婦人胎腫 屬濕熱。山卮子一合，炒研。每服二三錢，米飲下。丸服亦可。丹溪方。

熱水腫疾 山卮子仁炒研，米飲服三錢。若上焦熱者，連殼用。丹溪纂要。

霍亂轉筋 心腹脹滿，未得吐下。卮子二七枚，燒研，熟酒服之，立愈。肘后方。

冷熱腹痛 疞刺，不思飲食。山卮子、川烏頭等分，生研為末，酒糊丸如梧子大。每服十五丸，生薑湯下。小腹痛，茴香湯下。博濟方。

胃脘火痛 大山卮子七枚或九枚，炒焦，水一盞，煎七分，入生薑汁飲之，立止。復發者必不效，用玄明粉一錢服，立止。丹溪纂要。○

五臟諸氣 益少陰血。用卮子炒黑研末，生薑同煎，飲之甚捷。丹溪纂要。

五尸疰病 衝發心脇刺痛，纏綿无時。卮子三七枚，燒末水服。肘后方。

熱病食復 及交接后發動，欲死，不能語。卮子三十枚，水三升，煎一升，服。令微汗。梅師方。

小兒狂躁 蓄熱在下，身熱狂躁，昏迷不食。卮子仁七枚，豆豉五錢，水一盞，煎七分，服之。或吐或不吐，立效。閻孝忠集效方。

盤腸釣氣 越桃仁半兩，草烏頭少許，同炒過，去草烏，入白芷一錢，為末。每服半錢，茴香、葱白酒下。普濟方。

赤眼腸秘 山卮子七箇，鑽孔煨熟，水一升，煎半升，去滓，入大黄末三錢，温服。普濟方。

吃飯直出 卮子二十箇，微炒去皮，水煎服。怪證奇方。

風痰頭痛 不可忍。卮子末和蜜，濃傅舌上，吐即止。兵部手集。

鼻上酒皶 卮子炒研，黄蠟和丸彈子大。每服一丸，嚼細茶下，日二服。忌酒麪煎炙。許學士本事方。

火焰丹毒 卮子搗和水塗之。梅師方。

火瘡未起 卮子仁燒研，麻油和，封之。已成，瘡燒白糖灰粉之。千金方。

眉中練癬 卮子燒研，和油傅之。保幼大全。

折傷腫痛 卮子、白麪同搗，塗之甚效。集簡方。

猘犬咬傷 卮子皮燒研，石硫黄等分，為末，傅之。日三。梅師方。

湯盪火燒 卮子末和雞子清濃掃之。救急方。

花【主治】悅顏色。千金翼面膏用之。時珍

【附錄】**木戟** 【別錄】有名未用曰：生山中，葉如卮子。味辛温，無毒。主痃癖氣在臟腑。

酸棗 本經上品

【釋名】樲爾雅 **山棗**

【集解】別錄曰：酸棗生河東川澤。八月采實，陰乾，四十日成。【弘景曰】今出東山間，云即山棗樹。子似武昌棗而味極酸。東人噉之以醒睡，與經文療不得眠正相反。【恭曰】此即樲棗也。樹大如大棗，實无常形，但大棗中味酸者是。今醫以棘實為酸棗，大誤矣。【藏器曰】酸棗既是大棗中之酸，此即是真棗，何復名酸？既名酸，又云小？今棗中酸者未必即小，小者未必即酸。惟嵩陽子云：余家于滑臺，今酸棗縣即滑之屬邑也。其樹高數丈，經圍一二尺，木理極細，堅而且重，可為車軸及匙筯等。其樹皮亦

細而硬。文似蛇鱗。其棗圓小而味酸。其核微圓而仁稍長。色赤如丹。此醫之所重。居人不易得。今市人賣者，皆棘子也。又云：山棗樹如棘，其子如生棗，其核如骨，其肉酸滑好食，山人以當果。〔頌曰〕今近汴洛及西北州郡皆有之，野生多在坡坂及城壘間。似棗木而皮細，其木心赤色，莖葉俱青，花似棗花。八月結實，紫紅色，似棗而圓小味酸。當月采實取核中仁。孟子曰：養其樲棘。是也。嵩陽子言：酸棗縣所出爲真，今之貨者皆是棘實，用者尤宜詳揀。〔志曰〕酸棗即棘實，更非他物。若云是大棗味酸者全非也。酸棗小而圓，其核中仁微扁；其大棗仁大而長，不相類也。〔宗奭曰〕天下皆有之，但以土產宜與不宜爾。嵩陽子言酸棗木高大，今貨者皆棘子。此說未盡。蓋不知小則爲棘，大則爲酸棗。平地則易長，居崖塹則難生。故棘多生崖塹上，久不樵則成幹，人方呼爲酸棗，更不言棘，其實一本也。此物纔及三尺，便開花結子。但科小者氣味薄，木大者氣味厚。今陝西臨潼山野所出亦好，乃土地所宜也。後有白棘條，乃酸棗未長大時枝上刺也。及至長成，其實大，其刺亦少。故棗取大，木棘取小，科不必強分別焉。

酸棗〔**氣味**〕**酸，平，無毒。**〔宗奭曰〕微熱。〔時珍曰〕仁味甘，氣平。〔斆曰〕用仁，以葉拌蒸半日，去皮尖。〔之才曰〕惡防己。

〔**主治**〕**心腹寒熱，邪結氣聚，四肢酸痛濕痹。久服安五臟，輕身延年。**本經 **煩心不得眠，臍上下痛，血轉久泄，虛汗煩渴，補中益肝氣，堅筋骨，助陰氣，能令人肥健。**別錄 **筋骨風，炒仁研湯服。**甄權

〔**發明**〕〔恭曰〕本經用實療不得眠，不言用仁。今方皆用仁。補中益肝，堅筋骨，助陰氣，皆酸棗仁之功也。〔宗奭曰〕酸棗經不言用仁，而今天下皆用之。〔志曰〕按五代史後唐刊石藥驗云：酸棗仁，睡多生使，不得睡炒熟。陶云食之醒睡，而經云療不得眠。蓋其子肉味酸，食之使不思睡；核中仁服之，療不得眠。正如麻黃發汗，根節止汗也。〔時珍曰〕酸棗實味酸性收，故主肝病，寒熱結氣，酸痹久泄，臍下滿痛之症。其仁甘而潤，故熟用療膽虛不得眠，煩渴虛汗之證；生用療膽熱好眠。皆足厥陰少陽藥也。今人專以爲心家藥，殊昧此理。

〔**附方**〕舊五，新二。

膽風沉睡　膽風毒氣，虛實不調，昏沉多睡。用酸棗仁一兩，生用，全挺蠟茶二兩，以生薑汁塗，炙微焦，爲散。每服二錢，水七分，煎六分，溫服。簡要濟眾方

膽虛不眠　心多驚悸。用酸棗仁一兩，炒香，搗爲散。每服二錢，竹葉湯調下。○和劑局方：加人參一兩，辰砂半兩，乳香二錢半，煉蜜丸服。

振悸不眠　胡洽方酸棗仁湯：用酸棗仁二升，茯苓、白朮、人參、甘草各二兩，生薑六兩，水八升，煮三升，分服。圖經

虛煩不眠　深師方酸棗仁湯：用酸棗仁二升，蝭母、乾薑、茯苓、芎藭各二兩，甘草炙一兩，以水一斗，先煮棗仁，減三升，乃同煮取三升，分服。圖經本草

骨蒸不眠　心煩。用酸棗仁一兩，水二盞研絞取汁，下粳米二合煮粥，候熟，下地黃汁一合再煮，勻食。○太平聖惠方

睡中汗出　酸棗仁、人參、茯苓等分，爲末。每服一錢，米飲下。簡便方

刺入肉中　酸棗核燒末，水服，立出。外臺祕要

白棘

本經中品

〔**校正**〕併入別錄棘刺花。

〔**釋名**〕**棘刺**別錄 **棘鍼**別錄 **赤龍爪**綱目 **花名刺原**別錄 **菥蓂**別錄 **馬朐**音劬〔時珍曰〕獨生而高者爲棗，列生而低者爲棘。故重朿爲棗，平朿爲棘，二物觀名即可辨矣。朿即刺字。菥蓂與大薺同名，非一物也。

〔**集解**〕〔別錄曰〕白棘生雍州川谷。棘刺花生道旁，冬至後一百二十日采之。四月采實。〔當之曰〕白

棘是酸棗樹鍼。今人用天虋冬苗代之。非眞也。〔恭曰〕棘有赤白二種。白棘莖白如粉。子葉與赤棘同。棘中時復有之。亦爲難得。其棘當用白者爲佳。然刺有鈎直二種。直者宜入補益。鈎者宜療瘡腫。花即其花。更無別物。天虋冬一名顛棘。南人以代棘鍼。非矣。〔保昇曰〕棘有赤白二種。切韻云。棘小棗也。田野間皆有之。叢高三二尺。花葉莖實俱似棗也。〔宗奭曰〕本文白棘一名棘鍼棘刺。如此分明。諸家强生疑惑。今所取之白棘。乃是肥盛紫色枝自有皺薄白膜先剝起者。故白棘取白之義。不過如此。

白棘〔氣味〕**辛寒無毒**〔主治〕**心腹痛。癰腫潰膿。止痛。決刺結。**本經 **療丈夫虛損陰痿。精自出。補腎氣。益精髓。棗鍼瘵腰痛喉痹不通。**別錄

〔附方〕舊五新七

小便尿血 棘刺三升。水五升。煮二升。分三服。外臺祕要

腹脇刺痛 因腎臟虛冷。不可忍者。棘鍼鈎子一合。焙檳榔二錢半。水一盞。煎五分。入好酒半盞。更煎三五沸。分二服。聖驗方

頭風疼痛 倒鈎棘鍼四十九箇。燒存性。丁香一箇。麝香一皁子。爲末。隨左右嗃鼻。聖惠方

眼睫拳毛 赤龍爪。倒鈎棘也。一百二十箇。地龍二條。木賊一百二十節。木鼈子仁二箇。炒爲末。摘去睫毛。每日以此嗃鼻三五次。普濟方

齲齒腐朽 棘鍼二百枚。即棗樹刺朽落地者。水三升。煮一升。含漱。○或燒瀝日塗之。後傅雄黃末。即愈。外臺祕要

小兒喉痹 棘鍼燒灰。水服半錢。聖惠方

小兒口噤 驚風不乳。白棘燒灰。水服一錢。聖惠方

小兒丹腫 水煮棘根汁洗之。千金方

癰疽痔漏 方同上。

疔瘡惡毒 棘鍼倒鈎爛者三枚。丁香七枚。同入瓶燒存性。以月內孩子糞和塗。日三上之。○又方。曲頭棘刺三百枚。陳橘皮二兩。水五升。煎一升半。分服。○聖惠方

諸腫有膿 棘鍼燒灰。水服一錢。一夜頭出。千金方

小兒諸疳 棘鍼瓜蒂等分。爲末。吹入鼻中。日三次。○聖惠方

枝〔主治〕**燒油塗髮。解垢膩。**宗奭

棘刺花 別錄〔氣味〕**苦平無毒**〔主治〕**金瘡內漏**別錄

實〔主治〕**心腹痿痹。除熱。利小便。**別錄

葉〔主治〕**脛臁瘡。擣傅之亦可。曬研。麻油調傅。**時珍

蕤核 蕤儒誰切。○本經上品

〔釋名〕**白桵** 音蕤〔時珍曰〕爾雅棫白桵即此也。其花實蕤蕤下垂。故謂之桵。後人作蕤。柞木亦名棫。而物異。

〔集解〕〔別錄曰〕蕤核生函谷川谷及巴西〔弘景曰〕今出彭城。大如烏豆。形圓而扁。有文理。狀似胡桃核。今人皆合殼用。此應破取仁秤之〔保昇曰〕今出雍州。樹生。葉細似枸杞而狹長。花白。子附莖生。紫赤色。大如五味子。莖多細刺。五月六月熟。采實日乾〔頌曰〕今河東并州亦有之。木高五七尺。莖間有刺〔時珍曰〕郭璞云。白桵小木也。叢生有刺。實如耳璫。紫赤可食。即此也。

仁〔脩治〕〔斅曰〕凡使蕤核仁。以湯浸去皮尖。擘作兩片。每四兩用芒消一兩。木通甘草七兩。同水煮一伏時。取仁研膏入藥。

〔氣味〕**甘溫無毒**〔別錄曰〕微寒〔普曰〕神農雷公甘無毒。生平地。八月采之。

〔主治〕**心腹邪熱結氣。明目目赤痛傷淚出。目腫眥爛。久服輕身益氣不飢。**本經 **强志。明耳目。**吳普 **破心下結痰**

痞氣。齆鼻。別錄 治鼻衄。甄權 生治足睡。熱治不眠。藏器

〔發明〕弘景曰醫方惟以療眼。仙經以合守中丸也。頌曰按劉禹錫傳信方所著治眼法最奇。云眼風癢。或生翳。或赤眥。一切皆主之。宣州黃連末。蕤核仁去皮研膏等分。和勻。取無蚛乾棗二枚。割下頭去核。以二物填滿。卻以割下頭合定。用少薄綿裹之。大茶盤盛。于銀器中。文武火煎取一雞子大。以綿濾。罐收點眼。萬萬不失。前後試驗數十人皆應。今醫家亦多用得效也。

〔附方〕新七 春雪膏 治肝虛風熱上攻。眼目昏暗。癢痛隱澀。赤腫羞明。不能遠視。迎風有淚。多見黑花。用蕤仁去皮。壓去油二兩。腦子二錢半。研勻。生蜜六錢和收。點眼。和劑局方

百點膏 治一切眼疾。蕤仁去油三錢。甘草防風各六錢。黃連五錢。以三味熬取濃汁。次下蕤仁膏。日點。孫氏集效方

撥雲膏 取下翳膜。蕤仁去油五分。青鹽一分。豬胰子五錢。共搗二千下。如泥。罐收點之。○又方。蕤仁一兩去油。入白蓬砂一錢。麝香二分。研勻收之。去翳妙不可言。

飛血眼 蕤仁一兩去皮。細辛半兩。苦竹葉三握洗。水二升煎一升。濾汁頻溫洗之。聖濟總錄

赤爛眼 近效一方用蕤仁四十九箇去皮。胡粉煅如金色一雞子大。研勻。入酥一杏仁許。龍腦三豆許。研勻。油紙裹收。每以麻子許塗大小眥上。頻用取效。○經驗良方。用蕤仁杏仁各一兩去皮研勻。入膩粉少許為丸。每用熱湯化洗。

山茱萸 本經中品

〔釋名〕蜀酸棗 本經 肉棗 綱目 魃實 別錄 雞足 吳普 鼠矢 吳普 宗奭曰山茱萸與吳茱萸甚不相類。治療大不同。未審何緣命此名也。時珍曰又本經一名蜀酸棗。今人呼為肉棗。皆象形也。

〔集解〕別錄曰山茱萸生漢中山谷及琅琊宛句東海承縣。九月十月采實。陰乾。頌曰葉如梅有刺。二月開花如杏。四月實如酸棗。赤色。五月采實。弘景曰出近道諸山中大樹。子初熟未乾赤色。如胡頹子。亦可噉。既乾皮甚薄。當合核用也。頌曰今海州兗州亦有之。木高丈餘。葉似榆。花白色。雷斆炮炙論言一種雀兒蘇。真相似。只是核八棱。不入藥用。時珍曰雀兒蘇即胡頹子也。

實

〔脩治〕斆曰凡使以酒潤去核。取皮一斤。只取四兩已來。緩火熬乾方用。能壯元氣。秘精。其核能滑精。不可服。

〔氣味〕酸平無毒 別錄曰微溫。普曰神農黃帝雷公扁鵲酸無毒。岐伯辛。權曰鹹辛大熱。好古曰陽中之陰。入足厥陰少陰經氣分。之才曰蓼實為之使。惡桔梗防風防己。

〔主治〕心下邪氣寒熱。溫中。逐寒濕痹。去三蟲。久服輕身。本經 腸胃風邪。寒熱疝瘕。頭風風氣去來。鼻塞目黃。耳聾面皰。下氣出汗。強陰益精。安五臟。通九竅。止小便利。久服明目。強力長年。別錄 治腦骨痛。療耳鳴。補腎氣。興陽道。堅陰莖。添精髓。止老人尿不節。治面上瘡。能發汗。止月水不定。甄權 煖腰膝。助水臟。除一切風。逐一切氣。破癥結。治酒皶。大明 溫肝。元素

〔發明〕好古曰滑則氣脫。澀劑所以收之。山茱萸止小便利。秘精氣。取其味酸澀以收滑也。仲景八味丸用之為君。其性味可知矣。

〔附方〕新一 草還丹 益元陽。補元氣。固元精。壯元神。乃延年續嗣之至藥也。山茱萸酒浸

取肉一斤，破故紙酒浸焙乾半斤，當歸四兩，麝香一錢，爲末，煉蜜丸梧子大。每服八十一丸，臨臥鹽酒下。吳旻扶壽方

胡頹子 拾遺

〔**釋名**〕**蒲頹子**綱目 **盧都子**綱目 **雀兒酥**炮炙 **半含春**綱目 **黃婆嬭**

〔時珍曰〕陶弘景注山茱萸及櫻桃，皆言似胡頹子，凌冬不凋，亦應益人。陳藏器又於山茱萸下詳註之。別无識者。今考訪之，即雷斆炮炙論所謂雀兒酥也。雀兒喜食之。越人呼爲蒲頹子。南人呼爲盧都子。吳人呼爲半含春，言早熟也。襄漢人呼爲黃婆嬭，象乳頭也。劉績霏雪錄言安南有小果，紅色，名盧都子。則盧都乃蠻語也。

〔**集解**〕藏器曰：胡頹子生平林間，樹高丈餘，冬不凋，葉陰白，冬花，春熟最早，小兒食之當果。又有一種大相似，冬凋春實夏熟，人呼爲木半夏，无別功效。〔時珍曰〕胡頹即盧都子也。其樹高六七尺，其枝柔軟如蔓，其葉微似棠梨，長狹而尖，面青背白，俱有細點如星，老則星起如麩，經冬不凋。春前生花朵如丁香，蒂極細，倒垂，正月乃敷白花。結實小長，儼如山茱萸，上亦有細星斑點，生青熟紅，立夏前采食，酸濇。核亦如山茱萸，但有八棱，軟而不堅。核內白綿如絲，中有小仁。其木半夏樹葉花實及星斑氣味，並與盧都同，但枝強硬，葉微團而有尖，其實團如櫻桃而不長爲異耳。立夏後始熟，故吳楚人呼爲四月子，亦曰野櫻桃。其核亦八棱，大抵是一類二種也。

子〔**氣味**〕**酸，平，無毒**。弘景曰：寒熱病不可用。〔**主治**〕**止水痢**。藏器

根〔**氣味**〕同子。〔**主治**〕**煎湯洗惡瘡疥并犬馬瘑瘡**。藏器 **吐血不止，煎水飲之。喉痺痛塞，煎酒灌之，皆效**。時珍

葉〔**氣味**〕同子。〔**主治**〕**肺虛短氣喘欬劇者，取葉焙研，米飲服二錢**。時珍

〔**發明**〕時珍曰：蒲頹葉治喘欬方，出中藏經，云甚者亦效如神。云有人患喘三十年，服之頓愈。甚者服藥後，胸上生小瘾㾖作癢，則瘥也。虛甚加人參等分。名清肺散。大抵皆取其酸濇收斂肺氣耗散之功耳。

金櫻子 蜀本草

〔**釋名**〕**刺梨子**開寶 **山石榴**綱目 **山雞頭子**

〔時珍曰〕金櫻當作金罌，謂其子形如黃罌也。石榴、雞頭皆象形。又杜鵑花小葉者亦名山石榴，非一物也。〔斆曰〕林檎何裏子亦曰金櫻子，與此同名而異物。

〔**集解**〕韓保昇曰：金櫻子在處有之。花白，子形似榲而小，色黃，有刺。方術多用之。〔頌曰〕今南中州郡多有，而以江西、劍南、嶺外者爲勝。叢生郊野中，大類薔薇，有刺。四月開白花，夏秋結實，亦有刺，黃赤色，形似小石榴。十一月、十二月采。江南、蜀中人熬作煎，酒服，云補治有殊效。宜州所供云本草謂之營實。今校之，與營實殊別也。〔時珍曰〕山林間甚多。花最白膩。其實大如指頭，狀如石榴而長。其核細碎而有白毛，如營實之核，而味甚濇。

子〔**氣味**〕**酸，濇，平，無毒**。〔**主治**〕**脾泄下痢，止小便利，濇精氣。久服令人耐寒輕身**。蜀本

〔**發明**〕〔頌曰〕洪州、昌州皆煮其子作煎，寄饋人。服食家用煎和雞頭實粉爲丸服，名水陸丹，益氣補眞最佳。〔慎微曰〕沈存中筆談云：金櫻子止遺泄，取其溫且濇也。世人待紅熟時取汁熬膏，味甘，全

斷。澁味都失本性。大誤也。惟當取半黃者乾搗末用之。〔宗奭曰〕九月十月霜熟時采用。不爾反令人利。〔震亨曰〕經絡隧道以通暢爲平和。而味者取澁性爲快。熬金櫻爲煎。食之自作不靖。咎將誰執。〔時珍曰〕无故而服之。以取快慾則不可。若精氣不固者服之。何咎之有。

【附方】舊一新二。

金櫻子煎 霜後用竹夾子摘取。入木臼中杵去刺。擘去核。以水淘洗過。搗爛。入大鍋水煎。不得絕火。煎減半。濾過。仍煎似稀餳。每服一匙。用煖酒一盞調服。活血駐顏。其功不可備述。○孫眞人食忌。

補血益精 金櫻子即山石榴。去刺及子。焙四兩。縮砂二兩。爲末。煉蜜和丸梧子大。每服五十丸。空心溫酒服。奇效良方。

久痢不止 嚴緊絕妙方。罌粟殼醋炒。金櫻花葉及子等分。爲末。蜜丸芡子大。每服五七丸。陳皮煎湯化下。普濟方。

花【氣味】同子。【主治】止冷熱痢。殺寸白蟲。和鐵粉研勻。拔白髮塗之。卽生黑者。亦可染鬚。大明

葉【主治】癰腫。嫩葉研爛。入少鹽塗之。留頭洩氣。又金瘡出血。五月五日采。同桑葉苎葉等分。陰乾研末傅之。血止口合。名軍中一捻金。時珍

東行根【氣味】同子。【主治】寸白蟲。剉二兩。入糯米三十粒。水二升。煎五合。空心服。須臾瀉下神驗。其皮炒用。止瀉血及崩中帶下。大明 止滑痢。煎醋服。化骨硬。時珍

郁李 本經下品

【釋名】**薁李** 詩疏 **鬱李** **車下李** 別錄 **爵李** 本經 **雀梅** 詩疏 **常棣** 〔時珍曰〕郁。山海經作栯。馥郁也。花實俱香。故以名之。陸機詩疏作薁字。非也。爾雅常棣卽此。或以爲唐棣。誤矣。唐棣乃夫移。白楊之類也。

【集解】〔別錄曰〕郁李生高山川谷及丘陵上。五月六月采根。〔弘景曰〕山野處處有之。子熟赤色。亦可噉。〔保昇曰〕樹高五六尺。葉花及樹並似麥李。惟子小若櫻桃。甘酸而香。有少澁味也。〔禹錫曰〕按郭璞云。常棣生山中。子如櫻桃。可食。詩小雅云。常棣之華。鄂不韡韡。陸機注云。白棣樹也。如李而小。正白。今官園種之。一名薁李。又有赤棣樹。亦似白棣。葉如刺榆葉而微圓。子正赤。如郁李而小。五月始熟。關西天水隴西多有之。〔宗奭曰〕郁李子如御李子。紅熟堪啗。微澁。亦可蜜煎。陝西甚多。〔時珍曰〕其花粉紅色。實如小李。〔頌曰〕今汴洛人家園圃植一種枝莖作長條。花極繁密而多葉者。亦謂之郁李。不堪入藥。

核仁【修治】〔斅曰〕先以湯浸去皮尖。用生蜜浸一宿。漉出陰乾。研如膏用之。

【氣味】酸。平。無毒。〔權曰〕苦辛。〔元素曰〕辛苦。陰中之陽。脾經氣分藥也。

【主治】大腹水腫。面目四肢浮腫。利小便水道。本經 腸中結氣。關格不通。甄權 泄五臟膀胱急痛。宣腰胯冷膿。消宿食下氣。大明 破癖氣。下四肢水。酒服四十九粒。能瀉結氣。孟詵 破血潤燥。元素 專治大腸氣滯。燥澁不通。李杲 研和龍腦。點赤眼。宗奭

【發明】〔時珍曰〕郁李仁甘苦而潤。其性降。故能下氣利水。按宋史錢乙傳云。一乳婦因悸而病。既

愈目張不得瞑。乙曰：煮郁李酒飲之，使醉即愈。所以然者，目系內連肝膽，恐則氣結，膽橫不下。郁李能去結，隨酒入膽，結去膽下，則目能瞑矣。此蓋得肯綮之妙者也。〔頌曰〕必效方療癖，取車下李仁，湯潤去皮及並仁者，與乾麪相拌，搗如餅。若乾，入水少許，作麪餅，大一如病人掌，爲二餅。微炙使黃，勿令至熟，空腹食一餅。當快利。如不利，更食一餅，或飲熱米湯，以利爲度。利不止，以醋飯止之。利後當虛，若病未盡，一二日量力更進一服，以病盡爲限。不得食酪及牛馬肉等。累試神驗。但須量病輕重，以意加減。小兒亦可用。

〔附方〕舊四　新二

小兒多熱　熟湯研郁李仁如杏酪，一日服二合。姚和衆至寶方

小兒閉結　襁褓小兒，大小便不通，并驚熱痰實，欲得溏動者。大黃酒浸炒、郁李仁去皮研各一錢，滑石末一兩，搗和丸黍米大。二歲小兒三丸，量人加減，白湯下。錢乙直訣

腫滿氣急不得臥。用郁李仁一大合，搗末和麪作餅，喫入口即大便通，泄氣便愈。楊氏產乳

脚氣浮腫心腹滿，大小便不通，氣急喘息者。郁李仁十二分，搗爛，水研絞汁，薏苡搗如粟大三合，同煮粥食之。韋宙獨行方

卒心痛刺　郁李仁三七枚，嚼爛，以新汲水或溫湯下。須臾痛止，却呷薄荷鹽湯。姚和衆至寶方

皮膚血汗　郁李仁去皮研一錢，鵝梨搗汁調下。聖濟總録

根〔氣味〕酸，涼，無毒。〔主治〕齒齗腫，齲齒，堅齒。本經　去白蟲。別錄　治風蟲牙痛，濃煎含漱。治小兒身熱，作湯浴之。大明　宣結氣，破積聚。甄權

鼠李 本經下品

〔釋名〕**楮李**錢氏　**鼠梓**別錄　**山李子**圖經　**牛李**別錄　**皁李**蘇恭　**趙李**蘇恭　**牛皁子**綱目　**烏槎子**綱目　**烏巢子**圖經　**椑**音卑。〔時珍曰〕鼠李方音亦作楮李，未詳名義。可以染綠，故俗稱皁李及烏巢。巢、槎、趙，皆皁子之音訛也。一種苦楸，亦名鼠梓，與此不同。見梓下。

〔集解〕〔別錄曰〕鼠李生田野，采無時。〔頌曰〕即烏巢子也。今蜀川多有之。枝葉如李，其實若五味子，色瑿黑，其汁紫色，熟時采，日乾用。皮采無時。〔宗奭曰〕即牛李也。木高七八尺，葉如李，但狹而不澤。子於條上四邊生，生時青，熟則紫黑色。至秋葉落，子尚在枝。是處皆有，今關陝及湖南江南北甚多。〔時珍曰〕生道路邊。其實附枝如穗。人采其嫩者，取汁刷染綠色。

子〔氣味〕苦，涼，微毒。〔主治〕**寒熱瘰癧瘡。**本經　**水腫腹脹滿。**大明　**下血及碎肉，除疝瘕積冷，九蒸酒漬，服三合，日再服。又搗傅牛馬六畜瘡中生蟲。**蘇恭　**痘瘡黑陷及疥癬有蟲。**時珍

〔發明〕〔時珍曰〕牛李治痘瘡黑陷及出不快，或觸穢氣黑陷。古昔無知之者，惟錢乙小兒直訣必勝膏用之。云牛李子即鼠李子，九月後采黑熟者，入砂盆擂爛，生絹捩汁，用銀石器熬成膏，瓷瓶收貯，常令透風。每服一皁子大，煎桃膠湯化下。如人行二十里，再進一服。其瘡自然紅活。入麝香少許尤妙。如無生者，以乾者爲末，水熬成膏。又九籥衛生方亦云：痘瘡黑陷者，用牛李子一兩炒研，桃膠半兩，每服一錢，水七分，煎四分，溫服。

〔附方〕新二

諸瘡寒熱毒痹，及六畜蟲瘡。鼠李生搗傅之。聖惠方

齒䘌腫

痛。牛李煮汁，空腹飲一盞。仍頻含漱。聖濟錄

皮

【氣味】苦，微寒，無毒。〔恭曰〕皮、子俱有小毒。忌鐵。

【主治】身皮熱毒。別錄　風痹。大明　諸瘡寒熱。蘇恭　口疳䘌齒及疳蟲蝕人脊骨者，煮濃汁灌之，神良。孟詵

【發明】〔頌曰〕劉禹錫傳信方：治大人口中疳瘡發背，萬不失一。用山李子根（一名牛李子）、薔薇根，野外者，各細切五升，水五大斗，煎半日，汁濃，即于銀銅器中盛之，重湯煎至一二升，待稠，瓷瓶收貯。每少少含嚥，必瘥。忌醬、醋、油、膩、熱麪及肉。如發背，以帛塗貼之，神效。襄州軍事柳崖妻竇氏，患口疳十五年，齒盡落，斷不可近，用此而愈。

女貞 本經上品

【釋名】貞女山海經　冬青綱目　蠟樹〔時珍曰〕此木凌冬青翠，有貞守之操，故以貞女狀之。琴操載魯有處女見女貞木而作歌者，即此也。蘇頲頌序云：女貞之木，一名冬青，負霜葱翠，振柯凌風。故清士欽其質，而貞女慕其名，是矣。別有冬青與此同名，今方書所用冬青，皆此女貞也。近時以放蠟蟲，故俗呼爲蠟樹。

【集解】〔別錄曰〕女貞實生武陵川谷。立冬采。〔弘景曰〕諸處時有。葉茂盛，凌冬不凋。皮青肉白，與秦皮爲表裏。其樹以冬生可愛，仙方亦服食之。俗方不復用，人無識者。〔恭曰〕女貞葉似冬青樹及枸骨，其實九月熟，黑似牛李子。陶言與秦皮爲表裏，誤矣。秦皮葉細冬枯，貞葉大冬茂，殊非類也。〔頌曰〕女貞處處有之。山海經云：泰山多貞木，是也。其葉似枸骨及冬青，木凌冬不凋。五月開細花，青白色。九月實成，似牛李子。或云即今冬青樹也。而冬青木肌理白，文如象齒，實亦治病。嶺南一種女貞，花極繁茂而深紅色，與此殊異，不聞入藥。〔時珍曰〕女貞、冬青、枸骨三樹也。女貞即今俗呼蠟樹者，冬青即今俗呼凍青樹者，枸骨即今俗呼貓兒刺者。東人因女貞茂盛，亦呼爲冬青，與冬青同名異物，蓋一類二種爾。二種皆因子自生，最易長。其葉厚而柔長，綠色，面青背淡。女貞葉長者四五寸，子黑色；凍青葉微團，子紅色，爲異。其花皆繁，子並纍纍滿樹，冬月鸜鵒喜食之，木肌皆白膩。今人不知女貞，但呼爲蠟樹。立夏前後取蠟蟲之種子，裹置枝上，半月其蟲化出，延緣枝上，造成白蠟，民間大獲其利。詳見蟲部白蠟下。枸骨詳本條。

實

【氣味】苦，平，無毒。〔時珍曰〕溫。

【主治】補中，安五臟，養精神，除百病。久服肥健，輕身不老。本經　强陰，健腰膝，變白髮，明目。時珍

【發明】〔時珍曰〕女貞實乃上品無毒妙藥，而古方罕知用者，何哉？典術云：女貞木乃少陰之精，故冬不落葉。觀此，則其益腎之功，尤可推矣。世傳女貞丹方云：女貞實即冬青樹子，去梗葉，酒浸一日夜，布袋擦去皮，曬乾爲末。待旱蓮草出多，取數石，搗汁熬濃，和丸梧子大。每夜酒送百丸。不旬日間，膂力加倍，老者即不夜起。又能變白髮爲黑色，强腰膝，起陰氣。

【附方】新二。

虛損百病：久服髮白再黑，返老還童。用女貞實十月上巳日收，陰乾，用時以酒浸一日，蒸透曬乾，一斤四兩；旱蓮草五月收，陰乾，十兩，爲末；桑椹子三月收，陰乾，十兩，爲末。煉蜜丸如梧子大。每服七八十丸，淡鹽湯下。若四月收桑椹，搗汁和藥；七月收旱蓮，搗汁和藥，即不用蜜矣。簡便方

風熱赤眼：冬青子不以多少，搗汁熬膏，淨瓶收固，埋地中七日，每用點眼。濟急仙方

葉【氣味】微苦，平，無毒。【主治】除風散血。消腫定痛。治頭目昏痛。諸惡瘡腫。胻瘡潰爛。久者以水煮乘熱貼之。頻頻換易。米醋煮亦可。口舌生瘡。舌腫脹出。搗汁含浸吐涎。時珍

【附方】新三

風熱赤眼　普濟方。用冬青葉五斗。搗汁浸新磚數片。五日掘坑。架磚于內蓋之。日久生霜。刮下。入腦子少許點之。○簡便方用雅州黃連二兩。冬青葉四兩。水浸三日夜。熬成膏收。點眼。

一切眼疾　冬青葉研爛。入朴消貼之。海上方也。普濟方

冬青　綱目

【校正】原附女貞下今分出。

【釋名】凍青　藏器曰：冬月青翠。故名冬青。江東人呼爲凍青。

【集解】藏器曰：冬青木肌白，有文，作象齒笏。其葉堪染緋。李邕云：冬青出五臺山。似椿子，赤如郁李。微酸，性熱。與此小異。當是兩種冬青。時珍曰：凍青亦女貞別種也。山中時有之。但以葉微團而子赤者爲凍青。葉長而子黑者爲女貞。按救荒本草云：凍青樹高丈許。樹似枸骨子樹而極茂盛。又葉似櫨子樹葉而小。亦似椿葉微窄。而頭頗圓。不尖。五月開細白花。結子如豆大。紅色。其嫩芽煠熟。水浸去苦味。淘洗。五味調之可食。

子及木皮【氣味】甘、苦，涼，無毒。【主治】浸酒。去風虛。補益肌膚。皮之功同。藏器

葉【主治】燒灰。入面膏。治皸瘃。滅瘢痕。殊效。蘇頌

【附方】新一

痔瘡　冬至日取凍青樹子。鹽酒浸一夜。九蒸九曬。瓶收。每日空心酒吞七十粒。臥時再服。集簡方

枸骨　綱目

【校正】原附女貞下今分出。

【釋名】貓兒刺　藏器曰：此木肌白。如狗之骨。時珍曰：葉有五刺。如貓之形。故名。又衛矛亦名枸骨。與此同名。

【集解】藏器曰：枸骨樹如杜仲。詩云：南山有枸是也。陸機詩疏云：山木也。其狀如櫨。木理白滑。可爲函板。有木蝱在葉中。卷之如子。羽化爲蝱。頌曰：多生江浙間。南人取以旋盒器。甚佳。時珍曰：狗骨樹如女貞。肌理甚白。葉長二三寸。青翠而厚硬。有五刺角。四時不凋。五月開細白花。結實如女貞及菝葜子。九月熟時。緋紅色。皮薄味甘。核有四瓣。人采其木皮煎膏。以黏鳥雀。謂之黏黐。

木皮【氣味】微苦，涼，無毒。【主治】浸酒。補腰腳令健。藏器

枝葉【氣味】同皮。【主治】燒灰淋汁或煎膏。塗白癜風。藏器

衛矛　本經中品

【釋名】鬼箭　別錄　神箭　時珍曰：劉熙釋名言齊人謂箭羽爲衛。此物幹有直羽。如箭羽。矛刃自衛之狀。故名。張揖廣雅謂之神箭。寇宗奭衍義言人家多燔之遣祟。則三名又或取此義也。

【集解】別錄曰：衛矛生霍山山谷。八月采。陰乾。普曰：葉如桃。箭如羽。正月、二月、七月采。陰乾。或生田野。弘景曰：山野處處有之。削取皮羽。入藥爲用甚稀。頌曰：今江淮州郡亦或有之。三月以後生莖。莖長四五尺許。其幹有三羽。狀如箭翎。羽葉似山茶。青色。八月、十一月、十二月采條莖。陰乾。其木亦名枸骨。宗奭曰：所在山谷皆有。平陸未嘗見也。葉絕少。其莖黃褐色。若蘗皮。三面如鋒刃。人家多燔之遣祟。方藥少用。時珍曰：鬼箭生山石間。小株成叢。春長嫩條。條上四面有羽。如箭羽。視之若三羽

爾。青葉狀似野茶，對生。味酸濇。三四月開碎花，黃綠色。結實大如冬青子。山人不識，惟樵采之。〔斅曰〕凡使勿用石茆根頭，真相似。只是上葉不同，味各別耳。

【脩治】〔斅曰〕采得只使箭頭用，拭去赤毛。以酥拌緩炒。每一兩用酥二錢半。

【氣味】苦，寒，無毒。〔普曰〕神農、黃帝：苦，無毒。〔大明曰〕甘，濇。〔權曰〕有小毒。

【主治】女子崩中下血，腹滿汗出，除邪，殺鬼毒蠱疰。本經　中惡腹痛，去白蟲，消皮膚風毒腫，令陰中解。別錄　療婦人血氣，大效。蘇恭　破陳血，能落胎，主百邪鬼魅。甄權　通月經，破癥結，止血崩帶下，殺腹臟蟲，及產後血絞腹痛。大明

【發明】〔頌曰〕古方崔氏療惡疰在心，痛不可忍，有鬼箭羽湯。姚僧坦集驗方，療卒暴心痛，忽中惡氣毒痛，大黃湯亦用之。並大方也。見外臺祕要、千金諸書中。〔時珍曰〕凡婦人產後血運，血結，血聚于胸中，或偏于少腹，或連于脇肋者，四物湯四兩，倍當歸，加鬼箭、紅花、玄胡索各一兩，為末，煎服。

【附方】新二。

產後敗血　兒枕塊硬，疼痛發厥，及新產乘虛，風寒內搏，惡露不快，臍腹堅脹。當歸散：用當歸炒、鬼箭去中心木、紅藍花各一兩。每服三錢，酒一大盞，煎七分，食前溫服。和劑局方

鬼瘧日發　鬼箭羽、鯪鯉甲燒灰二錢半，為末。每以一字，發時嗜鼻。○又法：鬼箭羽末一分，砒霜一錢，五靈脂一兩，為末。發時冷水服一錢。○並聖濟總錄

山礬　綱目

【釋名】芸香音云　椗花音定　柘花柘音鄭　瑒花音暢　春桂俗　七里香

〔時珍曰〕芸，盛多也。老子曰：夫物芸芸，是也。此物山野叢生甚多，而花繁香馥，故名。按周必大云：柘音陣，出南史。荊俗訛柘為鄭，呼為鄭礬；而江南又訛鄭為瑒也。黃庭堅云：江南野中椗花極多。野人采葉燒灰，以染紫為黝，不借礬而成。予因以易其名為山礬。

【集解】〔時珍曰〕山礬生江、淮、湖、蜀野中。樹之大者，株高丈許。其葉似巵子，葉生不對節，光澤堅強，略有齒，淩冬不凋。三月開花繁白，如雪六出，黃蕊甚芬香。結子大如椒，青黑色，熟則黃色，可食。其葉味濇，人取以染黃及收豆腐，或雜入茗中。按沈括筆談云：古人藏書辟蠹用芸香，謂之芸草，即今之七里香也。葉類豌豆，作小叢生，啜嗅之極芬香。秋間葉上微白如粉污，辟蠹殊驗。又按倉頡解詁云：芸蒿似邪蒿，可食，辟紙蠹。許慎說文云：芸似苜蓿。成公綏芸香賦云：莖類秋竹，枝象青松。郭義恭廣志有芸香膠。杜陽編云：芸香，草也，出于闐國。其香潔白如玉，入土不朽。元載造芸暉堂，以此為屑塗壁也。據此數說，則芸香非一種。沈氏指為七里香者，不知何據。所云葉類豌豆，啜嗅芬香，秋間有粉者，亦與今之七里香不相類。狀頗似烏藥葉，恐沈氏亦自臆度爾。曾端伯以七里香為玉蕊花，未知的否。

葉【氣味】酸，濇，微甘，無毒。【主治】久痢，止渴，殺蚤蠹。用三十片，同老薑三片，浸水蒸熱，洗爛弦風眼。時珍

梫木　拾遺

【集解】〔藏器曰〕梫木生江東林筤間。樹如石榴，葉細，高丈餘。四月開花，白如雪。〔時珍曰〕此木今無識者。其狀頗近山礬，恐古今稱謂不同爾。姑附其後。

【氣味】苦，平，無毒。【主治】破產後血，煮汁服之。其葉煎

汁洗瘡癬，搗研封蛇傷。藏器

南燭 宋開寶

【釋名】南天燭 圖經 南燭草木 隱訣 男續 同上 染菽 同上 猴菽 同上 草木之王 同上 惟那木 同上 牛筋 拾遺 烏飯草 日華 墨飯草 綱目 楊桐 綱目 赤者名文燭 〔時珍曰〕南燭諸名，多不可解。〔藏器曰〕取汁漬米作烏飯，食之健如牛筋，故曰牛筋。

【集解】〔藏器曰〕南燭生高山，經冬不凋。〔頌曰〕今惟江東州郡有之。株高三五尺。葉類苦楝而小，凌冬不凋。冬生紅子作穗。人家多植庭除間，俗謂之南天燭。不拘時采枝葉用。陶隱居登真隱訣載太極真人青精乾石䭀飯法云，其種是木而似草，故號南燭草木，一名男續，一名猴藥，一名猴草，一名惟那木，一名草木之王。凡有八名，名各從其邦域所稱，而正號是南燭也。生嵩高少室、抱犢、雞頭山，江左吳越至多。土人名曰猴菽，或曰染菽，粗與真名相彷彿也。此木至難長，初生三四年，狀若菘菜之屬，亦頗似巵子，二三十年乃成大株，故曰木而似草也。其子如茱萸，九月熟，酸美可食。葉不相對，似茗而圓厚，味小酢，冬夏常青。枝莖微紫，大者亦高四五丈，而甚肥脆，易摧折也。作飯之法，見穀部青精乾石䭀飯下。〔時珍曰〕南燭，吳楚山中甚多。葉似山礬，光滑而味酸濇。七月開小白花，結實如朴樹子成簇，生青，九月熟則紫色，內有細子，其味甘酸，小兒食之。按古今詩話云：即楊桐也。葉似冬青而小，臨水生者尤茂。寒食采其葉，漬水染飯，色青而光，能資陽氣。又沈括筆談云：南燭草木，本草及傳記所說，人少識者。北人多誤以烏臼為之，全非矣。今人所謂南天燭是矣。莖如蒴藋，有節，高三四尺。廬山有盈丈者。南方至多。葉微似楝而小，秋則實赤如丹。

枝葉

【氣味】苦平無毒。〔時珍曰〕酸濇。【主治】止泄除睡，強筋益氣力。久服輕身長年，令人不飢，變白卻老。藏器

【發明】〔頌曰〕孫思邈千金月令方：南燭煎，益鬚髮，駐容顏，兼補煖。三月三日采葉并蕊子，入大淨瓶中，乾盛，以童子小便浸滿瓶，固濟其口，置閑處經一周年，取開。每用一匙，溫酒調服，一日一次，極有效驗。上元寶經曰：服草木之王，氣與神通；食青燭之精，命不復殞。

【附方】舊二。一切風疾 久服輕身明目，黑髮駐顏。用南燭樹，春夏取枝葉，秋冬取根皮，細剉五斤，水五斗，慢火煎取二斗，去滓，淨鍋慢火煎如稀飴，瓷瓶盛之。每溫酒服一匙，日三服。一方入童子小便同煎。聖惠方 誤吞銅鐵 不下。用南燭根燒研，熟水調服一錢，即下。聖惠方

子

【氣味】酸甘平無毒。【主治】強筋骨，益氣力，固精駐顏。時珍

青精飯 見穀部

五加 本經上品

【釋名】五佳 綱目 五花 炮炙論 文章草 綱目 白刺 綱目 追風使 圖經 木骨 圖經 金鹽 仙經 豺漆 本經 豺節 別錄 〔時珍曰〕此藥以五葉交加者良，故名五加，又名五花。楊慎丹鉛錄作五佳，云一枝五葉者佳故也。蜀人呼為白刺。譙周巴蜀異物志名文章草，有贊云：文章作酒，能成其味，以金買草，不言其貴。是矣。本草豺漆、豺節之名，不知取何義也。〔頌曰〕蘄州人呼為木骨。吳中俗名追風使。

〔集解〕〔別錄〕曰五加皮五葉者良生漢中及冤句五月七月采莖十月采根陰乾〔弘景〕曰近道處處有之東間彌多四葉者亦好〔頌〕曰今江淮湖南州郡皆有之春生苗莖葉俱青作叢赤莖又似藤蔓高三五尺上有黑刺葉生五杈作簇者良四葉三葉者最多爲次每一葉下生一刺三四月開白花結青子至六月漸黑色根若荊根皮黃黑肉白色骨硬一說今有數種京師北地者大片類秦皮黃蘗輩平直如板而色白絕無氣味療風痛頗效餘無所用吳中乃剝野椿根皮爲五加柔韌而無味殊爲乖失今江淮所生者根類地骨皮輕脆芬香其苗莖有刺類薔薇長者至丈餘葉五出香氣如橄欖春時結實如豆粒而扁青色得霜乃紫黑俗但名爲追風使以漬酒療風乃不知其爲真五加皮也今江淮吳中往往以爲藩蘺正似薔薇金櫻輩而北間多不知用此種〔斆〕曰五加皮樹本是白楸樹其上有葉如蒲葉三花者是雄五花者是雌陽人使陰陰人使陽剝皮陰乾〔機〕曰生南地者類草故小生北地者類木故大〔時珍〕曰春月于舊枝上抽條葉山人採爲蔬茹正如枸杞生北方沙地者皆木類南方堅地者如草類也唐時惟取峽州者充貢雷氏言葉如蒲者非也

根皮 同莖

〔氣味〕**辛溫無毒** 〔之才〕曰遠志爲之使惡玄參蛇皮

〔主治〕**心腹疝氣腹痛益氣療躄小兒三歲不能行疽瘡陰蝕** 本經 **男子陰痿囊下濕小便餘瀝女人陰癢及腰脊痛兩腳疼痹風弱五緩虛羸補中益精堅筋骨强志意久服輕身耐老** 別錄 **破逐惡風血四肢不遂賊風傷人軟腳腎腰主多年瘀血在皮肌治痹濕內不足** 甄權 **明目下氣治中風骨節攣急補五勞七傷** 大明 **釀酒飲治風痹四肢攣急** 蘇頌 **作末浸酒飲治目僻眼𥈭** 雷斆 ○**葉 作蔬食去皮膚風濕** 大明

〔發明〕〔弘景〕曰煮根莖釀酒飲益人道家用此作灰煮石與地榆並有秘法〔慎微〕曰東華真人煮石經云昔有西域真人王屋山人王常云何以得長久何不食石蓄金鹽母可以得長壽何不食石用玉豉玉豉地榆也金鹽五加也皆是煮石而餌得長生之藥也昔孟綽子董士固相與言云寧得一把五加不用金玉滿車寧得一斤地榆不用明月寶珠又昔魯定公母服五加酒以致不死尸解而去張子聲楊建始王叔牙于世彥等皆服此酒而房室不絕得壽三百年亦可爲散以代湯茶王君云五加者五車星之精也水應五湖人應五德位應五方物應五車故青精入莖則有東方之液白氣入節則有西方之津赤氣入華則有南方之光玄精入根則有北方之粘黃烟入皮則有戊己之靈五神鎮生相轉育成餌之者真仙服之者反嬰〔時珍〕曰五加治風濕痿痹壯筋骨其功良深仙家所述雖若過情蓋獎辭多溢亦常理爾造酒之方用五加根皮洗淨去骨莖葉亦可以水煎汁和麴釀米酒成時時飲之亦可煮酒飲加遠志爲使更良一方加木瓜煮酒服談野翁試驗方云神仙煮酒法用五加皮地榆刮去麤皮各一斤袋盛入無灰好酒二斗中大罈封固安大鍋內文武火煮之罈上安米一合米熟爲度取出火毒以渣曬乾爲丸每旦服五十丸藥酒送下臨卧再服能去風濕壯筋骨順氣化痰添精補髓久服延年益老功難盡述王綸醫論云風病飲酒能生痰火惟五加一味浸酒日飲數盃最有益諸浸酒藥惟五加與酒相合且味美也

〔附方〕舊二新六

虛勞不足 五加皮枸杞根白皮各一斗水一石五斗煮汁七斗分取四斗浸麴一斗以三斗拌飯如常釀酒法待熟任飲 千金方

男婦腳氣 骨節皮膚腫濕

疼痛。服此進飲食。健氣力。不忘事。名五加皮丸。五加皮四兩。酒浸。遠志去心四兩。酒浸。並春秋三日。夏二日。冬四日。日乾爲末。以酒浸爲糊丸梧子大。每服四五十丸。空心溫酒下。藥酒壞。別用酒爲糊。瑞竹堂方。**小兒行遲**三歲不能行者。用此便走。五加皮五錢。牛膝木瓜二錢半。爲末。每服五分。米飲入酒二三點調服。全幼心鑑。**婦人血勞**憔悴困倦。喘滿虛煩。噏噏少氣。發熱多汗。口乾舌澀。不思飲食。名血風勞。油煎散。用五加皮牡丹皮赤芍藥當歸各一兩。爲末。每用一錢。水一盞。用青錢一文。蘸油入藥。煎七分。溫服。常服能肥婦人。太平惠民和劑局方。**五勞七傷**五月五日采五加莖。七月七日采葉。九月九日取根。治下篩。每酒服方寸匕。日三服。久服去風勞。千金。**目中息肉**五加皮不聞水聲者。搗末一升。和酒三升。浸七日。一日服二次。禁醋。二七日。徧身生瘡。是毒出。不出以生熟湯浴之。取瘡愈。千金方。**服石毒發**或熱噤。向冷地臥。五加皮二兩。水四升。煮二升半。發時便服。外臺祕要。**火竈丹毒**從兩脚起如火燒。五加根葉燒灰五兩。取煅鐵家槽中水。和塗之。○○楊氏產乳

枸杞地骨皮本經上品

【釋名】**枸檵**爾雅。音計。別錄作枸忌。**枸棘**衍義**苦杞**詩疏**甜菜**圖經**天精**抱朴**地骨**本經**地節**本經**地仙**日華**卻老**別錄**羊乳**別錄**仙人杖**別錄**西王母杖**【時珍曰】枸杞二樹名。此物棘如枸之刺。莖如杞之條。故兼名之。道書言千載枸杞。其形如犬。故得枸名。未審然否。【頌曰】仙人杖有三種。一是枸杞。一是菜類。葉似苦苣。一是枯死竹竿之黑者也。

【集解】【別錄曰】枸杞生常山平澤。及諸丘陵阪岸。【頌曰】今處處有之。春生苗葉。如石榴葉而軟薄堪食。俗呼爲甜菜。其莖幹高三五尺。作叢。六月七月生小紅紫花。隨便結紅實。形微長如棗核。其根名地骨。詩小雅云。集于苞杞。陸機詩疏云。一名苦杞。春生作羹茹微苦。其莖似莓。其子秋熟。正赤。莖葉及子服之。輕身益氣。今人相傳謂枸杞與枸棘二種相類。其實形長而枝無刺者。眞枸杞也。圓而有刺者。枸棘也。不堪入藥。馬志注溲疏條云。溲疏有刺。枸杞無刺。以此爲別。溲疏亦有巨骨之名。如枸杞之名地骨。當亦相類。用之宜辨。或云。溲疏以高大者爲別。是不然也。今枸杞極有高大者。入藥尤神良。【宗奭曰】枸杞枸棘。徒勞分別。凡杞未有無刺者。雖大至于成架。尚亦有棘。但此物小則刺多。大則刺少。正如酸棗與棘。其實一物也。【時珍曰】古者枸杞地骨取常山者爲上。其他丘陵阪岸者皆可用。後世惟取陝西者良。而又以甘州者爲絕品。今陝之蘭州靈州九原以西枸杞。並是大樹。其葉厚根粗。河西及甘州者。其子圓如櫻桃。暴乾緊小少核。乾亦紅潤甘美。味如葡萄。可作果食。異于他處者。沈存中筆談亦言。陝西極邊生者高丈餘。大可作柱。葉長數寸。無刺。根皮如厚朴。則入藥大抵以河西者爲上也。種樹書言。收子及掘根種于肥壤中。待苗生。翦爲蔬食。甚佳。

【氣味】**枸杞苦寒無毒**【別錄曰】根大寒。子微寒。無毒。冬采根。春夏采葉。秋采莖實。【權曰】枸杞甘平。子葉同。【宗奭曰】枸杞當用梗皮。地骨當用根皮。子當用紅實。其皮寒。根大寒。子微寒。今人多用其子。爲補腎藥。是未曾考竟經意。當量其虛實冷熱用之。【時珍曰】今考本經止云枸杞。不指是根莖葉子。別錄乃增根大寒子微寒字。似以枸杞爲苗。而甄氏藥性論乃云枸杞甘平。子葉皆同。似以枸杞爲根。寇氏衍義又以枸杞爲梗皮。皆是臆說。按陶弘景言枸杞根實爲服食家用。西河女子服枸杞法。根莖葉花實俱采用。則本經所列氣主治。蓋通根苗花實而言。初無分別也。後世以枸杞子爲滋補藥。地骨皮爲退熱藥。始分而二之。竊謂枸杞苗葉味苦甘而氣涼。根味甘淡氣寒。子

味甘氣平。氣味既殊。則功用當別。此後人發前人未到之處者也。【主治】枸杞。主五內邪氣。熱中消渴。周痹風溼。久服堅筋骨。輕身不老。耐寒暑。本經 下胸脇氣。客熱頭痛。補內傷大勞噓吸。强陰。利大小腸。別錄 補精氣諸不足。易顔色。變白。明目安神。令人長壽。甄權

【發明】時珍曰。此乃通指枸杞根苗花實並用之功也。其單用之功。今列于左。

苗【氣味】苦寒。權曰。甘平。時珍曰。甘涼。伏砒砂。【主治】除煩益志。補五勞七傷。壯心氣。去皮膚骨節間風。消熱毒。散瘡腫。大明 和羊肉作羹。益人。除風明目。作飲代茶。止渴。消熱煩。益陽事。解麪毒。與乳酪相惡。汁注目中。去風障赤膜昏痛。甄權 去上焦心肺客熱。時珍

地骨皮【修治】斅曰。凡使根。掘得以東流水浸。刷去土。捶去心。以熟甘草湯浸一宿。焙乾。

【氣味】苦寒。別錄曰。大寒。權曰。甘平。時珍曰。甘淡寒。杲曰。苦平寒。升也。陰也。好古曰。入足少陰手少陽經。制硫黃丹砂。【主治】細剉。拌麪煮熟。吞之。去腎家風。益精氣。甄權 去骨熱消渴。孟詵 解骨蒸肌熱消渴。風溼痹。堅筋骨。涼血。元素 治在表無定之風邪。傳尸有汗之骨蒸。李杲 瀉腎火。降肺中伏火。去胞中火。退熱。補正氣。好古 治上膈吐血。煎湯嗽口。止齒血。治骨槽風。吳瑞 治金瘡神驗。陳承 去下焦肝腎虛熱。時珍

枸杞子【修治】時珍曰。凡用揀淨枝梗。取鮮明者洗淨。酒潤一夜。搗爛入藥。

【氣味】苦寒。權曰。甘平。【主治】堅筋骨。耐老。除風。去虛勞。補精氣。孟詵 主心病嗌乾心痛。渴而引飲。腎病消中。好古 滋腎潤肺。榨油點燈。明目。時珍

【發明】弘景曰。枸杞葉作羹。小苦。俗諺云。去家千里。勿食蘿摩枸杞。此言二物補益精氣。强盛陰道也。枸杞根實。爲服食家用。其說甚美。名爲仙人之杖。遠有旨乎。頌曰。莖葉及子。服之輕身益氣。淮南枕中記載西河女子服枸杞法。正月上寅采根。二月上卯治服之。三月上辰采莖。四月上巳治服。五月上午采其葉。六月上未治服之。七月上申采花。八月上酉治服之。九月上戌采子。十月上亥治服之。十一月上子采根。十二月上丑治服之。又有花實根莖葉作煎。或單榨子汁煎膏服之者。其功並同。世傳蓬萊縣南丘村多枸杞。高者一二丈。其根盤結甚固。其鄉人多壽考。亦飲食其水土之氣使然。又潤州開元寺大井旁生枸杞。歲久。土人目爲枸杞井。云飲其水甚益人也。斅曰。其根似物形狀者爲上。時珍曰。按劉禹錫枸杞井詩云。僧房藥樹依寒井。井有清泉藥有靈。翠黛葉生籠石甃。殷紅子熟照銅瓶。枝繁本是仙人杖。根老能成瑞犬形。上品功能甘露味。還知一勺可延齡。又續仙傳云。朱孺子見溪側二花犬。逐入于枸杞叢下。掘之得根。形如二犬。烹而食之。忽覺身輕。周密浩然齋日鈔云。宋徽宗時。順州築城。得枸杞于土中。其形如獒狀。馳獻闕下。乃仙家所謂千歲枸杞。其形如犬者。據前數說。則枸杞之滋益不獨子。而根亦不止于退熱而已。但根苗子之氣味稍殊。而主治亦未必無別。蓋其苗乃天精。苦甘而涼。上焦心肺客熱者宜之。根乃地骨。甘淡而寒。下焦肝腎虛熱

者宜之。此皆三焦氣分之藥。所謂熱淫于內。瀉以甘寒也。至于子則甘平而潤。性滋而補。不能退熱。止能補腎潤肺。生精益氣。此乃平補之藥。所謂精不足者補之以味也。分而用之。則各有所主。兼而用之。則一舉兩得。世人但知用黄芩、黄連苦寒以治上焦之火。黄蘗、知母苦寒以治下焦陰火。謂之補陰降火。久服致傷元氣。而不知枸杞、地骨甘寒平補。使精氣充而邪火自退之妙。惜哉。予嘗以青蒿佐地骨退熱。屢有殊功。人所未喻者。兵部尚書劉松石諱天和。麻城人。所集保壽堂方。載地仙丹云。昔有異人赤脚張。傳此方于猗氏縣一老人。服之壽百餘。行走如飛。髮白反黑。齒落更生。陽事强健。此藥性平。常服能除邪熱。明目輕身。春采枸杞葉。名天精草。夏采花。名長生草。秋采子。名枸杞子。冬采根。名地骨皮。並陰乾。用無灰酒浸一夜。曬露四十九晝夜。取日精月華氣。待乾爲末。鍊蜜丸如彈子大。每早晚各用一丸細嚼。以隔夜百沸湯下。此藥采無刺味甜者。其有刺者服之無益。

【附方】舊十。新十九。

枸杞煎 治虚勞。退虚熱。輕身益氣。令一切癰疽永不發。用枸杞三十斤。春夏用莖葉。秋冬用根實。以水一石。煮取五斗。以滓再煮取五斗。澄清去滓。再煎取二斗。入鍋煎如餳收之。每早酒服一合。千金方。

金髓煎 枸杞子逐日摘紅熟者。不拘多少。以無灰酒浸之。蠟紙封固。勿令洩氣。兩月足。取入沙盆中擂爛。濾取汁。同浸酒入銀鍋內。慢火熬之。不住手攪。恐黏住不勻。候成膏如餳。淨瓶密收。每早温酒服二大匙。夜臥再服。百日身輕氣壯。積年不輟。可以羽化也。經驗方。

枸杞酒 外臺秘要云。補虚。去勞熱。長肌肉。益顔色。肥健人。治肝虚衝感下淚。用生枸杞子五升。擣破。絹袋盛。浸好酒二斗中。密封勿洩氣。二七日。服之任性。勿醉。○經驗方。枸杞酒。變白。耐老輕身。用枸杞子二升。十月壬癸日。面東采之。以好酒二升。瓷瓶內浸三七日。乃添生地黄汁三升。攪勻密封。至立春前三十日開瓶。每空心煖飲一盞。至立春後髭髮卻黑。勿食蕪荑、葱蒜。

四神丸 治腎經虚損。眼目昏花。或雲瞖遮睛。甘州枸杞子一斤。好酒潤透。分作四分。四兩用蜀椒一兩炒。四兩用小茴香一兩炒。四兩用脂麻一兩炒。四兩用川楝肉一兩炒。揀出枸杞。加熟地黄、白术、白茯苓各一兩。爲末。煉蜜丸。日服。瑞竹堂方。

肝虚下淚 枸杞子二升。絹袋盛。浸一斗酒中。密封三七日。飲之。龍木論。

目赤生翳 枸杞子擣汁。日點三五次。神驗。肘后方。

面䵟皯皰 枸杞子十斤。生地黄三斤。爲末。每服方寸匕。温酒下。日三服。久則童顔。聖惠方。

注夏虚病 枸杞子、五味子研細。滚水泡。封三日。代茶飲。效。攝生方。

地骨酒 壯筋骨。補精髓。延年耐老。枸杞根、生地黄、甘菊花各一斤。擣碎。以水一石。煮取汁五斗。炊糯米五斗。細麴拌勻。入甕如常封釀。待熟澄清。日飲三盞。聖濟總録。

虚勞客熱 枸杞根爲末。白湯調服。有痼疾人勿服。千金方。

骨蒸煩熱 及一切虚勞煩熱。大病後煩熱。并用地仙散。地骨皮二兩。防風一兩。甘草炙半兩。每用五錢。生薑五片。水煎服。濟生方。

熱勞如燎 地骨皮二兩。柴胡一兩。爲末。每服二錢。麥門冬湯下。聖濟總録。

虚勞苦渴 骨節煩熱。或寒。用枸杞根白皮切五升。麥門冬三升。小麥二升。水二斗。煮至麥熟。去滓。每服一升。口渴即飲。○千金方。

腎虚腰痛 枸杞根、杜仲、萆薢各一斤。好酒三斗漬之。罌中密封。鍋中煮一日。飲之任意。千金方。

吐血不止 枸杞根、子、皮爲散。水煎。日日飲之。聖濟總録。

小便出血 新地骨皮洗淨。擣自然汁。無汁則以水煎汁。每服一盞。入酒少許。食前温服。簡便方。

帶下脈數 枸杞根一斤。生地黄五斤。酒一斗。煮五升。日日服之。千金方。

天行赤眼 暴腫。地骨皮三斤。水三斗。煮三升。去滓。入鹽一兩。取二升。頻頻洗點。謝道人天竺經。

風蟲牙痛 枸杞根白皮。煎醋漱之。蟲即出。亦可煎水飲。肘后方。

口舌

糜爛 地骨皮湯。治膀胱移熱于小腸，上爲口糜，生瘡潰爛。心胃壅熱，水穀不下。用柴胡、地骨皮各三錢，水煎服之。東垣蘭室祕藏。**小兒耳疳** 生于耳後，腎疳也。地骨皮一味，煎湯洗之，仍以香油調末搽之。○高文虎蓼州閑錄。**氣瘻疳瘡** 多年不愈者。應效散，又名托裏散。用地骨皮冬月者爲末，每用紙撚蘸入瘡內，頻用自然生肉。更以米飲服二錢，一日三服。外科精義。**男子下疳** 先以漿水洗之，後搽地骨皮末，生肌止痛。衛生寶鑑。**婦人陰腫** 或生瘡。枸杞根煎水頻洗。永類方。**十三種疔** 春三月上建日采葉，名天精；夏三月上建日采枝，名枸杞；秋三月上建日采子，名却老；冬三月上建日采根，名地骨。並暴乾爲末，如不得依法采，但得一種亦可。用緋繒一片裹藥，牛黃一梧子大，及鉤棘鍼三七枚，赤小豆七粒，爲末。先于繒上鋪亂髮一雞子大，乃鋪牛黃等末，捲作團，以髮束定，熨斗中炒，令沸定，刮搗爲末。以一方寸匕，合前枸杞末二匕，空心酒服二錢半，日再服。○千金方。**癰疽惡瘡** 膿血不止。地骨皮不拘多少，洗淨，刮去粗皮，取細白穰。以粗皮同骨煎湯洗，令膿血盡，以細穰貼之，立效。有一朝士腹間病疽經歲，或以地骨皮煎湯淋洗，出血一二升。家人懼，欲止之。病者曰：疽似少快。更淋之，用五升許，血漸淡乃止。以細穰貼之，次日結痂愈。唐慎微本草。**瘭疽出汗** 着手足肩背，纍纍如赤豆。用枸杞根、葵根葉煮汁，煎如飴，隨意服之。千金方。**足趾雞眼** 作痛作瘡。地骨皮同紅花研細傅之，次日即愈。閨閣事宜。**火赫毒瘡** 此患急防毒氣入心腹。枸杞葉搗汁服，立瘥。肘后方。**目澀有翳** 枸杞葉二兩，車前葉一兩，挼汁，以桑葉裹，懸陰地一夜，取汁點之，不過三五度。○十便良方。**五勞七傷** 房事衰弱。枸杞葉半斤，切，粳米二合，豉汁和，煮作粥，日日食之，良。經驗方。**澡浴除病** 正月一日，二月二日，三月三日，四月四日，以至十二月十二日，皆用枸杞葉煎湯洗澡，令人光澤，百病不生。洞天保生錄。

溲疏 本經下品

釋名 巨骨 別錄

集解 別錄曰：溲疏生熊耳川谷及田野故丘墟地，四月采。當之曰：溲疏一名楊櫨，一名牡荊，一名空疏。皮白中空，時時有節。子似枸杞子，冬月熟，赤色，味甘苦。末代乃無識者。此非人籬垣之楊櫨也。恭曰：溲疏形似空疏，樹高丈許，白皮。其子八九月熟，赤色，似枸杞，必兩兩相對，味苦，與空疏不同。空疏即楊櫨，其子爲莢，不似溲疏。志曰：溲疏、枸杞雖則相似，然溲疏有刺，枸杞無刺，以此爲別。頌曰：溲疏亦有巨骨之名，如枸杞之名地骨，當亦相類。方書鮮用，宜細辨之。機曰：按李當之但言溲疏子似枸杞子，不曾言樹相似。馬志因其子相似，遂謂樹亦相似，以有刺無刺爲別。蘇頌又因巨骨、地骨之名，疑其相類。殊不知枸杞未嘗無刺，但小則刺多，大則刺少耳。本草中異物同名甚多，況一骨字之同耳。以此爲言，尤見穿鑿。時珍曰：汪機所斷似矣，而自亦不能的指爲何物也。

氣味 辛，寒，無毒。別錄曰：苦，微寒。之才曰：漏蘆爲之使。

主治 皮膚中熱，除邪氣，止遺溺，利水道。本經 除胃中熱，下氣，可作浴湯。別錄 ○時珍曰：按孫真人千金方，治婦人下焦三十六疾，承澤丸中用之。

楊櫨 唐本草

集解 恭曰：楊櫨一名空疏，所在皆有，生籬垣間，其子爲莢。

葉 **氣味** 苦，寒，有毒。**主治** 疽瘻惡瘡，水煮汁洗之，立瘥。唐本

木耳菜部本條

石南本經下品

【釋名】風藥　時珍曰：生于石間向陽之處，故名石南。桂陽呼爲風藥，充茗及浸酒飲，能愈頭風，故名。按范石湖集云：修江出欒茶，治頭風。今南人無所謂欒茶者，豈即此物耶？

【集解】別錄曰：石南生華陰山谷。三月、四月采葉，八月采實，陰乾。弘景曰：今東間皆有之。葉如枇杷葉，方用亦稀。恭曰：葉似𦱊草，凌冬不凋。關中者葉細，爲好。江山以南者，葉長大如枇杷葉，無氣味，殊不任用。保昇曰：終南斜谷有石處甚饒。今市人以石韋爲之，誤矣。頌曰：今南北皆有之。生于石上，株極有高大者。江湖間出者，葉如枇杷，上有小刺，凌冬不凋。春生白花成簇，秋結細紅實。關隴間出者，葉似莽草，青黄色，背有紫點，雨多則併生，長及二三寸。根橫細紫色。無花實。葉至茂密。南北人多移植亭院間，陰翳可愛，不透日氣。入藥以關中葉細者爲良。魏王花木志云：南方石南樹野生。二月開花，連着實。實如燕卵。於八月熟。民采取核，和魚羹尤美。今無用者。宗奭曰：石南葉似枇杷葉之小者，而背無毛，光而不皺。正二月間開花。冬有二葉爲花苞，苞既開，中有十五餘花，大小如椿花，甚細碎。每一苞約彈許大，成一毬。一花六葉，一朵有七八毬，淡白緑色，葉末微淡赤色。花既開，蘂滿花，但見蘂不見花。花纔罷，去年緑葉盡脱落，漸生新葉。京洛、河北、河東、山東頗少，人故少用。湖南北、江西、二浙甚多，故人多用。

葉【氣味】辛、苦，平，有毒。之才曰：五加皮爲之使，惡小薊。【主治】養腎氣，内傷陰衰，利筋骨皮毛。本經　療脚弱，五臟邪氣，除熱。女子不可久服，令思男。別錄　能添腎氣，治軟脚煩悶疼，殺蟲，逐諸風。甄權　浸酒飲，治頭風。時珍

【發明】恭曰：石南葉爲療風邪丸散之要。今醫家不復用其實矣。權曰：雖能養腎，亦令人陰痿。時珍曰：古方爲治風痺腎弱要藥。今人絶不知用，識者亦少，蓋由甄氏藥性論有令陰痿之説也。殊不知服此藥者，能令腎强，嗜欲之人藉此放恣，以致痿弱，歸咎于藥，良可慨也。毛文錫茶譜云：湘人四月采楊桐草，擣汁浸水，蒸作爲飯，食必采石南芽爲茶飲，乃去風也。暑月尤宜。楊桐即南燭也。

【附方】新三

鼠瘻不合　石南、生地黄、茯苓、黄蘗、雌黄等分，爲散，日再傅之。肘后方

小兒通睛　小兒誤跌或打着頭腦受驚，肝系受風，致瞳人不正，觀東則見西，觀西則見東。宜石南散，吹鼻通頂。石南一兩，藜蘆三分，瓜丁五七箇，爲末。每吹少許入鼻，一日三度。内服牛黄平肝藥。普濟方

乳石發動　煩熱。石南爲末，新汲水服一錢。○聖惠方

實　一名鬼目【主治】殺蠱毒，破積聚，逐風痺。本經

牡荊別錄上品

【校正】併入別錄有名未用荊莖。

【釋名】黄荊圖經　小荊本經　楚　弘景曰：既是牡荊，不應有子。小荊應是牡荊。牡荊子大于蔓荊子，而反呼小荊，恐以樹形爲言。不知蔓荊樹亦高大也。恭曰：牡荊作樹，不爲蔓生，故稱爲牡，非無實之謂也。蔓荊子大，牡荊子小，故呼小荊。時珍曰：古者刑杖以荊，故字從刑。其生成叢而疏爽，故又謂之楚。楚從林從疋，疋即疏字也。濟楚之義取此。荊楚之地，因多産此而名也。

【集解】別錄曰：牡荊實生河間、南陽、冤句山谷，或平壽、都鄉高岸上及田野中。八月、九月采實，陰乾。弘景曰：論蔓荊即應是今作棰之荊，其子殊細，正如小麻子，色青黄。牡荊乃出北方，如豆大，正圓黑。仙術多用牡荊，今人都無識者。李當之藥錄言：溲疏一名楊櫨，一名牡荊，理白中虚，斷植即生。

按今溥疏主療與牡荆都不同，形類乖異，而仙方用牡荆，云能通神見鬼，非惟其實，枝葉並好。又云荆樹必枝葉相對者是牡荆，不對者即非牡荆也。並莫詳虛實，更須博訪。〔恭曰〕牡荆即作棰杖者，所在皆有之。實細，黃色，莖勁作樹生。漢書郊祀志以牡荆莖爲旛竿，則明知非蔓荆也。有青、赤二種，以青者爲佳。今人相承多以牡荆爲蔓荆，此極誤也。〔頌曰〕牡荆今眉州、蜀州及近汴京亦有之，俗名黄荆是也。枝莖堅勁，作科不作蔓。葉如蓖麻，更疏瘦。花紅作穗。實細而黃，如麻子大。或云即小荆也。按陶隱居登眞隱訣云：荆木之葉華通神見鬼精。注云：荆有三種。荆木即今作棰杖者，葉香，亦有花子，子不入藥。方術則用牡荆，其子入藥，北人無識其木者。天監三年，天子將合神仙飲，奉勑論牡荆曰：荆花白，多子，子粗者歷歷疏生，不過三兩莖，多不能圓，或扁或異，或多似竹節。葉與餘荆不殊。蜂多采牡荆，牡荆汁冷而甜。餘荆被燒則烟火氣苦，牡荆慢質實，烟火不入其中。主治心風第一。于時遠近尋覓，遂不値也。〔保昇曰〕陶氏不惟不別蔓荆，亦不識牡荆。蔓荆蔓生，牡荆樹生，理自明矣。〔時珍曰〕牡荆處處山野多有，樵采爲薪。年久不樵者，其樹大如盌也。其木心方，其枝對生，一枝五葉或七葉。葉如榆葉，長而尖，有鋸齒。五月杪間開花成穗，紅紫色。其子大如胡荽子，而有白膜皮裹之。蘇頌云葉似蓖麻者，誤矣。有靑、赤二種：靑者爲荆，赤者爲楛。嫩條皆可爲筥箇。古者貧婦以荆爲釵，即此二木也。按裴淵廣州記云：荆有三種：金荆可作枕，紫荆可作牀，白荆可作履。與他處牡荆、蔓荆全異。甯浦有牡荆，指病自愈。節不相當者，月暈時刻之，與病人身齊等，置牀下，病雖危亦無害也。杜寶拾遺錄云：南方林邑諸地，在海中山中，多金荆，大者十圍，盤屈瘤蹙，文如美錦，色如眞金，工人用之，貴如沉檀。此皆荆之別類也。春秋運斗樞云：玉衡星散而爲荆。

實〔氣味〕苦，溫，無毒。〔時珍曰〕辛，溫。〔之才曰〕防己爲之使，畏石膏。〔主治〕除骨間寒熱，通利胃氣，止欬逆，下氣。別錄。得柏實、青葙、朮，療風。之才。炒焦爲末，飲服，治心痛及婦人白帶。震亨。用半升炒熟，入酒一盞，煎一沸，熱服，治小腸疝氣甚效。浸酒飲，治耳聾。時珍

〔附方〕新一。

溼痰白濁：牡荆子炒爲末，每酒服三錢。集簡方

葉〔氣味〕苦，寒，無毒。〔主治〕久痢，霍亂轉筋，血淋，下部瘡，溼𧏾薄腳，主腳氣腫滿。別錄

〔發明〕崔元亮海上集驗方：治腰腳風溼痛不止。蒸法：用荆葉不限多少，蒸置大甕中，其下着火溫之。以病人置葉中，須臾當汗出。蒸時常旋旋吃飯，稍倦即止。便以被蓋避風，仍進葱豉酒及豆酒亦可，以瘥爲度。〔時珍曰〕蒸法雖妙，止宜施之野人。李仲南永類方云：治腳氣諸病，用荆莖于壇中燒烟，熏涌泉穴及痛處，使汗出則愈。此法貴賤皆可用者。又談埜翁試驗方：治毒蛇、望板歸螫傷，滿身洪腫發泡。用黃荆嫩頭搗汁塗泡上，渣盦咬處即消。此法乃出于葛洪肘後方治諸蛇，以荆葉搗爛袋盛，薄于腫上者也。物類相感志云：荆葉辟蝨。

〔附方〕舊一，新一。

九竅出血：荆葉搗汁，酒和服二合。千金方

小便尿血：荆葉汁，酒服二合。千金方

根〔氣味〕甘、苦，平，無毒。〔時珍曰〕苦、微辛。〔主治〕水煮服，治心風頭風，肢體諸風，解肌發汗。別錄

〔發明〕〔時珍曰〕牡荆苦能降，辛溫能散；降則化痰，散則祛風，故風痰之病宜之。其解肌發汗之功

世無知者。按王氏奇方云：一人病風數年，予以七葉黃荆根皮、五加根皮、接骨草等分，煎湯日服，遂愈。蓋得此意也。

荆莖〔別錄有名未用〕云：八月、十月采，陰乾。〔藏器曰〕即今荆杖也。煮汁堪染。【**主治**】**灼爛**。別錄 **治灼瘡發熱焱瘡，有效**。藏器 **同荆芥、蓽茇煎水，漱風牙痛**。時珍

【**附方**】新一。**青盲內障**：春初取黃荆嫩頭九蒸九暴半斤，用烏雞一隻，以米飼五日，安淨板上，飼以大麻子，二三日收糞乾，入瓶內熬黃，和荆頭爲末，煉蜜丸梧子大。每服十五丸至二十丸，陳米飲下，日二。聖濟總錄

荆瀝【**修治**】時珍曰：取法：用新采荆莖，截尺五長，架于兩磚上，中間燒火炙之，兩頭以器承取，熱服。或入藥中。又法：截三四寸長，束入瓶中，仍以一瓶合住，固外，以糠火煨燒，其汁瀝入下瓶中，亦妙。

【**氣味**】**甘，平，無毒**。【**主治**】**飲之，去心悶煩熱，頭風旋運目眩，心頭漾漾欲吐，卒失音，小兒心熱驚癇，止消渴，除痰唾，令人不睡**。藏器 **除風熱，開經絡，導痰涎，行血氣，解熱痢**。時珍

【**發明**】時珍曰：荆瀝氣平味甘，化痰去風爲妙藥。故孫思邈千金翼云：凡患風人多熱，常宜以竹瀝、荆瀝、薑汁各五合，和勻熱服，以瘥爲度。陶弘景亦云：牡荆汁治心風爲第一。延年秘錄云：熱多用竹瀝，寒多用荆瀝。〔震亨曰〕二汁同功，並以薑汁助送，則不凝滯。但氣虛不能食者用竹瀝，氣實能食者用荆瀝。

【**附方**】舊六，新一。**中風口噤**：荆瀝每服一升。范汪方 **頭風頭痛**：荆瀝日日服之。集驗方 **喉痹瘡腫**：荆瀝細細嚥之。或以荆一握，水煎服之。千金翼 **目中卒痛**：燒荆木，取黃汁點之。肘後方 **心虛驚悸**：羸瘦者，荆瀝二升，火煎至一升六合，分作四服，日三夜一。小品方 **赤白下痢**：五六年者，荆瀝每日服五合。外臺秘要 **溼瘑瘡癬**：荆木燒取汁，日塗之。深師方

蔓荆 本經上品

【**釋名**】恭曰：蔓荆苗蔓生，故名。

【**集解**】恭曰：蔓荆生水濱。苗莖蔓延長丈餘。春因舊枝而生小葉，五月葉成，似杏葉。六月有花，紅白色，黃蘂。九月有實，黑斑，大如梧子而虛輕。冬則葉凋。今人誤以小荆爲蔓荆，遂將蔓荆爲牡荆也。〔大明曰〕海鹽亦有之。大如豌豆，蒂有輕軟小蓋子。六七八月采之。〔頌曰〕近汴京及秦隴、明、越州多有之。苗莖高四五尺，對節生枝，葉類小楝，至夏盛茂。有花作穗，淡紅色，蘂黃白色，花下有青蕚，至秋結子。舊說蔓生，而今所有並非蔓也。〔宗奭曰〕諸家所解，蔓荆、牡荆紛糺不一。經既言蔓荆，明是蔓生，即非高木也。既言牡荆，則自木上生，又何疑焉。〔時珍曰〕其枝小弱如蔓，故曰蔓生。

實【**修治**】斆曰：凡使去蒂子下白膜一重，用酒浸一伏時，蒸之，從巳至未，曝乾用。〔時珍曰〕尋常只去膜，打碎用之。

【**氣味**】**苦，微寒，無毒**。〔別錄曰〕辛，平，溫。〔元素曰〕味辛，溫，氣清，陽中之陰，入太陽經。胃虛人不可服，恐生痰疾。〔之才曰〕惡烏頭、石膏。【**主治**】**筋骨間寒熱，溼痹拘攣**。

明目堅齒，利九竅，去白蟲。久服輕身耐老。小荆實亦等。本經 風頭痛，腦鳴，目淚出，益氣，令人光澤脂緻。別錄 治賊風，長髭髮。甄權 利關節，治癇疾，赤目。大明 太陽頭痛，頭沉昏悶，除昏暗，散風邪，涼諸經血，止目睛內痛。元素 搜肝風。好古

【發明】恭曰：小荆實即牡荆子，其功與蔓荆同，故曰亦等也。時珍曰：蔓荆氣清味辛，體輕而浮，上行而散，故所主者，皆頭面風虛之證。

【附方】新二 令髮長黑：蔓荆子、熊脂等分，醋調塗之。聖惠方 頭風作痛：蔓荆子一升，爲末，絹袋浸一斗酒中，七日，溫飲，日三次。千金方 乳癰初起：蔓荆子炒，爲末，酒服方寸匕，渣傅之。危氏得效方

欒荆 唐本草

【釋名】頑荆。圖經

【集解】恭曰：欒荆莖葉都似石南，幹亦反卷，經冬不死，葉上有細黑點者，眞也。今雍州所用者是。而洛州乃用石荆當之，非也。俗方大用，而本草不載，亦無別名，但有欒華，功用又別，非此物花也。頌曰：欒荆今生東海及淄州、汾州，所生者皆枝莖白，葉小圓而青色，頗似榆葉而長，冬夏不凋，六月開花，有紫、白二種，子似大麻，四月采苗葉，八月采子。宗奭曰：欒荆即牡荆也，子青色如茱萸，不合更立此條。蘇恭又稱石荆當之，轉見穿鑿。時珍曰：按許愼說文云：欒似木蘭。木蘭葉似桂，與蘇恭所說葉似石南者相近。蘇頌所圖者，即今牡荆，與唐本草者不合。欒荆是蘇恭收入本草，不應自誤，蓋後人不識，遂以牡荆充之。寇氏亦指爲牡荆耳。

子【氣味】辛、苦，溫，有小毒。權曰：甘、辛，微熱，無毒。決明爲之使，惡石膏。【主治】大風，頭面手足諸風，癲癇狂痓，濕痹寒冷疼痛。唐本 四肢不遂，通血脈，明目，益精光。甄權 合桕油同熬，塗人畜瘡疥。蘇頌

石荆 拾遺

【集解】藏器曰：石荆似荆而小，生水旁。廣濟方一名水荆，是也。蘇頌言洛人以當欒荆者，非也。

【主治】燒灰淋汁浴頭，生髮令長。藏器

紫荆 宋開寶

【校正】併入拾遺紫珠。

【釋名】紫珠 拾遺 皮名肉紅 綱目 內消。時珍曰：其木似黃荆而色紫，故名。其皮色紅而消腫，故瘍科呼爲肉紅，又曰內消，與何首烏同名。

【集解】頌曰：紫荆處處有之，人多種于庭院間。木似黃荆，葉小無椏，花深紫可愛。藏器曰：即田氏之荆也。至秋子熟，正紫，圓如小珠，名紫珠。江東林澤間尤多。宗奭曰：春開紫花甚細碎，共作朵生，出無常處，或生于木身之上，或附根上枝下，直出花。花罷葉出，光潔微圓。園圃多植之。時珍曰：高樹柔條，其花甚繁，歲二三次。其皮入藥，以川中厚而紫色味苦如膽者爲勝。

木并皮【氣味】苦，平，無毒。藏器曰：苦，寒。大明曰：皮、梗及花，氣味功用並同。【主治】破宿血，下五淋，濃煮汁服。開寶 通小腸。大明 解諸毒物，癰疽喉痹，飛尸蠱毒，腫下瘻，蛇虺蟲蠶狂犬毒

並煮汁服。亦以汁洗瘡腫。除血長膚。藏器　活血行氣。消腫解毒。治婦人血氣疼痛。經水凝濇。時珍

【發明】時珍曰：紫荆氣寒味苦。色紫性降。入手足厥陰血分。寒勝熱。苦走骨。紫入營。故能活血消腫。利小便而解毒。楊清叟仙傳方。有沖和膏。以紫荆爲君。蓋得此意也。其方治一切癰疽發背流注諸腫毒。冷熱不明者。紫荆皮炒三兩。獨活去節炒三兩。赤芍藥炒二兩。生白朮一兩。木蠟炒一兩。爲末。用葱湯調。熱敷。血得熱則行。葱能散氣也。瘡不甚熱者。酒調之。痛甚者。筋不伸者。加乳香。大抵癰疽流注。皆氣血凝滯所成。遇溫則散。遇涼則凝。此方溫平。紫荆皮乃木之精。破血消腫。獨活乃土之精。止風動血。引拔骨中毒。去痺溼氣。芍藥乃火之精。生血止痛。木蠟乃水之精。消腫散血。同獨活能破石腫堅硬。白芷乃金之精。去風生肌止痛。蓋血生則不死。血動則流通。肌生則不爛。痛止則不焮。風去則血自散。氣破則硬可消。毒自除。五者交治。病安有不愈者乎。○張寶之曰：白朮亦當作芷。

【附方】新九。

婦人血氣　紫荆皮爲末。醋糊丸櫻桃大。每酒化服一丸。熊氏補遺

鶴膝風攣　紫荆皮三錢。老酒煎服。日二次。直指方

傷眼青腫　紫荆皮小便浸七日。曬研。用生地黄汁、薑汁調傳。不腫用葱汁。永類方

猘犬咬傷　紫荆皮末。沙糖調塗。留口退腫。口中仍嚼杏仁去毒。仙傳外科

鼻中疳瘡　紫荆花陰乾爲末。貼之。衛生易簡方

發背初生　一切癰疽皆治。單用紫荆皮爲末。酒調箍住。自然撮小不開。內服柞木飲。此乃救貧良劑也。仙傳外科

癰疽未成　用白芷、紫荆皮等分。爲末。酒調服。外用紫荆皮、木蠟、赤芍藥等分。爲末。酒調作箍藥。同上

痔瘡腫痛　紫荆皮五錢。新水食前煎服。直指方

產後諸淋　紫荆皮五錢半。酒半水煎。溫服。熊氏補遺

木槿　日華

【釋名】椴音徒亂切　櫬音襯　蕣音舜　日及綱目　朝開暮落花綱目　藩籬草綱目　花奴玉蒸

時珍曰：此花朝開暮落。故名日及。曰槿曰蕣。猶僅榮一瞬之義也。爾雅云：椴。木槿。櫬。木槿。郭璞注云：別二名也。或云白曰椴。赤曰櫬。齊魯謂之王蒸。言其美而多也。詩云：顏如舜華。即此。

【集解】宗奭曰：木槿花如小葵。淡紅色。五葉成一花。朝開暮斂。湖南北人家多種植爲籬障。花與枝兩用。時珍曰：槿。小木也。可種可插。其木如李。其葉末尖而無椏齒。其花小而豔。或白或粉紅。有單葉千葉者。五月始開。故逸書月令云：仲夏之月。木槿榮。是也。結實輕虛。大如指頭。秋深自裂。其中子如榆莢、泡桐、馬兜鈴之仁。種之易生。嫩葉可茹。作飲代茶。今瘍醫用皮治瘡癬。多取川中來者。厚而紅色。

皮并根

【氣味】甘。平。滑。無毒。大明曰：涼。

【主治】止腸風瀉血。痢後熱渴。作飲服之。令人得睡。並炒用。藏器　治赤白帶下。腫痛疥癬。洗目令明。潤燥活血。時珍

【發明】時珍曰：木槿皮及花。並滑如葵花。故能潤燥。色如紫荆。故能治血。川中來者。氣厚力優。故尤有效。

【附方】新六。

赤白帶下　槿根皮二兩。切。以白酒一碗半。煎一碗。空心服之。白帶用紅酒。甚妙。纂要奇方

頭面錢癬　槿樹皮爲末。醋調。重湯頓如膠。內傅之。王仲勉經效方

牛皮風癬　川槿皮一兩。大風子仁十五箇。半夏五錢。剉。河水、井水各一盌。浸露七宿。入輕

粉一錢，入水中，禿筆掃塗，覆以青衣，數日有臭涎出，妙。忌浴澡。夏月用尤妙。扶壽方 **癬瘡有蟲**：川槿皮煎，入肥皂浸水，頻頻擦之。或以槿皮浸汁磨雄黃，尤妙。簡便方 **痔瘡腫痛**：藩籬草根煎湯，先熏後洗。直指方 **大腸脫肛**：槿皮或葉煎湯熏洗，後以白礬、五倍末傅之。救急方

花【氣味】同皮。【主治】**腸風瀉血，赤白痢，並焙入藥。作湯代茶，治風。**大明 **消瘡腫，利小便，除濕熱。**時珍

【附方】新三。**下痢噤口**：紅木槿花去蒂，陰乾為末。先煎麵餅二箇，蘸末食之。趙宜真濟急方 **風痰壅逆**：木槿花曬乾，焙研。每服一二匙，空心沸湯下。白花尤良。簡便方 **反胃吐食**：千葉白槿花，陰乾為末，陳糯米湯調送三五口。不轉再服。袖珍方

子【氣味】同皮。【主治】**偏正頭風，燒烟熏患處。又治黃水膿瘡，燒存性，猪骨髓調塗之。**時珍

扶桑 綱目

【釋名】**佛桑** 霏雪錄 **朱槿** 草木狀 **赤槿** 同 **日及** 時珍曰：東海日出處有扶桑樹。此花光豔照日，其葉似桑，因以比之。後人訛為佛桑。乃木槿別種，故日及諸名亦與之同。

【集解】時珍曰：扶桑產高方，乃木槿別種。其枝柯柔弱，葉深綠，微澁如桑。其花有紅黃白三色，紅者尤貴，呼為朱槿。嵇含草木狀云：朱槿一名赤槿，一名日及，出高涼郡。花、莖、葉皆如桑。其葉光而厚，木高四五尺，而枝葉婆娑。其花深紅色，五出，大如蜀葵，重敷柔澤。有蕊一條，長如花葉，上綴金屑。日光所爍，疑若焰生。一叢之上，日開數百朵，朝開暮落。自五月始，至中冬乃歇。插樹即活。

葉及花【氣味】**甘平無毒。**【主治】**癰疽腮腫，取葉或花，同白芙蓉葉、牛蒡葉、白蜜研膏傅之，即散。**時珍

木芙蓉 綱目

【校正】併入圖經地芙蓉。

【釋名】**地芙蓉** 圖經 **木蓮** 綱目 **華木** 綱目 **杹木** 音化 **拒霜** 時珍曰：此花豔如荷花，故有芙蓉、木蓮之名。八九月始開，故名拒霜。俗呼為杹皮樹。相如賦謂之華木。注云：皮可為索也。蘇東坡詩云：喚作拒霜猶未稱，看來却是最宜霜。蘇頌圖經本草有地芙蓉，云出鼎州，九月采葉，治瘡腫。蓋即此物也。

【集解】時珍曰：木芙蓉處處有之，插條即生，小木也。其榦叢生如荊，高者丈許。其葉大如桐，有五尖及七尖者，冬凋夏茂，秋半始着花，花類牡丹、芍藥，有紅者、白者、黃者、千葉者，最耐寒而不落，不結實。山人取其皮為索。川廣有添色拒霜花，初開白色，次日稍紅，又明日則深紅，先後相間如數色。霜時采花，霜後采葉，陰乾入藥。

葉并花【氣味】**微辛平無毒。**【主治】**清肺涼血，散熱解毒。治一切大小癰疽腫毒惡瘡，消腫排膿止痛。**時珍

【發明】時珍曰：芙蓉花并葉，氣平而不寒不熱，味微辛而性滑涎黏，其治癰腫之功，殊有神效。近時瘍醫秘其名為清涼膏、清露散、鐵箍散，皆此物也。其方治一切癰疽發背，乳癰惡瘡，不拘已成未成，已穿未穿。並用芙蓉葉，或根皮，或花，或生研，或乾研末，以蜜調塗于腫處四圍，中間留頭，乾則頻換。初起者，即覺清涼，痛止腫消。已成者，即膿聚毒出。已穿者，即膿出易斂。妙不可言。或加生赤小豆末，尤妙。

〔附方〕新十　久欬羸弱　九尖拒霜葉為末，以魚鮓蘸食，屢效。危氏得效方　赤眼腫痛　芙蓉葉末，水和貼太陽穴，名清涼膏。鴻飛集　經血不止　拒霜花、蓮蓬殼等分，為末。每用米飲下二錢。婦人良方　偏墜作痛　芙蓉葉、黃蘗各二錢，為末。以木鼈子仁一箇，磨醋調塗陰囊，其痛自止。簡便方　杖瘡腫痛　芙蓉花葉研末，入皁角末少許，雞子清調塗之。方廣附餘○　癰疽腫毒　重陽前取芙蓉葉研末，端午前取蒼耳燒存性研末，等分，蜜水調塗四圍，其毒自不走散。名鐵井闌。簡便良方　疔瘡惡腫　九月九日采芙蓉葉陰乾為末，每以井水調貼。次日用蚰蜒螺一箇搗塗之。普濟方　頭上癩瘡　芙蓉根皮為末，香油調傅。先以松毛、柳枝煎湯洗之。傅滋醫學集成　湯火灼瘡　油調芙蓉末傅之。奇效方　炙瘡不愈　芙蓉花研末傅之。奇效方　一切瘡腫　木芙蓉葉、菊花葉同煎水，頻熏洗之。多能鄙事

山茶　綱目

〔釋名〕時珍曰：其葉類茗，又可作飲，故得茶名。

〔集解〕時珍曰：山茶產南方。樹生，高者丈許，枝幹交加。葉頗似茶葉，而厚硬有棱，中闊頭尖，面綠背淡。深冬開花，紅瓣黃蕊。格古論云：花有數種：寶珠者，花簇如珠，最勝。海榴茶花蒂青，石榴茶中有碎花。躑躅茶花如杜鵑花。宮粉茶、串珠茶皆粉紅色。又有一捻紅、千葉紅、千葉白等名，不可勝數，葉各小異。或云亦有黃色者。虞衡志云：廣中有南山茶，花大倍中州者，色微淡，葉薄有毛，結實如梨，大如拳，中有數核，如肥皁子大。周憲王救荒本草云：山茶嫩葉煠熟水淘可食，亦可蒸曬作飲。

花　〔氣味〕缺。〔主治〕吐血衄血，腸風下血，並用紅者為

末，入童溺、薑汁及酒調服，可代鬱金。震亨　湯火傷灼，研末，麻油調塗。時珍

子　〔主治〕婦人髮膩，研末摻之。時珍。摘玄方○

蠟梅　綱目

〔釋名〕黃梅花　時珍曰：此物本非梅類，因其與梅同時，香又相近，色似蜜蠟，故得此名。

〔集解〕時珍曰：蠟梅小樹，叢枝尖葉。種凡三種：以子種出不經接者，臘月開小花而香淡，名狗蠅梅；經接而花疏，開時含口者，名磬口梅；花密而香濃，色深黃如紫檀者，名檀香梅，最佳。結實如垂鈴，尖長寸餘，子在其中。其樹皮浸水磨墨，有光采。

花　〔氣味〕辛，溫，無毒。〔主治〕解暑生津。時珍

伏牛花　宋開寶

〔校正〕併入圖經虎刺

〔釋名〕隔虎刺花　未詳

〔集解〕頌曰：伏牛花生蜀地，所在皆有，今惟益州蜀地有之。多生川澤中。葉青細，似黃蘗葉而不光。莖赤有刺。開花淡黃色，作穗，似杏花而小。三月采，陰乾。又睦州所生虎刺，云凌冬不凋，彼人无時采根葉，治風腫疾。

花　〔氣味〕苦、甘，平，無毒。〔主治〕久風溼痹，四肢拘攣，骨肉疼痛。作湯，治風眩頭痛，五痔下血。開寶

〔發明〕時珍曰：伏牛花治風溼有名，而用者頗少。楊子建護命方有伏牛花散，治男女一切頭風發作有時，甚則火腑熱祕。用伏牛花、山茵蔯、桑寄生、白牽牛、川芎藭、白僵蠶、蠍稍各三錢，荊芥穗四

錢，為末。每服二錢，水煎一沸，連滓服。

根葉枝【主治】一切腫痛風疾，細剉焙研。每服一錢匕，用溫酒調下。頌

密蒙花 宋開寶

【校正】慎微曰：自草部移入木部。

【釋名】**水錦花** 炮炙論【時珍曰】其花繁密蒙茸如簇錦，故名。

【集解】【頌曰】密蒙花蜀中州郡皆有之。樹高丈餘。葉似冬青葉而厚，背白有細毛，又似橘葉。花微紫色。二月、三月采花，暴乾用。【宗奭曰】利州甚多。葉冬不凋，亦不似冬青，柔而不光潔，不深綠。其花細碎，數十房成一朵，冬生春開。

花【脩治】【斅曰】凡使揀淨，酒浸一宿，漉出候乾，拌蜜令潤，蒸之。從卯至酉，日乾。再拌蒸，如此三度，日乾用。每一兩用酒八兩，蜜半兩。

【氣味】甘，平、微寒，無毒。【主治】青盲膚翳，赤腫多眵淚，消目中赤脈，小兒麩豆及疳氣攻眼。開寶 羞明怕日。劉守真 入肝經氣分，潤肝燥。好古

【附方】新一。**目中障翳** 密蒙花、黃蘗根各一兩，為末，水丸梧子大。每臥時湯服十丸至十五丸。聖濟錄

木綿 綱目

【釋名】**古貝** 綱目 **古終**【時珍曰】木綿有二種：似木者名古貝，似草者名古終。或作吉貝者，乃古貝之訛也。梵書謂之睒婆，又曰迦羅婆劫。

【集解】【時珍曰】木綿有草、木二種。交廣木綿，樹大如抱，其枝似桐，其葉大如胡桃葉。入秋開花，紅如山茶花，黃蕊，花片極厚，為房甚繁，短側相比。結實大如拳，實中有白綿，綿中有子。今人謂之斑枝花，訛為攀枝花。李延壽南史所謂林邑諸國出古貝花，中如鵝毳，抽其緒紡為布；張勃吳錄所謂交州永昌木綿樹高過屋，有十餘年不換者，實大如盃，花中綿軟白，可為緼絮及毛布者，皆指似木之木綿也。江南、淮北所種木綿，四月下種，莖弱如蔓，高者四五尺，葉有三尖如楓葉，入秋開花黃色，如葵花而小，亦有紅紫者，結實大如桃，中有白綿，綿中有子，大如梧子，亦有紫綿者，八月采梂，謂之綿花。李延壽南史所謂高昌國有草，實如繭，中絲為細纑，名曰白疊，取以為帛，甚軟白；沈懷遠南越志所謂桂州出古終藤，結實如鵝毳，核如珠珣，治出其核，紡如絲綿，染為斑布者，皆指似草之木綿也。此種出南番，宋末始入江南，今則遍及江北與中州矣。不蠶而綿，不麻而布，利被天下，其益大哉。又南越志言：南詔諸蠻不養蠶，惟收娑羅木子中白絮，紉為絲，織為幅，名娑羅籠段。祝穆方輿志言：平緬出娑羅樹，大者高三五丈，結子有綿，紉綿織為白氎兜羅綿。此亦斑枝花之類，各方稱呼不同耳。

白綿及布【氣味】甘，溫，無毒。【主治】血崩金瘡，燒灰用。時珍

子油 用兩餅合燒取瀝。【氣味】辛，熱，微毒。【主治】惡瘡疥癬。燃燈，損目。時珍

柞木 宋嘉祐

【釋名】**鑿子木**【時珍曰】此木堅韌，可為鑿柄，故俗名鑿子木。方書皆作柞木，蓋昧此義也。柞乃橡櫟之名，非此木也。

【集解】藏器曰：柞木生南方。細葉，今之作梳者是也。時珍曰：此木處處山中有之，高者丈餘。葉小而有細齒，光滑而韌。其木及葉丫皆有鍼刺，經冬不凋。五月開碎白花，不結子。其木心理皆白色。

木皮【氣味】苦，平，無毒。時珍曰：酸澀。【主治】黃疸病，燒末，水服方寸匕，日三。藏器　治鼠瘻難產，催生利竅。時珍

【附方】新二。**鼠瘻**　柞木皮五升，水一斗，煮汁二升，服。當有宿肉出而痛，乃張子仁方也。外臺祕要　**婦人難產**　催生。柞木飲：不拘橫生倒產，胎死腹中，用此屢效，乃上蔡張不愚方也。用大柞木枝一尺，洗淨，大甘草五寸，並寸折，以新汲水三升半，同入新沙餅內，以帋三重緊封，文武火煎至一升半，待腰腹重痛欲坐草時，溫飲一小盞，便覺下開豁。如渴，又飲一盞。至三四盞，下重便生，更無諸苦。切不可坐草太早，及坐婆亂爲也。昝殷產寶

葉【主治】腫毒癰疽。時珍

【附方】新一。**柞木飲**　治諸般癰腫發背。用乾柞木葉、乾荷葉中心蒂、乾萱草根、甘草節、地榆各四兩，細剉。每用半兩，水二盞，煎一盞，早晚各一服。已成者其膿血自漸乾涸，未成者其毒自消散也。忌一切飲食毒物。許學士本事普救方

黃楊木 綱目

【集解】時珍曰：黃楊生諸山野中，人家多栽種之。枝葉攢簇上聳，葉似初生槐芽而青厚，不花不實，四時不凋。其性難長，俗說歲長一寸，遇閏則退。今試之，但閏年不長耳。其木堅膩，作梳剜印最良。按段成式酉陽雜俎云：世重黃楊，以其無火也。用水試之，沉則無火。凡取此木，必以陰晦夜無一星，伐之則不裂。

葉【氣味】苦，平，無毒。【主治】婦人難產，入達生散中用。又主暑月生癤，擣爛塗之。時珍

不凋木 拾遺

【集解】藏器曰：生太白山巖谷。樹高二三尺。葉似槐，莖赤有毛，如棠梨。四時不凋。

【氣味】苦，溫，無毒。【主治】調中補衰，治腰腳，去風氣，卻老變白。藏器

賣子木 唐本草

【釋名】買子木

【集解】恭曰：賣子木出嶺南、邛州山谷中。其葉似柿。頌曰：今惟川西渠州歲貢，作買子木。木高五七尺，徑寸許。春生嫩枝條，葉尖，長一二寸，俱青綠色。枝稍淡紫色。四五月開碎花，百十枝圍攢作大朵，焦紅色。隨花便生子，如椒目，在花瓣中，黑而光潔。每株花裁三五大朵爾。五月采其枝葉用。時珍曰：宋史渠州貢買子木并子，則子亦當與枝葉同功，而本草缺載，無從考訪。

木【脩治】斅曰：凡采得，粗擣，每一兩用酥五錢，同炒乾，入藥。

【氣味】甘、微鹹，平，無毒。【主治】折傷血內溜，續絕補骨髓，止痛安胎。唐本

木天蓼 唐本草

【校正】併入拾遺小天蓼。

【釋名】時珍曰：其樹高而味辛，如蓼，故名。又馬蓼亦名大蓼，而物異。

【集解】恭曰：木天蓼所在皆有，生山谷中。今安州中州作藤蔓，葉似柘花，白子如棗許，無定形，中

瓤似茄子。味辛。嗽之以當薑蔘。〔藏器曰〕木蔘今時所用。出山南鳳州。樹高如冬青。不凋。不當以藤天蔘爲注。既云木蔘。豈是藤生。自有藤蔘耳。藤蔘生江南淮南山中。藤着樹生。葉如梨。光而薄。子如棗。即蘇恭以爲木天蔘者。又有小天蔘。生天目山四明山。樹如卮子。冬月不凋。野獸食之。是有三天蔘俱能逐風。而小者爲勝。〔頌曰〕木天蔘今出信陽。木高二三丈。三月四月開花。似柘花。五月采子。子作毬形。似檾麻子。可藏作果食。蘇恭所說自是藤天蔘也。〔時珍曰〕天蔘雖有三種。而功用彷彿。蓋一類也。其子可爲燭。其芽可食。故陸機云。木蔘爲燭。明如胡麻。薛田詠蜀詩。有地丁葉嫩和嵐采。天蔘芽新入粉煎之句。

枝葉〔氣味〕**辛温有小毒**〔主治〕**癥結積聚。風勞虛冷。細切釀酒飲。**唐本

〔附方〕舊一新二

天蔘酒 治風。立有奇效。木天蔘一斤。去皮細剉。以生絹盛。入好酒三斗浸之。春夏一七。秋冬二七日。每空心日午下晚各温一盞飲。若常服。只飲一次。老幼臨時加減。聖惠方

氣痢不止 寒食一百五日。采木蔘暴乾。用時爲末。粥飲服一錢。聖惠方

大風白癩 天蔘刮去粗皮。剉。四兩。水一斗。煎汁一升。煮糯米作粥。空心食之。病在上吐出。在中汗出。在下泄出。避風。○又方。天蔘三斤。天麻一斤半。生剉。以水三斗五升。煎一斗。去滓。石器慢煎如餳。每服半匙。荊芥薄荷酒下。日二夜一。一月見效。聖惠方

小天蔘〔氣味〕**甘温無毒**〔主治〕**一切風虛羸冷。手足疼痹。無論老幼輕重。浸酒及煮汁服之。十許日覺皮膚間風出如蟲行。**藏器

〔發明〕〔藏器曰〕木天蔘出深山中。人云久服損壽。以其逐風損氣故也。藤天蔘小天蔘三者。俱能逐風。其中優劣。小者爲勝。

子〔氣味〕**苦辛微熱無毒**〔主治〕**賊風口面喎斜。冷痃癖氣塊。女子虛勞。**甄權

根〔主治〕**風蟲牙痛。搗丸塞之。連易四五次。除根。勿嚥汁。**時珍○出普濟

放杖木 拾遺

〔釋名〕

〔集解〕〔藏器曰〕生温括睦婺諸州山中。樹如木天蔘。老人服之。一月放杖。故以爲名。

〔氣味〕**甘温無毒**〔主治〕**一切風血。理腰脚。輕身變白不老。浸酒服之。**藏器

接骨木 唐本草

〔釋名〕**續骨木**綱目 **木蒴藋**〔頌曰〕接骨以功而名。花葉都類蒴藋陸英水芹輩。故一名木蒴藋。

〔集解〕〔恭曰〕所在皆有之。葉如陸英。花亦相似。但作樹高一二丈許。木體輕虛無心。斫枝揷之便生。人家亦種之。

〔氣味〕**甘苦平無毒**〔藏器曰〕擣汁亦吐人。有小毒〔主治〕**折傷。續筋骨。除風痹齲齒。可作浴湯。**唐本 **根皮主痰飲。下水腫**

及瘀瘧。煮汁服之，當利下及吐出，不可多服。藏器 打傷瘀血及產婦惡血，一切血不行或不止，並煮汁服。時珍 ○出千金

【附方】舊一 新一

折傷筋骨 接骨木半兩，乳香半錢，芍藥、當歸、芎藭、自然銅各一兩，爲末，化黃蠟四兩，投藥攪勻，衆手丸如芡子大。若止傷損，酒化一丸。若碎折筋骨，先用此傅貼，乃服。衛生易簡

產後血運 五心煩熱，氣力欲絕，及寒熱不禁：以接骨木破如筭子一握，用水一升，煎取半升，分服。或小便頻數，惡血不止，服之卽瘥。此木煮之三次，其力一般，乃起死妙方。產書

葉【主治】瘀瘧，大人七葉，小兒三葉，生搗汁服，取吐。藏器

靈壽木 拾遺

【釋名】扶老杖 孟康 椐

【集解】藏器曰：生劍南山谷。圓長皮紫。漢書孔光年老，賜靈壽杖。顏師古注云：木似竹有節，長不過八九尺，圍三四寸，自然有合杖制，不須削理。作杖令人延年益壽。時珍曰：陸氏詩疏云：椐卽樻也。節中腫，似扶老，卽今靈壽也。人以作杖及馬鞭。弘農郡北山有之。

根皮【氣味】苦，平。【主治】止水。藏器

椶木 音忽 拾遺

【集解】藏器曰：生劍南山谷。高丈餘，直上無枝，莖上有刺。山人折取頭茹食，謂之吻頭。時珍曰：辛山中亦有之。樹頂生叢，山人采食，謂之鵲不踏，以其多刺而無枝故也。

白皮【氣味】辛，平，有小毒。【主治】水癊，煮汁服一盞，當下水。如病已困，取根搗碎，坐之，取氣，水自下。又能爛人牙齒，有蟲者取片許內孔中，當自爛落。藏器

木麻 拾遺

【集解】藏器曰：生江南山谷林澤。葉似胡麻，相對。山人取以釀酒飲。

【氣味】甘，溫，無毒。【主治】老血，婦人月閉，風氣羸瘦癥瘕。久服令人有子。藏器

大空 唐本草

【集解】恭曰：大空生襄州，所在山谷中亦有之。秦隴人名獨空。作小樹，抽條，高六七尺。葉似楮，小圓厚。根皮赤色。時珍曰：小樹大葉，似桐葉而不尖，深綠而皺文。根皮虛軟。山人采殺虱極妙。搗葉篩疏圃中，殺蟲。

根皮【氣味】苦，平，有小毒。【主治】殺三蟲，作末和油塗髮，蟣虱皆死。藏器

本草綱目木部第三十六卷終

本草綱目木部目錄第三十七卷

木之四　寓木類一十二種

茯苓本經　琥珀別錄　瑿嘉祐

豬苓本經　雷丸本經　桑上寄生本經

松蘿本經　楓柳唐本　桃寄生綱目

柳寄生綱目　占斯別錄　石刺木拾遺

右附方舊十五新四十

木之五　苞木類四種

竹本經　天竹黃開寶　仙人杖嘉祐

鬼齒拾遺

右附方舊十七新二十

木之六　雜木類七種　附錄一十九種

淮木本經　城東腐木別錄　東家雞栖木拾遺

古廁木拾遺　古櫬板拾遺　震燒木拾遺

河邊木拾遺

右附方新一

附錄　別錄八種　海藥二種　拾遺九種

新雉木　合新木　俳蒲木　遂陽木

學木核　栒核　木核　荻皮

柵木皮　乾陀木　馬瘍木　角落木

芙樹　白馬骨　慈母　黃屑

那耆悉　帝休　大木皮

本草綱目木部第三十七卷

木之四 寓木類一十二種

茯苓 本經上品

釋名 茯靈綱目 茯菟本經 松腴 不死麪記事珠 抱根者名茯神別錄 宗奭曰：多年樵斫之松根之氣味抑鬱未絕，精英未淪，其精氣盛者，發泄于外，結爲茯苓，故不抱根，離其本體，有零之義也。津氣不盛，止能附結本根，既不離本，故曰茯神。時珍曰：茯苓，史記龜策傳作茯靈。蓋松之神靈之氣，伏結而成，故謂之茯靈、茯神也。仙經言：茯靈大如拳者，佩之令百鬼消滅，則神靈之氣，亦可徵矣。俗作苓者，傳寫之訛爾。下有茯靈，上有菟絲，故又名茯菟。或云其形如菟，故名亦通。

集解 別錄曰：茯苓、茯神生太山山谷大松下。二月、八月采，陰乾。弘景曰：今出鬱州，大者如三四升器，外皮黑而細皺，內堅白，形如鳥獸龜鼈者良。虛赤者不佳。性無朽蛀，埋地中三十年，猶色理無異也。恭曰：今泰山亦有茯苓，實而理小，不復采用。第一出華山，形極粗大。雍州南山亦有，不如華山。保昇曰：所在大松處皆有，惟華山最多。生枯松樹下，形塊無定，以似龜鳥形者爲佳。禹錫曰：范子計然言：茯苓出嵩山及三輔。淮南子言：千年之松，下有茯苓，上有菟絲。典術言：松脂入地千歲爲茯苓。望松樹赤者有之。廣志言：茯神乃松汁所作，勝於茯苓。或云即茯苓貫着松根者。生朱提、濮陽縣。頌曰：今太華、嵩山皆有之。出大松下，附根而生，無苗、葉、花、實，作塊如拳在土底，大者至數斤，有赤、白二種。或云松脂變成，或云假松氣而生。今東人見山中古松久爲人斬伐，其枯折槎枿，枝葉不復上生者，謂之茯苓撥。即于四面丈餘地內，以鐵頭錐刺地，如有之，茯苓則錐固不可拔，乃掘取之。以其撥大者茯苓亦大，皆自作塊，不附着根。其包根而輕虛者爲茯神。則假氣生者，其說勝矣。龜策傳云：茯苓在菟絲之下，狀如飛鳥之形。新雨已霽，天靜無風，以火夜燒菟絲去之，即篝燭此地罩之，火滅即記其處，明乃掘取，入地四尺或七尺得矣。此類今不聞有之。宗奭曰：上有菟絲之說，甚爲輕信。時珍曰：下有茯苓，則上有靈氣如絲之狀，山人亦時見之，非菟絲子之菟絲也。注淮南子者，以菟絲子及女蘿爲說，誤矣。茯苓有大如斗者，有堅如石者，絕勝。其輕虛者不佳，蓋年淺未堅故爾。劉宋王微茯苓贊云：皓苓下居，彤紛上薈。中狀雞鳧，其容龜蔡。神侔少司，保延幼艾。終志不移，柔紅可佩。觀此形紛，即菟絲之證矣。寇氏未解此義。

修治 斅曰：凡用，皮去心，搗細，于水盆中攪濁，浮者濾去之。此是茯苓赤筋，若誤服餌，令人瞳子并黑睛點小，兼盲目。弘景曰：作丸散者，先煮二三沸，乃切，暴乾用。

氣味 甘，平，無毒。元素曰：性溫，味甘而淡，氣味俱薄，浮而升，陽也。之才曰：馬問爲之使。得甘草、防風、芍藥、紫石英、麥虋冬，共療五臟。惡白斂，畏牡蒙、地榆、雄黃、秦艽、龜甲，忌米醋及酸物。弘景曰：藥無馬問，或是馬莖也。恭曰：李氏本草，馬刀爲茯苓使，問字草書似刀字，傳訛爾。志曰：二注恐皆非也，當是馬藺字。

主治 胸脇逆氣，憂恚驚邪恐悸，心下結痛，寒熱煩滿欬逆，口焦舌乾，利小便。久服安魂養神，不飢延年。本經 止消渴好睡，大腹淋瀝，膈中痰水，水腫淋結，開胸腑，調臟氣，伐腎邪，長陰，益氣力，保神氣。別錄 開胃止嘔逆，善安心神，主肺痿痰壅，心腹脹滿，小兒驚癇，女人熱淋。甄權 補五勞七傷，開心益志。止健忘。煖腰膝。安胎。大明止渴。利小便。除溼益燥。和中益氣。利腰臍間血。元素逐水緩脾。生津導氣。平火止泄。除虛熱。開腠理。李杲瀉膀胱。益脾胃。治腎積奔豚。好古

赤茯苓【主治】破結氣。甄權瀉心小腸膀胱溼熱。利竅行水。時珍

茯苓皮【主治】水腫膚脹。開水道。開腠理。時珍

【發明】弘景曰茯苓白色者補。赤色者利。俗用甚多。仙方服食亦爲至要。云其通神而致靈。和魂而鍊魄。利竅而益肌。厚腸而開心。調營而理衞。上品仙藥也。善能斷穀不飢。宗奭曰茯苓行水之功多。益心脾不可缺也。元素曰茯苓赤瀉白補。上古無此說。氣味俱薄。性浮而升。其用有五。利小便也。開腠理也。生津液也。除虛熱也。止瀉也。如小便利或數者。多服則損人目。汗多人服之。亦損元氣夭人。爲其淡而滲也。又云淡爲天之陽。陽當上行。何以利水而瀉下。氣薄者。陽中之陰。所以茯苓利水瀉下。不離陽之體。故入手太陽。杲曰白者入壬癸。赤者入丙丁。味甘而淡。降也。陽中陰也。其用有六。利竅而除溼。益氣而和中。治驚悸。生津液。小便多者能止。小便結者能通。又云溼淫所勝。小便不利。淡以利竅。甘以助陽。溫平能益脾逐水。乃除溼之聖藥也。好古曰白者入手太陰足太陽經氣分。赤者入足太陰手少陰太陽氣分。伐腎邪。小便多能止之。小便濇能利之。與車前子相似。雖利小便而不走氣。酒浸與光明朱砂同用。能秘眞元。味甘而平。如何是利小便耶。震亨曰茯苓得松之餘氣而成。屬金。仲景利小便多用之。此暴新病之要藥也。若陰虛者。恐未爲宜。此物有行水之功。久服損人。八味丸用之者。亦不過接引他藥歸就腎經。去胞中久陳積垢。爲搬運之功爾。時珍曰茯苓本草又言利小便。伐腎邪。至李東垣王海藏乃言小便多者能止。濇者能通。同朱砂能秘眞元。而朱丹溪又言陰虛者不宜用。義似相反。何哉。茯苓氣味淡而滲。其性上行。生津液。開腠理。滋水之源而下降。利小便。故張潔古謂其屬陽。浮而升。言其性也。東垣謂其爲陽中之陰。降而下。言其功也。素問云飲食入胃。遊溢精氣。上輸于肺。通調水道。下輸膀胱。觀此則知淡滲之藥。俱皆上行而後下降。非直下行也。小便多。其源亦異。素問云肺氣盛則便數而欠。虛則欠欬。小便遺數。心虛則少氣遺溺。下焦虛則遺溺。胞移熱于膀胱則遺溺。膀胱不利爲癃。不約爲遺。厥陰病則遺溺閉癃。所謂肺氣盛者。實熱也。其人必氣壯脈強。宜用茯苓甘淡以滲其熱。故曰小便多者能止也。若夫肺虛心虛胞熱厥陰病者。皆虛熱也。其人必上熱下寒。脈虛而弱。法當用升陽之藥。以升水降火。膀胱不約。下焦虛者。乃火投于水。水泉不藏。脫陽之證。其人必肢冷脈遲。法當用溫熱之藥。峻補其下。交濟坎離。二證皆非茯苓輩淡滲之藥所可治。故曰陰虛者不宜用也。仙家雖有服食之法。亦當因人而用焉。

茯神【氣味】甘平無毒。

【主治】辟不祥。療風眩風虛。五勞口乾。止驚悸。多恚怒善忘。開心益智。安魂魄。養精神。別錄補勞乏。主心下急痛堅滿。人虛而小腸不利者。加而用之。甄權

神木即伏神心內木也。又名黃松節。【主治】偏風口面喎斜。毒風筋攣不語。心神驚掣。虛而健忘。甄權治腳氣痹痛。諸筋牽縮。時珍

【發明】弘景曰：仙方止云茯苓，而無茯神，爲療既同，用應無嫌。時珍曰：神農本草止言茯苓，名醫別錄始添茯神，而主治皆同。後人治心病必用茯神。故潔古張氏于風眩心虛，非茯神不能除。然茯苓亦未嘗不治心病也。陶弘景始言茯苓赤瀉白補，李杲復分赤入丙丁，白入壬癸，此其發前人之祕者。時珍則謂茯苓、茯神只當云赤入血分，白入氣分，各從其類，如牡丹、芍藥之義，不當以丙丁、壬癸分也。若以丙丁、壬癸分，則白茯神不能治心病，赤茯苓不能入膀胱矣。張元素不分赤白之說，于理欠通。聖濟錄松節散：用茯神心中木一兩，乳香一錢，石器炒研爲末。每服二錢，木瓜酒下。治風寒冷溼搏于筋骨，足筋攣痛，行步艱難。但是諸筋攣縮疼痛，並主之。

【附方】舊五，新二十六。

服茯苓法　頌曰：集仙方多單餌茯苓。其法：取白茯苓五斤，去黑皮，擣篩，以熟絹囊盛，于二斗米下蒸之，米熟即止。暴乾又蒸，如此三遍。乃取牛乳二斗和合，着銅器中，微火煮如膏，收之。每食以竹刀割，隨性飽食，辟穀不飢也。如欲食穀，先煮葵汁飲之。○又茯苓酥法：白茯苓三十斤，山之陽者甘美，山之陰者味苦。去皮薄切，暴乾蒸之。以湯淋去苦味，淋之不止，其汁當甜。乃暴乾篩末，用酒三石，蜜三升相和，置大甕中，攪之百匝，密封勿泄氣。冬五十日，夏二十五日，酥自浮出酒上。掠取，其味極甘美。作掌大塊，空室中陰乾，色赤如棗。飢時食一枚，酒送之，終日不食，名神仙度世之法。○又服食法：以茯苓合白菊花，或合桂心，或合朮，爲散、丸自任，皆可常服，補益殊勝。○儒門事親方：用茯苓四兩，頭白麪二兩，水調作餅，以黃蠟三兩煎熟。飽食一頓，便絕食辟穀。至三日覺難受，以後氣力漸生也。○經驗後方服法：用華山挺子茯苓，削如棗大方塊，安新甕內，好酒浸之，紙封一重，百日乃開，其色當如餳糖。可日食一塊，至百日肌體潤澤，一年可夜視物，久久腸化爲筋，延年耐老，面若童顏。○嵩高記：用茯苓、松脂各二斤，湻酒浸之，和以白蜜，日三服之。久久通靈。○又法：白茯苓去皮，酒浸十五日，漉出爲散。每服三錢，水調下，日三服。○孫真人枕中記云：茯苓久服，百日病除，二百日晝夜不眠，二年役使鬼神，四年後玉女來侍。○葛洪抱朴子云：王子季服茯苓十八年，玉女從之，能隱能彰，不食穀，灸瘢滅，面體玉澤。又黃初起服茯苓五萬日，能坐在立亡，日中無影。

交感丸方　見草部莎根下。

吳仙丹方　見果部吳茱萸下。

胸膈氣逆　脹滿。茯苓一兩，人參半兩。每服三錢，水煎服，日三。聖濟總錄。

養心安神　朱雀丸：治心神不定，恍惚健忘不樂，火不下降，水不上升，時復振跳。常服消陰養火，全心氣。茯神二兩去皮，沉香半兩，爲末，煉蜜丸小豆大。每服三十丸，食後人參湯下。百一選方。

血虛心汗　別處無汗，獨心孔有汗，思慮多則汗亦多，宜養心血。以艾湯調茯苓末，日服一錢。證治要訣。

心虛夢泄　或白濁。白茯苓末二錢，米湯調下，日二服。蘇東坡方也。直指方。

虛滑遺精　白茯苓二兩，縮砂仁一兩，爲末，入鹽二錢，精羊肉批片，摻藥炙食，以酒送下。普濟方。

漏精白濁　方見菜部薯蕷下。

濁遺帶下　威喜丸：治丈夫元陽虛憊，精氣不固，小便下濁，餘瀝常流，夢寐多驚，頻頻遺泄，婦人白淫白帶並治之。白茯苓去皮四兩作匱，以豬苓四錢半入內，煮二十餘沸，取出日乾，擇去豬苓，爲末，化黃蠟搜和丸彈子大。每嚼一丸，空心津下，以小便清爲度。忌米醋。○李時珍曰：抱朴子言茯苓千萬歲，其上生小木，狀似蓮花，名曰木威喜芝。夜視有光，燒之不焦，帶之辟兵，服之長生。和劑局方威喜丸之名，蓋取諸此。

小便頻多　白茯苓去皮，乾山藥去皮，以白礬水瀹過，焙，等分，爲末。每米飲服二錢。儒門事親方。

小便不禁　茯苓丸：治心腎俱虛，神志不守，小便淋瀝不禁。用白茯苓、赤茯苓等分，爲末，以新汲水挼洗去筋，控乾，以酒煮地黃汁搗膏搜和丸彈子大。每嚼一丸，空心鹽酒下。三因方。

小便淋濁　由心

腎氣虛，神舍不守，或夢遺白濁。赤白茯苓等分，爲末。新汲水飛去沫，控乾，以地黃汁同擣，酒熬作膏，和丸彈子大。空心鹽湯嚼下一丸。三因方

下虛消渴 上盛下虛，心火炎爍，腎水枯涸，不能交濟而成渴証。白茯苓一斤，黃連一斤，爲末，熬天花粉作糊，丸梧子大。每溫湯下五十丸。德生堂經驗方

下部諸疾 龍液膏：用堅實白茯苓去皮，焙研，取清溪流水中浸去筋膜，復焙，入瓷罐內，以好蜜和勻，入銅釜內，重湯桑柴炭煮一日，取出收之。每空心白湯下二三匙。解煩鬱燥渴。一切下部疾，皆可除。積善堂方

飧泄滑痢 不止。白茯苓一兩，木香煨半兩，爲末。紫蘇木瓜湯下二錢。百一選方

妊娠水腫 小便不利，惡寒。赤茯苓去皮，葵子各半兩，爲末。每服二錢，新汲水下。禹講師方

卒然耳聾 黃蠟不拘多少，和茯苓末細嚼，茶湯下。普濟方

面皯雀斑 白茯苓末，蜜和，夜夜傅之，二七日愈。姚僧坦集驗方

豬雞骨哽 五月五日，取楮子曬乾，白茯苓等分，爲末。每服二錢，乳香湯下。一方不用楮子，以所哽骨煎湯下。經驗良方

痔漏神方 赤白茯苓去皮，沒藥各二兩，破故紙四兩，石臼搗成一塊。春秋酒浸三日，夏二日，冬五日，取出木籠蒸熟，曬乾爲末，酒糊丸梧子大。每酒服二十丸，漸加至五十丸。○董炳集驗方

血餘怪病 手十指節斷壞，惟有筋連，無節肉，蟲出如燈心，長數寸，遍身綠毛卷，名曰血餘。以茯苓、胡黃連煎湯飲之，愈。夏子益奇疾方

水腫尿濇 茯苓皮、椒目等分，煎湯，日飲取效。普濟方

琥珀 別錄上品

釋名 江珠。時珍曰：虎死則精魄入地化爲石，此物狀似之，故謂之虎魄。俗文從玉，以其類玉也。梵書謂之阿溼摩揭婆。

集解 別錄曰：琥珀生永昌。弘景曰：舊說松脂淪入地千年所化。今燒之亦作松氣。亦有中有一蜂，形色如生者。博物志乃云燒蜂巢所作，恐非實也。此或蜂爲松脂所黏，因墜地淪沒爾。亦有煮毈雞子及青魚魫作者，並非眞。惟以手心摩熱拾芥爲眞。今並從外國來，而出茯苓處並無，不知出琥珀處復有茯苓否也。珣曰：琥珀是海松木中津液，初若桃膠，後乃凝結。復有南珀，不及舶上來者。保昇曰：楓脂入地千年變爲琥珀，不獨松脂變也。大抵木脂入地千年皆化，但不及楓松有脂而多經年歲爾。蜂巢既燒，安有蜂形尚在其間。宗奭曰：今西戎亦有，其色差淡而明澈。南方者色深而重濁。彼土人多碾爲物形。若謂千年茯苓所化，則其黏著蜂蟻宛然具在，極不然也。地理志云：海南林邑多出琥珀，松脂淪入地所化。有琥珀則旁無草木，入土淺者五尺，深者八九尺，大者如斛，削去皮乃成。此說爲勝。但土地有所宜不宜，故有能化不化。燒蜂之說，不知何據。承曰：諸家所說茯苓、琥珀，雖有小異同，皆云松脂所化。但茯苓、茯神乃大松摧折，或斫伐，而根瘢不朽，津液下流而結成，故治心腎，通津液也。若琥珀乃是松樹枝節榮盛時，爲炎日所灼，流脂出樹身外，日漸厚大，因墮土中，津潤歲久，爲土所滲泄，而光瑩之體獨存。今可拾芥，尚有黏性。故其蟲蟻之類，乃未入土時所黏者。二物皆自松出，而所稟各異。茯苓生于陰而成于陽，琥珀生于陽而成于陰，故皆治營安心而利水也。斅曰：凡用須分紅松脂、石珀、水珀、花珀、物象珀、瑿珀、琥珀。其紅松脂如琥珀，只是濁，大脆，文橫。水珀多無紅色，如淺黃，多皺文。石珀如石重，色黃，不堪用。花珀文似新馬尾松心文，一路赤，一路黃。物象珀其內自有物命，入用神妙。瑿珀是象珀之長。琥珀如血色，以布拭熱，吸得芥子者眞也。時珍曰：琥珀拾芥，乃草芥，即禾草也。雷氏言拾芥子，誤矣。唐書載西域康于河松木入水一二年化爲石，正與松楓諸木瀋入土化珀同一理也。今金齒、麗江亦有之。其茯苓千年化琥珀之說，亦誤傳也。按曹昭格

古論云：琥珀出西番、南番，乃楓木津液多年所化。色黃而明瑩者，名蠟珀；色若松香紅而且黃者，名明珀；有香者，名香珀；出高麗、倭國者，色深紅，有蜂蟻松枝者尤好。

【修治】〔斅曰〕入藥，用水調側柏子末，安瓷鍋中，置琥珀于內煮之。從巳至申，當有異光。搗粉篩用。

【氣味】甘，平，無毒。

【主治】安五臟，定魂魄，殺精魅邪鬼，消瘀血，通五淋。別錄　壯心，明目磨翳，止心痛癲邪，療蠱毒，破結瘕，治產後血枕痛。大明　止血生肌，合金瘡。藏器　清肺，利小腸。元素

【發明】〔震亨曰〕古方用為利小便，以燥脾土有功。脾能運化，肺氣下降，故小便可通。若血少不利者，反致其燥急之苦。〔弘景曰〕俗中多帶之辟惡。刮屑服，療瘀血至驗。仙經無正用。〔藏器曰〕和大黃、鱉甲作散，酒下方寸匕，下惡血，婦人腹內血盡即止。宋高祖時，宵州貢琥珀枕，碎以賜軍士，傅金瘡。

【附方】舊四，新五。

琥珀散：止血生肌，鎮心明目，破癥瘕氣塊，產後血運悶絕，兒枕痛，並宜餌此方。琥珀一兩，鱉甲一兩，京三稜一兩，延胡索半兩，沒藥半兩，大黃六銖，熬，搗為散。空心酒服三錢匕，日再服。神驗莫及。產後即減大黃。海藥本草

小兒胎驚：琥珀、防風各一錢，朱砂半錢，為末。豬乳調一字，入口中，最妙。直指方

小兒胎癇：琥珀、朱砂各少許，全蠍一枚，為末。麥虋冬湯調一字服。直指方

小便轉胞：真琥珀一兩，為末。用水四升，葱白十莖，煮汁三升，入珀末二錢，溫服。沙石諸淋，三服皆效。聖惠方

小便淋瀝：琥珀為末二錢，麝香少許，白湯服之。或萱草煎湯服。老人虛人以人參湯下。亦可蜜丸，以赤茯苓湯下。普濟方

小便尿血：琥珀為末。每服二錢，燈心湯下。直指方

從高墜下，有瘀血在內：刮琥珀屑，酒服方寸匕。或入蒲黃三二匕。日服四五次。外臺秘要

金瘡悶絕不識人：琥珀研粉，童子小便調一錢。三服瘥。鬼遺方

魚骨哽咽：六七日不出。用琥珀珠一串，推入哽所，牽引之即出。外臺秘要

瑿

音翳。宋嘉祐

【釋名】瑿珀。〔斅曰〕瑿是眾珀之長，故號瑿珀。〔時珍曰〕亦作瑿。其色黳黑，故名。

【集解】〔恭曰〕古來相傳松脂千年為茯苓，又千年為琥珀，又千年為瑿。二物燒之，皆有松氣。狀似玄玉而輕。出西戎，而有茯苓處無此物。今西州南三百里磧中得者，大則方尺，黑潤而輕，燒之腥臭。高昌人名為木瑿，謂玄玉為石瑿。共州土石間得者，燒作松氣，功同琥珀，見風拆破，不堪為器。恐此二種及琥珀，或非松脂所為也。〔頌曰〕梁公子傳云：交河之間平磧中，掘深一丈，下有瑿珀，黑逾純漆，或大如車輪。末服，攻婦人小腸癥瘕諸疾。〔時珍曰〕瑿即琥珀之黑色者，或因土色薰染，或是一種木瀋結成，未必是千年琥珀復化也。玉策經言：松脂千年作茯苓，茯苓千年作琥珀，琥珀千年作石膽，石膽千年作威喜。大抵皆是神異之說，未可深憑。雷斅琥珀下所說諸珀可據。

【氣味】甘，平，無毒。

【主治】補心安神，破血生肌，治婦人癥瘕。唐本　小兒帶之辟惡。磨滴目翳赤障。藏器

豬苓

本經中品

【釋名】豭豬屎本經　豕橐莊子　地烏桃圖經　〔弘景曰〕其塊黑似豬屎，故以名之。司馬彪註莊子云：豕橐一名苓。其根似豬矢，是也。〔時珍曰〕馬屎曰通，豬屎曰蘋，即苓字。其塊零落

而下故也。

【集解】別錄曰豬苓生衡山山谷及濟陰冤句。二月八月采。陰乾。弘景曰是楓樹苓。其皮黑色。肉白而實者佳。削去皮用。頌曰今蜀州眉州亦有之。生土底。不必楓根下始有也。時珍曰豬苓亦是木之餘氣所結。如松之餘氣結茯苓之義。他木皆有。楓木爲多耳。

【修治】斅曰采得。銅刀削去粗皮。薄切。以東流水浸一夜。至明漉出。細切。以升麻葉對蒸一日。去葉曬乾用。時珍曰豬苓取其行溼。生用更佳。

【氣味】甘平無毒。普曰神農甘。雷公苦無毒。權曰微熱。元素曰氣平味甘。氣味俱薄。升而微降。與茯苓同。杲曰淡甘平。降也。陽中陰也。好古曰甘重于苦。陽也。入足太陽足少陰經。

【主治】痎瘧。解毒蠱疰不祥。利水道。久服輕身耐老。本經 解傷寒溫疫大熱。發汗。主腫脹滿腹急痛。甄權 治渴除溼。去心中懊憹。元素 瀉膀胱。好古 開腠理。治淋腫脚氣。白濁帶下。妊娠子淋胎腫。小便不利。時珍

【發明】頌曰張仲景治消渴脈浮。小便不利。微熱者。豬苓湯發其汗。病欲飲水而復吐。名爲水逆。冬時寒嗽如瘧狀者。亦與豬苓。此即五苓散也。豬苓茯苓朮各三兩。澤瀉五分。桂二分。細擣篩。水服方寸匕。日三。多飲煖水。汗出即愈。利水道諸湯劑無若此駃。今人皆用之。杲曰苦以泄滯。甘以助陽。淡以利竅。故能除溼利小便。宗奭曰豬苓行水之功多。久服必損腎氣。昏人目。久服者宜詳審之。元素曰豬苓淡滲。大燥亡津液。無溼證者勿服之。時珍曰豬苓淡滲。氣升而又能降。故能開腠理。利小便。與茯苓同功。但入補藥不如茯苓也。

【附方】舊五新二。

傷寒口渴 邪在臟也。豬苓湯主之。豬苓茯苓澤瀉滑石阿膠各一兩。以水四升。煮取二升。每服七合。日三服。嘔而思水者亦主之。張仲景方。

小兒祕結 豬苓一兩。以水少許。煮雞屎白一錢。調服立通。外臺秘要。

通身腫滿 小便不利。豬苓五兩爲末。熟水服方寸匕。日三服。楊氏產乳。

妊娠腫渴 從脚至腹。小便不利。微渴引飲。方同上法。子母秘錄。

妊娠子淋 方同上法。日三夜二。以通爲度。小品方。

壯年遺溺 方見草部半夏下。

消渴白濁 方見半夏。

雷丸 本經下品

【釋名】雷實別錄 雷矢同上 竹苓 時珍曰雷斧雷楔。皆霹靂擊物精氣所化。此物生土中。無苗葉而殺蟲逐邪。猶雷之丸也。竹之餘氣所結。故曰竹苓。苓亦屎也。古者屎苓字通用。

【集解】別錄曰雷丸生石城山谷及漢中土中。八月采根。暴乾。弘景曰今出建平宜都間。纍纍相連如丸。恭曰雷丸。竹之苓也。無有苗蔓。皆零無相連者。今出房州金州。時珍曰雷丸大小如栗。狀如豬苓而圓。皮黑肉白。甚堅實。

【修治】斅曰凡使。用甘草水浸一夜。銅刀刮去黑皮。破作四五片。以甘草水再浸一宿。蒸之。從巳至未。日乾。酒拌再蒸。日乾用。大明曰入藥炮用。

【氣味】苦寒有小毒。別錄曰鹹微寒。有小毒。赤者殺人。白者善。普曰神農苦。黃帝岐伯桐君甘有毒。扁鵲甘無毒。李當之大寒。權曰苦有小毒。時珍曰甘微苦平。之才曰荔實厚朴芫花爲之使。惡萹蓄葛根。

【主治】殺三蟲。逐毒氣胃中熱。利丈夫。不利女子。本經 作摩膏。除小兒百病。逐邪氣惡風汗出。

除皮中熱，結積蠱毒，白蟲，寸白自出不止。久服令人陰痿。別錄 逐風，主癲癇狂走。甄權

【發明】弘景曰：本經云利丈夫，別錄曰久服陰痿，于事相反。志曰：經言利丈夫，不利女子，乃疏利男子元氣，不疏利女子臟氣，故曰久服令人陰痿也。時珍曰：按陳正敏遯齋閑覽云：楊勔中年得異疾，每發語，腹中有小聲應之，久漸聲大。有道士見之曰：此應聲蟲也。但讀本草，取不應者治之。讀至雷丸，不應，遂頓服數粒而愈。

【附方】舊一，新二。

小兒出汗有熱：雷丸四兩，粉半斤，爲末撲之。千金方

下寸白蟲：雷丸水浸去皮，切焙爲末，五更初食炙肉少許，以稀粥飲服一錢匕，須上半月服，蟲乃下。〇經驗方

筋肉化蟲：方見石部雄黃下。

桑上寄生 本經上品

【釋名】寄屑本經 寓木本經 宛童本經 蔦音鳥、吊二音。時珍曰：此物寄寓他木而生，如鳥立于上，故曰寄生、寓木、蔦木。俗呼爲寄生草。東方朔傳云：在樹爲寄生，在地爲窶藪。

【集解】別錄曰：桑上寄生生弘農川谷桑樹上。三月三日采莖葉，陰乾。弘景曰：寄生松上、楊上、楓上皆有，形類一般，但根津所因處爲異，則各隨其樹名之。生樹枝間，根在枝節之內，葉圓青赤，厚澤易折，旁自生枝節。冬夏生，四月花白，五月實赤，大如小豆。處處皆有，以出彭城者爲勝。俗呼爲續斷用之。而本經續斷別在上品，主療不同，市人混雜無識者。恭曰：此多生楓、槲、櫸、柳、水楊等樹上。葉無陰陽，如細柳葉而厚脆，莖粗短，子黃色，大如小棗。惟虢州有桑上者，子汁甚黏，核大似小豆，九月始熟，黃色。陶言五月實赤，大如小豆，蓋未見也。江南人相承用其莖爲續斷，殊不相關。保昇曰：諸樹多有寄生，莖葉並相似。云是烏鳥食一物子，糞落樹上，感氣而生。葉如橘而厚軟，莖如槐而肥脆。處處雖有，須桑上者佳。然非自采，即難以別。可斷莖視之，色深黃者爲驗。又圖經云：葉似龍膽而厚闊，莖短似雞腳，作樹形。三月四月花，黃白色；六月七月結子，黃綠色，如小豆，以汁稠黏者良也。大明曰：人多收櫸樹上者爲桑寄生。桑上極少，縱有，形與櫸上者亦不同。次即楓樹上者，力與櫸樹上者相同。黃色。七月六月采。宗奭曰：桑寄生，皆言處處有之。從官南北，處處難得，豈歲歲斫踐之苦，不能生耶？抑方宜不同耶？若以爲鳥食物子，落枝節間，感氣而生，則麥當生麥，穀當生穀，不當生此一物也。自是感造化之氣，別是一物。古人惟取桑上者，是假其氣爾。第以難得真者，真者下咽，必驗如神。向有求此于吳中諸邑者，予遍搜不可得，遂以實告之。鄰邑以他木寄生送上，服之逾月而死。可不慎哉。震亨曰：桑寄生，藥之要品，而人不諳其的，惜哉。近海州邑及海外之境，其地暖而不蠶，桑無採捋之苦，氣厚意濃，自然生出也。何嘗節間可容他子耶。時珍曰：寄生高者二三尺。其葉圓而微尖，厚而柔，面青而光澤，背淡紫而有茸。人言川蜀桑多，時有生者。他處鮮得，須自采或連桑采者乃可用。世俗多以雜樹上者充之，氣性不同，恐反有害也。按鄭樵通志云：寄生有兩種：一種大者，葉如石榴葉；一種小者，葉如麻黃葉。其子皆相似。大者曰蔦，小者曰女蘿。今觀蜀本韓氏所說，亦是兩種，與鄭說同。

【修治】斅曰：采得，銅刀和根、枝、莖、葉細剉，陰乾用。勿見火。

【氣味】苦，平，無毒。別錄曰：甘，無毒。

【主治】腰痛，小兒背強，癰腫，充肌膚，堅髮齒，長鬚眉，安胎。本經 去女子崩中內傷不足，產後餘疾，下乳汁，主金瘡，去痺。別錄 助筋骨，益血脈。大明 主懷妊漏血不止，令胎牢固。甄權

實【氣味】甘平，無毒。【主治】明目，輕身，通神。本經

【附方】新四 膈氣：生桑寄生搗汁一琖服之。集簡方 胎動腹痛：桑寄生一兩半，阿膠炒半兩，艾葉半兩，水一盞半，煎一盞，去滓溫服。或去艾葉。聖惠方 毒痢膿血：六脈微小，並無寒熱。宜以桑寄生二兩，防風、大芎二錢半，炙甘草三銖，為末。每服二錢，水一盞，煎八分，和滓服。楊子建護命方 下血後虛：下血止後，但覺丹田元氣虛乏，腰膝沉重少力。桑寄生為末。每服一錢，非時白湯點服。楊子建護命方

松蘿 本經中品

【釋名】女蘿 別錄 松上寄生 時珍曰：名義未詳。

【集解】別錄曰：松蘿生熊耳山谷松樹上。五月采，陰乾。弘景曰：山東甚多。生雜樹上，而以松上者為眞。詩云：蔦與女蘿，施于松上。蔦是寄生，以桑上者為眞，不用松上者，互有異同爾。時珍曰：按毛萇詩注云：女蘿，兔絲也。吳普本草：兔絲一名松蘿。陶弘景謂蔦是桑上寄生，松蘿是松上寄生。陸佃埤雅言：蔦是松柏上寄生，女蘿是松上浮蔓。又言在木為女蘿，在草為兔絲。鄭樵通志言寄生有二種：大曰蔦，小曰女蘿。陸機詩疏言：兔絲蔓生草上，黃赤如金，非松蘿也。松蘿蔓延松上，生枝正青，與兔絲殊異。羅願爾雅翼云：女蘿色青而細長，無雜蔓。故離騷云：被薜荔兮帶女蘿，謂青長如帶也。兔絲黃赤不相類。然二者附物而生，有時相結，故古樂府云：南山冪冪兔絲花，北陵青青女蘿樹。由來花葉同一心，今日枝條分兩處。唐樂府云：兔絲故無情，隨風任顛倒。誰使女蘿枝，而來强縈抱。兩草猶一心，人心不如草。據此諸說，則女蘿之為松上蔓，當以二陸、羅氏之說為的。其曰兔絲者，誤矣。

【氣味】苦甘平，無毒。【主治】瞋怒邪氣，止虛汗頭風，女子陰寒腫痛。本經 療痰熱溫瘧。可為吐湯，利水道。別錄 治寒熱，胸中客熱痰涎，去頭瘡，項上瘤癭，令人得眠。甄權

【發明】時珍曰：松蘿能平肝邪，去寒熱。同瓜蒂諸藥則能吐痰，非松蘿能吐人也。葛洪肘後方：治胸中有痰，頭痛不欲食，氣壯者，用松蘿、杜蘅三兩，瓜蒂三十枚，酒一升二合，漬再宿。旦飲一合，取吐。不吐，晚再服一合。孫思邈千金方：治胸膈痰澼積熱。斷膈湯：用松蘿、甘草各一兩，恒山三兩，瓜蒂二十一枚。水、酒各一升半，煮取一升，分三服，取吐。

楓柳 唐本草

【集解】恭曰：楓柳出原州。葉似槐，莖赤根黃。子六月熟，綠色而細。剉取莖皮用。時珍曰：蘇恭言楓柳有毒，出原州。陳藏器駁之，以為楓柳皮即今楓樹皮，性濇，能止水痢。按斗門方，言即今楓樹上寄生，其葉亦可制粉霜。此說是也。若是楓樹，則處處甚多，何必專出原州耶？陳說誤矣。楓皮見前楓香脂下。

皮【氣味】辛，大熱，有毒。【主治】風齲齒痛。唐本 積年痛風不可忍，久治無效者，細剉焙，不限多少，入腦麝浸酒常服，以醉為度。斗門方

桃寄生 綱目

【氣味】苦辛，無毒。【主治】小兒中蠱毒，腹內堅痛，面目青黃，淋露骨立。取二兩為末，如茶點服，日四五服。

時珍。聖惠方

柳寄生綱目

集解時珍曰。此卽寄生之生柳上者。

氣味苦平無毒。**主治**膈氣刺痛。搗汁服一盃。時珍

占斯別錄下品

釋名炭皮別錄 良無極綱目時珍曰。占斯。范汪方謂之良無極。劉涓子鬼遺方謂之木占斯。盛稱其功。而別錄一名炭皮。殊不可曉。

集解別錄曰。占斯生太山山谷。采無時。弘景曰。李當之云。是樟樹上寄生。樹大銜枝在肌肉。今人皆以胡桃皮爲之。非是眞也。按桐君采藥錄云。生上洛。是木皮。狀如厚朴。色似桂白。其理一縱一橫。今市人皆削乃似厚朴。而無正縱橫理。不知此復是何物。莫測眞假也。

氣味苦溫無毒。權曰。辛平無毒。茱萸爲之使。

主治邪氣溼痹寒熱疽瘡。除水堅積血癥。月閉無子。小兒躄不能行。諸惡瘡癰腫。止腹痛。令女人有子。別錄 主脾熱。洗手足水爛傷。甄權 解狼毒毒。藏器

附方新一

木占斯散治發背腸癰疽痔。婦人乳癰。諸產癥瘕。無有不療。服之腫去痛止。膿消已潰者。便早愈也。木占斯。甘草炙。厚朴炙。細辛。栝樓。防風。乾薑。人參。桔梗。敗醬各一兩。爲散。酒服方寸匕。晝七夜四。以多爲善。此藥入咽當覺流入瘡中。令化爲水也。癰疽灸不發敗壞者。尤可服之。內癰在上者。當吐膿血。在下者。當下膿血。其瘡未壞及長服者。去敗醬。一方加桂心。劉涓子鬼遺方

石刺木拾遺

集解藏器曰。石刺木乃木上寄生也。生南方林筤間。其樹江西人呼爲靳刺。亦種爲籬院。樹似棘而大。枝上有逆鉤。

根皮

氣味苦平無毒。**主治**破血。產後餘血結瘕。煮汁服。神驗不可言。藏器

木之五　苞木類四種

竹本經中品

釋名時珍曰。竹字象形。許慎說文云。竹。冬生草也。故字從倒草。戴凱之竹譜云。植物之中。有名曰竹。不剛不柔。非草非木。小異實虛。大同節目。

集解弘景曰。竹類甚多。入藥用箽竹。次用淡苦竹。又一種薄殼者。名甘竹。葉最勝。又有實中竹。箽竹並以筍爲佳。于藥無用。頌曰。竹處處有之。其類甚多。而入藥惟用箽竹。淡竹。苦竹三種。人多不能盡別。按竹譜。箽竹堅而促節。體圓而質勁。皮白如霜。大者宜刺船。細者可爲笛。苦竹有白有紫。甘竹似箽而茂。卽淡竹也。然今之刺船者。多用桂竹。作笛自有一種。亦不名箽竹。苦竹亦有二種。一出江西閩中。本極粗大。筍味殊苦。不可噉。一出江浙。肉厚而葉長闊。筍微有苦味。俗呼甜苦筍是也。今南人入藥燒瀝。惟用淡竹一品。肉薄。節間有粉者。時珍曰。竹惟江河之南甚多。故曰九河鮮有。五嶺實繁。大抵皆土中苞筍。各以時而出。旬日落籜而成竹也。莖有節。節有枝。枝有節。節有葉。葉必三之。枝必兩之。根下之枝。一爲雄。二爲雌。雌者生筍。其根鞭喜行東南。而宜死貓。畏皂刺油麻。以五月十

三日爲醉日。六十年一花，花結實，其竹則枯。竹枯日箹，竹實日復，小曰篠，大曰簜。其中皆虛，而有實心竹出滇廣；其外皆圓，而有方竹出川蜀。其節或暴，或無，或促，或疎。暴節竹出蜀中，高節磥砢，即笻竹也。無節竹出瀼州，空心直上，即通竹也。筸竹一尺數節，出荆南。笛竹一節尺餘，出吳楚。篔簹竹一節近丈，出南廣。其幹或長或短，或巨或細。交廣由吾竹長三四丈，其肉薄，可作屋柱。簹竹大至數圍，其肉厚，可爲梁棟。永昌漢竹可爲桶斛，篔竹可爲舟船。嚴州越王竹高止尺餘。辰州龍絲竹細僅如鍼，高不盈尺。其葉或細或大。鳳尾竹葉細三分，龍公竹葉若芭蕉，百葉竹一枝百葉。其性或柔或勁，或滑或澀。澀者可以錯甲，謂之䈽䈁；滑者可以爲席，謂之桃枝。勁者可以爲戈刀箭矢，謂之矛竹、箭竹、筋竹、石麻；柔者可爲繩索，謂之蔓竹、弓竹、苦竹、把髮。其色有青有黄，有白有赤，有烏有紫。有斑斑者駁文點染，紫者黯色黝然，烏者黑而害母，赤者厚而直，白者薄而曲，黄者如金，青者如玉。其别種有棘竹，一名笆竹，芒棘森然，大者圍二尺，可禦盜賊。棕竹，一名實竹，其葉似棕，可爲拄杖。慈竹，一名義竹，叢生不散，人栽爲玩。廣人以筋竹絲爲竹布，甚脆。

筀竹葉【氣味】苦，平，無毒。别錄曰：大寒。【主治】欬逆上氣溢筋急惡瘍，殺小蟲。本經。除煩熱風痙，喉痺嘔吐。别錄。煎湯熨霍亂轉筋。時珍。

淡竹葉【氣味】辛，平，大寒，無毒。權曰：甘，寒。【主治】胸中痰熱，欬逆上氣。别錄。吐血，熱毒風，止消渴，壓丹石毒。甄權。消痰，治熱狂煩悶，中風失音不語，壯熱頭痛頭風，止驚悸，温疫迷悶，妊婦頭旋倒地，小兒驚癇天吊。大明。喉痺，鬼疰惡氣，煩熱，殺小蟲。孟詵。涼心經，益元氣，除熱緩脾。元素。煎濃汁，漱齒中出血，洗脱肛不收。時珍。

苦竹葉【氣味】苦，冷，無毒。【主治】口瘡目痛，明目利九竅。别錄。治不睡，止消渴，解酒毒，除煩熱，發汗，療中風瘖痙。大明。殺蟲。燒末，和豬膽，塗小兒頭瘡耳瘡疥癬。和雞子白，塗一切惡瘡，頻用取效。時珍。

【發明】弘景曰：甘竹葉最勝。詵曰：竹葉，筀、苦、淡、甘之外，餘皆不堪入藥，不宜人。淡竹爲上，甘竹次之。宗奭曰：諸竹筍性皆寒，故知其葉一致也。張仲景竹葉湯，惟用淡竹。元素曰：竹葉苦平，陰中微陽。杲曰：竹葉辛苦寒，可升可降，陽中陰也。其用有二：除新久風邪之煩熱，止喘促氣勝之上衝。

【附方】新二。上氣發熱：因奔趁走馬後，飲冷水所致者。竹葉三斤，橘皮三兩，水一斗，煮五升，細服，三日一劑。肘後方。時行發黄：竹葉五升（切），小麥七升，石膏三兩，水一斗半，煮取七升，細服，盡劑愈。肘後方。

筀竹根【主治】作湯，益氣止渴，補虚下氣。本經。消毒。别錄。

淡竹根【主治】除煩熱，解丹石發熱渴，煮汁服。藏器。消痰去風熱，驚悸迷悶，小兒驚癇。大明。同葉煎湯，洗婦人子宫下脱。時珍。

甘竹根【主治】煮汁服，安胎，止産後煩熱。時珍。

苦竹根【主治】下心肺五臟熱毒氣。剉一斤，水五升，

煮汁一升，分三服。孟詵

附方 新一。產後煩熱：逆氣。用甘竹根切一斗五升，煮取七升，去滓，入小麥二升，大棗二十枚，煮三四沸，入甘草一兩，麥門冬一升，再煎至二升，每服五合。婦人良方

淡竹茹 氣味 甘，微寒，無毒。主治 嘔啘，溫氣寒熱，吐血崩中。別錄 止肺痿唾血鼻衄，治五痔。甄權 噎膈。孟詵 傷寒勞復，小兒熱癇，婦人胎動。時珍

苦竹茹 主治 下熱壅。孟詵 水煎服，止尿血。時珍

筀竹茹 主治 勞熱。大明 ○ 脩治 以上俱取鮮竹，磋去外青一層，刮取皮用。

附方 舊五，新五。傷寒勞復：傷寒後交接勞復，卵腫股痛。竹皮一升，水三升，煮五沸，服汁。朱肱南陽活人書。婦人勞復：病初愈，有所勞動，致熱氣衝胸，手足搐搦拘急，如中風狀。淡竹青茹半斤，栝樓二兩，水二升，煎一升，分二服。活人書。產後煩熱：內虛短氣。甘竹茹湯：用甘竹茹一升，人參、茯苓、甘草各二兩，黃芩二兩，水六升，煎二升，分服，日三服。婦人良方。婦人損胎：孕八九月，或墜傷，牛馬驚傷，心痛。用青竹茹五兩，酒一升，煎五合服。子母秘錄。月水不斷：青竹茹微炙，為末，每服三錢，水一盞，煎服。普濟方。小兒熱痛：口噤體熱。竹青茹三兩，醋三升，煎一升，服一合。子母秘錄。齒血不止：生竹皮，醋浸，令人含之，噀其背上三過。以茗汁漱之。千金方。牙齒宣露：黃竹茹，當歸尾，研末，煎湯，入鹽含漱。永類方。飲酒頭痛：竹茹二兩，水五升，煮三升，納雞子三枚，煮三沸，食之。千金方。傷損內痛：兵杖所加，木石所迮，血在胸背脅中刺痛。用青竹茹、亂髮各一團，炭火炙煎為末，酒一升，煮三沸，服之，三服愈。千金

淡竹瀝 脩治 機曰：將竹截作二尺長，劈開，以磚兩片對立，架竹于上，以火炙出其瀝，以盤承取。時珍曰：一法：以竹截長五六寸，以瓶盛，倒懸，下用一器承之，周圍以炭火逼之，其油瀝于器下也。

氣味 甘，大寒，無毒。時珍曰：薑汁為之使。

主治 暴中風風痹，胸中大熱，止煩悶，消渴，勞復。別錄 中風失音不語，養血清痰，風痰虛痰在胸膈，使人癲狂，痰在經絡四肢及皮裏膜外，非此不達不行。震亨 治子冒風痓，解射罔毒。時珍

筀竹瀝 主治 風痓。別錄

苦竹瀝 主治 口瘡目痛，明目，利九竅。別錄 同功淡竹。大明 治牙疼。時珍

慈竹瀝 主治 療熱風，和粥飲服。孟詵

發明 弘景曰：凡取竹瀝，惟用淡、苦、筀竹者。雷曰：久渴心煩，宜投竹瀝。震亨曰：竹瀝滑痰，非助以薑汁不能行。諸方治胎產金瘡口噤，與血虛自汗，消渴小便多，皆是陰虛之病，無不用之。產後不得虛，胎前不損子。本草言其大寒，似與石膏、黃芩同類。而世俗因大寒二字，棄而不用。經云：陰虛則發熱。竹瀝味甘性緩，能除陰虛之有大熱者。寒而能補，與薯蕷寒補義同。大寒言其功，非獨言其氣也。世人食筍，自幼至老，未有因其寒而病者。瀝即筍之液也。又假於火而成，何寒如此之甚耶。但能食

者用荆瀝。不能食者用竹瀝。時珍曰：竹瀝性寒而滑，大抵因風火燥熱而有痰者宜之；若寒濕胃虛腸滑之人服之，則反傷腸胃。筍性滑利，多食瀉人，僧家謂之刮腸篦，即此義也。丹溪朱氏謂大寒言其功不言其氣，殊悖于理。謂大寒爲氣，何害于功？淮南子云：槁竹有火，不鑽不然。今猫獠人以乾竹片相戛取火，則竹性雖寒，亦未必大寒也。神仙傳云：昔姜公服竹汁餌桂，得長生。蓋竹汁性寒，以桂濟之，亦與用薑汁佐竹瀝之意相同。淡竹今人呼爲水竹，有大小二種，此竹汁多而甘。沈存中言苦竹之外皆爲淡竹，誤矣。

附方 舊九，新十三。

中風口噤 竹瀝、薑汁等分，日日飲之。千金方

小兒口噤 體熱。用竹瀝二合，煖飲，分三四服。兵部手集

產後中風 口噤，身直面青，手足反張。竹瀝飲一二升，即甦。梅師方

破傷中風 凡閃脫折骨諸瘡，慎不可當風用扇，中風則發痓，口噤項急，殺人。急飲竹瀝二三升。忌冷飲食及酒。竹瀝卒難得，可合十許束併燒取之。外臺秘要

金瘡中風 口噤欲死。竹瀝半升，微微煖服。廣利方

大人喉風 篳竹油頻飲之。集簡方

小兒重舌 竹瀝漬黃蘗，時時點之。簡便方

小兒傷寒 淡竹瀝、葛根汁各六合，細細與服。千金方

小兒狂語 夜後便發。竹瀝夜服二合。姚和衆至寶方

婦人胎動 妊娠因夫所動，困絕。以竹瀝飲一升，立愈。產寶

孕婦子煩 竹瀝頻頻飲之。○梅師方：茯苓二兩，竹瀝一升，水四升，煎二升，分三服。不瘥更作之。

時氣煩躁 五六日不解。青竹瀝半盞，煎熱，數數飲之，厚覆取汗。千金方

消渴尿多 竹瀝恣飲，數日愈。肘後方

欬嗽肺痿 大人小兒欬逆短氣，胸中吸吸，欬出涕唾，嗽出臭膿。用淡竹瀝一合，服之，日三五次，以愈爲度。李絳兵部手集

產後虛汗 淡竹瀝三合，煖服，須臾再服。昝殷產寶

小兒吻瘡 竹瀝和黃連、黃蘗、黃丹傅之。全幼心鑑

小兒赤目 淡竹瀝點之，或入人乳。古今錄驗

赤目眥痛 不得開者，肝經實熱所致，或生障瞖。用苦竹瀝五合，黃連二分，綿裹浸一宿，頻點之，令熱淚出。梅師方

卒牙齒痛 苦竹燒一頭，其一頭汁出，熱揩之。姚僧坦集驗方

丹石毒發 頭眩耳鳴，恐懼不安。淡竹瀝頻服二三升。古今錄驗

竹筍 見菜部。

慈竹籜【主治】小兒頭身惡瘡，燒散和油塗之。或入輕粉少許。時珍

竹實【主治】通神明，輕身益氣。本經

【發明】【別錄曰】竹實出益州。【弘景曰】竹實出藍田。江東乃有花而無實，頃來斑斑有實，狀如小麥，可爲飯食。【承曰】舊有竹實，鸞鳳所食。今近道竹間時見開花，小白如棗花，亦結實如小麥子，無氣味而濇。江浙人號爲竹米，以爲荒年之兆，其竹即死，必非鸞鳳所食者。近有餘干人言：竹實大如雞子，竹葉層層包裹，味甘勝蜜，食之令人心膈清涼，生深竹林茂盛蒙密處，頃因得之，但日久汁枯乾而味尚存爾。乃知鸞鳳所食，非常物也。【時珍曰】按陳藏器本草云：竹肉一名竹菰，生苦竹枝上，大如雞子，似肉臠，有大毒。須以灰汁煮二度，煉訖，乃依常菜茹食。煉不熟，則戟人喉出血，手爪盡脫也。此說與陳承所說竹實相似，恐即一物，但苦竹上者有毒爾。與竹米之竹實不同。

山白竹 即山間小白竹也。【主治】燒灰，入腐爛癰疽藥。時珍

爆竹【主治】辟妖氣山魈。【慎微曰】李畋該聞集云：仲叟者，家爲山魈所祟，鄰石

開戶。畋令旦夜于庭中爆竹數十竿。若除夕然。其祟遂止。

竹黃 宋開寶

【釋名】竹膏 志曰：天竺黃生天竺國。今諸竹內往往得之。人多燒諸骨及葛粉等雜之。大明曰：此是南海邊竹內塵沙結成者。宗奭曰：此是竹內所生，如黃土着竹成片者。時珍曰：按吳僧贊甯云：竹黃生南海鏞竹中。此竹極大，又名天竹。其內有黃，可以療疾。本草作天竺者，非矣。等竹亦有黃。此說得之。

【氣味】甘，寒，無毒。大明曰：平。伏粉霜。

【主治】小兒驚風天弔，去諸風熱，鎮心明目，療金瘡，滋養五臟。開寶 治中風痰壅，卒失音不語，小兒客忤癇疾。大明 制藥毒發熱。保昇

【發明】宗奭曰：天竹黃涼心經，去風熱，作小兒藥尤宜，和緩故也。時珍曰：竹黃出于大竹之津氣結成，其氣味功用與竹瀝同，而無寒滑之害。

【附方】新一。小兒驚熱：天竹黃二錢，雄黃、牽牛末各一錢，研勻，麪糊丸粟米大，每服三五丸，薄荷湯下。錢乙方。

仙人杖 宋嘉祐

【集解】藏器曰：此是筍欲成竹時立死者，色黑如漆，五六月收之。苦竹、桂竹多生此。別有仙人杖草，見草部。又枸杞亦名仙人杖，與此同名。

【氣味】鹹，平，無毒。大明曰：冷。

【主治】噦氣嘔逆，小兒吐乳，大人吐食反胃，辟疰，並水煮服之。藏器 小兒驚癇及夜啼，置身伴睡良。又燒爲末，水服方寸匕，主痔病，忌牛肉。大明 煮汁服，下魚骨哽。時珍

鬼齒 拾遺

【釋名】鬼鍼 藏器曰：此腐竹根先入地者，爲其賤惡，故隱其名。草部亦有鬼鍼。

【氣味】苦，平，無毒。

【主治】中惡注忤，心腹痛，煮汁服之。藏器 煮汁服，下骨哽。燒存性，入輕粉少許，油調，塗小兒頭瘡。時珍

【附方】新二。魚骨哽咽：籬腳朽竹去泥研末，蜜丸芡子大，綿裹含之，其骨自消也。王璆百一選方 小便尿血：籬下竹根入土多年者，不拘多少，洗淨煎湯，併服數盌，立止。救急良方

木之六 雜木類七種，附錄二十種

淮木 本經下品

【校正】併入別錄有名未用城裏赤柱

【釋名】百歲城中木 本經 城裏赤柱 別錄曰：淮木生晉陽平澤。又云：城裏赤柱生晉平陽。時珍曰：按吳普本草淮木生晉平陽、河東平澤。與別錄城裏赤柱出處及主治相同，乃一物也。即古城中之木，晉人用之，故云生晉平陽及河東。今併爲一。但淮木字恐有差訛耳。

【氣味】苦，平，無毒。別錄曰：辛。普曰：神農、雷公：無毒。

【主治】久欬上氣，傷中虛羸。本經 女子陰蝕，漏下，赤白沃。○城裏赤柱：療婦人漏血，白沃，陰蝕，溼痹邪氣，補中益氣。並別錄 煮

湯服主難產。杜正論

城東腐木 別錄有名未用

【校正】併入拾遺腐木、地主二條。

【釋名】地主 藏器曰：城東腐木，即城東古木在土中腐爛者。一名地主。城東者，猶東牆土之義也。杜正論方用古城柱木煮湯服治難產，即其類也。

【氣味】鹹，溫，無毒。藏器曰：平。

【主治】心腹痛，止洩，便膿血。別錄 主鬼氣心痛，酒煮一合服。蜈蚣咬者，取腐木漬汁塗之，亦可研末和醋傅之。藏器 凡手足掣痛，不仁不隨者，朽木煮湯，熱漬痛處，甚良。時珍

東家雞棲木 拾遺

【釋名】時珍曰：酉陽雜俎作東門雞棲木。

【主治】無毒。主失音不語，燒灰水服盡一升，效。藏器

古廁木 拾遺 廁籌附

【主治】鬼魅傳尸，溫疫魍魎，神祟。以太歲所在日時，當戶燒熏。又熏杖瘡，令冷風不入。藏器

【附錄】廁籌 主難產，及霍亂身冷轉筋，中惡鬼氣，並於牀下燒取熱氣徹上。此物雖微，其功可錄。藏器

古櫬板 拾遺

【集解】藏器曰：此古冢中棺木也。彌古者佳，杉材最良。千歲者通神，宜作琴底。爾雅注云：杉木作棺，埋之不腐。

【氣味】無毒。主鬼氣注忤，中惡，心腹痛，背急氣喘，惡夢悸，常爲鬼神所祟撓者，水及酒和東引桃枝煎服，當得吐下。藏器

【附方】新一。小兒夜啼：朽棺木燒明照之，即止。聖惠

震燒木 拾遺

【釋名】霹靂木 時珍曰：此雷所擊之木也。方士取刻符印，以召鬼神。周日用注博物志云：用擊鳥影，其鳥必自墮也。

【主治】火驚失心，煮汁服之。又掛門戶，大厭火災。藏器

河邊木 拾遺

【主治】令人飲酒不醉。五月五日取七寸投酒中，二遍飲之，必能飲也。藏器

附錄諸木一十九種

新雉木 別錄曰：味苦、香，溫，無毒。主風眩痛，可作沐藥。七月采陰乾。實如桃。

合新木 別錄曰：味辛，平，無毒。解心煩，止瘡痛。生遼東。

俳蒲木 別錄曰：味甘，平，無毒。主少氣，止煩。生陵谷，葉如柰，實赤，三稜。

遂陽木 別錄曰：味甘，無毒。主益氣。生山中，如白楊葉，三月實，十月熟赤，可食。

學木核 別錄曰：味甘，寒，無毒。主脇下留飲，胃氣不平，除熱。如櫱核，五月采陰乾。

栒音荀**核** 別錄曰：味苦。療水，身面癰腫。五月采。

木核（別錄曰）療腸澼。花療不足。子療傷中。根療心腹逆氣。止渴。十月采。

荻皮（別錄曰）味苦。止消渴白蟲。益氣。生江南。如松葉。有別刺。實赤黃。十月采。

栅木皮（珣曰）味苦溫無毒。主霍亂吐瀉。小兒吐乳。煖胃正氣。並宜水煎服。按廣志云。生廣南山野。其樹如桑。

乾陀木皮（珣曰）按西域記云。生西國。彼人用染僧褐。故名乾陀。褐色也。樹大皮厚。葉如櫻桃。安南亦有。溫平無毒。主癥瘕氣塊。溫腹煖胃。止嘔逆。並良。破宿血。婦人血閉。腹內血塊。酒煎服之。

馬瘍木根皮（藏器曰）有小毒。主惡瘡疥癬。有蟲爲末和油塗之。出江南山谷。樹如櫪也。

角落木皮（藏器曰）味苦溫無毒。主赤白痢。煮汁服之。生江西山谷。似茱萸獨莖也。

芙樹（藏器曰）有大毒。主風痹偏枯。筋骨攣縮。癱瘓皮膚不仁。疼冷等。取枝葉搗碎。大甑蒸熱。鋪牀上臥之。冷更易。骨節間風盡出。當得大汗。用補藥及羹粥食之。慎風冷勞復。生江南深山。葉長厚。冬月不凋。山人識之。

白馬骨（藏器曰）無毒。主惡瘡。和黃連細辛白芷牛膝雞桑皮黃荊等。燒末淋汁。取治瘰癧惡瘡。蝕瘜肉白癜風。揩破塗之。又單取莖葉煮汁服。止水痢。生江東。似石榴而短小。對節。

慈母枝葉（藏器曰）炙香作飯。下氣止渴。令人不睡。主小兒痰痞。生山林間。葉如櫻桃而小。樹高丈餘。山人並識之。

黃屑（藏器曰）味苦寒無毒。主心腹痛。霍亂破血。酒煎服之。酒疸目黃。及野雞病。熱痢下血。並水煮服之。從西南來者。並作屑染黃用之。樹如檀。

那耆悉（藏器曰）味苦寒無毒。主結熱熱黃。大小便澀。赤丹毒諸熱。明目。取汁洗目。主赤爛熱障。生西南諸國。一名龍花。

帝休（藏器曰）主帶之愁自銷。生少室山嵩高山。山海經云。少室山有木名帝休。其枝五衢。黃花黑實。服之不愁。今嵩山應有此木。人未識。固宜求之。亦如萱草之忘憂也。

大木皮（頌曰）生施州。四時有葉無花。樹之大小不定。其皮味苦濇。性溫無毒。采無時。土人與苦桃皮、櫻桃皮三皮刮洗淨。焙乾等分。搗羅。酒服一錢。治一切熱毒氣。服食無忌。

本草綱目木部第三十七卷終

本草綱目服器部目録第三十八卷

李時珍曰：敝帷敝蓋，聖人不遺；木屑竹頭，賢者注意。無棄物也。中流之壺拯溺，雪窖之氊救危，無微賤也。服帛器物，雖屬尾瑣，而倉猝值用，亦奏奇功，豈可藐眎而漫不經神耶？舊本散見草、木、玉石、蟲魚、人部。今集其可備醫用者，凡七十九種，爲服器部。分爲二部：曰服帛，曰器物。草部十六種，木部十九種，玉石部二種，蟲魚部五種，人部一種，共四十三種。

名醫别録四種 梁陶弘景註　唐本草三種 唐蘇恭

本草拾遺三十四種 唐陳藏器　藥性本草一種 唐甄權

開寶本草一種 宋馬志　嘉祐本草一種 宋掌禹錫

本草綱目三十五種 明李時珍

附註 魏吴普本草　唐李珣海藥　蜀韓保昇重註　宋蘇頌圖經　宋唐慎微證類　寇宗奭衍義　元朱震亨補遺

服器之一　服帛類二十五種

錦拾遺　絹綱目　帛拾遺

布拾遺　綿拾遺　褌襠拾遺 月經衣附

汗衫綱目　孝子衫拾遺　病人衣綱目

衣帶拾遺　頭巾綱目　幞頭綱目

皮巾子綱目　皮腰袋綱目　繳脚布拾遺

敗天公别録 即笠　故蓑衣拾遺　氊屜綱目

皮鞾綱目　麻鞋唐本　草鞋拾遺

屐屧鼻繩唐本　自經死繩拾遺

靈牀鞋拾遺　死人枕席拾遺

右附方舊七，新六十三。

服器之二　器物類五十四種

紙綱目　青紙綱目　印紙拾遺

桐油繖紙綱目　曆日綱目　鍾馗綱目

桃符藥性　桃橛拾遺　救月杖拾遺

撥火杖拾遺　吹火筒綱目　鑿柄木拾遺

鐵椎柄拾遺　銃楔綱目　刀鞘拾遺

馬鞭綱目　箭笴及鏃拾遺　弓弩弦别録

紡車絃綱目　梭頭拾遺　連枷關綱目

楤擔尖綱目　梳篦拾遺　鍼線袋拾遺

蒲扇拾遺　蒲席别録　簟綱目

簾箔嘉祐　漆器綱目　研硃石鎚拾遺

右附方舊十六新六十五

本草綱目服器部第三十八卷

服器之一 服帛類二十五種

錦 拾遺

【釋名】時珍曰：錦以五色絲織成文章，故字從帛從金，諧聲，且貴之也。禹貢兖州厥篚織文是也。

【主治】故錦煮汁服，療蠱毒。燒灰，傅小兒口中熱瘡。藏器

燒灰，主失血、下血、血崩、金瘡出血、小兒臍瘡溼腫。時珍

【附方】新二。吐血不止：紅錦三寸燒灰，水服。聖惠方。上氣喘急：故錦一寸燒灰，茶服神效。普濟方。

絹 綱目

【釋名】時珍曰：絹，疏帛也。生曰絹，熟曰練。入藥用黃絲絹，乃蠶吐黃絲所織，非染色也。

【主治】黃絲絹煮汁服，止消渴，產婦脬損，洗痘瘡潰爛。燒灰，止血痢、下血、吐血、血崩。時珍

緋絹燒灰，入瘧藥。時珍

【附方】新二。婦人血崩：黃絹灰五分，棕櫚灰一錢，貫眾灰、京墨灰、荷葉灰各五分，水酒調服，即止。集簡方。產婦脬損：小便淋瀝不斷。黃絲絹三尺，以炭灰淋汁，煮至極爛，清水洗淨，入黃蠟半兩，蜜一兩，茅根二錢，馬勃末二錢，水一升，煎一盞，空心頓服。服時勿作聲，作聲即不效。名固脬散。○又方：產時傷脬，終日不小便，只淋溼不斷。用生絲黃絹一尺，白牡丹根皮末、白芨末各一錢，水二盞，煮至絹爛如餳，服之。不宜作聲。婦人良方。

帛 拾遺

【釋名】時珍曰：素絲所織，長狹如巾，故字從白巾。厚者曰繒，雙絲者曰縑。後人以染絲造之，有五色帛。

【主治】緋帛燒研，傅初生兒臍未落時腫痛。又療惡瘡疔腫，諸瘡有根者，入膏用為上。仍以掌大一片，同露蜂房、棘刺鈎、爛草節、亂髮等分燒研，空腹服方寸匕。藏器

主墜馬及一切筋骨損。好古

燒研，療血崩、金瘡出血、白駁風。時珍

五色帛，主盜汗，拭乾訖，棄道頭。藏器

【附方】新一。肥胝癧瘍：曹姓帛拭之，愈。千金方。

布 拾遺

【釋名】時珍曰：布有麻布、絲布、木綿布。布字從手從巾，會意也。

【主治】新麻布，能逐瘀血，婦人血閉腹痛，產後血痛。以數重包白鹽一合，煅研，溫酒服之。○舊麻布同旱蓮草等分，瓶內泥固煅研，日用揩齒，能固牙烏鬚。時珍

白布，治口唇緊小，不能開合飲食，不治殺人。作大

炷安刀斧上燒令汗出拭塗之日三五度。仍以青布燒灰酒服。時珍

青布 解諸物毒天行煩毒小兒寒熱丹毒井水漬取汁飲之浸汁和生薑汁服止霍亂燒灰傅惡瘡經年不瘥者及灸瘡止血令不傷風水燒烟熏嗽殺蟲熏虎狼咬瘡能出水毒入諸膏藥療疔腫狐尿等惡瘡。藏器 燒灰酒服主唇裂生瘡口臭仍和脂塗之與藍靛同功。時珍

附方 舊二新六 惡瘡防水 青布和蠟燒烟筒中熏之入水不爛。陳藏器本草 瘡傷風水 青布燒烟于器中以器口熏瘡得惡汁出則痛癢瘥。陳藏器本草 臁瘡潰爛 陳艾五錢雄黄二錢青布卷作大炷點火熏之熱水流數次愈。鄧筆峰雜興方 交接違禮 女人血出不止青布同髮燒灰納之。僧坦集驗方 霍亂轉筋 入腹無可奈何者以酢煮青布搨之冷則易。千金方 傷寒陽毒 狂亂甚者青布一尺浸冷水貼其胸前。活人書 目痛磣濇 不得瞑用青布炙熱以時熨之仍蒸大豆作枕。聖惠方 病後目赤 有方同上。○千金方用冷水漬青布掩之數易。

綿 拾遺

集解 時珍曰古之綿絮乃繭絲纏延不可紡織者今之綿絮則多木綿也入藥仍用絲綿。

主治 新綿燒灰治五野雞病每服酒二錢○衣中故綿絮主下血及金瘡出血不止以一握煮汁服。藏器 綿灰主吐血衄血下血崩中赤白帶下疳瘡臍瘡聤耳。時珍

附方 新十 霍亂轉筋 腹痛以苦酒煮絮裹之。聖惠方 吐血咯血 新綿一兩燒灰白膠切片炙黄一兩每服一錢米飲下。普濟方 吐血衄血 好綿燒灰打麪糊入清酒調服之。普濟方 腸風瀉血 破絮燒灰枳殼麩炒等分麝香少許為末每服一錢米飲下。聖惠方 血崩不止 好綿及婦人頭髮共燒存性百草霜等分為末每服三錢溫酒下或加棕灰。○東垣方用白綿子蓮花心當歸茅花紅花各一兩以白紙裹定黄泥固濟燒存性為末每服一錢入麝香少許食前好酒服。○乾坤秘韞用舊綿絮去灰土一斤新蠶絲一斤陳蓮房十箇舊炊箄一枚各燒存性各取一錢空心熱酒下日三服不過五日愈。 氣結淋病 不通用好綿四兩燒灰麝香半分每服二錢溫葱酒連進三服。聖惠方 臍瘡不乾 綿子燒灰傅之。傅氏活嬰方 聤耳出汁 故綿燒灰綿裹塞之。聖惠方

褌襠 拾遺

釋名 袴綱目 犢鼻綱目 觸衣綱目 小衣 時珍曰褌亦作裩褻衣也以渾複為之故曰褌其當隱處者為襠縫合者為袴短者為犢鼻犢鼻穴名也在膝下。

主治 洗褌汁解毒箭并女勞復。別錄 陰陽易病燒灰服之并取所交女人衣裳覆之。藏器 主女勞疸及中惡鬼忤。時珍

【發明】時珍曰：按張仲景云，陰陽易病，身體重，少氣，腹裏急，或引陰中拘急，熱上衝胸，頭重不欲舉，眼中生花，膝脛拘急者，燒裩散主之。取中裩近隱處燒灰，水服方寸匕，日三服。小便即利，陰頭微腫，則愈。男用女，女用男。成無己解云：此以導陰氣也。童女者尤良。

【附方】四，新。金瘡傷重 被驚者，以女人中衣舊者，炙裩熨之。李筌太白經註。胞衣不下 以本婦裩覆井上，或以所着衣籠竈上。千金方。房勞黃病 體重不眠，眼赤如珠，心下塊起若瘕，十死一生。宜烙舌下，炙心俞、關元二七壯。以婦人內衣燒灰，酒服二錢。三十六黃方。中鬼昏厥 四肢拳冷，口鼻出血，用久污溺衣燒灰，每服二錢，沸湯下。男用女，女用男。趙原陽真人濟急方。

【附錄】月經衣 見人部天癸下。

汗衫 綱目

【釋名】中單 綱目 裲襠 類篇 羞袒 時珍曰：古者短襦為衫，今謂長衣亦曰衫矣。王叡炙轂子云：漢王與項羽戰，汗透中單，改名汗衫。劉熙釋名云：汗衣，詩謂之澤衣，或曰鄙袒，或曰羞袒。用六尺裁，足覆胸背，言羞鄙于袒，故衣此爾。又前當胸，後當背，故曰裲襠。

【主治】卒中忤惡鬼氣，卒倒不知人，逆冷，口鼻出清血，或胸脇腹內絞急切痛，如鬼擊之狀，不可按摩，或吐血衄血，用久垢汗衫燒灰，百沸湯或酒服二錢。男用女，女用男。中襯衣亦可。時珍

【附方】一，新。小兒夜啼 用本兒初穿毛衫，放瓶內，兒自不哭也。生生編

孝子衫 拾遺

【釋名】時珍曰：菜麻布所為者。

【主治】面䵟，燒灰傅之。藏器 帽主鼻上生瘡，私竊拭之，勿令人知。時珍

病人衣 綱目

【主治】天行疫瘟，取初病人衣服，于甑上蒸過，則一家不染。時珍

衣帶 拾遺

【主治】婦人難產及日月未至而產，臨時取夫衣帶五寸，燒為末，酒服之。裩帶最佳。藏器 療小兒下痢客忤，妊婦下痢難產。時珍

【附方】五，新。小兒客忤 卒中者，燒母衣帶三寸，并髮灰少許，乳汁灌之。外臺秘要。小兒下痢 腹大且堅，用多垢故衣帶切一升，水五升，煮一升，分三服。千金方。妊娠下痢 中衣帶三寸，燒研，水服。千金。金瘡犯內 血出不止，取所交婦人中衣帶三寸，燒末水服。千金方。令病不復 取女中下裳帶一尺，燒研，米飲服，即免勞復。肘後方。

頭巾 綱目

【釋名】時珍曰：古以尺布裹頭為巾，後世以紗羅布葛縫合，方者曰巾，圓者曰帽，加以漆製曰冠。又束髮之帛曰纚，覆髮之巾曰幘，罩髮之絡曰網巾，近制也。

【主治】故頭巾：治天行勞復後渴，取多膩者浸汁，時服一升。時珍○千金方

【附方】新四 霍亂吐利：偷本人頭繩，以百沸湯泡汁，服一呷，勿令知之。集玄方 卒忽心痛：三年頭須，沸湯淋汁飲之，以盌覆須于閑地，周時即愈。聖惠方 惡氣心痛：破網巾燒灰一錢，貓屎燒灰五分，溫酒服。馬氏方 下蝕疳瘡：破絲網燒存性，孩兒茶各等分，研末，以濃茶洗淨，撒之，三五次效。忌生冷、房事、發物。集簡方

幞頭 綱目

【釋名】時珍曰：幞頭，朝服也。北周武帝始用漆紗製之，至唐又有紗帽之製，遂今用之。

【主治】燒烟熏產後血運，燒灰水服，治血崩及婦人交腸病。時珍

【發明】時珍曰：按陳總領方：治暴崩下血，琥珀散用漆紗帽灰，云取陽氣衝上之義。又夏子益奇疾方云：婦人因生產，陰陽易位，前陰出糞，名曰交腸病。取舊幞頭燒灰，酒服，仍間服五苓散分利之。如無幞頭，凡舊漆紗帽皆可代之。此皆取漆能行敗血之義耳。

皮巾子 綱目

【主治】下血及大風癘瘡，燒灰入藥。時珍

【附方】新一 積年腸風瀉血，百藥不瘥：敗皮巾子燒灰，白礬燒，各一兩，人指甲燒焦，麝香各一分，乾薑炮三兩，為末。每服一錢，米飲下。聖惠方

皮腰袋 綱目

【主治】大風癘瘡，燒灰入藥。時珍

繳腳布 拾遺

【釋名】時珍曰：即裹腳布也。李斯書云：天下之士，裹足不入秦。是矣。古名行縢。

【氣味】無毒。【主治】天行勞復，馬駿風黑汗出者，洗汁服之。多垢者佳。藏器 婦人欲回乳，用男子裹足布勒住，經宿即止。時珍

敗天公 別錄下品

【釋名】笠 弘景曰：此乃人所戴竹笠之敗者，取竹燒灰用。時珍曰：笠乃賤者禦雨之具，以竹為胎，以箬葉夾之。穹天論云：天形如笠，而冒地之表，則天公之名，蓋取于此。近代又以牛馬尾、椶毛、皁羅漆製，以蔽日者，亦名笠子，乃古所謂禐襶子者也。

【主治】平。主鬼疰精魅，燒灰酒服。別錄

故蓑衣 拾遺

【釋名】襏襫 音潑適 時珍曰：蓑草結衣，禦雨之具。管子云：農夫首戴茅蒲，身服襏襫，即此也。

【主治】蠼螋溺瘡，取故蓑衣結燒灰，油和傅之。藏器

氈屜 音替○綱目

【釋名】屟 音皆 屧 音燮 時珍曰：凡履中薦，襪下氈，皆曰屜，可以代替也。

【主治】瘰癧，燒灰五匕，酒一升和，平旦向日服，取吐良。思邈

【附方】新三。痔瘡初起：癢痛不止。用氊襪烘熱熨之，冷又易。集玄方。一切心痛：氊襪後跟一對，燒灰酒服。男用女，女用男。壽域方。斷酒不飲：以酒漬氊屜一宿，平旦飲，得吐即止也。千金方。

皮鞾《綱目》

【釋名】靴。時珍曰：鞾，皮履也。所以華足，故字從革華。劉熙《釋名》云：鞾，跨也。便於跨馬也。本胡服，趙武靈王好着短靿鞾，後世乃作長靿鞾。入藥當用牛皮者。

【主治】癬瘡，取舊鞾底燒灰，同皁礬末摻之。先以葱椒湯洗淨。時珍

【附方】新五。牛皮癬瘡：舊皮鞋底燒灰，入輕粉少許，麻油調抹。直指方。小兒頭瘡：聖惠方用皮鞋底洗淨，煮爛，洗訖傅之。○又方：舊皮鞋面燒灰，入輕粉少許，生油調傅。瘰癧已潰：牛皮油鞋底燒灰，麻油調傅之。集玄方。身項粉瘤：舊皮鞋底洗淨，煮爛成凍子，常食之。瘤自破如豆腐，極臭。直指方。腸風下血：皮鞋底、蠶繭蛻、核桃殼、紅雞冠花等分，燒灰。每酒服一錢。聖惠方

麻鞋《唐本草》

【釋名】履《綱目》 屝音費 靸音先立切。時珍曰：鞋，古作鞵，即履也。古者以草爲屨，以帛爲履。周人以麻爲鞋。劉熙《釋名》云：鞋者，解也。縮其上易舒解也。履者，禮也。飾足爲禮也。靸者，襲也。履頭深襲覆足也。皮底曰屝。屝者，皮也。木底曰舄。乾腊不畏溼也。入藥當用黃麻、苧麻結者。

【主治】舊底洗淨煮汁服，止霍亂吐下不止，及食牛馬肉毒，腹脹吐利不止，又解紫石英發毒。蘇頌。煮汁服，止消渴。時珍

【附方】舊五，新七。霍亂轉筋：故麻鞋底燒赤，投酒中煮取汁服。陳藏器本草。瘧疾不止：故鞋底去兩頭，燒灰，井華水服之。千金方。鼻塞不通：麻鞋燒灰吹之，立通。經驗方。鼻中衄血：鞋鞴燒灰吹之，立效。貞元廣利方。小便遺牀：麻鞋尖頭二七枚，燒灰，歲朝井華水服之。近效方。大腸脫肛：炙麻鞋底頻按入，仍以故麻鞋底、鱉頭各一枚，燒研傅之，按入即不出也。千金方。子死腹中：取本婦鞋底炙熱，熨腹上下二七次，即下。集玄方。胎衣不下：方同上。夜臥禁魘：凡臥時以鞋一仰一覆，則無魘及惡夢。起居雜記。折傷接骨：市上乞兒破鞋底一隻，燒灰，白麪等分，好醋調成糊，敷患處，以絹束之，杉片夾定。須臾痛止，骨節有聲爲效。楊誠經驗方。白駮癜風：麻鞋底燒灰擦之。聖惠方。蜈蚣傷螫：麻履底炙熱揩之，即安。外臺秘要

草鞋《拾遺》

【釋名】草屨《綱目》 屩音蹻 不借《綱目》 千里馬。時珍曰：《世本》言黃帝之臣始作屨。即今草鞋也。劉熙《釋名》云：屨者，拘也。所以拘足也。屩者，蹻也。着之蹻便也。不借者，賤而易得，不假借人也。

【主治】破草鞋和人亂髮燒灰，醋調，傅小兒熱毒遊腫。藏器。催生，治霍亂。時珍

【附方】新五。產婦催生：路旁破草鞋一隻，洗淨燒灰，酒服二錢。如得左足生男，右足生

女覆者兒死。側者有驚。自然之理也。胎產方**霍亂吐瀉**出路在家應急方。用路旁破草鞋。去兩頭。洗三四次。水煎湯一盌。滚服之。即愈。事海文山**渾身骨痛**破草鞋燒灰。香油。和貼痛處。即止。救急方**行路足腫**被石墊傷者。草鞋浸尿缸內半日。以磚一塊燒紅。置鞋于上。將足踏之。令熱氣入皮裏即消。救急方**臁瘡潰爛**海上方。詩云。左腳草鞋將棒挑水中洗淨火中燒。細研爲末加輕粉。洗以鹽湯傅即消。

屐屧鼻繩唐本草

【釋名】木屐時珍曰。屐乃木履之下有齒者。其施鐵者曰檋。音局。劉熙釋名云。屐者支也。支以踏泥也。志曰。別本注云。履屧。江南以銅木爲底。用蒲爲鞵。麻穿其鼻。江北不識也。久着斷爛者。乃堪入藥。

【主治】哽咽。心痛。胸滿。燒灰水服。唐本

【附方】新七**婦人難產**路旁破草鞋鼻子。燒灰。酒服。集玄方**睡中尿牀**麻鞋綱帶及鼻根等。惟不用底。七兩。以水七升。煮二升。分再服。外臺秘要**口咽痛癢**聲音不出。履鼻繩燒灰。水服之。葛洪肘後方**燕口吻瘡**木履尾。煻火中煨熱。取拄兩吻。各二七遍。千金方**小兒頭瘡**草鞋鼻子燒灰。香油調傅之。○聖濟錄**手足瘑瘡**故履系燒灰傅之。千金方**狐尿刺瘡**麻鞋綱繩如棗大。婦人內衣有血者。手大一片。鉤頭棘鍼二七枚。并燒研。以豬脂調傅。當有蟲出。陳藏器本草

自經死繩拾遺

【主治】卒發狂顛。燒末。水服三指撮。陳蒲煮汁服。亦佳。藏器

【發明】時珍曰。按張來明道志云。蘄水一富家子。游倡宅。驚走仆于刑人尸上。大駭發狂。明醫龐安常取絞死囚繩燒灰和藥與服。遂愈。觀此則古書所載冷僻之物。無不可用者。在遇圓機之士耳。

靈牀下鞋拾遺

原缺

死人枕席拾遺

【主治】尸疰石蚘。又治疣目。以枕及席拭之二七遍。令爛去疣。藏器**療自汗盜汗。死人席緣燒灰。煮汁浴身。自愈。**時珍。○聖惠方

【發明】藏器曰。有嫗人患冷滯。積年不瘥。宋徐嗣伯診之曰。此尸疰也。當以死人枕煮服之。乃愈。于是往古冢中取枕。枕已一邊腐缺。嫗服之即瘥。張景聲十五歲。患腹脹面黃。眾藥不能治。以問嗣伯。嗣伯曰。此石疣爾。極難療。當取死人枕煮服之。得大疣蟲。頭堅如石者五六升。病即瘥。沈僧翼患眼痛。又多見鬼物。嗣伯曰。邪氣入肝。可覓死人枕煮服之。竟可埋枕于故處。如其言又愈。王晏問曰。三病不同。皆用死人枕而俱瘥。何也。答曰。尸疰者。鬼氣也。伏而未起。故令人沈滯。得死人枕治之。魂氣飛越。不附體。故尸疰自瘥。石蚘者。醫療既僻。蚘蟲轉堅。世間藥不能遣。須以鬼物驅之。然後乃散。故用死人枕煮服之。邪氣入肝。則使人眼痛而見魍魎。須邪物以鉤之。故用死人枕之氣。因不去之。故令埋于故處也。時珍曰。按謝士泰删繁方治尸疰或見尸。或聞哭聲者。取死人席斬棺內餘棄路上者一虎口。長三寸。水三升。煮一升服。立效。此即用死人枕之意也。故附之。

服器之二 器物類五十四種

紙（綱目）

【釋名】時珍曰：古者編竹炙青書字。謂之汗青。故簡策字皆從竹。至秦漢間以縑帛書事。謂之幡紙。故紙字從糸。或從巾也。從氏。諧聲也。劉熙釋名云。紙者砥也。其平如砥也。東漢和帝時。耒陽蔡倫始采樹皮。故帛。魚網。麻繒。煮爛造紙。天下乃通用之。蘇易簡紙譜云。蜀人以麻。閩人以嫩竹。北人以桑皮。剡溪以藤。海人以苔。浙人以麥麵稻稈。吳人以繭。楚人以楮爲紙。又云。凡燒藥以墨塗紙裹藥。最能拒火。藥品中有閃刀紙。乃摺紙之際。一角疊在紙中。匠人不知漏裁者。醫人取入藥用。今方中未見用。此何歟。

【氣味】諸紙甘平無毒。【主治】楮紙燒灰。止吐血衄血。血崩。金瘡出血。時珍

竹紙包犬毛燒末。酒服止瘧。聖惠

藤紙燒灰。傅破傷出血。及大人小兒內熱衄血不止。用故藤紙瓶中燒存性二錢。入麝香少許。酒服。仍以紙撚包麝香。燒烟熏鼻。時珍

草紙作撚。紝癰疽。最拔膿。蘸油燃燈。照諸惡瘡浸淫濕爛者。出黃水。數次取效。時珍

麻紙止諸失血。燒灰用。時珍

紙錢主癰疽將潰。以筒燒之。乘熱吸患處。其灰止血。其烟久嗅。損人肺氣。時珍

【附方】新七。**吐血不止**白薄紙五張。燒灰。水服。效不可言。普濟方 **衄血不止**屏風上故紙燒灰。酒服一錢。即止。普濟方 **皮膚血濺**出者。以煮酒壜上紙。扯碎如楊花。攤在出血處。按之即止。王璆百一選方 **血痢不止**白紙三張。裹鹽一匙。燒赤研末。分三服。米飲下。聖惠方 **月經不絕**來無時者。案紙三十張。燒灰。清酒半升和服。頓定。冬月用煖酒服之。劉禹錫傳信方 **產後血運**上方服之立驗。已經一日者。去板齒灌之。亦活。 **諸蟲入耳**以紙塞耳鼻。留蟲入之耳不塞。閉口勿言。少頃蟲當出也。集玄方 **老少尿牀**白紙一張鋪席下。待遺于上。取紙曬燒。酒服。集簡方

青紙（綱目）

【主治】妒精瘡。以唾黏貼。數日即愈。且護痛也。彌久者良。上有青黛。殺蟲解毒。時珍

印紙（拾遺）

【主治】婦人斷產無子。剪有印處燒灰。水服一錢匕。效。藏器

桐油繖紙（綱目）

【主治】蛀幹陰瘡。燒灰出火毒一夜。傅之。便結痂。袖珍

【附方】新一。**丁瘡發汗**千年石灰炒十分。舊黑傘紙燒灰一分。每用一小匙。先以韮水

些少，次傾香油些少，入末攪勻，沸湯一盞，調下。厚被蓋之，一時大汗出也。醫方摘要

歷日綱目

集解 時珍曰：太昊始作歷日，是有書。禮記：十二月天子頒朔于諸侯。

主治 **邪瘧。用隔年全歷，端午午時燒灰，糊丸梧子大。發日早用無根水下五十丸。**衛生易簡方

鍾馗綱目

集解 時珍曰：逸史云：唐高祖時，鍾馗應舉不第，觸階而死。後明皇夢有小鬼盜玉笛，一大鬼破帽藍袍，捉鬼啖之。上問之，對曰：臣終南山進士鍾馗也。蒙賜袍帶之葬，誓除天下虛耗之鬼。乃命吳道子圖象，傳之天下。時珍謹按：爾雅云：鍾馗，菌名也。考工記注云：終葵，椎名也。菌似椎形，椎似菌形，故得同稱。俗畫神執一椎擊鬼，故亦名鍾馗。好事者因作鍾馗傳，言是未第進士，能啖鬼。遂成故事，不知其訛矣。

主治 **辟邪止瘧。**時珍

附方 新二。**婦人難産**：鍾馗左腳燒灰，水服。楊起簡便方。**鬼瘧來去**：畫鍾馗紙燒灰二錢，阿魏、砒霜、丹砂各一皁子大，為末，寒食麪和丸小豆大。每服一丸，發時冷水下。正月十五日、五月初五日修合。聖濟錄

桃符藥性

集解 時珍曰：風俗通云：東海度朔山有大桃，蟠屈千里。其北有鬼門，二神守之，曰神荼、鬱壘，主領眾鬼。黃帝因立桃板于門，畫二神以禦凶鬼。典術云：桃乃西方之木，五木之精，仙木也。味辛氣惡，故能厭伏邪氣，制百鬼。今人門上用桃符辟邪，以此也。

主治 **中惡精魅邪氣，煮汁服。**甄權

發明 時珍曰：錢乙小兒方：有桃符圓，疏取積熱及結胸。用巴豆霜、黃蘗、大黃各一錢一字，輕粉、硇砂各半錢，為末，麪糊丸粟米大，量大小用，桃符湯下。無則以桃枝代之。蓋桃性快利大腸，兼取厭伏邪惡之義耳。

桃橛拾遺

釋名 **桃杙** 時珍曰：橛音厥，即杙也。人多削桃木釘于地上，以鎮家宅。三載者良。許慎云：羿死於桃棓。棓，杖也。故鬼畏桃，而今人以桃梗作杙橛，以辟鬼也。禮記云：王弔則巫祝以桃茢前引，以辟不祥。茢者，桃枝作帚也。博物志云：桃根為印，可以召鬼。甄異傳云：鬼但畏東南桃枝爾。觀諸說，則桃之辟鬼祟疰忤，其來有由矣。

主治 **卒心腹痛，鬼疰，破血，辟邪惡氣，腹滿，煮汁服之。與桃符同功。**藏器 **風蟲牙痛，燒取汁少少納孔中，以蠟錮之。**時珍

救月杖拾遺

集解 藏器曰：即月食時，救月擊物木也。

主治 **月蝕瘡及月割耳，燒為灰，油和傅之。**藏器 **乃治䘌之神藥。**思邈

撥火杖拾遺

【釋名】火槽頭拾遺 火柴頭時珍曰：撥火之杖，燒殘之柴，同一理。

【主治】蠼螋以横井上立愈。其上立炭，刮傅金瘡，止血生肉。帶之辟邪惡鬼。帶火納水底，取得水銀著出。藏器 止小兒驚忤夜啼。時珍

【附方】新一 客忤夜啼：用本家廚下燒殘火柴頭一箇，削平焦處，向上硃砂書云：撥火杖，撥火杖，天上五雷公，差來作神將，捉住夜啼鬼，打殺不要放。急急如律令。書畢，勿令人知，安立床前腳下，男左女右。岣嶁神書

吹火筒綱目

【主治】小兒陰被蚯蚓呵腫，令婦人以筒吹其腫處，即消。時珍

鑿柄木拾遺

【釋名】千椎草綱目

【主治】難產，取入鐵孔中木，燒末酒服。藏器 刺在肉中，燒末酒服二方寸匕。思邈

【發明】時珍曰：女科有千椎草散，用鑿柄承斧處打卷者，燒灰淋汁飲。李魁甫言其有驗。此亦取下往之義耳。

【附方】新一 反胃吐食：千槌花一枚，燒研，酒服。衛生易簡方

鐵椎柄拾遺

【主治】鬼打及强鬼排突人中惡者，和桃奴、鬼箭等作丸服之。藏器 時珍曰：務成子治瘟疾鬼病螢火丸中，亦用之。

銃楔綱目

【主治】難產，燒灰酒服。又辟忤惡邪氣。時珍

刀鞘拾遺

【主治】鬼打卒死，取二三寸燒末水服。腰刀者彌佳。藏器

馬鞭綱目

【釋名】馬策。時珍曰：竹柄編革爲之，故鞭從革便，策從竹朿，會意。

【主治】馬汗氣入瘡，或馬毛入瘡，腫毒煩熱，入腹殺人，燒鞭皮末，和膏傅之。又治狐尿刺瘡腫痛，取鞭稍二寸，鼠屎二七枚，燒研和膏傅之。時珍

箭笴及鏃拾遺

【釋名】時珍曰：揚雄方言云：自關而東謂之矢，自關而西謂之箭，江淮之間謂之鍭。劉熙釋名云：矢又謂之鏑。本曰足，末曰栝，體曰幹，旁曰羽。

【主治】婦人產後腹中癢，密安所臥席下，勿令婦知。藏器 刺傷風水，刮箭下漆塗之。又主疔瘡惡腫，刮箭笴茹作炷，灸二七壯。時珍

【附方】新一。婦人難產：外臺秘要用箭簳三寸，弓弦三寸，燒末酒服。方出崔氏。○小品方治難產，飛生丸用故箭羽。方見禽部鼯鼠下。

弓弩弦下品別錄

【釋名】時珍曰：黃帝時始作弓。有臂者曰弩。以木爲幹，以絲爲弦。

【氣味】平，無毒。權曰：微寒。

【主治】難產，胞不出。別錄 鼻衄及口鼻大衄不止，取折弓弦燒灰，同枯礬等分吹之，即止。時珍

【發明】弘景曰：產難，取弓弩弦以縛腰，及燒弩牙納酒中飲之，皆取發放快速之義。時珍曰：弓弩弦催生，取其速離也。折弓弦止血，取其斷絶也。禮云：男子生，以桑弧蓬矢射天地四方，示男子之事也。巢元方論胎教云：妊娠三月，欲生男，宜操弓矢，乘牡馬。孫思邈千金方云：婦人始覺有孕，取弓弩弦一枚，縫袋盛，帶左臂上，則轉女爲男。房室圖云：凡覺有娠，取弓弩弦縛婦人腰下，滿百日解卻。此乃紫宮玉女祕傳方也。

【附方】新四。胎動上逼：弩弦繫帶之，立下。醫林集要 胎滑易產：弓弩弦燒末，酒服二錢。續十全方 胞衣不出：水煮弓弩弦，飲汁五合。或燒灰酒服。千金方 耳中有物不出：用弓弩弦長三寸，打散一頭，塗好膠，拄着耳中，徐徐黏引出。聖惠方

紡車絃綱目

【主治】坐馬癰，燒灰傅之。時珍 凡人逃走，取其髮於緯車上逆轉之，則迷亂不知所適。藏器

梭頭拾遺

【主治】失音不語，病吃者，刺手心令痛，即語。男左女右。藏器

連枷關綱目

【主治】轉胞，小便不通，燒灰水服。時珍○千金方

楤擔尖綱目

【主治】腸癰已成，取少許燒灰，酒服，當作孔出膿。思邈

梳篦拾遺

【釋名】櫛。時珍曰：劉熙釋名云：梳，其齒疏通也。篦，其齒細密相比也。櫛，其齒連節也。赫連氏始作之。

【主治】蝨病，煮汁服之，及活蝨入腹爲病成癥瘕者。藏器 主小便淋瀝，乳汁不通，霍亂轉筋，噎塞。時珍

【附方】新八。嚙蝨成癥：山野人好嚙蝨，在腹生長爲蝨癥。用敗梳、敗篦各一枚，各破作兩分。以一分燒研，以一分用水五升，煮取一升，調服，即下出。千金方 霍亂轉筋入腹痛：用敗小梳一枚燒灰，酒服，永瘥。千金方 噎塞不通：寡婦木梳一枚，燒灰，煎鎖匙湯調下二錢。生生編 小便淋痛：多年木梳燒存性，空心冷水服。男用女，女用男。救急方 髮哽咽中：舊木梳燒灰，酒服之。集玄方 乳汁不行：內服通乳藥，外用木梳梳乳，周回百餘遍，即通。儒門事親方 猘犬咬傷：故梳、韭根各二枚，水二升，煮一升，頓服。

（外臺秘要）

蜂蠆可螫之。（油木梳炙熱熨。救急方）

鍼線袋（拾遺）

【主治】痔瘡。用二十年者，取袋口燒灰，水服。又婦人產中腸癢不可忍，密安所臥褥下，勿令知之。○凡人在牢獄日，經赦得出，就於四栅上取線為四縫衣，令人犯罪經恩也。（藏器）

蒲扇（拾遺）

【釋名】箑（時珍曰：上古以羽為扇，故字從羽。後人以竹及紙為箑，故字從竹。揚雄方言云：自關而東謂之箑，自關而西謂之扇。東人多以蒲為之，嶺南以蒲葵為之。）

【主治】敗蒲扇灰和粉，粉身止汗。彌敗者佳。新造屋柱下四隅埋之，蚊永不入。（藏器）燒灰酒服一錢，止盜汗，及婦人血崩，月水不斷。（時珍）

蒲席（別錄中品）

【釋名】薦（弘景曰：蒲席惟船家用之，狀如蒲帆。人家所用席，皆是菅草，而薦多是蒲也。方家燒用。恭曰：席、薦皆人所臥，以得人氣為佳，不論薦席也。青齊間人，謂蒲薦為蒲席，亦曰蒲𥲅，音合。謂藁作者為薦。山南江在機上織者為席，席下重厚者為薦。時珍曰：席、薦皆以蒲及稻藁為之，有精粗之異。吳人以龍鬚草為席。）

【氣味】敗蒲席：平。主筋溢惡瘡。（別錄）單用破血。從高墜下，損瘀在腹刺痛，取久臥者燒灰，酒服二錢。或以蒲黃、當歸、大黃、赤芍藥、朴消煎湯調服，血當下。（甄權）編薦索燒研，酒服二指撮，治霍亂轉筋入腹。（藏器）寡婦薦，治小兒吐利霍亂，取二七莖煮汁服。（藏器）

【附方】舊三，新三。

霍亂轉筋：垂死者。敗蒲席一握，切，漿水一盞煮汁，溫服。（聖惠方）

小便不利：蒲席灰七分，滑石二分，為散。飲服方寸匕，日三。（金匱要略）

婦人血奔：舊敗蒲席燒灰，酒服二錢。（勝金方）

五色丹遊：多致殺人。蒲席燒灰，和雞子白塗之良。（千金方）

癰疽不合：破蒲席燒灰，臘月豬脂和納孔中。○（千金方）

夜臥尿牀：本人薦草燒灰，水服，立瘥。（千金方）

簟（綱目）

【釋名】籧篨、筕篖、笛席（時珍曰：簟可延展，故字從竹、覃。覃，延長也。）

【主治】蜘蛛尿、蠼螋尿瘡，取舊者燒灰傅之。（時珍）

【附方】新一。

小兒初生吐：不止者，用籧篨少許，同人乳二合，鹽二粟許，煎沸，入牛黃粟許，與服。此劉五娘方也。（外臺秘要）

簾箔（宋嘉祐）

【釋名】（時珍曰：其形方廉而薄，故曰簾，曰箔。以竹及葦芒編成，其帛幕曰幃。藏器曰：今東人多以芒草為箔，入藥用，彌久着烟者佳。）

【氣味】敗芒箔：無毒。主產婦血滿腹脹痛，血渴，惡露

不盡，月閉，下惡血，止好血，去鬼氣疰痛癥結，酒煮服之。亦燒末酒服。藏器

箔經繩【主治】癰疽有膿不潰，燒研，和臘豬脂傅下畔，即潰，不須鍼灸。時珍○千金方

厠屋戶簾【主治】小兒霍亂，燒灰飲服一錢。時珍外臺秘要

漆器 綱目

【主治】產後血運，燒烟熏之即甦。又殺諸蟲。時珍

【附方】新三 血崩不止 漆器灰、棕灰各一錢，柏葉煎湯下。集簡方 白秃頭瘡 破砾紅漆器，剝取漆砾燒灰，油調傅之。救急方 蠍螫傷 漆木盌合螫處，神驗不傳。古今錄驗方

研硃石鎚 拾遺

【主治】妬乳，煮熱熨乳上，以二鎚更互用之數十遍，熱徹取瘥。藏器

燈盞 綱目

【釋名】釭。

【主治】上元盜取富家燈盞，置牀下，令人有子。時珍韻府

燈盞油 綱目

【釋名】燈窩油。

【氣味】辛、苦，有毒。【主治】一切急病，中風，喉痺，痰厥，用鵞翎掃入喉內，取吐即效。又塗一切惡瘡疥癬。時珍

【附方】新二 乳上生癰 脂麻炒焦擣爛，以燈盞內油脚調傅，即散。集玄方 走馬喉痺 詩云：急喉腫痺最堪憂，急取盛燈盞內油。甚者不過三五呷，此方原是至人留。

車脂 宋開寶

【校正】併入釭中膏。

【釋名】車轂脂 綱目 軸脂 綱目 轄脂 綱目 釭膏 音岡。時珍曰：轂，即軸也。轄，即釭也。乃裹軸頭之鐵，頻塗以油，則滑而不澀。史記：齊人嘲淳于髡爲炙轂輠，即此。今云油滑是矣。

【氣味】辛，無毒。【主治】卒心痛，中惡氣，以熱酒服之。中風發狂，取膏如雞子大，熱醋攪消服。又主婦人妬乳、乳癰，取熬熱塗之，併和熱酒服。開寶 去鬼氣，溫酒烊熱服。藏器 治霍亂，中蠱，妊娠諸腹痛，催生定驚，除瘧，消腫毒諸瘡。時珍

【附方】舊七新十 中惡蠱毒 車釭脂如雞子大，酒化服。千金方 蝦蟆蠱病及蝌蚪蠱，心腹脹滿，痛，口乾思水，不能食，悶亂大喘。用車轄脂半斤，漸漸服之，其蠱即出。聖惠方 霍亂轉筋 入腹痛。車轂中脂塗足心。○千金方 少小腹脹 車轂中脂和輪下土，如彈丸，吞之立愈。千金方 妊婦腹痛 燒車釭脂末，納酒中，隨意飲。千金方 妊婦熱病 車轄脂隨意酒服，大良。千金方 婦人難產 三日不出。車軸脂吞大豆許，二丸。千金方 婦人逆產 車釭脂畫兒脚底，即止。開寶本草 產後陰脫 燒車釭頭脂，納酒中服。子母秘錄 小兒驚啼 車軸脂小豆許，納口中及臍中，良。千金方

兒臍不合　車轄脂燒灰傅之。外臺秘要　瘧疾不止　不拘久近。車軸垢水洗下。麪和丸彈子大。作燒餅。未發時食一枚。發時又食一枚。聖惠方　瘡疽已潰　車缸脂和梁上塵傅之。外臺秘要　灸瘡不瘥　車缸脂塗之良。千金方　聤耳膿血　綿裹車轄脂塞之。外臺秘要　諸蟲入耳　車缸脂塗孔中自出。梅師方　鍼刺入肉　車脂攤紙上如錢大。貼上。二日一易。三五次即出。集玄方

敗船茹

音如。○別録下品

【集解】弘景曰：此是大艑艕刮竹茹。以補漏處者。時珍曰：古人以竹茹。今人只以麻筋和油石灰為之。

【主治】平療婦人崩中。吐血。痢血不止。別録　治金瘡刮敗船茹灰傅之。功同牛膽石灰。蘇頌

【附方】舊一新二　婦人遺尿　船故茹為末。酒服三錢。千金方　月水不斷　船茹一斤。淨洗。河水四升半。煮二升半。分二服。千金方　婦人尿血　方同上

故木砧

拾遺

【釋名】百味拾遺　梱几

几上屑【主治】吻上𩞃瘡。燒末傅之。藏器

砧上垢【主治】卒心腹痛。又凡人病後食勞復。取常時來參病人行止腳下土一錢許。男左女右。和垢及鼠頭一枚。或鼠屎三七枚。煮服效。藏器　乾霍亂不吐不利。煩脹欲死。或轉筋入腹。取屠兒几垢一雞子大。溫酒調服。得吐即愈。又主唇瘡耳瘡蟲牙。時珍

【附方】新二　唇緊瘡裂　屠几垢燒存性傅之。千金方　小兒耳瘡　屠几上垢傅之。○千金方

杓

音妁。○拾遺

【釋名】時珍曰：木曰杓。瓠曰瓢。杓者勺也。瓢者漂也。

【主治】人身上結筋。打之三下自散。藏器

瓠瓢　見菜部

筯

拾遺

【釋名】箸　時珍曰：古箸以竹。故字從竹。近人兼用諸木。及象牙為之矣。

【主治】吻上噤口瘡。取筯頭燒灰傅之。又狂狗咬者。乞取百家筯。煎汁飲。藏器　咽喉痹塞。取漆筯燒烟。含噏烟氣入腹。發欬即破。時珍

甑

唐本草

【校正】併入拾遺瓦甑故甑蔽

【集解】時珍曰：黃帝始作甑釜。北人用瓦甑。南人用木甑。夷人用竹甑。術家云：凡甑鳴釜鳴者。不得驚怖。但男作女拜。女作男拜。即止。亦無殃咎。類從相感志云：瓦甑之契。投梟自止。注云：取甑書契字。置牆上。有梟鳴時投之。自止也。

瓦甑【主治】魘寐不寤。取覆人面。疾打破之。藏器

甑垢。一名陰膠。【主治】口舌生瘡，刮傅之。時珍

【發明】時珍曰：雷氏炮炙論序云：知瘡所在，口點陰膠。注云：取甑中氣垢少許於口中，即知臟腑所起，直徹至患處，知痛所在，可醫也。

甑帶【氣味】辛，溫，無毒。【主治】煮汁服，除腹脹痛，脫肛。胃反，小便失禁不通，及淋中惡尸疰，燒灰封金瘡，止血止痛出刃。蘇恭　主大小便不通，癃疾，婦人帶下。小兒臍瘡，重舌，夜啼，癜風白駁。時珍

【發明】志曰：江南以蒲爲甑帶，取久用敗爛者用之，取其久被蒸氣，故能散氣也。

【附方】舊五，新六。小便不通：以水四升，洗甑帶取汁，煮葵子二升半，分三服。聖惠方　大小便閉：甑帶煮汁，和蒲灰末方寸匕服，日三次。千金方　五色帶下：甑帶煮汁，溫服一盞，日二服。千金方　小兒下血：甑帶灰塗乳上，飲之。外臺秘要　小兒夜啼：甑帶懸戶上，即止。子母秘錄　小兒重舌：甑帶燒灰傅舌下。聖惠方　小兒鵝口：方同上。小兒臍瘡：甑帶燒灰傅之。子母秘錄　五色丹毒：甑帶燒灰，雞子白和塗之。衛生易簡方　沙苡眯目：甑帶灰水服一錢。外臺秘要　草石在咽不出：方同上。

故甑蔽拾遺。或作閉。【氣味】無毒。【主治】石淋，燒研水服三指撮。又主盜汗。藏器　燒灰水服三撮，治喉閉咽痛，及食復，下死胎。時珍

【發明】時珍曰：甑蔽通氣，理似優於甑帶。雷氏炮炙論序云：弊箄淡鹵。注云：常使舊甑中箄，能淡鹽味。此物理之相感也。

【附方】新二。胎死腹中及衣不下者：取炊蔽戶前燒末，水服，即下。千金方　骨疽出骨：愈而復發，骨從孔中出，宜瘡上灸之。以烏雌雞一隻，去肉取骨，燒成炭，以三家甑蔽、三家砧木刮屑各一兩，皆燒存性，和導瘡中，碎骨當出盡而愈。千金方

鍋蓋綱目

【主治】牙疳，陰疳。取黑垢，同雞膍胵黃皮灰、蠶繭灰、枯礬等分爲末，米泔洗後頻傅之。時珍

飯籮拾遺

【釋名】筐　藏器曰：以竹爲之，南方人謂之筐。

【主治】時行病後，食勞復，燒取方寸匕，水服。藏器

蒸籠綱目

【主治】取年久竹片，同弊帚紮縛草舊麻鞋底繫及蛇蛻皮，燒灰，擦白癜風。時珍○聖惠方

炊單布綱目

【主治】墜馬，及一切筋骨傷損，張仲景方中用之。時珍

【發明】時珍曰：按王璆百一選方云：一人因開甑，熱氣蒸面，即浮腫眼閉。一醫以意取久用炊布爲末，隨傅隨消。蓋此物受湯上之氣多，故用此引出湯毒，亦酒鹽水取鹹味，以類相感也。

故炊帚 拾遺

【主治】人面生白駁，以月食夜，和諸藥燒灰，苦酒調傅之。藏器

弊帚 綱目

【釋名】篲 時珍曰：許慎說文云：帚從手持巾以掃除也。竹帚曰篲。凡竹枝、荊苕、黍秫、茭蒲、芒草、落帚之類，皆可爲帚也。

【主治】白駁癜風，燒灰入藥。時珍

【附方】新二。白駁風：弊帚、弊帛、履底、甑帶、脯腊、蟬頸、蛇皮等分，以月食時合燒爲末，酒服方寸匕，日三服，仍以酯醋和塗之。忌食發風物。此乃徐玉方也。古今錄驗 身面疣目：每月望子時，以禿帚掃疣目上三七遍。聖惠方

簸箕舌 綱目

【釋名】時珍曰：簸，揚之箕也。南人用竹，北人用杞柳爲之。

【主治】重舌出涎，燒研酒服一錢。又主月水不斷。時珍

○千金 聖惠方

【附方】新一。催生：簸箕淋水一盞，飲數口。集玄方

竹籃 拾遺

【釋名】藏器曰：竹器也。

【主治】取耳燒灰，傅狗咬瘡。藏器

魚笱 綱目

【釋名】時珍曰：歐陽詢初學記云：取魚之器曰笱，音苟。曰罶，音留。曰罛，音孤。曰籗，音罩。曰罺，音抄。

【主治】舊笱鬚，療魚骨哽，燒灰粥飲服方寸匕。時珍 ○肘後方

魚網 拾遺

【釋名】罟 時珍曰：易云：庖犧氏結繩而爲網罟，以佃以漁，蓋取諸離。

【主治】魚骨哽者，以網覆頸，或煮汁飲之，當自下。藏器 亦可燒灰水服，或乳香湯服，甚者併進三服。時珍

草麻繩索 綱目

【釋名】時珍曰：小曰索，大曰繩。

【主治】大腹水病，取三十枚，去皮研，水三合，旦服，日中當吐下水汁，結囊若不盡，三日後再作，未盡更作，瘥後禁水飲鹹物。時珍

【附方】新二。斷瘟不染：以繩度所住戶中壁，屈繩結之，即不染也。肘後方 消渴煩躁：取七家井索，近轆口結處，燒灰，新汲水服二錢，不過三五服效。聖惠方

馬絆繩 綱目

【主治】煎水，洗小兒癇。蘇恭 燒灰，摻鼻中瘡。時珍

縛豬繩 綱目

〔主治〕小兒驚啼，發歇不定，用臘月者燒灰，水服少許。藏器

牛鼻拳 音卷。綱目

〔釋名〕時珍曰：穿牛鼻繩木也。

〔主治〕木拳：主小兒癇。草拳：燒研，傅小兒鼻下瘡。別錄　草拳灰：吹喉風有效。木拳煮汁或燒灰酒服，治消渴。時珍

〔附方〕新二。消渴飲水：牛鼻木二箇，男用牝牛，女用牡牛者，洗剉，人參、甘草半兩，大白梅一箇，水四盌，煎三盌，熱服甚妙。普濟方　冬月皸裂：牛鼻繩末，和五倍子末，塡入，薄紙貼之。救急方

廁籌 拾遺

〔主治〕難產，及霍亂身冷轉筋，於牀下燒取熱氣徹上。亦主中惡鬼氣。此物最微，其功可錄。藏器

〔附方〕新二。小兒驚竄：兩眼看地不上者，皂角燒灰，以童尿浸刮屎柴竹，用火烘乾，爲末，貼其顖門，即甦。王氏小兒方　小兒齒遲：正旦，取尿坑中竹木，刮塗之，即生。聖惠

尿桶 綱目

舊板〔主治〕霍亂吐利，煎水服，山村宜之。時珍。如宜方

舊箍〔主治〕腳縫搔癢，或瘡有竅，出血不止，燒灰傅之。年久者佳。時珍

本草綱目服器部第三十八卷終

本草綱目蟲部目錄第三十九卷

李時珍曰。蟲乃生物之微者。其類甚繁。故字從三虫會意。按攷工記云。外骨內骨。卻行仄行。連行紆行。以脰鳴注。（咮同）鳴旁鳴翼鳴腹鳴胸鳴者。謂之小蟲之屬。其物雖微。不可與麟鳳龜龍爲伍。然有羽毛鱗介倮之形。胎卵風溼化生之異。蠢動含靈。各具性氣。錄其功。明其毒。故聖人辨之。況蜩蒖蟻蚳。可供饋食者。見于禮記。蜈蠶蟾蠍。可供匕劑。載在方書。周官有庶氏除毒蠱。翦氏除蠹物。蟈氏去鼃黽。赤犮氏除牆壁貍蟲蠼螋之屬。壺涿氏除水蟲狐蜮之屬。則聖人之于微瑣。罔不致慎。學者可不究夫物理。而察其良毒乎。於是集小蟲之有功有害者爲蟲部。凡一百零六種。分爲三類。曰卵生。曰化生。曰溼生。舊本蟲魚部三品。共二百三十六種。今析出鱗介二部。併入六種。移八種入禽獸服器部。自有名未用移入六種。木部移入二種。

神農本草經二十九種梁陶弘景註

名醫別錄一十七種梁陶弘景註

唐本草一種唐蘇恭　本草拾遺二十四種唐陳藏器

海藥本草一種唐李珣　開寶本草二種宋馬志

圖經本草二種宋蘇頌　日華本草一種宋人大明

證類本草二種宋唐慎微　本草會編一種明汪機

本草綱目二十六種明李時珍

附註　魏李當之藥錄　吳普本草

宋雷斅炮炙　齊徐之才藥對

唐甄權藥性　唐孫思邈千金

唐楊損之删繁　孟詵食療

南唐陳士良食性　蜀韓保昇重註

宋掌禹錫補註　寇宗奭衍義

張元素珍珠囊　元李杲法象

王好古湯液　朱震亨補遺

吳瑞日用　明汪穎食物

蟲之一　卵生類上二十三種

蜂蜜本經（靈雀附）　蜜蠟本經　蜜蜂本經

土蜂別錄　大黃蜂別錄　露蜂房本經

竹蜂拾遺　赤翅蜂拾遺　獨脚蜂拾遺

蠮螉本經（即蜾蠃）（雄黃蟲附）　蟲白蠟會編

紫鑛唐本（即紫梗）　五倍子開寶（百藥煎）　螳螂桑螵蛸本經

雀甕本經（即天漿子）　蠶本經　原蠶別錄（即晚蠶）

石蠶本經（附雲師雨虎）　九香蟲綱目　海蠶海藥

雪蠶綱目　枸杞蟲拾遺　蘹香蟲綱目

右附方舊六十四新二百零五。

本草綱目蟲部第三十九卷

蟲之一　卵生類上二十三種

蜂蜜本經上品

【釋名】蜂糖俗名生巖石者名石蜜本經石飴同上巖蜜時珍曰蜜以密成故謂之蜜本經原作石蜜蓋以生巖石者爲良耳而諸家反致疑辯今直題曰蜂蜜正名也

【正誤】恭曰土蜜出氐羌中最勝今關中白蜜甘美耐久全勝江南者陶以未見故以南土爲勝耳今以水牛乳沙糖作者亦名石蜜此蜜既蜂作宜去石字宗奭曰嘉祐本草石蜜有二一見蟲魚一見果部乳糖既曰石蜜則蟲部石蜜不當言石矣石字乃白字誤耳故今人尚言白沙蜜蓋新蜜稀而黃陳蜜白而沙也○藏器曰巖蜜出南方巖嶺閒入藥最勝石蜜宜改爲巖字蘇恭是荊襄閒人地無崖險不知石蜜之勝故也時珍曰按本經云石蜜生諸山石中色白如膏者良則是蜜取山石者爲勝矣蘇恭不攷山石字因乳糖同名而欲去石字寇氏不知眞蜜有白沙而僞蜜稀黃但以新久立說並誤矣凡試蜜以燒紅火筯插入提出起氣是眞起烟是僞

【集解】別錄曰石蜜生武都山谷河源山谷及諸山石閒色白如膏者良弘景曰石蜜即崖蜜也在高山巖石閒作之色青味小酸食之心煩其蜂黑色似䖟其木蜜懸樹枝作之色青白土蜜在土中作之色亦青白味醶人家及樹空作者亦白而濃厚味美今出晉安檀崖者多土蜜云最勝出東陽臨海諸處及江南向西者多木蜜出於潛懷安諸縣者多崖蜜亦有樹木及人家養者諸蜜例多添雜及煎煮不可入藥必須親自看取乃無雜耳凡蜂作蜜皆須人大便以釀諸花乃得和熟狀似作飴須糵也藏器曰尋常蜜亦有石上作者土中作者北方地燥多在土中南方地溼多在木中各隨土地所宜其蜜一也崖蜜別是一蜂如陶所說出南方崖嶺閒房懸崖上或土窟中人不可到但以長竿刺令蜜出以物承取多者至三四石味醶色綠入藥勝於凡蜜張華博物志云南方諸山幽僻處出蜜蠟蜜蠟所著皆絕巖石壁非攀緣所及惟於山頂以籃轝懸下遂得采取蜂去餘蠟在石有鳥如雀羣來啄之殆盡名曰靈雀至春蜂歸如舊人亦占護其處謂之蜜塞此即石蜜也頌曰食蜜亦有兩種一在山林木上作房一在人家作窠檻收養之蜜皆濃厚味美近世宣州有黃連蜜色黃味小苦主目熱雍洛閒有梨花蜜白如凝脂亳州太清宮有檜花蜜色小赤柘城縣有何首烏蜜色更赤並蜂采其花作之各隨花性之溫涼也宗奭曰山蜜多在石中木上有經一二年者氣味醇厚人家者一歲二取氣味不足故不及且久收易酸也時珍曰陳藏器所謂靈雀者小鳥也一名蜜母黑色正月則至巖石閒尋求安處羣蜂隨之也南方有之

【脩治】斅曰凡煉蜜一斤只得十二兩半是數若火少太過並用不得時珍曰凡煉沙蜜每斤入水四兩銀石器內以桑柴火慢煉掠去浮沫至滴水成珠不散乃用謂之水火煉法又法以器盛置重湯中煮一日候滴水不散取用亦佳且不傷火也

【氣味】甘平無毒別錄曰微溫頴曰諸蜜氣味當以花爲主冬夏爲上秋次之春則易變而酸閩廣蜜極熱以南方少霜雪諸花多熱也川蜜溫西蜜則涼矣劉完素曰蜜成於蜂蜂寒而蜜溫同質異性也時珍曰蜂蜜生涼熟溫不冷不燥得中和之氣故十二臟腑之病罔不宜之但多食亦生溼熱蟲䘌小兒尤當戒之王充論衡云蜂蠆稟太陽火氣而生故毒在尾蜜爲蜂液食多則令人毒不可不知煉過則無毒矣宗奭曰蜜雖無毒多食亦生諸風也朱震亨曰蜜喜入脾西北高

燥，故人食之有益。東南卑溼，多食則害生於脾也。思邈曰：七月勿食生蜜，令人暴下霍亂。青赤酸者食之心煩。不可與生葱萵苣同食，令人利下。食蜜飽後，不可食鮓，令人暴亡。

【主治】心腹邪氣，諸驚癇痓，安五臟諸不足，益氣補中，止痛解毒，除衆病，和百藥。久服强志輕身，不饑不老，延年神仙。本經 養脾氣，除心煩，飲食不下，止腸澼，肌中疼痛，口瘡，明耳目。別錄 牙齒疳䘌，唇口瘡，目膚赤障，殺蟲。藏器 治卒心痛及赤白痢，水作蜜漿，頓服一盌止；或以薑汁同蜜各一合，水和頓服。常服面如花紅。甄權 治心腹血刺痛，及赤白痢，同生地黃汁各一匙服，即下。孟詵 同薤白搗，塗湯火傷，即時痛止。〔宗奭曰〕肘後用白蜜塗上，竹膜貼之，日三。和營衛，潤臟腑，通三焦，調脾胃。時珍

【發明】弘景曰：石蜜道家丸餌，莫不須之。仙方亦單服食，云至長生不老也。時珍曰：蜂采無毒之花，釀以大便而成蜜，所謂臭腐生神奇也。其入藥之功有五：清熱也，補中也，解毒也，潤燥也，止痛也。生則性涼，故能清熱；熟則性溫，故能補中。甘而和平，故能解毒；柔而濡澤，故能潤燥。緩可以去急，故能止心腹肌肉瘡瘍之痛；和可以致中，故能調和百藥，而與甘草同功。張仲景治陽明結燥，大便不通，蜜煎導法，誠千古神方也。詵曰：但凡覺有熱，四肢不和，即服蜜漿一盌，甚良。又點目中熱膜，以家養白蜜爲上，木蜜次之，崖蜜更次之也。與薑汁熬煉，治癩甚效。

【附方】舊十三，新六。

大便不通　張仲景傷寒論云：陽明病自汗，小便反利，大便鞕者，津液內竭也，蜜煎導之。用蜜二合，銅器中微火煎之，候凝如飴狀，至可丸，乘熱捻作挺，令頭銳，大如指，長寸半許。候冷即硬，納便道中，少頃即通也。○一法：加皁角、細辛爲末少許，尤速。

噫不下食　取崖蜜含，微微嚥下。廣利方

產後口渴　用煉過蜜不計多少，熟水調服，即止。產書

難產橫生　蜂蜜、眞麻油各半盌，煎減半服，立下。海上方

天行虜瘡　比歲有病天行斑瘡，頭面及身，須臾周匝，狀如火瘡，皆戴白漿，隨決隨生。不即療，數日必死；差後瘡瘢黯色，一歲方滅，此惡毒之氣。世人云：建武中，興師擊虜所得，仍呼爲虜瘡。諸醫參詳療之，取好蜜通摩瘡上，以蜜煎升麻，數數拭之。肘後

痘疹作癢　難忍，抓成瘡及疱，欲落不落。百花膏：用上等石蜜，不拘多少，湯和，時時以翎刷之，其瘡易落，自無瘢痕。○全幼心鑑

癮疹瘙癢　白蜜不拘多少，好酒調下，有效。

五色丹毒　蜜和乾薑末傅之。肘後

口中生瘡　蜜浸大青葉含之。藥性論

陰頭生瘡　以蜜煎甘草塗之，瘥。外臺

肛門生瘡　肛門主肺，肺熱即肛塞腫縮生瘡。白蜜一斤，豬膽汁一枚相和，微火煎令可丸，丸三寸長作挺，塗油納下部，臥令後重，須臾通泄。梅師

熱油燒痛　以白蜜塗之。梅師

疔腫惡毒　用生蜜與隔年葱研膏，先刺破塗之，如人行五里許，則疔出，後以熱醋湯洗去。濟急仙方

大瘋癩瘡　取白蜜一斤，生薑二斤搗取汁。先秤銅鐺斤兩，下薑汁於蜜中消之，又秤之，令知斤兩。即下蜜於鐺中，微火煎令薑汁盡，秤蜜斤兩在，即藥已成矣。患三十年癩者，平旦服棗許大一丸，一日三服，溫酒下。忌生冷醋滑臭物。功用甚多，不能一一具之。食療方

面上䵟點　取白蜜和茯苓末塗之，七日便瘥也。孫眞人食忌

目生珠管　以生

蜜塗目，仰臥半日，乃可洗之。日一次。肘後方

誤吞銅錢 煉蜜服二升，可出矣。葛氏方

諸魚骨鯁 以好蜜稍稍服之，令下。葛氏

拔白生黑 治年少髮白。拔去白髮，以白蜜塗毛孔中，即生黑髮。不生，取梧桐子搗汁塗上，必生黑者。梅師方

蜜蠟 本經上品

釋名 弘景曰：生於蜜中，故謂蜜蠟。時珍曰：蠟猶鬣也。蜂造蜜蠟而皆成鬣也。

集解 別錄曰：蠟生武都山谷蜜廬木石間。弘景曰：蜂先以此為蜜蹠，煎蜜亦得之。初時極香軟，人更煮煉，或少加醋酒，便黃赤，以作褐色爲好。今醫家皆用白蠟，但取削之，於夏月暴百日許，自然白也。卒用之，烊內水中十餘遍，亦白。宗奭曰：新蠟色白，隨久則黃。白蠟乃蠟之精英者也。時珍曰：蠟乃蜜脾底也。取蜜後煉過，濾入水中，候凝取之，色黃者，俗名黃蠟。煎煉極淨，色白者爲白蠟，非新則白而久則黃也，與今時所用蟲造白蠟不同。

氣味 甘，微溫，無毒。之才曰：惡芫花、齊蛤。

主治 蜜蠟主下痢膿血，補中，續絕傷金瘡，益氣，不饑，耐老。本經 權曰：和松脂、杏仁、棗肉、茯苓等分合成，食後服五十丸，便不飢。頌曰：古人荒歲多食蠟以度飢，但合大棗咀嚼，即易爛也。白蠟療人洩澼後重見白膿，補絕傷，利小兒。久服輕身不饑。別錄 孕婦胎動，下血不絕，欲死，以雞子大，煎三五沸，投美酒半升，服，立瘥。又主白髮，鑷去，消蠟點孔中，即生黑者。甄權

發明 時珍曰：蜜成於蠟，而萬物之至味，莫甘於蜜，莫淡於蠟，得非厚於此必薄於彼耶？蜜之氣味俱厚，屬於陰也，故養脾；蠟之氣味俱薄，屬乎秋也，故養胃。厚者味甘，而性緩質柔，故潤臟腑；薄者味淡，而性嗇質堅，故止洩痢。張仲景治痢有調氣飲，千金方治痢有膠蠟湯，其效甚捷，蓋有見於此歟。又華陀治老少下痢，食入即吐，用白蠟方寸匕，雞子黃一箇，石蜜、苦酒、髮灰、黃連末各半雞子殼，先煎蜜、蠟、苦酒、雞子四味令勻，乃納連、髮，熬至可丸乃止。二日服盡，神效無比也。此方用之屢經效驗，乃知本經主下痢膿血之言，深當膺服也。

附方 舊十八，新十五。

仲景調氣飲 治赤白痢，少腹痛不可忍，後重，或面青手足俱變者。用黃蠟三錢，阿膠三錢，同溶化，入黃連末五錢，攪勻，分三次熱服，神妙。金匱

千金膠蠟湯 治熱痢及婦人產後下痢。用蠟二棊子大，阿膠二錢，當歸二錢半，黃連三錢，黃蘗二錢，陳廩米半升，水三升，煮米至一升，去米，入藥煎至一鍾，溫服神效。千金方

急心疼痛 用黃蠟燈上燒化，丸芡子大，百草霜爲衣，井水下三丸。

肺虛咳嗽 立效丸治肺虛膈熱，咳嗽，氣急煩滿，咽乾燥渴，欲飲冷水，體倦肌瘦，發熱減食，喉音嘶不出。黃蠟溶濾令淨，漿水煮過八兩，再化作一百二十丸，以蛤粉四兩爲衣養藥。每服一丸，胡桃半箇，細嚼，溫水下，即臥，閉口不語，日二。○普濟方

肝虛雀目 黃蠟不拘多少，溶汁取出，入蛤粉相和得所，每用刀子切下二錢，以豬肝二兩批開，摻藥在內，麻繩紮定，水一盌，同入銚子內煮熟，取出，乘熱蒸眼，至溫并肝食之，日二，以平安爲度。其效如神。集驗方

頭風掣疼 湖南押衙顏思退傳方。用蠟二斤，鹽半斤，相和，於鑼中溶令相入，捏作一兜鍪勢，可合腦大小，空頭至額，其痛立止也。經驗方

腳上轉筋 劉禹錫續傳信方：用蠟半斤銷之，塗舊絹帛上，隨患大小闊狹，乘熱纏腳

貼當脚心。便着襪裹之。冷即易。仍貼兩手心。圖經 **暴風身冷** 暴風。通身冰冷。如癱緩者。用上方法。隨所患大小潤狹。攤貼。并裹手足心。**風毒驚悸** 同上方法。**破傷風溼** 如瘧者。以黃蠟一塊。熱酒化開。服。立效。與玉眞散對用。尤妙。瑞竹堂方 **代指疼痛** 以蠟松膠相和。火炙籠指。即瘥。千金翼 **脚上凍瘃** 濃煎黃蠟塗之。姚和衆 **狐尿刺人** 腫痛。用熱蠟着瘡。并烟熏之。令汁出。即愈。肘後方 **犬咬瘡發** 以蠟炙溶。灌入瘡中。葛氏方 **蛇毒螫傷** 以竹筒合瘡上。溶蠟灌之。效。徐玉方 **湯火傷瘡** 焮赤疼痛。毒腐成膿。用此拔熱毒。止疼痛。斂瘡口。用麻油四兩。當歸一兩。煎焦去滓。入黃蠟一兩。攪化放冷。攤帛貼之。神效。醫林集要 **臁脛爛瘡** 用桃柳槐椿楝五枝同荊芥煎湯。洗拭淨。以生黃蠟攤油紙上。隨瘡大小貼十層。以帛拴定。三日一洗。除去一層不用。一月痊愈。醫林集要 **妊娠胎漏** 黃蠟一兩。老酒一盌。溶化熱服。頃刻即止。**呃逆不止** 黃蠟燒烟熏。二三次即止。醫方摘要 **霍亂吐瀉** 蠟一彈丸。熱酒一升。化服。即止。肘後方 **諸般瘡毒** 臁瘡。金瘡。湯火等瘡。用黃蠟一兩。香油二兩。黃丹半兩。同化開。頓冷。瓶收。攤貼。王仲勉經驗

蜜蜂 本經上品

〔釋名〕**蠟蜂** 綱目 **䗩** 〔時珍曰〕蜂尾垂鋒。故謂之蜂。蜂有禮範。故謂之䗩。禮記云。范則冠而蟬有緌。化書云。蜂有君臣之禮。是矣。

〔集解〕〔別錄曰〕蜂子生武都山谷。〔頌曰〕今處處有之。即蜜蜂子也。在蜜脾中。如蠶蛹而白色。嶺南人取頭足未成者。油炒食之。〔時珍曰〕蜂子。即蜜蜂子未成時白蛹也。禮記有雀鷃蜩范。皆以供食。則自古食之矣。其蜂有三種。一種在林木或土穴中作房。爲野蜂。一種人家以器收養者。爲家蜂。並小而微黃。蜜皆濃美。一種在山巖高峻處作房。即石蜜也。其蜂黑色似牛虻。三者皆羣居有王。王大於衆蜂。而色青蒼。皆一日兩衙。應潮上下。凡蜂之雄者尾銳。雌者尾歧。相交則黃退。嗅花則以鬚代鼻。采花則以股抱之。按王元之蜂記云。蜂王無毒。窠之始營。必造一臺。大如桃李。王居臺上。生子於中。王之子盡復爲王。歲分其族而去。其分也。或鋪如扇。或圓如罌。擁其王而去。王之所在。蜂不敢螫。若失其王。則衆潰而死。其釀蜜如脾。謂之蜜脾。凡取其蜜不可多。多則蜂飢而不蕃。又不可少。少則蜂惰而不作。嗚呼。王之無毒。似君德也。營巢如臺。似建國也。子復爲王。似分定也。擁王而行。似衛主也。王所不螫。似遵法也。王失則潰。守義節也。取惟得中。似什一而稅也。山人貪其利。恐其分而刺其子。不仁甚矣。

蜂子〔氣味〕**甘平微寒無毒**〔大明曰〕涼。有毒。食之者須以冬瓜苦蕒生薑紫蘇制其毒。〔之才曰〕畏黃芩芍藥牡蠣白前。

〔主治〕**頭風。除蠱毒。補虛羸傷中。久服令人光澤。好顏色。不老。** 本經。〔弘景曰〕酒漬傅面。令人悅白。**輕身益氣。治心腹痛。面目黃。大人小兒腹中五蟲從口吐出者。** 別錄 **主丹毒風瘮。腹內留熱。利大小便澀。去浮血。下乳汁。婦人帶下病。** 藏器 **大風癘疾。** 時珍

〔發明〕〔時珍曰〕蜂子古人以充饌品。故本經別錄著其功效。而聖濟總錄治大風疾。兼用諸蜂子。蓋亦足陽明太陰之藥也。

〔附方〕新一。**大風癘疾** 鬚眉墮落。皮肉已爛成瘡者。用蜜蜂子、胡蜂子、黃蜂子並炒。各

一分。白花蛇、烏蛇並酒浸，去皮骨，炙乾，全蠍去尾炒，白殭蠶炒，各一兩，地龍去土炒，半兩，蠍虎全用炒，赤足蜈蚣全者炒，各十五枚，丹砂一兩，雄黃醋熬，一分，龍腦半錢。右爲末。每服一錢匕，溫蜜湯調下，日三五服。總錄

土蜂 別錄

【校正】舊與蜜蜂子同條，今分出。

【釋名】蜚零本經　蟺蜂音憚，同上　馬蜂　頌曰：郭璞註爾雅云：今江東呼大蜂在地中作房者爲土蜂，即馬蜂也。荊巴間呼爲蟺蜂。

【集解】別錄曰：土蜂生武都山谷。藏器曰：土蜂穴居作房，赤黑色，最大，螫人至死，亦能釀蜜，其子亦大而白。頌曰：土蜂子，江東人亦啖之。又有木蜂似土蜂，人亦食其子。然則蜜蜂、土蜂、木蜂、黃蜂子俱可食。大抵蜂類同科，其性效不相遠矣。

蜂【主治】燒末，油和，傅蜘蛛咬瘡。藏器曰：此物能食蜘蛛，取其相伏也。

蜂子【氣味】甘，平，有毒。大明曰：同蜜蜂。○畏亦同也

【主治】癰腫。本經　嗌痛。別錄　利大小便，治婦人帶下。日華　功同蜜蜂子。藏器　酒浸傅面，令人悅白。時珍

【附方】新一

面黑令白：土蜂子未成頭翅者，炒食，并以酒浸傅面。聖惠方

房【主治】癰腫不消。爲末，醋調塗之，乾更易之。不入服食。藥性　療疔腫瘡毒。時珍

【附方】新一

疔腫瘡毒已篤者，二服即愈，輕者一服立效。用土蜂房一箇，蛇蛻一條，黃泥固濟，煅存性，爲末。每服一錢，空心好酒下。少頃腹中大痛，痛止，其瘡已化爲黃水矣。普濟方

大黃蜂 別錄

【校正】舊與蜜蜂同條，今分出。

【釋名】黑色者名胡蜂廣雅　壺蜂方言　𤬪甊蜂音鈎婁　玄瓠蜂。時珍曰：凡物黑色者謂之胡。其壺瓠、𤬪甊，皆象形命名也。𤬪甊，苦瓠之名。楚辭云：玄蜂若壺，是矣。大黃蜂色黃，𤬪甊蜂色黑，乃一類二種也。陶說爲是。蘇頌以爲一種，非矣。然蜂蛹、蜂房功用則一，故不必分條。

【集解】弘景曰：大黃蜂子，乃人家屋上者，及𤬪甊蜂也。頌曰：大黃蜂子在人家屋上作房及大木間，即𤬪甊蜂之子也。嶺南人取其子作饌食之。其蜂黃色，比蜜蜂更大。按嶺表錄異云：宣歙人好食蜂兒。山林間大蜂結房，大者如巨鐘，其房數百層。土人采時，着草衣蔽身，以捍其毒螫，復以烟火熏去蜂母，乃敢攀緣崖木斷其蒂。一房蜂兒五六斗至一石。揀狀如蠶蛹瑩白者，以鹽炒暴乾，寄入京洛，以爲方物。然房中蜂兒三分之一翅足已成，則不堪用。據此，則木上作房，蓋𤬪甊之類。然今宣城蜂子乃掘地取之，似土蜂也。郭璞註爾雅云：土蜂乃大蜂，在地中作房；木蜂似土蜂而小，江東人並食其子。然則二蜂皆可食久矣。大抵性味亦不相遠矣。

蜂子【氣味】甘，涼，有小毒。大明曰：見蜜蜂下。

【主治】心腹脹滿痛，乾嘔，輕身益氣。別錄　治雀卵斑、面皰。餘功同蜜蜂子。時珍

【附方】新一

雀斑面皰：七月七日取露蜂子，於漆盌中水酒浸過，濾汁，調胡粉傅之。普濟方

露蜂房 本經中品

【釋名】蜂腸（本經）蜂勦（勦與巢同）百穿（並別錄）紫金沙

【集解】〔別錄曰〕露蜂房生牂牁山谷。七月七日采，陰乾。〔弘景曰〕此蜂房多在樹木中及地中。今日露蜂房當用人家屋間及樹枝間苞裹者。乃遠舉牂牁，未解所以。〔恭曰〕此房懸在樹上得風露者。其蜂黄黑色，長寸許，螫馬牛及人，乃至欲死。非人家屋下小小蜂房也。〔韓保昇曰〕此樹上大黄蜂窠也。所在皆有，大者如甕，小者如桶。十一二月采之。〔宗奭曰〕露蜂房有二種：一種小而色淡黄，窠長六七寸至一尺，闊二三寸，如蜜脾下垂一邊，多在叢木深林之中，謂之牛舌蜂。一種多在高木之上，或屋之下，外面圍如三四斗許，或一二斗，中有窠如瓠狀，由此得名玄瓠蜂。其色赤黄，大於諸蜂。今人皆兼用之。〔斅曰〕蜂房有四件：一名革蜂窠，大者一二丈圍，在樹上内窠小隔六百二十六箇，大者至一千二百四十箇，其裏黏木蒂是七姑木汁，其蓋是牛糞沫，其隔是葉蕊也。二名石蜂窠，只在人家屋上，大小如拳，色蒼黑，内有青色蜂二十一箇，或只十四箇，其蓋是石垢，其黏處是七姑木汁，其隔是竹蛀也。三名獨蜂窠，大小如鵝卵大，皮厚蒼黄色，是小蜂并蜂翅，盛向裏只有一箇蜂，大如小石燕子許，人馬被螫着立亾也。四名是草蜂窠也。入藥以革蜂窠爲勝。〔時珍曰〕革蜂乃山中大黄蜂也，其房有重重如樓臺者。石蜂、草蜂，尋常所見蜂也。獨蜂俗名七里蜂者是矣，其毒最猛。

【修治】〔斅曰〕凡使革蜂窠，先以鴉豆枕等同拌蒸，從巳至未時，出，鴉豆枕子曬乾用。〔大明曰〕入藥並炙用。

【氣味】甘，平，有毒。〔別錄曰〕鹹。○〔之才曰〕惡乾薑、丹參、黄芩、芍藥、牡蠣。

【主治】驚癇瘈瘲，寒熱邪氣，癲疾，鬼精蠱毒，腸痔。火熬之良。（本經）療蜂毒、毒腫。合亂髮、蛇皮燒灰，以酒日服二方寸匕，治惡疽、附骨癰，根在臟腑，歷節腫出，疔腫惡脈諸毒皆瘥。（別錄）療上氣赤白痢，遺尿失禁。燒灰酒服，主陰痿。水煮，洗狐尿刺瘡。服汁，下乳石毒。（蘇恭）煎水，洗熱病後毒氣衝目。炙研，和豬脂，塗瘰癧成瘻。（蘇頌）煎水漱牙齒，止風蟲疼痛。又洗乳癰、蜂疔、惡瘡。（大明）

【發明】〔時珍曰〕露蜂房，陽明藥也。外科、齒科及他病用之者，亦皆取其以毒攻毒，兼殺蟲之功耳。

【附方】舊十五，新十八。

小兒卒癇：大蜂房一枚，水三升，煮濃汁浴之，日三四次佳。（千金方）

臍風溼腫：久不瘥者。蜂房燒末，傅之效。（子母秘錄）

手足風痹：黄蜂窠大者一箇，小者三四箇，燒灰，獨頭蒜一盌，百草霜一錢半，同搗傅上。一時取下，埋在陰處。忌生冷葷腥。○乾坤秘韞

風氣瘙癢及癮疹：蜂房炙、蟬蛻等分，爲末，酒服一錢，日三服。○梅師方用露蜂房煎汁，入芒消，傅之，日五次。

風熱牙腫連及頭面：用露蜂房燒存性，研末，以酒少許，調噙漱之。（十便良方）

風蟲牙痛：露蜂房煎醋，熱漱之。○袖珍方用草蜂房一枚，鹽實孔内燒過，研末擦之，鹽湯漱去。或取一塊咬之。秘方也。○普濟方用露蜂房一箇，乳香三塊，煎水漱之。○又同細辛煎水漱之。○又露蜂房、全蠍同研擦之。○聖惠用蜂房蒂，綿包咬之，效。

喉痹腫痛：露蜂房灰、白殭蠶等分，爲末。每乳香湯服半錢。○食醫心鏡用蜂房燒灰，每以一錢吹入。喉内不拘大人小兒。

重舌腫痛：蜂房炙研，酒和傅之，日三四次。（聖惠方）

舌上出血：竅如鍼孔。用紫金沙即露蜂房頂上實處一兩，貝母四錢，盧會三錢，爲末，蜜和丸雷丸大。每用

一丸，水一小盞，煎至五分，溫服。吐血，溫酒調服。雲臺方 **吐血衄血** 方同上 **崩中漏下** 五色，使人無子。蜂房末三指撮，溫酒服之，大神效。張文仲方 **小兒下痢** 赤白者。蜂房燒末，飲服五分。張傑子母秘錄 **小兒咳嗽** 蜂房二兩，洗淨燒研。每服一字，米飲下。勝金 **二便不通** 蜂房燒末，酒服二三錢，日二服。不拘大人小兒。子母秘錄 **陰痿不興** 蜂窠燒研，新汲井水服二錢，可御十女。岣嶁神書 **陰寒痿弱** 蜂房灰，夜傅陰上，即熱起。千金方 **陰毒腹痛** 露蜂房三錢燒存性，葱白五寸，同研爲丸。男左女右，着手中，握陰卧之，汗出即愈。**寸白蚘蟲** 蜂窠燒存性，酒服一匙，蟲即死出。生生編 **乳石熱毒** 壅悶頭痛，口乾便漩，赤少者。用蜂房煮汁五合服，乳石末從小便中下，大效。○圖經云：用十二分炙，以水二升，煮八合，分服。**藥毒上攻** 如聖散：用蜂房、甘草等分，麩炒黃色，去麩爲末。水二盞，煎八分，臨卧頓服。明日取下惡物。經驗方 **鼻外皶瘤** 膿水血出。蜂房炙研，酒服方寸匕，日三服。肘後方 **頭上瘡癬** 蜂房研末，臘豬脂和塗之，效。聖惠 **軟癤頻作** 露蜂房二枚，燒存性，以巴豆二十一粒，煎清油二三沸，去豆，用油調傅，甚效。唐氏得效方 **女人妬乳** 乳癰汁不出，內結成腫，名妬乳。用蜂房燒灰研，每服二錢，水一小盞，煎六分，去滓溫服。濟衆方 **風瘻不合** 露蜂房一枚，炙黃研末。每以一錢，臘豬脂和塗。肘後方 **下部漏痔** 大露蜂房燒存性，研摻之。乾則以眞菜子油調。唐氏經驗方 **蜂螫腫疼** 蜂房爲末，豬脂和傅。或煎水洗。千金方

竹蜂 拾遺

【釋名】**留師** 郭璞作笛師

【集解】藏器曰：方言云：竹蜂，留師也。蜂如小指大，正黑色，嚙竹而窠，蜜如稠糖，酸甜好食。時珍曰：六帖云：竹蜜蜂出蜀中，于野竹上結窠，紺色，大如雞子，長寸許，有蔕。窠有蜜，甘倍常蜜，即此也。按今人家一種黑蜂，大如指頭，能穴竹木而居，腹中有蜜，小兒撲殺取食，亦此類也。又杜陽編言：外國鸞蜂大十餘斤，其蜜碧色，服之成仙。此亦不經之言，未足深信。又有刺蜜、木蜜，生草木上，俱見果部本條。木蜜即枳椇。

留師蜜【氣味】**甘酸寒無毒**

【主治】**牙齒䘌痛及口瘡，並含之良。**藏器

赤翅蜂 拾遺

【集解】藏器曰：出嶺南。狀如土蜂，翅赤頭黑，大如螃蟹，穿土爲窠，食蜘蛛。蜘蛛遙知蜂來，皆狼狽藏隱。蜂以預知其處，食之無遺。時珍曰：此毒蜂穿土作窠者。一種獨蜂作窠於木，亦此類也。其窠大如鵝卵，皮厚蒼黃色，只有一箇蜂，大如小石燕子，人馬被螫立亾也。又一種蛒蜂，出巴中，在褰鼻蛇穴內，其毒倍常，中人手足輒斷，中心胸即圮裂，非方藥可療，惟禁術可制。故元稹詩云：巴蛇蟠窟穴，下有巢蜂近。樹禽垂翅依，原獸絶蹤微。遭斷手足厚，毒破心胸。昔甚招蠆句，那知眼自逢。此蜂之毒如此，附見于此。養生遠害者，不可不知。

【氣味】**有毒。療蜘蛛咬及疔腫疽病，燒黑和油塗之。或取蜂窠土，以酢和塗之。蜘蛛咬處，當得絲出。**藏器

獨腳蜂 拾遺

【集解】藏器曰：出嶺南。似小蜂，黑色，一足連樹根不得去，不能動搖，五月采之。又有獨腳蟻，亦連

樹根不能動搖，功用與蜂同。時珍曰：嶺南有樹小兒，樹蛺蝶，及此蜂蟻，皆生於樹，是亦氣化，乃無情而生有情也。酉陽雜俎云：嶺南毒菌，夜有光，經雨則腐化爲巨蜂，黑色，其喙若鋸，長三分，囓人甚毒。物類之變化不一，有如此。

【主治】疔腫癰疽，燒研和油塗。

蠮螉（音噎翁。本經下品）

【釋名】土蜂（別錄）、細腰蜂（莊子）、蜾蠃（詩經）、蒲盧（爾雅）。弘景曰：此類甚多，雖名土蜂，不就土中作窟，謂摙土作房爾。時珍曰：蠮螉，象其聲也。

【集解】別錄曰：蠮螉生熊耳川谷及牂牁，或人屋間。弘景曰：今一種蜂，黑色，腰甚細，銜泥於人屋及器物邊作房，如并竹管者是也。其生子如粟米大，置中，乃捕取草上青蜘蛛十餘枚，滿中，仍塞口，以待其子大爲粮也。其一種入蘆管中者，亦取草上青蟲。詩云：螟蛉有子，蜾蠃負之。言細腰之物无雌，皆取青蟲教祝，便變成己子，斯爲謬矣。造詩者未審，而夫子何爲因其僻耶？豈聖人有缺，多皆類此。韓保昇曰：按詩疏云：螟蛉，桑蟲也。蜾蠃，蒲盧也。言蒲盧負桑蟲以成其子也。亦負他蟲封之，數日則成蜂飛去。今有人候其封穴，壞而看之，見有卵如粟在死蟲之上，果如陶說。蓋詩人知其大而不知其細也。此蜂所在有之，隨處作窠，或隻或雙，不拘土石竹木間也。

【正誤】李含光曰：祝變成子，近有數見者，非虛言也。頌曰：詩言螟蛉有子，蜾蠃負之。揚雄方言亦云：螟蛉之子殪而逢蜾蠃，祝之曰：類我類我。久之變爲蜂。陶氏、蜀本皆以爲生子如粟，捕諸蟲爲粮。段成式亦云：書齋多蠮螉窠，祝聲可聽，開而視之，悉是小蜘蛛，以泥隔之，乃知不獨負桑蟲也。數說不同。然物類變化，固不可度。蚱蟬生於轉丸，衣魚生於瓜子之類，非一。桑蟲、蜘蛛之變爲蜂，不爲異也。如陶所說，卵如粟者，未必非祝蟲而成之也。宋齊丘所謂蠮螉之蟲，孕螟蛉之子，傳其情，交其精，混其氣，和其神，隨物大小，俱得其真，蠢動無定情，萬物無定形，斯言得之矣。○宗奭曰：諸家之說，終不敢捨詩之義。嘗拆窠視之，果有子如粟米大，色白而微黃，所負青菜蟲，却在子下，不與蟲相着。陶說近之。時珍曰：蠮螉之說各異。今通攷諸說，并視驗其卵及蜂之雙雙往來，必是雌雄。當以陶氏、寇氏之說爲正，李氏、蘇氏之說爲誤。按解頤新語云：蜾蠃自有卵如粟，寄在蟲身。其蟲不死不生，久則漸枯，子大食之而出。正如蠅卵寄附於蠶身，久則卵化，穴繭而出也。列子言純雄無雌，其名稚蜂；莊子言細腰者化，則自古已失之矣。羅願爾雅翼云：陶說實當物理，但以此疑聖人，則不知詩之本旨矣。詩云：螟蛉有子，蜾蠃負之。教誨爾子，式穀似之。蓋言國君之民，爲他人所取爾。說者不知似字乃似續之似，誤以爲如似之似，遂附會其說爾。猶云鴟鴞鴟鴞，既取我子，亦可謂鴟鴞以眾鳥爲子乎。今屢破其房，見子與他蟲同處，或子已去，而蟲存空殼，或蟲成蛹而子尚小。蓋蟲終不壞，至其成蛹，子乃食之而出也。近時王浚川著雅述，亦云年年驗之，皆如陶氏之說焉。

【氣味】辛，平，無毒。大明曰：有毒。入藥炒用。

【主治】久聾，欬逆，毒氣，出刺，出汗。本經。療鼻窒。別錄。治嘔逆。生研，能罯竹木刺。大明。○岣嶁書云：五月五日取蠮螉陰乾爲末，用兵死人血丸，置衣領中，云令人畏伏。

土蜂窠 見土部。

【附錄】雄黃蟲 別錄有名未用：明目，辟兵不祥，益氣力。狀如蠮螉。

蟲白蠟（會編）

【集解】機曰：蟲白蠟與蜜蠟之白者不同，乃小蟲所作也。其蟲食冬青樹汁，久而化爲白脂，黏敷樹枝。人謂蟲屎着樹而然，非也。至秋刮取，以水煮溶，濾置冷水中，則凝聚成塊矣。碎之，文理如白石膏而瑩徹。人以和油澆燭，大勝蜜蠟也。時珍曰：唐宋以前，澆燭、入藥所用白蠟，皆蜜蠟也。此蟲白蠟，則自元以來，人始知之，今則爲日用物矣。四川、湖廣、滇南、閩嶺、吳越東南諸郡皆有之，以川、滇、衡、永產者爲勝。蠟樹枝葉狀類冬青，四時不凋。五月開白花成叢，結實纍纍，大如蔓荊子，生青熟紫。冬青樹子則紅色也。其蟲大如蟣蝨，芒種後則延緣樹枝，食汁吐涎，黏於嫩莖，化爲白脂，乃結成蠟，狀如凝霜。處暑後則剝取，謂之蠟渣。若過白露，即黏住難刮矣。其渣煉化濾淨，或甑中蒸化，瀝下器中，待凝成塊，即爲蠟也。其蟲嫩時白色作蠟，及老則赤黑色，乃結苞於樹枝。初若黍米大，入春漸長，大如雞頭子，紫赤色，纍纍抱枝，宛若樹之結實也。蓋蟲將遺卵作房，正如雀甕、螵蛸之類爾。俗呼爲蠟種，亦曰蠟子。子內皆白卵，如細蟣，一包數百。次年立夏日摘下，以箬葉包之，分繫各樹。芒種後苞拆卵化，蟲乃延出葉底，復上樹作蠟也。樹下要潔淨，防蟻食其蟲。又有水蠟樹，葉微似榆，亦可放蟲生蠟。甜櫧樹亦可產蠟。

【氣味】甘，溫，無毒。

【主治】生肌止血定痛，補虛續筋接骨。震亨。入丸散服，殺瘵蟲。時珍。

【發明】震亨曰：白蠟屬金，禀受收斂堅強之氣，爲外科要藥。與合歡皮同入長肌肉膏中，用之神效。但未試其可服否也。時珍曰：蠟樹葉亦治瘡腫，故白蠟爲外科要藥，正如桑螵蛸與桑木之氣相通也。

【附方】新一。

頭上禿瘡　蠟燭頻塗，勿令日曬，久則自然生髮。集玄方。

紫鉚 音礦。○唐本草

【校正】原與騏驎竭同條，今自木部分入此。

【釋名】赤膠蘇恭　紫梗時珍曰：鉚與礦同。此物色紫，狀如礦石，破開乃紅，故名。今南番連枝折取，謂之紫梗是矣。

【集解】恭曰：紫鉚紫色如膠。作赤麖皮及寶鈿，用爲假色，亦以膠寶物。云蟻於海畔樹藤皮中爲之。紫鉚樹名渴廩，騏驎竭樹名渴留，正如蜂造蜜也。研取用之。吳錄所謂赤膠是也。珣曰：廣州記云：紫鉚生南海山谷。其樹紫赤色，是木中津液結成，可作胡臙脂，餘滓則玉作家用之。騏驎竭乃紫鉚樹之脂也。志曰：按別本註言：紫鉚、騏驎竭二物同條，功效全別。紫鉚色赤而黑，其葉大如盤，鉚從葉上出。騏驎竭色黃而赤，從木中出，如松脂也。頌曰：按段成式酉陽雜俎云：紫鉚樹出眞臘國，彼人呼爲勒佉。亦出波斯國。木高丈許，枝葉鬱茂，葉似橘柚，經冬不凋。三月開花，白色，不結子。天有霧露及雨沾濡，其枝條即出紫鉚。波斯使者所說如此。而眞臘使者言，是蟻運土上於樹端作窠，蟻壤得雨露凝結而成紫鉚。崑崙出者善，波斯次之。又交州地志亦云：本州歲貢紫鉚，出於蟻壤。乃知與血竭俱出於木，而非一物明矣。今醫家亦罕用，惟染家須之。宗奭曰：紫鉚狀如糖霜，結於細枝上，纍纍然，紫黑色，研破則紅。今人用造綿[illegible]赦，邇來亦難得。時珍曰：紫鉚出南番。乃細蟲如蟻、蝨，緣樹枝造成，正如今之冬青樹上小蟲造白蠟一般，故人多插枝造之。今吳人用造胭脂。按張勃吳錄云：九眞移風縣有土赤色如膠。人視土知其有蟻，因墾發，以木枝插其上，則蟻緣而上，生漆凝結，如螳螂螵蛸子之狀。人折漆以染絮物，其色正赤，謂之蟻漆赤絮。此即紫鉚也。血竭乃其樹之脂膏，別見木部。

【氣味】甘、鹹，平，有小毒。大明曰：無毒。

【主治】五臟邪氣，金瘡帶下，破積血，生肌止痛，與騏驎竭大同小異。蘇恭 淫癢瘡疥，宜入膏用。李珣 益陽精，去陰滯氣。太清伏鍊法

【附方】新三。

齒縫出血 紫礦、乳香、麝香、白礬等分，爲末，摻之，水漱。衛生易簡方

產後血運 狂言失志。用紫鉚一兩，爲末。酒服二錢匕。徐氏家傳方

經水不止 日漸黄瘦。紫礦末，每服二錢，空心白湯下。楊氏家藏方

五倍子 宋開寶

【校正】自木部移入此。

【釋名】文蛤開寶 百蟲倉拾遺 法醸過名百藥煎 時珍曰：五倍當作五構，見山海經。其形似海中文蛤，故亦同名。百蟲倉，會意也。百藥煎，隱名也。

【集解】志曰：五倍子在處有之。其子色青，大者如拳，而內多蟲。頌曰：以蜀中者爲勝。生於膚木葉上，七月結實，無花。其木青黄色。其實青，至熟而黄。九月采子，曝乾，染家用之。時珍曰：五倍子，宋開寶本草收入草部，嘉祐本草移入木部，雖知生於膚木之上，而不知其乃蟲所造也。膚木，即鹽膚子木也。詳見果部鹽麩子下。此木生叢林處者，五六月有小蟲如蟻，食其汁，老則遺種，結小毬於葉間，正如蛅蟖之作雀甕，蠟蟲之作蠟子也。初起甚小，漸漸長堅，其大如拳，或小如菱，形狀圓長不等。初時青綠，久則細黄，綴於枝葉，宛若結成。其殼堅脆，其中空虛，有細蟲如蠛蠓。山人霜降前采取，蒸殺貨之。否則蟲必穿壞，而殼薄且腐矣。皮工造爲百藥煎，以染皂色，大爲時用。他樹亦有此蟲毬，不入藥用，木性殊也。

【氣味】酸，平，無毒。

【主治】齒宣疳䘌，肺臟風毒流溢皮膚，作風濕癬疥癢膿水，五痔下血不止，小兒面鼻疳瘡。開寶 腸虛泄痢，爲末，熟湯服之。藏器 生津液，消酒毒，治中蠱毒、毒藥。日華 口瘡，摻之，便可飲食。宗奭 斂肺降火，化痰飲，止欬嗽，消渴，盜汗，嘔吐，失血，久痢，黄病，心腹痛，小兒夜啼，烏鬚髮，治眼赤濕爛，消腫毒，喉痹，斂潰瘡，金瘡，收脱肛，子腸墜下。時珍

【發明】震亨曰：五倍子屬金與水，噙之善收頑痰，解熱毒，佐他藥尤良。黄昏欬嗽，乃火氣浮入肺中，不宜用涼藥，宜五倍、五味斂而降之。時珍曰：鹽麩子及木葉，皆酸鹹寒涼，能除痰飲，欬嗽，生津止渴，解熱毒酒毒，治喉痹下血血痢諸病。五倍子乃蟲食其津液結成者，故所主治與之同功。其味酸鹹，能斂肺止血，化痰止渴收汗；其氣寒，能散熱毒瘡腫；其性收，能除泄痢濕爛。

【附方】舊二，新六十九。

虛勞遺濁 玉鎖丹：治腎經虛損，心氣不足，思慮太過，眞陽不固，漩有餘瀝，小便白濁如膏，夢中頻遺，骨節拘痛，面黧肌瘦，盜汗虛煩，食減乏力。此方性溫不熱，極有神效。用五倍子一斤，白茯苓四兩，龍骨二兩，爲末，水糊丸梧子大。每服七十丸，食前用鹽湯送下，日三服。和劑方

寐中盜汗 五倍子末、蕎麥麪等分，水和作餅，煨熟。夜臥待飢時，乾喫二三箇，勿飲茶水，甚妙。集靈

自汗盜汗 常出爲自汗，睡中出爲盜汗。用五倍子研末，津調填臍中，縛定，一夜卽止也。同上

心疼腹痛 五倍子生研末，每服一錢，鐵杓內炒起烟黑色者爲度，以好酒一鍾傾入杓內，服之立止。邵眞人經驗方

消渴飲水 五倍子爲末，水

服方寸匕。日三服。危氏得效。**小兒嘔吐**不定。用五倍子二箇。一生一熟。甘草一握。溼紙煨過。同研為末。每服半錢。米泔調下。立瘥。袖珍方。**小兒夜啼**五倍子末。津調。塡於臍內。楊起簡便方。**暑月水泄**五倍子末。飯丸黃豆大。每服二十丸。荷葉煎水下。即時見效。余居士選奇方。**熱瀉下痢**五倍子一兩。枯礬五錢。為末。糊丸梧子大。每服五十丸。米湯送下。鄧筆峯雜興方。**瀉痢不止**五倍子一兩。半生半燒。為末。糊丸梧子大。每服三十丸。紅痢燒酒下。白痢水酒下。水泄米湯下。○集靈。用五倍子末。每米飲服一錢。**滑痢不止**用五倍子醋炒七次。為末。米湯送下。**脾泄久痢**五倍子炒半斤。倉米炒一升。白丁香。細辛。木香各三錢。花椒五錢。為末。每服一錢。蜜湯下。日二服。忌生冷魚肉。○集靈方。**赤痢不止**文蛤炒研末。水浸烏梅肉和丸梧子大。每服七十丸。烏梅湯下。**腸風下血**五倍子。白礬各半兩。為末。順流水丸梧子大。每服七丸。米飲下。忌酒。本事方。**臟毒下血**五倍子不拘多少。為末。大鯽魚一枚。去腸胃鱗腮。塡藥令滿。入瓶內煆存性。為末。每服一錢。溫酒下。王璆百一選方。**糞後下血**不拘大人小兒。五倍子末。艾湯服一錢。全幼心鑑。**腸風臟毒**下血不止。五倍子半生半燒。為末。陳米飯和丸如梧子大。每服二十丸。食前粥飲送下。日三服。○聖惠方。**酒痢腸風**下血。見百藥煎。**小兒下血**腸風臟毒。五倍子末。煉蜜丸小豆大。每米飲服二十丸。鄭氏。**大腸痔疾**五倍子煎湯薰洗。或燒烟薰之。自然收縮。○直指方。**脫肛不收**三因方。用五倍子末三錢。入白礬一塊。水一盌。煎湯洗之。立效。○簡便。用五倍子半斤。水煮極爛。盛坐桶上薰之。待溫。以手輕托上。內服參氏升麻藥。○普濟方。用五倍子。百草霜等分。為末。醋熬成膏。鵝翎掃傅上。即入。**產後腸脫**五倍子末摻之。或以五倍子。白礬煎湯熏洗。

婦人良方。**女人陰血**因交接傷動者。五倍子末摻之。良。熊氏。**孕婦漏胎**五倍子末。酒服二錢。神效。朱氏集驗方。**風毒攻眼**腫癢澀痛不可忍者。或上下瞼赤爛。或浮瞖瘀肉侵睛。神效驅風散。用五倍子一兩。蔓荊子一兩半。為末。服二錢。水二盞。銅石器內煎汁去滓。乘熱洗。留滓再煎用。大能明目去澀。博濟方。**小便尿血**五倍子末。鹽梅搗和丸梧子大。每空心酒服五十丸。集簡方。**風眼赤爛**集靈方。用五倍子煆存性。為末。入飛過黃丹少許。傅之。日三上。甚良。○普濟方。用五倍子研末傅之。名拜堂散。**爛弦風眼**五倍子。銅青。白墡土等分。為末。熱湯泡開。閉目淋洗。冷即再熱洗之。眼弦不可入湯。濟急方。**眼中弩肉**方同上。**耳瘡腫痛**五倍子末。冷水調塗。溼則乾摻之。海上名方。**聤耳出膿**普濟方。用五倍子末吹之。○經驗。用五倍子焙乾一兩。全蠍燒存性三錢。為末。摻耳中。**鼻出衄血**五倍子末吹之。仍以末同新綿灰等分。米飲服二錢。**牙縫出血**不止者。五倍子燒存性。研末傅之。即止。衛生易簡方。**牙齒動搖**及外物傷動欲落者。五倍子。乾地龍炒等分。為末。先以薑揩過。然後傅之。御藥院方。**牙齦腫痛**五倍子一兩。瓦焙研末。每以半錢傅痛處。片時吐去涎。內服去風熱藥。楊子建護命方。**風牙腫痛**五倍子一錢。黃丹。花椒各五分。為末。摻之即止也。○五倍末。冷水調塗頰外。甚效。**唇緊作痛**五倍子。訶子等分。為末傅之。端效方。**天行口瘡**五倍子末摻之。吐涎即愈。龐氏傷寒論。**咽中懸癰**舌腫塞痛。五倍子末。白殭蠶末。甘草末等分。白梅肉搗和丸彈子大。噙嚥。其癰自破也。朱氏經驗方。**口舌生瘡**儒門事親赴筵散。用五倍子。蜜陀僧等分。為末。漿水漱過。乾貼之。院方加脫蠶蛾。○澹寮方。用五倍子一兩。滑石半兩。黃柏蜜炙半兩。為末。漱淨摻之。便可飲食。

白口惡瘡狀似木耳，不拘大人小兒，並用五倍子、青黛等分，爲末，以筒吹之。端效方

走馬牙疳五倍子、青黛、枯礬、黄蘗等分，爲末。先以鹽湯漱淨，摻之，立效。便覽

牙齦疳臭五倍子炒焦一兩，枯礬、銅青各一錢，爲末。先以米泔漱淨，摻之，絶效方也。集簡方

疳蝕口鼻五倍子燒存性，研末，摻之。普濟方

小兒口疳白礬裝入五倍子內，燒過同研，摻之。簡便方

下部疳瘡全幼心鑑用五倍子、枯礬等分，研末。先以虀水洗過，搽之。〇杏林摘要用五倍子、花椒去子炒各一錢，細辛焙三分，爲末。先以葱湯洗淨，搽之。一日二次，生肉也。

陰囊溼瘡出水不瘥，用五倍子、臘茶各五錢，膩粉少許，研末。先以葱椒湯洗過，香油調搽，以瘥爲度。太平聖惠方

魚口瘡毒初起未成膿者，用南五倍子炒黃研末，入百草霜等分，以臘醋調塗於患處，一日一夜即消。杏林摘要

一切諸瘡五倍子、黄蘗等分，爲末，傅之。普濟方

一切腫毒五倍子炒紫黑色，蜜調塗之。簡便治一切腫毒，初起無頭者。〇五倍子、大黄、黄蘗等分，爲末。新汲水調塗四圍，日三五次。

一切癬瘡五倍子去蟲、白礬燒過各等分，爲末，搽之。乾則油調。簡便方

癩頭軟癤及諸熱瘡，用五倍子七箇，研末，香油四兩，熬至一半，布絞去渣，搽之。三四遍即可。勿以水洗之。普濟方

風癩溼爛五倍子末，津調塗之。同上

頭瘡熱瘡風溼諸毒，用五倍子、白芷等分，研末，摻之，膿水即乾。如乾者，以清油調塗。衛生易簡

瘡口不收五倍焙研末，以臘醋腳調塗四圍，效。

一切金瘡五倍子、降眞香等分，炒研末，傅之，皮肉自痊。名啄合山。拔萃方

金瘡出血不止者，五倍子末貼之。若閉氣者，以五倍子末二錢，入龍骨末少許，湯服，立效。談埜翁方

杖瘡腫痛五倍子去穰，米醋浸一日，慢火炒黄研末干乾摻之。不破者，醋調塗之。衛生易簡方

足皸裂五倍子末，同牛骨髓塡納縫中，卽安也。醫方大成

雞骨哽咽五倍子末摻入喉中，卽化下。海上名方

小兒脫肛五倍子爲末，先以艾紙捲倍子末成筒，放便桶內，以瓦盛之，令病者坐于桶上，以火點着，使藥烟熏入肛門，其肛自上。隨後將白礬爲末，復搽肛門，其肛自緊，再不復脫。

魚口便毒五倍子不拘多少，以淨瓦器盛之，用陳醋熬成膏，用綿布攤貼之。如乾即換，三五次即愈。

偏墜氣痛用五倍子一箇，放食鹽少許在內，以火紙包定，用水浸溼，放文武火灰內煨存性，爲末，酒調服。

染烏鬚髮聖濟總錄用鍼砂八兩，米醋浸五日，炒畧紅色，研末。五倍子、百藥煎、沒石子各二兩，訶黎勒皮三兩，研末，各包。先以皁莢水洗髭鬚，用米醋打蕎麥麪糊，和鍼砂末傅上，荷葉包過一夜，次日取去，以蕎麥糊四味敷之，一日洗去卽黑。〇杏林摘要用五倍子一斤，研末，銅鍋炒之，勿令成塊。如有烟起，卽提下攪之，從容上火慢炒，直待色黑爲度。以溼青布包紮，足踏成餅，收貯聽用。每用時，以皁角水洗淨鬚髮，用五倍子一兩，紅銅末酒炒一錢六分，生白礬六分，訶子肉四分，沒石子四分，硇砂一分，爲末，烏梅、酸榴皮煎湯調勻，盤盛，重湯煮四五十沸，待如餳狀，以眉掠刷於鬚髮上，一時洗去，再上包住，次日洗去，以核桃油潤之。半月一染，甚妙。

中河豚毒五倍子、白礬末等分，以水調下。出事林廣記

百藥煎

〔修治〕時珍曰：用五倍子爲粗末，每一斤，以眞茶一兩煎濃汁，入酵糟四兩，擂爛拌和，器盛置糠缸中罯之，待發起如發麪狀卽成矣。捏作餅丸，曬乾用。嘉謨曰：入藥者，五倍子鮮者十斤，舂細，用瓷缸盛，稻草蓋盦七日夜，取出再搗，入桔梗、甘草末各二兩，又盦一七，仍搗仍盦，滿七次，取出捏餅，曬乾用。如無鮮者，用乾者水漬爲之。

又方五倍子一斤，生糯米一兩滚水浸過，細茶一兩，同炒。

共研末，入罐內封固六月，要一七取開配合用。**又方**五倍子一斤研末，酒麴半斤，細茶一把研末，右用小蓼汁調勻，入鉢中按緊，上以長稻草封固。另用籮一箇，多着稻草，將藥鉢坐草中，上以稻草蓋，置淨處。過一七後，看藥上長起長霜，藥則已成矣。或捏作丸，或作餅，曬乾纔可收用。

【**氣味**】酸、鹹，微甘，無毒。

【**主治**】清肺化痰定嗽，解熱生津止渴，收溼消酒，烏鬚髮，止下血，久痢脫肛，牙齒宣䘌，面鼻疳蝕，口舌糜爛，風溼諸瘡。時珍

【**發明**】時珍曰：百藥煎功與五倍子不異。但經釀過，其體輕虛，其性浮收，且味帶餘甘，治上焦心肺欬嗽痰飲熱渴諸病，含噙尤爲相宜。

【**附方**】新一十二。

斂肺劫嗽　百藥煎、訶黎勒、荊芥穗等分，爲末，薑汁入蜜和丸芡子大。時時噙之。丹溪心法

定嗽化痰　百藥煎、片黃芩、橘紅、甘草各等分，共爲細末，蒸餅丸菉豆大。時時乾嚥數丸，佳。瀕湖醫案

清氣化痰　百藥煎、細茶各一兩，荊芥穗五錢，海螵蛸一錢，蜜丸芡子大。每服噙一丸，妙。筆峯雜興

染烏鬚髮　川百藥煎一兩，鍼砂醋炒、蕎麥麪各半兩。先洗鬚髮，以荷葉熬醋調，刷荷葉包一夜，洗去即黑，妙。普濟方

沐髮除膩　百藥煎末，乾搽髮上，一夜篦之。

揩牙烏鬚　川百藥煎半兩，玄胡索三錢，雄黃三錢，爲末。先以薑擦去涎，用此揩牙，以津洗目。日日用之，甚佳。普濟方

牙痛引頭　方同上。

風熱牙痛　百藥煎泡湯噙漱。聖濟總錄

牙齦疳蝕　百藥煎、五倍子、青鹽煅各一錢半，銅綠一錢，爲末。日摻二三次，神效。普濟方

煉眉瘡癬　小兒面湮瘡，又名鍊銀瘡，乃母受胎時食酸辣邪物所致。用百藥煎五錢，生白礬二錢，爲末，油調搽之。外科精義

腳肚生瘡　初起如粟米大，搔之不已，成片包腳相交，黃水出，癢不可忍，久成痼疾。用百藥煎末唾調，逐瘡四圍塗之，自外入內。先以貫衆煎湯洗之，一日一次。醫林集要

乳結硬痛　百藥煎末。每服三錢，酒一盞，煎數沸，服之取效。經驗方

腸癰內痛　大棗連核燒存性，百藥煎等分，爲末。每服一錢，溫酒服，日一，取效。直指方

大腸便血　百藥煎、荊芥穗燒存性，等分，爲末，糊丸梧子大。每服五十丸，米飲下。聖惠方

腸風下血　百藥煎二兩，半生用，半炒存性，爲末，飯丸梧子大。每服五十丸，米飲下。名聖金丸。王璆百一選方

大腸氣痔　作痛下血，百藥煎末，每服三錢，稀粥調服，日二次。集簡方

腸風臟毒　下血者，用百藥煎燒存性，烏梅連核燒過，白芷不見火，爲末，水糊丸如梧子大。每服七十丸，米飲下。濟生方

酒痢下血　百藥煎、五倍子、陳槐花等分，焙研末，酒糊丸梧子大。每服五十丸，米飲送下。本事方

下痢脫肛　百藥煎一塊，陳白梅三箇，木瓜一握，以水一盌，煎半盌，日二服。聖濟總錄

男婦血淋　用真百藥煎、車前子炒、黃連各三錢半，木香二錢，滑石一錢，爲末。空心燈草湯服二錢，日二服。普濟方

消暑止渴　百藥煎、蠟茶等分，爲末，烏梅肉搗和丸芡子大。每含一丸。名水瓢丸。事林廣記

五倍子內蟲

【**主治**】赤眼爛弦，同爐甘石末乳細，點之。時珍

螳蜋桑螵蛸本經上品

【**釋名**】蟷蜋音當郎　刀蜋綱目　拒斧說文　不過爾雅　齕肬音尤　其

子房名螵蛸音飄蜱蛸音皮蟳蟭音蟳焦致神別錄野狐鼻涕頌曰爾雅云莫貈螳蠰不過螳蜋也其子蜱蛸郭璞云江東呼爲石蜋時珍曰螳蜋兩臂如斧當轍不避故得當郎之名俗呼爲刀蜋兖人謂之拒斧又呼不過也代人謂之天馬因其首如驤馬也燕趙之間謂之蝕肬肬即疣子小肉贅也今人病肬者往往捕此食之其來有自矣其子房名螵蛸者其狀輕飄如綃也村人每炙焦飼小兒云止夜尿則蟳蟭致神之名蓋取諸此酉陽雜俎謂之野狐鼻涕象形也又揚雄方言云螳蜋或謂之髦或謂之蝆蝆齊兖以東謂之敷常螵蛸亦名夷冒。

集解弘景曰螳蜋俗名石蜋逢樹便產以桑上者爲好是兼得桑皮之津氣也惟連枝斷取者爲真偽者亦以膠着桑枝之上也保昇曰螵蛸在處有之螳蜋卵也多在小桑樹上叢荊棘間三四月中一枝出小螳蜋數百枚時珍曰螳蜋驤首奮臂脩頸大腹二手四足善緣而捷以鬚代鼻喜食人髮能翳葉捕蟬或云術家取翳作法可以引形深秋乳子作房黏着枝上即螵蛸也房長寸許大如拇指其內重重有隔房每房有子如蛆卵至芒種節後一齊出故月令有云仲夏螳蜋生也

脩治別錄曰桑螵蛸生桑枝上螳蜋子也二月三月采蒸過火炙用不爾令人洩斅曰凡使勿用襍樹上生者名螺螵須覓桑樹東畔枝上者采得去核子用沸漿水浸淘七次鍋中熬乾用別作脩事無一效也韓保昇曰三四月采得以熱漿水浸一伏時焙乾於柳木灰中炮黃用

螳蜋主治小兒急驚風搐搦又出箭鏃生者能食疣目。時珍

發明時珍曰螳蜋古方不見用者惟普濟方治驚風吹鼻定搐法中用之蓋亦蠶蝎定搐之義古方風藥多用螵蛸則螳蜋治風同一理也又醫林集要出箭鏃亦用之。

附方新二驚風定搐中分散用螳蜋一箇蜥蜴一條赤足蜈蚣一條各中分之隨左右研末記定男用左女用右每以一字吹鼻內搐之吹左即左定吹右即右定也普濟方箭鏃入肉不可拔者用螳蜋一箇巴豆半箇同研傅傷處微癢且忍極癢乃撼拔之以黃連貫衆湯洗拭石灰傅之。

桑螵蛸氣味鹹甘平無毒之才曰得龍骨療洩精畏旋覆花戴椹。

主治傷中疝瘕陰痿益精生子女子血閉腰痛通五淋利小便水道本經療男子虛損五臟氣微夢寐失精遺溺久服益氣養神別錄炮熟空心食之止小便利甄權

發明時珍曰桑螵蛸肝腎命門藥也古方盛用之權曰男子身衰精自出及虛而小便利者加而用之頌曰古方漏精及風藥中多用之宗奭曰男女虛損腎衰陰痿夢中失精遺溺白濁疝瘕不可闕也鄰家一男子小便日數十次如稠米泔心神恍惚瘦瘁食減得之女勞令服桑螵蛸散藥未終一劑而愈其藥安神魂定心志治健忘補心氣止小便數用桑螵蛸遠志龍骨菖蒲人參茯神當歸龜甲醋炙各一兩爲末臥時人參湯調下二錢如無桑上者即用他樹者以炙桑白皮佐之桑白皮行水以接螵蛸就腎經也

附方舊三新七遺精白濁盜汗虛勞桑螵蛸炙白龍骨等分爲細末每服二錢空心用鹽湯送下外臺小便不通桑螵蛸炙黃三十枚黃芩二兩水煎分二服聖惠婦

人胞轉小便不通，用桑螵蛸炙爲末。飲服方寸匕，日二服。產書　**婦人遺尿**桑螵蛸酒炒，爲末，薑湯服二錢。千金翼　**妊娠遺尿**不禁，桑螵蛸十二枚，爲末，分二服，米飲下。產乳書　**產後遺尿**或尿數。桑螵蛸炙半兩，龍骨一兩，爲末。每米飲服二錢。徐氏胎產方　**咽喉腫塞**桑上螳蜋窠一兩燒灰，馬屁勃半兩，研勻，蜜丸梧子大。煎犀角湯每服三五丸。總病論○**咽喉骨哽**桑螵蛸醋煎，呷之。經驗良方　**底耳疼痛**桑螵蛸一箇，燒存性，麝香一字，研末。每用半字摻入，神效。有膿先繳淨。經驗方　**小兒軟癤**桑螵蛸燒存性，研末，油調傅之。危氏方

雀甕本經下品

〔**釋名**〕**雀兒飯甕**蜀本　**蛅蟖房**別錄。音髯斯　**蚝蟲窠**音刺　**躁舍**本經　**天漿子**圖經　**棘剛子**衍義　**紅姑娘**綱目　**毛蟲**藏器曰：毛蟲作甕形，如甕，故名雀甕。俗呼雀癰，聲相近也。保昇曰：雀好食其甕中子，故俗呼雀兒飯甕。弘景曰：蛅蟖背毛螫人，故名蛓，音刺，與蛓同。時珍曰：俗呼毛蟲，又名楊瘌子，因有螫毒也。此蟲多生石榴樹上，故名天漿。天漿乃甜榴之名也。宗奭曰：多在棘枝上，故曰棘剛子。

〔**集解**〕別錄曰：雀甕出漢中，生樹枝間，蛅蟖房也。八月采，蒸之。弘景曰：蛅蟖，蚝蟲也。在石榴樹上。其背毛螫人。生卵形如雞子，大如巴豆。藏器曰：蚝蟲好在果樹上，大小如蠶，身面背上有五色斑，毛有毒，能刺螫人。欲老者口中吐白汁，凝聚漸硬，正如雀卵。其蟲以甕爲繭，在中成蛹，如蠶之在繭也。夏月羽化而出作蛾，放子於葉間，如蠶子。陶言其生卵如雞子，誤矣。恭曰：雀甕在樹間，似螵蛸蟲。此物紫白襴斑，狀似硨磲文，可愛也。時珍曰：蛅蟖處處樹上有之，牡丹上尤多。入藥惟取榴棘上房內有蛹者，正如螵蛸取桑上者。

〔**氣味**〕**甘，平，無毒。**日華曰：有毒

〔**主治**〕**寒熱結氣，蠱毒鬼疰。小兒驚癇。**本經。○頌曰：今醫家治小兒慢驚。用天漿子有蟲者，白殭蠶，乾蠍，三物各三枚，微炒搗末，煎麻黃湯調服一字，日三服，加減大有效也。藏器曰：雀甕打破，取汁與小兒飲，令無疾。小兒病撮口者，漸漸口撮，不得飲乳。但先剺口傍見血，以甕研汁塗之。或同鼠婦生搗塗之。今人產子時，凡諸物皆令開口不令閉者，蓋厭禳之也。

〔**附方**〕新五。**撮口噤風**用棘科上雀兒飯甕子未開口者，取內一物，和乳汁研，灌之。○又方：棘剛子五枚，赤足蜈蚣一條，燒存性，研勻，飯丸麻子大。每服三五丸，乳汁下。亦可末服一字。並聖惠　**小兒臍風**白龍膏：用天漿子有蟲者一枚，真殭蠶炒一枚，膩粉少許，研勻，以薄荷自然汁調灌之，取下毒物神效。聖惠　**急慢驚風**口眼喎斜，搐搦痰盛。用天漿子房去皮，生用三枚，乾蠍生用七枚，硃砂一錢，研勻，飯丸粟大。每服二丸，荆芥湯送下。聖惠方　**乳蛾喉痹**用天漿子，即紅姑娘，徐徐嚼嚥。**小兒癇疾**棘枝上雀甕，研，其間蟲出，取汁灌之。聖惠方

蠶本經中品

〔**校正**〕拾遺烏爛蠶及繭鹵汁，嘉祐蠶蛻，今併爲一。

〔**釋名**〕**自死者名白殭蠶**時珍曰：蠶從朁，象其頭身之形。從虫，以其繁也。俗作蚕字者，非矣。蚕音腆，蚯蚓之名也。蠶病風死，其色自白，故曰白殭。死而不朽曰殭。再養者曰原蠶。蠶之屎曰沙，皮曰蛻，甕曰繭，蛹曰螝，音龜。蛾曰羅，卵曰蜕，音兒。蠶初出曰蚢，音苗。蠶紙曰連也。

〔**集解**〕時珍曰：蠶，孕絲蟲也。種類甚多，有大、小、白、烏、斑色之異。其蟲屬陽，喜燥惡溼，食而不飲，三

眠三起。二十七日而老。自卵出而爲蚁。自蚁蜕而爲蠶。蠶而繭。繭而蛹。蛹而蛾。蛾而卵。卵而復蚁。亦有胎生者。與母同老。蓋神蟲也。南粤有三眠四眠兩生七出八出者。其繭有黄白二色。爾雅云。蟓。桑繭也。雠由。樗繭也。蚢。蕭繭也。棘繭。欒繭。皆各因所食之葉命名。而蟓即今桑上野蠶也。今之柘蠶與桑蠶並育。即棘繭是也。南海横州有風蠶。作釣緡。凡諸草木皆有蚅蠋之類。食葉吐絲。不如蠶絲可以衣被天下。故莫得並稱。

凡蠶類入藥。俱用食桑者。

白殭蠶【修治】【别錄】曰。生潁川平澤。四月取自死者。勿令中溼。有毒不可用。【弘景】曰。人家養蠶時。有合箔皆殭者。即暴燥。都不壞。今見小白似有鹽度者。【恭】曰。蠶自殭死。其色自白。云有鹽度誤矣。【頌】曰。所在養蠶處有之。不拘早晚。但用白色而條直食桑葉者佳。用時去絲綿及子。炒過。【宗奭】曰。蠶有兩三番。惟頭番殭蠶最佳。大而無蛆。○【斆】曰。凡使。先以糯米泔浸一日。待蠶桑涎出。如蝸涎浮水上。然後漉出。微火焙乾。以布拭淨黄肉毛。并黑口甲了。搗篩如粉。入藥。

【氣味】**鹹。辛。平。無毒。**【甄權】曰。微溫。有小毒。○惡桑螵蛸。桔梗。茯苓。茯神。萆薢。

【主治】**小兒驚癇夜啼。去三蟲。滅黑䵟。令人面色好。男子陰瘍病。**本經 **女子崩中赤白。産後腹痛。滅諸瘡瘢痕。爲末封疔腫。拔根極效。**别錄 **治口噤發汗。同白魚鷹屎白等分。治瘡滅痕。**藥性 **以七枚爲末。酒服。治中風失音。并一切風疰。小兒客忤。男子陰癢痛。女子帶下。**日華 **焙研薑汁調灌。治中風喉痺欲絶。下喉立愈。**蘇頌 **散風痰結核。瘰癧。頭風。風蟲齒痛。皮膚風瘡。丹毒作癢。痰瘧癥結。婦人乳汁不通。崩中下血。小兒疳蝕鱗體。一切金瘡。疔腫風痔。**時珍

【發明】【元素】曰。殭蠶性微溫。味微辛。氣味俱薄。輕浮而升。陽中之陽。故能去皮膚諸風如蟲行。【震亨】曰。殭蠶屬火。兼土與金木。老得金氣。殭而不化。治喉痺者。取其清化之氣。從治相火。散濁逆結滯之痰也。【王貺】曰。凡咽喉腫痛及喉痺。用此下咽立愈。無不效也。大能救人。吴开內翰云。屢用得效。【時珍】曰。殭蠶。蠶之病風者也。治風化痰。散結行經。所謂因其氣相感。而以意使之者也。又人指甲軟薄者。用此燒烟熏之則厚。亦是此義。蓋厥陰陽明之藥。故又治諸血病瘧病疳病也。

【附方】舊十五。新十九。**一切風痰** 白殭蠶七箇。直者。細研。薑汁調灌之。勝金方 **小兒驚風** 白殭蠶。蠍梢等分。天雄尖。附子尖各一錢。微炮爲末。每服一字。或半錢。以薑湯調灌之。甚效。寇氏衍義 **風痰喘嗽** 夜不能臥。白殭蠶炒研。好茶末各一兩。爲末。每用五錢。臥時泡沸湯服。瑞竹堂方 **酒後咳嗽** 白殭蠶焙研末。每茶服一錢。○怪證奇方 **喉風喉痺** 仁存開關散。用白殭蠶炒。白礬半生半燒。等分爲末。每以一錢。用自然薑汁調灌。得吐頑痰立效。小兒加薄荷生薑少許。同調。一方用白梅肉和丸。綿裹含之。嚥汁也。○朱氏集驗用白殭蠶炒半兩。生甘草一錢。爲末。薑汁調服。涎出立愈。○聖惠用白殭蠶三七枚。乳香一分。爲末。每以一錢燒烟。熏入喉中。涎出即愈。**急喉風痺** 王氏博濟如聖散。以白殭蠶。天南星等分。生研爲末。每服一字。薑汁調灌。涎出即愈。後以生薑炙過。含之。○百一選方無南星。**撮口噤風** 面黄赤。氣喘。啼聲不出。由胎氣挾熱。流毒心脾。故令舌强唇青。聚口發噤。用直殭蠶二枚。去觜。略炒爲末。蜜調傅唇中。甚效。聖惠方 **大頭風小兒驚風** 並用大蒜七箇。先燒紅地。以蒜

逐筐於地上，磨成膏，卻以殭蠶一兩，去頭足，安蒜上，盌覆一夜，勿令洩氣，只取蠶研末，每用㗜鼻，口內含水，有效。普濟方

偏正頭風并夾頭風，連兩太陽穴痛。聖惠方：用白殭蠶爲末，葱茶調服方寸匕。○葉椿治頭風，用白殭蠶、高良薑等分爲末，每服一錢，臨臥時茶服，日二服。

卒然頭痛白殭蠶爲末，每用熟水下二錢，立瘥。斗門方

牙齒疼痛白殭蠶直者，生薑同炒赤黃色，去薑爲末，以皂角水調擦之，即止。普濟

風蟲牙痛白直殭蠶炒，蠶蛻紙燒，等分爲末，擦之。良久，以鹽湯漱口。直指方

瘧疾不止白殭蠶直者一箇，切作七段，綿裹爲丸，硃砂爲衣，作一服。日未出時，面向東，用桃李枝七寸煎湯，吞下。院方

腹內龜病普濟方詩云：人間龜病不堪言，肚裏生成硬似磚。自死殭蠶白馬尿，不過時刻軟如綿。神效。

面上黑黯白殭蠶末，水和搽之。○聖惠方

粉滓面䵟令人面色好，用白殭蠶、黑牽牛、細研，等分爲末，如澡豆，日用之。斗門方

癮疹風瘡疼痒，白殭蠶焙研，酒服一錢，立瘥。聖惠

野火丹毒從背上兩脇起者。殭蠶二七枚，和慎火草搗塗。楊氏產乳

小兒鱗體皮膚如蛇皮鱗甲之狀，由氣血否澀，亦曰胎垢，又曰蛇體。白殭蠶去嘴，爲末，煎湯浴之。一加蛇蛻。保幼大全○

小兒久疳體虛不食，諸病後天柱骨倒，醫者不識，謂之五軟者，用白殭蠶直者，炒研，每服半錢，薄荷酒下。名金靈散。○鄭氏方

小兒口瘡通白者。白殭蠶炒黃，拭去黃肉、毛，研末，蜜和傅之，立效。小兒宮氣方

風疳蝕瘡同上

項上瘰癧白殭蠶爲末，水服五分，日三服，十日瘥。外臺

風痔腫痛發歇不定者是也。白殭蠶二兩，洗剉，炒黃爲末，烏梅肉和丸梧桐子大。每薑蜜湯空心下五丸，妙。勝金方

一切金瘡及刀斧傷。白殭蠶炒黃，研末，傅之，立愈。斗門

乳汁不通白殭蠶末二錢，酒服。少頃，以脂麻茶一盞投之，梳頭數十遍，嫋汁如泉也。經驗方

崩中下血不止，用白殭蠶、衣中白魚、等分爲末，井華水服之，日二。○千金

重舌木舌殭蠶爲末，吹之，吐痰甚妙。○一方，殭蠶一錢，黃連蜜炒二錢，爲末摻之。涎出爲妙。○陸氏積德方

腸風下血殭蠶炒去嘴足，烏梅肉焙各一兩，爲末，米糊丸梧子大。每服百丸，食前白湯下，一日三服。○筆峯雜興方

烏爛死蠶拾遺

〔氣味〕有小毒。藏器曰：此在簇上烏臭者。

〔主治〕蝕瘡有根者，及外野雞病，並傅之。白死者主白遊疹，赤死者主赤遊疹。藏器

蠶蛹瑞曰：繰絲後蛹子，今人食之，呼小蜂兒。思邈曰：猘犬嚙者，終身忌食，發則難免。

〔主治〕炒食，治風及勞瘦。研傅瘑瘡惡瘡。大明 爲末飲服，治小兒疳瘦，長肌，退熱，除蛔蟲。煎汁飲，止消渴。時珍

〔附方〕新一

消渴煩亂蠶蛹二兩，以無灰酒一中盞，水一大盞，同煮一中盞，溫服。○聖惠方

繭鹵汁藏器曰：此是繭中蛹汁，非鹹鹵也。於繭甕下收之。

〔主治〕百蟲入肉，䘌蝕瘙疥，及牛馬蟲瘡，爲湯浴小兒瘡疥，殺蟲。以竹筒盛之，浸山蜍山蛭入肉，蚊子諸蟲咬毒。亦可預帶一筒，取一蛭入中，并持乾海苔一片，亦辟諸蛭。藏器

〔發明〕藏器曰：蘇恭註蛭云，山人自有療法，蓋此法也。時珍曰：山蛭見蛭條。山蜍音余，蜘蛛也。蠚人甚毒。

蠶繭已出蛾者〔氣味〕甘，溫，無毒。

〔主治〕燒灰酒服，治癰腫無頭，次日即破。又療諸疳瘡，及下血血淋血崩。煮汁飲，止消渴反胃，除蚘蟲。時珍〇宏景曰：繭甕入術用。

〔發明〕時珍曰：蠶繭方書多用，而諸家本草並不言及，誠缺文也。近世用治癰疽代鍼，用一枚即出一頭，二枚即出二頭，神效無比。煮湯治消渴，古方甚稱之。丹溪朱氏言：此物屬火，有陰之用，能瀉膀胱中相火，引清氣上朝於口，故能止渴也。繰絲湯及絲綿煮汁，功並相同。又黃絲絹能補脬，綿灰止血，並見服器部。

〔附方〕新五。**痘瘡疳蝕**膿水不絕。用出了蠶蛾繭，以生白礬末塡滿，煅枯爲末，擦之，甚效。陳文中小兒方。**口舌生瘡**蠶繭五箇，包蓬砂，瓦上焙焦，爲末，抹之。**大小便血**繭黃散：治腸風，大小便血，淋瀝疼痛。用繭黃、蠶蛻紙並燒存性，晩蠶沙、白殭蠶並炒，等分爲末，入麝香少許。每服二錢，用米飲送下，日三服，甚效。聖惠方。**婦人血崩**方法同上。**反胃吐食**蠶繭十箇煮汁，烹雞子三枚食之，以無灰酒下。日二服，神效。或以繰絲湯煮粟米粥食之。普濟方

蠶蛻〔釋名〕馬明退嘉祐佛退

〔氣味〕甘，平，無毒。〔主治〕血病，益婦人。嘉祐**婦人血風。**宗奭**治目中翳障及疳瘡。**時珍

蠶連〔主治〕吐血鼻洪，腸風瀉血，崩中帶下，赤白痢。傳疔腫瘡。日華**治婦人血露。**宗奭**牙宣牙痛，牙癰牙疳，頭瘡喉痺，風癲狂祟，蠱毒藥毒，沙證腹痛，小便淋閟，婦人難產，及吹乳疼痛。**時珍

〔發明〕禹錫曰：蠶蛻，今醫家多用初出蠶子殼在紙上者。東方諸醫用老蠶眠起所蛻皮，功用相近，當以蛻皮爲正。入藥微炒用。宗奭曰：蠶蛻當用眠起時所蛻皮。蠶連燒灰亦可用。時珍曰：馬明退、蠶連紙功用相同，亦如蟬蛻、蛇蛻之義。但古方多用蠶紙者，因其易得耳。

〔附方〕舊四，新十五。**吐血不止**蠶蛻紙燒存性，蜜和丸芡實大。含化嚥津。集驗。**牙宣牙癰**及口瘡，並用蠶蛻紙燒灰，乾傅之。集驗。**風蟲牙痛**蠶紙燒灰擦之，良久，鹽湯漱口。直指方。**走馬牙疳**集驗用蠶蛻紙灰，入麝香少許，貼之。〇直指加白殭蠶等分。**一切疳瘡**馬明退燒灰三錢，輕粉、乳香少許。先以溫漿水洗淨，傅之。儒門事親。**小兒頭瘡**蠶蛻紙燒存性，入輕粉少許，麻油調傅。聖惠。**纏喉風疾**用蠶蛻紙燒存性，煉蜜和丸如芡實大，含化嚥津。集驗。**聤耳治聾**蠶蛻紙作撚，入麝香二錢，入筆筒燒烟熏之，三次即開。**癲狂邪祟**凡狂發欲走，或自高貴稱神，或悲泣呻吟，此爲邪祟。以蠶紙燒灰，酒水任下方寸匕，亦治風癲。肘後方。**沙證壯熱**江南有沙證，狀如傷寒，頭痛壯熱嘔惡，手足指末微厥，或腹痛悶亂，須臾殺人。先用蠶蛻紙剪碎，安于椀中，以碟蓋之，滾湯沃之，封固良久，乘熱服。暖臥取汗。活人書。**中蠱藥毒**雖面青脈絕，腹脹吐血者，服之即活。

用蠶蛻紙燒存性，爲末。新汲水服一錢。嶺南衛生方 **中諸藥毒** 用蠶紙數張，燒灰，冷水服。衛生易簡方 **小便澀痛** 不通。用蠶蛻紙燒存性，入麝香少許，米飲每服二錢。王氏博濟方 **熱淋如血** 蠶種燒灰，入麝香少許，水服二錢，極效方也。衛生家寶 **崩中不止** 蠶故紙一張，翦碎炒焦，槐子炒黃，各等分，爲末。酒服立愈。衛生易簡方 **吹嬭疼痛** 馬明退燒灰一錢五分，輕粉五分，麝香少許，酒服。儒門事親 **婦人難產** 蠶布袋一張，蛇蛻一條，入新瓦中，以鹽泥固煆爲末，以榆白皮湯調服。集成 **婦人斷產** 蠶子故紙一尺，燒爲末，酒服。終身不產。千金 **痔漏下血** 蠶紙半張，盌內燒灰，酒服自除。○奚囊備急方

繰絲湯〔主治〕止消渴，大驗。時珍

原蠶 別錄中品

〔釋名〕**晚蠶** 日華 **魏蠶** 方言 **夏蠶** 廣志 **熱蠶** 弘景曰：原蠶是重養者，俗呼爲魏蠶。宗奭曰：原者，有原復敏速之義，此是第二番蠶也。時珍曰：按鄭玄註周禮云：原，再也。謂再養者。郭璞註方言云：魏，細也。秦晉人所呼。今轉爲二蠶是矣。永嘉記云：郡蠶自三月至十月有八輩，謂蠶種爲蚖，再養爲珍，珍子爲愛。

〔集解〕頌曰：原蠶東南州郡多養之。此是重養者，俗呼爲晚蠶。北人不甚養之。周禮禁原蠶。鄭康成註云：蠶生于火而藏于秋，與馬同氣。物莫能兩大，禁原蠶爲其害馬也。然害馬亦一事耳。淮南子云：原蠶一歲再收，非不利也，而王法禁之者，爲其殘桑是也。人既稀養，貨者多是早蛾，不可用也。弘景曰：殭蠶爲末，塗馬齒，即不能食草，以桑葉拭去乃還食。此見蠶即馬類也。時珍曰：馬與龍同氣，故有龍馬，而蠶又與馬同氣，故蠶有龍頭馬頭者，蜀人謂蠶之先爲馬頭娘者，以此。好事者因附會其說，以爲馬皮卷女，入桑化蠶，謬矣。北人重馬，故禁之。南方無馬，則有一歲至再至三，及七出八出者矣。然先王仁愛及物，蓋不忍其一歲再致湯鑊，且妨農事，亦不獨專爲害馬殘桑而已。

雄原蠶蛾〔氣味〕鹹，溫，有小毒。時珍曰：按徐之才藥對云：熱，無毒。入藥炒去翅足用。

〔主治〕益精氣，強陰道，交接不倦，亦止精。別錄 壯陽事，止泄精、尿血，暖水臟，治暴風、金瘡、凍瘡、湯火瘡，滅瘢痕。時珍

〔發明〕宗奭曰：蠶蛾用第二番，取其敏於生育也。時珍曰：蠶蛾性淫，出繭即媾，至於枯槁乃已，故強陰益精用之。

〔正誤〕頌曰：今治小兒撮口及發噤者，用晚蠶蛾二枚，炙黃研末，蜜和塗唇內，便瘥。時珍曰：此方出聖惠，乃是白殭蠶，蘇氏引作蠶蛾。誤矣。蠶蛾原無治驚之文，今正之。

〔附方〕舊二，新八。**丈夫陰痿** 未連蠶蛾二升，去頭翅足，炒爲末，蜜丸梧子大。每夜服一丸，可御十女。以菖蒲酒止之。千金方 **遺精白濁** 晚蠶蛾焙乾，去翅足，爲末，飯丸菉豆大。每服四十丸，淡鹽湯下。此丸常以火烘，否則易腐溼也。唐氏方 **血淋疼痛** 晚蠶蛾爲末，熱酒服二錢。聖惠方 **小兒口瘡** 及風疳瘡。宮氣方：用晚蠶蛾爲末，貼之，妙。○普濟方：治小兒口瘡及百日內口瘡，入麝香少許摻之。**止血生肌** 蠶蛾散：治刀斧傷創，血出如箭。用晚蠶蛾炒爲末，傅之即止，甚效。勝金方 **刀斧金瘡** 端午午時取晚蠶蛾、石灰、茅花。

搗成團，草蓋令發熱過，收貯。每用刮下末摻之。**竹刺入肉**五月五日取晚蠶蛾生投竹筒中，令自乾死，為末。取少許津和塗之。便民圖纂。**蛇虺咬傷**生蠶蛾研傅之。必效方。**玉枕生瘡**生枕骨上，如癰，破後如筋頭。用原蠶蛾炒、石韋等分，為末。乾貼取瘥。聖濟總錄。

原蠶沙〔頌曰〕蠶沙、蠶蛾皆用晚出者良。〔時珍曰〕蠶沙用曬乾，淘淨再曬，可久收不壞。

〔氣味〕甘辛溫無毒〔時珍曰〕伏硇砂、焰消、粉霜。

〔主治〕腸鳴。熱中消渴。風痹癮疹。別錄 **炒黃。袋盛浸酒。去風緩諸節不隨。皮膚頑痹。腹內宿冷。冷血瘀血。腰腳冷疼。炒熱袋盛。熨偏風。筋骨癱緩。手足不隨。腰腳軟。皮膚頑痹。**藏器 **治消渴癥結。及婦人血崩。頭風風赤眼。去風除溼。**時珍

〔發明〕〔弘景曰〕蠶沙多入諸方，不但熨風而已。〔宗奭曰〕蠶屎飼牛，可以代穀。用三升醋酒拌蠶沙五斗，甑蒸，於暖室中鋪油單上，令患風冷氣痹及近感癱風人就以患處一邊臥沙上，厚蓋取汗。若虛人須防大熱昏悶，令露頭面。若未全愈，間日再作。〔時珍曰〕蠶屬火，其性燥，燥能勝風去溼，故蠶沙主療風溼之病。有人病風痹，用此熨法得效。按陳氏經驗方：一抹膏治爛弦風眼，以真麻油浸蠶沙二三宿，研細，以篦子塗患處，不問新舊，隔宿即愈。表兄盧少樊患此，用之而愈，親筆于冊也。時珍家一婢病此十餘年，試用之，二三次頓瘳，其功亦在去風收溼也。又同桑柴灰淋汁，煮鼈肉作丸，治腹中癥結，見鼈條。李九華云：蠶沙煮酒，色味清美，又能療疾。

〔附方〕舊四，新六。

半身不遂蠶沙二碩，以二袋盛之，蒸熟，更互熨患處。仍以羊肚粳米煮粥，日食一枚，十日即止。**風瘙癮疹**作癢成瘡。用蠶沙一升，水五斗，煮取一斗二升，去滓，洗浴。避風。聖惠方。**頭風白屑**作癢。蠶沙燒灰淋汁洗之。聖惠方。**眯目不出**蠶沙揀淨，空心以新汲水吞下十枚，勿嚼破。聖惠。**消渴飲水**晚蠶沙焙乾，為末。每用冷水下二錢，不過數服。斗門方。**婦人血崩**蠶沙為末，酒服三五錢。儒門事親。**月經久閉**蠶沙四兩，砂鍋炒半黃色，入無灰酒一壺，煮沸，澄去沙。每溫服一盞，即通。**轉女為男**婦人始覺有孕，用原蠶屎一枚，井華水服之，日三。千金。**跌撲傷損**扭閃出骨竅等證。蠶沙四兩炒黃，綠豆粉四兩炒黃，枯礬二兩四錢，為末，醋調傅之，絹包縛定，換三四次即愈。忌產婦近之。○邵真人經驗方。**男婦心痛**不可忍者。晚蠶沙一兩，滾湯泡過，濾淨，取清水服，即止。○瑞竹堂方。

石蠶 本經下品

〔校正〕併入有名未用石蠹蟲。

〔釋名〕沙蝨本經 **石蠹蟲**別錄 **石下新**拾遺○〔弘景曰〕沙蝨乃溪澗水中細蟲。人入水浴，着身略不可見，痛如鍼刺，挑亦得之。今此或名同而物異耳。〔時珍曰〕按吳普本草沙蝨作沙蜂。

〔集解〕〔經曰〕石蠶生江漢池澤。〔宗奭曰〕石蠶在處山河中多有之。附生水中石上，作絲繭如釵股。長寸許，以蔽其身。其色如泥，蠶在其中，故謂之石蠶。亦水中蟲耳。方家用者絕稀。〔別錄曰〕石蠹蟲生石中。〔藏器曰〕石蠹蟲一名石下新。今伊洛間水底石下有之，狀如蠶，解放絲連綴小石如繭，春夏羽化作小蛾，水上飛。〔時珍曰〕本經石蠶，別錄石蠹，今覩陳寇二說，及主治功用，蓋是一物無疑矣。又石類亦有石蠶，則與此不同。

【正誤】弘景曰。李當之云。石蠶江左不識。謂爲草根。其實類蟲。形如老蠶。生附石上。傖人得而食之。味鹹微辛。所言有理。但江漢非傖地。大都是生氣物。如海中蛤蠣輩。附石生不動。皆活物也。今俗用草根黑色多角節。亦似蠶。恐未是實。方家不用。恭曰。石蠶形似蠶。細小有角節。青黑色。生江漢側石穴中。岐隴間亦有。北人多不用。采者遂絕耳。韓保昇曰。李謂是草根。陶謂是生氣物。蘇恭之說。半似草半似蟲。皆妄矣。此蟲所在水石間有之。取爲鈎餌。馬湖石門最多。彼人啖之。云鹹微辛。頌曰。石蠶。陶蘇都無定論。蜀本之說爲是。今川廣中多有之。其草根之似蠶者。亦名石蠶。出福州。今信州山石上。四時常有之。亦采入藥。詳見菜部草石蠶下。

【附錄】**雲師雨虎** 時珍曰。按遁甲開山圖云。霍山有雲師雨虎。榮氏註云。雲師如蠶。長六寸。有毛似兔。雨虎如蠶。長七八寸。似蛙。雲雨則出。在石內。可炙食之。此亦石蠶之類也。

【氣味】鹹寒有毒。保昇曰。鹹微辛。吳普曰。雷公。鹹無毒。

【主治】五癃。破石淋墮胎。其肉解結氣。利水道。除熱。本經

石蠹蟲。主石癃小便不利。別錄

【發明】宗奭曰。石蠶謂之草者。謬也。經言肉解結氣。註中更不辨定。何耶。時珍曰。石蠶連皮殼用也。肉則去皮殼也。

九香蟲 綱目

【釋名】黑兜蟲

【集解】時珍曰。九香蟲。產于貴州永寧衛赤水河中。大如小指頭。狀如水黽。身青黑色。至冬伏于石下。土人多取之。以充人事。至驚蟄後即飛出。不可用矣。

【氣味】鹹溫無毒

【主治】膈脘滯氣。脾腎虧損。壯元陽。時珍

【發明】時珍曰。攝生方烏龍丸。治上證。久服益人。四川何卿總兵常服有效。其方用九香蟲一兩。半生焙。車前子微炒。陳橘皮各四錢。白朮焙五錢。杜仲酥炙八錢。右爲末。煉蜜丸梧桐子大。每服一錢五分。以鹽白湯或鹽酒服。早晚各一服。此方妙在此蟲。

海蠶 海藥

【集解】李珣曰。按南州記云。海蠶生南海山石間。狀如蠶。大如拇指。其沙甚白。如玉粉狀。每有節。難得眞者。彼人以水搜葛粉石灰。以梳齒印成。僞充之。縱服無益。反能損人。宜愼之。

沙【氣味】鹹大溫無毒

【主治】虛勞冷氣。諸風不遂。久服補虛羸。令人光澤。輕身延年不老。李珣

雪蠶 綱目

【釋名】雪蛆

【集解】時珍曰。按葉子奇草木子云。雪蠶生陰山以北。及峨嵋山北。人謂之雪蛆。二山積雪歷世不消。其中生此。大如瓠。味極甘美。又王子年拾遺記云。員嶠之山有冰蠶。長六七寸。黑色有鱗角。以霜雪覆之。則作繭。長一尺。抽五色絲。織爲文錦。入水不濡。投火不燎。堯時海人獻之。其質輕暖柔滑。按此亦雪蠶之類也。

【氣味】甘寒無毒

【主治】解內熱渴疾。時珍

枸杞蟲（拾遺）

【釋名】蠋（爾雅）

【集解】藏器曰：此蟲生枸杞上，食枸杞葉，狀如蠶，作繭爲蛹，時取之，曝乾收用。時珍曰：此爾雅所謂蚅，烏蠋也。其狀如蠶，亦有五色者，老則作繭化蛾孚子。諸草木上皆有之，亦各隨所食草木之性。故廣志云：藿蠋香，槐蠋臭。

【氣味】鹹，溫，無毒。【主治】益陽道，令人悅澤有子。炙黃和地黃末爲丸，服之，大起陽益精。藏器　治腎家風虛。時珍○普濟方

蠰香蟲（綱目）

【集解】時珍曰：生蠰香枝葉中，狀如尺蠖，青色。

【主治】小腸疝氣。時珍

本草綱目蟲部第三十九卷終

本草綱目蟲部目錄第四十卷

蟲之二　卵生類下二十二種

青蚨拾遺 龍降附　蛺蝶綱目　蜻蛉別録 即蜻蜓

樗雞本經 即紅娘子　棗貓綱目　斑蝥本經

芫青別録　葛上亭長別録　地膽本經

蜘蛛別録　草蜘蛛拾遺　壁錢拾遺

螲蟷拾遺 即土蜘蛛　蠁開寶　水蛭本經

蟻綱目 白蟻附　青腰蟲拾遺　蛆綱目

蠅綱目　狗蠅綱目 壁蝨附　牛蝨綱目

人蝨拾遺

右附方舊二十新八十一

蟲之二 卵生類下二十二種

青蚨 拾遺

【釋名】蚨蟬 蟱蝸音謀瓜 𧑬蝺音敦隅 蒲𧊌音萌 魚父 魚伯

【集解】藏器曰：青蚨生南海。狀如蟬，其子着木。取以塗錢，皆歸本處。搜神記云：南方有蟲名𧑬蝺，形大如蟬，辛美可食。子着草葉上，如蠶種。取其子，則母飛來。雖潛取之，亦知其處。殺其母塗錢，以子塗貫，用錢去則自還。淮南子萬畢術云：青蚨還錢。高誘註云：青蚨一名魚父、魚伯。以其子母各等，置甕中，埋東行垣下。三日開之，即相從。以母血塗八十一錢，子血塗八十一錢。留子用母，留母用子，皆自還也。李珣曰：按異物志言：𧑬蝺生南海諸山。雄雌常處，不相捨。青金色。人采得以法末之，用塗錢，以貨易于人，晝用夜歸。又能秘精縮小便，亦人間難得之物也。時珍曰：按異物志云：青蚨形如蟬而長。其子如蝦子，着草葉上。得其子則母飛來。煎食甚辛而美。岣嶁神書云：青蚨一名蒲𧊌，似小蟬，大如蝱，青色有光。生于池澤，多集蒲葉上。春生子于蒲上，八八爲行，或九九爲行，如大蠶子而圓。取其母血及火炙子血塗錢，市物仍自還歸，用之無窮，誠仙術也。其說俱彷彿，但藏器云子着木上，稍有不同，而許氏說文亦曰：青蚨，水蟲也。蓋水蟲而產子於草木爾。

【附錄】龐降 時珍曰：按劉恂嶺表錄異云：龐降生于嶺南，多在橄欖樹上。形如蜩蟬，腹青而薄。其名自呼，但聞其聲而鮮能得之。人以善價求爲媚藥。按此形狀似蟬，可爲媚藥，與李珣海藥青蚨雌雄不捨，秘精之說相符，恐亦青蚨之類在木上者也。

氣味 辛，温，無毒。

【主治】補中，益陽道，去冷氣，令人悅澤。藏器 秘精縮小便。藥錄

蛺蝶 綱目

【釋名】蛺蝶蛺音葉 蝴蝶 時珍曰：蛺蝶輕薄，夾翅而飛，枼枼然也。蝶美於鬚，蛾美於眉，故又名蝴蝶，俗謂鬚爲胡也。

【集解】時珍曰：蝶，蛾類也。大曰蝶，小曰蛾。其種甚繁，皆四翅有粉，好嗅花香，以鬚代鼻，其交以鼻，交則粉褪。古今註謂橘蠹化蝶，爾雅翼謂菜蟲化蝶，莊子謂烏足之葉化蝶，埤雅謂蔬菜化蝶，酉陽雜俎謂百合花化蝶，北戶錄謂樹葉化蝶如丹青，野史謂綵裙化蝶，皆各據其所見者而言爾。蓋不知蠹蠋諸蟲，至老俱各蛻而爲蝶爲蛾，如蠶之必羽化也。朽衣物亦必生蟲而化，草木花葉之化者，乃氣化風化也。其色亦各隨其蟲所食花葉及所化之物色而然。楊慎丹鉛錄云：有草蝶、水蝶在水中。嶺南異物志載：有人浮南海，見蛺蝶大如蒲帆，稱肉得八十斤，噉之極肥美。

氣味 闕。

【主治】小兒脫肛，陰乾爲末，唾調半錢塗手心，以瘥爲度。時珍

【發明】時珍曰：蝴蝶古方無用者，惟普濟方載此方治脫肛，亦不知用何等蝶也。

蜻蛉 別錄下品

【釋名】蜻虰音丁 蜻蝏亦作蜓 虰蛵音馨 負勞爾雅 蟌音怱 諸乘

弘景紗羊綱目赤者名赤卒

時珍曰：蜻蝏言其色青葱也。蛉虰言其狀伶仃也。或云其尾如丁也。或云其尾好亭而挺，故曰蝏，曰蜓。俗名紗羊，言其翅如紗也。按崔豹古今註云：大而色青者曰蜻蜓；小而黄者，江東名胡黎，淮南名蠊蛜，鄱陽名江雞；小而赤者名曰赤卒，曰絳騶，曰赤衣使者，曰赤弁丈人；大而玄紺者，遼海名紺蠜，亦曰天雞。陶氏謂胡黎爲蜻蛉，未攷此耳。

集解 弘景曰：蜻蛉有五六種，惟青色大眼一名諸乘，俗呼爲胡黎者入藥。道家云：眼可化爲青珠。其餘黄細及黑者，不入藥。保昇曰：所在有之，好飛水際，六足四翼。宗奭曰：蜻蜓中一種最大，汴人呼爲馬大頭者是也。身綠色，其雌者腰間有碧色一道，入藥用雄者。此物生於水中，故多飛水上。其類眼皆大，陶氏獨言青者眼大，何也？時珍曰：蜻蛉大頭露目，短頸長腰軃尾，翼薄如紗，食蚊虻，飲露水。造化權輿云：水蠆化蟌。羅願云：水蠆化蜻蛉，蜻蛉仍交于水上，附物散卵，復爲水蠆也。張華博物志亦言五月五日埋蜻蛉頭于户內，可化青珠，未知然否。古方惟用大而青者。近時房中術亦有用紅色者。崔豹云：遼海間有紺蠜蟲，如蜻蛉而玄紺色，六七月羣飛闇天，夷人食之，云海中青蝦所化也。雲南志云：瀾滄蒲蠻諸地，凡土蜂、蜻蛉、蚱蜢之類，無不食之也。

氣味 微寒，無毒。

主治 強陰，止精。別錄 壯陽，暖水臟。日華

樗雞 本經中品

釋名 紅娘子綱目 灰花蛾 時珍曰：其鳴以時，故得雞名。廣雅作樗鳩，廣志作犨雞，皆訛矣。其羽文綵，故俗呼紅娘子、灰花蛾云。

集解 別錄曰：生河內川谷樗樹上。七月采，暴乾。弘景曰：今出梁州，形似寒螿而小。樗樹似漆而臭，亦猶芫青、亭長在芫、葛上也。恭曰：河內無此，今出岐州。此有二種，以五色具者爲雄，入藥良；其青黑質白斑者是雌，不入藥。宗奭曰：汴、洛諸界尤多，形類蠶蛾，但腹大，頭足微黑，翅兩重，外一重灰色，內一重深紅，五色皆具。頌曰：爾雅云：螒，天雞。郭璞注云：小蟲也，黑身赤頭，一名莎雞，又曰樗雞。然今之莎雞生樗木上，六月中出飛，而振羽索索作聲，人或畜之樊中，但頭方腹大，翅羽外青內紅，而身不黑，頭不赤，此殊不類。郭說樗上一種頭翅皆赤者，乃如舊說，人呼爲紅娘子，然不名樗雞，疑即是此，蓋古今之稱不同爾。時珍曰：樗即臭椿也。此物初生頭方而扁，尖喙向下，六足重翼，黑色。及長則能飛，外翼灰黄有斑點，內翅五色相間。其居樹上布置成行，秋深生子在樗皮上。蘇恭、寇宗奭之說得之。蘇頌引郭璞以爲莎雞者，誤矣。莎雞居莎草間，蟋蟀之類，似蝗而斑，有翅數重，下翅正赤，六月飛而振羽有聲，詳見陸機毛詩疏義。而羅願爾雅翼以莎雞爲絡緯，即俗名紡絲者。

修治 時珍曰：凡使去翅足，以糯米或用麪炒黄色，去米麪用。

氣味 苦，平，有小毒，不可近目。別錄

主治 心腹邪氣，陰痿，益精強志，生子，好色，補中輕身。本經 腰痛下氣，強陰多精。別錄 通血閉，行瘀血。宗奭 主瘰癧，散目中結翳，辟邪氣，療猘犬傷。時珍

發明 弘景曰：方藥稀用，爲大麝香丸用之。時珍曰：古方辟温殺鬼丸中用之。近世方中多用，蓋厥陰經藥，能行血活血也。普濟方治目翳撥雲膏中與芫青、斑蝥同用，亦是活血散結之義也。

附方 新四

子宮虛寒 杏林摘要云：婦人無子，由子宮虛寒，下元虛，月水不調，或閉或漏，或崩中帶下，或產後敗血未盡，內結不散。用紅娘子六十枚，大黄、皂莢、葶藶各一兩，巴豆一百二

十枚。爲末。棗肉爲丸。如彈子大。以綿裹留繫用竹筒送入陰戶。一時許發熱渴。用熟湯一二盞解之。後發寒靜睡要安。三日方取出。每日空心以雞子三枚。胡椒末二分。炒食酒下以補之。久則子宮暖矣。

瘰癧結核 用紅娘子十四枚。乳香砒霜各一錢。硇砂一錢半。黃丹五分。爲末。糯米粥和作餅貼之。不過一月。其核自然脫下矣。衛生易簡方

風狗咬傷 不治即死。用紅娘子二箇。斑蝥五箇。並去翅足。若四十歲各加一箇。五十歲各加二箇。青娘子三箇。去翅足。四十歲各一箇。五六十歲加二箇。海馬半箇。續隨子一分。乳香沉香桔梗各半分。酥油少許爲末。十歲者作四服。十五歲作三服。二十歲作二服。三十歲作一服。○談埜翁方

橫痃便毒 雞子一箇開孔。入紅娘子六箇。紙包煨熟。去紅娘子。食雞子。以酒下。小便淋瀝出濃血即愈。○陸氏積德堂方

棗貓 綱目

【集解】時珍曰。棗貓古方無考。近世方廣丹溪心法附餘治小兒方用之。註云。生棗樹上飛蟲也。大如棗子。青灰色。兩角。采得陰乾用之。

【氣味】缺

【主治】**小兒臍風** 時珍曰。按方廣云。小兒初生。以綿裹臍帶。離臍五六寸。紮定咬斷。以鵝翎筒送藥一二分。入臍大孔。輕輕揉散。以艾炷灸臍頭三壯。結住勿打動。候其自落。永無臍風之患。萬不失一。臍硬者用之。軟者無病。不必用也。其法用陰乾棗貓兒研末三箇。眞珠槌研四十九粒。炒黃丹五分。白枯礬蛤粉血竭各五分。研勻如上法用。臍有三孔。一大二小也。

斑蝥 本經下品

【校正】陳藏器盤蝥蟲係重出。今併爲一。

【釋名】斑貓本經　盤蝥蟲拾遺　龍蚝音刺　斑蚝　時珍曰。斑言其色。蝥刺言其毒如矛刺也。亦作盤蝥。俗訛爲斑貓。又訛斑蚝爲斑尾也。吳普本草又名斑菌。曰䏶髮。曰晏青。

【集解】別錄曰。斑貓生河東山谷。八月取。陰乾。吳普曰。生河內山谷。亦生木石。保昇曰。斑貓所在有之。七八月大豆葉上甲蟲也。長五六分。黃黑斑文。烏腹尖喙。就葉上采取。陰乾用。弘景曰。此一蟲五變。主療皆相似。二三月在芫花上。卽呼爲芫青。四五月在王不留行草上。卽呼爲王不留行蟲。六七月在葛花上。卽呼爲葛上亭長。八九月在豆花上。卽呼爲斑蝥。九月十月復還地蟄。卽呼爲地膽。此是僞地膽耳。爲療猶同也。其斑蝥大如巴豆。甲上有黃黑斑點。芫青青黑色。亭長身黑赤頭。斅曰。芫青斑蝥亭長赤頭四件。樣各不同。所居所食所效亦不同。芫青觜尖。背上有一畫黃。在芫花上食汁。斑蝥背上一畫黃一畫黑。觜尖處有一小赤點。在豆葉上食汁。亭長形黃黑。在葛葉上食汁。赤頭身黑。額上有大紅一點也。頌曰。四蟲皆是一類。但隨時變耳。深師方云。四月五月六月爲葛上亭長。七月爲斑貓。九月十月爲地膽。今醫家知用芫青斑蝥。而地膽亭長少使。故不得詳也。恭曰。本草古今諸方。並無王不留行蟲。若陶氏所言。則四蟲專在一處。今地膽出幽州。芫青出甯州。亭長出雍州。斑蝥所在皆有。四蟲出四處。可一歲周遊四州乎。芫青斑蝥形段相似。地膽狀貌大殊。且采自草菜上。陶盖浪言爾。時珍曰。按本經別錄。四蟲采取時月。正與陶說相合。深師方用亭長。所註亦同。自是一類。隨其所居所出之時而命名爾。蘇恭強闢陶說。亦自欠明。按太平御覽引神農本草經云。春食芫花爲芫青。夏食葛花爲亭長。秋食豆花爲斑蝥。冬入地中爲地膽。黑頭赤尾。其說甚明。而唐宋校正者反失收取。更致紛紜。何哉。陶氏之王不留行蟲。雷氏之赤頭。方藥未有用者。要皆此類。固可理推。餘見地膽。

【修治】斅曰。凡斑蝥芫青亭長地膽修事。並漬糯米小麻子相拌炒。至米黃黑色。取出去頭足尾

翅，以血餘裹，懸東檐角上一夜，用之則毒去也。〔大明曰〕入藥須去翅足，糯米炒熟，不可生用，即吐瀉人。〔時珍曰〕一法用麸炒過，醋煮用之也。

【氣味】辛，寒，有毒。〔普曰〕神農：辛。岐伯：鹹。扁鵲：甘，有大毒。〇馬刀爲之使，畏巴豆、丹參、空青，惡曾青、甘草、豆花。〔時珍曰〕斑貓、芫青、亭長、地膽之毒，靛汁、黃連、黑豆、葱、茶，皆能解之。

【主治】寒熱鬼疰蠱毒，鼠瘻瘡疽，蝕死肌，破石癃。本經 血積，傷人肌。治疥癬，墮胎。別錄 治瘰癧，通利水道。甄權 療淋疾，傳惡瘡瘻爛。日華 治疝瘕，解疔毒、猘犬毒、沙虱毒、蠱毒、輕粉毒。時珍

【發明】〔宗奭曰〕妊娠人不可服之，爲潰人肉。治淋方多用，極苦人，須斟酌之。〔時珍曰〕斑蝥，人獲得之，尾後惡氣射出，臭不可聞。故其入藥亦專主走下竅，直至精溺之處，蝕下敗物，痛不可當。葛氏云：凡用斑蝥，取其利小便，引藥行氣，以毒攻毒是矣。楊登甫云：瘰癧之毒，莫不有根，大抵以斑蝥、地膽爲主。制度如法，能使其根從小便中出，或如粉片，或如血塊，或如爛肉，皆其驗也。但毒之行，小便必澀痛不可當，以木通、滑石、燈心輩導之。又葛洪肘後方云：席辯刺史傳云：凡中蠱毒，用斑蝥四枚，去翅足，炙熟，桃皮五月初五日采取，去黑皮，陰乾，大戟去骨，各爲末，如斑蝥一分，二味各用二分，合和棗核大，以米清服之，必吐出蠱。一服不瘥，十日更服。此蠱洪州最多，有老嫗解療之，一人獲縑二十疋，秘方不傳。後有子孫犯法，黃華公若于則時爲都督，因而得之也。

【附方】舊六，新九。

內消瘰癧 不拘大人小兒。經驗方：用斑蝥一个，去翅足，以粟一升同炒，米焦去米不用，入薄荷四兩爲末，烏雞子清丸如菉豆大。空心臘茶下三丸，加至五丸，卻每日減一丸，減至一丸後，每日五丸，以消爲度。〇廣利治瘰癧經久不瘥，用斑蝥一枚，去翅足，微炙，以漿水一盞，空腹吞之。用蜜水亦可。重者不過七枚瘥也。

瘻瘡有蟲 八月中多取斑蝥，以苦酒浸半日，曬乾，每用五箇，銅器炒熟爲末，巴豆一粒，黃犬背上毛二七根，炒研，硃砂五分，同和苦酒頓服。其蟲當盡出也。

癰疽拔膿 癰疽不破，或破而腫硬無膿。斑蝥爲末，以蒜搗膏，和水一豆許，貼之，少頃膿出，即去藥。直指

疔腫拔根 斑蝥一枚捻破，以鍼劃瘡上，作米字形樣，封之，即出根也。外臺

血疝便毒 不拘已成未成，隨即消散。斑蝥三箇，去翅足，炒，滑石三錢，同研，分作三服，空心白湯下，日一服，毒從小便出。如痛，以車前、木通、澤瀉、豬苓煎飲，名破毒散，甚效。東垣方

積年癬瘡 外臺用斑蝥半兩，微炒爲末，蜜調傳之。〇永類用斑蝥七箇，醋浸，露一夜，搽之。

面上瘖瘤 大風面上有紫瘖瘤未消，用乾斑蝥末，以生油調傳，約半日，瘖瘤脹起，以軟帛拭去藥，以棘鍼挑破，近下令水出乾，不得剝其瘡皮，及不可以藥近口眼。若是尖瘖瘤子，即勿用此。別用膽礬末合藥以治之。聖濟總錄

疣痣黑子 斑蝥三箇，人言少許，以糯米五錢，炒黃，去米，入蒜一箇，搗爛點之。

風狗咬傷 衛生易簡方云：此乃九死一生之病。急用斑蝥七枚，以糯米炒黃，去米爲末，酒一盞，煎半盞，空心溫服，取下小肉狗三四十枚爲盡。如數少，數日再服。七次無狗形，永不再發也。累試累驗。〇醫方大成：用大斑蝥三七枚，去頭翅足，用糯米一勺，略炒過，去斑蝥，別以七枚如前炒，色變復去之，別以七枚如前，至青烟爲度，去蝥，只以米爲粉，用冷水入清油少許，空心調服，須臾再進一服，以小便利下毒物爲度。如不利再進，利後肚疼，急用冷水調青靛服之，以解其毒，否則有傷。黃連水亦可解之。但不宜服一切熱物也。

中沙虱毒 斑蝥二枚，一枚末服，一枚燒至烟盡，研末，傳瘡中，立瘥。肘后

塞耳治聾 斑蝥炒二

枚。生巴豆去皮心二枚。杵丸棗核大。綿裹塞之。○聖惠方 **妊娠胎死** 斑蝥一枚。燒研水服。廣利方

郎下。

芫青 別錄下品

釋名 **青娘子** 時珍曰：居芫花上而色青。故名芫青。俗諱之。呼爲青娘子。以配紅娘子也。

集解 別錄曰：三月取。暴乾。弘景曰：二月、三月在芫花上。花時取之。青黑色。恭曰：出寧州。頌曰：處處有之。形似斑蝥。但色純青綠。背上一道黃文。尖喙。三四月芫花發時乃生。多就芫花上采之。暴乾。時珍曰：但連芫花莖葉采置地上。一夕盡自出也。餘見斑蝥。

修治 見斑蝥。

氣味 **辛，微温，有毒。** 時珍曰：芫青之功同斑蝥。而毒尤猛。蓋芫花有毒故也。○畏惡同斑蝥。

主治 **蠱毒。風疰。鬼疰。墮胎。** 別錄 **治鼠瘻。** 弘景 **主疝氣。利小水。消瘰癧。下痰結。治耳聾目翳。猘犬傷毒。餘功同斑蝥。** 時珍

附方 新三。**偏墜疼痛** 青娘子、紅娘子各十枚。白麪拌炒黃色。去前二物。熟湯調服。立效也。○談埜翁方。**目中頑翳** 發背膏：用青娘子、紅娘子、斑蝥各二箇。去頭足。麪炒黃色。蓬砂一錢。蕤仁去油五箇。爲末。每點少許。日五六次。仍同春雪膏點之。膏見黃連下。普濟方 **塞耳治聾** 芫青、巴豆仁、蓖麻仁各一枚。研丸棗核大。綿包塞之。聖惠方

葛上亭長 別錄下品

釋名 弘景曰：此蟲黑身赤頭。如亭長之着玄衣赤幘。故名也。

集解 別錄曰：七月取。暴乾。弘景曰：葛花開時取之。身黑頭赤。腹中有卵。白如米粒。恭曰：出雍州。保昇曰：處處有之。五六月葛葉上采之。形似芫青而蒼黑色。斅曰：亭長形黑黃。在葛上食蔓膠汁。又有赤頭。身黑色。額上有大紅一點。各有用處。時珍曰：陶言黑身赤頭。故名亭長。而雷氏別出赤頭。不言出處。似謬。

修治 同斑蝥。

氣味 **辛，微温，有毒。** 畏惡同斑蝥。

主治 **蠱毒鬼疰。破淋結積聚。墮胎。** 別錄 **通血閉癥塊。鬼胎。餘功同斑蝥。** 時珍

發明 頌曰：深師療淋用亭長之說最詳。云取葛上亭長。折斷腹。腹中有白子。如小米三二分。安白板上陰二三日。收之。若有人患十年淋。服三枚。八九年以還。服二枚。服時以水如棗許着小盞中。爪甲研之。當扁扁見於水中。仰面吞之。勿令近牙齒間。藥雖微小。下喉自覺至下焦淋所。有頃藥作。大煩急不可堪者。飲乾麥飯汁。則藥熱止也。若無乾麥飯。但水亦可耳。老小服三分之一。當下淋疾如膿血連連而去者。或如指頭。或青或黃。不拘男女皆愈。若藥不快。淋不下。以意節度。更增服之。此蟲五六月爲亭長。頭赤身黑。七月爲斑蝥。九月爲地膽。隨時變耳。

附方 新二。**經脈不通** 婦人經脈不通。癥塊脹滿。腹有鬼胎。用葛上亭長五枚。以糙米和炒。去翅足。研末。分三服。空心甘草湯下。須臾覺臍腹急痛。以黑豆煎湯服之。即通。聖惠方 **肺風白癩** 方見蝮蛇。

地膽 本經下品

【釋名】蚖青（本經）青蠵（攡。弘景曰地膽是芫青所化故亦名蚖青。用蚖字者亦承誤爾。時珍曰地膽者居地中。其色如膽也。按太平御覽引博雅云。地膽。地腰。青蠵也。又引吳普本草云。地膽一名杜龍。一名青虹。陶弘景以蠵字爲蛙字。音烏媧切者。誤矣。宋本因之。今俱釐政也。）

【集解】經曰。生汶山山谷。八月取之。弘景曰。眞地膽出梁州。狀如大馬蟻。有翼。僞者是斑蝥所化。狀如大豆。大抵療體畧同。亦難得眞耳。恭曰。形如大馬蟻者。今出邠州。三月至十月。草菜上采之。非地中也。狀如大豆者。未見之。陶亦混證爾。保昇曰。二月三月八月九月。草菜上取之。形倍黑色。芫青所化也。時珍曰。今處處有之。在地中或牆石內。蓋芫青亭長之類。冬月入蟄者。狀如斑蝥。蘇恭未見。反非陶說。非也。本經別名芫青。尤爲可證。既曰地膽。不應復在草菜上矣。蓋芫青。青綠色。斑蝥。黃斑色。亭長。黑身赤頭。地膽。黑頭赤尾。色雖不同。功亦相近。

【修治】同斑蝥

【氣味】辛。寒。有毒。

【主治】鬼疰寒熱。鼠瘻惡瘡死肌。破癥瘕。墮胎。（本經）蝕瘡中惡肉。鼻中瘜肉。散結氣石淋。去子。服一刀圭即下。（別錄）宣拔瘰癧。從小便中出。上亦吐出。又治鼻齆。（藥性）治疝積疼痛。餘功同斑蝥。（時珍）

【發明】頌曰。今醫家多用斑蝥芫青。而稀用亭長地膽。蓋功亦相類耳。時珍曰。按楊氏直指方云。有瘰癧顆顆累垂。裂如瞽眼。其中帶青。由是簇頭各類一舌。毒深穿孔。男則多發于腹。女則多發于頭乳。或項或肩。令人昏迷。急宜用地膽爲君。佐以白牽牛滑石木通。利小便以宣其毒。更服童尿灌滌餘邪。乃可得安也。

【附方】新二。小腸氣痛（地膽去翅足頭。微炒。硃砂各半兩。滑石一兩。爲末。每苦杖酒食前調服二錢。即愈。宣明）鼻中瘜肉（地膽生研汁灌之。乾者酒煮取汁。又方細辛白芷等分爲末。以生地膽汁和成膏。每用少許點之。取消爲度。並聖惠）

蜘蛛（別錄下品）

【釋名】次蠹（音秋。爾雅）蠾蝓（音屬俞。方言）蝃蟱（亦作蝃蝥。音拙謀。時珍曰。按王安石字說云。設一面之網。物觸而後誅之。知乎誅義者。故曰蜘蛛。爾雅作鼅鼄。從黽。黽者大腹也。揚雄方言云。自關而東呼爲蠾蝓。侏儒語轉也。北燕朝鮮之間謂之蝳蜍。齊人又呼爲社公。蝃蟱見下。）

【集解】弘景曰。蜘蛛數十種。今入藥惟用懸網如魚罾者。亦名蝃蟱。赤斑者名絡新婦。亦入方術家用。其餘並不入藥。頌曰。蜘蛛處處有之。其類極多。爾雅云。次蠹鼅鼄蝃蝥也。土鼅鼄。草鼅鼄。蠨蛸長踦。郭璞注云。今江東呼鼅鼄爲蝃蝥。長脚者爲蠨子。則陶云蝃蟱者。即蝃蝥也。藏器曰。蝃蟱在孔穴中及草木上。陶言即蜘蛛。非矣。斅曰。凡五色者及大身有刺毛生者。并薄小者。並不入藥。惟身小尻大。腹內有蒼黃膿者爲眞。取屋西結網者。去頭足研膏用。宗奭曰。蜘蛛品多。皆有毒。今人多用之。家簷角籬頭陋巷之間。空中作圓網。大腹深灰色者耳。遺尿着人。令人生瘡。恭曰。劍南山東爲此蟲所齧。瘡中出絲。屢有死者。時珍曰。蜘蛛布網。其絲右繞。其類甚多。大小顏色不一。爾雅但分蜘蛛草土及蠨蛸四種而已。蜘蛛齧人甚毒。往往見于典籍。按劉禹錫傳信方云。判官張延賞爲斑蜘蛛咬頸上。一宿有二赤脈繞項下至心前。頭面腫如數斗。幾至不救。一人以大藍汁入麝香雄黃。取一蛛投入。隨化爲水。遂以點咬處。兩日悉愈。又云。貞元十年。崔從質員外言。有人被蜘蛛咬。腹大如孕婦。

有僧教飲羊乳，數日而平。又李絳兵部手集云：蜘蛛咬人，遍身成瘡者，飲好酒至醉，則蟲於肉中似小米自出也。劉郁西域記云：赤木兒城有蟲如蛛，毒中人則煩渴，飲水立死，惟飲蒲萄酒至醉吐則解。此與李絳所言蜘蛛毒人，飲酒至醉則愈之意同。蓋亦蜘蛛也。鄭曉吾學編云：西域賽藍地方，夏秋間草生小黑蜘蛛，甚毒。嚙人，痛聲徹地。土人誦呪，以薄荷枝拂之，或以羊肝遍擦其體，經一日夜痛方止。愈後皮脫如蛻。牛馬被傷輒死也。元稹長慶集云：巴中蜘蛛大而毒，甚者身運數寸，踦長數倍。竹木被網皆死。中人，瘡痏痛癢倍常，惟以苦酒調雄黃塗之，仍用鼠負蟲食其絲則愈。不急救之，毒及心能死人也。段成式酉陽雜俎云：深山蜘蛛有大如車輪者，能食人物。若此數說，皆不可不知。淮南萬畢術言：赤斑蜘蛛食豬肪百日，殺以塗布，雨不能濡；殺以塗足，可履水上。抱朴子言：蜘蛛、水馬合馮夷水仙丸服，可居水中。皆方士幻誕之談，不足信也。

氣味 微寒，有小毒。大明曰：無毒。畏蔓青、雄黃。時珍曰：蛛入飲食，不可食。

主治 大人小兒𤸯。及小兒大腹丁奚，三年不能行者。別錄 蜈蚣蜂蠆螫人，取置咬處，吸其毒。弘景 主蛇毒溫瘧，止嘔逆霍亂。蘇恭 取汁，塗蛇傷。燒啖，治小兒腹疳。蘇頌 主口喎，脫肛，瘡腫，胡臭，齒䘌。時珍 斑者：治瘧疾疔腫。日華

發明 頌曰：別錄言蜘蛛治𤸯，張仲景治陰狐疝氣，偏有大小，時時上下者，蜘蛛散主之。蜘蛛十四枚炒焦，桂半兩，為散。每服八分，日再，或以蜜丸亦通。恭曰：蜘蛛能制蛇，故治蛇毒，而本條無此。時珍曰：鶴林玉露載蜘蛛能制蜈蚣，以溺射之，節節斷爛。則陶氏言蜘蛛治蜈蚣傷，亦相伏爾。沈括筆談載：蛛為蜂螫，能嚙芋梗磨創而愈。今蛛又能治蜂蠆螫，何哉？又劉義慶幽明錄云：張甲與司徒蔡謨有親，謨晝寢夢甲曰：忽暴病，心腹痛，脹滿不得吐下，名乾霍亂，惟用蜘蛛生斷腳吞之則愈。但人不知，甲某時死矣。謨覺，使人驗之，甲果死矣。後用此治乾霍亂輒驗也。按此說雖怪，正合唐註治嘔逆霍亂之文，當亦不謬。蓋蜘蛛服之，能令人利也。

附方 舊七，新十四。

中風口喎 向火取蜘蛛摩偏急頰上，候正即止。千金方

小兒口噤 直指立聖散：用乾蜘蛛一枚，去足，竹瀝浸一宿，炙焦，蠍稍七箇，膩粉少許，為末。每用一字，乳汁調，時時灌入口中。○聖惠治小兒十日內口噤，不能吮乳：蜘蛛一枚，去足，炙焦研末，入豬乳一合，和勻，分作三服，徐徐灌之，神效無比。

止截瘧疾 葛洪方用蜘蛛一枚，同飯搗丸，吞之。○楊氏家藏用蜘蛛一枚，着蘆管中，密塞綰項上，勿令患人知之。○海上用蜘蛛三五枚，綿包繫寸口上。○宣明方用大蜘蛛三枚，信砒一錢，雄黑豆四十九粒，為末，滴水為丸，豌豆大。先夜以一丸獻于北斗下，次早紙裹插耳內，立見神聖。一丸可醫二人。

泄痢脫肛 已久者，黑聖散主之。大蜘蛛一箇，瓠葉兩重包紮定，燒存性，入黃丹少許，為末。先以白礬、葱、椒煎湯洗，拭乾，以前藥末置軟帛上，托入收之，甚是有效也。乘閑方

走馬牙疳 出血作臭。用蜘蛛一枚，銅綠半錢，麝香少許，杵勻擦之。無蛛用殼。直指

齒䘌斷爛 用大蜘蛛一箇，以溼紙重裹，荷葉包之，灰火煨焦，為末，入麝香少許，研傅。永類鈐方

聤耳出膿 蜘蛛一箇，臙脂坯子半錢，麝香一字，為末，用鵝翎吹之。

吹嬭疼痛 蜘蛛一枚，麪裹燒存性，為末，酒服即止，神效。

頸下結核 大蜘蛛不拘多少，好酒浸過，同研爛，澄去滓，臨臥時服之，最效。醫林集要

瘰癧結核 無問有頭無頭，用大蜘蛛五枚，日乾，去足細研，酥調塗之，日再上。聖惠方

鼠瘻腫核已破出膿水者。蜘蛛二七枚。燒研傅之。千金。便毒初起大黑蜘蛛一枚。研爛。熱酒一盌攪服。隨左右側臥取利。不退再服。必效。壽域。疔腫拔根取戶邊蜘蛛杵爛。醋和。先挑四畔血出。根稍露。傅之。乾即易。一日夜根拔出。大有神效。千金。腋下胡臭大蜘蛛一枚。以黃泥入少赤石脂末及鹽少許。和勻裹蛛。煅之爲末。入輕粉一字。醋調成膏。臨臥傳腋下。明早登廁。必泄下黑汁也。三因方。蜂蠆螫傷蜘蛛研汁塗之。並以生者安咬處吸其毒。廣利方。蜈蚣咬傷同上。蛇虺咬傷蜘蛛搗爛傅之。甚效。一切惡瘡蜘蛛曬研末。入輕粉麻油塗之。直指方。

蛻殼【主治】蟲牙牙疳。時珍

【附方】舊一新一。蟲牙有孔蜘蛛殼一枚。綿裹塞之。備急。牙疳出血蜘蛛殼爲末。入臙脂麝香少許。傅之。直指方。

網【主治】喜忘。七月七日取置衣領中。勿令人知。別錄。以纏疣贅。七日消落。有驗。蘇恭。療瘡毒。止金瘡血出。炒黃研末。酒服。治吐血。時珍。○出聖惠方。

【發明】時珍曰：按侯延賞退齋閑錄云。凡人卒暴吐血者。用大蜘蛛網搓成小團。米飲吞之。一服立止。此乃孫紹先所傳方也。又酉陽雜俎云。裴旻山行。見蜘蛛結網如疋布。引弓射殺。斷其絲數尺收之。部下有金瘡者。剪方寸貼之。血立止也。觀此則蛛網蓋止血之物也。

【附方】新四。積年諸瘡蜘蛛膜貼之。數易。千金方。反花瘡疾同上。肛門鼠痔蜘蛛絲纏之。即落。疣瘤初起柳樹上花蜘蛛絲纏之。久則自消。簡便方。

草蜘蛛拾遺

【正誤】舊標作蛛蟱。今據爾雅改作草蜘蛛。見下。

【集解】藏器曰：蛛蟱在孔穴中及草木稠密處作網。如蠶絲爲幕。就中開一門出入。形段微似蜘蛛而斑小。陶言蛛蟱即蜘蛛。誤矣。時珍曰：爾雅鼅鼄蝥也。草鼅鼄在草上絡幕者。據此則陶氏所謂蛛蟱。正與爾雅相合。而陳氏所謂蛛蟱即爾雅之草蜘蛛也。今改正之。然草上亦有數種。入藥亦取其大者爾。有甚毒者。不可不知。李氏三元書云。草上花蜘蛛絲最毒。能纏斷牛尾。有人遺尿。絲纏其陰至斷爛也。又沈存中筆談言草上花蜘蛛咬人。爲天蛇。毒則誤矣。詳見鱗部天蛇下。

【氣味】缺。

【主治】出疔腫根。搗膏塗之。藏器

絲【主治】去瘤贅疣子。禳瘧疾。時珍

【附方】新二。瘤疣用稻上花蜘蛛十餘。安桃枝上。待絲垂下。取東邊者撚爲線繫之。七日一換。自消落也。總微論。截瘧五月五日取花蜘蛛曬乾。絳囊盛之。臨期男左女右繫臂上。勿令知之。普濟方。

壁錢拾遺

【釋名】壁鏡時珍曰：皆以窠形命名也。

【集解】藏器曰：壁錢蟲似蜘蛛。作白幕如錢貼牆壁閒。北人呼爲壁繭。時珍曰：大如蜘蛛而形扁斑色。八足而長。亦時蛻殼。其膜色光白如繭。或云其蟲有毒。咬人至死。惟以桑柴灰煎取汁。調白礬末傅之妙。

【氣味】無毒。

【主治】鼻衄及金瘡出血不止，捺取蟲汁，注鼻中及點瘡上。亦療五野雞病下血。藏器 治大人小兒急疳牙蝕腐臭，以壁蟲同人中白等分燒研貼之。又主喉痹。時珍。○出聖惠等方

【附方】新一

喉痹乳蛾：已死者復活。用牆上壁錢七箇，內要活蛛二枚，撚作一處，以白礬七分一塊化開，以壁錢惹礬燒存性，出火毒，爲末。竹管吹入，立時就好。忌熱肉、硬物。

窠幕【主治】小兒嘔逆，取二七枚煮汁飲之。藏器 產後欬逆，三五日不止欲死者，取三五箇煎汁呷之，良。又止金瘡諸瘡出血不止，及治瘡口不斂，取繭頻貼之。止蟲牙痛。時珍

【附方】新一

蟲牙疼痛：普濟以壁上白蟢窠四五箇，剝去黑者，以鐵刀燒出汗，將窠惹汗丸之，納入牙中，甚效。又以乳香入窠內燒存性，納之亦效。○一方，用牆上白蛛窠包胡椒末塞耳，左痛塞右，右痛塞左，手掩住，側臥，待額上有微汗，即愈。

螲蟷 拾遺

【釋名】蛈蝪 爾雅 顛當蟲 拾遺 蛈母 綱目 土蜘蛛 藏器曰：螲蟷，音窒當。爾雅作蛈蝪，音迭湯。今轉爲顛當蟲，河北人呼爲蛈蟷，音姪唐。鬼谷子謂之蛈母。

【集解】藏器曰：螲蟷是處有之，形似蜘蛛，穴土爲窠，穴上有蓋覆穴口。時珍曰：蛈蝪，即爾雅土蜘蛛也，土中布網。按段成式酉陽雜俎云：齋前雨後多顛當窠，深如蚓穴，網絲其中，土蓋與地平，大如榆莢，常仰捍其蓋，伺蠅蠖過，輒翻蓋捕之，纔入復閉，與地一色，無隙可尋，而蜂復食之。秦中兒謠云：顛當顛當牢守門，蠮螉寇汝無處奔。

【氣味】有毒。

【主治】一切疔腫、附骨疽蝕等瘡，宿肉贅瘤，燒爲末，和臘月豬脂傅之。亦可同諸藥傅疔腫，出根爲上。藏器

蠍 開寶

【釋名】蛜䖿 音伊祁 主簿蟲 開寶 杜白 廣雅 蠆尾蟲 志曰：段成式酉陽雜俎云：江南舊無蠍，開元初有主簿以竹筒盛過江，至今往往有之，故俗稱爲主簿蟲。時珍曰：按唐史云：劍南本無蠍，有主簿將至，遂呼爲主簿蟲。又張揖廣雅云：杜白，蠍也。陸機詩疏云：蠆，一名杜白，幽州人謂之蠍。觀此，則主簿乃杜白之訛，而後人遂傅會其說。許慎云：蠍，蠆尾蟲也。長尾爲蠆，短尾爲蠍。葛洪云：蠍前爲螫，後爲蠆。古語云：蜂蠆垂芒，其毒在尾。今入藥有全用者，謂之全蠍；有用尾者，謂之蠍稍，其力尤緊。

【集解】志曰：蠍出青州，形緊小者良。段成式云：鼠負蟲巨者，多化爲蠍。蠍子多負於背，子色白，纔如稻粒。陳州古倉有蠍，形如錢，螫人必死。蝸能食之，先以跡矩之，不復去也。宗奭曰：今青州山中石下捕得，慢火逼之，或烈日中曬，至蠍渴時，食以青泥，既飽，以火逼殺之，故其色多赤，欲其體重而售之也。用者當去其土。頌曰：今汴洛河陝州郡皆有之，采無時，以火逼乾死之。陶隱居集驗方：蠍有雄雌，雄者螫人痛止在一處，用井泥傅之；雌者痛牽諸處，用瓦溝下泥傅之。皆可畫地作十字，取土水

服方寸匕或在手足以冷水漬之微暖即易在身以水浸布搨之皆驗又有呪禁法亦驗時珍曰蠍形如水黽八足而長尾有節色青今捕者多以鹽泥食之入藥去足焙用古今錄驗云被蠍螫者但以木盌合之神驗不傳之方也

氣味 甘辛平有毒

主治 諸風癮疹及中風半身不遂口眼喎斜語澀手足抽掣開寶 小兒驚癇風搐大人痎瘧耳聾疝氣諸風瘡女人帶下陰脫時珍

發明 宗奭曰大人小兒通用驚風尤不可闕頌曰古今治中風抽掣及小兒驚搐方多用之篋中方治小兒風癇有方時珍曰蠍產於東方色青屬木足厥陰經藥也故治厥陰諸病諸風掉眩搐掣瘧疾寒熱耳聾無聞皆屬厥陰風木故東垣李杲云凡疝氣帶下皆屬於風蠍乃治風要藥俱宜加而用之

附方 舊三新二十

小兒臍風 宣風散治初生臍斷後傷風溼唇青口撮出白沫不乳用全蠍二十一箇無灰酒塗炙爲末入麝香少許每用金銀煎湯調半字服之全幼心鑑

小兒風癇 取蠍五枚以一大石榴割頭剜空納蠍於中以頭蓋之紙筋和黃泥封裹微火炙乾漸加火煅赤候冷去泥取中焦黑者細研乳汁調半錢灌之便定兒稍大以防風湯調服篋中方

慢脾驚風 小兒久病後或吐瀉後生驚轉成慢脾用蠍稍一兩爲末以石榴一枚剜空用無灰酒調末填入蓋定坐文武火上時時攪動熬膏取出放冷每服一字金銀薄荷湯調下○本事方治吐利後昏睡生風癇慢脾症全蠍白朮麻黃去節等分爲末二歲以下一字三歲以上半錢薄荷湯下

天釣驚風 翻眼向上用乾蠍全者一箇瓦炒好硃砂三緑豆大爲末飯丸緑豆大外以硃砂少許同酒化下一丸頓愈聖惠

小兒胎驚 蠍一枚薄荷葉包炙爲末入硃砂麝香少許麥門冬煎湯調下一字效湯氏寶書

小兒驚風 用蠍一箇頭尾全者以薄荷四葉裹定火上炙焦同研爲末分四服白湯下經驗方

大人風涎 即上方作一服

風淫溼痹 手足不舉筋節攣疼先與通關次以全蠍七箇瓦炒入麝香一字研勻酒三盞空心調服如覺已透則止未透再服如病未盡除自後專以婆蒿根洗淨酒煎日二服直指方

破傷中風 普濟用乾蠍麝香各一分爲末傅患處令風速愈○聖惠用乾蠍酒炒天麻各半兩爲末以蟾酥二錢湯化爲糊和搗丸緑豆大每服一丸至二丸豆淋酒下甚者加至三丸取汗

腎氣冷痛 聖惠定痛丸治腎臟虛冷氣攻臍腹疼痛不可忍及兩脇疼痛用乾蠍七錢半焙爲末以酒及童便各三升煎如稠膏丸梧子大每酒下二十丸○又蜘蛛散用蜘蛛三十枚頭足全者掘一地坑深闊各五寸用炭火五斤燒赤去火淋醋一升入內待滲乾排蜘蛛於坑底盌蓋一夜取出木香蘿蔔子炒各一分胡椒三十粒梹榔肉豆蔻一箇爲末每服一錢熱酒下

小腸疝氣 用緊小全蠍焙爲末每發時服一錢入麝香半字溫酒調服少頃再進神效

腎虛耳聾 十年者二服可愈小蠍四十九箇生薑如蠍大四十九片同炒薑乾爲度研末溫酒服之至一二更時更進一服至醉不妨次日耳中如笙簧聲即效杜壬方

耳暴聾閉 全蠍去毒爲末酒服一錢以耳中聞水聲即效周密志雅堂雜鈔

膿耳疼痛 蠍稍七枚去毒焙入麝香半錢爲末挑少許入耳中日夜三四次以愈爲度楊氏家藏

偏正頭風 氣上攻不可忍用全蠍二十一箇地龍六條土狗三箇五倍子五錢爲末酒調攤貼太陽穴上德生堂

經驗方 **風牙疼痛** 全蠍三箇，蜂房二錢，炒研，擦之。直指方 **腸風下血** 乾蠍炒，白礬燒，各二兩，爲末。每服半錢，米飲下。聖惠方 **子腸不收** 全蠍炒，研末，口噙水，鼻中嗅之，立效。衛生寶鑑 **諸痔發癢** 用全蠍不拘多少，燒烟熏之，即效。秘法也。袖珍方 **諸瘡毒腫** 全蠍七枚，梔子七箇，麻油煎黑，去滓，入黃蠟，化成膏，傅之。瀕湖方

水蛭 別錄下品

釋名 **蚑** 與蜞同。爾雅作蟣。**至掌** 別錄 **大者名馬蜞** 唐本 **馬蛭** 唐本 **馬蟥** 衍義 **馬鼈** 衍義。○時珍曰：方音訛蛭爲痴，故俗有水痴、草痴之稱。宗奭曰：汴人謂大者爲馬鼈，腹黃者爲馬蟥。

集解 別錄曰：水蛭生雷澤池澤。五月、六月采，暴乾。弘景曰：處處河池有之。蚑有數種，以水中馬蜞得嚙人腹中有血者，乾之爲佳。山蚑及諸小者皆不堪用。恭曰：有水蛭、草蛭，大者長尺許，並能咂牛、馬、人血。今俗多取水中小者，用之大效，不必食人血滿腹者。其草蛭在深山草中，人行即着脛股，不覺入於肉中，產育爲害，山人自有療法。保昇曰：惟采水中小者用之。別有石蛭生石上，泥蛭生泥中，二蛭頭尖腰粗色赤，誤食之，令人眼中如生烟，漸致枯損。時珍曰：李石續博物志云：南方水痴似鼻涕，聞人氣閃閃而動，就人體成瘡，惟以麝香、硃砂塗之即愈。此即草蛭也。

脩治 保昇曰：采得，以筆竹筒盛，待乾，用米泔浸一夜，暴乾，以冬豬脂煎令焦黃，然後用之。藏器曰：收乾蛭，當展其身令長，腹中有子者去之。性最難死，雖以火炙，亦如魚子烟熏經年，得水尤活也。大明曰：此物極難脩治，須細剉，以微火炒，色黃乃熟。不爾，入腹生子爲害。時珍曰：昔有途行飲水，及食水菜，誤吞水蛭入腹，生子爲害，噉咂臟血，腸痛黃瘦者。惟以田泥或擂黃土水飲數升，則必盡下出也。蓋蛭在人腹，忽得土氣而下爾。或以牛羊熱血一二升，同豬脂飲之，亦下也。

氣味 **鹹、苦，平，有毒。** 別錄曰：微寒。畏石灰、食鹽。○

主治 **逐惡血瘀血月閉，破血瘕積聚，無子，利水道。** 本經 **墮胎。** 別錄 **治女子月閉，欲成血勞。** 藥性 **咂赤白游瘮，及癰腫毒腫。** 藏器 **治折傷墜撲畜血有功。** 宗奭

發明 成無己曰：鹹走血，苦勝血。水蛭之鹹苦，以除畜血，乃肝經血分藥，故能通肝經聚血。弘景曰：楚王食寒菹，見蛭吞之，果能去結積。雖曰陰祐，亦是物性兼然。藏器曰：此物難死，故爲楚王之病也。時珍曰：按賈誼新書云：楚惠王食寒菹得蛭，恐監食當死，遂吞之，腹有疾而不能食。令尹曰：天道無親，惟德是輔。王有仁德，病不爲傷。王病果愈。此楚王吞蛭之事也。王充論衡亦云：蛭乃食血之蟲，楚王殆有積血之病，故食蛭而病愈也。與陶說相符。

附方 舊四，新六。**漏血不止** 水蛭炒，爲末，酒服一錢，日二服，惡血消即愈。千金 **產後血暈** 血結聚於胸中，或偏於少腹，或連於脇肋。用水蛭炒，䗪蟲去翅足，炒，沒藥、麝香各一錢，爲末，以四物湯調下。血下痛止，仍服四物湯。○保命集 **折傷疼痛** 水蛭，新瓦焙爲細末，酒服二錢。食頃作痛，可更一服。痛止，便將折骨藥封，以物夾定，調理。○經驗方 **跌撲損傷** 瘀血凝滯，心腹脹痛，大小便不通，欲死。用紅蛭石灰炒黃半兩，大黃、牽牛頭末各二兩，爲末。每服二錢，熱酒調下。當下惡血，以盡爲度。名奪命散。濟生 **墜跌打擊** 內傷神效方：水蛭、麝香各一兩，剉碎，燒令烟出，爲末。酒服一錢，當下畜血。未止再服，其效如神。古今錄驗方 **杖瘡腫痛** 水蛭炒研，同朴消等分，研末，水調傅之。周密志雅堂抄 **赤白丹腫** 藏器曰：以水蛭

十餘枚，令咂病處，取皮皺肉白爲效。冬月無蛭，地中掘取，暖水養之，令動。先淨人皮膚，以竹筒盛蛭合之，須臾咬咂血滿自脫，更用飢者。**癰腫初起**同上方法。**紉染白鬚**談埜翁方：用水蛭爲極細末，以龜尿調，撚鬚稍，自行入根也。○一用白烏骨雞一隻，殺血入瓶中，納活水蛭數十於內，待化成水，以猪膽皮包指，蘸撚一鬚，稍自黑，入根也。○普濟用大水蛭七枚爲末，汞一兩，以銀三兩作小盒盛之，用蚯蚓泥固濟半指厚，深埋馬糞中四十九日取出，化爲黑油，以魚脬籠指，每蘸少許撚鬚上，其油自然倒行至根，變爲黑色也。○又黑鬚倒捲簾方：用大馬蜞二三十條，竹筒裝之，夜置露處受氣，餓過七日，以雞冠血磨京墨與食過四五次，復陰乾，將猪脛骨打斷，放蜞入內，仍合定，鐵線纏住，鹽泥塗之，乾時放地上，火煅五寸香，二次，退開三寸火，又五寸香，三次，再退遠火，又五寸香，取出爲末。將猪膽皮包指，承末搽鬚稍，即倒上也。

蟻（綱目）

釋名　**玄駒**（亦作蚼）**蚍蜉**（時珍曰：蟻有君臣之義，故字從義。亦作螘。大者爲蚍蜉，亦曰馬蟻。赤者名蠪，飛者名螱。揚雄方言云：齊魯之閒謂之蚼蟓，梁益之閒謂之玄蚼，幽燕謂之蛾蛘。夏小正云：十二月玄蚼奔。謂蟻入蟄也。大蟻喜酣戰，故有馬駒之稱。而崔豹古今注遂以蟻妖附會其說，謬矣。今不取。）

集解　時珍曰：蟻處處有之。有大小黑白黃赤數種，穴居卵生。其居有等，其行有隊。能知雨候，春出冬蟄。壅土成封，曰蟻封，以及蟻垤、蟻塿、蟻冢，狀其如封垤塿冢也。其卵名蚳，音遲，山人掘之，有至斗石者。古人食之，故內則、周官饋食之豆有蚳醢也。今惟南夷食之。劉恂嶺表錄異云：交、廣溪峒閒酋長多取蟻卵，淘淨爲醬，云味似肉醬，非尊貴不可得也。又云：嶺南多蟻，其窠如薄絮囊，連帶枝葉，彼人以布袋貯之，賣與養柑子者，以辟蠹蟲。五行記云：後魏時，兗州有赤蟻與黑蟻鬬，長六七步，廣四寸。赤蟻斷頭死，則離騷所謂南方赤蟻若象，玄蜂若壺者，非寓言也。又按陳藏器言：嶺南有獨脚蟻，一足連樹根下，止能動搖，不能脫去，亦一異者也。

附錄　**白蟻**（時珍曰：白蟻，即蟻之白者，一名螱，一名飛螘。穴地而居，蠹木而食，因溼營土，大爲物害。初生爲蟻蝝，至夏遺卵，生翼而飛，則變黑色，尋亦隕死。性畏烰炭、桐油、竹雞云。○蝝音鉛。）

蟻垤土　○　**白蟻泥**（並見土部。）

獨脚蟻　**主治**　疔腫疽毒，擣塗之。（藏器）

青腰蟲（拾遺）

集解　藏器曰：蟲大如中蟻，赤色，腰中青黑，似狗猲，一尾而尖，有短翅能飛，春夏有之也。

主治　有大毒，着人皮肉，腫起，剝人面皮，除印字至骨者，亦盡。食惡瘡瘜肉，殺癬蟲。（藏器）

蛆（綱目）

釋名　時珍曰：蛆行趑趄，故謂之蛆。或云沮洳則生，亦通。

集解　時珍曰：蛆，蠅之子也。凡物敗臭則生之。古法治醬生蛆，以草烏切片投之。張子和治癰疽瘡瘍生蛆，以木香檳榔散末傅之。李樓治爛痘生蛆，以嫩柳葉鋪臥引出之。高武用猪肉片引出，以藜蘆、貫衆、白蘞爲末，用真香油調傅之也。

氣味　寒，無毒。

主治　糞中蛆：治小兒諸疳積、疳瘡，熱病譫妄，毒瘡。

作吐。

泥中蛆治目赤。洗淨曬研貼之。

馬肉蛆治鍼箭入肉中。及取蟲牙。

蟲蟇肉蛆治小兒諸疳。並時珍

附方 新十。

一切疳疾 聖濟總錄：六月取糞坑中蛆淘淨，入竹筒中封之，待乾研末。每服一二錢，入麝香，米飲服之。又方：用蛆蛻米泔逐日換浸五日，再以清水換浸三日，曬焙爲末，入黃連末等分。每半兩入麝香五分，以豶豬膽汁和丸黍米大。每服三四十丸，米飲下，神效。

小兒熱疳 尿如米泔，大便不調。糞蛆燒灰，雜物與食之。

小兒痹積 用糞中蛆洗浸，曬乾爲末，入甘草末少許，米糊丸梧子大。每服五七丸，米飲下，甚效。總微論

小兒諸疳 疳積及無辜疳，一服退熱，二服煩渴止，三服瀉痢住。用端午午時取蟲蟇金眼大腹不跳不鳴者，槌死置尿桶中，候生蛆食盡，取蛆入新布袋，懸長流水中三日，新瓦焙乾，入麝香少許，爲末。每空心以砂糖湯調服一錢。或粳米糊爲丸，每米飲服二三十丸。直指

齒鼻疳瘡 糞蛆有尾者燒灰一錢，褐衣灰五分，和勻，頻吹，神效無比。

熱痢吐食 因服熱藥而致者。用糞中蛆流水洗淨，曬乾爲末。每服一錢，米飲下。

眼目赤瞎 青泥中蛆淘淨，日乾爲末。令患人仰臥合目，每次用一錢散目上，須臾藥行，待少時去藥。赤瞎亦然。保命集

利骨取牙 普濟如神散取牙用：肥赤馬肉一斤，入硇砂二兩，拌和，候生蛆取，日乾爲末。每一兩入粉霜五分，研勻。先以鍼撥動牙根四畔空虛，次以燈心蘸末少許點之，良久自落。○秘韞利骨散：用白馬腦上肉一二斤，待生蛆，與烏骨白雞一隻食之，取糞陰乾。每一錢入硇砂一錢，研勻，用少許擦疼處，片時取之即落。

蠅 綱目

釋名 時珍曰：蠅飛營營，其聲自呼，故名。

集解 時珍曰：蠅處處有之。夏出冬蟄，喜煖惡寒。蒼者聲雄壯，負金者聲清括，青者糞能敗物，巨者首如火，麻者茅根所化。蠅聲在鼻，而足喜交。其蛆胎生。蛆入灰中蛻化爲蠅，如蠶蠍之化蛾也。蠅溺水死，得灰復活。故淮南子云：爛灰生蠅。古人憎之，多有辟法。一種小蟢蛛，專捕食之，謂之蠅虎者是也。

主治 拳毛倒睫，以臘月蟄蠅乾研爲末，以鼻頻嗅之，即愈。時珍

發明 時珍曰：蠅古方未見用者。近時普濟方載此法，云出海上名方也。

狗蠅 綱目

集解 時珍曰：狗蠅生狗身上。狀如蠅，黃色能飛。堅皮利喙，啖咂狗血。冬月則藏狗耳中。

氣味 缺

主治 痰瘧不止，活取一枚，去翅足，麪裹爲丸，衣以黃丹，發日早米飲吞之，得吐即止。或以蠟丸酒服亦可。又擂酒服，治痘瘡倒黶。時珍

發明 時珍曰：狗蠅古方未見用者。近世醫方大成載治瘧方，齊東埜語載托痘方，蓋亦鼠負牛蝨之類耳。周密云：同僚括蒼陳坡，老儒也。言其孫三歲時，發熱七日，痘出而倒黶，色黑，唇口冰冷，危證也。遍試諸藥不效，因求卜，遇一士，告以故。士曰：恰有藥可起此疾，甚奇。因爲經營少許，持歸服之，

移時卽紅潤也。常懇求其方。乃用狗蠅七枚。擂細和醋酒少許調服爾。夫痘瘡固是危事。然不可擾大要在固臟氣之外。任其自然爾。然或有變證。則不得不資于藥也。

【附錄】壁蝨（時珍曰）卽臭蟲也。狀如酸棗仁。咂人血食。與蚤皆爲牀榻之害。古人多于席下置麝香雄黃。或菖蒲末。或蒴藋末。或楝花末。或蓼末。或燒木瓜烟。黃蘗烟。牛角烟。馬蹄烟。以辟之也。

牛蝨 綱目

【釋名】牛螕 音卑（時珍曰）螕亦作蜱。按呂忱字林云。螕。齧牛蝨也。

【集解】（時珍曰）牛蝨生牛身上。狀如蓖麻子。有黑白二色。齧血滿腹時。自墜落也。入藥用白色者。

【氣味】缺

【主治】預解小兒痘疹毒。焙研服之。時珍

【發明】（時珍曰）牛蝨古方未見用者。近世預解痘毒方。時或用之。按高仲武痘疹管見云。世俗用牛蝨治痘。攻之本草不載。竊恐牛蝨啖血。例比蝨蟲。終非痘家所宜。而毒亦未必能解也。

【附方】新一。**預解痘毒** 譚野翁方。用白水牛蝨一歲一枚。和米粉作餅。與兒空腹食之。取下惡糞。終身可免痘疹之患。○一方。用白牛蝨四十九枚焙。綠豆四十九粒。硃砂四分九釐。研末。蜜丸小豆大。以綠豆湯下。

人蝨 拾遺

【釋名】虱（時珍曰）蝨從卂從䖵。卂音迅。䖵音昆。蝨行迅疾而昆繁。故也。俗作虱。

【集解】（愼微曰）按酉陽雜俎云。人將死。蝨離身。或云取病人蝨於牀前。可卜病。如蝨行向病者必死也。荊州張典兵。曾捫得兩頭蝨也。（時珍曰）人物皆有蟲。但形各不同。始由氣化。而後乃遺卵出蟣也。草木子言其六足。行必向北。抱朴子云。頭蝨黑。着身而白。身蝨白。着頭變黑。所漸然也。又有蝨癥蝨瘤諸方法。可見蝨之爲害非小也。千金方云。有人齧蝨在腹中。生長爲癥。能斃人。用敗篦敗梳各一半燒末。一半煑湯調服。卽從下部出也。徐鉉稽神錄云。浮梁李生背起如盂。惟癢不可忍。人皆不識。醫士秦德立云。此蝨瘤也。以藥傅之。一夕瘤破。出蝨斗餘。卽日體輕。但小竅不合。時時蝨出無數。竟死。予記唐小說載滑臺一人病此。賈魏公言惟千年木梳燒灰。及黃龍浴水。乃能治之也。洪邁夷堅志云。臨川有人頰生瘤。癢不可忍。惟以火炙。一醫剖之。出蝨無數。最後出二太蝨。一黑一白。頓愈。亦無瘢痕。此蝨瘤也。又今人陰毛中多生陰蝨。癢不可當。肉中挑出。皆八足而扁。或白或紅。古方不載。醫以銀杏擦之。或銀硃熏之。皆愈也。

【氣味】鹹。平。微毒。畏水銀。銀硃。百部。菖蒲。蝨建草。水中竹葉。赤龍。夾空。

【主治】人大發頭熱者。令腦縫裂開。取黑蝨三五百搗傅之。又治疔腫。以十枚置瘡上。用荻箔繩作炷。灸蝨上。卽根出也。又治腳指間肉刺瘡。以黑蝨傅之。根亦出也。藏器 眼毛倒睫者。拔去毛。以蝨血點上。數次卽愈。時珍

【附方】新一。**腳指雞眼** 先挑破。取黑白蝨各一枚置於上。縛之。數用自愈也。便民圖纂

本草綱目蟲部第四十卷終

本草綱目蟲部目錄第四十一卷

蟲之三　化生類三十一種

右附方舊二十四新一百零四

本草綱目蟲部第四十一卷

蟲之三 化生類三十一種

蠐螬 本經中品

【釋名】蟦蠐 音費。本經 蜰蠐 音肥。別錄 乳齊 弘景 地蠶 郭璞 應條 吳普

時珍曰：蠐螬，方言。其蟦蠐，象其蠹物之聲。或謂是齊人曹氏之子所化，蓋謬說也。蟦蜰，言其狀肥也。乳齊，言其通乳也。別錄作教齊，誤矣。

【集解】別錄曰：蠐螬生河內平澤，及人家積糞草中。取無時。反行者良。弘景曰：大者如足大趾。以背滾行，乃駛於腳。雜豬蹄作羹，於乳母不能別之。時珍曰：其狀如蠶而大，身短節促，足長有毛。生樹根及糞土中者，外黃內黑；生舊茅屋上者，外白內黯。皆溼熱之氣熏蒸而化。宋齊丘所謂燥溼相育，不母而生是矣。久則羽化而去。

【正誤】弘景曰：詩云領如蝤蠐。今以蠐字在上，恐倒爾。恭曰：此蟲一名蝤蠐，有在糞聚中，或在腐木中。其在腐柳中者，內外潔白；糞土中者，皮黃內黑。形色既異，土木又殊，當以木中者為勝，宜冬月采之。宗奭曰：諸腐木根下多有之。構木津甘，故根下尤多。亦有生于糞土中者，雖肥大而腹中黑；不若木中者，雖瘦而稍白。研汁可用。斅曰：蠐螬須使桑樹柏樹中者妙。韓保昇曰：按爾雅註云：蟦，蠐螬在糞土中。蝤蠐，蝎。蝎，蛣蝠。又云：蝎，桑蠹。並木中蠹也。正與本經蟦蠐生積糞草中相合。蘇恭言當以木中者為勝，則此外恐非也。切謂不然。今諸朽樹中蠹蟲，通謂之蝎，莫知其主療。惟桑樹中者近方用之，而有名未用。曾用未識類中有桑蠹一條，即此也。蓋生產既殊，主療亦別，雖有毒無毒易見，而相使相惡難知。且蝎不號蠐螬，蠐螬不名蛣蝠，自當審之。藏器曰：蠐螬居糞土中，身短足長，背有毛筋。但從夏入秋，蛻而為蟬，飛空飲露，能鳴高潔。蝤蠐一名蝎，一名蠹，在朽木中，食木心，穿木如錐，身長足短，口黑無毛，節慢。至春雨後化為天牛，兩角如水牛，色黑，背有白點，上下緣木，飛騰不遙。出處既殊，形質又別。陶、蘇乃混注之，蓋千慮一失也。惟郭璞註爾雅謂蠐螬在糞土中，蝤蠐、桑蠹在木中，齧桑似蝸牛長角，喜齧桑樹者為是也。頌曰：今醫家與蓐婦下乳藥用糞土中者，其效殊速，乃知蘇恭之說不可據也。

【修治】斅曰：凡收得後陰乾，與糯米同炒，至米焦黑，取出去米及身上口畔肉毛并黑塵子，作三四截，研粉用之。時珍曰：諸方有乾研及生取汁者，又不拘此例也。

【氣味】鹹，微溫，有毒。別錄曰：微寒。之才曰：蜚蠊為之使，惡附子。

【主治】惡血血瘀痹氣，破折血在脅下堅滿痛，月閉，目中淫膚，青翳白膜。本經 療吐血在胸腹不去，破骨踒折血結，金瘡內塞，產後中寒，下乳汁。別錄 取汁滴目，去翳障。主血止痛。藥性 傅惡瘡。日華 汁：主赤白遊瘮，瘮擦破塗之。藏器 取汁點喉痹，得下即開。蘇頌 主唇緊口瘡丹瘮，破傷風瘡，竹木入肉，芒物眯目。時珍

【發明】弘景曰：同豬蹄作羹食，甚下乳汁。頌曰：張仲景治雜病大䗪蟲丸方中用之，取其去脅下堅滿也。時珍曰：許學士本事方治筋急養血地黃丸中用之，取其治血瘀痹也。按陳氏經驗方云：晉書吳中書郎盛沖母王氏失明，婢取蠐螬蒸熟與食，王以為美。沖還知之，抱母慟哭，母目即開。與本經治目中青翳白膜、藥性論汁滴目中去翳障之說相合。予嘗以此治人得驗，因錄以傳人。又按魯

伯嗣嬰童百問云。張太尹傳治破傷風神效方。用蠐螬將駝脊背捏住。待口中吐水。就取抹瘡上。覺身麻汗出。無有不活者。子弟額上跌破。七日成風。依此治之。時間就愈。此又符療蹊折傅惡瘡金瘡内塞主血止痛之說也。蓋此藥能行血分。散結滯。故能治已上諸病。

附方 舊五新四 **小兒臍瘡** 蠐螬研末傅之。不過數次。千金方。**小兒唇緊** 蠐螬研末。豬脂和傅之。千金方。**赤白口瘡** 蠐螬研汁。頻搽取效。大觀。**丹毒浸淫** 走串皮中。名火丹。以蠐螬搗爛塗之。删繁方。**癰疽痔漏** 蠐螬研末傅之。日一上。子母秘錄。**虎傷人瘡** 蠐螬搗爛塗之。日上。唐瑤經驗方。**竹木入眼** 蠐螬搗塗之。立出。肘後。**麥芒入眼** 以新布覆目中。持蠐螬從布上摩之。芒着布上出也。千金方。**斷酒不飲** 蠐螬研末。酒服。永不飲。千金方。

乳蟲 綱目

釋名 土蛹

集解 時珍曰。按白獺髓云。廣中韶陽屬邑鄉中。有乳田。其法掘地成窖。以粳米粉鋪入窖中。蓋之以草。壅之以糞。候雨過氣蒸則發開。而米粉皆化成蛹。如蠐螬狀。取蛹作汁。和粳粉蒸成乳食。味甚甘美也。此亦蠐螬之類。出自人爲者。淮南萬畢術。所謂置黍溝中。卽生蠐螬。廣雅所謂土蛹蠁蟲者。皆此物也。服食用此代蠐螬。更覺有功無毒。

氣味 甘溫無毒。**主治** 補虛羸。益胃氣。溫中明目。時珍。

木蠹蟲 拾遺

釋名 蝎音曷 蝤蠐音囚齊 蛣蟩音乞屈 蛀蟲 時珍曰。蠹古又作蝕。食木蟲也。會意。爾雅云。蝤蠐蝎也。蝎蛣蟩也。郭璞云。凡木中蝕蟲通名爲蝎。但所居各異耳。

集解 藏器曰。木蠹一如蠐螬。節長足短。生腐木中。穿木如錐。至春雨化爲天牛。蘇恭以爲蠐螬。深誤矣。詳蠐螬下。時珍曰。似蠶而在木中食木者。爲蝎。似蠶而在樹上食葉者。爲蠋。似蠋而小。行則首尾相就。屈而後伸者。爲尺蠖。似尺蠖而青小者。爲螟蛉。三蟲皆不能穴木。至夏俱羽化爲蛾。惟穴木之蠹。宜入藥用。

氣味 辛平有小毒。**主治** 血瘀勞損。月閉不調。腰脊痛。有損血。及心腹間疾。藏器。

發明 時珍曰。各木性味。良毒不同。而蠹亦隨所居所食而異。未可一槩用也。古方用蠹。多取桑柳構木者。亦各有義焉。

桑蠹蟲 別錄

校正 自有名未用移入此

釋名 桑蝎 音曷

氣味 甘溫無毒。**主治** 心暴痛。金瘡肉生不足。別錄。胸下堅滿。障翳瘀腫。治風疹。日華。治眼得效。蜀本。去氣補不足。治小兒乳霍。藏器。小兒驚風。口瘡風疳。婦人崩中漏下赤白。墮胎下血。產後下痢。時珍。

附方 新二 **崩中漏下** 赤白。用桑蝎燒灰。溫酒服方寸匕。日二。千金。**墮胎下血** 不止。桑木中蝎蟲燒末。酒服方寸匕。日二。蟲屎亦可。普濟方。

糞 **主治** 腸風下血。婦人崩中產痢。小兒驚風胎癬。

咽喉骨鯁。時珍

【附方】新四。**腸風下血** 枯桑樹下蟲矢。燒存性。酒服一錢。聖惠 **產後下痢** 日五十行。用桑木裏蠹蟲糞。炒黃。急以水沃之。稀稠得所。服之。以瘥爲度。此獨孤訥祭酒方也。必效方 **小兒胎癬** 小兒頭生瘡。手爬處即延生。謂之胎癬。先以葱鹽湯洗淨。用桑木蛀屑燒存性。入輕粉等分。油和傅之。聖惠 **咽喉骨鯁** 桑木上蟲糞。米醋煎呷。永類鈐方

柳蠹蟲 綱目

【集解】時珍曰：柳蠹生柳木中甚多。內外潔白。至春夏化爲天牛。諸家註蝤蠐多取之。亦誤矣。

【氣味】甘、辛，平，有小毒。【主治】瘀血，腰脊瀝血痛，心腹血痛，風瘮風毒，目中膚翳。功同桑蠹。時珍

糞【主治】腸風下血。產後下痢。口瘡耳腫。齒齦風毒。時珍

【附方】新三。**口瘡風疳** 小兒病此。用柳木蛀蟲矢燒存性爲末。入麝香少許搽之。雜木亦可。幼幼新書 **齒齦風腫** 用柳蠹末半合。赤小豆炒。黑豆炒。各一合。柳枝一握。地骨皮一兩。每用三錢。煎水熱漱。御藥院方 **耳腫風毒** 腫起出血。取柳蟲糞化水取淸汁。調白礬末少許滴之。肘後

桃蠹蟲 日華

【校正】本經原附桃核仁下。今分入此。

【集解】別錄曰：食桃樹蟲也。藏器曰：桃蠹辟鬼。皆隨出而各有功也。

【氣味】辛，溫，無毒。【主治】殺鬼。邪惡不祥。本經 食之肥人。悅顏色。日華

糞【主治】辟溫疫。令不相染。爲末。水服方寸匕。子母秘錄

桂蠹蟲 綱目

【集解】藏器曰：此桂樹中蟲。辛美可啖。時珍曰：按漢書陸賈傳。南越尉佗獻桂蠹二器。又大業拾遺錄云。隋時始安獻桂蠹四瓶。以蜜漬之。紫色。辛香有味。啖之去痰飲之疾。則此物自漢隋以來。用充珍味矣。

【氣味】辛，溫，無毒。【主治】去冷氣。藏器 除寒痰澼飲冷痛。時珍

糞【主治】獸骨哽。煎醋漱嚥。時珍

柘蠹蟲 拾遺

【集解】藏器曰：陶註詹糖云。僞者以柘蟲屎爲之。此即柘蠹在木間食木之屎也。詹糖燒之香。而此屎不香。既不相似。亦難爲之。

屎【主治】破血。藏器

棗蠹蟲 綱目

【集解】時珍曰：此即蝤蠐之在棗樹中者。

屎【主治】聤耳出膿水。研末。同麝香少許吹之。時珍 普濟

竹蠹蟲 綱目

【集解】時珍曰：竹蠹生諸竹中。狀如小蠶。老則羽化爲硬翅之蛾。

【氣味】缺。【主治】小兒蠟梨頭瘡。取慈竹內者，搗和牛溺塗之。時珍

【發明】時珍曰：竹蠹蟲古方未見用者。惟袖珍方治小兒蠟梨用之。按淮南萬畢術云：竹蟲飲人自言其誠。高誘註云：以竹蟲三枚，竹黃十枚，和勻，每用一大豆許，燒入酒中，令人飲之，勿至大醉，叩問其事，必得其誠也。此法傳自古典，未試其果驗否，姑載之。

蛀末【主治】聤耳出膿水，湯火傷瘡。時珍

【附方】新六。**聤耳出水**：苦竹蛀屑、狼牙、白蘞等分，為末，和勻，頻摻之。聖惠**耳出臭膿**：用竹蛀蟲末、臙脂坯子等分，麝香少許，為末吹之。朱氏集驗**耳膿作痛**因水入耳內者。如聖散：用箭簳內蛀末一錢，膩粉一錢，麝香半錢，為末。以綿杖繳盡，送藥入耳，以綿塞定，有惡物放令流出。甚者三度必愈。普濟**湯火傷瘡**竹蠹蛀末傅之。外臺秘要**淫毒臁瘡**枯竹蛀屑、黃蘗末等分。先以葱椒茶湯洗淨，搽之，日一上。**牙齒疼痛**竹蛀屑、陳皮各一兩，為末，烏梅肉同研如泥，傅之。救急方

蘆蠹蟲 拾遺

【集解】藏器曰：出蘆節中，狀如小蠶。

【氣味】甘，寒，無毒。【主治】小兒飲乳後，吐逆不入腹。取蟲二枚，煑汁飲之。嘔逆與哯乳不同，乳飽後哯出者，為哯乳也。藏器

蒼耳蠹蟲 綱目

【釋名】麻蟲。

【集解】時珍曰：蒼耳蠹蟲，生蒼耳梗中，狀如小蠶。取之但看梗有大蛀眼者，以刀截去兩頭不蛀梗，多取線縛掛簷下。其蟲在內經年不死。用時取出，細者以三條當一用之。

【氣味】缺。【主治】疔腫惡毒。燒存性，研末，油調塗之，即效。或以麻油浸死收貯，每用一二枚，搗傅，即時毒散，大有神效。時珍

【發明】時珍曰：蒼耳治疔腫腫毒，故蟲亦與之同功。古方不見用。近時方法每用之。

【附方】新三。**一切疔腫及無名腫毒惡瘡**劉松石經驗方：用蒼耳草梗中蟲一條，白梅肉三四分，同搗如泥，貼之立愈。○聖濟總錄：用麻蟲，即蒼耳草內蟲，炒黃色，白僵蠶、江茶各等分，為末，蜜調塗之。○又用蒼耳節內蟲四十九條，搥碎，入人言少許，搥成塊。刺瘡令破，傅之。少頃以手撮出根，即愈。

青蒿蠹蟲 綱目

【集解】時珍曰：此青蒿節間蟲也。狀如小蠶，久亦成蛾。

【氣味】缺。【主治】**急慢驚風**。用蟲搗和硃砂、汞粉各五分，丸粟粒大。一歲一丸，乳汁服。時珍

【發明】時珍曰：古方不見用者。保嬰集用治驚風，云：十不失一。其詩云：一半硃砂一半雪，其功只在青蒿節。任教死去也還魂，服時須用生人血。

皂莢蠹蟲 綱目

【集解】

【氣味】辛。【主治】蠅入人耳害人。研爛，同鱓魚血點之。危氏

茶蛀蟲 綱目

【集解】時珍曰：此裝茶籠內蛀蟲也。取其屎用。

蛀屑【主治】聤耳出汁。研末，日日繳淨摻之。時珍。○出聖惠

蚱蟬 本經中品

【釋名】**蜩** 音調 **齊女** 時珍曰：按王充論衡云：蠐螬化腹蛸，腹蛸折背出而爲蟬。則是腹蛸者，育于腹也。蟬者，變化相禪也。蚱音窄，蟬聲也。蜩，其音調也。崔豹古今注言：齊王后怨王而死，化爲蟬，故蟬名齊女。此謬説也。按詩人美莊姜爲齊侯之子，螓首蛾眉。螓亦蟬名，人隱其名，呼爲齊女，義蓋取此。其品甚多，詳辨見下。

【集解】別錄曰：蚱蟬生楊柳上。五月采，蒸乾之，勿令蠹。弘景曰：蚱蟬，啞蟬，雌蟬也，不能鳴。蟬類甚多。此云柳上，乃詩云鳴蜩嘒嘒者，形大而黑，五月便鳴。俗云五月不鳴，嬰兒多灾。故其治療亦專主小兒。昔人噉之，故禮有雀、鷃、蜩、范，而傴僂丈人掇之也。其四五月鳴而小紫青色者，蟪蛄也。莊子云：蟪蛄不知春秋是矣。離騷誤以蟪蛄爲寒螿。爾雅寒螿，九月十月中鳴，聲甚凄急。七八月鳴而色青者，名蛁蟟。二月中便鳴者，名蝭母，似寒螿而小。恭曰：蚱蟬，鳴蟬也。諸蟲皆以雄爲良，陶云雌蟬非矣。頌曰：按玉篇云：蚱，蟬聲也。正與月令仲夏蟬始鳴相合。恭説得之。爾雅云：蝒，馬蜩，乃蟬之最大者，即此也。蟬類雖衆，獨此一種入藥。醫方多用蟬殼，亦此殼也。本生土中，云是蜣蜋所轉丸，久而化成此蟲。至夏登木而蛻。宗奭曰：蚱蟬夏月身與聲俱大，始終一般聲。乘昏夜出土中，升高處，折背殼而出。日出則畏人，且畏日炙乾其殼，不能蛻也。至時寒則墜地。小兒畜之，雖數日亦不飲食。古人言其飲風露。觀其不糞而溺，亦可見矣。時珍曰：蟬，諸蜩總名也。皆自蠐螬腹蛸變而爲蟬，亦有轉丸化成者，皆三十日而死。俱方首廣額，兩翼六足，以脇而鳴，吸風飲露，溺而不糞。古人食之，夜以火取，謂之耀蟬。爾雅、淮南子、揚雄方言、陸機草木疏、陳藏器本草諸書所載，往往混亂不一。今考定于左，庶不誤用。夏月始鳴，大而色黑者，蚱蟬也。又曰蝒，音綿，曰馬蜩，豳詩五月鳴蜩者是也。頭上有花冠，曰螗蜩，曰蝘，曰胡蟬，蕩詩如蜩如螗者是也。具五色者，曰蜋蜩，見夏小正。並可入藥用。小而有文者，曰螓，曰麥蚻。小而色青綠者，曰茅蜩，曰茅截。秋月鳴而色青紫者，曰蟪蛄，曰蛁蟟，曰蜓蚞，曰螇螰，曰蛥蚗，音決。小而色青赤者，曰寒蟬，曰寒蜩，曰寒螿，曰蜺。未得秋風，則瘖不能鳴，謂之啞蟬，亦曰瘖蟬。二三月鳴而小於寒螿者，曰蝭母。並不入藥。

蚱蟬【氣味】**鹹，甘，寒，無毒。** 甄權曰：酸。【主治】**小兒驚癇夜啼，癲病寒熱。** 本經 **驚悸，婦人乳難，胞衣不出，能墮胎。** 別錄 **小兒癇絕不能言。** 蘇恭 **小兒驚哭不止，殺疳蟲，去壯熱，治腸中幽幽作聲。** 藥性

【發明】藏器曰：本功外，其腦煮汁服之，主產後胞衣不下。自有正傳。時珍曰：蟬主產難、下胞衣，亦取其能退蛻之義。聖惠治小兒發癇，有蚱蟬湯、蚱蟬散、蚱蟬丸等方。今人只知用蛻，而不知用蟬也。

【附方】新三。

百日發驚 蚱蟬去翅足，炙，三分，赤芍藥三分，黄芩二分，水二盞，煎一盞，温服。聖惠方

破傷風病 無問表裏，角弓反張。秋蟬一箇，地膽子炒八分，麝香少許，爲末

酒服二錢。同上。**頭風疼痛** 蚱蟬二枚，生研，入乳香、硃砂各半分，丸小豆大。每用一丸，隨左右納鼻中，出黄水爲效。聖濟總錄

蟬蛻 別錄

釋名 蟬殼 枯蟬 腹蛸 並別錄 金牛兒

修治 時珍曰：凡用蛻殼，沸湯洗去泥土、翅、足，漿水煮過，曬乾用。

氣味 鹹、甘，寒，無毒。**主治** 小兒驚癎，婦人生子不下。燒灰水服，治久痢。別錄 小兒壯熱驚癎，止渴。藥性 研末一錢，井華水服，治啞病。藏器 除目昏障翳。以水煎汁服，治小兒瘡疹出不快，甚良。宗奭 治頭風眩運，皮膚風熱，痘疹作癢，破傷風及疔腫毒瘡，大人失音，小兒噤風天吊，驚哭夜啼，陰腫。時珍

發明 好古曰：蟬蛻去翳膜，取其蛻義也。蟬性蛻而退翳，蛇性竄而祛風，因其性而爲用也。時珍曰：蟬乃土木餘氣所化，飲風吸露，其氣清虚，故主療皆一切風熱證。古人用身，後人用蛻。大抵治臟腑經絡，當用蟬身；治皮膚瘡瘍風熱，當用蟬蛻，各從其類也。又主啞病、夜啼者，取其晝鳴而夜息也。

附方 舊二，新十四。

小兒夜啼 心鑑治小兒一百二十日內夜啼，用蟬蛻四十九箇，去前截，用後截，爲末，分四服，釣藤湯調灌之。○普濟蟬花散治小兒夜啼不止，狀若鬼祟。用蟬蛻下半截爲末，一字，薄荷湯入酒少許調下。或者不信，將上半截爲末，煎湯調下，卽復啼也。古人立方，莫知其妙。

小兒驚啼 啼而不哭，煩也；哭而不啼，躁也。用蟬蛻二七枚，去翅足爲末，入硃砂末一字，蜜調與吮之。活幼口議

小兒天吊 頭目仰視，痰塞內熱。用金牛兒，卽蟬蛻，以漿水煮一日，曬乾爲末。每服一字，冷水調下。衛生易簡方

小兒噤風 初生口噤不乳。用蟬蛻二七枚，全蠍去毒二七枚，爲末，入輕粉末少許，乳汁調灌。全幼心鑑

破傷風病 發熱。醫學正傳：用蟬蛻炒研，酒服一錢，神效。○普濟方：用蟬蛻爲末，葱涎調，塗破處，卽時取去惡水，立效。名追風散。

頭風旋運 蟬蛻一兩，微炒爲末。不時酒下一錢，白湯亦可。聖惠方

皮膚風癢 蟬蛻、薄荷葉等分，爲末。酒服一錢，日三。集驗

痘瘡作癢 蟬蛻三七枚，甘草炙各一錢，水煎服之。心鑑

痘後目翳 蟬蛻爲末。每服一錢，羊肝煎湯下，日二。錢氏

聤耳出膿 蟬蛻半兩，燒存性，麝香半錢，炒，右爲末，綿裹塞之。追出惡物，效。海上

小兒陰腫 多因坐地風襲及蟲蟻所吹。用蟬蛻半兩，煎水洗，仍服五苓散，卽腫消痛止。危氏

胃熱吐食 清膈散：用蟬蛻五十箇，去泥，滑石一兩，爲末。每服二錢，水一盞，入蜜調服。衛生家寶方

疔瘡毒腫 不破則毒入腹。青囊雜纂：用蟬蛻炒爲末，蜜水調服一錢。外以津和塗之。○醫方大成：用蟬蛻、僵蠶等分，爲末，醋調，塗瘡四圍，候根出，拔去再塗。

蟬花 證類

釋名 冠蟬 禮註 胡蟬 毛詩 螗蜩 同上 蝘 時珍曰：花冠以象名也。胡，其狀如胡也。唐，黑色也。古俗謂之胡蟬，江南謂之螗，蜀人謂之蟬花。

集解 慎微曰：蟬花所在有之，生苦竹林者良。花出頭上，七月采。頌曰：出蜀中。其蟬頭上有一角，如花冠狀，謂之蟬花。彼人齎蛻至都下，醫工云：入藥最奇。宗奭曰：乃是蟬在殼中不出而化爲花，自頂中出也。時珍曰：蟬花卽冠蟬也。禮記所謂蕢則冠而蟬有緌者是矣。緌音蕤，冠纓也。陸雲寒蟬賦

云：蟬有五德：頭上有緌，文也；含氣吸露，清也；黍稷不享，廉也；處不巢居，儉也；應候有常，信也。陸佃埤雅云：蟪首方廣有冠，似蟬而小，鳴聲清亮。宋祁方物贊云：蟬之不蛻者，至秋則花，其頭長一二寸，黃碧色。並指此也。

氣味　甘，寒，無毒。**主治**　小兒天弔，驚癇瘈瘲，夜啼，心悸。慎微　功同蟬蛻。又止瘧。時珍

蜣蜋　本經下品

釋名　蛣蜣音吉羌　推丸弘景　推車客綱目　黑牛兒同上　鐵甲將軍同上　夜遊將軍　弘景曰：莊子云：蛣蜣之智，在於轉丸。喜入糞土中，取屎丸而推卻之，故俗名推丸。時珍曰：崔豹古今注謂之轉丸、弄丸，俗呼推車客，皆取此義也。其蟲深目高鼻，狀如羌胡，背負黑甲，狀如武士，故有蜣蜋、將軍之稱。

集解　別錄曰：蜣蜋生長沙池澤。弘景曰：其類有三四種，以大而鼻頭扁者爲眞。韓保昇曰：此類多種，所在有之。以鼻高目深者入藥，名胡蜣蜋。宗奭曰：蜣蜋有大小二種。大者名胡蜣蜋，身黑而光，腹翼下有小黃子，附母而飛，晝伏夜出，見燈光則來，宜入藥用。小者身黑而暗，晝飛夜伏。狐並喜食之。小者不堪用，惟牛馬脹結，以三十枚研水灌之，絕佳。時珍曰：蜣蜋以土包糞，轉而成丸，雄曳雌推，置于坎中，覆之而去。數日有小蜣蜋出，蓋孚乳于中也。

附錄　蜉蝣　時珍曰：蜉蝣一名渠略，似蛣蜣而小，大如指頭，身狹而長，有角，黃黑色，甲下有翅能飛。夏月雨後叢生糞土中，朝生暮死。豬好啖之，人取炙食，云美於蟬也。蓋蜣蜋、蜉蝣、腹蛸、天牛，皆蠐螬、蠹、蠍所化，此亦蜣蜋之一種，不可不知也。或曰：蜉蝣，水蟲也，狀似蠶蛾，朝生暮死。

蜣蜋　**修治**　別錄曰：五月五日采取，蒸藏之。臨用去足，火炙。勿置水中，令人吐。

氣味　鹹，寒，有毒。好古曰：酸。之才曰：畏羊角、羊肉、石膏。**主治**　小兒驚癇瘈瘲，腹脹寒熱，大人癲疾狂陽。本經　手足端寒，肢滿賁豚。搗丸塞下部，引痔蟲出盡，永瘥。別錄　治小兒疳蝕。藥性　能墮胎，治疰忤。和乾薑傅惡瘡，出箭頭。日華　燒末和醋傅蜂瘻。藏器　去大腸風熱。權度　治大小便不通，下痢赤白，脫肛，一切痔瘻丁腫，附骨疽瘡，癧瘍風，灸瘡出血不止，鼻中瘜肉，小兒重舌。時珍

發明　時珍曰：蜣蜋乃手足陽明、足厥陰之藥，故所主皆三經之病。總微論言古方治小兒驚癇，蜣蜋爲第一。而後醫未見用之，蓋不知此義耳。頌曰：箭鏃入骨不可移者，楊氏家藏方用巴豆微炒，同蜣蜋搗塗。斯須痛定，必微癢，忍之。待極癢不可忍，乃撼動拔之，立出。此方傳於夏侯鄆。鄆初爲閬州，有人額有箭痕，問之，云：從馬侍中征田悅中箭，侍中與此藥立出，後以生肌膏傅之，乃愈。因以方付鄆云：凡諸瘡皆可療也。鄆至洪州逆旅，主人妻患瘡呻吟，用此立愈。○翰院叢記云：李定言石藏用，近世良醫也。有人承簷溜浣手，覺物入爪甲內，初若絲髮，數日如線，伸縮不能，始悟其爲龍伏藏也。乃叩藏用求治。藏用曰：方書無此，以意治之耳。末蜣蜋塗指，庶免震厄。其人如其言，後因雷火遶身，急鍼挑之，果見一物躍出，亦不爲災。醫說亦載此事。

附方　舊七，新十六。

小兒驚風　不拘急慢。用蜣蜋一枚杵爛，以水一小盞，於百沸湯中盪熱，去滓飲之。

小兒疳疾　土裹蜣蜋煨熟，與食之。韓氏醫通

小兒重舌

蜣蜋燒末，唾和傅舌上。子母秘錄

膈氣吐食　用地牛兒二箇，推屎蟲一公一母，同入罐中，待蟲食盡牛兒，以泥裹煨存性，用去白陳皮二錢，以巴豆同炒過，去豆，將陳皮及蟲爲末，每用一二分，吹入咽中，吐痰三四次，即愈。孫氏集效方

赤白下痢　黑牛散：治赤白痢、噤口痢及泄瀉。用黑牛兒，即蜣蜋，一名鐵甲將軍，燒研。每服半錢或一錢，燒酒調服，小兒以黃酒服，立效。李延壽方

大腸脫肛　蜣蜋燒存性，爲末，入冰片研勻，摻肛上，托之即入。醫學集成

大小便閉　經月欲死者。本事推車散：用推車客七箇，男用頭，女用身；土狗七箇，男用頭，女用身。新瓦焙，研末，用虎目樹南向皮，煎汁調服。只一服即通。○楊氏經驗方：治大小便不通。六七月尋牛糞中大蜣蜋十餘枚，線穿陰乾，收之。臨時取一箇全者，放淨磚上，四面以灰火烘乾，當腰切斷。如大便不通，用上截；小便不通，用下截。各爲細末，取井華水服之。二便不通，全用，即解。

大腸秘塞　蜣蜋炒，去翅足，爲末，熱酒服一錢。聖惠

小便轉胞　不通。用死蜣蜋二枚，燒末，井華水一盞調服。千金

小便血淋　蜣蜋研水服。鮑氏

痔漏出水　唐氏方：用蜣蜋一枚陰乾，入冰片少許，爲細末，紙撚蘸末入孔內，漸漸生肉，藥自退出，即愈。○袖珍方：用蜣蜋焙乾研末，先以礬湯洗過，貼之。

一切漏瘡　不拘蜂瘻、鼠瘻。蜣蜋燒末，醋和傅。千金

附骨疽漏　蜣蜋七枚，同大麥搗傅。劉涓子方

一切惡瘡　及沙虱、水弩、惡疽。五月五日取蜣蜋蒸過，陰乾爲末，油和傅之。聖惠

疔腫惡瘡　楊柳上大烏殼硬蟲，或地上新糞內及泥堆中者，生取，以蜜湯浸死，新瓦焙焦爲末。先以燒過鍼撥開，好醋調傅之。普濟方

無名惡瘡　忽得不識者。用死蜣蜋杵汁塗之。廣利

灸瘡血出　不止。用死蜣蜋燒研，豬脂和塗。千金方

火赫瘡疾　急防毒氣入心。先灸，後用乾蜣蜋爲末，和鹽水傅四圍，如韭菜闊，日一上之。肘後

癧瘍風病　取塗中死蜣蜋杵爛，揩瘡令熱，封之，一宿瘥。外臺秘要

鼻中瘜肉　蜣蜋十枚，納青竹筒中，油紙密封，置廁坑內，四十九日取出，曬乾，入麝香少許，爲末塗之，當化爲水也。聖惠

沙塵入目　取生蜣蜋一枚，以其背於眼上影之，自出。肘後方

下部䘌蟲　痛癢膿血，旁生孔竅。蜣蜋七枚，五月五日收者，新牛糞半兩，肥羊肉一兩，炒黃，同搗成膏，丸蓮子大，炙熱，綿裹納肛中，半日即大便中蟲出。四度永瘥。董炳集驗方

心

主治　疔瘡。頌曰：按劉禹錫纂柳州救三死方云：元和十一年得疔瘡，凡十四日益篤，善藥傅之莫效。長慶賈方伯教用蜣蜋心，一夕百苦皆已。明年正月食羊肉，又大作，再用如神驗。其法：用蜣蜋心，在腹下度取之，其肉稍白是也。貼瘡半日許，再易，血盡根出即愈。蜣蜋畏羊肉，故食之即發。其法蓋出葛洪肘後方。

轉丸　見土部

附錄

天社蟲　別錄有名未用曰：味甘，無毒。主絕孕，益氣。蟲狀如犬大，腰食草木葉，三月采。時珍曰：按張揖廣雅云：天社，蜣蜋也。與此不知是一類否。

天牛　綱目

釋名　**天水牛**　綱目　**八角兒**　同上　**一角者名獨角仙**　時珍曰：此蟲有黑角如八字，似水牛角，故名。亦有一角者。

集解　藏器曰：蠐螬云蝎蠹在朽木中，食木心，穿如錐刀，口黑，身長，足短，節慢無毛，至春雨後化爲天牛，兩角狀如水牛，亦有一角者，色黑，背有白點，上下緣木，飛騰不遠。時珍曰：天牛處處有之。大如蟬，黑甲光如漆，甲上有黃白點，甲下有翅能飛。目前有二黑角甚長，前向如水牛角，能動。其喙黑

而扁。如鉗甚利。亦似蜈蚣喙。六足在腹。乃諸樹蠹蟲所化也。夏月有之。出則主雨。按爾雅蠰齧桑也。郭璞注云。狀似天牛長角。體有白點。善齧桑樹。作孔藏之。江東呼爲齧髮。此以天牛齧桑爲二物也。而蘇東坡天水牛詩云。兩角徒自長。空飛不服箱。爲牛竟何益。利吻穴枯桑。此則謂天牛卽齧桑也。大抵在桑樹者。卽爲齧桑爾。一角者。名獨角仙。入藥。並去甲翅角足用。

【氣味】有毒。【主治】瘧疾寒熱。小兒急驚風。及疔腫箭鏃入肉。去痣靨。時珍

【發明】時珍曰。天牛獨角仙。本草不載。宋金以來。方家時用之。聖惠治小兒急驚風吹鼻定命丹。宣明方點身面痣靨芙蓉膏中。俱用獨角仙。蓋亦毒物也。藥多不錄。蝎化天牛有毒。蠐螬化蟬無毒。又可見蠐螬與蝎之性味良惡也。

【附方】新三。**疔腫惡毒** 透骨膏。用八角兒楊柳上者。陰乾去殼四箇。如冬月無此。用其窠代之。蟾酥半錢。巴豆仁一箇。粉霜雄黃麝香少許。先以八角兒研如泥。入溶化黃蠟少許。同衆藥末和作膏子。密收。每以鍼刺瘡頭破出血。用榆條送膏子麥粒大入瘡中。以雀糞二箇放瘡口。瘡回卽止。不必再用也。忌冷水。如鍼破無血。卽是着骨疔。繫男左女右中指甲末。刺出血糊藥。又無血。卽刺足大拇血糊藥。如都無血。必難醫也。**箭鏃入肉** 用天水牛取一角者。小瓶盛之。入硇砂一錢。同水數滴在內。待自然化水。取滴傷處。卽出也。**寒熱瘧疾** 豬膏丸。治瘧疾發渴。往來不定。臘豬膏二兩。獨角仙一枚。獨蒜頭一箇。樓葱一握。五月五日三家粽尖。於五月五日五更時。淨處露頭赤腳。舌拄上齶。回面向北。搗一千丸。皁子大。每以新綿裹一丸。繫臂上。男左女右。聖惠

【附錄】**飛生蟲** 拾遺。藏器曰。狀如齧髮。頭上有角。其角無毒。主難產。燒末水服少許。亦可執之。時珍曰。此亦天牛別類也。與鼺鼠同功。故亦名飛生。

螻蛄 本經下品

【釋名】**蟪蛄** 本經 **天螻** 本經 **螜** 音斛。本經 **螻蟈** 月令 **仙姑** 古今注 **石鼠** 古今注 **梧鼠** 荀子 **土狗** 俗名。時珍曰。周禮注云。螻。臭也。此蟲氣臭。故得螻名。曰姑。曰婆。曰娘子。皆稱蟲之名。蟪蛄同蟬名。螻蟈同蛙名。石鼠同碩鼠名。梧鼠同飛生名。皆名同物異也。

【集解】別錄曰。螻蛄生東城平澤。夜出者良。夏至取。暴乾。弘景曰。此物頗協鬼神。昔人獄中得其力。今人夜見多打殺之。言爲鬼所使也。頌曰。今處處有之。穴地糞壤中而生。夜則出外求食。荀子所謂梧鼠五技而窮。蔡邕所謂碩鼠五能不成一技者。皆指此也。魏詩碩鼠乃大鼠。與此同名。而技不窮。固不同耳。五技者。能飛不能過屋。能緣不能窮木。能游不能度谷。能穴不能掩身。能走不能免人。宗奭曰。此蟲立夏後至夜則鳴。聲如蚯蚓。月令螻蟈鳴者是矣。時珍曰。螻蛄穴土而居。有短翅四足。雄者善鳴而飛。雌者腹大羽小。不善飛翔。吸風食土。喜就燈光。入藥用雄。或云用火燒地赤。置螻於上。任其跳死。覆者雄。仰者雌也。類從云。磨鐵致蛄。汗鶴引兔。物相感也。

【氣味】鹹。寒。無毒。日華曰。涼。有毒。去翅足炒用。

【主治】產難。出肉中刺。潰癰腫。下哽噎。解毒。除惡瘡。本經 水腫。頭面腫。日華 利大小便。通石淋。治瘰癧骨哽。時珍 治口瘡甚效。震亨

【發明】弘景曰。自腰以前甚澀。能止大小便。自腰以後甚利。能下大小便。朱震亨曰。螻蛄治水甚效。但其性急。虛人戒之。頌曰。今方家治石淋導水。用螻蛄七枚。鹽二兩。新瓦上鋪蓋焙乾。研末。每溫酒服一錢匕。卽愈也。

【附方】舊一，新二十。

十種水病 腹滿喘促不得臥。聖惠方以螻蛄五枚，焙乾爲末。食前白湯服一錢，小便利爲效。楊氏加甘遂末一錢，商陸汁一匙，取下水爲效。忌鹽一百日。小便秘者。聖惠用螻蛄下截焙研，水服半錢，立通。保命集用螻蛄一箇，蒲萄心七箇，同研，露一夜，日乾研末，酒服。○乾坤秘韞用端午日取螻蛄陰乾，分頭尾焙收。治上身用頭末七箇，治中用腹末七箇，治下用尾末七箇，食前酒服。**大腹水病** 肘後用螻蛄炙熱，日食十箇。○普濟半邊散治水病，用大戟、芫花、甘遂、大黃各三錢，爲末，以土狗七枚，五月能飛者，搗葱鋪新瓦上焙之，待乾去翅足，每箇蘄作兩半邊，分左右記收。欲退左，即以左邊七片焙研，入前末二錢，以淡竹葉天門冬煎湯五更調服。候左退三日，後服右邊如前法。**喑鼻消水** 面浮甚者。用土狗一箇，輕粉二分半，爲末。每喑少許入鼻內，黃水出盡爲妙。楊氏家藏方。**石淋作痛** 方見發明下。**小便不通** 葛洪方。用大螻蛄二枚，取下體，以水一升漬飲，須臾即通。○壽域方用土狗下截焙研，調服半錢。生研亦可。○談埜翁方加車前草同搗汁服。○唐氏經驗方用土狗後截和麝搗，納臍中縛定，即通。○醫方摘要用土狗一箇炙研，入冰片麝香少許，鵝管吹入莖內。**大小便閉** 經月欲死。普濟方。用土狗推車客各七枚，並男用頭，女用身，瓦焙焦爲末，以向南樗皮煎汁飲一服，神效。**胞衣不下** 困極腹脹則殺人。螻蛄一枚，水煎二十沸，灌入，下喉即出也。延年方。**臍風出汗** 螻蛄甘草等分，並炙爲末傅之。總錄。**牙齒疼痛** 土狗一箇，舊糟裹定，溼紙包煨焦，去糟研末，傅之立止。本事。**緊唇裂痛** 螻蛄燒灰傅之。千金方。**塞耳治聾** 螻蛄五錢，穿山甲炮五錢，麝香少許，爲末，葱汁和丸塞之。外用喑鼻藥即通。普濟。**頸項瘰癧** 用帶殼螻蛄七枚，生取肉，入丁香七粒，於殼內燒過，與肉同研，用紙花貼之。救急方。

箭鏃入肉 以螻蛄杵汁滴上，三五度，自出。千金方。**鍼刺在咽** 同上。**誤吞鉤線** 螻蛄去身，吞其頭數枚。勿令本人知。聖惠方。

螢火 本經下品

【釋名】**夜光** 本經 **熠燿** 音煜躍 **即炤** 音照 **夜炤** **景天** **救火** **據火** **挾火** 並吳普 **宵燭** 古今注 **丹鳥** 【宗奭曰】螢常在大暑前後飛出，是得大火之氣而化，故明炤如此。【時珍曰】螢從熒，熒者小火也。會意。豳風熠燿宵行。宵行乃蟲名，熠燿其光也。詩注及本草皆誤以熠燿爲螢名矣。

【集解】【別錄曰】螢火生階地池澤。七月七日取，陰乾。【弘景曰】此是腐草及爛竹根所化。初時如蛹，腹下已有光，數日變而能飛。方術家捕置酒中令死，乃乾之。俗用亦稀。【時珍曰】螢有三種。一種小而宵飛，腹下光明，乃茅根所化也。呂氏月令所謂腐草化爲螢者是也。一種長如蛆蠋，尾後有光，無翼不飛，乃竹根所化也。一名蠲，俗名螢蛆。明堂月令所謂腐草化爲蠲者是也。其名宵行。茅竹之根，夜視有光，復感溼熱之氣，遂變化成形爾。一種水螢，居水中。唐李子卿水螢賦所謂彼何爲而化草，此何爲而居泉，是也。入藥用飛螢。

【氣味】**辛，微溫，無毒。**

【主治】**明目** 本經 **療青盲** 甄權 **小兒火瘡傷，熱氣蠱毒鬼疰，通神精。** 別錄

【發明】【時珍曰】螢火能辟邪明目，蓋取其炤幽夜明之義耳。神仙感應篇載務成螢火丸事蹟甚詳。而龐安常總病論亦極言其效驗，云曾試用之，一家五十餘口俱染疫病，惟四人帶此者不病也。許叔微傷寒歌亦稱之。予亦恒欲試之，因循未暇耳。龐翁爲蘇黃器重友，想不虛言。○神仙感應篇

云：務成子螢火丸，主辟疾病惡氣，百鬼虎狼蛇虺蜂蠆諸毒，五兵白刃盜賊凶害。昔漢冠軍將軍武威太守劉子南，從道士尹公受得此方。永平十二年，於北界與虜戰敗績，士卒略盡，子南被圍，矢下如雨，未至子南馬數尺，矢輒墮地，虜以爲神，乃解去。子南以方教子弟爲將，皆未嘗被傷也。漢末青牛道士得之，以傳安定皇甫隆，隆以傳魏武帝，乃稍有人得之。故一名冠將丸，又名武威丸。用螢火、鬼箭羽、蒺藜各一兩，雄黃、雌黃各二兩，羖羊角煅存性一兩半，礬石火燒二兩，鐵錘柄入鐵處燒焦一兩半，俱爲末，以雞子黃、丹雄雞冠一具和搗千下，丸如杏仁，作三角絳囊盛五丸，帶於左臂上。從軍繫腰中，居家掛戶上，甚辟盜賊也。

附方 新二。

黑髮 七月七日夜，取螢火蟲二七枚，撚髮自黑也。便民圖纂方

明目 勞傷肝氣目暗。方用螢火二七枚，納大鯉魚膽中，陰乾百日，爲末。每點少許，極妙。一方用白犬膽。聖惠方

衣魚 本經下品

釋名 **白魚** 本經 **蟫魚** 覃淫尋三音 **蛃魚** 郭璞 **壁魚** 圖經 **蠹魚** 宗奭曰：衣魚生久藏衣帛中及書紙中。其形稍似魚，其尾又分二岐，故得魚名。時珍曰：白，其色也。壁，其居也。蟫，其狀態也。丙，其尾形也。

集解 別錄曰：衣魚生咸陽平澤。頌曰：今處處有之，衣中乃少，而書卷中甚多。身白有厚粉，以手觸之則落。段成式云：補闕張周見壁上瓜子化爲壁魚，因知列子朽瓜化魚之言不虛也。俗傳壁魚入道經中，食神仙字，則身有五色，人得吞之，可致神仙。唐張易之之子，乃多書神仙字，碎翦置瓶中，取魚投之，冀其蠹食，而不能得，遂致心疾。書此以解俗說之惑。時珍曰：衣魚，其蠹衣帛書畫，始則青色，老而有白粉，碎之如銀，可打紙箋。按段成式言：何諷於書中得一髮，長四寸，捲之無端，用力絕之，兩端滴水。一方士云：此名脈望，乃衣魚三食神仙字，則化爲此。夜持向天，可以墜星求丹。又異於吞魚致仙之說，大抵謬妄，宜辯正之。

氣味 鹹，溫，無毒。甄權曰：有毒。大明曰：畏芸草、莽草、萵苣。

主治 婦人疝瘕，小便不利，小兒中風，項強背起，摩之。本經　療淋，塗瘡滅瘢，墮胎。別錄　小兒淋閉，以摩臍及小腹，即通。陶弘景　合鷹屎、殭蠶同傅瘡瘢即滅。蘇頌　主小兒臍風撮口，客忤天吊，風癇口喎，重舌，目翳目眯，尿血轉胞，小便不通。時珍

發明 時珍曰：衣魚乃太陽經藥，故所主中風項強，驚癇天吊，目翳口喎，淋閉，皆手足太陽經病也。范汪方治小便不利，取二七枚搗，分作數丸，頓服即通。濟書云：明帝病篤，勅臺省求白魚爲藥，此乃神農藥，古方盛用，而今人罕知也。

附方 舊五，新七。

小兒胎寒 腹痛汗出。用衣中白魚二七枚，絹包，于兒腹上回轉摩之，以愈爲度。聖惠方

小兒撮口 壁魚兒研末，每以少許塗乳，令兒吮之。聖惠方

小兒客忤 項強欲死。衣魚十枚，研傅乳上，吮之入咽，立愈。或以二枚塗母手中，掩兒臍，得吐下愈。外仍以摩項強處。

小兒天吊 目睛上視。用壁魚兒乾者十箇，濕者五箇，用乳汁和研灌之。聖惠方

小兒癇疾 白魚酒：用衣中白魚七枚，竹茹一握，酒一升，煎二合，溫服之。外臺

偏風口喎 取白魚摩耳，左喎摩右，右喎摩左，正乃已。外臺秘要

小兒重舌

衣魚燒灰，傅舌上。千金翼 **目中浮瞖** 書中白魚末，注少許於瞖上，日二。外臺 **沙塵入目** 不出者，杵白魚，以乳汁和，滴目中，即出。或爲末，點之。千金 **小便不通** 白魚散：用白魚、滑石、亂髮等分，爲散。飲服半錢匕，日三。金匱要畧 **小便轉胞** 不出。納衣魚一枚於莖中。千金方 **婦人尿血** 衣中白魚二十枚，納入陰中。子母秘錄

鼠婦 本經下品

【釋名】鼠負弘景 負蟠音煩。爾雅 鼠姑弘景 鼠黏蜀本 蛜蝛別錄 蛜蝛伊威。本經 溼生蟲圖經 地雞綱目 地虱〔弘景曰〕鼠婦，爾雅作鼠負，言鼠多在坎中，背黏負之，故曰鼠負。今作婦字，殊似乖理。〔韓保昇曰〕多在甕器底及土坎中，常惹着鼠背，故名。俗亦謂之鼠黏，猶葈耳名羊負來也。〔時珍曰〕按陸佃埤雅云：鼠負食之令人善淫，故有婦名。又名鼠姑，猶鼠婦也。鼠黏，猶鼠負也。然則婦負二義俱通矣。因溼化生，故俗名溼生蟲。曰地雞、地虱者，象形。

【集解】〔別錄曰〕鼠婦生魏郡平谷，及人家地上。五月五日采。〔頌曰〕今處處有之，多在下溼處甕器底及土坎中。詩云：蛜蝛在室。鄭玄言家無人則生故也。〔宗奭曰〕溼生蟲多足，大者長三四分，其色如蚓，背有横紋蹙起。用處絶少。〔時珍曰〕形似衣魚稍大，灰色。

【氣味】酸，溫，無毒。〔大明曰〕微寒。

【主治】氣癃不得小便，婦人月閉血瘕，癇痓寒熱，利水道。墮胎。日華 治久瘧寒熱。風蟲牙齒疼痛，小兒撮口驚風，鵝口瘡，痘瘡倒靨。解射工毒、蜘蛛毒，蚰蜒入耳。時珍

【發明】〔頌曰〕張仲景治久瘧，大鼈甲丸中用之，以其主寒熱也。〔時珍曰〕古方治驚瘧血病多用之。蓋厥陰經藥也。太平御覽載葛洪瘧方：用鼠婦蟲十四枚，各以糟釀之，名十四枚丸。發時水吞下，便愈。而葛洪肘后方治瘧疾寒熱，用鼠負四枚，餹裹爲丸，水下便斷。又用鼠婦、豆豉各十四枚，擣丸芡子大，未發前日湯服二丸，將發時再服二丸，便止。又蜘蛛毒人或瘡，取此蟲食其絲，即愈。詳蜘蛛下。

【附方】舊一，新八。

產婦尿秘 鼠婦七枚，熬研末，酒服。千金 **撮口臍風** 聖惠 用鼠負蟲杵絞汁少許，灌之。○陳氏生杵鼠負及雀甕汁服之。 **鵞口白瘡** 地雞研水塗之，即愈。壽域方 **風蟲牙痛** 溼生蟲一枚，綿裹咬之，勿令人知。聖惠 **風牙疼痛** 溼生蟲、巴豆仁、胡椒各一枚，研勻，飯丸綠豆大，綿裹一丸咬之。良久涎出吐去，效不可言。經效濟世方 **痘瘡倒靨** 溼生蟲爲末，酒服一字，即起。痘疹論 **蚰蜒入耳** 溼生蟲研爛，塗耳邊自出。或攤紙上作撚，安入耳中亦出。衛生寶鑑 **射工溪毒** 鼠婦、豆豉、巴豆各三枚，脂和塗之。肘後

【附錄】**丹戩** 〔別錄〕有名未用。〔曰〕味辛，有毒。主心腹積血。生蜀郡。狀如鼠婦，青股赤頭。七月七日采。一名飛龍。

䗪蟲 音蔗。本經中品

【釋名】地鼈本經 土鼈別錄 地蜱蟲綱目 簸箕蟲衍義 蚵蚾蟲綱目 過街〔弘景曰〕形扁扁如鼈，故名土鼈。〔宗奭曰〕今人呼爲簸箕蟲，亦象形也。〔時珍曰〕按陸農師云：䗪逢申日則過街，故名過街。袖珍方名蚵蚾蟲，鮑氏方名地蜱蟲。

【集解】〔別錄曰〕生河東川澤及沙中，人家牆壁下土中溼處。十月采，暴乾。〔弘景曰〕形扁扁如鼈，有甲不能飛，小有臭氣。〔恭曰〕此物好生鼠壤土中，及屋壁下。狀似鼠婦，而大者寸餘，形小似鼈，無甲而有

鱗。小兒多捕以負物爲戲。時珍曰：處處有之。與燈蛾相牝牡。

氣味 鹹，寒，有毒。甄權曰：鹹，苦。之才曰：畏皂莢、菖蒲、屋遊。**主治** 心腹寒熱洗洗，音癬。血積癥瘕，破堅，下血閉，生子大良。本經　月水不通，破留血積聚。藥性　通乳脈，用一枚擂水半合，濾服，勿令知之。宗奭　行產後血積，折傷瘀血，治重舌木舌口瘡，小兒腹痛夜啼。時珍

發明 頌曰：張仲景治雜病方，及久瘕積結，有大黃䗪蟲丸，又有大鱉甲丸，及婦人藥並用之，以其有破堅下血之功也。

附方 新七。**大黃䗪蟲丸** 治產婦腹痛有乾血。用䗪蟲二十枚去足，桃仁二十枚，大黃二兩，爲末，煉蜜杵和，分爲四丸。每以一丸，酒一升，煮取二合，溫服，當下血也。張仲景方。**木舌腫強** 塞口，不治殺人。䗪蟲炙五枚，食鹽半兩，爲末。水二盞，煎十沸，時時熱含吐涎，瘥乃止。聖惠方。**重舌塞痛** 地鱉蟲和生薄荷研汁，帛包捻舌下腫處。一名地蜱蟲也。鮑氏方。**腹痛夜啼** 䗪蟲炙、芍藥、芎藭各二錢，爲末。每用一字，乳汁調下。聖惠方。**折傷接骨** 楊拱摘要方：用土鱉焙存性，爲末。每服二三錢，接骨神效。一方：生者擂汁酒服。○袖珍方：用蚵蚾即土鱉六錢，隔紙砂鍋內焙乾，自然銅二兩，用火煅醋淬七次，爲末。每服二錢，溫酒調下。病在上食後，病在下食前，神效。○董炳集驗方：用土鱉陰乾一箇，臨時旋研入藥。乳香、沒藥、龍骨、自然銅火煅醋淬，各等分，麝香少許，爲末。每服三分，入土鱉末，以酒調下。須先整定骨，乃服藥，否則接挫也。此乃家傳秘方，慎之。又可代杖。

蜚蠊

費廉。○本經中品

釋名 石薑唐本　盧蜰音肥　負盤唐本　滑蟲唐本　茶婆蟲綱目　香娘子　弘景曰：此有兩三種，以作廉薑氣者爲真，南人啖之，故名。恭曰：此蟲辛臭，漢中人食之，名石薑，亦名盧蜰，一名負盤。南人謂之滑蟲。時珍曰：蜚蠊、行夜、䗅螽三種，西南夷皆食之，混呼爲負盤。俗又訛盤爲婆，而諱稱爲香娘子也。

集解 別錄曰：生晉陽山澤及人家屋間。形似蠶蛾，腹下赤。二月、八月及立秋采。弘景曰：形似䗪蟲而輕小能飛。本生草中，八九月知寒，多入人家屋裏逃爾。保昇曰：金州、房州等處有之，多在林樹間，百十爲聚。山人啖之，謂之石薑。郭璞注爾雅所謂蜰，即負盤臭蟲也。藏器曰：狀如蝗，蜀人食之。左傳蜚不爲災者，即此。時珍曰：今人家壁間竈下極多，甚者聚至千百。身似蠶蛾，腹背俱赤，兩翅能飛。喜燈火光，其氣甚臭，其屎尤甚。羅願云：此物好以清旦食稻花，日出則散也。水中一種，酷似之。

氣味 鹹，寒，有毒。恭曰：辛，臭。**主治** 瘀血癥堅寒熱，破積聚，喉咽閉，內寒無子。本經　通利血脈。別錄　食之下氣。蘇恭

發明 時珍曰：徐之才藥對云：立夏之先，蜚蠊先生，爲人參、茯苓使，主腹中七節，保神守中。則西南夷食之，亦有謂也。又吳普本草載神農云：主婦人癥堅寒熱，尤爲有理。此物乃血藥，故宜於婦人。

行夜

別錄

校正 併入拾遺負盤。

釋名 負盤別錄　氣盤蟲弘景　氣蠜　弘景曰：行夜，今小兒呼氣盤蟲，或曰氣蠜，即此也。藏器曰：氣盤有短翅，飛不遠，好夜中行。人觸之即氣出。雖與蜚蠊同名相似，終非一物。戎人食之，味極辛辣。蘇恭所謂巴人重負蠜是也。時珍曰：負盤有三：行夜、蜚蠊、䗅螽，皆同名而異類。夷人

倶食之。故致混稱也。行夜與蜚蠊形狀相類，但以有廉薑氣味者爲蜚蠊，觸之氣出者爲氣盤，作分別爾。張杲醫說載：鮮于叔明好食負盤臭蟲，每使人采取三五升，浮温水上，洩盡臭氣，用酥及五味熬作餅食，云味甚佳。即此物也。

【氣味】辛，温，有小毒。【主治】腹痛寒熱，利血。別錄

竈馬 綱目

【釋名】竈雞 俗名

【集解】時珍曰：竈馬處處有之，穴竈而居。按酉陽雜俎云：竈馬狀如促織，稍大，腳長，好穴竈旁。俗言竈有馬，足食之兆。

【附錄】促織 時珍曰：促織，蟋蟀也。一名蛬，一名蜻蛚。陸璣詩義疏云：似蝗而小，正黑有光澤如漆。有翅及角，善跳好鬭，立秋後則夜鳴。豳風云：七月在野，八月在宇，九月在戶，十月蟋蟀入我牀下。是矣。古方未用，附此以俟。

【氣味】缺【主治】竹刺入肉，取一枚搗傅。時珍

𧒂螽 音負終 拾遺

【校正】併入拾遺蚱蜢

【釋名】負蠜 音煩 蚱蜢 時珍曰：此有數種，𧒂螽，總名也。江東呼爲蚱蜢，謂其瘦長善跳，窄而猛也。螽亦作蝩。

【集解】藏器曰：𧒂螽狀如蝗蟲，有異斑者，與蚯蚓異類同穴爲雌雄，得之可入媚藥。時珍曰：𧒂螽在草上者曰草螽，在土中者曰土螽，似草螽而大者曰螽斯，似螽斯而細長者曰蟿螽。爾雅云：𧒂螽，蠜也。草螽，負蠜也。蜇螽，蜙蝑也。蟿螽，螇蚸也。土螽，蠰谿也。數種皆類蝗，而大小不一。長角修股善跳，有青黑斑數色，亦能害稼。五月動股作聲，至冬入土穴中。芒部夷人食之。蔡邕月令云：其類乳于土中，深埋其卵，至夏始出。陸佃云：草蟲鳴于上風，蚯蚓鳴于下風，因風而化。性不忌，而一母百子。故詩云：喓喓草蟲，趯趯𧒂螽。蝗亦螽類，大而方首，首有王字。沴氣所生，蔽天而飛。性畏金聲。北人炒食之。一生八十一子。冬有大雪，則入土而死。

【氣味】辛，有毒。【主治】五月五日候交時收取，夫婦佩之，令相愛媚。藏器

【附錄】吉丁蟲 拾遺 藏器曰：甲蟲也。背正綠，有翅在甲下。出嶺南賓、澄諸州。人取帶之，令人喜好相愛，媚藥也。 金龜子 時珍曰：此亦吉丁之類，媚藥也。大如刀豆，頭面似鬼，其甲黑硬如龜狀，四足二角，身首皆如泥金裝成，蓋亦蠹蟲所化者。段公路北戶錄云：金龜子，甲蟲也。出嶺南，五六月生草蔓上。大如榆莢，背如金貼，行則成雙，死則金色隨滅，故以養粉令人有媚也。竺法眞羅浮山疏云：山有金花蟲，大如斑蝥，文采如金，形似龜，可養玩數日。宋祁益部記云：利州山中有金蟲，其體如蜂，綠色，光若泥金，俚人取作婦女釵鐶之飾。鄭樵通志云：爾雅蛂，蟥蛢也。甲蟲大如虎豆，綠色似金。四書所載皆一物也。南土諸山中亦時有之。 腆顆蟲 拾遺 藏器曰：出嶺南，狀似氣盤。褐色身扁，帶之令人相愛也。彼人重之。 叩頭蟲 時珍曰：蟲大如斑蝥而黑色。按其後則叩頭有聲，能入人耳，灌以生油則出。劉敬叔異苑云：叩頭形色如大豆，呪令叩頭，又令吐血，皆從所教。殺之不祥。佩之令人媚愛。晉傅咸有賦。 媚蝶 時珍曰：北戶錄云：嶺表有鶴子草，蔓花也。當夏開，形如飛鶴，翅羽觜距皆全，云是媚草，采曝以代面靨。蔓上春生雙蟲，食葉，收入粉奩，以葉飼之，老則蛻而爲蝶，赤黃色。女子收而佩之，如細鳥皮，令人媚悅，號爲媚蝶。○洞冥記云：漢武時勒畢國獻

細鳥。大如蠅。狀如鸚鵡。可候日晷。役皆自死。宮人佩其皮者。輒蒙愛幸也。

木䖟音萌。本經中品

【釋名】魂常本經。〔時珍曰〕䖟以翼鳴。其聲䖟䖟。故名。陸佃云。蝱害民。故曰蝱。䖟害甿。故曰䖟。亦通。

【集解】〔別錄曰〕木䖟生漢中川澤。五月取之。〔頌曰〕今處處有之。而襄漢近地尤多。〔弘景曰〕此䖟狀似䖟而小。不噉血。近道草中不見有之。市人亦少賣者。方家惟用蜚䖟耳。〔恭曰〕䖟有數種。並能噉血。揚浙以南江嶺間大有。木䖟長大綠色。殆如蜩蟬。咂牛馬或至顛仆。蜚䖟狀如蜜蜂。黃黑色。今俗多用之。又一種小者名鹿䖟。亦名牛䖟。大如蠅。嚙牛馬亦猛。市人采賣之。三種同體。以療血爲本。雖小有異。同用之。不爲嫌。木䖟倍大。而陶云似䖟而小。不噉血。蓋未之識耳。〔藏器曰〕木䖟從木葉中出。卷葉如子形。圓著葉上。破之。初出如白蛆。漸大子化。拆破便飛。即能嚙物。塞北亦有。嶺南極多。如古度化蟻耳。木䖟是葉內者。蜚䖟是已飛者。正如蠶蛹與蛾總是一物。不合重出。應功用不同。後人異注耳。〔時珍曰〕金幼孜北征錄云。北虜長樂鎮草間有䖟。大者如蜻蜓。拂人面嘬嚼。元稹長慶集云。巴蜀山谷間。春秋常雨。五六月至八九月則多䖟。道路羣飛。咂牛馬血流。嚙人毒劇。而毒不留肌。故無治術。據此則藏器之說似亦近是。又段成式云。南方溪澗中多水蛆。長寸餘。色黑。夏末變爲䖟。螫人甚毒。觀此則䖟之變化。有木有水。非一端也。

【氣味】苦平有毒

【主治】目赤痛。眥傷淚出。瘀血血閉。寒熱酸慚。無子。本經

蜚䖟本經中品

【釋名】䖟蟲蜚與飛同

【集解】〔別錄曰〕蜚䖟生江夏川谷。五月取。腹有血者良。〔弘景曰〕此即方家所用䖟蟲。噉牛馬血者。伺其腹滿。掩取乾之。〔恭曰〕木䖟、蜚䖟、鹿䖟俱食牛馬血。非獨此也。但得即堪用之。何假血充。應如養鷹。饑即爲用。若伺其飽。何能除疾。〔宗奭曰〕蜚䖟今人多用之。大如蜜蜂。腹凹褊。微黃綠色。雄霸州順安軍沿塘濼界河甚多。以其惟食牛馬等血。故治瘀血血閉也。〔時珍曰〕采用須從陶說。蘇恭以饑鷹爲喻。比擬殊乖。

【修治】入丸散。去翅足。炒熟用。

【氣味】苦微寒有毒〔之才曰〕惡麻黃。

【主治】逐瘀血。破血積堅痞癥瘕。寒熱。通利血脈及九竅。本經 **女子月水不通。積聚。除賊血在胸腹五臟者。及喉痹結塞。**別錄 **破癥結。消積膿。墮胎。**日華

【發明】〔頌曰〕淮南子云。䖟破積血。斲木愈齲。此以類推也。〔時珍曰〕按劉河間云。䖟食血而治血。因其性而爲用也。成無己云。苦走血。血結不行者。以苦攻之。故治蓄血用䖟蟲。乃肝經血分藥也。古方多用。今人稀使。

【附方】舊二。新一。

蛇螫血出九竅皆有者。取䖟蟲初食牛馬血腹滿者三七枚。燒研湯服。

病篤去胎䖟蟲十枚。炙。搗爲末。酒服。胎即下。產乳

撲墜瘀血䖟蟲二十枚。牡丹皮一兩。爲末。酒服方寸匕。血化爲水也。若久宿血在骨節中者。二味等分。備急方

附錄扁前（別錄有名未用）曰：味甘，有毒。主鼠瘻癃閉，利水道。生山陵中，狀如牛蝱，赤翼。五月八月采之。

蚊子 時珍曰：蚊處處有之。冬蟄夏出，晝伏夜飛，細身利喙，咂人膚血，大爲人害。一名白鳥，一名暑䖟。或作黍民，謬矣。化生于木葉及爛灰中。產子于水中，爲孑孓蟲，仍變爲蚊也。龜鼈畏之，螢火、蝙蝠食之。故煮鼈入數枚，即易爛也。藏器曰：嶺南有蚊子木，葉如冬青，實如枇杷，熟則蚊出。塞北有蚊母草，葉中有血蟲，化而爲蚊。江東有蚊母鳥，一名鶊，每吐蚊一二升也。

蚋子 時珍曰：按元稹《長慶集》云：蜀中小蚊名蚋子。又小而黑者爲蠓子，微不可見，與塵相浮上下者爲浮塵子，皆巢于巴蛇鱗中，能透衣入人肌膚，嚙成瘡毒，人極苦之。惟搗楸葉傅之則瘥。又祝穆《方輿勝覽》云：雲南烏蒙峽中多毒蛇，鱗中有蟲名黃蠅，有毒，嚙人成瘡。但勿搔，以冷水沃之，擦鹽少許即愈。此亦蚋蠓之類也。

竹蝨 綱目

釋名 竹佛子 綱目 天厭子

集解 時珍曰：竹蝨生諸竹及草木上，皆有之。初生如粉點，久便能動，百十成簇，形大如蝨，蒼灰色。或云溼熱氣化，或云蟲卵所化。古方未有用者。惟南宮從《岣嶁神書》云：江南巴邛、吳越、荊楚之間，春秋竹內有蟲似蝨而蒼，取之陰乾，可治中風，即此也。

氣味 有毒。

主治 中風，半身不遂，能透經絡，追涎。時珍

附方 新一。

中風偏痺 半身不遂者：用麻黃以湯熬成糊，攤紙上，貼不病一邊，上下令遍，但除七孔，其病處不糊。以竹蝨焙爲末三錢，老人加麝香一錢，研勻，熱酒調服，就臥。須臾藥行，如風聲，口吐出惡水，身出臭汗如膠，乃急去糊紙，別溫麻黃湯浴之，暖臥將息，淡食十日，手足如故也。岣嶁神書

本草綱目蟲部第四十一卷終

本草綱目蟲部目錄第四十二卷

蟲之四　溼生類二十三種附錄七種

右附方舊二十九新一百零六

本草綱目蟲部第四十二卷

蟲之四 溼生類二十三種，附錄七種

蟾蜍 別錄下品

【釋名】鼁鼀音蹙秋 鼀䵹音施 蝲黿蹴蹴 苦蠪音龍 蚵蚾音何皮 癩蝦蟆 時珍曰：蟾蜍，說文作詹諸。云其聲詹諸，其皮鼀鼀，其行䵹䵹。詩云：得此鼀䵹。韓詩注云：戚施，蟾蜍也。戚音蹴。後世名苦蠪，其聲也。蚵蚾，其皮礧砢也。

【集解】別錄曰：蟾蜍生江湖池澤。五月五日取東行者，陰乾用。弘景曰：此是腹大、皮上多痱磊者。其皮汁甚有毒，犬嚙之，口皆腫。五月五日取東行者五枚，反縛着密室中閉之，明旦視自解者，取爲術用，能使人縛亦自解。蕭炳曰：腹下有丹書八字，以足晝地者，眞蟾蜍也。頌曰：今處處有之。別錄謂蝦蟆一名蟾蜍，以爲一物，非也。按爾雅鼀䵹，蟾蜍也。郭璞云：似蝦蟆，居陸地。則非一物明矣。蟾蜍多在人家下溼處，形大，背上多痱磊，行極遲緩，不能跳躍，亦不解鳴。蝦蟆多在陂澤閒，形小，皮上有黑斑點，能跳接百蟲，舉動極急。二物雖一類，而功用小別，亦當分而用之。蟾蜍屎謂之土檳榔，下溼處往往有之，亦能主疾。宗奭曰：世傳三足者爲蟾，人遂爲三足枯蟾以罔衆。但以水沃半日，其僞自見。蓋無三足者也。時珍曰：蟾蜍銳頭皤腹，促眉濁聲，土形，有大如盤者。自然論云：蟾蜍吐生，擲糞自其口出也。抱朴子云：蟾蜍千歲，頭上有角，腹下丹書，名曰肉芝，能食山精。人得食之可仙。術家取用以起霧祈雨，辟兵解縛。今有技者聚蟾爲戲，能聽指使。物性有靈，於此可推。許氏說文謂三足者爲蟾，而寇氏非之，固是。但龜鼈皆有三足，則蟾之三足非怪也。若謂入藥必用三足，則謬矣。岣嶁神書載蟾寶之法：用大蟾一枚，以長尺鐵釘四箇釘腳，四下以炭火自早炙至午，去火，放水一盞於前，當吐物如皁莢子大，有金光。人吞之，可越江湖也。愚謂縱有此術，誰敢吞之？方技詭說，未足深信。漫記於此，以備祛疑。

【脩治】蜀圖經曰：五月五日取得，日乾或烘乾用。一法：去皮爪，酒浸一宿，又用黃精自然汁浸一宿，塗酥，炙乾用。時珍曰：今人皆於端午日捕取，風乾，黃泥固濟，煅存性用之。永類鈐方云：蟾目赤，腹無八字者不可用。崔寔四民月令云：五月五日取蟾蜍，可治惡瘡。卽此也。亦有酒浸取肉者。錢仲陽治小兒冷熱疳瀉，如聖丸，用乾者酒煮成膏丸藥，亦一法也。

【氣味】辛，涼，微毒。

【主治】**陰蝕，疽癧惡瘡，猘犬傷瘡。能合玉石。**別錄 **燒灰傅瘡，立驗。又治溫病發斑困篤者，去腸，生搗食一二枚，無不瘥者。**弘景 藏器曰：搗爛絞汁飲，或燒末服。**殺疳蟲，治鼠漏惡瘡。燒灰傅一切有蟲惡癢滋胤瘡。**藥性 **治疳氣，小兒面黃癖氣，破癥結。燒灰油調，傅惡瘡。**日華 **主小兒勞瘦疳疾，最良。**蘇頌 **治一切五疳八痢，腫毒，破傷風病，脫肛。**時珍

【發明】時珍曰：蟾蜍，土之精也。上應月魄而性靈異，穴土食蟲，又伏山精，制蜈蚣，故能入陽明經，退虛熱，行溼氣，殺蟲䘌，而爲疳病癰疽諸瘡要藥也。別錄云治猘犬傷，肘後亦有方法。按沈約宋書云：張收爲猘犬所傷，人云宜噉蝦蟆膾，食之遂愈。此亦治癰疽疔腫之意，大抵是物能攻毒拔毒耳。古今諸方所用蝦蟆，不甚分別，多是蟾蜍。讀者當審用之，不可因名迷實也。

【附方】舊七，新十七。

腹中冷癖 水穀癊結，心下停痰，兩脇痞滿，按之鳴轉，逆害飲食。

大蝦蟆一枚，去皮腸，支解之，芒消強人一升，中人七合，弱人五合，水七升，煮四升，頓服，得下爲度。肘後方

小兒疳積 治小兒疳積，腹大黄瘦，骨立，頭生瘡結如麥穗。用立秋後大蝦蟇去首足腸，以清油塗之，陰陽瓦炙熟，食之，積穢自下。連服五六枚，一月之後，形容改變，妙不可言。

五疳八痢 面黄肌瘦，好食泥土，不思乳食。用大乾蟾蜍一枚，燒存性，皁角去皮弦一錢，燒存性，蛤粉水飛三錢，麝香一錢，爲末，糊丸粟米大。每空心米飲下三四十丸，日二服。名五疳保童丸。全嬰方

小兒疳泄 下痢。用蝦蟇燒存性，研，飲服方寸匕。子母秘錄

走馬牙疳 侵蝕口鼻。乾蚵蚾黄泥裹固煅過，黄連各二錢半，青黛一錢，爲末，入麝香少許，和研，傅之。鄭氏小兒方

疳蝕顋穿 金鞭散：治疳瘡顋穿牙落。以抱退雞子軟白皮包活土狗一箇，放入大蝦蟆口内，草縛泥固，煅過，取出研末，貼之，以愈爲度。普濟方

小兒口瘡 五月五日蝦蟇炙，研末，傅之，即瘥。秘錄

一切疳䘌 無問去處，皆能治之。蝦蟇燒灰，醋和傅，一日三五度。梅師方

陰蝕欲盡 蝦蟇灰、兎屎等分，爲末傅之。肘後

月蝕耳瘡 五月五日蝦蟇燒末，豬膏和傅。外臺方

小兒蓐瘡 五月五日取蟾蜍炙，研末傅之，即瘥。秘錄

小兒臍瘡 出汁，久不瘥。蝦蟇燒末傅之，日三，甚驗。一加牡蠣等分。外臺

一切溼瘡 蟾蜍燒灰，豬脂和傅。千金方

小兒癬瘡 蟾蜍燒灰，豬脂和傅。外臺方

癩風蟲瘡 乾蝦蟇一兩炙，長肥皁一條炙，去皮子，蘸酒再炙，爲末，以竹管引入羊腸内，繫定，以麩鋪甑内，置藥麩上，蒸熟，入麝香半錢，去麩同擣爲丸，如梧子大。每温酒服二十一丸。直指

附骨壞瘡 久不瘥，膿汁不已，或骨從瘡孔中出。用大蝦蟇一箇，亂頭髮一雞子大，豬油四兩，煎枯去滓，待凝如膏。先以桑根皮、烏頭煎湯洗，拭乾，煅龍骨末糝四邊，以前膏貼之。錦囊秘覽

發背腫毒 未成者。用活蟾一箇，繫放瘡上，半日蟾必昏憒，置水中救其命。再易一箇，如前法，其蟾必踉蹡。再易一箇，其蟾如舊，則毒散矣。累驗極效。○若勢重者，以活蟾一箇或二三箇，破開，連肚乘熱合瘡上，不久必臭不可聞。再易二三次，即愈。慎勿以物微見輕也。醫林集要

腫毒初起 大蝦蟇一箇剁碎，同炒石灰研如泥，傅之，頻易。余居士方

破傷風病 用蟾二兩半，切剁如泥，入花椒一兩，同酒炒熟，再入酒二盞半，温熱服之。少頃通身汗出，神效。

猘犬咬傷 肘後治猘犬傷，每七日一發。生食蝦蟇膾，絶良。亦可燒炙食之。勿令本人知之。自後再不發也。○袖珍治風犬傷，即用蝦蟇後足擣爛，水調服之。先於頂心拔去血髮三兩根，則小便内見沫也。

腸頭挺出 蟾蜍皮一片，瓶内燒烟燻之，並傅之。孫眞人

佩禳瘧疾 五月五日收大蝦蟇曬乾，紙封，絳囊貯之。男左女右繫臂上，勿令知之。傷氏家藏方

折傷接骨 大蝦蟇生研如泥，劈竹裹縛，其骨自痊。奚囊備急方

大腸痔疾 蟾蜍一箇，以磚砌四方，安於内，泥住，火煅存性，爲末。以豬廣腸一截，紮定兩頭，煮熟切碎，蘸蟾末食之。如此三四次，其痔自落。

頭

【主治】功同蟾蜍。

蟾酥

【采治】〔宗奭曰〕眉間白汁，謂之蟾酥。以油單紙裹眉裂之，酥出紙上，陰乾用。〔時珍曰〕取蟾酥不一：或以手捏眉稜，取白汁於油紙上及桑葉上，插背陰處，一宿即自乾。或安置竹筒内盛之，眞者輕浮，入口味甜也。或以蒜及胡椒等辣物納口中，則蟾身白汁出，以竹篦刮下，麪和成塊乾之。其汁不可入人目，令人赤腫盲。或以紫草汁洗點，即消。

【氣味】甘、辛，温，有毒。

【主治】小兒疳疾、腦疳。〔甄權曰〕端午日取眉脂，以硃砂、麝香爲丸，如麻子大，治小孩子疳瘦。空心服一丸。如腦疳，以嬭汁調滴鼻中，甚妙。

酥

同牛酥或吳茱萸苗汁。調摩腰眼陰囊。治腰腎冷。并助陽氣。又療蟲牙。日華 治齒縫出血及牙疼。以紙紝少許按之。立止。宗奭 發背疔瘡一切惡腫。時珍

【附方】新九

拔取疔黃 蟾酥以麪丸梧子大。每用一丸安舌下。即黃出也。青囊雜纂

拔取疔毒 蟾酥以白麪黃丹搜作劑。每丸麥粒大。以指爬動瘡上插入。重者挑破納之。仍以水澄膏貼之。危氏方

疔瘡惡腫 蟾酥一錢。巴豆四枚。搗爛飯丸錠子如綠豆大。每服一丸。薑湯下。良久。以萹蓄根、黃荊子研酒半盌服。取行四五次。以粥補之。乾坤秘韞

諸瘡腫硬 鍼頭散。用蟾酥、麝香各一錢。研勻。乳汁調和。入罐中。待乾。每用少許。津調傅之。外以膏護住。毒氣自出。不能爲害也。保命集

一切瘡毒 蟾酥一錢。白麪二錢。硃砂少許。井華水調成小錠子如麥大。每用一錠。井華水服。如瘡勢緊急。五七錠。葱湯亦可。汗出即愈。

喉痹乳蛾 證類用癩蝦蟆眉酥。和草烏尖末、豬牙皂角末等分。丸小豆大。每研一丸。點患處。神效。活人心統

一切齒痛 疳蝕齲齒瘀腫。用蚵蚾一枚。鞭其頭背。以竹篦刮眉間。即有汁出。取少許點之。即止也。類編

風蟲牙痛 不可忍。聖惠用蟾酥一片。水浸軟。入麝香少許。研勻。以粟米大。綿裹咬定。吐涎愈。一方。用胡椒代麝香。○一方。用蟾酥染絲綿上。剪一分。紝入齒縫根裏。忌熱物半日效。乾者以熱湯化開。

破傷風病 蟾酥二錢。湯化爲糊。乾蠍酒炒、天麻各半兩。爲末。合搗丸綠豆大。每服一丸至二丸。豆淋酒下。聖惠方

蝦蟇 本經下品

【釋名】蟼蟇 蟼音驚。又音加。時珍曰。按王荊公字說云。俗言蝦蟇懷土。取置遠處。一夕復還其所。雖或遐之。常慕而返。故名蝦蟇。或作蝦蟆。蝦言其聲。蟆言其斑也。爾雅作蟼蟇。

【集解】藏器曰。別錄蝦蟇一名蟾蜍。誤矣。蝦蟇二物各別。陶氏以蟾蜍注蝦蟇。遂致混然無別。今藥家亦以蟾蜍當蝦蟇矣。蝦蟇在陂澤中。背有黑點。身小能跳接百蟲。解作呷呷聲。舉動極急。蟾蜍在人家溼處。身大青黑。無點。多痱癗。不能跳。不解作聲。行動遲緩。又有鼃蛤螻蟈長肱石榜蠼子之類。或在水田中。或在溝渠側。未見別功。周禮蟈氏掌去鼃黽。焚牡菊以灰灑之則死。牡菊乃無花菊也。斅曰。蝦蟇有多般。勿誤用。有黑虎。身小黑嘴脚小。斑有蚼黃。前脚大。後脚小。斑色有尾子一條。有黃蛤。遍身黃色。腹下有臍帶長五七分。住立處帶下有自然汁出。有螻蟈。即夜鳴。腰細口大皮蒼黑色者。有蟾。即黃斑頭上有肉角。其蝦蟇皮上腹下有斑點。脚短。即不鳴叫者是也。時珍曰。蝦蟇亦能化鶉。出淮南子。蝦蟇青鼃畏蛇而制蜈蚣。三物相値。彼此皆不能動。故關尹子云。蝍蛆食蛇。蛇食鼃。鼃食蝍蛆。或云月令螻蟈鳴。反舌無聲。皆謂蝦蟇也。吳瑞曰。長肱。石雞也。一名錦襖子。六七月山谷間有之。性味同水雞。

【脩治】斅曰。凡使蝦蟇。先去皮并腸及爪子。陰乾。每箇用眞牛酥一分塗炙乾。若使黑虎。即連頭尾皮爪並陰乾。酒浸三日。漉出焙用。

【氣味】辛寒有毒。大明曰。溫無毒。

【主治】邪氣。破癥堅血。癰腫陰瘡。服之不患熱病。本經 主百邪鬼魅。塗癰腫及熱結腫。藥性 治熱狂。貼惡瘡。解煩熱。治犬咬。日華

【發明】頌曰。蝦蟇蟾蜍二物雖同一類。而功用小別。亦當分而用之。時珍曰。古方多用蝦蟇。近方多用蟾蜍。蓋古人通稱蟾爲蝦蟇耳。今攷二物功用亦不甚遠。則古人所用多是蟾蜍。且今人亦只

用蝦蟆有效。而蝦蟆不復入藥矣。按張杲醫說載摭青雜說云。有人患脚瘡。冬月頓然無事。夏月臭爛。痛不可言。遇一道人云。爾因行草上。惹蛇交遺瀝。瘡中有蛇兒。冬伏夏出故也。以生蝦蟆搗傅之。日三即換。凡三日。一小蛇自瘡中出。以鐵鉗取之。其病遂愈。朱震亨曰。蝦蟆屬土與水。味甘性寒。南人喜食之。本草言服之不患熱病。由是病人亦煮食之。本草之意。或炙或乾。或燒入藥用之。非若世人煮羹入椒鹽而啜其湯也。此物本濕化。大能發濕。久則濕化熱。此乃土氣厚。自然生火也。

【附方】舊三。新三。

風熱邪病 蝦蟆燒灰。硃砂等分。為末。每服一錢。酒服。日三。甚有神驗。外臺秘要

狂言鬼語 卒死。用蝦蟆燒末。酒服方寸匕。日三。外臺秘要

噎膈吐食 用蛇含蝦蟆。泥包。煅存性。研末。每服一錢。酒下。壽域方

瘰癧潰爛 用黑色蝦蟆一枚。去腸。焙研。油調傅之。忌鐵器。

頭上軟癤 蝦蟆剝皮貼之。收毒即愈。活幼全書

蝮蛇螫傷 生蝦蟇一枚。搗爛傅之。外臺

肝

【主治】蛇螫人。牙入肉中。痛不可堪。搗傅之。立出。時珍。出肘後

膽

【主治】小兒失音不語。取汁點舌上。立愈。時珍。出孫氏集效方

腦

【主治】青盲。明目。別錄

鼃 別錄下品

【釋名】**長股**別錄 **田雞**綱目 **青雞**同上 **坐魚**同上 **蛤魚** 宗奭曰。鼃後腳長。故善躍。大其聲則曰鼃。小其聲則曰蛤。時珍曰。鼃好鳴。其聲自呼。南人食之。呼為田雞。云肉味如雞也。又曰坐魚。其性好坐也。按爾雅蟾鼃俱列魚類。而東方朔傳云。長安水多蛙魚。得以家給人足。則古昔關中已常食之如魚。不獨南人也。鼃亦作蛙字。

【集解】別錄曰。鼃生水中。取無時。弘景曰。凡蜂蟻鼃蟾。其類最多。大有青脊者。俗名土鴨。其鳴甚壯。一種黑色者。南人名蛤子。食之至美。一種小形善鳴者。名鼃子。即此也。保昇曰。鼃。蝦蟇之屬。居陸地。青脊。善鳴。聲作蛙者是也。頌曰。今處處有之。似蝦蟇而背青綠色。尖嘴細腹。俗謂之青蛙。亦有背作黃路者。謂之金線鼃。陶氏所謂土鴨。即爾雅所謂在水曰黽者是也。俗名石鴨。所謂蛤子。即今水雞是也。閩蜀浙東人以為佳饌。時珍曰。田雞。水雞。土鴨。形稱雖異。功用則一也。四月食之最美。五月漸老。可采入藥。考工記云。以脰鳴者。鼃黽之屬。農人占其聲之早晚大小。以卜豐歉。故唐人章孝標詩云。田家無五行。水旱卜蛙聲。蛙亦能化為駕。見列子。

【氣味】甘。寒。無毒。宗奭曰。平。時珍曰。按延壽書云。蛙骨熱。食之小便苦淋。妊娠食蛙。令子壽夭。小蛙食多。令人尿閉。臍下酸痛。有至死者。擂車前水飲可解。吳瑞曰。正月出者名黃蛤。不可食。

【主治】小兒赤氣。肌瘡臍傷。止痛。氣不足。別錄 小兒熱瘡。殺尸疰病蟲。去勞劣。解熱毒。日華 食之解勞熱。宗奭 利水消腫。燒灰。塗月蝕瘡。時珍 饌食。調疳瘦。補虛損。尤宜產婦。搗汁服。治蝦蟇瘟病。嘉謨

【發明】頌曰。南人食鼃蛤。云補虛損。尤宜產婦。時珍曰。鼃產於水。與螺蚌同性。故能解熱毒。利水氣。但係濕化之物。其骨性復熱。而今人食者每同辛辣及脂油煎煿。是抱薪救火矣。安能求其益哉。按戴原禮證治要訣云。凡渾身水腫。或單腹脹者。以青鼃一二枚。去皮炙食之。則自消也。嘉謨曰。時

行面赤項腫，名蝦蟇瘟。以金線鼁搗汁，水調，空腹頓飲，極效。曾活數人。

附方 新六

蛤饌 治水腫。用活蛙三箇，每箇口內安銅錢一箇，上着胡黃連末少許。以雄豬肚一箇，茶油洗淨，包蛙紮定，煮一宿，取出去皮腸，食肉并豬肚，以酒送下。忌酸鹹魚麪雞鵞羊肉，宜食豬鴨。壽域神方

水蠱腹大 動搖有水聲，皮膚黑色。用乾青蛙二枚，以酥炒乾，螻蛄七枚炒，苦壺蘆半兩炒，右爲末。每空心溫酒服二錢，不過三服。聖惠方

毒痢噤口 水蛙一箇，并腸肚搗碎，瓦烘熱，入麝香五分，作餅貼臍上，氣通即能進食也。

諸痔疼痛 青蛙丸：用青色蛙長腳者一箇，燒存性爲末，雪糕和丸如梧子大。每空心先喫飯二匙，次以枳殼湯下十五丸。直指方

蟲蝕肛門 蟲蝕腎腑，肛盡腸穿。用青蛙一枚，雞骨一分，燒灰吹入，數用大效。外臺

癌瘡如眼 上高下深，顆顆累垂，如瞽眼，其中帶青，頭上各露一舌，毒孔透裏者是也。用生井蛙皮，燒存性爲末，蜜水調傅之。直指方

蝌蚪 拾遺

釋名 活師山海經　活東爾雅　玄魚古今注　懸針同上　水仙子　俗名蝦蟇臺。時珍曰：蝌斗一作蛞斗，音闊。按羅願爾雅翼云：其狀如魚，其尾如針，又并其頭尾觀之，有似斗形，故有諸名。玄魚言其色，懸針狀其尾也。

集解 藏器曰：活師即蝦蟇兒，生水中，有尾如鯮魚，漸大則腳生尾脫。時珍曰：蝌斗生水中，蝦蟇、青鼁之子也。二三月鼁蟇曳腸於水際草上，纏繳如索，日見黑點漸至，春水時鳴以聒之，則蝌斗皆出，謂之聒子，所謂蝦蟇聲抱是矣。蝌斗狀如河豚，頭圓，身上青黑色，始出有尾無足，稍大則足生尾脫。崔豹云：聞雷尾脫，亦未必然。陸農師云：月大盡則先生前兩足，小盡則先生後兩足。

主治 火飆熱瘡及疥瘡，並搗碎傅之。又染髭髮，取青胡桃子上皮，和搗爲泥染之，一染不變也。藏器

發明 時珍曰：俚俗三月三日，皆取小蝌斗以水吞之，云不生瘡，亦解毒治瘡之意也。按危氏得效方，染髭髮，用蝌斗、黑桑椹各半斤，瓶密封，懸屋東百日化泥，取塗鬚髮，永黑如漆也。又岣嶁神書云：三月三日取蝌斗一合，陰乾，候椹熟時，取汁一升浸，埋東壁下，百日取出，其色如漆，以塗髭髮，永不白也。

卵

主治 明目。藏器

溪狗 拾遺

集解 藏器曰：溪狗生南方溪澗中，狀似蝦蟇，尾長三四寸。

氣味 有小毒。**主治** 溪毒及遊蠱，燒末，水服一二錢匕。藏器

山蛤 宋圖經

校正 原附蝦蟇下，今分出。

集解 頌曰：山蛤在山石中藏蟄，似蝦蟇而大，黃色。能吞氣，飲風露，不食雜蟲。山人亦食之。

主治 小兒勞瘦及疳疾，最良。蘇頌

田父 宋圖經

校正 原附蝦蟇下，今分出。

釋名 蚧音論

集解 頌曰：按洽聞記云：蝦蟇大者名田父，能食蛇。蛇行被逐，殆不能去，因銜其尾。久之蛇死，尾後數寸皮不損，肉已盡矣。世傳蛇噉鼁，今此乃食蛇，其說頗怪，當別是一種也。時珍曰：按文字集畧

云。蝓蝛蟲也。大如屨，能食蛇。此即田父也。綱謂蛇吞鼠，而有食蛇之鼠；蛇制豹，而有啖蛇之貘；則田父伏蛇，亦此類耳，非怪也。

【主治】蠶咬，取蚕背上白汁，和蟻子灰塗之。蘇頌。○出韋宙獨行方

蜈蚣 本經下品

【釋名】**蒺藜** 爾雅 **蝍蛆** 爾雅 **天龍** 宏景曰：莊子：蝍蛆甘帶。淮南子云：騰蛇遊霧，而殆於蝍蛆。蝍蛆，蜈蚣也。性能制蛇，見大蛇便緣上啖其腦。恭曰：山東人呼蜘蛛一名蝍蛆，亦能制蛇，而蜘蛛條無制蛇之說。莊子、淮南並謂蜈蚣也。頌曰：按爾雅，蒺藜，蝍蛆也。郭注云：似蝗而大腹，角，能食蛇腦，乃別似一物。時珍曰：按張揖廣雅及淮南子注，皆謂蝍蛆為蜈蚣，與郭說異。許慎以蝍蛆為蟋蟀，能制蛇。又以蝍蛆為馬蚿，因馬蚿有蛆蟝之名，並誤矣。

【集解】別錄曰：蜈蚣生太吳川谷及江南。頭足赤者良。弘景曰：今赤足者多出京口長山、高麗山、茅山，於腐爛積草處得之，勿令傷。暴乾。黃足者甚多，而不堪用，人以火炙令赤當之，非真也。蜈蚣齧人，以桑汁、白鹽塗之即愈。蜀圖曰：生山南川谷及出襄、鄧、隨、唐等州土石間，人家屋壁中亦有。形似馬陸，身扁而長，黑頭赤足者良。七八月采之。宗奭曰：蜈蚣背光，黑綠色，足赤腹黃。有被毒者，以烏雞屎或大蒜塗之，效。性畏蛞蝓，不敢過所行之路。觸其身即死，故蛞蝓能治蜈蚣毒。時珍曰：蜈蚣西南處處有之。春出冬蟄，節節有足，雙鬚岐尾。性畏蜘蛛，以溺射之，即斷爛也。南方有極大者，而本草失載。按段成式酉陽雜俎云：綏定縣蜈蚣大者能以氣吸蛇及蜴蜥，相去三四尺，骨肉自消。沈懷遠南越志云：南方晉安有山出蜈蚣。大者長丈餘，能啖牛。俚人然炬遂得，以皮鞔鼓，肉曝為脯，美於牛肉。葛洪遐觀賦云：南方蜈蚣大者長百步，頭如車箱，肉白如瓠。越人爭買為羹炙。張耒明道雜志云：黃州岐亭有拘羅山，出大蜈蚣，袤丈尺。土人捕得燻乾，商人販入北方貨之，有致富者。蔡絛叢話云：嶠南蜈蚣大者二三尺，螫人至死。惟見托胎蟲，則局縮不敢行。蟲乃登首，陷其腦而食之。故被蜈蚣傷者，搗蟲塗之，痛立止也。珍按：托胎蟲即蛞蝓也。蜈蚣能制龍、蛇、蜴蜥，而畏蝦蟆、蛞蝓、蜘蛛。亦莊子所謂物畏其天，陰符經所謂禽之制在氣也。

【修治】斆曰：凡使勿用千足蟲，真相似，只是頭上有白肉，面并觜尖。若誤用，并把着腥臭氣入頂，能致死也。凡治蜈蚣，先以蜈蚣、木末或柳蛀末，於土器中炒，令木末焦黑，去木末，以竹刀刮去足甲用。時珍曰：蜈蚣木不知是何木也。今人惟以火炙，去頭足用，或去尾足，以薄荷葉火煨用之。

【氣味】**辛，溫，有毒。** 時珍曰：畏蛞蝓、蜘蛛、雞屎、桑皮、白鹽。

【主治】**鬼疰蠱毒，啖諸蛇蟲魚毒，殺鬼物老精溫瘧，去三蟲。** 本經 **療心腹寒熱積聚，墮胎，去惡血。** 別錄 **治癥癖。** 日華 **小兒驚癇，風搐臍風，口噤丹毒，禿瘡瘰癧，便毒痔漏，蛇瘕蛇瘴蛇傷。** 時珍

【發明】頌曰：本經云療鬼疰，故胡治方治尸疰惡氣、痰嗽諸方多用之。今醫家治小兒口噤不開、不能乳者，以東走蜈蚣去足炙研，用豬乳二合調半錢，分三四服，溫灌之，有效。時珍曰：蓋行而疾者，惟風與蛇。蜈蚣能制蛇，故亦能截風。蓋厥陰經藥也。故所主諸證，多屬厥陰。按楊士瀛直指方云：蜈蚣有毒，惟風氣暴烈者可以當之。風氣暴烈，非蜈蚣能截能擒，亦不易止，但貴藥病相當耳。設或過劑，以蚯蚓、桑皮解之。又云：瘭瘡一名蛇瘴，蠻烟瘴雨之鄉，多毒蛇氣，人有不服水土風氣，而感觸之

者數月以還。必發蛇瘴。惟赤足蜈蚣最能伏蛇爲上藥。白芷次之。又聖濟總録云：嶺南朴蛇瘴，一名鎖喉瘴。項大腫痛連喉。用赤足蜈蚣一二節研細，水下，卽愈。據此則蜈蚣之治蛇蠱、蛇毒、蛇瘕、蛇傷諸病，皆此意也。然蜈蚣又治痔漏、便毒、丹毒等病，并陸羽茶經載枕中方，治瘰癧一法，則蜈蚣自能除風攻毒，不獨治蛇毒而已也。

附方舊五，新十三。

小兒撮口 但看舌上有瘡如粟米大，是也。以蜈蚣汁刮破指甲，研傅兩頭肉，卽愈。如無生者，乾者亦可。子母秘録。

小兒急驚 萬金散：蜈蚣一條全者，去足，炙爲末，丹砂、輕粉等分，研勻，陰陽乳汁和丸菉豆大。每歲一丸，乳汁下。聖惠。

天弔驚風 目久不下，眼見白睛，及角弓反張，聲不出者。雙金散主之。用大蜈蚣一條，去頭足，酥炙，用竹刀批開，記定左右，又以麝香一錢，亦分左右各記明，研末包定。每用左邊者吹左鼻，右邊者吹右鼻，各少許，不可過多。若眼未下，再吹些須，眼下乃止。直指方。

破傷中風 欲死。聖惠：用蜈蚣研末擦牙，追去涎沫，立瘥。○儒門事親：用蜈蚣頭、烏頭尖、附子底、蠍稍等分，爲末。每用一字或半字，熱酒灌之。仍貼瘡上，取汗愈。

口眼喎斜 口內麻木者。用蜈蚣三條，一蜜炙，一酒浸，一紙裹煨，並去頭足。天南星一箇，切作四片，一蜜炙，一酒浸，一紙裹煨，一生用。半夏、白芷各五錢，通爲末，入麝少許。每服一錢，熱調下，日一服。通變要法。

腹內蛇癥 誤食菜中蛇精成瘕，或食蛇肉成瘕，腹內常饑，食物卽吐，以赤足蜈蚣一條，炙，研末，酒服。衞生易簡方。

蝮蛇螫傷 蜈蚣研末傅之。

射工毒瘡 大蜈蚣一枚，炙研，和酢傅之。千金方。

天蛇頭瘡 生手指頭上。用蜈蚣一條，燒烟燻一二次，卽愈。或爲末，豬膽汁調塗之。奇效。

丹毒瘤腫 用蜈蚣一條，白礬一皁子大，雷丸一箇，百部二錢，研末，醋調傅之。本草衍義。

瘰癧潰瘡 茶、蜈蚣二味，炙至香熟，擣篩爲末。先以甘草湯洗淨，傅之。枕中方。

聤耳出膿 蜈蚣末吹之。鮑氏。

小兒禿瘡 大蜈蚣一條，鹽一分，入油內浸七日，取油搽之，極效。海上方。

便毒初起 黃脚蜈蚣一條，瓦焙存性，爲末，酒調服，取汗卽散。濟生秘覽。

痔瘡疼痛 直指：用赤足蜈蚣焙爲末，入片腦少許，唾調傅之。○孫氏集效：用蜈蚣三四條，香油煮一二沸，浸之，再入五倍子末二三錢，瓶收密封，如遇痛不可忍，點上油，卽時痛止，大效。

腹大如箕 用蜈蚣三五條，酒炙，研末，每服一錢，以雞子二箇，打開入末在內，攪勻，紙糊，沸湯煮熟食之。日一服，連進三服瘳。活人心統。

脚肚轉筋 蜈蚣燒，猪脂和傅。肘後。

女人趾瘡 甲內惡肉突出不愈。蜈蚣一條，焙研傅之，外以南星末，醋和傅四圍。醫方摘要。

馬陸 本經下品

釋名 **百足** 本經 **百節** 衍義 **千足** 炮炙論 **馬蚿** 音弦 **馬蠸** 音拳 **馬蠲** 郭璞 **馬軸** 別録 **馬蠖** 爾雅 **飛蚿蟲** 李當之 **刀環蟲** 蘇恭 **蛩** 弘景

時珍曰：此蟲甚多，寸寸斷之，亦便寸行。故魯連子云：百足之蟲，死而不僵。莊子：蚿憐蛇。是矣。

集解 別録曰：馬陸生玄菟川谷。弘景曰：李當之云：此蟲長五六寸，狀如大蛩，夏月登樹鳴，冬則入蟄，今人呼爲飛蚿蟲。今有一種細黃蟲，狀如蜈蚣而甚長，俗名土蟲，雞食之，醉悶至死。方家既不復用，市人亦無取者，未詳何者的是。恭曰：此蟲大如細筆管，長三四寸，斑色亦如蚰蜒，襄陽人名爲馬蚿，亦呼馬軸，又名刀環蟲，以其死側臥，狀如刀環也。有人自毒，服一枚便死也。斅曰：千足蟲頭上有白肉，面赤嘴尖，把着腥臭氣，入人頂能致死也。宗奭曰：百節身如槎，節節有細蹙文起，紫黑色光潤，百足，死則側臥如環，長二三寸，大者如小指，古墻壁中甚多，入藥至鮮。時珍曰：馬蚿處處有之，形大如蚯蚓，紫黑色。其足比比至百，而皮極硬，節節有橫文如金線，首尾一般大。觸之即側臥局縮如環，不必死也。能毒雞犬。陶氏所謂土蟲乃蚰蜒也。死亦側臥如環，雞喜食之。當以李當之之說爲準也。

【正誤】〔藏器曰〕按土蟲無足，如一條衣帶，長四五寸，身扁似韭葉，背上有黃黑襇，頭如鏟子，行處有白涎，生溼地，雞喫即死。陶云土蟲似蜈蚣者，乃蚰蜒，非土蟲，亦非馬陸也。蘇云馬陸如蚰蜒，亦誤矣。按蚰蜒色黃不斑，其足無數。〔時珍曰〕按段成式酉陽雜俎云：度古俗呼土蟲，身形似衣帶，色類蚯蚓，長一尺餘，首如鏟，背上有黃黑襇，稍觸即斷。常趁蚓掩之，則蚓化爲水。有毒，雞食之輒死。據此則陳藏器所謂土蟲者，蓋土蠱也。陶氏誤以蚰蜒爲馬陸，陳氏亦誤以土蠱爲土蟲矣。

【修治】〔雷曰〕凡收得馬陸，以糠頭炒至糠焦黑，取出，去糠，竹刀刮去頭足，研末用。

【氣味】辛，溫，有毒。【主治】腹中大堅癥，破積聚息肉，惡瘡白禿。本經。療寒熱痞結，脇下滿。別錄。辟邪瘧。時珍。

【發明】〔時珍曰〕馬陸係神農藥，雷氏備載炮炙之法，而古方鮮見用者。惟聖惠逐邪丸用之。其方治久瘧發歇無時，用百節蟲四十九枚，砒霜三錢，粽子角七枚，五月五日日未出時，于東南上尋取兩般蟲，至午時向南研勻，丸小豆大。每發日早，男左女右，手把一丸嗅之，七遍立效。脩時忌孝子、婦人、師尼、雞犬見之。亦合別錄療寒熱之說。大抵毒物止可外用，不敢輕入丸散中。

山蛩蟲（拾遺）

【集解】〔藏器曰〕生山林間，狀如百足而大，烏斑色，長二三寸。更有大如指者，名馬陸，能登木群吟。已見本經。〔時珍曰〕按本經馬陸一名百足，狀如大蛩，而此云狀如百足而大，更大者爲馬陸，則似又指百足爲一物矣。蓋此即馬陸之在山而大者耳，故曰山蛩。雞犬皆不敢食之。

【氣味】有大毒。【主治】人嗜酒不已，取一節燒灰，水服，便不喜聞酒氣。過一節則毒人至死。又燒黑傅惡瘡，亦治蠶病白殭，燒灰粉之。藏器。

【附錄】蚰蜒（拾遺）〔藏器曰〕狀如蜈蚣而甚長，色正黃不斑，大者如釵股，其足無數，好脂油香，故入人耳及諸竅中，以驢乳灌之，即化爲水。〔時珍曰〕處處有之，牆屋爛草中尤多。狀如小蜈蚣而身圓不扁，尾後禿而無岐，多足。大者長寸餘，死亦蜷屈如環，故陶宏景誤以爲馬陸也。其入人耳，用龍腦、地龍、硇砂，單吹之皆效，或以香物引之。淮南子云：菖蒲去蚤蝨而來蛉蛩，即此蟲也。揚雄方言云：一名入耳，一名蚨虷，一名蚰蜒，一名蜻蜓。又一種草鞋蟲，形亦相似而身扁，亦能入人耳中。

蠼螋（拾遺）

音瞿搜。〔藏器曰〕狀如小蜈蚣，色青黑，長足。能溺人影，令人發瘡，如熱痱而大，若遶腰匝，不可療。山中者溺毒更猛。惟扁豆葉傅之即瘥。諸方大有治法。〔時珍曰〕蠼螋喜伏氍㲣之下，故得此名。或作蛷螋。按周禮赤犮氏，凡隙屋除其貍蟲蛷螋之屬，乃求而搜之也。其蟲隱居牆壁及器物下，長不及寸，狀如小蜈蚣，青黑色，二鬚六足，足在腹前，尾有叉岐，能夾人物，俗名搜夾子。其溺射人影，令人生瘡，身作寒熱。古方用犀角汁、雞腸草汁、馬鞭草汁、梨葉汁、茶葉末、紫草末、羊髭灰、鹿角末、燕窠土，但得一品塗之皆效。孫真人千金方云：予曾六月中得此瘡，經五六日治不愈。有人教畫地作蠼螋形，以刀細取腹中土，以唾和塗之，再塗即愈。方知萬物相感，莫知其由。

蚯蚓（本經下品）

【釋名】螼螾（音頃引）　朐䏰（音劬閏）　堅蠶（音遣忝）　䖤蟺（音阮善）　曲

螼 土螼綱目 土龍別錄 地龍子藥性 寒蟺 寒蚓 附

蚓吳普 歌女 時珍曰：蚓之行也，引而後申，其塿如丘，故名蚯蚓。爾雅謂之螼螾，巴人謂之朐肕，皆方音之轉也。䖤蟺、曲蟺，象其狀也。東方虯賦云：乍逶迤而蟺曲，或宛轉而蛇行。任性行止，擊物便曲，是矣。術家言蚓可興雲，又知陰晴，故有土龍之名。其鳴長吟，故曰歌女。大明曰：路上踏殺者，名千人踏，入藥更良。

【集解】別錄曰：白頸蚯蚓，生平土。三月取，暴乾。弘景曰：白頸是其老者，取得去土鹽之，日暴，須臾成水，道術多用之。其屎呼為蚓塿，亦曰六一泥，以其食細泥無沙石，入合丹泥釜用。時珍曰：今處處平澤膏壤地中有之。孟夏始出，仲冬蟄結。雨則先出，晴則夜鳴。或云結時能化為百合也。與皇螽同穴為雌雄。故郭璞注云：蚯蚓土精，無心之蟲，與螽交。不以分，睡于皇螽是矣。今小兒陰腫，多以為此物所吹。經驗方云：蚯蚓咬人，形如大風，眉鬢皆落。惟以石灰水浸之良。昔浙江將軍張韶病此，每夕蚯蚓鳴於體中。有僧教以鹽湯浸之，數遍遂瘥。宗奭曰：此物有毒。崇寧末年，隴州兵士暑月跣足，為蚯蚓所中，遂不救。後數日，又有人被其毒，或教以鹽湯浸之，並飲一盃，乃愈也。

【修治】弘景曰：若服乾蚓，須熬作屑。斅曰：凡收得，用糯米泔浸一夜，漉出，以無灰酒浸一日，焙乾切。每一兩，以蜀椒、糯米各二錢半同炒，至米熟，揀出用。時珍曰：入藥有為末，或化水，或燒灰者，各隨方法。

白頸蚯蚓

【氣味】鹹，寒，無毒。權曰：有小毒。之才曰：畏葱、鹽。【主治】蛇瘕，去三蟲伏尸，鬼疰，蠱毒，殺長蟲。本經 化為水，療傷寒，伏熱狂謬，大腹，黃疸。別錄 溫病，大熱狂言，飲汁皆瘥。炒作屑，去蛔蟲。去泥，鹽化為水，主天行諸熱，小兒熱病癲癇，塗丹毒，傅漆瘡。藏器 葱化為汁，療耳聾。蘇恭 治中風癇疾，喉痺。日華 解射罔毒。蜀本 炒為末，主蛇傷毒。藥性 治腳風。蘇頌 主傷寒瘧疾，大熱狂煩，及大人小兒小便不通，急慢驚風，歷節風痛，腎臟風注，頭風齒痛，風熱赤眼，木舌喉痺，鼻瘜聤耳，禿瘡瘰癧，卵腫脫肛，解蜘蛛毒，療蚰蜒入耳。時珍

【發明】弘景曰：乾蚓熬作屑，去蛔蟲甚有效。宗奭曰：腎臟風下注病，不可闕也。頌曰：腳風藥必須此物為使，然亦有毒。有人因腳病藥中用此，果得奇效。病愈，服之不輟，至二十餘日，覺躁憒，但欲飲水不已，遂致委頓。大抵攻病用毒藥，中病即當止也。震亨曰：蚯蚓屬土，有水與木，性寒，大解熱毒，行溼病。時珍曰：蚓在物應土德，在星禽為軫水。上食槁壤，下飲黃泉，故其性寒而下行。性寒故能解諸熱疾，下行故能利小便，治足疾而通經絡也。術家云：蚓血能柔弓弩，恐亦誑言爾。諸家言服之多毒，而郭義恭廣志云：閩越山蠻啖蚯蚓為饈，豈地與人有不同歟。

【附方】舊九，新三十四。傷寒熱結 六七日狂亂，見鬼欲走。以大蚓半斤去泥，用人溺煮汁飲。或生絞汁亦可。肘後方 陽毒結胸 按之極痛，或通而復結，喘促，大躁狂亂。取生地龍四條洗淨，研如泥，入生薑汁少許，蜜一匙，薄荷汁少許，新汲水調服。若熱熾者，加片腦少許。即與揉心下，片時自然汗出而解。不應再服一次，神效。傷寒蘊要 諸瘧煩熱 太躁，用上方服

之甚效。亦治瘴瘧。直指　**小便不通**蚯蚓搗爛，浸水，濾取濃汁半盌服，立通。斗門　**老人尿閉**白頸蚯蚓、茴香等分，杵汁，飲之即愈。朱氏集驗方　**小兒尿閉**乃熱結也。用大地龍數條，去泥，入蜜少許，研傅莖卵。仍燒蠶蛻紙、硃砂、龍腦、麝香同研少許，以麥虋冬、燈心煎湯調服。全幼　**小兒急驚**五福丸：用生蚯蚓一條，研爛，入五福化毒丹一丸同研，以薄荷湯少許化下。○普濟方云：梁國材言洋州進士李彥直家專貨此藥，一服千金，以糊十口。梁傳其方，親試屢驗，不可不筆於冊，以救嬰兒。**驚風悶亂**乳香丸：治小兒慢驚風，心神悶亂，煩懊筋脈拘急，胃虛蟲動，反折啼叫。用乳香半錢，胡粉一錢，研勻，以白頸蚯蚓生捏去土，搗爛和丸麻子大。每服七丸至十五丸，葱白煎湯下。普濟方　**慢驚虛風**用平正附子去皮臍，生研為末，以白頸蚯蚓於末內滚之，候定，刮蚓上附末，丸黃米大。每服十丸，米飲下。百一方　**急慢驚風**五月五日取蚯蚓，竹刀截作兩段，急跳者作一處，慢跳者作一處，各研爛，入硃砂末和作丸，記明急驚用急跳者，慢驚用慢跳者。每服五七丸，薄荷湯下。應驗方　**小兒卵腫**用地龍連土為末，津調傳之。錢氏方　**勞復卵腫**或縮入腹，中絞痛，身體重，頭不能舉，小腹急熱，拘急欲死。用蚯蚓二十四枚，水一斗，煮取三升，頓服取汗。或以蚯蚓數升，絞汁服之，並良。肘後方　**手足腫痛**欲斷。取蚓三升，以水五升，絞汁二升半，服之。肘後　**代指疼痛**蚯蚓杵傳之。聖惠　**風熱頭痛**地龍炒研，薑汁、半夏餅、赤茯苓等分，為末。一字至半錢，生薑荊芥湯下。普濟　**頭風疼痛**龍珠丸：用五月五日取蚯蚓，和腦麝杵丸梧子大。每以一丸納鼻中，隨左右。先塗薑汁在鼻，立愈。總錄　**偏正頭痛**不可忍者。聖惠龍香散：用地龍去土，焙，乳香等分，為末。每以一字作紙撚，燈上燒烟，以鼻嗅之。○澹寮方加人指甲等分，云徐介翁方也。

每服一捻，香爐上慢火燒之，以紙筒引烟入鼻熏之。口噙冷水，有涎吐去，仍以好茶一盞點呷，即愈。**風赤眼痛**地龍十條，炙為末，茶服三錢。聖惠　**風蟲牙痛**鹽化地龍水，和麪納齒上。又以皁莢去皮，研末塗上，蟲即出。又同玄胡索、蓽茇末塞耳。普濟　**牙齒裂痛**死曲蟺為末，傅之即止。千金翼　**齒縫出血**不止。用地龍末、枯礬各一錢，麝香少許，研勻，搽之。聖惠方　**牙齒動搖**及外物傷動欲落，諸藥不效者。乾地龍炒，五倍子炒，等分為末，先以生薑揩牙，後傅擦之。御藥院方　**木舌腫滿**不治殺人。蚯蚓一條，以鹽化水，塗之。良久漸消。聖惠方　**咽喉卒腫**不下食。地龍十四條，搗塗喉外。又以一條，着鹽化水，入蜜少許，服之。聖惠方　**喉痹塞口**普濟用韭地紅小蚯蚓數條，醋擂，取食之，即吐出痰血二三盌，神效。○聖惠用地龍一條，研爛，以雞子白攪和，灌入即通。**鼻中瘜肉**地龍炒一分，牙皁一挺，為末，蜜調塗之。清水滴盡即除。聖惠　**耳卒聾閉**蚯蚓入鹽，安葱內化水，點之，立效。勝金　**聤耳出膿**生地龍、釜上墨、生豬脂等分，研勻，葱汁和，捻作挺子，綿裹塞之。○聖惠方：用地龍為末吹之。**耳中耵聹**乾結不出。用白蚯蚓入葱葉中化為水，滴耳令滿，不過數度，即易挑出。**蚰蜒入耳**地龍為末，入葱內，化水點入，則蚰蜒亦化為水。聖惠方　**白禿頭瘡**乾地龍為末，入輕粉，麻油調搽。普濟方　**瘰癧潰爛**流串者，用荊芥根下段煎湯溫洗，良久，看瘡破紫黑處，以鍼刺去血，再洗三四次。用韭菜地上蚯蚓一把，五更時收取，炭火上燒紅，為末。每一匙入乳香、沒藥、輕粉各半錢，穿山甲九片，炙為末，油調傅之，如神。此武進朱守仁所傳有驗方。保命集　**龍纏瘡毒**水缸底蚯蚓一條，連泥搗傅，即愈。**蜘蛛咬傷**遍身皆有。以葱一枚去尖頭，將蚯蚓入葉中，緊捏兩頭，勿令洩氣，頻搖動，即化為水，以點咬處甚效。譚氏小兒方 **陽證脫肛** 以荊芥生薑煎湯洗之。用地龍蟠如錢樣者，去土一兩，朴消二錢，爲末，油調傅之。全幼心鑑 **中蠱下血** 如爛肝者。以蚯蚓十四枚，苦酒三升漬至蚓死，服水。已死者皆可治。肘後方 **癧風痛癢** 白頸蚯蚓去土，以棗肉同搗丸梧子大。每美酒下六十丸。忌薑蒜。活人心統 **對口毒瘡** 已潰出膿，取韭地蚯蚓搗細，涼水調傅。日換三四次。扶壽精 **耳聾氣閉** 蚯蚓、川芎藭各兩半，爲末。每服二錢，麥虋冬湯下。服後低頭伏睡。一夜一服。三夜立效。聖濟總錄 **口舌糜瘡** 地龍、吳茱萸研末。醋調生麪和塗足心。立效。摘玄方

蚯蚓泥 見土部

蝸牛 瓜蝸過三音○別錄中品

【釋名】蠡牛 蠡音螺。藥性 **蚹蠃** 爾雅。音附螺 **螔蝓** 爾雅。音移俞 **山蝸** 弘景 **蝸蠃** 山海經作倮纍 **蜒蚰蠃** 俗名 **土牛兒** 弘景曰：蝸牛，山蝸也。形似瓜字，有角如牛，故名。莊子所謂戰於蝸角是矣。時珍曰：其頭偏戾如蝸，其形盤旋如渦，故有蝸、渦二音。不獨如瓜字而已。其行延引，故曰蜒蚰。爾雅謂之蚹蠃。孫炎註云：以其負蠃殼而行，故名蚹蠃。

【集解】 弘景曰：蝸牛生山中及人家。頭形如蛞蝓，但背負殼耳。大明曰：此即負殼蜒蚰也。保昇曰：蝸牛生池澤草樹間。形似小螺，白色。頭有四黑角。行則頭出，驚則首尾俱縮入殼中。○頌曰：凡用蝸牛，以形圓而大者爲勝。久雨乍晴，竹林池沼間多有之。其城牆陰處，一種扁而小者，無力，不堪用。時珍曰：蝸身有涎，能制蜈、蝎。夏熱則自懸葉下，往往升高，涎枯則自死也。

【氣味】鹹，寒，有小毒。 畏鹽

【主治】賊風喎僻，踠跌，大腸脫肛，筋急及驚癇。 別錄 **生研汁飲，止消渴。** 甄權 **治小兒臍風撮口，利小便，消喉痺，止鼻衄，通耳聾，治諸腫毒痔漏，制蜈蚣、蠍蠆毒，研爛塗之。** 時珍

【發明】 頌曰：入嬰孩藥最勝。時珍曰：蝸牛所主諸病，大抵取其解熱消毒之功耳。

【附方】 舊二，新十九。

小便不通 蝸牛搗貼臍下，以手摩之。加麝香少許更妙。簡易 **大腸脫肛** 聖惠治大腸久積虛冷，每因大便脫肛。用蝸牛一兩燒灰，豬脂和傅，立縮。○又治上症及痢後脫肛。用乾蝸牛一百枚，炒研。每用一錢，以飛過赤汁磁石末五錢，水一盞，煎半盞，調服。日三。 **痔瘡腫痛** 丹溪用蝸牛浸油塗之，或燒研傅之。○濟生用蝸牛一枚，入麝香少許在內，盌盛，次日取水塗之。 **發背初起** 活蝸牛二百箇，以新汲水一盞，湯瓶中封一夜，取涎水，入眞蛤粉旋調，掃傅瘡上。日十餘度，熱痛止則瘡便愈。集驗方 **瘰癧未潰** 連殼蝸牛七箇，丁香七粒，同燒研，紙花貼之。危氏 **瘰癧已潰** 蝸牛燒研，輕粉少許，用豬脊髓調傅之。危氏方 **喉痺腫塞** 用蝸牛綿裹，水浸，含嚥，須臾立通。○又用蝸牛七枚，白梅肉三枚，研爛，綿裹含嚥，立效。 **喉風腫痛** 端午日午時，取蜒蚰十餘條，同鹽三四箇，小瓶內封固，俟化成水，收水點之。唐氏 **喉塞口噤** 蜒蚰炙二七枚，白梅肉炒二七枚，白礬半生半燒二錢，研爲末。每水調半錢服，得吐立通。聖惠方 **耳腮痄腫** 及喉下諸腫。用蝸牛同麪研傅之。 **面上毒瘡** 初起者，急尋水蜒蚰一二條，用醬少許共搗，塗紙上貼之，即退。紙上留一小孔出氣。此乃凌漢章秘傳極效方也。譚埜翁試驗方 **赤白翳膜** 生蝸牛一枚，搗丹砂末于內，火上炙沸，以綿染汁傅眥中。日二。聖惠方 **鼻血不止** 蝸牛煿乾一枚，烏賊

骨半錢，研末吹之。聖濟總錄 **撮口臍風** 乃胎熱也。用蝸牛五枚，去殼研汁，塗口，取效乃止。○又方：用蝸牛十枚，去殼研爛，入蒔蘿末半分，研勻塗之，取效甚良。 **滴耳聾閉** 蝸牛膏：用蝸牛一兩，石膽、鍾乳粉各二錢半，為末，瓷盒盛之，火煅赤，研末，入片腦一字。每以酒調一字，滴入耳中。無不愈者。並聖惠方 **蚰蜒入耳** 蝸牛椎爛，置于耳邊，即出也。瑞竹堂方 **染鬚方** 用蜒蚰四十條，以京墨水養之，三日埋馬屎中，一月取出，以白絲頭試之，如即黑到尾，再入馬屎中埋七日，再取試之，性緩乃以撚鬚，庶不致黑皮膚也。普濟方 **消渴引飲** 不止。崔元亮海上方：用蝸牛十四枚，形圓而大者，以水三合，密器浸一宿，取水飲之，不過一劑愈。○聖惠用蝸牛焙半兩，蛤粉、龍膽草、桑根白皮炒各二錢半，研末。每服一錢，楮葉湯下。

蝸殼〔主治〕**一切疳疾。**頌 **牙䘌，面上赤瘡，鼻上酒齄，久利下脫肛。**時珍

〔附方〕舊二，新一。**一切疳疾** 用自死蝸殼七枚，皮薄色黃白者，洗淨，不得少有塵滓。日乾，內酥蜜于殼中，以瓷盞盛之，紙糊盞面，置炊飯上蒸之。下饋時即坐甑中，仍裝飯又蒸，飯熟取出，研如水澱，漸漸與喫，一日令盡，取效止。韋宙方 **牙䘌作痛** 蝸牛殼三十枚，燒研，日日揩之良。聖惠 **大腸脫肛** 蝸牛殼去土研末，羊脂溶化，調塗送入即愈。李延壽方

蛞蝓

音闊俞。○本經中品

〔釋名〕**陵蠡**音螺。本經 **蚹蝸**別錄 **土蝸**同 **托胎蟲**俗 **鼻涕蟲**俗 **蜒蚰螺**詳下文

〔集解〕別錄曰：蛞蝓生太山池澤及陰地沙石垣下。八月取之。弘景曰：蛞蝓無殼，不應有蝸名。蚹蝸即蝸牛也。豈以其頭形似蝸牛，故亦名蝸與？保昇曰：蛞蝓即蝸牛也，而別錄復有蝸牛一條，雖數字不同，而主療無別，是後人誤出，正如草部有雞腸，而復出蘩縷也。按爾雅云：蚹蠃，螔蝓。郭注云：蝸牛也。玉篇亦云：螔蝓，蝸牛也。此則一物明矣。形似小螺，白色，生池澤草樹間，頭有四角，行則角出，驚之則縮，首尾俱能藏入殼中。蘇恭以蛞蝓為無殼蝸牛，非矣。今本經一名陵蠡，別錄又有土蝸一名蝸蠡，皆蠃殼之屬，不應無殼也。今下溼處有一種蟲，大若蝸牛，無殼，而有角者，云是蝸牛之老者也。宗奭曰：蛞蝓、蝸牛二物也。蛞蝓二角，身肉止一段。蝸牛四角，背上別有肉，以負殼行。若為一物，經中焉得分為二條？蜀本又謂蛞蝓為蝸牛之老者，甚無謂也。時珍曰：按爾雅無蛞蝓，止云蚹蠃，螔蝓。郭注云：蝸牛也。別錄無螔蝓，止云蛞蝓一名蚹蝸，據此則螔蝓是蚹蠃，蛞蝓是蚹蝸，蓋一類二種，如蝦蟇與鼃，故其主治功用相似，而皆制蜈蚣，名謂稱呼相通，而俱曰蝸，與蜒蚰螺也。或以為一物，或以為二物者，皆失深考。惟許慎說文云：蚹，蠃背負殼者曰蝸牛，無殼者曰蛞蝓。一言決矣。

〔正誤〕弘景曰：蛞蝓入三十六禽限，又是四種角蟲之類，營室星之精，方家無復用者。恭曰：陶說誤矣。三十六禽亥上有壁水貐，乃豪豬，毛如蝟簪。山海經云：貐貐身人面，音如嬰兒。爾雅云：猰貐類貙，迅走食人。三者並非蛞蝓。蛞蝓乃無殼蝸蠡也。

〔氣味〕**鹹，寒，無毒。**〔主治〕**賊風喎僻，軼筋及脫肛，驚癇攣縮。**本經○喎，苦乖切，口戾也。軼，音跌，車轉也。**蜈蚣蠍毒。**衍義 **腫毒焮熱，熱瘡腫痛。**時珍

〔發明〕宗奭曰：蜈蚣畏蛞蝓，不過所行之路。觸其身即死，故人取以治蜈蚣毒。時珍曰：按蔡絛鐵圍叢話云：嶠南地多蜈蚣，大者二三尺，螫人致死。惟見托胎蟲則跼促不行。蟲乃登其首，啗其腦而

死故人以此蟲生搗塗蜈蚣傷，立時疼痛止也。又大全良方云：痔熱腫痛者，用大蛞蝓一箇研泥，入龍腦一字，燕脂坯子半錢，同傅之。先以石薜煑水熏洗尤妙。五羊大帥趙尚書夫人病此，止以蛞蝓京墨研塗亦妙。大抵與蝸牛同功。

【附方】新一

脚脛爛瘡 臭穢不可近，用蜒蚰十條，瓦焙研末，油調傅之，立效。救急方

緣桑螺 證類

【釋名】桑牛 天螺 綱目

【集解】慎微曰：此螺全似蝸牛，黄色而小，雨後好援桑葉。時珍曰：此螺諸木上皆有，獨取桑上者，正如桑螵蛸之意。

【氣味】缺

【主治】大腸脫肛，燒研和豬脂塗之，立縮。慎微 ○出范汪方 治小兒驚風，用七枚焙研，米飲服。時珍 出宫氣方

【發明】震亨曰：小兒驚風，以蜜丸通聖散服之，開以桑樹上牛兒陰乾焙研爲末，服之以平其風。時珍曰：桑牛、蝸牛、蛞蝓三物，皆一類而形略殊，故其性味功用皆相彷彿。而桑牛治驚，又與僵蠶、桑螵蛸同功，皆食桑者，其氣能入肝平風也。

溪鬼蟲 拾遺

【釋名】射工 拾遺 射影 詩疏 水弩 同 抱槍 雜俎 含沙 詩注 短狐 廣雅 水狐 玄中記 蜮 音域 ○時珍曰：此蟲足角如弩，以氣爲矢，因水勢含沙以射人影成病，故有射弩諸名。酉陽雜俎謂之抱槍，云大如蛣蜣，腹下足刺似槍，螫人有毒也。玄中記云：視其形，蟲也；見其氣，鬼也。其頭喙如狐也。五行傳云：南方淫惑之氣所生，故謂之蜮。詩云：如鬼如蜮，則不可得。即此物也。

【集解】藏器曰：射工出南方有溪毒處山林閒。大如雞子，形似蛣蜣，頭有一角長寸餘，角上有四岐，黑甲下有翅能飛。六七月取之。沙氣多短狐，則生鵝鳿鸂鶩之屬治之。慎微曰：玄中記云：水狐蟲長三四寸，其色黑，廣寸許，背上有甲，厚三分，其口有角向前如弩，以氣射人，去二三步即中人，十死六七也。博物志云：射工，江南山溪水中甲蟲也。長一二寸，口有弩形，以氣射人影，令人發瘡，不治殺人。周禮壺涿氏掌除水蟲，以抱土之鼓驅之，以禁石投之，即此物也。時珍曰：射工長二三寸，廣寸許，形扁，前闊後狹，頗似蟬狀，故抱朴子言其狀如鳴蜩也。腹軟背硬，如鼈負甲，黑色，故陸機言其狀如鼈也。六七月甲下有翅能飛，作鉍鉍聲。闊頭尖喙，有二骨眼。其頭目醜黑，如狐如鬼，喙頭有尖角如爪，長一二分。有六足如蟹足，二足在喙下，大而一爪；四足在腹下，小而岐爪。或時雙屈前足，抱拱其喙，正如横弩上矢之狀。冬則蟄於谷閒，所居之處，大雪不積，氣起如蒸，掘下一尺可得。陰乾留用。蟾蜍、鴛鴦能食之，鵞、鴨能辟之，故禽經云：鵞飛則蜮沈。又有水虎，亦水狐之類；有鬼彈，乃溪毒之類。葛洪所謂溪毒似射工而無物者，皆此屬也。並附之。

【附錄】水虎 時珍曰：襄沔記云：中廬縣有涑水，注沔。中有物如三四歲小兒，甲如鯪鯉，射不能入。秋曝沙上，膝頭似虎掌爪。常沒水，出膝示人。小兒弄之，便咬人。人生得者，摘其鼻，可小小使之，名曰水虎。鬼彈 又按南中志云：永昌郡有禁水，惟十一二月可渡，餘月則殺人。其氣有惡物作聲，不見其形，中人則青爛，名曰鬼彈。

角

【主治】帶之，辟溪毒。藏器 陰乾爲末，佩之，亦辟射工毒。時珍 ○出抱朴子

【發明】〔時珍曰〕按葛洪肘後方云。溪毒中人。一名中水。一名中溪。一名水病。似射工而無物。春月多病之。頭痛惡寒。狀如傷寒。二三日則腹中生蟲。食人下部。漸蝕五臟。注下不禁。雖良醫不能療也。初得則下部若有瘡。正赤如截肉。爲陽毒。最急。若瘡如蟲嚙。爲陰毒。小緩。皆殺人。不過二十日。方家用藥。與傷寒溫病相似。或以小蒜煮湯浴之。及諸藥方。又云。江南射工毒蟲。在山澗水中。人行或浴。則此蟲含沙射人形影則病。有四種。初得皆如傷寒。或似中惡。一種偏身有黑黶子。四邊悉赤。犯之如刺。一種作瘡。久即穿陷。一種突起如石。一種如火灼熛瘡也。療之並有方法。王充論衡云。短狐含太陽毒氣而生。故有弓矢。射人中人。如火灼也。

沙蝨〔綱目〕

【釋名】蝡蜁〔音輭旋。○廣雅〕蓬活〔萬畢術〕地牌

【集解】〔時珍曰〕按郭義恭廣志云。沙蝨在水中。色赤。大不過蟣。入人皮中殺人。葛洪抱朴子云。蝨水陸皆有之。雨後人晨暮踐沙。必着人。如毛髮刺人。便入皮裏。可以鍼挑取之。正赤如丹。不挑入肉能殺人。凡遇有此蟲處。行還。以火炙身。則蟲隨火去也。又肘後方云。山水間多沙蝨。甚細。畧不可見。人入水中。及陰行草中。此蟲多着人。鑽入皮裏。令人皮上如芒鍼刺。赤如黍豆。刺三日之後。寒熱發瘡。蟲漸入骨。則殺人。嶺南人初有此。以茅葉或竹葉挑刮去之。仍塗苦苣汁。已深者。鍼挑取蟲子。正如疥蟲也。愚按。溪毒射工毒沙蝨毒。三者相近。俱似傷寒。故有挑沙刮沙之法。今俗病風寒者。皆以麻及桃柳枝刮其遍身。亦曰刮沙。蓋始於刮沙病也。沙病亦曰水沙水傷寒。初起如傷寒。頭痛壯熱嘔惡。手足指末微厥。或腹痛悶亂。須臾殺人者。謂之攪腸沙也。

【附錄】沙蟲〔時珍曰〕按録異記云。潭袁處吉等州有沙蟲。即毒蛇鱗甲中蟲。蛇被苦。每入急水中碾出。人中其毒。三日即死。此亦沙蝨之類也。

水黽〔拾遺〕

【釋名】水馬〔拾遺〕

【集解】〔藏器曰〕水黽羣游水上。水涸即飛。長寸許。四脚。非海馬之水馬也。〔時珍曰〕水蟲甚多。此類亦有數種。今有一種水爬蟲。扁身大腹。而背硬者。即此也。水爬水馬之訛耳。一種水蠆。長尾如蠍。能變蜻蜓。

【氣味】有毒。【主治】令人不渴。殺雞犬。〔藏器〕

豉蟲〔拾遺〕

【釋名】豉母蟲

【集解】〔時珍曰〕陳藏器拾遺有豉蟲。而不言出處形狀。按葛洪肘後方云。江南有射工蟲。在溪澗中射人影成病。或如傷寒。或似中惡。或口不能語。或惡寒熱。四肢拘急。身體有瘡。取水上浮走豉母蟲一枚。口中含之便瘥。已死亦活。此蟲正黑如大豆。浮遊水上也。今有水蟲大如豆而光黑。即此矣。名豉母者。亦象豆形也。

【氣味】有毒。【主治】殺禽獸。蝕瘜肉。傅惡瘡。〔藏器〕白梅裹含之。除射工毒。〔時珍〕

砂挼子〔拾遺〕

【釋名】倒行狗子〔拾遺〕睡蟲〔同上〕

【集解】〔藏器曰〕是處有之。生砂石中。作旋孔。大如大豆。背有刺。能倒行。性好睡。亦呼爲睡蟲。

〔氣味〕有毒〔主治〕生取置枕中，令夫婦相好合。射罔用，能殺飛禽走獸。藏器

蚘蟲拾遺

〔釋名〕蛕音回，俗作蛔，並與蚘同。人龍綱目

〔集解〕時珍曰：蚘，人腹中長蟲也。按巢元方病源云：人腹有九蟲：伏蟲長四分，羣蟲之主也；蚘蟲長五六寸至一尺，發則心腹作痛，上下口喜吐涎及清水，貫心則死；白蟲長一寸，色白頭小，生育轉多，令人精氣損弱，腰脚疼，長一尺，亦能殺人；肉蟲狀如爛杏，令人煩悶；肺蟲狀如蠶，令人欬嗽，成勞殺人；胃蟲狀如蝦蟇，令人嘔逆喜噦；弱蟲又名鬲蟲，狀如瓜瓣，令人多唾；赤蟲狀如生肉，動作腹鳴；蟯蟲至微，形如菜蟲，居胴腸中，令人生癰疽疥癬瘑癘痔瘻疳䘌齲齒諸病。諸蟲皆依腸胃之間。若人臟腑氣實，則不爲害；虛則侵蝕，變生諸疾也。又有尸蟲，與人俱生，爲人大害。其狀如犬馬尾，或如薄筋，依脾而居，三寸許，有頭尾。凡服補藥，必須先去此蟲，否則不得藥力。凡一切癥瘕，久皆成蟲。紫庭真人云：九蟲之中，六蟲傳變爲勞瘵，而胃蚘寸白三蟲不傳。其蟲傳變，或如嬰兒，如鬼形，如蝦蟇，如守宮，如蜈蚣，如螻蟻，如蛇，如鼈，如蝟，如鼠，如蝠，如蝦，如豬肝，如血汁，如亂髮亂絲等狀。凡蟲在腹，上旬頭向上，中旬向中，下旬向下。服藥須於月初四五日五更時，則易效也。張子和云：巢氏之衍九蟲詳矣，然蟲之變不可勝窮，要之皆以濕熱爲主。蟲得木氣乃生，得雨氣乃化。豈非風木主熱，雨澤主濕耶？故五行之中皆有蟲。諸木有蠹，諸果有螬，諸菽有蚄，五穀有螟螣蝥䘌，麥朽蛾飛，栗破蟲出，草腐螢化，皆木之蟲也；烈火有鼠，爛灰生蠅，皆火之蟲也；穴蟻牆蠍，田螻石蜴，皆土之蟲也；蝌蚪馬蛭，魚鼈蛟龍，皆水之蟲也。昔有冶工破一釜，見其斷處臼中有一蟲如米蟲，色正赤，此則金中亦有蟲也。

〔氣味〕大寒〔主治〕目中膚赤熱痛，取大者洗淨斷之，令汁滴目中，三十年膚赤亦瘥。藏器 治一切眼疾，及生膚瞖赤白膜，小兒胎赤、風赤眼，燒末傅之。或以小兒吐出者陰乾爲末，入汞粉少許，唾津調塗之。又治一切冷瘻。時珍

〔附方〕新三 **玉筯煎** 治小兒胎赤眼、風赤眼。用小兒吐出蚘蟲二條，磁盒盛之，紙封埋濕地，五日取出，化爲水，磁瓶收。每日以銅筯點之。普濟方 **遠年風眼** 赤暗。用蚘蟲五條，日乾爲末，膩粉一錢，石膽半錢，爲末點之，日二三度。普濟方 **一切冷瘻** 人吐蚘蟲燒灰，先以甘草湯洗淨，塗之。無不瘥者。慎口味。千金方

風驢肚內蟲綱目

〔集解〕時珍曰：凡人畜有風病、瘡病，腸肚內必有蟲。聖惠方治目瞖用此物，云以烏驢者爲良也。

〔主治〕目中膚瞖，取三七枚曝乾，入石膽半錢同研，磁盒收，置勿令見風。每日點三五次，其瞖自消。聖惠

蠱蟲拾遺

〔釋名〕時珍曰：造蠱者，以百蟲置皿中，俾相啖食，取其存者爲蠱。故字從蟲從皿。皿，器也。

〔集解〕藏器曰：古人愚質，造蠱圖富，皆取百蟲入甕中，經年開之，必有一蟲盡食諸蟲，即此名爲蠱。能隱形似鬼神，與人作禍，然終是蟲鬼。咬人至死者，或從人諸竅中出，信候取之，曝乾。有患蠱人

燒灰服之，亦是其類自相伏耳。又云：凡蟲蠱療蠱，是知蠱名即可治之。如蛇蠱用蜈蚣蠱，蜈蚣蠱用蝦蟇蠱，蝦蟇蠱用蛇蠱之類，是相伏者，乃可治之。時珍曰：按蠱毒不一，皆是變亂元氣，多因飲食行之。與人爲患，則蠱主吉利，所以小人因而造之。南方又有蜥蜴蠱、蜣蜋蠱、馬蝗蠱、金蠶蠱、草蠱、挑生蠱等毒，諸方大有主治之法，不能悉紀。

主治蠱毒，燒灰服少許，立愈。藏器

金蠶 綱目

〔釋名〕食錦蟲

〔集解〕〔時珍曰〕按陳藏器云：故錦灰療食錦蟲蠱毒。注云：蟲屈如指環，食故緋帛錦，如蠶之食葉也。今考之，此蟲即金蠶也。蔡絛叢話云：金蠶始於蜀中，近及湖廣、閩粤浸多。狀如蠶，金色，日食蜀錦四寸。南人畜之，取其糞置飲食中以毒人，人即死也。蠶得所欲，日置他財，使人暴富，然遣之極難，水火兵刃所不能害。必倍其所致金銀錦物，置蠶於中，投之路傍。人偶收之，蠶隨以往，謂之嫁金蠶。不然，能入人腹，殘嚙腸胃，完然而出，如尸蟲也。有人守福清，民訟金蠶毒，治求不得。或令取兩刺蝟入其家捕之，必獲。蝟果於榻下牆隙擒出。夫金蠶甚毒，若有鬼神，而蝟能制之，何耶？又幕府燕閑錄云：池州進士鄒閬家貧，一日啟戶，獲一小籠，內有銀器，持歸覺股上有物，蠕蠕如蠶，金色爛然，遂撥去之，仍復在舊處。踐之斫之，投之水火，皆即如故。閬以問友人。友人曰：此金蠶也，備告其故。閬歸告妻云：吾事之不可，送之家貧，何以生爲？遂吞之。家人謂其必死，寂無所苦，竟以壽終。豈至誠之盛，妖不勝正耶？時珍竊謂金蠶之蠱，爲害甚大，故備書二事，一見此蠱畏蝟，一見至誠勝邪也。夷堅志言中此蠱者，吮白礬味甘，嚼黑豆不腥，以石榴根皮煎汁吐之。醫學正傳用樟木屑煎汁吐之，亦一法也。愚意不若以蝟皮治之，爲勝其天。

附錄諸蟲 綱目一種 拾遺一種 別錄五種

唼臘蟲〔時珍曰〕按裴淵廣州記云：林任縣有甲蟲，嗜臭肉。人死，食之都盡，紛紛滿屋，不可驅。張華博物志云：廣州西南數郡，人將死，便有飛蟲，狀如麥，集入舍中。人死便食，不可斷遣，惟殘骨在乃去。惟以梓板作器，則不來。林邑國記云：廣西南界有唼臘蟲，食死人，惟豹皮覆尸，則不來。此三說皆一物也。其蟲雖不入藥，而爲人害，不可不知。

灰藥拾遺〔藏器曰〕出嶺南陶家，狀如青灰，以竹筒盛之。云是蚘所作。凡以拭物，令人喜好相愛。置家中，損小兒、雞犬也。

黃蟲〔別錄〕有名未用〔曰〕味苦，主寒熱。生地上，赤頭，長足，有角，群居。七月七日采之。

地防〔又曰〕令人不飢不渴。生黃陵，狀如蠕，居土中。

梗雞〔又曰〕味甘，無毒。主治痹。

益符〔又曰〕主閉。一名無舌。

蜚厲〔又曰〕主婦人寒熱。

本草綱目蟲部第四十二卷終

本草綱目鱗部目錄第四十三卷

李時珍曰。鱗蟲有水陸二類。類雖不同。同爲鱗也。是故龍蛇靈物。魚乃水畜。種族雖別。變化相通。是蓋質異而感同也。鱗屬皆卵生。而蝮蛇胎產。水族皆不瞑。而河豚目眨。音眨 藍蛇之尾。解其頭毒。沙魚之皮。還消鱠積。苟非知者。孰能察之。唐宋本草蟲魚不分。今析爲鱗部。凡九十四種。分爲四類。曰龍。曰蛇。曰魚。曰無鱗魚。舊凡五十八種

神農本草經七種 梁陶弘景註　名醫別錄一十種 梁陶弘景註

唐本草一種 唐蘇恭　本草拾遺二十八種 唐陳藏器

食療本草六種 唐孟詵張鼎　開寶本草一十一種 宋馬志

嘉祐本草一種 宋掌禹錫　日華本草一種 宋人大明

食鑑本草一種 明甯原　本草綱目二十八種 明李時珍

附註 魏吳普本草　李當之藥錄

宋雷斅炮炙論　齊徐之才藥對

唐甄權藥性　孫思邈千金食治

唐李珣海藥　楊損之刪繁

南唐陳士良食性　蜀韓保昇重註

宋蘇頌圖經　唐慎微證類

宋寇宗奭衍義　陳承別說

金張元素珍珠囊　元李杲法象

王好古湯液　吳瑞日用

元朱震亨補遺　明汪穎食物

汪機會編　陳嘉謨蒙筌

鱗之一　龍類九種

龍本經　弔拾遺即紫稍花　蛟龍綱目蜃附　鼉龍本經

鯪鯉別錄即穿山甲　石龍子本經即蜥蜴

守宮綱目十二時蟲附　蛤蚧開寶　鹽龍綱目

右附方舊十九新四十五

鱗之二　蛇類一十七種

蛇蛻本經　蚺蛇別錄　鱗蛇綱目　白花蛇開寶

烏蛇開寶　金蛇開寶銀蛇附　水蛇綱目

蛇婆拾遺　黃頷蛇綱目赤楝蛇附　蝮蛇別錄斫木蛇附

蚖別錄　藍蛇拾遺　兩頭蛇拾遺　天蛇綱目

苟印拾遺　蛇角綱目即骨咄犀　諸蛇綱目

右附方舊十六新六十

本草綱目鱗部第四十三卷

鱗之一　龍類九種

龍（本經上品）

【釋名】時珍曰：按許慎說文。龍字篆文象形。生肖論云。龍耳虧聰。故謂之龍。梵書名那伽。

【集解】時珍曰：按羅願爾雅翼云。龍者鱗蟲之長。王符言其形有九似。頭似駝。角似鹿。眼似兔。耳似牛。項似蛇。腹似蜃。鱗似鯉。爪似鷹。掌似虎。是也。其背有八十一鱗。具九九陽數。其聲如戛銅盤。口旁有鬚髯。頷下有明珠。喉下有逆鱗。頭上有博山。又名尺木。龍無尺木不能升天。呵氣成雲。既能變水。又能變火。陸佃埤雅云。龍火得濕則焰。得水則燔。以人火逐之即息。故人之相火似之。龍。卵生思抱。雄鳴上風。雌鳴下風。因風而化。釋典云。龍交則變為二小蛇。又小說載龍性粗猛。而愛美玉。空青。喜嗜燕肉。畏鐵及菵草。蜈蚣。楝葉。五色絲。故食燕者忌渡水。祈雨者用燕。鎮水患者用鐵。激龍者用菵草。祭屈原者用楝葉色絲裹糭投江。醫家用龍骨者。亦當知其性之愛惡如此。

龍骨

【集解】別錄曰：生晉地川谷。及太山巖水岸土穴中死龍處。採無時。弘景曰：今多出梁益巴中。骨欲得脊腦。作白地錦文。舐之著舌者良。齒小強。猶有齒形。角強而實。皆是龍蛻。非實死也。斅曰：剡州。滄州。太原者為上。其骨細文廣者是雌。骨粗文狹者是雄。五色具者上。白色黃色者中。黑色者下。凡經落不淨。及婦人採者不用。普曰：色青白者良。恭曰：今並出晉地。生硬者不好。五色具者良。其青黃赤白黑。亦應隨色與臟腑相合。如五芝。五石英。五石脂。而本經不論及。頌曰：今河東州郡多有之。李肇國史補云。春水至時。魚登龍門。蛻骨甚多。人採為藥。有五色者。龍門是晉地。與本經合。豈龍骨即此魚之骨乎。又孫光憲北夢瑣言云。五代時鎮州鬬殺一龍。鄉豪曹寬取其雙角。角前一物如藍色。文如亂錦。人莫知識。則龍亦有死者矣。宗奭曰：諸說不一。終是臆度。曾有崖中崩出一副皮體頭角皆備。不知蛻耶斃耶。謂之蛻斃。則有形之物。不得生見。死方可見。謂之化。則其形獨不可化與。機曰：經文言死龍之骨。若以為蛻。終是臆說。時珍曰：龍骨。本經以為死龍。陶氏以為蛻骨。蘇寇諸說皆兩疑之。竊謂龍。神物也。似無自死之理。然觀蘇氏所引鬬死之龍。及左傳云豢龍氏醢龍以食。述異記云。漢和帝時大雨。龍墮宮中。帝命作羹賜群臣。博物志云。張華得龍肉鮓。言得醋則生五色等說。是龍固有自死者矣。當以本經為正。

【修治】斅曰：凡用龍骨。先煎香草湯浴兩度。搗粉。絹袋盛之。用燕子一隻。去腸肚。安袋於內。懸井面上一宿。取出研粉。入補腎藥中。其效如神。時珍曰：近世方法。但煅赤為粉。亦有生用者。事林廣記云。用酒浸一宿。焙乾研粉。水飛三度用。如急用。以酒煮焙乾。或云。凡入藥。須水飛過曬乾。每斤用黑豆一斗。蒸一伏時。曬乾用。否則著人腸胃。晚年作熱也。

【氣味】甘。平。無毒。別錄曰：微寒。權曰：有小毒。忌魚及鐵器。之才曰：得人參。牛黃良。畏石膏。時珍曰：許洪云。牛黃惡龍骨。而龍骨得牛黃更良。有以制伏也。其氣收陽中之陰。入手足少陰。厥陰經。

【主治】心腹鬼疰。精物老魅。欬逆。洩痢膿血。女子漏下。癥瘕堅結。小兒熱氣驚癇。本經　心腹煩滿。恚怒。氣伏在心下。不得喘息。腸癰內疽。陰蝕。四肢痿枯。夜臥自驚。汗出止汗。縮小便溺血。養精神。定魂魄。安五臟。白龍骨主多寐洩精。小便洩精。別錄　逐邪氣。安心神。止夜夢鬼交。虛而多夢紛紜。止冷痢。下膿血。女子崩中帶下。甄權 懷孕漏胎。止腸風下血。鼻洪吐血。止瀉痢渴疾。健脾。澀腸胃。日華 益腎鎮驚。止陰瘧。收溼氣脫肛。生肌斂瘡。時珍

【發明】〔敩曰〕氣入丈夫腎臟中。故益腎藥宜用之。〔時珍曰〕澀可去脫。故成氏云。龍骨能收斂浮越之正氣。固大腸而鎮驚。又主帶脈爲病。

【附方】舊十一新七。

健忘 久服聰明益智慧。用白龍骨、遠志等分爲末。食後酒服方寸匕。日三。千金

勞心夢洩 龍骨、遠志等分爲末。煉蜜丸如梧子大。硃砂爲衣。每服三十丸。蓮子湯下。心統

暖精益陽 前方去硃砂。每冷水空心下三十丸。經驗方

睡即洩精 白龍骨四分。韭子五合。爲散。空心酒服方寸匕。梅師方

遺尿淋瀝 白龍骨、桑螵蛸等分爲末。每鹽湯服二錢。梅師方

老瘧不止 龍骨末方寸匕。先發一時酒一升半。煮三沸。及熱服盡。溫覆取汗即效。肘後

泄瀉不止 白龍骨、白石脂等分爲末。水丸梧子大。紫蘇木瓜湯下。量大人小兒用。心鑑

傷寒毒痢 傷寒八九日至十餘日。大煩渴作熱。三焦有瘡䘌。下痢。或張口吐舌。目爛。口舌生瘡。不識人。用此除熱毒止痢。龍骨半斤。水一斗。煮四升。沈之井底。冷服五合。漸漸進之。外臺方

熱病下痢 欲死者。龍骨半斤研。水一斗。煮取五升。候極冷。稍飲。得汗即愈。效。肘後方

久痢休息 不止者。龍骨四兩打碎。水五升。煮取二升半。分五服。冷飲。仍以米飲和丸。每服十丸。肘後方

久痢脫肛 白龍骨粉撲之。姚和眾方

鼻衄眩冒 欲死者。龍骨末吹之。梅師方

吐血衄血。九竅出血 並用龍骨末吹入鼻中。昔有人衄血一斛。眾方不止。用此即斷。三因方

耳中出血 龍骨末吹人之。三因方

男婦溺血 龍骨末。水服方寸匕。日三。千金方

小兒臍瘡 龍骨煅研傅之。聖惠方

陰囊汗癢 龍骨、牡蠣粉撲之。醫宗三法

龍齒

【脩治】同龍骨。或云以酥炙。

【氣味】澀。涼。無毒。〔當之曰〕大寒。〔之才曰〕平。得人參、牛黃良。畏石膏、鐵器。

【主治】殺精物。大人驚癇諸痙。癲疾狂走。心下結氣。不能喘息。小兒五驚十二癇。本經 小兒身熱不可近。大人骨間寒熱。殺蠱毒。別錄 鎮心。安魂魄。甄權 治煩悶熱狂鬼魅。日華

【發明】〔時珍曰〕龍者東方之神。故其骨與角齒皆主肝病。許叔微云。肝藏魂。能變化。故魂遊不定者。治之以龍齒。即此義也。

龍角

【脩治】同骨。

【氣味】甘。平。無毒。〔之才曰〕畏乾漆、蜀椒、理石。

【主治】驚癇瘈瘲。身熱如火。腹中堅及熱洩。久服輕身通神明。延年。別錄 小兒大熱。甄權 心熱風癇。以爛角磨濃汁二合。食上服。日二次。蘇頌。出章宙方

【發明】〔頌曰〕骨齒醫家常用。角則稀使。惟深師五邪丸用之。云無角用齒。而千金治心病有角齒同用者。

龍腦

【主治】其形肥軟。能斷痢。陶弘景

龍胎〔主治〕產後餘疾。女人經閉。〔弘景曰〕比來巴中數得龍胞。形體具存。云治產後餘疾。正當末服。〔頌曰〕許孝宗篋中方。言龍胎出蜀中山澗。大類乾魚鱗。煎時甚腥臊。治女經積年不通。同瓦松、景天各少許。以水兩盞煎一盞。去滓。分二服。少頃腹中轉動便下。按此物方家罕知。而昔人曾用。世當有識者。〔時珍曰〕胞胎俱出巴蜀。皆主血疾。蓋一物也。

龍涎〔機曰〕龍吐涎沫可制香。〔時珍曰〕龍涎方藥鮮用。惟入諸香。云能收腦麝。數十年不散。又言焚之則翠烟浮空。出西南海洋中。云是春間羣龍所吐涎沫浮出。番人採得貨之。每兩千錢。亦有大魚腹中剖得者。其狀初若脂膠。黃白色。乾則成塊。黃黑色。如百藥煎而膩理。久則紫黑。如五靈脂而光澤。其體輕飄。似浮石而腥臊。

弔拾遺

〔釋名〕**吉弔**〔時珍曰〕弔。舊無正條。惟蘇頌圖經載吉弔脂云。龍所生也。陳藏器拾遺有予脂一條。引廣州記云。予。蛇頭鱉身。膏主蛭刺云云。今攷廣州記及太平御覽止云。弔。蛇頭龜身。膏至輕利等語。並無所謂蛇頭鱉身。予膏主蛭刺之說。蓋弔字似予。龜字似鱉。至輕利三字似主蛭刺。傳寫訛誤。陳氏遂承其誤耳。弔既龍種。豈有鱉身。病中亦無蛭刺之證。其誤可知。今改正之。**精名**

紫稍花

〔集解〕藏器曰。裴淵廣州記云。弔生嶺南。蛇頭龜身。水宿亦木棲。其膏至輕利。以銅及瓦器盛之浸出。惟雞卵殼盛之不漏。其透物甚于醍醐。摩理毒腫大驗。〔頌曰〕姚和衆延齡至寶方云。吉弔脂出福建州。甚難得。須以琉璃瓶盛之。更以樟木盒重貯之。不爾則透氣失去也。孫光憲北夢瑣言云。海上人言。龍每生二卵。一爲吉弔。多與鹿游。或于水邊遺瀝。值流槎則枯。著木枝。如蒲槌狀。其色微青黃。復似灰色。號紫稍花。坐湯多用之。〔時珍曰〕按裴姚二說相同。則弔脂即吉弔脂無疑矣。又陳自明婦人良方云。紫稍花生湖澤中。乃魚蝦生卵于竹木之上。狀如餹撒。去木用之。此說與孫說不同。近時房中諸術。多用紫稍花。皆得于湖澤。其色灰白而輕鬆。恐非眞者。當以孫說爲正。或云紫稍花與龍涎相類。未知是否。

弔脂弔一名膏〔氣味〕有毒〔主治〕風腫癰毒。癮疹赤瘙。瘑疥痔瘻。皮膚頑痹。踠跌折傷。內損瘀血。以脂塗上。炙手熱摩之。即透。藏器治聾耳不問年月。每日點入半杏仁許。便瘥。蘇頌〇出延齡方

紫稍花〔氣味〕甘。溫。無毒〔主治〕益陽秘精。療眞元虛憊。陰痿遺精。餘瀝白濁如脂。小便不禁。囊下溼癢。女人陰寒冷帶。入丸散及坐湯用。時珍〇又和劑玉霜丸注云。如無紫稍花。以木賊代之。

〔附方〕新二**陽事痿弱**紫稍花、生龍骨各二錢。麝香少許。爲末。蜜丸梧子大。每服二十丸。燒酒下。欲解。飲生薑甘草湯。集簡方**陰癢生瘡**紫稍花一兩。胡椒半兩。煎湯溫洗。數次即愈。總微論

蛟龍綱目

〔釋名〕〔時珍曰〕按任昉述異記云。蛟乃龍屬。其眉交生。故謂之蛟。有鱗曰蛟龍。有翼曰應龍。有角曰虬龍。無角曰螭龍也。梵書名宮毗羅。

【集解】時珍曰：按裴淵廣州記云：蛟長丈餘，似蛇而四足，形廣如楯。小頭細頸，頸有白嬰。胸前赭色，背上青斑，脅邊若錦，尾有肉環。大者數圍，其卵亦大。能率魚飛，得鱉可免。王子年拾遺錄云：漢昭帝釣於渭水，得白蛟若蛇，無鱗甲，頭有軟角，牙出唇外。命大官作鮓食，甚美，骨青而肉紫。據此則蛟亦可食也。

【附錄】蜃 時珍曰：蛟之屬有蜃，其狀亦似蛇而大，有角如龍狀，紅鬣，腰以下鱗盡逆。食燕子。能吁氣成樓臺城郭之狀，將雨即見，名蜃樓，亦曰海市。其脂和蠟作燭，香凡百步，烟中亦有樓閣之形。月令云：雉入大水為蜃。陸佃云：蛇交龜則生龜，交雉則生蜃，物異而感同也。類書云：蛇與雉交而生子曰蟂，似蛇四足，能害人。陸禋云：蟂音梟，即蛟也。或曰蜃也。又魯至剛云：正月蛇與雉交生卵，遇雷即入土數丈為蛇形，經二三百年乃能升騰。卵不入土，但為雉耳。觀此數說，則蛟蜃皆是一類，有生有化也。一種海蛤與此同名。羅願以為雉化之蜃，未知然否。詳介部車螯下。

精【氣味】缺。有毒。時珍曰：按張仲景金匱要略云：春夏二時，蛟龍帶精入芹菜中，人食之則病蛟龍癥，痛不可忍。治以砂餹，日服二三升，當吐出如蜥蜴狀也。唐醫周顧治此，用雄黃、朴消煮服下之。

髓【主治】傅面，令人好顏色。又主易產。時珍。○出東方朔別傳。

鼉龍 本經中品

【釋名】鮀魚本經 土龍 藏器曰：本經鮀魚合改作鼉。鼉形如龍，聲甚可畏。長一丈者，能吐氣成雲致雨。既是龍類，宜去其魚。時珍曰：鼉字象其頭、腹、足、尾之形，故名。博物志謂之土龍。鮀乃魚名，非此物也。今依陳氏改正之。

【集解】別錄曰：鮀魚甲生南海池澤。取無時。弘景曰：即鼉甲也。皮可冒鼓。性至難死，沸湯沃口，入腹良久乃剝之。藏器曰：鼉性嗜睡，恒閉目。力至猛，能攻江岸。人于穴中掘之，百人掘，須百人牽之；一人掘，亦一人牽之。不然，終不可出。頌曰：今江湖極多。形似守宮、鯪鯉輩，而長一二丈，背尾俱有鱗甲。夜則鳴吼，舟人畏之。時珍曰：鼉穴極深，漁人以篾纜繫餌探之，候其吞鉤，徐徐引出。性能橫飛，不能上騰。其聲如鼓，夜鳴應更，謂之鼉鼓，亦曰鼉更。俚人聽之以占雨。其枕瑩淨，勝于魚枕。生卵甚多至百，亦自食之。南人珍其肉，以為嫁娶之敬。陸佃云：鼉身具十二生肖肉，惟蛇肉在尾最毒也。

鼉甲【修治】酥炙，或酒炙用。

【氣味】酸，微溫，有毒。權曰：甘，平，有小毒。日華曰：無毒。蜀漆為之使。畏芫花、甘遂、狗膽。

【主治】心腹癥瘕，伏堅積聚，寒熱，女子小腹陰中相引痛，崩中下血五色，及瘡疥死肌。本經。五邪涕泣時驚，腰中重痛，小兒氣癃眥潰。別錄。小腹氣疼及驚恐。孟詵。除血積，婦人帶下，百邪魍魎。甄權。療牙齒疳䘌宣露。日華。殺蟲，治瘰癧瘻瘡，風頑瘙疥惡瘡。炙燒，酒浸服之，功同鱉甲。藏器。治陰瘧。時珍。

【發明】時珍曰：鼉甲所主諸證，多屬厥陰，其功只在平肝木，治血殺蟲也。千金方治風癲有鼉甲湯。今藥肆多懸之，云能辟蠹，亦殺蟲之意。

【附方】舊一。

腸風痔疾 頌曰：用皮及骨燒灰，米飲空心服二錢。甚者入紅雞冠花、白礬為末和之。

肉【氣味】甘，有小毒。【頌曰】肉色似雞，而發冷氣痼疾。【藏器曰】梁周興嗣嗜此肉，後爲鼉所噴，便生惡瘡。此物有靈，不食更佳。其涎最毒。【陶曰】肉至補益，亦不必食。【主治】少氣吸吸，足不立地。別錄 溼氣邪氣，諸蠱，腹內癥瘕惡瘡。藏器

脂【主治】摩風及惡瘡。張鼎

肝【主治】五尸病，用一具，炙熟，同蒜齏食。附後

鯪鯉 別錄下品

【釋名】龍鯉郭璞　穿山甲圖經　石鯪魚【時珍曰】其形肖鯉，穴陵而居，故曰鯪鯉，而俗稱爲穿山甲。郭璞賦謂之龍鯉。臨海記云：尾刺如三角菱。故謂石鯪。

【集解】【頌曰】鯪鯉即今穿山甲也。生湖廣、嶺南，及金、商、均、房諸州深山大谷中皆有之。【弘景曰】形似鼉而短小，又似鯉而有四足，黑色，能陸能水。日中出岸，張開鱗甲如死狀，誘蟻入甲，即閉而入水，開甲，蟻皆浮出，因接而食之。【時珍曰】鯪鯉狀如鼉而小，背如鯉而闊，首如鼠而無牙，腹無鱗而有毛，長舌尖喙，尾與身等。尾鱗尖厚，有三角。腹內臟腑俱全，而胃獨大，常吐舌誘蟻食之。曾剖其胃，約蟻升許也。

甲【脩治】【時珍曰】方用或炮、或燒，或酥炙、醋炙、童便炙，或油煎、土炒、蛤粉炒，當各隨本方。未有生用者。仍以尾甲爲力勝。

【氣味】鹹，微寒，有毒。【主治】五邪，驚啼悲傷，燒灰，酒服方寸匕。別錄 小兒驚邪，婦人鬼魅悲泣，及疥癬痔漏。大明 療蟻瘻瘡癩，及諸疰疾。弘景 燒灰傅惡瘡。又治山嵐瘴瘧。甄權 除痰瘧寒熱，風痹強直疼痛，通經脈，下乳汁，消癰腫，排膿血，通竅殺蟲。時珍

【發明】【弘景曰】此物食蟻，故治蟻瘻。【時珍曰】穿山甲入厥陰、陽明經。古方鮮用，近世風瘧、瘡科、通經、下乳，用爲要藥。蓋此物穴山而居，寓水而食，出陰入陽，能竄經絡，達于病所故也。按劉伯溫多能鄙事云：凡油籠滲漏，剝穿山甲裏面肉靨投入，自至漏處補住。又永州記云：此物不可於隄岸上殺之，恐血入土，則隄岸滲漏。觀此二說，是山可使穿，隄可使漏，而又能至滲處，其性之走竄可知矣。諺曰：穿山甲、王不留，婦人食了乳長流。亦言其迅速也。李仲南言其性專行散，中病即止，不可過服。又按德生堂經驗方云：凡風溼冷痹之證，因水溼所致，渾身上下強直，不能屈伸，痛不可忍者，于五積散加穿山甲七片，看病在左右手足，或臂脇疼痛處，即于鯪鯉身上取甲，炮熟，同全蠍炒十一箇，葱、薑同水煎，入無灰酒一匙，熱服取汗，避風甚良。

【附方】舊五，新十八。

中風癱瘓　手足不舉。用穿山甲，左癱用右甲，右瘓用左甲，炮熟，大川烏頭炮熟，紅海蛤如碁子大者，各二兩，爲末。每用半兩，搗葱白汁和成厚餅，徑寸半，隨左右貼腳心，縛定。密室安坐，以腳浸熱湯盆中，待身麻汗出，急去藥。宜謹避風，自然手足可舉。半月再行一次，除根。忌口遠色調養。亦治諸風疾。衛生寶鑑

熱瘧不寒　穿山甲一兩，乾棗十箇，同燒存性，爲末。每服三錢，發日五更井花水服。楊氏家藏

下痢裏急　穿山甲、蛤粉等分，同炒研末。每服一錢，空心溫酒下。普濟方

腸痔氣痔　出膿血。用穿山甲燒存性一兩，肉豆蔻三枚，爲末。每米飲服二錢。甚者加蝟皮灰一兩。中病即止。衍義

鼠痔成瘡　腫痛。用穿

山甲尾尖處一兩。炙存性，鼈甲酥炙一兩，麝香半錢，為末。每服一錢，真茶湯服。取效。直指方

蟻瘻不愈 鯪鯉甲二七枚燒灰，豬脂調傅。千金方

婦人陰癩 硬如卵狀，隨病之左右，取穿山甲之左右邊五錢，以沙炒焦黃為末。每服二錢，酒下。摘玄方

乳汁不通 涌泉散：用穿山甲炮研末。酒服方寸匕。日二服。外以油梳梳乳，即通。單驤方

乳岩乳癰 方同上

吹嬭疼痛 穿山甲炙焦。木通各一兩。自然銅生用半兩。為末。每服二錢。酒下取效。圖經

痘瘡變黑 穿山甲蛤粉炒為末。每服五分。入麝香少許。溫酒服。即發紅色。如神。直指方

腫毒初起 穿山甲插入穀芒熱灰中。炮焦為末二兩。入麝香少許。每服二錢半。溫酒下。仁齋直指方

馬疔腫毒 穿山甲燒存性。貝母等分為末。酒調服。三四次。乃用下藥。利去惡物即愈。鮑氏方

便毒便癰 穿山甲半兩。豬苓二錢。並以醋炙研末。酒服二錢。外穿山甲末和麻油、輕粉塗之。或只以末塗之。直指

瘰癧潰壞 集驗方。用鯪鯉甲二十一片燒研傅之。壽域方。用穿山甲土炒。斑蝥、熟艾等分。為末傅之。外以烏桕葉貼上。灸四壯效。

眉鍊癬瘡 生眉中者。穿山甲前膊炙焦為末。清油和輕粉調傅。直指方

蟻入耳內 鯪鯉甲燒研。水調灌入即出。肘後

聤耳出膿 穿山甲燒存性。入麝香少許。吹之。三日水乾即愈。鮑氏小兒方

耳內疼痛 穿山甲二箇。夾土狗二箇。同炒焦黃。為末。每吹一字入耳內。亦治耳聾。普濟方

耳鳴耳聾 卒聾及腎虛。耳內如風水鐘鼓聲。用穿山甲一大片。以蛤粉炒赤。蠍稍七箇。麝香少許。為末。以麻油化蠟。和作挺子。綿裹塞之。攝生方

火眼赤痛 穿山甲一片為末。鋪白紙上。捲作繩。燒烟熏之。壽域方

倒睫拳毛 穿山甲。竹刀刮去肉。將羊腎脂抹甲上。炙黃。如此七次。為末。隨左右眼。用一字㗜鼻內。口中噙水。日用三次。二月取效。儒門事親○

肉

【**氣味**】**甘濇溫有毒** 〔時珍曰〕按張杲醫說云。鯪鯉肉最動風。風疾人纔食數臠。其疾即發。四肢頓廢。時珍竊謂此物性竄而行血。風人多血虛故也。然其氣味俱惡。亦不中用。

石龍子 本經中品

【**釋名**】**山龍子** 別錄 **泉龍** 繁露註 **石蜴** 音易 **蜥蜴** 別錄 **豬婆蛇** 綱目 **守宮** 〔時珍曰〕此物生山石間。能吐雹。可祈雨。故得龍子之名。蜥蜴本作析易。許慎云。易字篆文象形。陸佃云。蜴善變易吐雹。有陰陽析易之義。周易之名。蓋取乎此。今俗呼為豬婆蛇是矣。〔弘景曰〕守宮蝘蜓也。而此亦名守宮。殊難分別。詳見守宮條。

【**集解**】〔別錄曰〕石龍子生平陽川谷及荊州山石間。五月取。著石上令乾。〔保昇曰〕山南襄申處處有之。三四八九月採。去腹中物。熏乾。〔弘景曰〕其有四種。形大純黃者為蛇醫。亦名蛇舅母。不入藥用。似蛇醫而形小尾長。見人不動者。為龍子。形小而五色。尾青碧可愛者。為蜥蜴。並不螫人。一種緣籬壁。形小色黑者。為蝘蜓。言螫人必死。亦未聞中之者。〔恭曰〕龍子即蜥蜴。形細而長。尾與身類似蛇。有四足。去足便是蛇形。以五色者為雄。入藥良。色不備者。力劣也。蛇師生山谷。頭大尾小而短。色青黃或白斑也。蝘蜓生人家屋壁間。似蛇師。即守宮也。一名蠑螈。爾雅互言之。並非真說。〔頌曰〕爾雅以蠑螈、蜥蜴、蝘蜓、守宮為一物。方言以在草為蜥蜴、蛇醫。在壁為守宮、蝘蜓。字林以蠑螈為蛇醫。據諸說。當以在草澤者為蠑螈、蜥蜴。在屋壁者為蝘蜓、守宮也。入藥以草澤者為良。〔時珍曰〕諸說不定。大抵是水旱二種。有山石、草澤、屋壁三者之異。本經惟用石龍。後人但稱蜥蜴。實一物也。且生山石間。正與石龍、山龍之名相合。自與草澤之蛇師、屋壁之蝘蜓不同。蘇恭言蛇師生山谷。以守宮為蠑螈

蘇頌以草澤者入藥。皆與本經相戾。術家祈雨以守宮爲蜥蜴。謬誤尤甚。今將三者攷正于左。其義自明矣。生山石間者曰石龍。卽蜥蜴。俗呼豬婆蛇。似蛇有四足。頭扁尾長。形細。長七八寸。大者一二尺。有細鱗金碧色。其五色全者爲雄。入藥尤勝。生草澤間者曰蛇醫。又名蛇師。蛇舅母。水蜥蜴。蠑螈。俗亦呼豬婆蛇。蛇有傷則銜草以敷之。又能入水與魚合。故得諸名。狀同石龍而頭大尾短。形粗。其色青黃。亦有白斑者。不入藥用。生屋壁間者曰蝘蜓。卽守宮也。似蛇醫而短小。灰褐色。並不螫人。詳本條。又按夷堅志云。劉居中見山中大蜥蜴百枚。長三四尺。光膩如脂。吐雹如彈丸。俄頃風雷作而雨雹也。〔宗奭曰〕有一人見蜥蜴從石罅中出飲水數十次。石下有冰雹一二升。行未數里。雨雹大作。今人用之祈雨。蓋取此義。

〔修治〕〔時珍曰〕古方用酥炙或酒炙。惟治傳尸勞瘵天靈蓋丸。以石蜥蜴連腸肚。以醋炙四十九遍用之。亦一異也。

〔氣味〕鹹，寒，有小毒。〔之才曰〕惡硫黃蕪荑斑蝥。〔主治〕五癃邪結氣。利小便水道。破石淋下血。別錄 消水飲陰㿗。滑竅破血。娠婦忌用。時珍

〔發明〕〔宗奭曰〕蜥蜴能吐雹祈雨。故能治癃淋。利水道。〔時珍曰〕其功長於利水。故千金治癥結水腫。尸疰留飲。有蜥蜴丸。外臺治陰㿗用之。皆取其利水也。劉涓子用同斑蝥地膽治瘻疾。取其利小便解二物之毒也。

〔附方〕新二。**小兒陰㿗**用蜥蜴一枚。燒灰。酒服。外臺秘要 **諸瘻不愈**用蜥蜴炙三枚。地膽炒三十枚。斑蝥炒四十枚。爲末。蜜丸小豆大。每服二丸。白湯下。治諸法不效者。劉涓子鬼遺方

肝〔主治〕缺

〔附方〕新一。**去生胎**蜥蜴肝、蛇脫皮等分。以苦酒和勻。摩妊婦臍上及左右。令溫。胎卽下也。〇聖惠

守宮 綱目

〔釋名〕**壁宮**蘇恭 **壁虎**時珍 **蠍虎**蘇恭 **蝘蜓**音偃殄。〔弘景曰〕蝘蜓喜緣籬壁間。以朱飼之。滿三斤。殺。乾末以塗女人身。有交接事便脫。不爾如赤誌。故名守宮。而蜥蜴亦名守宮。殊難分別。按東方朔云。若非守宮。則蜥蜴是矣。〔恭曰〕蝘蜓又名蠍虎。以其常在屋壁。故名守宮。亦名壁宮。飼朱點婦人。謬說也。〔時珍曰〕守宮善捕蠍蠅。故得虎名。春秋考異郵云。守宮食蠆。土勝水也。點臂之說。淮南萬畢術、張華博物志、彭乘墨客揮犀。皆有其法。大抵不眞。恐別有術。今不傳矣。揚雄方言云。秦晉西夏謂之守宮。亦曰蠦蝘。南陽人蠍呼爲蝘蜓。在澤中者謂之蜥蜴。楚人謂之蠑螈。

〔集解〕〔時珍曰〕守宮處處人家牆壁有之。狀如蛇醫而灰黑色。扁首長頸。細鱗四足。長者六七寸。亦不聞噬人。南人有十二時蟲。卽守宮之五色者。附見於下。

〔附錄〕**十二時蟲**〔時珍曰〕十二時蟲一名避役。出容州、交州諸處。生人家籬壁樹木間。守宮之類也。大小如指。狀同守宮。而腦上連背有肉鬣如冠幘。長頸長足。身青色。大者長尺許。尾與身等。嚙人不可療。嶺南異物志言。其首隨十二時變色。見者主有喜慶。博物志言。其陰多細綠。日中變易。或青或綠。或丹或紅。北戶錄言。不能變十二色。但黃褐青赤四色而已。竊按陶弘景言石龍五色者爲蜥蜴。陸佃言蜥蜴能十二時變易。故得易名。若然。則此蟲亦蜥蜴矣。而生籬壁間。蓋五色守

宮爾。陶氏所謂守宮螫人必死，及點臂成誌者，恐是此物。至若尋常守宮，既不堪點臂，亦未有螫人至死者也。

【氣味】鹹，寒，有小毒。【主治】中風癱瘓，手足不舉，或歷節風痛，及風痓驚癇，小兒疳痢，血積成痞，癘風瘰癧，療蠍螫。時珍

【發明】時珍曰：守宮舊附見于石龍下，云不入藥用。近時方術多用之。楊仁齋言驚癇皆心血不足，其血與心血相類，故治驚癇，取其血以補心。其說近似而實不然。蓋守宮食蠍蠆，蠍蠆乃治風要藥。故守宮所治風痓驚癇諸病，亦猶蜈、蠍之性能透經絡也。且入血分，故又治血病瘡瘍。守宮祛風，石龍利水，功用自別，不可不知。

【附方】新十四。

小兒臍風 用壁虎後半截焙爲末。男用女乳，女用男乳，調勻，入稀雞矢少許，摻舌根及牙關。仍以手蘸摩兒，取汗出，甚妙。筆峰雜興方

久年驚癇 守宮膏：用守宮一箇，剪去四足，連血研爛，入珍珠、麝香、龍腦香各一字，研勻，以薄荷湯調服。仍先或吐或下去痰涎，而后用此，大有神效。奇效方

小兒撮口 用硃砂末安小瓶內，捕活蠍虎一箇入瓶中，食砂末，月餘，待體赤，陰乾爲末。每薄荷湯服三四分。方廣附餘

心虛驚癇 用褐色壁虎一枚，連血研爛，入硃砂、麝香末少許，薄荷湯調服。繼服二陳湯，神效。仁齋直指

癱瘓走痛 用蠍虎即蝘蜓一枚，炙黃，陳皮五分，罌粟殼一錢，甘草、乳香、沒藥各二錢半，爲末。每服三錢，水煎服。醫學正傳

歷節風痛 不可忍者。壁虎丸：用壁虎三枚生研，蠐螬三枚紙包煨研，地龍五條生研，草烏頭三枚生研，木香五錢，乳香末二錢半，麝香一錢，龍腦五分，合研成膏，入酒糊搗丸如梧桐子大。每日空心乳香酒服三十丸，取效。總錄

破傷中風 身如角弓反張，筋急口噤者。用守宮丸治之：守宮炙乾去足七枚，天南星酒浸三日曬乾一兩，膩粉半錢，爲末，以薄麪糊丸綠豆大。每以七丸，酒灌下，少頃汗出得解，更與一丸，服再汗即瘥。或加白附子一兩，以蜜丸。聖惠方

癘風成癩 祛風散：用東行蠍虎一條焙乾，大蠶沙五升水淘炒，各爲末，以小麥麪四升，拌作絡索，曬乾研末。每服一二合，煎柏葉湯下，日三服，取效。衛生寶鑑

瘰癧初起 用壁虎一枚，焙研，每日服半分，酒服。青囊

血積成塊 用壁虎一枚，白麪和一鴨子大，包裹研爛，作餅烙熟食之，當下血塊。不過三五次即愈，甚驗。青囊

小兒疳疾 蠍虎丹：治一切疳瘦，下痢，證候全備，及無辜疳毒如邪病者。用乾雄蠍虎一箇微炙，蝸牛殼、蘭香根、靛花、雄黃、麝香各一分，龍腦半分，各研爲末，米醋煮糊丸黍米大。每脂麻湯下十丸，日二服，取效。奇效良方

蠆蠍螫傷 端午日午時收壁虎一枚，以雞蛋開一竅盛之，陰乾。每以一星敷上，即止，神效。青囊

反胃膈氣 地塘蟲即壁虎也七箇，砂鍋炒焦，木香、人參、硃砂各一錢半，乳香一錢，爲末，蜜丸梧子大。每服七丸，木香湯下，早晚各一服。丹溪摘玄

癰瘡大痛 壁虎焙乾研末，油調傅之，即止。醫方摘要

糞【主治】爛赤眼。時珍

【附方】新一。

胎赤爛眼 昏暗。用蠍虎數枚，以罐盛黃土按實，入蠍虎在內，勿令損傷，以紙封口，穿數孔出氣，候有糞數粒，去糞上一點黑者，只取一頭白者，唾津研成膏，塗眼睫周回，不得揩拭。來早以溫漿水洗三次，甚效。聖濟總錄

蛤蚧 宋開寶

〔釋名〕蛤蚧（日華）僊蟾（〔志曰〕一雌一雄。常自呼其名。〔時珍曰〕蛤蚧因聲而名。僊蟾因形而名。嶺南人呼蛙爲蛤。又因其首如蛙、蟾也。雷斆以雄爲蛤。以雌爲蚧。亦通。）

〔集解〕〔志曰〕蛤蚧生嶺南山谷及城牆或大樹間。形如大守宮。身長四五寸。尾與身等。最惜其尾。見人取之。多自嚙斷其尾而去。藥力在尾。尾不全者不效。揚雄方言云。桂林之中。守宮能鳴者。俗謂之蛤蚧。蓋相似也。〔禹錫曰〕按嶺表錄異云。蛤蚧首如蝦蟇。背有細鱗如蠶子。土黃色。身短尾長。多巢於榕木及城樓間。雌雄相隨。旦暮則鳴。或云鳴一聲是一年者。俚人采鬻。云治肺疾。〔珣曰〕生廣南水中。夜即居於榕樹上。雌雄相隨。投一獲二。近日西路亦有之。其狀雖小。滋力一般。俚人采之。割腹以竹張開曝乾鬻之。〔頌曰〕人欲得首尾全者。以兩長柄鐵叉如黏黐等狀。伺於榕木間。以叉刺之。一股中腦。一股著尾。故不能嚙也。入藥須雌雄兩用。或云陽人用雄。陰人用雌。〔斆曰〕雄爲蛤。皮粗口大。身小尾粗。雌爲蚧。皮細口尖。身大尾小。〔時珍曰〕按段公路北戶錄云。其首如蟾蜍。背綠色。上有黃斑點。如古錦紋。長尺許。尾短。其聲最大。多居木竅間。亦守宮、蜥蜴之類也。又顧玠海槎錄云。廣西橫州甚多蛤蚧。牝牡上下相呼。累日情洽乃交。兩相抱負。自墮於地。人往捕之。亦不知覺。以手分劈。雖死不開。乃用熟稿草細纏。蒸過曝乾售之。煉爲房中之藥甚效。尋常捕者。不論牝牡。但可爲雜藥及獸醫方中之用耳。

〔修治〕〔斆曰〕其毒在眼。須去眼及甲上、尾上、腹上肉毛。以酒浸透。隔兩重紙緩焙令乾。以甆器盛。懸屋東角上一夜。用之力可十倍。勿傷尾也。〔日華曰〕凡用去頭足。洗去鱗鬣內不淨。以酥炙用。或用蜜炙。〔李珣曰〕凡用須炙令黃色。熟擣。口含少許。奔走不喘息者。爲眞也。宜丸散中用。

〔氣味〕鹹，平，有小毒。〔日華曰〕無毒。

〔主治〕久咳嗽，肺勞傳尸。殺鬼物邪氣，下淋瀝，通水道。（開寶）下石淋，通月經，治肺氣，療欬血。（日華）肺痿咯血，欬嗽上氣，治折傷。（海藥）補肺氣，益精血，定喘止嗽，療肺癰消渴，助陽道。（時珍）

〔發明〕〔宗奭曰〕補肺虛勞嗽有功。〔時珍曰〕昔人言補可去弱，人參、羊肉之屬。蛤蚧補肺氣，定喘止渴，功同人參；益陰血，助精扶羸，功同羊肉。近世治勞損痿弱，許叔微治消渴，皆用之，俱取其滋補也。劉純云：氣液衰、陰血竭者，宜用之。何大英云：定喘止嗽，莫佳於此。

〔附方〕舊二。

久嗽肺癰　〔宗奭曰〕久嗽不愈，肺積虛熱成癰，欬出膿血，曉夕不止，喉中氣塞，胸膈噎痛。用蛤蚧、阿膠、鹿角膠、生犀角、羚羊角各二錢半，用河水三升，銀石器內文火熬至半升，濾汁。時時仰臥細呷。日一服。張刑部子皋病此，田樞密況授方，服之遂愈。

喘嗽面浮　并四肢浮者。蛤蚧一雌一雄，頭尾全者，法酒和蜜塗之，炙熟，紫團人參似人形者半兩，爲末，化蠟四兩，和作六餅。每煮糯米薄粥一盞，投一餅攪化，細細熱呷之。（普濟）

鹽龍（綱目）

〔集解〕〔時珍曰〕按何遠春渚紀聞云：宋徽宗時，將軍蕭注破南蠻，得其所養鹽龍，長尺餘，籍以銀盤，中置玉盂，以玉筋摭海鹽飼之，每鱗中出鹽則收取。云能興陽事，每以溫酒服一錢匕。後龍爲蔡京所得，及死，以鹽封數日，取用亦有力。愚按此物生於殊方，古所不載，而有此功，亦稀物也。因附於此以俟。

鱗之二　蛇類一十七種

蛇蛻（本經下品）

〔釋名〕蛇皮甄權 蛇殼俗名 龍退綱目 龍子衣本經 龍子皮別錄 弓皮本經 蛇符別錄 蛇筋吳普。〔時珍曰〕蛇字古文象其宛轉有盤曲之形。蛻音脫。又音退。退脫之義也。龍、弓、符、筋。並後世廋隱之名耳。

〔集解〕〔別錄曰〕生荊州川谷及田野。五月五日十五日取之。良。〔弘景曰〕草中少見虺蝮蛻。惟有長者。多是赤𧌐黃頷輩。其皮不可辨。但取石上完全者爲佳。〔頌曰〕南中木石上及人家牆屋間多有之。蛇蛻無時。但著不淨即蛻。或大飽亦蛻。〇〔斅曰〕凡使勿用青黃蒼色者。只用白色如銀者。先於地下掘坑深一尺二寸。安蛻於中一宿。取出。醋浸炙乾用。〔時珍曰〕今人用蛇蛻。先以皁莢水洗淨纏竹上。或酒或醋或蜜浸。炙黃用。或燒存性。或鹽泥固煅。各隨方法。

〔氣味〕鹹。甘。平。無毒。火熬之良。〔權曰〕有毒。〇畏磁石及酒。〇孕婦忌用。

〔主治〕小兒百二十種驚癇。蛇癇。癲疾。瘈瘲。弄舌搖頭。寒熱腸痔。蠱毒。本經 大人五邪。言語僻越。止嘔逆。明目。燒之療諸惡瘡。別錄 喉痹。百鬼魅。甄權 炙用辟惡。止小兒驚悸客忤。煎汁傅癧瘍。白癜風。催生。日華 安胎。孟詵 止瘧。〔藏器曰〕正發日取塞兩耳。又以手持少許。并服鹽醋汁令吐。 辟惡去風殺蟲。燒末服。治婦人吹嬭。大人喉風。退目翳。消木舌。傅小兒重舌重齶。脣緊解顱。面瘡月蝕。天泡瘡。大人疔腫。漏瘡腫毒。煮湯。洗諸惡蟲傷。時珍

〔發明〕〔宗奭曰〕蛇蛻從口退出。眼睛亦退。今眼藥及去翳膜用之。取此義也。〔時珍曰〕入藥有四義。一能辟惡。取其變化性靈也。故治邪僻鬼魅蠱瘧諸疾。二能去風。取其屬巽性竄也。故治驚癇癜駁喉舌諸疾。三能殺蟲。故治惡瘡痔漏疥癬諸疾。用其毒也。四有蛻義。故治翳膜胎產皮膚諸疾。會意從類也。

〔附方〕舊十一。新二十一。

喉痹腫痛心鏡治小兒喉痹腫痛。燒末。以乳汁服一錢。 纏喉風疾氣閉者。杜壬方用蛇蛻炙當歸等分爲末。溫酒服一錢。取吐。〇一方用蛇皮揉碎燒煙。竹筒吸入即破。〇一方蛇皮裹白梅一枚。噙嚥。 大小口瘡蛇蛻皮水浸軟。拭口內一二遍。即愈。仍以藥貼足心。嬰孩寶鑑 小兒木舌蛇蛻燒灰。乳和服少許。千金方 小兒重舌千金 小兒重齶並用蛇蛻灰。醋調傅之。聖惠方 小兒口緊不能開合飲食。不語即死。蛇蛻燒灰。拭淨傅之。千金方 小兒解顱以蛇蛻炙末。以豬頰車髓和塗之。日三四易。千金方 小兒頭瘡 小兒面瘡 小兒月蝕並用蛇蛻燒灰。臘豬脂和傅之。肘後方 小兒吐血蛇蛻灰。乳汁調服半錢。子母秘錄 痘後目翳周密齊東野語云。小兒痘後障翳。用蛇蛻一條洗焙。天花粉五分。爲末。以羊肝破開。夾藥縛定。米泔水煮食。予女及甥皆用此得效。眞奇方也。 卒生翳膜蛇蛻皮一條。洗曬細剪。以白麪和作餅。炙焦黑色。爲末。食後溫水服一錢。日二次。聖惠方 小便不通全蛇蛻一條。燒存性。研。溫酒服之。 胎動欲產日月未足者。以全蛻一條。絹袋盛。遶腰繫之。千金 橫生逆生胞衣不下。千金用蛇蛻炒焦爲末。向東酒服一刀圭。即順。〇十全博救方用鹽泥固煅。研二錢。榆白湯服。〇濟生秘覽治逆生須臾不救。用蛇蛻一具。蟬蛻十四箇。頭髮一握。並燒存性。分二服。酒下。仍以小鍼刺兒足心三七下。擦鹽少許。即生。 婦人產

難蛇蛻泡水浴產門，自易。寶鑑　**婦人吹乳**蛇皮一尺七寸，燒末，溫酒一盞服。產乳

腫毒無頭蛇蛻灰，豬脂和塗。肘後　**石癰無膿**堅硬如石。用蛇蛻皮貼之，經宿

愈。總錄　**諸漏有膿**蛇蛻灰，水和傅上，即蟲出。○千金方　**丁腫魚臍**外臺用蛇

蛻雞子大，水四升，煮三四沸，服汁立瘥。○直指治魚臍瘡出水，四畔浮漿，用蛇蛻燒存性研，雞子清

和傅。**惡瘡似癩**十年不瘥者，全蛻一條燒灰，豬脂和傅。仍燒一條，溫酒服。千金方

風白駁聖惠用蛇皮灰，醋調塗。○外臺用蛻摩數百遍，令熱，棄草中，勿回顧。**陷甲入**

肉痛苦。用蛇皮一具，燒灰，雄黃一彈丸，同研末。先以溫漿洗瘡，鍼破貼之。初虞世方　**耳忽**

大痛如有蟲在內奔走，或血水流出，或乾痛不可忍者。蛇退皮燒存性研，鵝翎吹之，立愈。經驗

秘方也。○楊拱醫方摘要

蚺蛇

蚺音髯。○別錄下品

【釋名】**南蛇**綱目　**埋頭蛇**時珍曰：蛇屬紆行，此蛇身大而行更紆徐，冉冉然也，故名蚺蛇。或云鱗甲有毛如髯也。產於嶺南。以不舉首者爲眞，故世稱爲南蛇、埋頭蛇。

【集解】頌曰：蚺蛇，陶弘景言出晉安，蘇恭言出桂廣以南高賀等州，今嶺南諸郡皆有之。弘景曰：大者二三圍，在地行不舉頭者是眞，舉頭者非眞。其膏膽能相亂。韓保昇曰：大者徑尺，長丈許，若蛇而粗短。恭曰：其形似鱧，頭似鼉，尾圓無鱗，性難死。土人截其肉作膾，謂爲珍味。藏器曰：其膽著醋能卷人筋，終不可脫，惟以芯草作筋乃可。段成式酉陽雜俎云：蚺蛇長十丈，嘗吞鹿，鹿消盡，乃遶樹則腹中之骨穿鱗而出，養瘡時肪腴甚美，或以婦人衣投之，則蟠而不起。時珍曰：按劉恂錄異記云：蚺蛇大者五六丈，圍四五尺，小者不下三四丈，身有斑紋如故錦纈。春夏於山林中伺鹿吞之，蛇遂羸瘦，待鹿消乃肥壯也。或言一年食一鹿也。又顧玠海槎錄云：蚺蛇吞鹿及山馬，從後腳入，毒氣呵及角自解脫。其膽以小者爲佳。王濟手記云：橫州山中多蚺蛇，大者十餘丈，食麞鹿，骨角隨腐。土人採葛藤塞入穴中，蛇嗅之即靡，乃發穴取之。肉極腴美，皮可冒鼓，及飾刀劍樂器。范成大虞衡志云：寨兵捕蚺蛇，滿頭插花，蛇即注視不動，乃逼而斷其首，待其騰擲力竭乃斃，舁歸食之。又按山海經云：巴蛇食象，三年而出其骨，君子服之，無心腹之疾。郭璞注云：今蚺蛇即其類也。南裔志蚺蛇贊曰：蚺惟大蛇，既洪且長，采色駁映，其文錦章，食灰吞鹿，腴成養瘡，賓饗嘉食，是豆是觴。

膽段成式曰：其膽上旬近頭，中旬近心，下旬近尾。頌曰：嶺表錄云：雷州有養蛇戶，每歲五月五日即舁蛇入官，取膽暴乾，以充土貢。每蛇以軟草藉於籃中，盤屈之，將取則出於地上，用杈枴十數翻轉蛇腹，按定約分寸，於腹間剖出肝膽。膽狀若鴨子大，取訖，內肝於腹，以線縫合，舁歸放之。或言蛇被取膽者，他日捕之，則遠遠露腹瘡，以明無膽。又言取後能活三年，未知的否。時珍曰：南人嗜蛇，至於發穴搜取，能容蚺之再活露腹乎？弘景曰：眞膽狹長通黑，皮膜極薄，舐之甜苦，摩以注水，即沈而不散。恭曰：試法，剔取粟許，著淨水中，浮游水上回旋行走者爲眞，其徑沈者，諸膽血也。勿多著，亦沈散也。陶未得法耳。詵曰：人多以豬膽、虎膽僞之，雖水中走，但遲耳。

【氣味】甘，苦，寒，有小毒。【主治】**目腫痛，心腹䘌痛，下部䘌瘡**。別錄　**小兒八癇**。甄權　**殺五疳，水化灌鼻中，除小兒腦熱，疳瘡䘌漏，灌下部，治小兒疳痢，同麝香傅齒疳宣露**。孟詵　**破血止血，痢，蟲蠱下血**。藏器　**明目，去翳膜，療大風**。時珍

【發明】時珍曰。蚺稟己土之氣。其膽受甲乙風木。故其味苦中有甘。所主皆厥陰太陰之病。能明目涼血。除疳殺蟲。○頌微曰。顏含養嫂失明。須用蚺蛇膽。含求不得。忽一童子以一合授含。含視之。蚺蛇膽也。童子化爲青鳥而去。含用之。嫂目遂明。

【附方】舊二。新二。**小兒急疳瘡**水調蚺蛇膽傅之。聖惠。**小兒疳痢**羸瘦多睡。坐則閉目。食不下。用蚺蛇膽豆許二枚。煮通草汁研化。隨意飲之。并塗五心下部。楊氏產乳。**齒䘌宣露**出膿血。用蚺蛇膽三錢。枯白礬一錢。杏仁四十七枚。研勻。以布揩齦。令血盡。日三摻之。愈乃止。聖惠。**痔瘡腫痛**蚺蛇膽研。香油調塗。立效。○醫方摘要。

肉【氣味】甘。溫。有小毒。四月勿食。【主治】飛尸游蠱。喉中有物。吞吐不出。藏器。除疳瘡。辟瘟疫瘴氣。孟詵。除手足風痛。殺三蟲。去死肌。皮膚風毒癘風。疥癬惡瘡。時珍。

【發明】藏器曰。度嶺南食蚺蛇。瘴毒不侵。○時珍曰。按柳子厚捕蛇說云。永州之野產異蛇。黑質白章。觸草木盡死。無禦之者。然得而腊之以爲餌。可已大風攣踠瘻癘。去死肌。殺三蟲。又張鷟朝野僉載云。泉州盧元欽患癘風。惟鼻未倒。五月五日取蚺蛇進貢。或言肉可治風。遂取食之。三五日頓可。百日平復。

【附方】新三。**蚺蛇酒**治諸風癱瘓。筋攣骨痛。痺木瘙癢。殺蟲辟瘴。及癘風疥癬惡瘡。用蚺蛇肉一斤。羌活一兩。絹袋盛之。用糯米二斗蒸熟。安麴於缸底。置蛇於麴上。乃下飯密蓋。待熟取酒。以蛇焙研和藥。其酒每隨量溫飲數盃。忌風及慾事。亦可袋盛浸酒飲。集簡方。**急疳蝕爛**蚺蛇肉作膾食之。聖惠方。**狂犬嚙人**蛇脯爲末。水服五分。日三服。無蚺蛇。他蛇亦可。外臺秘要。

膏弘景曰。眞膏纍纍如梨豆子。著他蛇膏皆大如梅李子也。【氣味】甘。平。有小毒。【主治】皮膚風毒。婦人產後腹痛餘疾。別錄。多入藥用。亦療伯牛疾。弘景。癩也。○綿裹塞耳聾。時珍。○出外臺。

牙長六七寸。【主治】佩之。辟不祥。利遠行。時珍。○異物志。

鱗蛇綱目

【集解】時珍曰。按方輿勝覽云。鱗蛇出安南雲南鎮康州臨安沅江孟養諸處。巨蟒也。長丈餘。有四足。有黃鱗黑鱗二色。能食麋鹿。春冬居山。夏秋居水。能傷人。土人殺而食之。取膽治疾。以黃鱗者爲上。甚貴重之。珍按此亦蚺蛇類。但多足耳。陶氏註蚺蛇分眞假。其亦此類與。

膽【氣味】苦。寒。有小毒。【主治】解藥毒。治惡瘡及牙疼。時珍。○出勝覽及一統志。

白花蛇宋開寶

【釋名】蘄蛇綱目。褰鼻蛇宗奭曰。諸蛇鼻向下。獨此鼻向上。背有方勝花文。以此得名。

【集解】志曰。白花蛇生南地。及蜀郡諸山中。九月十月採捕。火乾。白花者良。頌曰。今黔中及蘄州鄧州皆有之。其文作方勝白花。喜螫人足。黔人有被螫者。立斷之。續以木腳。此蛇入人室屋中作爛瓜氣者。不可嚮之。須速辟除之。時珍曰。花蛇湖蜀皆有。今惟以蘄蛇擅名。然蘄地亦不多得。市肆所貨。官司所取者。皆自江南興國州諸山中來。其蛇龍頭虎口。黑質白花。脇有二十四個方勝文。腹有念珠斑，口有四長牙，尾上有一佛指甲，長一二分，腸形如連珠。多在石南藤上食其花葉，人以此尋獲。先撒沙土一把，則蟠而不動，以叉取之。用繩懸起，劙刀破腹去腸物，則反尾洗滌其腹，蓋護創爾。乃以竹支定，屈曲盤起，紮縛炕乾。出蘄地者，雖乾枯而眼光不陷，他處者則否矣。故羅願爾雅翼云：蛇死目皆閉，惟蘄州花蛇目開。如生舒、蘄兩界者，則一開一閉。故人以此驗之。又按元稹長慶集云：巴蛇凡百類，惟褰鼻白花蛇，人常不見之。毒人則毛髮豎立，飲於溪澗則泥沙盡沸。鶤鳥能食其小者。巴人亦用禁術制之，熏以雄黃煙則腦裂也。此說與蘇頌所說黔蛇相合。然今蘄蛇亦不甚毒，則黔、蜀之蛇雖同有白花，而類性不同，故入藥獨取蘄產者也。

【修治】頌曰：頭尾各一尺，有大毒，不可用。只用中段乾者，以酒浸，去皮骨，炙過收之，則不蛀。其骨刺須遠棄之，傷人，毒與生者同也。宗奭曰：凡用去頭尾，換酒浸三日，火炙，去盡皮骨。此物甚毒，不可不防。時珍曰：黔蛇長大，故頭尾可去一尺。蘄蛇止可頭尾各去三寸。亦有單用頭尾者。大蛇一條，只得淨肉四兩而已。久留易蛀，惟取肉密封藏之，十年亦不壞也。按聖濟總錄云：凡用花蛇，春秋酒浸三宿，夏一宿，冬五宿，取出炭火焙乾，如此三次。以砂瓶盛，埋地中一宿，出火氣。去皮骨，取肉用。

【氣味】甘、鹹，溫，有毒。時珍曰：得酒良。

【主治】中風濕痹不仁，筋脈拘急，口面喎斜，半身不遂，骨節疼痛，腳弱不能久立，暴風瘙癢，大風疥癬。開寶。○頌曰：花蛇治風，速於諸蛇。黔人治疥癬遍體，諸藥不效者，生取此蛇一劑，斷以磚燒紅，沃醋令氣蒸，置蛇於上，以盆覆一夜。如此三次，去骨取肉，芼以五味令爛，頓食之。瞑睡一晝夜乃醒，瘡疕隨皮便退，其疾便愈。治肺風鼻塞，浮風癮疹，身上白癜風，癧瘍斑點。甄權。通治諸風，破傷風，小兒風熱，急慢驚風搐搦，瘰癧漏疾，楊梅瘡，痘瘡倒陷。時珍。

【發明】斅曰：蛇性竄，能引藥至於有風疾處，故能治風。時珍曰：風善行數變，蛇亦善行數蛻，而花蛇又食石南，所以能透骨搜風，截驚定搐，為風痹驚搐、癩癬惡瘡要藥。取其內走臟腑，外徹皮膚，無處不到也。凡服蛇酒藥，切忌見風。

【附方】新十三。

驅風膏 治風癱癘風，遍身疥癬。用白花蛇肉四兩，酒炙，天麻七錢半，薄荷、荊芥各二錢半，為末。好酒二升，蜜四兩，石器熬成膏。每服一盞，溫湯服，日三服。急於暖處出汗，十日效。醫壘元戎。

世傳白花蛇酒 治諸風無新久，手足緩弱，口眼喎斜，語言蹇澀，或筋脈攣急，肌肉頑痹，皮膚燥癢，骨節疼痛，或生惡瘡、疥癩等疾。用白花蛇一條，溫水洗淨，頭尾各去三寸，酒浸，去骨刺，取淨肉一兩。入全蠍炒、當歸、防風、羌活各一錢，獨活、白芷、天麻、赤芍藥、甘草、升麻各五錢，剉碎，以絹袋盛貯。用糯米二斗蒸熟，如常造酒，以袋置缸中，待成，取酒同袋密封，煮熟，置陰地七日出毒。每溫飲數盃，常令相續。此方乃蘄人板印，以侑蛇饋送者，不知所始也。瀕湖集簡方。

瑞竹白花蛇酒 治諸風癘癬。用白花蛇一條，酒潤，去皮骨，取肉，絹袋盛之。蒸糯米一斗，安麴於缸底，置蛇於麴上，以飯安蛇上，用物密蓋。三七日取酒，以蛇曬乾為末。每服三五分，溫酒下。仍以濁酒并糟作餅食之，尤佳。瑞竹堂經驗方。

瀕湖白花蛇酒 治中風傷酒，半身不遂，口目喎斜，膚肉𤸷痹，骨節疼痛，及年久疥癬、惡瘡、風癩諸症。用白花蛇一條，取龍頭虎口，黑質白花，尾有佛指甲，目光不陷者為真，以酒洗潤透，去骨刺，取肉四兩，真羌活二兩，當歸身二兩，真天麻二兩，真秦艽二兩，五加皮二兩，防風一兩，各剉勻，以生絹袋盛之，入金華酒罈內懸起安置入糯米一生酒醅五壺浸袋，箬葉密封，安壜於大鍋內，水煑一日，取起，埋陰地七日取出。每飲一二盃，仍以滓日乾碾末，酒糊丸梧子大。每服五十丸，用煑酒吞下。切忌見風犯慾，及魚羊鵝麪發風之物。

雞峯白花蛇膏 治營衛不和，陽少陰多，手足舉動不快。用白花蛇酒煑，去皮骨，瓦焙，取肉一兩，天麻、狗脊各二兩，爲細末，以銀盂盛無灰酒一升浸之，重湯煑稠如膏，銀匙攪之，入生薑汁半盃，同熬勻，瓶收。每服半匙，頭用好酒或白湯化服，日二次，神效極佳。備急方

治癩白花蛇膏 白花蛇五寸，酒浸，去皮骨，炙乾，雄黃一兩，水飛研勻，以白沙蜜一斤，杏仁一斤，去皮研爛，同煉爲膏。每服一錢，溫酒化下，日三。須先服通天再造散，下去蟲物，乃服此除根。三因

總錄白花蛇散 治腦風頭痛，時作時止，及偏頭風。用白花蛇酒浸，去皮骨，天南星漿二水煑軟切，炒，各一兩，石膏、荆芥各二兩，地骨皮二錢半，爲末。每服一錢，茶下，日三服。聖濟總錄

潔古白花蛇散 治大風病。白花蛇、烏稍蛇各取淨肉二錢，酒炙，雄黃二錢，大黃五錢，爲末。每服二錢，白湯下，三日一服。家珍

三蛇愈風丹 治癘風，手足麻木，眉毛脫落，皮膚瘙癢，及一切風瘡。白花蛇、烏稍蛇、土蝮蛇各一條，並酒浸，取肉曬乾，苦參頭末四兩，爲末，以皂角一斤，切，酒浸，去酒，以水一盌，挼取濃汁，石器熬膏，和丸梧子大。每服七十丸，煎通聖散下，以粥飯壓之。日三服，三日一浴，取汗避風。○治例無蝮蛇，有大楓子肉二兩。

三因白花蛇散 治九漏瘰癧，發項腋之間，癢痛，憎寒發熱。白花蛇酒浸，取肉二兩，焙，生犀角一兩二錢五分，鎊研，黑牽牛五錢半，生半炒，青皮五錢，爲末。每服二錢，入膩粉五分，五更時糯米飲調下。利下惡毒爲度，十日一服，可絕病根。忌發物。

俗傳白花蛇丸 治楊梅瘡，先服發散藥後服此。用花蛇肉酒炙，龜板酥炙，穿山甲炙，蜂房炙，頭粉、朱砂各一錢，爲末，紅棗肉搗丸梧子大。每服七丸，冷茶下，日三。忌魚肉。服盡即愈。後服土茯苓藥調之。○方廣心法附餘：治楊梅瘡，用花蛇肉一錢，銀硃二錢，鉛二錢，汞二錢，爲末，作紙撚九條。每用一條，於燈盞內香油浸，點燈安烘爐裏，放被中，蓋卧熏之，勿透風。一日三次。

托痘花蛇散 治痘瘡黑陷。白花蛇連骨炙，勿令焦，三錢，大丁香七枚，爲末。每服五分，以水和淡酒下，神效。移時身上發熱，其瘡頓出紅活也。王氏手集

頭

【**氣味**】有毒。【**主治**】癜風毒癩。時珍

【**附方**】新一。

紫癜風 除風散：以白花蛇頭二枚，酒浸炙，蠍稍一兩，炒，防風一兩，右爲末。每服一錢，溫酒下，日一服。聖濟總錄

目睛

【**主治**】小兒夜啼。以一隻爲末，竹瀝調少許灌之。普濟

烏蛇 宋開寶 附

【**釋名**】烏稍蛇綱目 黑花蛇綱目

【**集解**】志曰：烏蛇生商洛山。背有三稜，色黑如漆，性善，不噬物。江東有黑稍蛇，能纏物至死，亦此類也。頌曰：蘄州、黃州山中有之。乾甯記云：此蛇不食生命，亦不害人，多在蘆叢中吸南風及其花氣。最難採捕，多于蘆枝上得之。其身烏而光，頭圓尾尖，眼有赤光。至枯死眼不陷，如活者。稱之重七錢至一兩者爲上，十兩至一鎰者爲中，粗大者力彌減也。作僞者用他蛇熏黑，亦能亂眞，但眼不光耳。宗奭曰：烏蛇脊高，世稱劍脊烏稍。尾細長，能穿小銅錢一百文者佳。有身長丈餘者。其性畏鼠狼。蛇類中惟此入藥最多。㪍曰：凡一切蛇，須辨雌雄州土。蘄州烏蛇，頭上有逆毛二寸一路，可長半分已來，頭尾相對，使之入藥如神。只重一兩以下，彼處得此多留進供。蛇腹下有白帶子一條，長一寸者

雄也。宜入藥用。採得去頭及皮鱗帶子，判斷，苦酒浸一宿，漉出，柳木炭火炙乾，再以酥炙，於屋下巳地上掘坑埋一夜，再炙乾用，或以酒煮乾用亦可。〔時珍曰〕烏蛇有二種：一種劒脊細尾者爲上；一種長大無劒脊而尾稍粗者，名風稍蛇，亦可治風，而力不及。

肉〔**氣味**〕**甘，平，無毒。**〔論曰〕有小毒。〔**主治**〕**諸風頑痹，皮膚不仁，風瘙癮疹，疥癬。**開寶。**熱毒風，皮肌生癩，眉髭脫落，㾦疥等瘡。**甄權。**功與白花蛇同，而性善無毒。**時珍。

〔**附方**〕舊二，新五。**大風。**朝野僉載云：商州有人患大風，家人惡之，山中爲起茅屋。有烏蛇墮酒罌中，病人不知，飲酒漸瘥。罌底見有蛇骨，始知其由。〇治例：治大風，用烏蛇三條蒸熟，取肉焙研末，蒸餅丸米粒大，以喂烏雞，待盡殺雞烹熟，取肉焙研末，酒服一錢，或蒸餅丸服，不過三五雞即愈。〇秘韞：用大烏蛇一條，打死盛之，待爛，以水二盌浸七日，去皮骨，入糙米一升，浸一日，曬乾。用白雞一隻，餓一日，以米飼之，待毛羽脫去，殺雞煮熟食，以酒下之。一喫盡，以熱湯一盆，浸洗大半日，其病自愈。**紫白癜風。**烏蛇肉酒炙六兩，枳殼麩炒、牛膝、天麻各二兩，熟地黃四兩，白蒺藜炒、五加皮、防風、桂心各二兩，剉片，以絹袋盛，於無灰酒二斗中浸之，密封七日。每溫服一小盞。忌雞、鵝、魚肉、發物。聖惠。**面瘡䵟皰。**烏蛇肉二兩，燒灰，臘豬脂調傅。聖惠。**嬰兒撮口**不能乳者。烏蛇酒浸，去皮骨，炙半兩，麝香一分，爲末。每用半分，荊芥煎湯調灌之。聖惠。**破傷中風，**項強身直，定命散主之。用白花蛇、烏蛇並取向後二寸，酒洗潤，取肉，蜈蚣一條全者，炙，右爲末。每服三錢，溫酒調服。普濟方。

膏〔**主治**〕**耳聾。綿裹豆許塞之，神效。**時珍。出聖惠方。

膽〔**主治**〕**大風癘疾，木舌脹塞。**時珍。

〔**附方**〕新二。**大風。龍膽膏：**治大風疾神效。用冬瓜一箇，截去五寸長，去瓤，掘地坑深三尺，令淨，安瓜於內，以烏蛇膽一箇，消梨一箇，置於瓜上，以土隔蓋之。至三七日，看一度，瓜未甚壞，候七七日，三物俱化爲水，在瓜皮內，取出。每用一茶腳，以酒和服之，三兩次立愈。小可風疾，每服一匙頭。王氏博濟方。**木舌塞脹。**不治殺人。用蛇膽一枚，焙乾爲末，傅舌上，有涎吐去。聖惠。

皮〔**主治**〕**風毒氣，眼生翳，唇緊唇瘡。**時珍。

〔**附方**〕新一。**小兒緊唇，脾熱唇瘡。**並用烏蛇皮燒灰，酥和傅之。聖惠方。

卵〔**主治**〕**大風癩疾。**〔時珍曰〕聖濟總錄治癩風，用烏蛇卵和諸藥爲丸服，云與蛇肉同功。

金蛇 宋開寶 附銀蛇

〔**釋名**〕**金星地鱔**圖經。**銀蛇亦名錫蛇。**〔時珍曰〕金、銀、錫以色與功命名也。金星地鱔，以形命名也。

〔**集解**〕〔頌曰〕金蛇生賓州、澄州。大如中指，長尺許，常登木飲露，體作金色，照日有光。白者名銀蛇。近皆少捕。信州上饒縣靈山鄉出一種金星地鱔，酷似此蛇，冬月收捕，亦能解毒。〔時珍曰〕按劉恂嶺表錄異云：金蛇一名地鱔，白者名錫蛇，出黔州，桂州者次之。大如拇指，長尺許，鱗甲上分金銀，解毒之功。據此則地鱔即金蛇，非二種矣。

肉〔**氣味**〕**鹹，平，無毒。**〔**主治**〕**解中金藥毒，令人肉作雞腳裂，夜含銀至曉，變爲金色者是也。取蛇四寸炙**

黃煑汁頻飲以瘥爲度銀蛇解銀藥毒開寶解衆毒止洩瀉除邪熱蘇恭療久痢時珍

【發明】藏器曰嶺南多毒蛇解毒之藥金蛇白藥是矣時珍曰聖濟總錄治久痢不止有金星地鱔散用金星地鱔醋炙鉛丹白礬燒各五錢爲末每服二錢米飲下日二

水蛇 綱目

【釋名】公蠣蛇

【集解】時珍曰水蛇所在有之生水中大如鱓黃黑色有纈紋囓人不甚毒陶弘景言公蠣蛇能化鱧者即此也水中又有一種泥蛇黑色穴居成羣囓人有毒與水蛇不同張文仲備急方言山中一種蛇與公蠣相似亦不囓人也

肉【氣味】甘鹹寒無毒【主治】消渴煩熱毒痢時珍

【附方】新一聖惠水蛇丸治消渴四肢煩熱口乾心躁水蛇一條活者剝皮炙黃爲末蝸牛五十箇水浸五日取涎入天花粉末煎稠入麝香一分粟飯和丸綠豆大每服十丸薑湯下

皮【主治】燒灰油調傅小兒骨疽膿血不止又治手指天蛇毒瘡時珍

【附方】新二小兒骨瘡海上方詩云小兒骨痛不堪言出血流膿實可憐尋取水蛇皮一個燒灰油抹傅疼邊天蛇毒劉松篁經驗方云會水彎陳玉田妻病天蛇毒瘡一老翁用水蛇一條去頭尾取中截如手指長剖去骨肉勿令病者見以蛇皮包手指自然束緊以紙外裹之頓覺遍身皆涼其病即愈數日後解視手指有一溝如小繩蛇皮內宛然有一小蛇頭目俱全也

蛇婆 拾遺

【集解】藏器曰蛇婆生東海水中一如蛇常自浮游採取無時時珍曰按此所言形狀功用似是水蛇然無考證如名列條

【氣味】鹹平無毒【主治】赤白毒痢蠱毒下血五野雞病惡瘡炙食或燒末米飲服二錢藏器

黃頷蛇 綱目 附赤楝蛇

【釋名】黃喉蛇俗名赤楝蛇一名桑根蛇時珍曰頷喉下也以色名赤楝桑根象形陶氏作赤鏈

【集解】時珍曰按肘後千金外臺諸方多用自死蛇及蛇吞蛙鼠並不云是某蛇惟本草有蝮蛇腹中鼠陶氏注云術家所用赤鏈黃頷多在人家屋間吞鼠子雀雛見腹中大者破取乾之又蛇蛻注云草間不甚見虺蝮蛻多是赤鏈黃頷輩據此則古方所用自死蛇及蛇吞蛙鼠當是二蛇雖蛇蛻亦多用之赤楝紅黑節節相間儼如赤楝桑根之狀黃頷黃黑相間喉下色黃大者近丈皆不甚毒丐兒多養爲戲弄死即食之又有竹根蛇肘後謂之青蝰蛇不入藥用最毒喜緣竹木與竹同色大者長四五尺其尾三四寸有異點者名熇尾蛇毒尤猛烈中之者急灸三四壯毒即不行仍以藥傅之又有菜花蛇亦長大黃綠色方家亦有用之者

肉【氣味】甘溫有小毒【主治】釀酒或入丸散主風癩頑癬惡瘡自死蛇漬汁塗大疥煑汁浸臂腕作痛燒灰同豬脂塗風癬漏瘡婦人妬乳猘犬咬傷時珍

○出肘後、梅師、千金諸方

【附方】新三。猘犬嚙傷：自死蛇一枚，燒焦爲末，納入瘡孔中。千金方。貓鬼野道：歌哭不自由，五月五日自死赤蛇燒灰，井華水服方寸匕，日一服。千金方。惡瘡似癩：及馬疥大如錢者，自死蛇一條，水漬至爛，去骨取汁塗之，隨手瘥。千金。

蛇頭【主治】燒灰，主久瘧及小腸癰，入丸散用。時珍。

【附方】新二。發背腫毒：蛇頭燒灰，醋和傅之，日三易。千金。鼠蟇瘻瘡：五月五日蛇頭及野豬脂同水衣封之，佳。千金方。

骨【主治】久瘧勞瘧，炙，入丸散用。時珍。

【附方】新一。一切冷漏：自死蛇取骨爲末，封之，大痛以杏仁膏摩之，即止。千金方。

涎【氣味】有大毒。思邈曰：江南山間人一種蠱毒，以蛇涎合藥著飲食中，使人病瘕積，年乃死，但以雄黃、蜈蚣之藥治之乃佳。

蛇吞鼠【主治】鼠瘻蟻瘻有細孔如鍼者，以臘月豬脂煎焦，去滓，塗之。時珍。○出千金。

蛇吞鼃【主治】噎膈，勞嗽，蛇瘻。時珍。

【附方】新三。噎膈：用蛇含蝦蟇，泥包燒存性研末，米飲服。久勞咳嗽：吐臭痰者。尋水邊蛇吞青鼃未嚥者，連蛇打死，黃泥固濟，煅研，空心酒服一二錢，至效。忌生冷五七日，永不發也。秘韞方。蛇瘻不愈：蛇腹鼃燒灰，封之。千金。

蝮蛇 別錄下品

【釋名】反鼻蛇。時珍曰：按王介甫字說云：蝮，觸之則復，其害人也，人亦復之，故謂之蝮。

【集解】弘景曰：蝮蛇，黃黑色如土，白斑，黃頷尖口，毒最烈。虺形短而扁，毒與蚖同。蛇類甚衆，惟此二種及青蝰爲猛，不即療多死。恭曰：蝮蛇作地色，鼻反，口長身短，頭尾相似，山南漢沔間多有之。一名虺蛇，無二種也。頌曰：蝮蛇形不長，頭扁口尖，頭斑身赤，文斑，亦有青黑色者。人犯之，頭足貼著。東間諸山甚多，草行不可不慎。藏器曰：蝮蛇錦文，亦有與地同色者。衆蛇之中，此獨胎產。著足斷足，著手斷手，不爾合身糜爛。七八月毒盛時，嚙樹以洩其毒，樹便死。又吐涎沫於草木上，著人成瘡身腫，名曰蛇漠瘡，卒難治療，方與蛇螫同。時珍曰：蝮與虺，陶氏言是二種，蘇恭言是一種。今按爾雅云：蝮虺身博三寸，首大如擘。是以蝮虺爲一種也。郭璞云：蝮蛇惟南方有之，一名反鼻。細頸，大頭，焦尾，鼻上有鍼，錦文如綬，文間有毛如豬鬣，大者長七八尺。虺則所在有之，俗呼土虺，與地同色。顏師古云：以俗名證之，郭說爲是。又北史高道穆云：復用元顥，乃養虺成蛇。是皆以蝮虺爲二種矣。蓋蝮長大，虺短小，自不難辨。陶說爲是。柳子厚蝮蛇文云：目兼蜂蠆，色混泥塗。其頸蹙惡，其腹次且。褰鼻鉤牙，穴出榛居。蓄怒而蟠，銜毒而趍。亦頗盡其狀也。抱朴子曰：蛇類最多，惟蝮中人甚急。但即時以刀割去瘡肉投於地，其沸如火炙，須臾焦盡，人乃得活。王充論衡云：蝮蛇含太陽火氣而生，故利牙有毒。

【附錄】千歲蝮。頌曰：東間一種千歲蝮，狀如蝮而短，有四腳，能跳來嚙人。人或中之，必死。其嚙已，即跳上木作聲。云斫木斫木者，不可救也。若云博叔博叔者，猶可急治之。用細辛、雄黃等分，爲末，內瘡中，日三四易之。又以栝樓根、桂末著管中，密塞勿令走氣，佩之。中毒急敷之，緩即不救。時珍曰：按字林云：睞聽，形如蜥蜴，出魏興，居樹上，見人則跳來嚙之。嚙已還樹，垂頭聽聞哭聲，乃去。即此也。其狀頭尾一般，大如搗衣杵，俗名合木蛇，長一二尺。談埜翁方名斫木蛇，又名杵望板歸，救之用嫩黄荆葉搗爛敷之。

膽【氣味】苦，微寒，有毒。【主治】䘌瘡。別錄 殺下部蟲。甄權 療諸漏，研傅之。若作痛，杵杏仁摩之。時珍○出外臺

肉【氣味】甘，溫，有毒。【主治】釀作酒，療癩疾諸瘻，心腹痛，下結氣，除蠱毒。別錄 五痔腸風瀉血。甄權 大風諸惡風，惡瘡瘰癧，皮膚頑痺，半身枯死，手足臟腑間重疾。【藏器曰】取活蛇一枚，著器中，投以醇酒一斗，封定，埋馬溺處，周年取開，蛇已消化，酒味猶存。有患諸證者，不過服一升以來，當覺身習習而愈。然有小毒，不可頓服。若服他藥，不復得力。又曰：生癩者，取一枚，或他蛇亦可，燒熱坐上，當有赤蟲如馬尾出。仍取蛇肉塞鼻中。

【發明】時珍曰：癩疾感天地肅殺之氣而成，惡疾也。蝮蛇稟天地陰陽毒烈之氣而生，惡物也。以毒物而攻毒病，蓋從其類也。

【附方】舊一。白癩：大蝮蛇一條，勿令傷，以酒一斗漬之，糠火煨令稍熱，取蛇一寸，和臘月豬脂搗傅。○肘後方

脂【藏器曰】摩著物皆透也。【主治】綿裹塞耳聾，亦傅腫毒。時珍

皮【主治】燒灰，療丁腫惡瘡骨疽。蘇恭

蛻【主治】身癢疥癬瘑瘡。蘇恭

骨【主治】赤痢，燒灰飲服三錢。雜蛇亦可。藏器

屎器中養取之。【主治】痔瘻。蘇恭

腹中死鼠有小毒。【主治】鼠瘻。別錄○千金云：燒末，酒服方寸匕，日二，不過三日大驗。

蚖別錄

【集解】【別錄曰】蚖類，一名虺，短身土色而無文。【時珍曰】蚖與蝮同類，卽虺也。長尺餘，蝮大而虺小，其毒則一。食經所謂虺色如土，小如蝮蛇者是也。詳見蝮下。舊本作蚖類，一名蚖，誤矣。當作蚖，蝮類。一名蚖，蚖卽虺字。蚖、蚖字象相近，傳寫脫誤爾。陶氏注蝮卽蚖，亦誤矣。蚖既是蝮，別錄不應兩出，今並改正。

【氣味】缺。【主治】療痺內漏。別錄 治破傷中風，大風惡疾。時珍

【附方】新一。破傷風：牙關緊急，口噤不開，口面喎斜，肢體弛緩。用土虺蛇一條，去頭尾腸皮骨，醋炙；地龍五條，去泥，醋炙；天南星八錢重一枚，炮。右為末，醋煮麵糊丸如綠豆大。每服三丸至五丸，生薑酒下，仍食稀葱白粥，取汗卽瘥。昔宮使明光祖向任統制官，被重傷，服此得效。普濟方

藍蛇拾遺

【集解】藏器曰：出蒼梧諸縣。狀如蝮，有約從約斷之，頭毒尾良。嶺南人呼為藍藥。

【主治】用頭合毒藥，毒人至死。以尾作脯，食之卽解。藏器

兩頭蛇拾遺

【釋名】枳首蛇爾雅 越王蛇【時珍曰】枳，兩也。郭璞云：會稽人言是越王弩絃所化。

故名越王蛇。江東人名越王約髮。博物志云：馬鱉食牛血所化，然亦自有種類，非盡化生也。

【集解】藏器曰：兩頭蛇大如指，一頭無口目，兩頭俱能行。云見之不吉，故孫叔敖埋之，恐後人見之必死也。時珍曰：按爾雅中央有枳首蛇，中國之異氣也。劉恂嶺表錄云：嶺外極多，長尺餘，大如小指，背有錦文，腹下鮮紅，人視爲常，不以爲異。羅願爾雅翼云：甯國甚多，數十同穴，黑鱗白章。又一種夏月雨後出，如蚯蚓大，有鱗，其尾如首，亦名兩頭蛇。又張耒雜志云：黃州兩頭蛇，一名山蚓，云是老蚓所化，行不類蛇，宛轉甚鈍，此即羅氏所云者也。

肉【氣味】時珍曰：按南越志云：無毒。夷人餌之。【主治】癘疾。山人收取乾之，佩于項上。時珍

天蛇　綱目

【集解】時珍曰：按沈存中筆談云：天蛇生幽陰之地，遇雨後則出，越人深畏之。其大如筯而匾，長三四尺，色黃赤。澆之以醋則消，或以石灰糝之亦死。又云：天蛇不知何物，人遭其螫，仍爲露水所濡，則遍身潰爛。或云草間花蜘蛛者，非矣。廣西一吏爲蟲所毒，舉身潰爛。一醫視云：天蛇所螫，不可爲矣。仍以藥傅其一有腫處，以鉗拔出如蛇十餘，而疾終不起。又錢塘一田夫忽病癩，通身潰爛，號呼欲絕。西溪寺僧視之曰：此天蛇毒，非癩也。以秦皮煮汁一斗，令其恣飲。初日減半，三日頓愈。○又水蛇治天蛇毒，見前。

苟印　拾遺

【集解】藏器曰：苟印一名苟斗。出潮州，如蛇，有四足。

膏【主治】滴耳中，治聾，令左右耳徹。藏器

蛇角　綱目

【釋名】骨咄犀（亦作骨篤）、碧犀。時珍曰：按陶九成輟耕錄云：骨咄犀，大蛇之角也，當作蠱毒，謂其解蠱毒如犀角也。唐書有古都國，亦產此，則骨咄又似古都之訛也。

【集解】時珍曰：按大明會典云：蛇角出哈密衛。劉郁西域記云：骨篤犀即大蛇角，出西番。曹昭格古論云：骨篤犀，碧犀也。色如淡碧玉，稍有黃色，其文理似角，扣之聲清越如玉，磨刮嗅之有香，燒之不臭。最貴重，能消腫解毒。洪邁松漠紀聞云：骨咄犀，犀不甚大，紋如象牙，帶黃色，作刀靶者，已爲無價之寶也。

【氣味】有毒。【主治】消腫毒，解諸毒蠱毒。以毒攻毒也。時珍

諸蛇　綱目

【釋名】時珍曰：蛇字古作它，俗作虵，有佘、移、佗三音。篆文象其宛轉屈曲之形，其行委佗，故名。嶺南人食之，或呼爲訛，或呼爲茅鱓。按山海經云：海外西南人以蟲爲蛇，號蛇爲魚，則自古已然矣。

【集解】時珍曰：蛇類璅語不可類從者，萃族於左，以便考閱。蛇在禽爲翼火，天文象形，居南方。在卦爲巽風，巳爲蛇。在神爲玄武，北方之神，玄龜纏蛇相合也。在物爲毒蟲，出說文。有水火草木土五種，出北戶錄。青黃赤白黑金翠斑花諸色，見各條。毒蟲也，而有無毒者，金蛇、水蛇無毒。鱗蟲也，而有生毛者，蝮蛇文間有毛，山海經云長蛇毛如彘毫也。卵生也，而有胎產者，蝮蛇胎生。腹行也，而有四

足者。鱗蛇、千歲蝮、苟印、斷蜴皆有足。又有冠者雞冠蛇頭上有冠，最毒。角者三角蛇有角。翼者西山經云：太華山有蛇，六足四翼，名曰蜰蟦。飛者山海經云：柴桑多飛蛇。荀子云：螣蛇無足而飛。獸首者大荒經云：肅慎國有琴蛇，獸首蛇身。人面者江湖紀聞云：嶺表有人面蛇，能呼人姓名，害人，惟畏蜈蚣。兩首者枳首蛇。兩身者北山經云：渾夕之山有蛇曰肥遺，一首兩身，見則大旱。管子曰：涸川之精名曰蟡，狀如蛇，一首兩身，長八尺，呼其名可取魚鱉。歧尾者廣志云：出雲南。鉤尾者張文仲云：鉤蛇尾如鉤，能鉤人獸入水食之。蟜尾者葛洪云：蟜尾蛇似青蝰，其尾三四寸，有異色，最毒。柂形張文仲云：柂蛇形似柂，長七八尺，中人必死。削船柂煮汁浸之。杵形者即合木蛇。又有青蝰即竹根蛇。白蝰、蒼虺、文蝮、白頸、黑甲、赤目、黃口之類。張文仲云：惡蛇甚多，四五月青蝰、蒼虺、白頸、大蜴，六七月白蝰、文蝮、黑甲、赤目、黃口、反鉤、三角之類，皆毒之猛烈者。又南方有呴蛇，人若傷之不死，終身伺其主，雖百眾人中，亦來取之，惟百里外乃免耳。蛇出以春，出則食物。蛇以春夏為晝，秋冬為夜。其蟄以冬。蟄則含土。至春吐出，即蛇黃石。其舌雙。物理論云：舌者心苗，火旺于巳，巳為蛇，故蛇雙舌。其耳聾，埤雅云：蛇聾虎齆。其聽以目，埤雅。其蟠向壬，淮南子。其毒在涎，弄蛇洗淨涎則無毒也。蛇涎著人生蛇漠瘡，吐涎成絲，能害人目。段成式云：蛇怒時毒在頭尾。其珠在口，陸佃云：龍珠在頷，蛇珠在口。懷珠之蛇，多喜投暗，見人張口吐氣如爐。其行也紆，淮南子云：蛇屬紆行。其食也吞，有牙無齒。皮數解蛻，變化論云：龍易骨，蛇易皮。性曉方藥，出稽聖賦。又異苑云：田父見蛇破傷，一蛇銜草傅之，遂去。其人採草治瘡，名曰蛇銜。蛇交。蛇則雄入雌腹，交已即退出也。段成式云：人見蛇交，三年死。李廷飛云：人見蛟交，主有喜。蛇交雉，則生蜃及蟂。詳見蛟龍。魯至剛云：蛇交雉生卵，遇雷入土久則成蛟，不入土但為雉耳。述異記云：江淮中有獸名能，乃蛇精所化也。冬則為雉，春復為蛇。蛇以龜鱉為雌，埤雅云：大腰純雌，以蛇為雄。蛇求於龜鱉則生龜鱉，蛇求於雉則生蜃蛟，物異而感同也。又與鱧鱓通氣。入水交石斑魚，見本條。入山與孔雀匹。禽經云：鵲見蛇則噪而奔，孔見蛇則喜而躍。竹化蛇，蛇化雉。異苑云：大元中汝南人伐木，見一竹中央已成蛇形，而枝葉如故。又桐廬民伐竹，見蛇化雉，頭項已就，身猶蛇也。乃知竹化蛇，蛇化雉。夔憐蚿，蚿憐蛇。出莊子。水蛇化鱓，名蛇鱓，有毒。螣蛇化龍，神蛇能乘雲霧而飛游千里。螣蛇聽孕，出變化論。又抱朴子云：螣蛇不交。蟒蛇目圓。出述異記。大蛇曰蟒。巴蛇吞象，山海經云：巴蛇食象，三年而出其骨。蚺蛇吞鹿，詳見本條。玄蛇吞麈，大鹿也。出山海經。活褥蛇能捕鼠，唐書云：貞觀中波斯國獻之，狀同鼠，色正青，能捕鼠。食蛇鼠能捕蛇，唐書云：罽賓國有食蛇鼠，尖喙赤尾，能食蛇。被蛇螫者，以鼠嗅而尿之，立愈。蛇吞鼠，而有嚙蛇之鼠狼。寇曰：嘗見一烏蛇長丈餘，有鼠狼嚙蛇頭曳之而去，亦相畏伏耳。蛇吞蛙，而有制蛇之田父。洽聞記云：蝦蟇大者名田父，見蛇則銜其尾，良久蛇死，尾後數寸皮不損，而肉已盡矣。蛇令豹止，而有食蛇之貘。淮南子云：蛇令豹止，物相制也。貘乃白豹，食蛇及鐵。龜蛇同氣，而有呷蛇之龜。見攝龜。玄龜食蟒王起云以小制大。禽之制在氣也。蝍蛆甘帶出莊子。蝍蛆蜈蚣也。帶蛇也。陸佃云。蜈蚣見大蛇。能以氣禁之。啖其腦眼。蟾蜍食蝍蛆。蝍蛆食蛇。蛇食蟾蜍。物畏其天也。墨客揮犀云。蜈蚣逐蛇。蛇即張口。乃入其腹食之。鴆步則蛇出。鵙鳴則蛇結。出禽經。鴆鳥能禹步禁呪。使大石自轉。取蛇食之。蛇入口即糜也。鸛亦然。鵙伯勞也。鸛鶴鷹鶻鵞。皆鳥之食蛇者也。蛇鷹蛇鶻餘見本條。虎猴麂麝牛。皆獸之食蛇者也。玃猴食蛇。牛食蛇。則獨肝有毒。蛇所食之蟲。則蛙鼠燕雀蝙蝠鳥雛。所食之草。則芹茄石南茱萸蛇粟。所憎之物。則蘘荷菴蕳蛇繭草鵞糞。嗹子也所畏之藥。則雄黃雌黃羖羊角蜈蚣。千金云。入山佩武都雄黃雌黃。或燒羖羊角烟。或筒盛蜈蚣。則蛇不敢近。誤觸萵菜。則目不見物。出續墨客揮犀灸以桑薪。則足可立出。藏器曰。蛇有足見之不佳。惟桑薪火炙之。則見不足怪也。陶弘景曰。五月五日燒地令熱。以酒沃之。置蛇于上。則足見。蛇蟠人足。淋以熱尿。或沃以熱湯。則自解。蛇入人竅。灸以艾炷。或辢以椒末。則自出。以艾炷灸蛇尾。或割破蛇尾。塞以椒末。即出。內解蛇毒之藥。則雄黃貝母大蒜薤白蒼耳。外治蛇蠱之藥。則大青鶴蝨苦苣堇菜射罔薑黃乾薑白礬黑豆葉黃荆葉蛇含草犬糞鵞糞蔡苴機糞。

本草綱目鱗部第四十三卷終

本草綱目鱗部目錄第四十四卷

本草綱目鱗部第四十四卷

鱗之三 魚類三十一種

鯉魚 本經上品

【釋名】時珍曰：鯉鱗有十字文理，故名鯉。雖困死，鱗不反白。頌曰：崔豹云：兗州人呼赤鯉爲玄駒，白鯉爲黃驥，黃鯉爲黃雖。

【集解】別錄曰：生九江池澤。取無時。頌曰：處處有之。其脅鱗一道，從頭至尾，無大小，皆三十六鱗，每鱗有小黑點。諸魚惟此最佳，故爲食品上味。弘景曰：鯉爲諸魚之長。形既可愛，又能神變，乃至飛越江湖，所以仙人琴高乘之也。山上水中有此，不可食。

肉

【氣味】甘，平，無毒。日華曰：涼，有小毒。宗奭曰：鯉至陰之物，其鱗三十六，陰極則陽復，故素問言魚熱中，脈訣言熱則生風，食之多能發風熱。日華言涼，非也。風家食之，貽禍無窮。時珍曰：按丹溪朱氏言：諸魚在水，無一息之停，皆能動風動火，不獨鯉也。○詵曰：鯉脊上兩筋及黑血有毒，溪澗中者毒在腦，俱不可食。凡炙鯉魚，不可使煙入目，損目光，三日內必驗也。天行病後、下痢及宿癥，俱不可食。服天虋冬、硃砂人不可食。不可合犬肉及葵菜食。

【主治】煮食，治欬逆上氣，黃疸，止渴。治水腫腳滿，下氣。別錄 治懷妊身腫，及胎氣不安。日華 煮食，下水氣，利小便。時珍 作鱠，溫補，去冷氣，痃癖氣塊，橫關伏梁，結在心腹。藏器 治上氣，欬嗽喘促。心鏡 燒末，能發汗，定氣喘欬嗽，下乳汁。消腫。米飲調服，治大人小兒暴痢。用童便浸煨，止反胃及惡風入腹。時珍

【發明】時珍曰：鯉乃陰中之陽，其功長於利小便，故能消腫脹、黃疸、腳氣、喘嗽、溼熱之病。作鱠則性溫，故能去痃結冷氣之病。燒之則從火化，故能發散風寒，平肺通乳，解腸胃及腫毒之邪。按劉河間云：鯉之治水，鶩之利水，所謂因其氣相感也。

【附方】舊五，新八。

水腫：范汪用大鯉魚一頭，醋三升，煮乾食。一日一作。○外臺用大鯉一尾，赤小豆一升，水二斗，煮食飲汁，一頓服盡，當下利盡即瘥。

妊娠水腫：方同上。

水腫脹滿：赤尾鯉魚一斤，破開，不見水及鹽，以生礬五錢研末，入腹內，火紙包裹，外以黃土泥包，放竈內煨熟，取出，去紙泥，爲粥。食頭者上消，食身尾者下消。一日用盡。屢試經驗。○楊拱醫方摘要

妊娠感寒：用鯉魚一頭，燒末，酒服方寸匕，令汗出。祕錄

胎氣不長：用鯉魚肉同鹽、棗煮汁，飲之。集驗

胎動不安：及婦人數傷胎，下血不止。鯉魚一個治淨，阿膠炒一兩，糯米二合，水二升，入葱、薑、橘皮、鹽各少許，煮臛食。五七日效。聖惠方

乳汁不通：用鯉魚一頭，燒末。每服一錢，酒調下。產寶

咳嗽氣喘：用鯉魚一頭，去鱗，紙裹炮熟，去刺研末，同糯米煮粥，空心食。心鏡

惡風入腹：久腫惡風入腹，及女人新產，風入產戶內，如馬鞭，噓吸短氣欬嗽者。用鯉魚長一尺五寸，以尿浸一宿，平旦以木篦從頭貫至尾，文火炙熟，去皮，空心頓食。勿用鹽醋。外臺

反胃吐食：用鯉魚一頭，童便浸一夜，炮焦研末，同米煮粥食之。○壽域

一切腫毒：已潰未潰者，用鯉魚燒灰，醋和塗之，以愈爲度。外臺

積年骨疽：一捏一汁出者，熬飴餹勃搶上，仍破生鯉魚溻之，頃時刮視，蟲出，更洗傅藥，蟲盡則愈。肘後

小兒木舌：長大滿口。鯉魚肉切片貼之，以帛繫定。聖惠方

鮓【氣味】鹹，平，無毒。〔弘景曰〕不可合豆藿食，乃成消渴。【主治】殺蟲。藏器

【附方】新一。聤耳有蟲，膿血日夜不止。用鯉魚鮓三斤，鯉魚腦一枚，鯉魚腸一具洗切，烏麻子炒研一升，同擣入器中，微火炙暖，布裹貼耳。兩食頃，有白蟲出，盡則愈。慎風寒。千金

膽【氣味】苦，寒，無毒。〔之才曰〕蜀漆爲使。【主治】目熱赤腫，青盲，明目。久服強悍，益志氣。本經 點眼，治赤腫翳痛。塗小兒熱腫。甄權 點雀目，燥痛即明。肘後 滴耳，治聾。藏器

【附方】舊一，新三。小兒咽腫，痹痛者，用鯉魚膽二十枚，和竈底土，以塗咽外，立效。千金方 大人陰痿，鯉魚膽、雄雞肝各一枚，爲末，雀卵和丸小豆大。每吞一丸。千金方 睛上生暈，不問久新。鯉魚長一尺二寸者，取膽滴銅鏡上，陰乾，竹刀刮下，每點少許。總錄 赤眼腫痛，聖濟總錄用鯉魚膽十枚，膩粉一錢，和勻瓶收，日點。○十便良方用鯉膽五枚，黃連末半兩，和勻入蜂蜜少許，瓶盛，安飯上蒸熟。每用貼目眥，日五七度。亦治飛血赤脈。

脂【主治】食之，治小兒驚忤諸癇。大明

腦髓【主治】諸癇。蘇恭 煮粥食，治暴聾。大明 和膽等分，頻點目眥，治青盲。時珍

【附方】新二。耳卒聾，竹筒盛鯉魚腦，於飯上蒸過，注入耳中。千金 耳膿有蟲，鯉魚腦和桂末擣勻，綿裹塞之。○千金方

血【主治】小兒火瘡，丹腫瘡毒，塗之立瘥。蘇恭

腸【主治】小兒肌瘡。蘇恭 聤耳有蟲，同酢擣爛，帛裹塞之。痔瘻有蟲，切斷炙熟，帛裹坐之。俱以蟲盡爲度。時珍

子〔弘景曰〕合豬肝食，害人。

目【主治】刺瘡傷風，傷水作腫，燒灰傅之，汁出即愈。藏器

齒【主治】石淋。別錄 ○〔頌曰〕古今錄驗治石淋，用齒一升，研末，以三歲醋和，分三服，一日服盡。外臺治卒淋，用酒服。〔時珍曰〕古方治石淋多用之，未詳其義。

骨【主治】女子赤白帶下。別錄 陰瘡，魚鯁不出。蘇恭

皮【主治】癮疹。蘇恭 燒灰水服，治魚鯁六七日不出者，日二服。錄驗

鱗【主治】產婦滯血腹痛，燒灰酒服。亦治血氣。蘇頌 燒灰，治吐血，崩中漏下，帶下痔瘻，魚鯁。時珍

【發明】〔時珍曰〕古方多以皮、鱗燒灰，入崩漏、痔瘻藥中。蓋取其行滯血耳。治魚鯁者，從其類也。

【附方】新三。痔漏疼痛，鯉魚鱗二三片，綿裹如棗形，納入坐之，其痛即止。儒門事親 諸魚骨鯁，鯉脊三十六鱗，焙研，涼水服之，其刺自跳出，神妙。筆峯雜興 鼻衄不止，鯉魚鱗炒成灰，每冷水服二錢。普濟方

鱮魚 音序 綱目

【釋名】鰱魚〔時珍曰〕酒之美者曰醑，魚之美者曰鱮。陸佃云：鱮好羣行，相與也，故曰鱮；相連

也。故曰鱃。傳云魚屬連行是矣。

集解 時珍曰：鰷魚處處有之。狀如鱅而頭小。形扁細鱗，肥腹。其色最白。故西征賦云：華魴躍鱗。素鰷揚鬐。失水易死。蓋弱魚也。

肉 氣味 甘溫無毒。主治 溫中益氣。多食令人熱中發渴。又發瘡疥。時珍

鱅魚 音庸 拾遺

釋名 鱃魚 音秋。山海經。時珍曰：此魚中之下品，蓋魚之庸常以供饈食者，故曰鱅曰鱃。鄭玄作溶魚。

集解 藏器曰：陶注鮑魚云：今以鱅魚長尺許者，充作淡乾魚。都無臭氣。其魚目旁有骨，名乙。禮記云：食魚去乙。是矣。然劉元紹言海上鱅魚，其臭如尸。海人食之。當別一種也。時珍曰：處處江湖有之。狀似鰱而色黑。其頭最大。有至四五十斤者。味亞于鰱。鰱之美在腹。鱅之美在頭。或以鰱鱅爲一物，誤矣。首之大小，色之黑白，大不相侔。山海經云：鱃魚似鯉，大首，食之已疣，是也。

肉 氣味 甘溫無毒。藏器曰：祇可供食，別無功用。主治 暖胃益人。汪穎 食之已疣。多食動風熱，發瘡疥。時珍

鱒魚 綱目

釋名 鮅魚 音必 赤眼魚 時珍曰：說文云：鱒鮅，赤目魚也。孫炎云：鱒好獨行。尊而必者，故字從尊從必。

集解 時珍曰：處處有之。狀似鯶而小，赤脈貫瞳，身圓而長，鱗細于鯶。青質赤章。好食螺蚌，善于遁網。

肉 氣味 甘溫無毒。主治 暖胃和中。多食動風熱，發疥癬。時珍

鯇魚 音患 拾遺 ○

釋名 鰀魚 音緩 草魚 時珍曰：鯇又音混。郭璞作鯶。其性舒緩，故曰鯇曰鰀。俗名草魚，因其食草也。江閩畜魚者，以草飼之焉。

集解 藏器曰：鯇生江湖中。似鯉。時珍曰：郭璞云：鯶子似鱒而大，是矣。其形長身圓，肉厚而鬆。狀類青魚。有青鯇、白鯇二色。白者味勝。商人多鮑之。

肉 氣味 甘溫無毒。時珍曰：李廷飛云：能發諸瘡。主治 暖胃和中。時珍

膽 臘月收取，陰乾。氣味 苦寒無毒。主治 喉痹飛尸。水和攪服。藏器 一切骨鯁、竹木刺在喉中。以酒化二枚，溫呷取吐。時珍

青魚 宋開寶

釋名 時珍曰：青亦作鯖。以色名也。大者名鯼魚。

集解 頌曰：青魚生江湖間。南方多有，北地時或有之。取無時。似鯇而背正青色。南方多以作鮓。古人所謂五侯鯖即此。其頭中枕骨蒸令氣通，曝乾狀如琥珀。荊楚人煮拍作酒器梳篦，甚佳。舊注言可代琥珀者，非也。

肉【氣味】甘平無毒（日華曰。微毒。服朮人忌之）。【主治】腳氣溼痹。（開寶）同韭白煮。治腳氣腳弱煩悶。益氣力。（張鼎）

鮓【氣味】與服石人相反。（開寶。弘景曰。不可合生胡荽生葵菜豆藿麥醬同食）

頭中枕【主治】水磨服。主心腹卒氣痛。（開寶）治血氣心痛。平水氣。（日華）作飲器。解蠱毒。（時珍）

眼睛汁【主治】注目。能夜視。（開寶）

膽（臘月收取。陰乾）【氣味】苦寒無毒【主治】點暗目。塗熱瘡。（開寶）消赤目腫痛。吐喉痹痰涎及魚骨鯁。療惡瘡。（時珍）

【發明】（時珍曰。東方青色。入通肝膽。開竅於目。用青魚膽以治目昏。蓋取此義。其治喉痹骨鯁。則取漏泄係乎酸苦之義也。）

【附方】新二。乳蛾喉痹（青魚膽含嚥。○一方。用汁灌鼻中。取吐。○萬氏。用膽礬盛青魚膽中。陰乾。每用少許。點喉。取吐。○一方。用朴消代膽礬。）赤目障翳（青魚膽頻頻點之。○一方。加黃連海螵蛸各等分。○龔氏易簡。用黃連切片。井水熬濃。去滓。煎成膏。入大青魚膽汁和就。入片腦少許。瓶收密封。每日點之。甚妙。）一切障翳（魚膽丸。用青魚膽鯉魚膽青羊膽牛膽各半兩。熊膽二錢半。麝香少許。石決明一兩。為末。糊丸梧子大。每空心茶下十丸。○龍木論）

竹魚（綱目）

【集解】（時珍曰。出桂林湘灕諸江中。狀如青魚。大而少骨刺。色如竹色。青翠可愛。鱗下間以朱點。味如鱖魚肉。為廣南珍品。）

肉【氣味】甘平無毒【主治】和中益氣。除溼氣。（時珍）

鯔魚（宋開寶）

【釋名】子魚（時珍曰。鯔。色緇黑。故名。粵人訛為子魚。）

【集解】（志曰。鯔魚生江河淺水中。似鯉。身圓頭扁。骨軟。性喜食泥。時珍曰。生東海。狀如青魚。長者尺餘。其子滿腹。有黃脂。味美。獺喜食之。吳越人以為佳品。醃為鯗臘。）

肉【氣味】甘平無毒【主治】開胃。利五臟。令人肥健。與百藥無忌。（開寶）

白魚（宋開寶）

【釋名】鱎魚（音喬。去聲。時珍曰。白亦作鮊。白者色也。鱎者頭尾向上也。）

【集解】（劉翰曰。生江湖中。色白頭昂。大者長六七尺。時珍曰。鮊形窄。腹扁。鱗細。頭尾俱向上。肉中有細刺。武王白魚入舟即此。）

肉【氣味】甘平無毒（詵曰。鮮者宜和豉作羹。雖不發病。多食亦泥人。經宿者勿食。令人腹冷。炙食亦少動氣。或醃或糟藏。皆可食。瑞曰。多食生痰。與棗同食。患腰痛。）【主治】開胃下氣。去水氣。令人肥健。（開寶）助脾氣。調五臟。理十二經絡。舒展不相及氣。（食療）治肝氣不足。補肝明目。助血脈。灸瘡不發者。作鱠食之。良。患瘡癤人食之。發膿。（日華）

【發明】（時珍曰。白魚比他魚似可食。亦能熱中發瘡。所謂補肝明目。調五臟。理十二經絡者。恐亦謚美之詞，未足多信。當以開寶注爲正。

鱫魚食療

【釋名】時珍曰：鱫性啖魚，其目瞍視，故謂之鱫。異物志以爲石首魚，非也。食療作鯮，古無此字。

【集解】時珍曰：鱫生江湖中。體圓厚而長，似鱤魚而腹稍起，扁額長喙，口在頷下，細鱗腹白，背微黃色。亦能啖魚。大者二三十斤。

肉【氣味】甘，平，無毒。【主治】補五臟，益筋骨，和脾胃。多食宜人，作鮓尤宜，曝乾香美，亦不發病。孟詵

鱤魚音感。綱目○

【釋名】䱤魚音紺、鰥魚、黃頰魚。時珍曰：鱤，敢也。䱤，昭也。音陷。食而無厭也。健而難取，吞啗同類，力敢而昭物者也。其性獨行，故曰鰥。詩云：其魚魴鰥是矣。

【集解】時珍曰：鱤生江湖中。體似鱫而腹平，頭似鯇而口大，頰似鮎而色黃，鱗似鱒而稍細。大者三四十斤。啖魚最毒，池中有此，不能畜魚。東山經云：姑兒之水多鱤魚是也。異苑云：諸魚欲產，䱤以頭衝其腹，世謂之衆魚生母。然諸魚生子，必雄魚衝其腹，仍尿白以蓋其子，不必盡是䱤魚也。

肉【氣味】甘，平，無毒。【主治】食之已嘔，暖中益胃。時珍

石首魚宋開寶

【釋名】石頭魚嶺表錄、鮸魚音免。拾遺、江魚浙志、黃花魚臨海志。乾者名鯗魚音想。亦作鮝。○時珍曰：鯗能養人，人恆想之，故字從養。羅願云：諸魚薨乾皆爲鯗，其美不及石首，故獨得專稱。以白者爲佳，故呼白鯗。若露風則變紅色，失味也。

【集解】志曰：石首魚出水能鳴，夜視有光，頭中有石如碁子。一種野鴨頭中有石，云是此魚所化。時珍曰：生東南海中。其形如白魚，扁身弱骨，細鱗黃色如金。首有白石二枚，瑩潔如玉。至秋化爲冠鳧，即野鴨有冠者也。腹中白鰾可作膠。臨海異物志云：小者名踏水，其次名春來。田九成遊覽志云：每歲四月，來自海洋，綿亘數里，其聲如雷。海人以竹筒探水底，聞其聲乃下網，截流取之。潑以淡水，皆圉圉無力。初水來者甚佳，二水三水來者，魚漸小而味漸減矣。

【附錄】**墨頭魚**　時珍曰：四川嘉州出之。狀類鯶子，長者及尺。其頭黑如墨，頭上有白子二枚。又名北斗魚。常以二三月出，漁人以火夜炤叉之。

肉【氣味】甘，平，無毒。【主治】合蓴菜作羹，開胃益氣。開寶

鯗【主治】炙食，能消瓜成水，治暴下痢，及卒腹脹不消。開寶　消宿食，主中惡。鮮者不及。張鼎

【發明】時珍曰：陸文量菽園雜記云：痢疾最忌油膩生冷，惟白鯗宜食。此說與本草主下痢相合。蓋鯗飲鹹水而性不熱，且無脂不膩，故無熱中之患，而消食理腸胃也。

【附方】新一。蜈蚣咬傷：白鯗皮貼之。集成

頭中石魫【主治】下石淋，水磨服，亦燒灰飲服，日三。開寶　研末或燒研水服，主淋瀝，小便不通。煮汁服，解砒霜毒、野菌毒、蠱毒。時珍

【附方】新二。石淋諸淋：石首魚頭石十四箇，當歸等分，爲末。水二升，煮一升，頓服立愈。外臺祕要方。聤耳出膿：石首魚魫研末，或燒存性研，摻耳。集簡方

勒魚 綱目

釋名 時珍曰：魚腹有硬刺勒人，故名。

集解 時珍曰：勒魚出東南海中，以四月至。漁人設網候之，聽水中有聲，則魚至矣。有一次、二次、三次乃止。狀如鰣魚，小首細鱗，腹下有硬刺，如鰣腹之刺。頭上有骨，合之如鶴喙形。乾者謂之勒鯗。吳人嗜之。甜瓜生者，用勒鯗骨插蔕上，一夜便熟。石首鯗骨亦然。

肉 **氣味** 甘，平，無毒。**主治** 開胃暖中。作鯗尤良。時珍

鰓 **主治** 瘧疾。以一寸入七寶飲，酒、水各半煎，露一夜服。時珍。摘玄方

鱭魚 音剤 食療

釋名 鮆魚音剤 鱭魚音列 鱴刀音篾 魛魚音刀 鰽魚廣韻音遒，亦作鮤 望魚 時珍曰：魚形如劑物裂篾之刀，故有諸名。魏武食制謂之望魚。

集解 時珍曰：鱭生江湖中，常以三月始出。狀狹而長薄，如削木片，亦如長薄尖刀形。細鱗白色。吻上有二硬鬚，腮下有長鬣如麥芒。腹下有硬角刺，快利若刀。腹後近尾有短鬣，肉中多細刺。煎炙或作鮓鱐食皆美，烹煮不如。淮南子云：鮆魚飲而不食，鱣鮪食而不飲。又異物志云：鱭魚初夏從海中泝流而上。長尺餘，腹下如刀，肉中細骨如毛。云是鱭鳥所化，故腹內尚有鳥骨二枚。其鳥白色如鷺，羣飛。至夏鳥藏魚出，變化無疑。然今鱭魚亦自生子，未必盡鳥化也。

肉 **氣味** 甘，溫，無毒。詵曰：發疥，不可多食。原曰：助火動痰，發疾。

鮓 **主治** 貼痔瘻。時珍

附方 新一

瘻有數孔：用耕垡土燒赤，以苦酒浸之，合壁土令熱，以大鯗鮓展轉染土貼之。每日一次。千金方

鰣魚 食療

釋名 甯原曰：初夏時有，餘月則無，故名。

出產 時珍曰：按孫愐云：鰣出江東。今江中皆有，而江東獨盛。故應天府以充御貢。每四月鰣魚出後即出，云從海中泝上，人甚珍之。惟蜀人呼爲瘟魚，畏而不食。

集解 時珍曰：鰣形秀而扁，微似魴而長，白色如銀。肉中多細刺如毛，其子甚細膩。故何景明稱其銀鱗細骨，彭淵材恨其美而多刺也。大者不過三尺，腹下有三角硬鱗如甲，其肪亦在鱗甲中，自甚惜之。其性浮游，漁人以絲網沉水數寸取之。一絲罣鱗，即不復動。纔出水即死，最易餒敗。故袁達禽蟲述云：鰣魚罥網而不動，護其鱗也。不宜烹煮，惟以筍、莧、芹、荻之屬，連鱗蒸食乃佳，亦可糟藏之。其鱗與他魚不同，石灰水浸過，曬乾層層起之，以作女人花鈿甚良。

肉 **氣味** 甘，平，無毒。詵曰：發疳痼。**主治** 補虛勞。孟詵。蒸下油，以瓶盛埋土中，取塗湯火傷，甚效。甯原

嘉魚 宋開寶

釋名 鮇魚音味 拙魚綱目 丙穴魚 藏器曰：左思蜀都賦云：嘉魚出於丙穴。李善註云：魚以丙日出穴。或云：穴向丙耳。魚豈能擇日出入耶？按抱朴子云：燕避戊己，鶴知夜半。魚豈不知丙日乎？時珍曰：嘉，美也。杜甫詩云：魚知丙穴由來美，是矣。河陽呼爲鮇魚，言味美也。蜀人呼爲拙魚，言性鈍也。丙穴之說不一。按文選注云：丙穴在漢中沔縣北，有二所，常以三八月取之。丙，地名

也。水經云：丙水出丙穴，穴口向丙，故名。嘉魚常以三月出穴，十月入穴。黃鶴云：蜀中丙穴甚多，不獨漢中也。嘉州、雅州、梁山、大邑、順政諸縣皆有丙穴。嘉魚常以春末出游，冬月入穴。

【集解】志曰：嘉魚乃乳穴內小魚也，常食乳水，所以益人。時珍曰：按任豫益州記云：嘉魚，蜀郡處處有之，狀似鯉而鱗細如鱒，肉肥而美，大者五六斤，食乳泉，出丙穴。二三月隨水出穴，八九月逆水入穴。夔州志云：嘉魚，春社前出，秋社後歸，首有黑點，長身細鱗，肉白如玉，味頗鹹，食鹽泉故也。范成大虞衡志云：嘉魚狀如鰣而多脂，味極美，梧州人以爲鮓餉遠。劉恂嶺表錄云：蒼梧戎縣江水日出嘉魚，似鱒而肥美，衆魚莫及。每炙食以芭蕉隔火，恐脂滴火中也。又可爲脡。

肉【氣味】甘，溫，無毒。詵曰：微有毒，而味多珍美。【主治】食之令人肥健悦澤。開寶。煮食，治腎虚消渴，勞瘦虚損。藏器。

【發明】志曰：此魚食乳水，功用同乳。能久食之，力強於乳，有似英雞。詵曰：常於崖石下孔中食乳石沫，故補益也。

鯧魚 拾遺

【釋名】鯧魚 錄異　鯧鯸魚 拾遺　昌鼠 藏器　時珍曰：昌，美也。以味名。或云：魚游於水，羣魚隨之，食其涎沫，有類於娼，故名。閩人訛爲鯧魚。廣人連骨煮食，呼爲狗瞌睡魚。

【集解】藏器曰：鯧魚生南海，狀如鯽，身正圓，無硬骨，作炙食至美。時珍曰：閩、浙、廣南海中，四五月出之。嶺表錄云：形似鯿魚，腦上突起連背，身圓肉厚，白如鱖，肉只有一脊骨。治之以葱、薑，缹之以粳米，其骨亦軟而可食。

肉【氣味】甘，平，無毒。【主治】令人肥健，益氣力。藏器。

腹中子【氣味】有毒。令人痢下。藏器。

鯽魚 別錄上品

【釋名】鮒魚 音附。時珍曰：按陸佃埤雅云：鯽魚旅行，以相即也，故謂之鯽；以相附也，故謂之鮒。

【集解】保昇曰：鯽所在池澤有之，形似小鯉，色黑而體促，腹大而脊隆，大者至三四斤。時珍曰：鯽喜偎泥，不食雜物，故能補胃。冬月肉厚子多，其味尤美。酈道元水經注云：蘄州廣濟青林湖鯽魚，大二尺，食之肥美，辟寒暑。東方朔神異經云：南方湖中多鯽魚，長數尺，食之宜暑而辟風寒。呂氏春秋云：魚之美者，有洞庭之鮒。觀此則鯽爲佳品，自古尚矣。

【附錄】鰤魚 詵曰：一種鰤魚，與鯽頗同，而味不同，功亦不及。云鰤是櫛化，鯽是稷米所化，故腹尚有米色。寬大者是鯽，狹小者是鰤也。時珍曰：孟氏言鯽、鰤皆櫛稷化成者，殊爲謬說。惟鼢鼠化鰤，鰤化鼢鼠。劉績霏雪錄中嘗書之。時珍亦嘗見之。此亦生生化化之理。鯽、鰤多子，不盡然爾。鰤魚即爾雅所謂鱖鯞，郭璞所謂妾魚、婢魚，崔豹所謂青衣魚，世俗所謂鰟魮鯽也。似鯽而小，且薄黑而揚赤。其形以三爲率，一前二後，若婢妾然，故名。頌曰：黔中一種重唇石鯽魚，味美，亦鯽之類也。

肉【氣味】甘，溫，無毒。鼎曰：和蒜食，少熱；同沙餹食，生疳蟲；同芥菜食，成腫疾；同豬肝、雞肉、雉肉、鹿肉、猴肉食，生癰疽；同麥虋冬食，害人。【主治】合五味煮食，主虛羸。藏器。溫中下氣。大明。止下痢腸痔。保昇。○夏月熱痢有益，冬月不宜。合蓴作羹，主胃弱不下食；調中，益五臟。合茭首作羹，主丹石發熱。孟詵。生搗，塗惡核腫毒不散及瘑瘡。同小豆搗，塗丹毒。燒灰，和醬汁，塗諸瘡十年不瘥者以豬脂煎灰服。治腸癰。蘇恭合小豆煮汁服。消水腫。炙油塗婦人陰疳諸瘡。殺蟲止痛。釀白礬燒研飲服。治腸風血痢。釀硫黄煅研。釀五倍子煅研。酒服。並治下血。釀茗葉煨服。治消渴。釀胡蒜煨研飲服。治膈氣。釀綠礬煅研飲服。治反胃。釀鹽花燒研。摻齒疼。釀當歸燒研。揩牙烏髭止血。釀砒燒研。治急疳瘡。釀白鹽煨研。搽骨疽。釀附子炙焦。同油塗頭瘡白禿。時珍

【發明】震亨曰：諸魚屬火。獨鯽屬土。有調胃實腸之功。若多食。亦能動火。

【附方】舊五。新三十二。

鶻突羹 治脾胃虛冷不下食。以鯽魚半斤切碎。用沸豉汁投之。入胡椒、蒔蘿、薑、橘末。空心食之。心鏡

卒病水腫 用鯽魚三尾。去腸留鱗。以商陸、赤小豆等分。填滿紮定。水三升。煮糜去魚。食豆飲汁。二日一作。不過三次。小便利。愈。肘後方

消渴飲水 用鯽魚一枚。去腸留鱗。以茶葉填滿。紙包煨熟食之。不過數枚即愈。吳氏心統

腸風下血 百一方用活鯽一大尾。去腸留鱗。入五倍子末填滿。泥固煅存性。爲末。酒服一錢。或飯丸。日三服。○又用硫黄一兩。如上法煅服。亦效。

酒積下血 酒煮鯽魚。常食最效。便民食療方

腸痔滴血 常以鯽魚作羹食。外臺

腸風血痔 用活鯽魚。翅側穿孔。去腸留鱗。入白礬末二錢。以椶包紙裹煨存性。研末。每服二錢。米飲下。每日二服。直指方

血痢噤口 方同上。

反胃吐食 用大鯽魚一尾。去腸留鱗。入綠礬末令滿。泥固煅存性。研末。每米飲服一錢。日二。本事

膈氣吐食 用大鯽魚去腸留鱗。切大蒜片填滿。紙包十重。泥封。曬半乾。炭火煨熟。取肉和平胃散末一兩。杵丸梧子大。密收。每服三十丸。米飲下。經驗

小腸疝氣 每頓用鯽魚十個。同茴香煮食。久食自愈。生生編

妊娠感寒時行者 用大鯽一頭。燒灰。酒服方寸匕。無汗腹中緩痛者。以醋服取汗。産乳

熱病目暗 因瘧後食五辛而致。用鯽魚作臛食之。集驗方

目生弩肉 鮮鯽魚取一片。中央開竅。貼于眶上。日三五度。○聖濟總錄

婦人血崩 鯽魚一個長五寸者。去腸。入血竭、乳香在內。綿包燒存性。研末。每服三錢。熱酒調下。葉氏摘玄方

小兒齁喘 活鯽魚七箇。以器盛。令兒自便尿養之。待紅。煨熟食。甚效。一女年十歲。用此永不發也。集簡方

小兒舌腫 鮮鯽魚切片貼之。頻換。總微論

小兒丹毒 從髀起。流下陰頭赤腫出血。用鯽魚肉切五合。赤小豆末二合。搗勻。入水和傅之。○千金方

小兒禿瘡 千金用鯽魚燒灰。醬汁和塗。○一用鯽魚去腸。入皂礬燒研搽。○危氏用大鯽去腸。入亂髮填滿。燒研。入雄黃末二錢。先以虀水洗拭。生油調搽。

小兒頭瘡 晝開出膿。夜即復合。用鯽魚長四寸一枚。去腸。大附子一枚。去皮研末填入。炙焦研傅。搗蒜封之。效。聖惠方

走馬牙疳 用鯽魚一箇去腸。入砒一分。生地黃一兩。紙包燒存性。入枯白礬、麝香少許。爲末摻之。

牙疳出血 大鯽魚一尾。去腸留鱗。入當歸末。泥固燒存性。入煅過鹽和勻。日用。聖惠方

揩牙烏鬚 方同上。

刮骨取牙 用鯽魚一箇去腸。入砒在內。露于陰地。待有霜刮下。瓶收。以鍼搜開牙根。點少許。欬嗽自落。○又方：用硇砂入鯽魚內。煨過瓶收。待有霜刮取。如上法用。

諸瘡腫毒 鯽魚一斤者。去腸。柏葉填滿。紙裹泥包。煅存性。入輕粉二錢。爲末。麻油調搽。普濟方

浸淫毒瘡 得几卒毒

氣攻身或腫痛或赤癢上下周匝煩毒欲死此浸淫毒瘡也生鯽魚切片和鹽搗貼頻易之聖惠方**骬上便毒**鯽魚一枚山藥五錢同搗敷之即消醫林集要方**骨疽膿出**黑色鯽魚一箇去腸入白鹽令滿紮定以水一盞石器內煮至乾焦爲末豬油調搽少痛勿怪○危氏方**手足瘭疽**纍纍如赤豆剝之汁出大鯽魚長三四寸者亂髮一雞子大豬脂一升同煎膏塗之千金方**臁脛生瘡**用中鯽魚三尾洗淨穿山甲二錢以長皂莢一挺劈開兩片夾住紮之煨存性研末先以井水洗淨膿水用白竹葉刺孔貼之候水出盡以麻油輕粉調藥傳之日一次直指方**小兒撮口**出白沫以艾灸口之上下四壯鯽魚燒研酒調少許灌之仍招手足兒一歲半則以魚網洗水灌之小兒方**婦人陰瘡**方見主治

鱠主治久痢赤白腸澼痔疾大人小兒丹毒風眩藏器治脚風及上氣思邈温脾胃去寒結氣時珍

鮓主治瘑瘡批片貼之或同桃葉搗傳殺其蟲時珍

附方新一**赤痢不止**鯽魚鮓二臠切秫米一把薤白一虎口切合煮粥食之聖惠

頭主治小兒頭瘡口瘡重舌目翳蘇恭燒研飲服療欬嗽藏器燒研飲服治下痢酒服治脫肛及女人陰脫仍以油調搽之醬汁和塗小兒面上黃水瘡時珍

子忌豬肝**主治**調中益肝氣張鼎

骨主治䘌瘡燒灰傅數次即愈張鼎

膽主治取汁塗疳瘡陰蝕瘡殺蟲止痛點喉中治骨鯁竹刺不出時珍

附方舊一新二**小兒腦疳**鼻癢毛髮作穗黃瘦用鯽魚膽滴鼻中三五日甚效聖惠方**消渴飲水**用浮石蛤蜊蟬蛻等分爲末以鯽魚膽七枚調服三錢神效本事**滴耳治聾**鯽魚膽一枚烏驢脂少許生麻油半兩和勻納入樓葱管中七日取滴耳中日二次○聖惠方

腦主治耳聾以竹筒蒸過滴之聖惠

魴魚音房○食療

釋名鯿魚音編時珍曰魴方也鯿扁也其狀方其身扁也

集解時珍曰魴魚處處有之漢沔尤多小頭縮項穹脊闊腹扁身細鱗其色青白腹內有肪味最腴美其性宜活水故詩云豈其食魚必河之魴俚語云伊洛鯉魴美如牛羊又有一種火燒鯿頭尾俱似魴而脊骨更隆上有赤鬣連尾如蝙蝠之翼黑質赤章色如煙薰故名其大有至二三十斤者

肉氣味甘温無毒**主治**調胃氣利五臟和芥食之能助肺氣去胃風消穀作鱠食之助脾氣令人能食作羹臛食宜人功與鯽同疳痢人勿食孟詵

鱸魚宋嘉祐

釋名四鰓魚時珍曰黑色曰盧此魚白質黑章故名淞人名四鰓魚

集解時珍曰鱸出吳中淞江尤盛四五月方出長僅數寸狀微似鱖而色白有黑點巨口細鱗有四鰓楊誠齋詩頗盡其狀云鱸出鱸鄉蘆葉前垂虹亭下不論錢買來玉尺如何短鑄出銀梭直

是圓，白質黑章，三四點，細鱗巨口，一雙鮮。春風已有蓴風味，想得秋風更迥然。南郡記云：吳人獻淞江鱸鱠於隋煬帝，帝曰：金虀玉鱠，東南佳味也。

肉 【氣味】甘，平，有小毒。宗奭曰：雖有小毒，不甚發病。禹錫曰：多食發痃癖瘡腫。不可同乳酪食。李廷飛云：肝不可食，剝人面皮。詵曰：中鱸魚毒者，蘆根汁解之。【主治】補五臟，益筋骨，和腸胃，治水氣。多食宜人，作鮓尤良。曝乾甚香美。嘉祐 益肝腎。宗奭 安胎補中，作鱠尤佳。孟詵

鱖魚

居衛切。開寶

【釋名】罽魚音蓟 石桂魚開寶 水豚 時珍曰：鱖，蹶也，其體不能屈曲如僵蹶也。罽，罽也，其文斑如織罽也。大明曰：其味如豚，故名水豚，又名鱖豚。志曰：昔有仙人劉憑常食石桂魚。桂、鱖同音。當即是也。

【集解】時珍曰：鱖生江湖中。扁形闊腹，大口細鱗。有黑斑，采斑色明者爲雄，稍晦者爲雌，皆有鬐鬣刺人。厚皮緊肉，肉中無細刺。有肚能嚼，亦啖小魚。夏月居石穴，冬月偎泥罧，魚之沈下者也。小者味佳，至三五斤者不美。李廷飛延壽書云：鱖鬐刺凡十二，以應十二月。誤鯁害人，惟橄欖核磨水可解，蓋魚畏橄欖故也。

【附錄】䲢魚 時珍曰：按山海經云：洛水多䲢魚，狀如鱖，居于逵，蒼文赤尾，食之不癰，可以治瘻。郭注云：䲢音滕。逵乃水中穴道交通者。愚按：䲢之形狀居止功用，俱與鱖同，亦鱖之類也。日華子謂鱖爲水豚者，豈此䲢與？

肉 【氣味】甘，平，無毒。日華曰：微毒。【主治】腹內惡血，去腹內小蟲，益氣力，令人肥健。開寶 補虛勞，益脾胃。孟詵 治腸風瀉血。日華

【發明】時珍曰：按張杲醫說云：越州邵氏女年十八，病勞瘵累年，偶食鱖魚羹遂愈。觀此，正與補勞、益胃、殺蟲之說相符，則仙人劉憑、隱士張志和之嗜此魚，非無謂也。

尾 【主治】小兒軟癤，貼之良。時珍

膽 【氣味】苦，寒，無毒。【主治】骨鯁，不拘久近。時珍

【附方】舊一。骨鯁竹木刺入咽喉，不拘大人小兒，日久甚者，或入臟腑，痛刺黃瘦，服之皆出。臘月收鱖魚膽，懸北簷下令乾。每用一皁子，煎酒溫呷。得吐則鯁隨涎出；未吐再服，以吐爲度。酒隨量飲，無不出者。蠡、鯇、鯽膽皆可。○勝金方

鯊魚

綱目

【釋名】鮀魚爾雅 吹沙郭璞 沙溝魚俗名 沙䱜音問 時珍曰：此非海中沙魚，乃南方溪澗中小魚也。居沙溝中，吹沙而游，咂沙而食。鮀者，肉多形圓，陀陀然也。

【集解】時珍曰：鯊魚，大者長四五寸，其頭尾一般大。頭狀似鱒，體圓似鱓，厚肉重唇，細鱗，黃白色，有黑斑點文，背有鬐刺甚硬。其尾不歧，小時即有子。味頗美，俗呼爲呵浪魚。

肉 【氣味】甘，平，無毒。【主治】暖中益氣。時珍

杜父魚

拾遺

【釋名】渡父魚綱目 黃䱀魚音么 船矴魚綱目 伏念魚臨海志 時珍曰：杜父當作渡父。溪澗小魚，渡父所食也。見人則以喙插入泥中，如船矴也。

【集解】藏器曰杜父魚生溪澗中。長二三寸。狀如吹沙而短。其尾歧。大頭闊口。其色黃黑有斑。脊背上有鬐刺。螫人。

【氣味】甘溫無毒【主治】小兒差頹。用此魚擘開口咬之。七下即消。藏器曰差頹。陰核大小也。

石斑魚 綱目

【釋名】石礬魚 延壽書 高魚

【集解】時珍曰石斑生南方溪澗水石處。長數寸。白鱗黑斑。浮游水面。聞人聲則劃然深入。臨海水土記云。長者尺餘。其斑如虎文。而性婬。春月與蛇醫交牝。故其子有毒。南方異物志云。高魚似鱒。有雌無雄。二三月與蜥蜴合於水上。其胎毒人。酉陽雜俎云。石斑與蛇交。南方有土蜂。土人殺此魚標樹上。引鳥食之。蜂窠皆盡也。

子及腸【氣味】有毒。令人吐瀉。醫說云用魚尾草汁少許解之

石鮅魚 拾遺

【集解】藏器曰生南方溪澗中。長一寸。背裏腹下赤。南人以作鮓。云甚美。

【氣味】甘平有小毒【主治】瘡疥癬 藏器

黃鯝魚 音固 綱目 ○

【釋名】黃骨魚 時珍曰魚腸肥曰鯝。此魚腸腹多脂。漁人煉取黃油然燈。甚腥也。南人訛為黃姑。北人訛為黃骨魚。

【集解】時珍曰生江湖中小魚也。狀似白魚。而頭尾不昂。扁身細鱗。白色。闊不踰寸。長不近尺。可作鮓葅。煎炙甚美。

肉【氣味】甘溫無毒【主治】白煮汁飲。止胃寒洩瀉。時珍

油【主治】瘡癬有蟲。然燈昏人目。時珍

鰷魚 綱目

【釋名】白鰷 音條 䱗魚 音餐 鮂魚 音囚 ○時珍曰鰷。條也。䱗。粲也。鮂。囚也。條其狀也。粲其色也。囚其性也。

【集解】時珍曰鰷生江湖中小魚也。長僅數寸。形狹而扁。狀如柳葉。鱗細而整。潔白可愛。性好羣游。荀子曰鰷浮陽之魚也。最宜鮓葅。

【氣味】甘溫無毒【主治】煮食已憂暖胃。止冷瀉。時珍

鱠殘魚 食鑑

【釋名】王餘魚 綱目 銀魚 時珍曰按博物志云。吳王闔閭江行。食魚鱠。棄其殘餘於水。化為此魚。故名。或又作越王及僧寶誌者。益出傅會。不足致辯。

【集解】時珍曰鱠殘出蘇松浙江。大者長四五寸。身圓如筯。潔白如銀。無鱗。若已鱠之魚。但目有兩黑點爾。彼人尤重小者。曝乾以貨四方。清明前有子。食之甚美。清明後子出而瘦。但可作鮓腊耳。

【氣味】甘平無毒【主治】作羹食。寬中健胃。寗原

鱵魚 音鍼 綱目

【釋名】姜公魚 俗名 銅哾魚 音悅 臨海志 時珍曰此魚喙有一鍼。故有諸名。俗云姜太公釣鍼。亦傅會也。

【集解】時珍曰：生江湖中。大小形狀並同鱠殘，但喙尖有一細黑骨如鍼爲異耳。東山經云：沢水北注于湖，中多箴魚，狀如鯈，其喙如箴。卽此。

【氣味】甘，平，無毒。【主治】食之無疫。時珍

鱊魚 音聿。○綱目

【釋名】春魚 俗名 作腊 名 鵝毛脡【時珍曰】爾雅云：鱊魚小魚也。名義未詳。春以時名也；脡，以乾腊名也。

【集解】時珍曰：按段公路北戶錄云：廣之恩州出鵝毛脡，用鹽藏之。其細如毛，其味絕美。郭義恭所謂武陽小魚大如鍼，一斤千頭，蜀人以爲醬者也。又一統志云：廣東陽江縣出之，卽鱊魚兒也。然今興國州諸處亦有之，彼人呼爲春魚。云春月自巖穴中隨水流出，狀似初化魚苗。土人取收，曝乾爲脡，以充苞苴。食以薑醋，味同蝦米。或云卽鱧魚苗也。

【氣味】甘，平，無毒。【主治】和中益氣，令人喜悅。時珍

金魚 綱目

【集解】時珍曰：金魚有鯉、鯽、鰍、鰲數種，鰍、鰲尤難得，獨金鯽耐久，前古罕知。惟博物志云：出邺婆塞江。腦中有金。蓋亦訛傳。述異記載：晉桓沖遊廬山，見湖中有赤鱗魚。卽此也。自宋始有畜者，今則處處人家養玩矣。春末生子於草上，好自吞啖，亦易化生。初出黑色，久乃變紅；又或變白者，名銀魚。亦有紅、白、黑斑相間無常者。其肉味短而韌。物類相感志云：金魚食橄欖渣、肥皂水卽死；得白楊皮不生蝨。又有丹魚，不審卽此類否。今附於下。

【附錄】丹魚 按抱朴子云：丹水出京兆上洛縣冢嶺山，入于汋水。中出丹魚，先夏至十夜伺之。魚浮水側，必有赤光上照若火。割血塗足，可以履水。

【肉】【氣味】甘，鹹，平，無毒。【主治】久痢。時珍

【附方】新一。

久痢禁口 病勢欲死。用金絲鯉魚一尾，重一二斤者，如常治淨，用鹽、醬、葱，必入胡椒末三四錢，煮熟，置病人前嗅之，欲喫隨意連湯食一飽，病卽除根。屢治有效。楊拱醫方摘要。

鱗之四 無鱗魚二十八種，附錄九種

鱧魚 本經上品

【釋名】蠡魚 本經 黑鱧 圖經 玄鱧 埤雅 烏鱧 綱目 鮦魚 音同 本經 文魚【時珍曰】鱧首有七星，夜朝北斗，有自然之禮，故謂之鱧。又與蛇通氣，色黑，北方之魚也，故有玄、黑諸名。俗呼火柴頭魚，卽此也。其小者名鮦魚。蘇頌圖經引毛詩諸註，謂鱧卽鯇魚者，誤矣。今直削去，不煩辯正。

【集解】別錄曰：生九江池澤。取無時。弘景曰：處處有之。言是公蠣蛇所化，然亦有相生者。性至難死，猶有蛇性也。時珍曰：形長體圓，頭尾相等，細鱗玄色，有斑點花文，頗類蝮蛇，有舌有齒有肚，背腹有鬣連尾，尾無歧。形狀可憎，氣息鯹惡，食品所卑。南人有珍之者，北人尤絕之。道家指爲水厭，齋籙所忌。

【肉】【氣味】甘，寒，無毒。有瘡者不可食，令人瘢白。別錄 原曰：有小毒，無益，不宜食之。宗奭曰：能發痼疾。療病亦取其一端耳。【主治】療五痔，治溼痹，面目浮腫，下大水。本經 弘景曰：合小豆白煮，療腫滿甚效。下大小

便壅塞氣。作鱠與脚氣風氣人食，良。孟詵 主妊娠有水氣。蘇頌

【附方】舊三，新二。

十種水氣垂死　鱧魚一斤重者，煮汁，和冬瓜、葱白作羹食。心鏡

下一切氣　詵曰：用大鱧一頭，開肚入胡椒末半兩，大蒜片三顆，縫合，同小豆一升煮熟，下蘿蔔三五顆，葱一握，俱切碎，煮熟。空腹食之至飽，并飲汁。至夜泄惡氣無限也。五日更一作。

腸痔下血　鱧魚作鱠，以蒜虀食之。忌冷毒物。外臺

一切風瘡　頑癬疥癩，年久不愈者，不過二三服必愈。用黑火柴頭魚一個，即烏鱧也。去腸肚，以蒼耳葉填滿，外以蒼耳安鍋底，置魚于上，少少着水，慢火煨熟，去皮骨淡食。勿入鹽醬，功效甚大。醫林集要

浴兒免痘　除夕黃昏時，用大烏魚一尾，小者二三尾，煮湯浴兒遍身，七竅俱到。不可嫌腥，以清水洗去也。若不信，但留一手或一足不洗，遇出痘時，則未洗處偏多也。此乃異人所傳，不可輕易。楊拱醫方摘要

腸及肝　【主治】冷敗瘡中生蟲。別錄 腸：以五味炙香，貼痔瘻及蛀骭瘡，引蟲盡爲度。日華

膽　【氣味】甘，平。日華曰：諸魚膽苦，惟此膽甘可食爲異也。臘月收取，陰乾。【主治】喉痹將死者，點入少許即瘥，病深者水調灌之。靈苑方

鰻鱺魚 別錄中品

【釋名】白鱓綱目　蛇魚綱目　乾者名風鰻。時珍曰：鰻鱺舊注音漫黎。按許慎說文，鱺與鱧同。趙辟公雜錄亦云：此魚有雄無雌，以影漫於鱧魚，則其子皆附于鱧鬐而生，故謂之鰻鱺，與許說合，當以鱧音爲正。曰蛇曰鱓，象形也。

【集解】頌曰：所在有之。似鱓而腹大，青黃色。云是蛟蜃之屬，善攻江岸，人酷畏之。詵曰：歙州溪潭中出一種，背有五色文者，頭似蝮蛇，入藥最勝。江河中難得五色者。時珍曰：鰻鱺其狀如蛇，背有肉鬣連尾，無鱗，有舌，腹白。大者長數尺，脂膏最多。背有黃脈者，名金絲鰻鱺。此魚善穿深穴，非若蛟蜃之攻岸也。或云鮎亦產鰻，或云鰻與蛇通。

【正誤】弘景曰：鰻鱺能緣樹食藤花。恭曰：鯢魚能上樹，鰻無足，安能上樹耶？謬說也。

肉　【氣味】甘，平，有毒。思邈曰：大溫。士良曰：寒。○宗奭曰：動風。吳瑞曰：腹下有黑斑者毒甚。與銀杏同食，患軟風。機曰：小者可食，重四五斤及水行昂頭者，不可食。嘗見舟人食之，七口皆死。時珍曰：按夷堅續志云：四目者殺人，背有白點無鰓者，不可食。妊娠食之，令胎有疾。【主治】五痔瘡瘻，殺諸蟲。詵曰：痔瘻薰之，蟲即死。殺諸蟲燒炙爲末，空腹食，三五度即瘥。治惡瘡，女人陰瘡蟲癢，治傳尸疰氣勞損，暖腰膝，起陽。日華 療溼脚氣，腰腎間溼風痹，常如水洗，以五味煮食，甚補益。患諸瘡瘻癧腸風人，宜常食之。孟詵 治小兒疳勞及蟲心痛。時珍 婦人帶下，療一切風瘙如蟲行。又壓諸草石藥毒，不能爲害。張鼎

【發明】頌曰：魚雖有毒，以五味煮羹，能補虛損，及久病勞瘵。時珍曰：鰻鱺所主諸病，其功專在殺蟲去風耳。與蛇同類，故主治近之。稽神錄云：有人病瘵，相傳死者數人。取病者置棺中，棄於江，以絕害。流至金山，漁人引起開視，乃一女子，猶活，取置漁舍，每以鰻鱺食之，遂愈，因爲漁人之妻。張鼎云：燒煙薰蚊，令化爲水。熏氈及屋舍竹木，斷蛀蟲，置骨於衣箱，斷諸蠹。觀此則別錄所謂能殺諸蟲之

說，益可證矣。

【附方】舊三。諸蟲心痛，多吐，清水。鰻鱺淡煮，飽食三五度，即瘥。外臺 骨蒸勞瘦，用鰻鱺二斤，治淨，酒二盞煮熟，入鹽醋食之。聖惠 腸風下蟲。同上

膏【主治】諸瘻瘡。陶弘景 耳中蟲痛。蘇恭 曝乾微炙，取油塗白駁風，即時色轉，五七度便瘥。宗奭 ○集驗方云：白駁生頭面上，浸淫漸長似癬者，刮令燥痛，炙熱脂搽之，不過三度即瘥。

骨及頭【主治】炙研入藥，治疳痢腸風崩帶。燒灰敷惡瘡。燒熏痔瘻，殺諸蟲。時珍

【附方】舊一。一切惡瘡，用蛇魚骨炙為末，入諸色膏藥中貼之，外以紙護之。經驗

血【主治】瘡疹入眼生翳，以少許點之。時珍

海鰻鱺 日華

【釋名】慈鰻鱺 日華 狗魚 日華

【集解】日華曰：生東海中，類鰻鱺而大，功用相同。

【氣味】【主治】同鰻鱺。治皮膚惡瘡疥，疳䘌痔瘻。日華 ○【時珍曰】按李九華云：狗魚暖而不補，即此。

鱓善魚 別錄上品

【釋名】黃䱇 音旦 【宗奭曰】鱓腹黃，故世稱黃鱓。【時珍曰】異苑作黃䱇，云黃疸之名，取乎此也。藏器言當作鱣魚，誤矣。鱣字平聲，黃魚也。

【集解】韓保昇曰：鱓魚生水岸泥窟中，似鰻鱺而細長，亦似蛇而無鱗，有青、黃二色。【時珍曰】黃質黑章，體多涎沫，大者長二三尺，夏出冬蟄。一種蛇變者名蛇鱓，有毒害人。南人鬻鱓肆中，以缸貯水，畜數百頭，夜以燈照之。其蛇化者必項下有白點，通身浮水上，即棄之。或以蒜瓣投於缸中，則羣鱓跳擲不已，亦物性相制也。【藏器曰】作臛，當重煮之，不可用桑柴，亦蛇類也。【弘景曰】鱓是荇芩根所化，又云死人髮所化。今其腹中自有子，不必盡是變化也。

肉【氣味】甘，大溫，無毒。【思邈曰】黑者有毒。【弘景曰】性熱能補。時行病後食之，多復。【宗奭曰】動風氣。多食令人霍亂。曾見一郎官食此，吐利幾死也。【時珍曰】按延壽書云：多食發諸瘡，亦損人壽。大者有毒殺人。不可合犬肉、犬血食之。【主治】補中益血，療瀋唇。別錄 補虛損，婦人產後惡露淋瀝，血氣不調，羸瘦，止血，除腹中冷氣腸鳴及溼痹氣。藏器 善補氣，婦人產後宜食。震亨 補五臟，逐十二風邪。患溼風惡氣人，作臛，空腹飽食，暖臥取汗出如膠，從腰腳中出，候汗乾，暖五枝湯浴之，避風。三五日一作，甚妙。孟詵 專貼一切冷漏，痔瘻，臁瘡引蟲。時珍

【附方】新二。臁瘡蛀爛，用黃鱓魚數條打死，香油抹腹，蟠瘡上繫定，頃刻痛不可忍，然後取下，看腹有鍼眼皆蟲也。未盡更作，後以人脛骨灰，油調搽之。奇效 內痔出血，鱓魚煮食，其性涼也。便民食療

血 尾上取之【主治】塗癬及瘻。藏器 療口眼喎斜，同麝香少

許，左喎塗右，右喎塗左，正卽洗去。治耳痛，滴數點入耳。治鼻衄，滴數點入鼻。治疹後生翳，點少許入目。治赤疵，同蒜汁、墨汁頻塗之。又塗赤遊風。時珍

【發明】時珍曰：鱓善穿穴，無足而竄，與蛇同性，故能走經脈，療十二風邪及口喎、耳目諸竅之病。風中血脈則口眼喎斜，用血主之，從其類也。

頭五月五日收【氣味】甘，平，無毒。【主治】燒服，止痢，主消渴，去冷氣，除痞癥，食不消。別錄　同蛇頭、地龍頭燒灰酒服，治小腸癰有效。集成　百蟲入耳，燒研，綿裹塞之，立出。時珍

皮【主治】婦人乳核硬疼，燒灰，空心溫酒服。聖惠

鰌魚音酋。綱目

【釋名】泥鰍俗名　鰼魚爾雅。【時珍曰】按陸佃云：鰌性酋健，好動善優，故名。小者名鰍魚。孫炎云：鰼者，尋習其泥也。

【集解】時珍曰：海鰌生海中，極大。江鰌生江中，長七八寸。泥鰌生湖池，最小，長三四寸，沉於泥中。狀微似鱓而小，銳首肉身，青黑色，無鱗，以涎自染，滑疾難握。與他魚牝牡，故莊子云：鰌與魚游。生沙中者微有文采。閩廣人劉去脊骨，作臛食甚美。相感志云：燈心煮鰌甚妙。

【氣味】甘，平，無毒。【弘景曰】不可合白犬血食。一云涼。【主治】暖中益氣，醒酒，解消渴。時珍　同米粉煮羹食，調中收痔。吳球

【附方】新五。消渴飲水：用泥鰌魚十頭陰乾，去頭尾，燒灰，乾荷葉等分，爲末。每服二錢，新汲水調下，日三。名沃焦散。普濟方　喉中物哽：用生鰍魚線縛其頭，以尾先入喉中，牽拽出之。普濟方　揩牙烏髭：泥鰍魚、槐蕊、狼把草各一兩，雄燕子一箇，酸石榴皮半兩，搗成團，入瓦罐內，鹽泥固濟，先文後武，燒炭十斤，取研。日用，一月以來，白者皆黑。普濟　陽事不起：泥鰌煮食之。集簡方　牛狗羸瘦：取鰌魚一二枚，從口鼻送入，立肥也。陳藏器

鱣魚音邅。拾遺。【校正】時珍曰：食療黃魚係重出，今併爲一。

【釋名】黃魚食療　蠟魚御覽　玉版魚【時珍曰】鱣肥而不善游，有邅如之象。曰黃曰蠟，言其脂色也。玉版，言其肉色也。異物志名含光，言其指肉夜有光也。飲膳正要云：遼人名阿八兒忽魚。

【集解】藏器曰：鱣長二三丈，純灰色，體有三行甲，逆上龍門，能化爲龍也。【時珍曰】鱣出江淮、黃河、遼海深水處，無鱗大魚也。其狀似鱘，其色灰白，其背有骨甲三行，其鼻長有鬚，其口近頷下，其尾岐。其出也以三月逆水而生。其居也在磯石湍流之閒。其食也張口接物，聽其自入，食而不飲，蟹魚多誤入之。昔人所謂鱣鮪岫居，世俗所謂鱘鱑魚喫自來食是矣。其行也在水底，去地數寸。漁人以小鉤近千沉而取之，一鉤着身，動而護痛，諸鉤皆着。船遊數日，待其困憊，方敢掣取。其小者近百斤。其大者長二三丈，至一二千斤。其氣甚腥。其脂與肉層層相閒，肉色白，脂色黃如蠟。其脊骨及鼻，幷鬐與鰓，皆脆軟可食。其肚及子鹽藏亦佳。其鰾亦可作膠。其肉骨煮炙及作鮓皆美。翰墨大全云：江淮人以鱘鱑魚作鮓，名片醬，亦名玉版鮓也。

肉【氣味】甘平有小毒。詵曰：發氣動風，發瘡疥。和蕎麥食，令人失音。甯原曰：味極肥美，楚人尤重之。多食生熱痰。作鮓奇絕，亦不益人。時珍曰：服荊芥藥，不可食。【主治】利五臟，肥美人。多食難尅化。時珍

肝【氣味】無毒。【主治】惡血疥癬。勿以鹽炙食。藏器

鱘魚 拾遺

【釋名】鱏魚 尋、淫二音 鮪魚 洧音 王鮪 爾雅 碧魚 時珍曰：此魚延長，故從尋從覃，皆延長之義。月令云：季春天子薦鮪於寢廟，故有王鮪之稱。郭璞云：大者名王鮪，小者名叔鮪，更小者名鮥子。音洛。李奇漢書注云：周洛曰鮪，蜀曰䱜䲛。音亘懵。毛詩疏義云：遼東登萊人名尉魚，言樂浪尉仲明溺海死，化爲此魚。蓋尉亦鮪字之訛耳。飲膳正要云：今遼人名乞里麻魚。

【集解】藏器曰：鱘生江中，背如龍，長一二丈。時珍曰：出江淮、黃河、遼海深水處，亦鱣屬也。岫居，長者丈餘。至春始出而浮陽，見日則目眩。其狀如鱣，而背上無甲。其色青碧，腹下色白。其鼻長與身等，口在頷下，食而不飲。頰下有青斑紋，如梅花狀。尾岐如丙。肉色純白，味亞於鱣，鬐骨不脆。羅願云：鱘狀如鬵鼎，上大下小，大頭哆口，似鐵兜鍪。其鰾亦可作膠，如鱁鮧也。亦能化龍。

肉【氣味】甘平無毒。詵曰：有毒。味雖美而發諸藥毒，動風氣，發一切瘡疥。久食令人心痛腰痛。服丹石人忌之。勿與乾筍同食，發癱瘓風。小兒食之，成咳嗽及癥瘕。作鮓雖珍，亦不益人。【主治】補虛益氣，令人肥健。藏器 煮汁飲，治血淋。孟詵

鼻肉 作脯名鹿頭，亦名鹿肉，言美也。【主治】補虛下氣。藏器

子 狀如小豆。【主治】食之肥美，殺腹內小蟲。藏器

牛魚 拾遺

【集解】藏器曰：生東海。其頭似牛。時珍曰：按一統志云：牛魚出女直混同江。大者長丈餘，重三百斤。無鱗骨，其肉脂相間，食之味長。又異物志云：南海有牛魚，一名引魚，重三四百斤，狀如鱧，無鱗骨，背有斑文，腹下青色，知海潮。肉味頗長。觀二說，則此亦鱘屬也。鱘、引聲亦相近。

肉 無毒。【主治】六畜疫疾，作乾脯爲末，以水和灌鼻，即出黃涕。亦可置病牛處，令氣相熏。藏器

鮠魚 音桅。拾遺

【釋名】鮰魚 音回 鱯魚 化、獲二音 䲅魚 化上聲 鱱魚 癩。時珍曰：北人呼鱯，南人呼鮠，並與鮰音相近。邇來通稱鮰魚，而鱯、鮠之名不彰矣。䲅，又鱯音之轉也。秦人謂其發癩，呼爲鱱魚。餘見鮎魚。

【集解】時珍曰：鮠生江淮間。無鱗魚，亦鱘屬也。頭尾身鬐俱似鱘狀，惟鼻短爾。口亦在頷下，骨不柔脆。腹似鮎魚，背有肉鬐。郭璞云：鱯魚似鮎而大，白色者是矣。

【正誤】藏器曰：鮠生海中，大如石首，不腥，作鱠如雪。隋朝吳都進鮠魚鱠，取快日曝乾，瓶盛，臨時以布裹水浸，用與初鱠無異。時珍曰：藏器所說，出杜寶拾遺錄。其說云：隋大業六年，吳郡獻海鮸乾鱠。其法：五六月取大鮸四五尺者，鱗細而紫，無細骨不腥。取肉切曬極乾，以新瓶盛之，泥封固。用時以布裹水浸，少頃去水，則皎白如新也。珍按此乃海鮸，即石首之大者，有鱗不腥。若江河鮠魚則無鱗極腥矣。陳氏蓋因鮸、鮠二字相類，不加考究，遂致謬誤耳。今正之。

肉【氣味】甘平無毒。頌曰：能動痼疾。不可合野豬、野雞肉食，令人生癩。【主治】

開胃，下膀胱水。藏器

鮧魚（音夷。○別錄上品）

【釋名】鯷魚（音題）鰋魚（音偃）鮎魚。時珍曰：魚額平夷低偃，其涎黏滑。鮧，夷也。鰋，偃也。鮎，黏也。古曰鰋，今曰鮎；北人曰鰋，南人曰鮎。

【集解】弘景曰：鯷，即鮎也。又有鱯，似鯷而大；鮠，似鯷而色黃；人魚，似鮎而有四足。保昇曰：口腹俱大者，名鱯；背青口小者，名鮎；口小背黃腹白者，名鮠。時珍曰：二說俱欠詳覈。鮎乃無鱗之魚，大首偃額，大口大腹，鮠身鱧尾，有齒有胃有鬚。生流水者，色青白；生止水者，色青黃。大者亦至三四十斤，俱是大口大腹，並無口小者。鱯即今之鮰魚，似鮎而口在頷下，尾有歧，南人方音轉爲鮠也。今釐正之。凡食鮎、鮠，先割翅下懸之，則涎自流盡，不黏滑也。

肉【氣味】甘，溫，無毒。詵曰：無鱗，有毒，勿多食。頌曰：寒而有毒，非佳品也。赤目赤鬚無腮者，並殺人。不可合牛肝食，令人患風噎涎；不可合野豬肉食，令人吐瀉。弘景曰：不可合鹿肉食，令人筋甲縮。時珍曰：反荊芥。

【主治】百病。別錄。作臛，補人。弘景。療水腫，利小便。蘇恭。治口眼喎斜，活鮎切尾尖，朝吻貼之即正。又五痔下血肛痛，同葱煮食之。時珍。

【附方】新一。身面白駁：鮎魚半斤，一頭，去腸，以粳飯、鹽、椒如常作鮓，以荷葉作三包繫之。更以荷葉重包，令臭爛。先以布拭赤，乃炙鮓包，乘熱熨，令汗出，以綿衣包之，勿令見風，以瘥爲度。總錄。

涎【主治】三消渴疾，和黃連末爲丸，烏梅湯每服五七丸，日三服效。蘇頌

目【主治】刺傷中水作痛，燒灰塗之。思邈

肝【主治】骨鯁。時珍

【附方】新一。骨鯁在喉：栗子肉上皮半兩，研末，乳香、鮎魚肝各一分，同搗丸梧子大。以綿裹一丸吞下，釣出。總錄。

鯑魚（音啼。綱目）

【校正】時珍曰：舊注見鮧魚，今分出。

【釋名】人魚弘景　孩兒魚。時珍曰：鯑聲如孩兒，故有諸名。作鯷、鮧者，並非。

【集解】弘景曰：人魚，荊州臨沮青溪多有之。似鯷而四足，聲如小兒。其膏然之不消耗，秦始皇驪山冢中所用人膏是也。宗奭曰：鯑魚形微似獺，四足，腹重墜如囊，身微紫色，無鱗，與鮎、鮠相類。嘗剖視之，中有小蟹、小魚、小石數枚也。時珍曰：孩兒魚有二種：生江湖中，形色皆如鮎、鮠，腹下翅形似足，其顋頰軋軋，音如兒啼，即鯑魚也；一種生溪澗中，形聲皆同，但能上樹，乃鯢魚也。北山經云：決水多人魚，狀如鯑，四足，音如嬰兒，食之無瘕疾。又云：休水北注於洛，中多鯑魚，狀如盩蜼而長距，足白而對，食之無蠱疾，可以禦兵。按此二說，前與陶合，後與寇合，蓋一物也。今漁人網得，以爲不利，即驚異而棄之，蓋不知其可食如此也。按徐鉉稽神錄云：謝仲玉者，嘗見婦人出沒水中，腰已下皆魚，乃人魚也。又徂異記云：查道奉使高麗，見海沙中一婦人，肘後有紅鬣，問之，曰：人魚也。此二者乃名同物異，非鯑鯢也。

【氣味】甘，有毒。

【主治】食之療瘕疾。弘景。無蠱疾。時珍

鯢魚（音倪。拾遺）

【釋名】人魚（山海經）　魶魚（音納）　鰨魚（音塔）　大者名鰕（音霞）。時珍曰：鯢，聲如小兒，故名。即鰟魚之能上樹者。俗云鮎魚上竿，乃此也。與海中鯨同名異物。蜀人名魶，秦人名鰨。爾雅云：大者曰鰕。異物志云：有魚之形，以足行，聲如鰕，故名鰕。陳藏器以此爲鱯魚，欠攷矣。又云一名王鮪，誤矣。王鮪乃鱘魚也。

【集解】藏器曰：鯢生山溪中。似鮎有四足，長尾，能上樹。天旱則含水上山，以草葉覆身，張口，鳥來飲水，因吸食之。聲如小兒啼。時珍曰：按郭璞云：鯢魚似鮎，四足，前腳似猴，後腳似狗，聲如兒啼，大者長八九尺。山海經云：決水有人魚，狀如鯑，食之已癡疾。蜀志云：雅州西山峽谷出魶魚，似鮎有足，能緣木，聲如嬰兒，可食。酉陽雜俎云：峽中人食鯢魚，縛樹上，鞭至白汁出如構汁，方可治食。不爾有毒也。

【氣味】甘，有毒。【主治】食之已癡疾（山海經）。

黃顙魚（食療）

【釋名】黃鱨魚（古名）　黃頰魚（詩註）　鉠軋（央軋）　黃軋。時珍曰：顙頰以形，鱨以味，鉠軋以聲也。今人析而呼爲黃鉠、黃軋。陸璣作黃楊，謬矣。

【集解】時珍曰：黃顙，無鱗魚也。身尾俱似小鮎，腹下黃，背上青黃，腮下有二橫骨，兩鬚，有胃。羣游作聲如軋軋。性最難死。陸璣云：魚身燕頭，頰骨正黃。魚之有力能飛躍者。陸佃云：其膽春夏近上，秋冬近下。亦一異也。

【氣味】甘，平，微毒。詵曰：無鱗之魚不益人，發瘡疥。時珍曰：反荊芥，害人。【主治】肉至能醒酒（弘景）。祛風（吳瑞）。煮食，消水腫，利小便。燒灰，治瘰癧久潰不收斂，及諸惡瘡（時珍）。

【附方】新三。水氣浮腫：用黃顙三尾，綠豆一合，大蒜三瓣，水煮爛，去魚食豆，以汁調商陸末一錢服。其水化爲清氣而消。詩云：一頭黃顙八鬚魚，綠豆同煎一合餘。白煮作羹成頓服，管教水腫自消除。集要。瘰癧潰壞：用黃軋魚破開，入蓖麻子二十粒，紮定，安廁坑中，冬三日，春秋一日，夏半日，取出洗淨，黃泥固濟，煅存性，研，香油調傅。臁瘡浸淫：方同上。並普濟。

涎（翅下取之）【主治】消渴（吳瑞）。

【附方】新一。生津丸：治消渴飲水無度。以黃顙魚涎和青蛤粉、滑石末等分，丸梧子大。每粟米湯下三十丸。

頰骨【主治】喉痺腫痛，燒研，茶服三錢（時珍）。○並出普濟。

河豚（宋開寶）

【校正】併入食療鯸鮧、拾遺鯢魚。

【釋名】鯸鮧（一作鯸鮐）　鶘鮧（日華）　鯢魚（一作鮭）　嗔魚（拾遺）　吹肚魚（俗）　氣包魚。時珍曰：豚，言其味美也。侯夷，狀其形醜也。鯢，謂其體圓也。吹肚、氣包，象其嗔脹也。北山經名鰤魚，音沛。

【集解】志曰：河豚，江、淮、河、海皆有之。藏器曰：腹白，背有赤道如印，目能開闔。觸物即嗔怒，腹脹如氣毬浮起，故人以物撩而取之。時珍曰：今吳越最多。狀如蝌蚪，大者尺餘，背色青白，有黃縷文，無鱗無腮無膽，腹下白而不光。率以三頭相從爲一部。彼人春月甚珍貴之，尤重其腹腴，呼爲西施乳。嚴有翼藝苑雌黃云：河豚，水族之奇味，世傳其殺人。余守丹陽、宣城，見土人戶戶食之。但用菘菜、蔞蒿、荻芽三物煮之，亦未見死者。南人言魚之無鱗無腮無膽有聲、目能眨者，皆有毒。河豚備此數者，故人畏之。然有二種：其色炎黑有文點者，名斑魚，毒最甚。或云三月后則爲斑魚，不可食也。又案雷公炮炙論云：鮭魚插樹，立使乾枯；狗膽塗之，復當榮盛。陶覽云：河豚魚雖小，而獺及大魚不敢啖之。則不惟毒人，又能毒物也。王充論衡云：萬物含太陽火氣而生者，皆有毒。在魚則鮭與鯸鮧。故鮭肝死人，鯸鮧殺人。

【氣味】甘，温，有毒。宗奭曰：河豚有大毒，而云無毒，何也？味雖珍美，修治失法，食之殺人，厚生者宜遠之。藏器曰：海中者大毒，江中者次之。煮之不可近鐺，當以物懸之。時珍曰：煮忌煤炲落中。與荊芥、菊花、桔梗、甘草、附子、烏頭相反。宜荻笋、蔞蒿、菘菜。畏橄欖、甘蔗、蘆根、糞汁。案陶九成輟耕錄：凡食河豚，一日內不可服湯藥，恐犯荊芥，二物大相反。亦惡烏頭、附子之屬。余在江陰親見一儒者因此喪命。河豚子必不可食，曾以水浸之，一夜大如芡實也。世傳中其毒者，以至寶丹或橄欖及龍腦浸水皆可解。復得一方，惟以槐花微炒，與乾臙脂等分同擣粉，水調灌之，大妙。又案物類相感志言：凡煮河豚，用荊芥同煮五七沸，換水則無毒。二說似相反，得非河豚之毒入于荊芥耶？宜從陶說，庶不致悔也。

【主治】補虛，去濕氣，理腰腳，去痔疾，殺蟲。開寶 伏硇砂。土宿本草

肝及子【氣味】有大毒。藏器曰：入口爛舌，入腹爛腸，無藥可解。惟橄欖木、魚茗木、蘆根、烏蓲草根煮汁可解。時珍曰：吳人言其血有毒，脂令舌麻，子令腹脹，眼令目花，有油麻子脹眼睛花之語。而江陰人鹽其子，糟其白，埋過始食。此俚言所謂捨命喫河豚者耶。【主治】疥癬、蟲瘡，用子同蜈蚣燒研，香油調搽之。時珍

海豚魚 拾遺

【釋名】海豨 文選 生江中者名江豚 拾遺 江豬 綱目 水豬 異物志 鱀魚 音志 饞魚 音讒 鯆魳 音敷沛。時珍曰：海豚、江豚，皆因形命名。郭璞賦海豨江豚是也。魏武食制謂之鯆魳，南方異物志謂之水豬，又名饞魚，謂其多涎也。

【集解】藏器曰：海豚生海中，候風潮出沒。形如豚，鼻在腦上作聲，噴水直上，百數爲羣。其子如蠡魚子，數萬隨母而行。人取子繫水中，其母自來就而取之。江豚生江中，狀如海豚而小，出沒水上，舟人候之占風。其中有油脂，點燈照樗蒲即明，照讀書工作即暗，俗言懶婦所化也。時珍曰：其狀大如數百斤豬，形色青黑如鮎魚，有兩乳，有雌雄，類人。數枚同行，一浮一沒，謂之拜風。其骨硬，其肉肥，不中食。其膏最多，和石灰艌船良。

肉【氣味】鹹，腥，味如水牛肉，無毒。【主治】飛尸、蠱毒、瘴瘧，作脯食之。藏器

肪【主治】摩惡瘡、疥癬、痔瘻，犬馬瘑疥，殺蟲。藏器

比目魚 食療

【釋名】鰈 音蝶 鞋底魚。時珍曰：比，並也。魚各一目，相並而行也。爾雅所謂東方有比目魚，不比不行，其名曰鰈是也。段氏北戶錄謂之鰜，音兼。吳都賦謂之魪，音介。上林賦謂之魼，音墟。鰈，猶屧也；鰜，兼也；魪，相介也；魼，相胠也。俗名鞋底魚。臨海志名婢屣魚，臨海風土記名奴屬魚，南越志名版魚，南方異物志名箬葉魚，皆因形也。

【集解】時珍曰：案郭璞云：所在水中有之。狀如牛脾及女人鞋底，細鱗，紫黑色，兩片相合乃得行。其合處半邊平而無鱗，口近腹下。劉淵林以爲王餘魚，蓋不然。

【氣味】甘平無毒。【主治】補虛益氣力。多食動氣。孟詵

鮹魚 音梢。○拾遺

【集解】藏器曰：出江湖。形似馬鞭，尾有兩歧，如鞭鞘，故名。

【氣味】甘平無毒。【主治】五痔下血，瘀血在腹。藏器

鮫魚 唐本草

【釋名】沙魚拾遺 䱜魚鵲錯二音 鰒魚音剝 溜魚 時珍曰：鮫皮有沙，其文交錯鵲駮，故有諸名。古曰鮫，今曰沙，其實一也。或曰本名鮫，訛為鮫。段成式曰：其力健強，稱為河伯健兒。藏器曰：鮫與石決明同名而異類也。

【集解】恭曰：鮫出南海，形似鼈，無脚有尾。保昇曰：圖廣尺餘，尾亦長尺許，背皮粗錯。頌曰：有二種，皆不類鼈，南人通謂之沙魚。大而長喙如鋸者曰胡沙，性善而肉美；小而皮粗者曰白沙，肉彊而有小毒。彼人皆鹽作修脯。其皮刮治去沙，翦作鱠，為食品美味，食益人。其皮可飾刀靶。宗奭曰：鮫魚、沙魚形稍異，而皮一等。時珍曰：古曰鮫，今曰沙，是一類而有數種也，東南近海諸郡皆有之。形並似魚，青目赤頰，背上有鬣，腹下有翅，味並肥美，南人珍之。大者尾長數尺，能傷人。皮皆有沙，如珍珠斑。其背有珠文如鹿而堅彊者，曰鹿沙，亦曰白沙，云能變鹿也。背有斑文如虎而堅彊者，曰虎沙，亦曰胡沙，云虎魚所化也。鼻前有骨如斧斤，能擊物壞舟者，曰鋸沙，又曰挺額魚，亦曰鐇䱜，謂鼻骨如鐇斧也。音蕃。沈懷遠南越志云：環雷魚，䱜魚也。長丈許。腹下有兩洞，貯水養子。一腹容三四子。朝從口中出，暮還入腹。鱗皮有珠，可飾刀劍，治骨角。藏器曰：其魚狀貌非一，皮上皆有沙，堪揩木，如木賊也。小者子隨母行，驚即從口入母腹中。

肉【氣味】甘平無毒。【主治】作鱠，補五臟，功亞于鯽，亦可作鱐鮓。詵 甚益人。頌

皮【氣味】甘鹹平無毒。【主治】心氣鬼疰，蠱毒吐血。別錄 蠱氣蠱疰。恭 燒灰水服，主食魚中毒。藏器 燒研水服，解鯸鮧魚毒。治食魚鱠成積不消。時珍

【附方】舊一，新一。治疰鮫魚皮散 頌曰：胡洽治五尸鬼疰，百毒惡氣。鮫魚皮炙，硃砂、雄黃、金牙、蜀椒、細辛、鬼臼、乾薑、莽草、天雄、麝香、雞舌香各一兩，貝母半兩，蜈蚣、蜥蜴各炙二枚，為末。每服半錢，溫酒服，日二。亦可佩之。時珍曰：千金鮫魚皮散，治鬼疰，用鮫魚皮炙、龍骨、鹿角、犀角、麝香、蜈蚣、雄黃、硃砂、乾薑、蜀椒、蘘荷根、丁香等各一分，為末。酒服方寸匕，日三服。亦可佩。

膽 臘月收之。【主治】喉痺，和白礬灰為丸，綿裹納喉中，吐去惡涎即愈。詵

烏賊魚 本經中品

【釋名】烏鰂素問 墨魚綱目 纜魚日華 乾者名鮝日華 骨名海螵蛸。頌曰：陶隱居言此是鷃鳥所化，今其口腹具存，猶頗相似，腹中有墨可用，故名烏鰂。能吸波噀墨，令水溷黑，自衛以防人害。又南越志云：其性嗜烏，每自浮水上，飛烏見之，以為死而啄之，乃卷取入水而食之，因名烏賊，言為烏之賊害也。時珍曰：羅願爾雅翼云：九月寒烏入水，化為此魚。有文墨可為法則，故名烏鰂。鰂者，則也。骨名螵蛸，象形也。大明曰：魚有兩鬚，遇風波即以鬚下矴，或黏石如纜，故名纜魚。瑞曰：鹽乾者名明鮝，淡乾者名脯鮝。

【集解】別錄曰：烏賊魚生東海池澤。取無時。〔頌曰〕近海州郡皆有之。形若革囊，口在腹下，八足聚生于口旁。其背上只有一骨，厚三四分，狀如小舟，形輕虛而白。又有兩鬚如帶，甚長。腹中血及膽黑如墨，可以書字，但逾年則迹滅，惟存空紙爾。世言烏賊懷墨而知禮，故俗謂是海若白事小吏也。〔時珍曰〕烏鰂無鱗有鬚，黑皮白肉，大者如蒲扇。煠熟以薑醋食之，脆美。背骨名海螵蛸，形似樗蒲子而長，兩頭尖，色白，脆如通草，重重有紋，以指甲可刮為末，人亦鏤之為鈿飾。又相感志云：烏鰂過小滿則形小也。〔藏器曰〕海人云：是秦王東遊，棄算袋於海，化為此魚，故形猶似之，墨尚在腹也。〔禹錫曰〕陶弘景及蜀本圖經皆言是鷃烏所化。鷃乃水鳥，似鵁，短項，腹翅紫白，背上綠色。唐蘇恭乃言無鷃烏，誤矣。

【附錄】柔魚 〔頌曰〕一種柔魚，與烏賊相似，但無骨爾。越人重之。

肉【氣味】酸，平，無毒。〔瑞曰〕味珍美，動風氣。【主治】益氣強志。別錄 益人通月經。大明

骨【一名】海螵蛸。【修治】〔弘景曰〕炙黃用。〔敩曰〕凡使勿用沙魚骨，其形真似，但以上文順者是真，橫者是假。以血滷作水浸，并煮一伏時漉出。掘一坑燒紅，入魚骨在內，經宿取出入藥，其效加倍也。

【氣味】鹹，微温，無毒。〔普曰〕冷。〔權曰〕有小毒。〔之才曰〕惡白芨、白蘞、附子。能淡鹽，伏硇，縮銀。

【主治】女子赤白漏下，經汁血閉，陰蝕腫痛，寒熱癥瘕，無子。本經 驚氣入腹，腹痛環臍，丈夫陰中腫痛，令人有子。又止瘡多膿汁不燥。別錄 療血崩，殺蟲。日華 炙研飲服，治婦人血瘕，大人小兒下痢，殺小蟲。藏器〔又曰〕投骨于井，水蟲皆死。治眼中熱淚，及一切浮翳，研末和蜜點之。久服益精。孟詵〔恭曰〕亦治牛馬障翳。主女子血枯病，傷肝唾血下血，治瘧消瘦。研末，傅小兒疳瘡、痘瘡臭爛，丈夫陰瘡，湯火傷，跌傷出血。燒存性，酒服，治婦人水戶嫁痛。同雞子黃，塗小兒重舌鵝口。同蒲黃末，傅舌腫血出如泉。同槐花末，吹鼻止衄血。同銀硃，吹鼻治喉痹。同白礬末，吹鼻治蠍螫疼痛。同麝香，吹耳治聤耳有膿及耳聾。時珍

【發明】〔時珍曰〕烏鰂骨，厥陰血分藥也。其味鹹而走血也，故血枯、血瘕、經閉、崩帶、下痢、疳疾，厥陰本病也；寒熱、瘧疾、聾、癭、少腹痛、陰痛，厥陰經病也；目翳流淚，厥陰竅病也。厥陰屬肝，肝主血，故諸血病皆治之。按素問云：有病胸脇支滿者，妨於食，病至則先聞腥臊臭，出清液，先唾血，四肢清，目眩，時時前後血，病名曰血枯。得之年少時，有所大脫血，或醉入房中，氣竭肝傷，故月事衰少不來。治之以四烏鰂骨、一藘茹為末，丸以雀卵，大如小豆，每服五丸，飲以鮑魚汁，所以利腸中及肝傷也。觀此則其入厥陰血分無疑矣。

【正誤】〔鼎曰〕久服絕嗣無子。〔時珍曰〕按本經云：主癥瘕無子。別錄云：令人有子。孟詵亦云：久服益精。而張鼎此說，獨相背戾，亦誤矣。若云血病無多食鹹，烏鰂亦主血閉，故有此說。然經閉有有餘、不足二證：有餘者血滯，不足者肝傷。烏鰂所主者，肝傷血閉不足之病，正與素問相合，豈有令人絕嗣

之理。當以本經別錄爲正。恐人承誤。故辨正之。

【附方】舊三。新二十。

女子血枯 見上。

赤白目翳 聖惠。治傷寒熱毒攻眼。生赤白翳。用烏鰂魚骨一兩。去皮爲末。入龍腦少許點之。日三。○治諸目翳。用烏鰂骨五靈脂等分爲細末。熟豬肝切片。蘸食。日二。

赤翳攀睛 照水丹。治眼翳堆厚者尤效。及赤翳攀睛貫瞳人。用海螵蛸一錢。辰砂半錢。乳細水飛澄取。以黃蠟少許化和成劑收之。臨卧時火上旋丸黍米大。揉入眥中。睡至天明。溫水洗下。未退更用一次。即效。海上方。

雀目夜眼 烏賊骨半斤爲末。化黃蠟三兩和。捏作錢大餅子。每服一餅。以豬肝二兩。竹刀批開。摻藥紮定。米泔水半盌。煮熟食之。以汁送下。楊氏家藏。

血風赤眼 女人多之。用烏賊魚骨二錢。銅綠一錢。爲末。每用一錢。熱湯泡洗。楊氏家藏。

疳眼流淚 烏賊魚骨牡蠣等分爲末。糊丸皂子大。每用一丸。同豬肝一具。米泔煮熟食。經驗。

耳底出膿 海螵蛸半錢。麝香一字。爲末。以綿杖繳淨。吹入耳中。○澹寮方。

鼻瘡疳𧏾 烏賊魚骨白芨各一錢。輕粉一字。爲末搽之。○錢乙小兒方。

小兒臍瘡 出血及膿。海螵蛸臙脂爲末。油調搽之。聖惠方。

頭上生瘡 海螵蛸白膠香各二錢。輕粉五分。爲末。先以油潤淨乃搽末。二三次即愈。衛生易簡方。

癧瘍白駁 先以布拭赤。用烏賊骨磨三年酢塗之。外臺秘要。

疔瘡惡腫 先刺出血。以海螵蛸末摻之。其疔即出。普濟方。

蠍螫痛楚 烏賊骨一錢。白礬二分。爲末嗃鼻。在左壁者嗃左鼻。在右壁者嗃右鼻。衛生寶鑑。

灸瘡不瘥 烏賊骨白礬等分爲末。日日塗之。千金。

小兒痰齁 多年。海螵蛸末。米飲服一錢。葉氏摘玄方。

小便血淋 海螵蛸末一錢。生地黃汁調服。○又方。海螵蛸生地黃赤茯苓等分爲末。每服一錢。柏葉車前湯下。○經驗方。

大腸下血 不拘大人小兒。臟毒腸風及內痔下血日久。多食易飢。先用海螵蛸炙黃去皮研末。每服一錢。木賊湯下。三日後。服豬臟黃連丸。直指方。

卒然吐血 烏賊骨末。米飲服二錢。聖惠。

骨哽在喉 烏賊魚骨陳橘紅焙等分爲末。寒食麪和餳。丸芡子大。每用一丸。含化嚥汁。聖濟總錄。

舌腫出血 如泉。烏賊骨蒲黃各等分。炒爲細末。每用塗之。簡便單方。

跌破出血 烏賊魚骨末傅之。直指方。

陰囊溼癢 烏賊骨蒲黃撲之。醫宗三法。

血

【主治】耳聾。甄權。

腹中墨

【主治】血刺心痛。醋磨服之。藏器。炒研醋服亦可。

章魚 綱目

【釋名】**章舉** 韓文 **𩶉魚** 音佶。臨海志

【集解】頌曰。章魚石距二物。似烏賊而差大。更珍好。食品所重。不入藥用。時珍曰。章魚生南海。形如烏賊而大。八足。身上有肉。閩粵人多採鮮者。薑醋食之。味如水母。韓退之所謂章舉馬甲柱。鬬以怪自呈者也。石距亦其類。身小而足長。入鹽燒食極美。

【氣味】甘鹹寒無毒。時珍曰。按李九華云。章魚冷而不泄。

【主治】養血益氣。時珍

海鷂魚 拾遺

【釋名】**邵陽魚** 食鑑作少陽 **荷魚** 韻作魺 **鱝魚** 音忿 **鯆魮魚** 音鋪毗 **蕃踰魚** 番沓 **石蠣** 時珍曰。海鷂象形。少陽荷並言形色也。餘義莫詳。

【集解】藏器曰：生東海。形似鷂，有肉翅，能飛上石頭。齒如石版。尾有大毒，逢物以尾撥而食之。其尾刺人，甚者至死。候人尿處釘之，令人陰腫痛，拔去乃愈。海人被刺毒者，以魚扈竹及海獺皮解之。又有鼠尾魚、地青魚，並生南海，總有肉翅，刺在尾中。食肉去刺。時珍曰：海中頗多，江湖亦時有之。狀如盤及荷葉，大者圍七八尺，無足無鱗，背青腹白，口在腹下，目在額上，尾長有節，螫人甚毒。皮色肉味俱同鮎魚。肉內皆骨，節節聯比，脆軟可食，吳人腊之。魏武食制云：蕃踰魚大者如箕，尾長數尺，是矣。嶺表錄異云：雞子魚，嘴形如鷂，肉翅無鱗，色類鮎魚，尾尖而長，有風濤即乘風飛於海上。此亦海鷂之類也。

肉【氣味】甘、鹹，平，無毒。時珍曰：有小毒。【主治】不益人。弘景　男子白濁膏淋，玉莖澀痛。甯原

齒　無毒。【主治】瘴瘧，燒黑研末，酒服二錢匕。藏器

尾　有毒。【主治】齒痛。陶弘景

文鰩魚拾遺

【釋名】飛魚

【集解】藏器曰：生海南。大者長尺許，有翅與尾齊。羣飛海上。海人候之，當有大風。吳都賦云文鰩夜飛而觸綸，是矣。時珍曰：按西山經云：觀水西注于流沙，多文鰩魚。狀如鯉，鳥翼魚身，蒼文白首赤喙。常以夜飛，從西海游于東海。其音如鸞雞。味酸甘，食之已狂。見則大穰。林邑記云：飛魚身圓，大者丈餘，翅如胡蟬。出入羣飛，游翔翳薈，沉則泳于海底。又一統志云：陝西鄠縣澇水出飛魚，狀如鮒，食之已痔疾也。

肉【氣味】甘、酸，無毒。【主治】婦人難產，燒黑研末，酒服一錢。臨月帶之，令人易產。藏器　已狂已痔。時珍

魚虎拾遺

【釋名】土奴魚臨海記

【集解】藏器曰：生南海。頭如虎，背皮如猬有刺，着人如蛇咬。亦有變為虎者。時珍曰：按倦游錄云：海中鮑魚大如斗，身有刺如猬，能化為豪豬。此即魚虎也。述異記云：老則變為鮫魚。

【氣味】有毒。

魚師綱目

【集解】時珍曰：陳藏器諸魚注云：魚師大者，有毒殺人。今無識者。但唐韻云：鰤，老魚也。山海經云：歷虢之水，有師魚，食之殺人。其即此歟。

海蛇拾遺

【釋名】水母拾遺　樗蒲魚拾遺　石鏡　時珍曰：蛇，作、宅二音。南人訛為海折，或作蜡、鮓者，並非。劉恂云：閩人曰蛇，廣人曰水母。異苑名石鏡也。

【集解】藏器曰：蛇生東海。狀如血衉，大者如牀，小者如斗。無眼目腹胃，以蝦為目，蝦動蛇沉，故曰水母目蝦。猶蛩蛩之與駏驉也。煠出，以薑醋進之，海人以為常味。時珍曰：水母形渾然凝結，其色紅紫，無口眼。腹下有物如懸絮，羣蝦附之，咂其涎沫，浮汎如飛。為潮所擁，則蝦去而蛇不得歸。人因割取之，浸以石灰、礬水，去其血汁，其色遂白。其最厚者，謂之蛇頭，味更勝。生、熟皆可食。茄柴灰和鹽水淹之，良。

〔氣味〕鹹，温，無毒。〔主治〕婦人勞損，積血帶下，小兒風疾，丹毒，湯火傷。藏器 療河魚之疾。時珍 出異苑。

鰕 別錄下品

〔釋名〕時珍曰：鰕音霞，俗作蝦。入湯則紅色如霞也。

〔集解〕時珍曰：江湖出者大而色白，溪池出者小而色青。皆磔鬚鉞鼻，背有斷節，尾有硬鱗，多足而好躍，其腸屬腦，其子在腹外。凡有數種：米鰕、糠鰕以精粗名也；青鰕、白鰕以色名也；梅鰕以梅雨時有也；泥鰕、海鰕以出產名也。嶺南有天鰕，其蟲大如蟻，秋社後羣墮水中化爲鰕，人以作鮓食。鰕之大者蒸曝去殼，謂之鰕米，食以薑醋，饌品所珍。

〔氣味〕甘，温，有小毒。詵曰：生水田及溝渠者有毒，鮓內者尤有毒。藏器曰：以熱飯盛密器中作鮓食，毒人至死。弘景曰：無鬚及腹下通黑，并煮之色白者，並不可食。小兒及雞、狗食之，脚屈弱。鼎曰：動風，發瘡疥冷積。源曰：動風熱。有病人勿食。

〔主治〕五野雞病，小兒赤白遊腫，搗碎傅之。孟詵 作羹，治鼈瘕，托痘瘡，下乳汁。法制，壯陽道；煮汁，吐風痰；搗膏，傅蟲疽。時珍

〔附方〕新五。

鼈瘕疼痛。類編云：陳拱病鼈瘕，隱隱見皮內，痛不可忍。外醫洪氏曰：可以鮮鰕作羹食之。久久痛止。明年又作，再如前治而愈，遂絕根本。

補腎興陽。用鰕米一斤，蛤蚧二枚，茴香、蜀椒各四兩，並以青鹽化酒炙炒，以木香粗末一兩和勻，乘熱收新瓶中密封。每服一匙，空心鹽酒嚼下，甚妙。

宣吐風痰。用連殼鰕半斤，入葱、薑、醬煮汁。先喫鰕，後喫汁，緊束肚腹，以翎探引取吐。

臁瘡生蟲。用小鰕三十尾，去頭、足、殼，同糯米飯研爛，隔紗貼瘡上，別以紗罩之。一夜解下，掛看皆是小赤蟲。即以葱、椒湯洗淨，用舊茶籠內白竹葉，隨大小剪貼，一日二換。待汁出盡，逐日煎苦楝根湯洗之，以好膏貼之。將生肉，勿換膏藥。忌發物。直指方。

血風臁瘡。生鰕、黃丹搗和貼之，日一換。集簡方。

海鰕 拾遺

〔釋名〕紅鰕。藏器 鰝。浩。爾雅。

〔集解〕藏器曰：海中紅鰕長一尺，鬚可爲簪。崔豹古今注云：遼海間有飛蟲如蜻蛉，名紺蠕，七月羣飛闇天。夷人食之，云鰕所化也。時珍曰：按段公路北戶錄云：海中大紅鰕長二尺餘，頭可作盃，鬚可作簪杖。其肉可爲鱠，甚美。又劉恂嶺表錄云：海鰕皮殼嫩紅色，前足有鉗者，色如朱，最大者長七八尺至一丈也。閩中有五色鰕，亦長尺餘。彼人兩兩乾之，謂之對鰕，以充上饌。

〔氣味〕甘，平，有小毒。時珍曰：同豬肉食，令人多唾。

〔主治〕飛尸蚘蟲，口中甘䘌，齲齒頭瘡，去疥癬風瘙身癢，治山蚊子入人肉，初食瘡發則愈。藏器

海馬 拾遺

〔釋名〕水馬。弘景曰：是魚鰕類也。狀如馬形，故名。

〔集解〕藏器曰：海馬出南海。形如馬，長五六寸，鰕類也。南州異物志云：大小如守宮，其色黃褐。婦人難產割裂而出者，手持此蟲，即如羊之易產也。宗奭曰：其首如馬，其身如鰕，其背傴僂，有竹節紋，長二三寸。頌曰：異魚圖云：漁人布網罟，此魚多罣網上，收取曝乾，以雌雄爲對。時珍曰：按聖濟總錄云：海馬雌者黃色，雄者青色。又徐表南方異物志云：海中有魚，狀如馬頭，其喙垂下，或黃或黑。海人

捕得。不以啖食。暴乾熇之。以備產患。即此也。又抱朴子云。水馬合赤斑蜘蛛。同馮夷水仙丸服之。可居水中。今水仙丸無所攷矣。

氣味甘温平無毒。**主治**婦人難產。帶之於身。甚驗。臨時燒末飲服。并手握之。即易產。藏器 主難產及血氣痛。蘇頌 暖水臟。壯陽道。消瘕塊。治疔瘡腫毒。時珍

發明時珍曰。海馬雌雄成對。其性温暖。有交感之義。故難產及陽虛房中方術多用之。如蛤蚧。郎君子之功也。鰕亦壯陽。性應同之。

附方新二 **海馬湯** 治遠年虛實積聚癥塊。用海馬雌雄各一枚。木香一兩。大黃炒。白牽牛炒各二兩。巴豆四十九粒。青皮二兩。童子小便浸軟。包巴豆紮定。入小便內再浸七日。取出麩炒黃色。去豆不用。取皮同衆藥爲末。每服二錢。水一盞。煎三五沸。臨臥温服。聖濟錄 **海馬拔毒散** 治疔瘡發背惡瘡有奇效。用海馬炙黃一對。穿山甲黃土炒。硃砂。水銀各一錢。雄黃三錢。龍腦。麝香各少許。爲末。入水銀研不見星。每以少許點之。一日一點。毒自出也。秘傳外科

鮑魚 別錄上品

釋名薨魚 禮記 蕭折魚 魏武食制 乾魚 時珍曰。鮑即今之乾魚也。魚之可包者。故字從包。禮記謂之薨。魏武食制謂之蕭折。皆以蕭蒿承曝而成故也。其淡壓爲腊者。曰淡魚。曰鱐魚。音搜。以物穿風乾者。曰法魚。曰鮿魚。音怯。其以鹽漬成者。曰醃魚。曰鹹魚。曰鮠魚。音葉。曰鰎魚。音蹇。今俗通呼曰乾魚。舊注混淆不明。今並削正于下。

集解別錄曰。鮑魚辛臭。勿令中鹹。弘景曰。俗人以鹽鮠成。名鮠魚。鮠字似鮑也。今鮑乃鱅魚淡乾者。都無臭氣。不知入藥者正何種魚也。方家亦少用之。恭曰。李當之言。以繩穿貫而胸中溼者良。蓋以魚去腸繩穿。淡暴使乾。則味辛不鹹。魚肥則中溼而彌臭似尸氣。無鹽故也。若鱁魚則沔州復州作之。以鹽鮠成。味鹹不辛。臭亦與鮑不同。溼亦非獨胸中。以有鹽故也。二者雜魚皆可爲之。頌曰。今漢沔所作淡乾魚。味辛而臭者是也。或言海中自有一種鮑魚。形似小鱅。氣最臭。秦始皇車中亂臭者是此。然無的據。時珍曰。別錄既云勿令中鹹。即是淡魚無疑矣。諸注反自多事。按周禮注云。鮑魚以魚置楅室中。用糗乾之而成。楅室。土室也。張耒明道志云。漢陽武昌多魚。土人剖之。不用鹽。暴乾作淡魚。載至江西賣之。饒信人飲食祭享。無此則非盛禮。雖臭腐可惡。而更以爲奇。據此則鮑即淡魚。益可證矣。但古今治法不同耳。又蘇氏所謂海中一種鮑魚。豈顧野王所載海中鮧魚似鮑者耶。不然。即今之白鮝也。鮝亦乾魚之總稱也。又今淮人以鯽作淡法魚頗佳。入藥亦當以石首鯽魚者爲勝。若漢沔所造者。魚性不一。恐非所宜。其鹹魚近時亦有用者。因附之。

正誤保昇曰。鱁魚口小背黃者。名鮑魚。時珍按。鱁魚注所引。是鮠魚。非鮑魚也。蓋鮠鮑字誤耳。

肉

氣味辛臭温無毒。時珍曰。李九華云。妊婦食之。令子多疾。**主治**墜墮骽 與腿同 蹷 厥 踠折。瘀血血痹在四肢不散者。女子崩中血不止。別錄 煮汁。治女子血枯病傷肝。利腸。同麻仁葱豉煮羹。通乳汁。時珍

附方舊一 妊娠感寒腹痛。乾魚一枚。燒灰。酒服方寸匕。取汗瘥。子母秘錄

頭

主治煮汁。治眯目。燒灰。療疔腫瘟氣。時珍

附方新三 **雜物眯目** 鮑魚頭二枚。地膚子半合。水煮爛。取汁注目中。即出。聖惠方

魚臍疔瘡似新火鍼瘡，四邊赤，中央黑。可刺之。若不大痛，即殺人也。用臘月魚頭灰、髮灰等分，以雞溏屎和塗之。千金方　預辟瘟疫鮑魚頭燒灰方寸匕，合小豆末七枚，米飲服之。令瘟疫氣不相染也。肘後方

鮑魚【氣味】鹹，溫，無毒。【主治】小兒頭瘡出膿水，以麻油煎熟，取油頻塗。時珍

穿鮑繩【主治】眯目去刺，煮汁洗之，大良。蘇恭

鱁鮧拾遺

【釋名】鰾匹少切作膠名鰾膠。【藏器曰】鱁鮧音逐題，乃魚白也。【時珍曰】鱁鮧音逐夷。其音題者，鮎魚也。按賈思勰齊民要術云：漢武逐夷至海上，見漁人造魚腸于坑中，取而食之，遂命此名。言因逐夷而得是矣。沈括筆談云：鱁鮧，烏賊魚腸也。孫愐唐韻云：鹽藏魚腸也。南史云：齊明帝嗜鱁鮧，以蜜漬之，一食數升。觀此則鰾與腸皆得稱鱁鮧矣。今人以鰾煮凍作膏，切片以薑醋食之，呼為魚膏者是也。故宋齊丘化書云：鱁鮧與足垢無殊。鰾即諸魚之白脬，其中空如泡，故曰鰾。可治為膠，亦名䲈膠。諸鰾皆可為膠，而海漁多以石首鰾作之，名江鰾，謂江魚之鰾也。黏物甚固。此乃工匠日用之物，而記籍多略之。

鰾【氣味】甘，平，無毒。【主治】竹木入肉，經久不出者。取白傅瘡上，四邊肉爛即出。藏器　止折傷血出不止。時珍　燒灰，傅陰瘡、瘻瘡、月蝕瘡。李珣

【附方】新一　折傷出血但不透膜者，以海味中鹹白鰾大片色白有紅絲者，成片鋪在傷處，以帛縛之即止。普濟方

鰾膠【氣味】甘，鹹，平，無毒。【主治】燒存性，治婦人難產，產後風搐，破傷風痙，止嘔血，散瘀血，消腫毒。伏硇砂。時珍

【附方】新十　產難魚膠五寸，燒存性，為末，溫酒服。皆效方　產後搐搦強直者，不可便作風中，乃風入子臟，與破傷風同。用鰾膠一兩，以螺粉炒焦，去粉為末。分三服，煎蟬蛻湯下。產寶　產後血運鰾膠燒存性，酒和童子小便調服三五錢，良。事林廣記　經血逆行魚膠切炒，新綿燒灰。每服二錢，米飲調下，即愈。多能鄙事　破傷風搐口噤強直者，危氏香膠散：用魚膠燒存性一兩，麝香少許，為末。每服二錢，蘇木煎酒調下。仍煮一錢封瘡口。○保命集：治破傷風有表證未解者。用江鰾半兩，炒焦，蜈蚣一對，炙研為末。以防風、羌活、獨活、川芎等分，煎湯調服一錢。　嘔血不止鰾膠長八寸，廣二寸，炙黃，刮二錢，以甘蔗節三十五個，取汁調下。經驗　便毒腫痛已大而軟者，直指方：用魚鰾膠熱湯或醋煮軟，乘熱研爛貼之。○戴氏：治露痔，即羊核。用石首膠一兩，燒存性，研末，酒服。外以石菖蒲生研盦之，效。　八般頭風魚鰾燒存性，為末。臨臥以葱酒服三錢。　赤白崩中魚䲈膠三尺，焙黃研末，同雞子煎餅，好酒食之。

魚膾音檜拾遺○

【釋名】魚生【時珍曰】劊切而成，故謂之膾。凡諸魚之鮮活者，薄切洗淨血鮏，沃以蒜虀薑醋五味食之。

【氣味】甘，溫，無毒。藏器曰：近夜勿食，不消成積。勿飲冷水，生蟲。時行病後食之，胃弱。勿同乳酪食，令人霍亂。不可同瓜食。時珍曰：按食治云：凡殺物命，既虧仁愛，且肉未停冷，動性猶存，旋烹不熟，食猶害人。況魚鱠肉生，損人尤甚，爲癥瘕，爲痼疾，爲奇病，不可不知。昔有食魚生而生病者，用藥下出，已變蟲形，鱠縷尚存；有食鼈肉而成積者，用藥下出，已成動物而能行，皆可驗也。

【主治】溫補，去冷氣濕痹，除膀胱水，腹內伏梁氣塊，冷瘕結癖疝氣，喉中氣結，心下酸水，開胃口，利大小腸，補腰腳，起陽道。藏器 宜腳氣風氣人，治上氣喘咳。思邈 鯽鱠：主久痢腸澼痔疾，大人小兒丹毒風眩。孟詵

【發明】汪穎曰：魚鱠辛辣，有劫病之功。予在蒼梧見一婦人病吞酸，諸藥不效，偶食魚鱠，其疾遂愈。蓋此意也。

魚鮓 拾遺

【釋名】時珍曰：按劉熙釋名云：鮓，醞也。以鹽糝醞釀而成者。諸魚皆可爲之。大者曰鮓，小者曰鮗。一云：南人曰鮗，北人曰鮓。

【氣味】甘，鹹，平，無毒。藏器曰：凡鮓皆發瘡疥。鮓內有髮，害人。瑞曰：鮓不熟者，損人脾胃，反致疾也。時珍曰：諸鮓皆不可合生胡荽、葵菜、豆藿、麥醬、蜂蜜食，令人消渴及霍亂。凡諸無鱗魚鮓，食之尤不益人。

【主治】癬瘡，和柳葉擣碎，炙熱傅之，取酸臭者，連糝和屋上塵，傅蟲瘡及馬瘑瘡。藏器 治聤耳痔瘻，諸瘡有蟲，療白駁、代指病，主下痢膿血。時珍

【附方】新二。白駁風：以荷葉裹鮓令臭，拭熱，頻頻擦之，取效乃止。千金方 代指痛：先刺去血，炙鮓皮裹之。

魚脂 拾遺

【釋名】魚油。時珍曰：脂，旨也。其味甘旨也。

【氣味】甘，溫，有小毒。時珍曰：魚脂點燈，盲人目。

【主治】癥疾。用和石灰泥船魚脂腥臭者二斤，安銅器內，燃火炷令暖，隔紙熨癥上，晝夜勿息火。又塗牛狗疥，立愈。藏器 時珍曰：南番用魚油和石灰艌船。亦用江豚油。

魚魫 枕。綱目

【釋名】時珍曰：諸魚腦骨曰魫，曰丁；魚尾曰魩，音抹，曰丙；魚腸曰鮦，曰乙；魚骨曰鯁，曰刺；魚脬曰鰾，曰白；魚翅曰鰭，曰鬣；魚子曰鮇，曰鱶。

【主治】能銷毒。藏器 解蠱毒，作器盛飲食，遇蠱輒裂破也。時珍○延壽書

魚鱗 綱目

【釋名】時珍曰：鱗者，粼也。魚產于水，故鱗似粼；鳥產於林，故羽似葉；獸產于山，故毛似草。魚行上水，鳥飛上風，恐亂鱗羽也。

【主治】食魚中毒，煩亂，或成癥積，燒灰水服二錢。時珍 諸魚鱗燒灰，主魚骨鯁。別錄

魚子 綱目

【釋名】鮇音米 鱶音養

【集解】[孟詵]曰：凡魚生子，皆黏在草上及土中。冬月寒水過後，亦不腐壞。到五月三伏日，雨中便化爲魚。時珍曰：凡魚皆冬月孕子，至春末夏初則於湍水草際生子。有牡魚隨之，灑白蓋其子。數日即化出，謂之魚苗，最易長大。孟氏之說，蓋出謬傳也。

【氣味】缺。

【主治】目中障翳。時珍

【發明】時珍曰：魚子古方未見用。惟聖濟總錄治目決明散中用之，亦不言是何魚之子。大抵當取青魚、鯉、鯽之屬爾。

【附方】新一。

決明散 治一切遠年障翳，努肉赤腫疼痛。用魚子活水中生下者半兩，以硫黃水溫溫洗淨，石決明、草決明、青葙子、穀精草、枸杞子、黃連炙、甘草、枳實麩炒、牡蠣粉、蛇蛻燒灰、白芷、龍骨、黃蘗各一兩，白附子炮、白蒺藜炒、黃芩炒、羌活各半兩，虎睛一隻，切作七片，文武火炙乾，每一料用一片，右通爲末。每服三錢，五更時茶服，午夜再服。赤白翳膜，七日減去，努肉赤腫痛不可忍者，三五日見效。忌豬、魚、酒、麪、辛辣、色慾。凡遇惱怒酒色風熱即疼者，是活眼，尚可醫治。如不疼，是死眼，不必醫也。總錄

本草綱目鱗部第四十四卷終

本草綱目介部目錄第四十五卷

李時珍曰：介蟲三百六十，而龜爲之長。龜蓋介蟲之靈長者也。周官鼈人取互物以時籍（昌角切），春獻鼈蜃，秋獻龜魚。祭祀供蠯（排）蠃（螺）蚳（池）以授醢人，則介物亦聖世供饌之所不廢者。而況又可充藥品乎？唐宋本草皆混入蟲魚，今析爲介部，凡四十六種，分爲二類：曰龜鼈，曰蚌蛤。

神農本草經八種（梁陶宏景註） 名醫別錄五種（梁陶宏景註）
唐本草二種（唐蘇恭） 本草拾遺一十種（唐陳藏器）
海藥本草二種（唐李珣） 蜀本草一種（蜀韓保昇）
開寶本草二種（宋馬志） 嘉祐本草八種（宋掌禹錫）
圖經本草一種（宋蘇頌） 本草綱目六種（明李時珍）
本草蒙筌一種（明陳嘉謨）

附註
魏吳普本草 李當之藥錄
齊徐之才藥對 唐甄權藥性
宋雷斅炮炙論 唐孟詵張鼎食療
孫思邈千金 南唐陳士良食性
楊損之刪繁 蕭炳四聲
宋寇宗奭衍義 大明日華
金張元素珍珠囊 元李杲法象
朱震亨補遺 吳瑞日用
王好古湯液 明甯源食鑑
明汪穎食物 明汪機會編

介之一 龜鼈類一十七種

水龜（本經） 秦龜（別錄） 蠵龜（綱目）（鼂龗附）
玳瑁（開寶）（撒八兒附） 綠毛龜（蒙筌） 瘧龜（拾遺）
鶚龜（拾遺）（旋龜附） 攝龜（蜀本） 賁龜（綱目）
鼈（本經） 納鼈（圖經） 能鼈（綱目）
朱鼈（拾遺） 珠鼈（綱目） 黿（拾遺）
蟹（本經） 鱟魚（嘉祐）

右附方舊一十九，新四十六

本草綱目介部第四十五卷

介之一 龜鼈類一十七種

水龜 本經上品。

【釋名】玄衣督郵 時珍曰：按許慎說文云：龜頭與蛇同。故字上從它，其下象甲足尾之形。它即古蛇字也。又爾雅龜有十種，郭璞隨文傳會，殊欠分明。蓋山、澤、水、火四種乃因常龜所生之地而名也。其大至一尺已上者，在水曰寶龜，亦曰蔡龜，在山曰靈龜，皆國之守寶而未能變化者也。年至百千，則具五色，而或大或小，變化無常，在水曰神龜，在山曰筮龜，皆龜之聖者也。火龜則生炎地，如火鼠也。攝龜則呷蛇龜也。文龜則蟕蠵瑇瑁也。後世不分山、澤、水、火之異，通以小者爲神龜，年久者爲靈龜，誤矣。本經龜甲止言水中者，而諸註始用神龜。然神龜難得，今人惟取水中常龜入藥。故今總標水龜，而諸龜可該矣。

【集解】時珍曰：甲蟲三百六十，而神龜爲之長。龜形象離，其神在坎。上隆而文以法天，下平而理以法地。背陰向陽，蛇頭龍頸，外骨內肉，腸屬於首，能運任脈。廣肩大腰，卵生思抱，其息以耳。雌雄尾交，亦與蛇匹。或云大腰無雄者，謬也。今人視其底甲，以辨雌雄。龜以春夏出蟄脫甲，秋冬藏穴導引，故靈而多壽。南越志云：神龜大如拳而色如金，上甲兩邊如鋸齒，爪至利，能緣樹食蟬。抱朴子云：千歲靈龜，五色具焉，如玉如石，變化莫測，或大或小，或游於蓮葉之上，或伏於蓍叢之下。張世南質龜論云：龜老則神，年至八百，反大如錢。夏則游於香荷，冬則藏於藕節。其息有黑氣如煤煙，在荷心，狀甚分明。人見此氣，勿輒驚動，但潛含油管噀之，即不能遁形矣。或云：龜聞鐵聲則伏，被蚊叮則死。香油抹眼，則入水不沉。老桑煮之則易爛。皆物理制伏之妙也。

龜甲

【釋名】神屋本經 敗龜版日華 敗將日華 漏天機圖經 時珍曰：並隱名也。

【集解】別錄曰：龜甲生南海池澤及海水中，采無時。勿令中溼，溼即有毒。陶宏景曰：此用水中神龜，長一尺二寸者爲善。厴可供卜，殼可入藥，亦入仙方。當以生龜炙取。韓保昇曰：湖州、江州、交州者骨白而厚，其色分明，供卜、入藥最良。大明曰：卜龜小而腹下曾鑽十遍者，名敗龜版，入藥良。蘇頌曰：今江湖間皆有之。入藥須用神龜。神龜版當心前一處，四方透明，如琥珀色者最佳。其頭方、腳短、殼圓，版白者，陽龜也；頭尖、腳長、殼長，版黃者，陰龜也。陰人用陽，陽人用陰。今醫家亦不知如此分別。時珍曰：古者取龜用秋，攻龜用春。今之采龜者聚至百十，生鋸取甲，而食其肉。彼有龜王、龜相、龜將等名，皆視其腹背左右之文以別之。龜之直中文名曰千里。其首之横文第一級左右有斜理皆接乎千里者，即龜王也。他龜即無此矣。言占事帝王用王，文用相，武用將，各依等級。其說與逸禮所載天子一尺二寸，諸侯八寸，大夫六寸，士庶四寸之說相合，亦甚有理。若天神龜、寶龜，世所難得，則入藥亦當依此用之可也。日華用卜龜小甲，蓋取便耳。又按經云龜甲勿令中溼，一名神屋。陶言厴可供卜，殼可入藥，則古者上下甲皆用之。至日華始用龜版，而後人遂主之矣。

【正誤】吳球曰：先賢用敗龜版補陰，借其氣也。今人用鑽過及煮過者，性氣不存矣。惟靈山諸谷因風墜自敗者最佳，田池自敗者次之，人打壞者又次之。時珍曰：按陶氏用生龜炙取，日華用灼多者，皆以其有生性神靈也。曰敗者，謂鑽灼陳久如敗也。吳氏不達此理，而反用自死枯敗之版，復謂灼者失性，謬矣。縱有風墜自死者，亦山龜耳。淺學立異誤世，鄙人據以爲談，故正之。

【脩治】以龜甲鋸去四邊，石上磨淨，灰火炮過，塗酥炙黃用。亦有酒炙、醋炙、豬脂炙、燒灰用者。

【氣味】甘，平，有毒。〔甄權曰〕無毒。〔時珍曰〕按經云：中溼者有毒，則不中溼者無毒矣。〔之才曰〕惡沙參、蜚蠊。畏狗膽、瘦銀。

【主治】甲：治漏下赤白，破癥瘕痎瘧，五痔陰蝕，溼痹，四肢重弱，小兒顖不合。久服輕身不飢。本經　驚恚氣，心腹痛，不可久立，骨中寒熱，傷寒勞復，或飢體寒熱欲死，以作湯，良。久服益氣資智，使人能食。燒灰，治小兒頭瘡難燥，女子陰瘡。別錄　殼：主久嗽，斷瘧。宏景　殼：炙末酒服，主風腳弱。蕭炳　版：治血麻痹。日華　燒灰，治脫肛。甄權　下甲：補陰，主陰血不足，去瘀血，止血痢，續筋骨，治勞倦，四肢無力。震亨　治腰腳酸痛，補心腎，益大腸，止久痢久洩，主難產，消癰腫。燒灰，傅臁瘡。時珍

【發明】〔震亨曰〕敗龜版屬金水，大有補陰之功，而本草不言，惜哉。蓋龜乃陰中至陰之物，稟北方之氣而生，故能補陰，治血，治勞也。〔時珍曰〕龜、鹿皆靈而有壽。龜首常藏向腹，能通任脈，故取其甲以補心、補腎、補血，皆以養陰也。鹿鼻常反向尾，能通督脈，故取其角以補命、補精、補氣，皆以養陽也。乃物理之玄微，神工之能事。觀龜甲所主諸病，皆屬陰虛血弱，自可心解矣。又見鼊甲。

【附方】舊二，新十二。

補陰丸　丹溪方：用龜下甲酒炙、熟地黃九蒸九曬各六兩，黃蘗鹽水浸炒、知母酒炒各四兩，石器為末，以豬脊髓和丸梧子大。每服百丸，空心溫酒下。一方：去地黃，加五味子炒一兩。

瘧疾不止　龜版燒存性，研末。酒服方寸匕。海上名方

抑結不散　用龜下甲酒炙五兩，側柏葉炒一兩半，香附童便浸炒一兩，為末，米糊丸梧子大。每空心溫酒服一百丸。

胎產下痢　用龜甲一枚，醋炙為末，水飲服一錢，日一。經驗方

難產催生　秘錄：用龜甲燒末，酒服方寸匕。〇摘玄：治產三五日不下，垂死，及矮小女子交骨不開者，用乾龜殼一個，酥炙，婦人頭髮一握，燒灰，川芎、當歸各一兩。每服秤七錢，水煎服。如人行五里許，再一服。生胞死胎俱下。

腫毒初起　敗龜甲一枚，燒研，酒服四錢。小品方

小兒頭瘡　龜甲燒灰敷之。聖惠方

月蝕耳瘡　同上。

口吻生瘡　同上。

臁瘡朽臭　生龜一枚，取殼，醋炙黃，更煅存性，出火氣，入輕粉、麝香，葱湯洗淨，搽敷之。急救方

人咬傷瘡　龜版骨、鱉肚骨各一片，燒研，油調搽之。葉氏摘玄

豬咬成瘡　龜版燒研，香油調搽之。葉氏摘玄

肉【氣味】甘，酸，溫，無毒。〔宏景曰〕作羹臛大補，而多神靈，不可輕殺。書家所載甚多，此不具說。〔思邈曰〕六甲日、十二月俱不可食，損人神。不可合豬肉、菰米、瓜、莧食，害人。

【主治】釀酒，治大風緩急，四肢拘攣，或久癱緩不收，皆瘥。蘇頌　煮食，除溼痹風痹，身腫踒折。孟詵　治筋骨疼痛及一二十年寒嗽，止瀉血、血痢。時珍

【發明】〔時珍曰〕按周處風土記云：江南五月五日煮肥龜，入鹽豉蒜蓼食之，名曰葅龜。取陰內陽外之義也。

【附方】舊一，新六。

熱氣溼痹　腹內激熱。用龜肉同五味煮食之，微泄為效。普濟方

筋骨疼痛　用烏龜一個，分作四腳。每用一腳，入天花粉、枸杞子各一錢二分，雄黃五分，麝

香五分，槐花三錢，水一盞煎服。纂要奇方。**十年欬嗽**或二十三年醫不效者：生龜三枚，治如食法，去腸，以水五升，煮取三升，浸麴，釀秫米四升，如常飲之，令盡，永不發。○又方：用生龜一枚着坎中，令人溺之，浸至三日，燒研，以醇酒一升，和末如乾飯，頓服。須臾大吐，嗽囊出則愈。小兒減半。**痢及瀉血**烏龜肉，以沙糖水拌椒和炙，煮食之，多度即愈。普濟方。**勞瘵失血**田龜煮取肉，和葱、椒、醬、油煮食。補陰降火，治虛勞失血咯血，欬嗽寒熱，累用經驗。吳球便民食療。**年久痔漏**田龜二三個，煮取肉，入茴香、葱、醬，常常食，累驗。此疾大忌糟醋等熱物。便民食療。

血【氣味】鹹，寒，無毒。【主治】塗脫肛。甄權。治打撲傷損，和酒飲之，仍搗生龜肉塗之。時珍。

膽汁【氣味】苦，寒，無毒。【主治】痘後目腫，經月不開，取點之，良。時珍。

溺【采取】頌曰：按孫光憲北夢瑣言云：龜性妒而與蛇交。惟取龜置瓦盆中，以鑑照之，龜見其影，則淫發失尿。急以物收取之。又法：以紙炷火以點其尻，亦致失尿，但差緩耳。時珍曰：今人惟以豬鬃或松葉刺其鼻，即尿出，似更簡捷也。【主治】滴耳治聾。藏器。點舌下，治大人中風舌瘖，小兒驚風不語。摩胸背，治龜胸龜背。時珍。【發明】時珍曰：龜尿走竅透骨，故能治瘖聾及龜背，染髭髮也。按岣嶁神書言：龜尿磨瓷器，能令軟；磨墨書石，能入數分。即此可推矣。【附方】舊一，新二。**小兒龜背**以龜尿摩其胸背，久久即瘥。孫眞人。**中風不語**烏龜尿點少許於舌下，神妙。壽域。**鬚髮早白**以龜尿調水蛭細末，日日撚之，自黑。末忌粗。談野翁方。

秦龜

別錄上品

【釋名】**山龜**宗奭曰：龜則四方皆有，但秦地山中多老龜，極大而壽，故取爲用，以地別名。

【集解】別錄曰：秦龜生山之陰土中。二月、八月采。保昇曰：今江南嶺南處處有之，冬月藏土中，春夏秋即出游溪谷。古人獨取秦地者耳。宏景曰：此即山中龜不入水者。其形大小無定，方藥希用。恭曰：秦龜即蟕蠵，更無別也。士良曰：秦人呼蟕蠵爲山龜，是矣。藏器曰：蟕蠵生海水中。秦龜生山陰，是深山中大龜，如碑下趺者，食草根竹萌，冬蟄春出。卜人亦取以占山澤，揭甲亦可飾器物。頌曰：蟕蠵生嶺南，別是一種山龜，非秦龜也。龜類甚多，罕能遍識。蓋近世貨幣不用，知卜者稀，故爾弗貴也。時珍曰：山中常龜，鹿喜食之。其大而可卜者，曰靈龜。年至百歲能變化者，曰筮龜，或伏於蓍草之下，或游於卷耳芩葉之上。抱朴子所謂山中巳日稱時君者，爲龜，即此也。其蟕蠵或以爲山龜，或云生海水中，其說不定。按山海經蟕蠵龜生深澤中，應劭注漢書云：靈蠵，大龜也，雌曰蟕蠵，雄曰玳瑁。觀此則秦龜是山龜，蟕蠵是澤龜，與爾雅山龜、澤龜、水龜相合。蓋一種二類，故其占卜入藥飾器，功用尤同。

甲【脩治】李珣曰：經卜者更妙。以酥或酒炙黃用。【氣味】苦，温，無毒。【主治】除溼痹氣，身重，四肢關節不可動搖。別錄。頑風冷痹，關節氣壅，婦人赤白帶下，破積癥。孟詵。補心。宗奭。治鼠瘻。時珍。【發明】宗奭曰：大龜靈於物，故方家用以補心，然甚有驗。時珍曰：見龜甲

〔附方〕新一 鼠瘻 劉涓子用山龜殼炙。狸骨炙。甘草炙。雄黃。桂心。乾薑等分。爲末。飲服方寸匕。仍以艾灸瘡上。用蜜和少許。入瘡中。良。

頭〔主治〕陰乾炙研服。令人長遠入山不迷。孟詵〔宏景曰〕前臑骨佩之亦然耳。

蟕蠵 綱目

〔釋名〕蟕蠵音茲夷 靈蠵漢書 靈龜郭璞注 鼅鼊音拘璧一作蚼蝷 贔屭音備戲雜俎作臂係者非 皮名龜筒〔時珍曰〕蟕蠵鳴聲如茲夷。故名。鼅鼊者。南人呼龜皮之音也。贔屭者。有力貌。今碑趺象之。或云大者爲蟕蠵贔屭。小者爲鼅鼊。甚通。

〔集解〕〔宏景曰〕蟕蠵生廣州。〔恭曰〕即秦龜也。〔藏器曰〕蟕蠵生海邊。甲有文。堪爲物飾。非山龜也。〔保昇曰〕蘇恭之說。非通論也。按郭璞爾雅注云。蟕蠵出涪陵郡。大龜也。其緣甲文似瑇瑁。能鳴。甲亦可卜。俗呼靈龜是矣。〔頌曰〕蟕蠵別是一種山龜之大者。非秦龜也。嶺表錄云。潮循間甚多。人立背上可負而行。鄉人取殼以生得全者爲貴。初用木換出其肉。龜被楚毒。鳴吼似牛。聲振山谷。古人謂生龜脫筒。指此。工人以其甲通明黃色者。煮拍陷瑇瑁爲器。謂之龜筒。入藥亦以生脫爲主。〔日華曰〕蟕蠵即鼅鼊也。皮可寶裝飾物。〔時珍曰〕蟕蠵諸說不一。按山海經云。蟕龜生深澤中。注云。大龜也。甲有文。采似瑇瑁而薄。應劭注漢書云。靈蠵大龜也。雄曰瑇瑁。雌曰蟕蠵。據此二說。皆出古典質。以衆論則蟕蠵即鼅鼊之大者。當以藏器日華爲準也。至於海邊。山居水食。瑇瑁之屬。非若山龜不能入水也。故功用專於解毒。與瑇瑁相同。自可意會。劉欣期交州記云。鼅鼊似瑇瑁。大如笠。四足縵胡無指爪。其甲有黑珠文采。斑似錦文。但薄而色淺。不任作器。惟堪貼飾。今人謂之鼊皮。臨海水土記云。其形如龜鱉身。其甲黃點有光。廣七八寸。長二三尺。彼人以亂瑇瑁。肉味如黿可食。卵大如鴨卵。正圓。生食美於烏卵。酉陽雜俎云。臂係狀如龜。生南海。捕者必先祭後取之。

〔附錄〕䵷䵦音迷麻 鼂音朝〔時珍曰〕按臨海水土記云。䵷䵦狀似鼅鼊而甲薄。形大如龜。味極美。一枚有膏三斛。又有鼂亦如鼅鼊。腹如羊胃。可啖。並生海邊沙中。

肉〔氣味〕甘平無毒〔主治〕去風熱。利腸胃。時珍

血〔氣味〕鹹平微毒〔主治〕療俚人毒箭傷。宏景 中刀箭悶絕者。刺飲便安。日華○〔藏器曰〕南人用燋銅及蛇汁毒。亦多養此用。

龜筒〔釋名〕鼊皮〔氣味〕甘鹹平無毒〔主治〕血疾。及中刀箭毒。煎汁飲。大明 解藥毒蠱毒。時珍

瑇瑁 宋開寶

〔釋名〕玳瑁音代昧。又音毒目。○〔時珍曰〕其功解毒。毒物之所媢嫉者。故名。

〔集解〕〔藏器曰〕瑇瑁生嶺南海畔山水間。大如扇。似龜。甲中有文。〔士良曰〕其身似龜。首嘴如鸚鵡。〔頌曰〕今廣南皆有。龜類也。大者如盤。其腹背甲皆有紅點斑文。入藥須用生者乃靈。凡遇飲食有毒。則必自搖動。死者則不能神矣。今人多用雜龜筒作器皿。皆殺取之。又經煮拍。故生者殊難得。〔時珍曰〕按范成大虞衡志云。玳瑁生海洋深處。狀如龜黿。而殼稍長。背有甲十二片。黑白斑文。相錯而成。其帬邊缺如鋸齒。無足而有四鬣。前長後短。皆有鱗。斑文如甲。海人養以鹽水。飼以小魚。又顧玠海槎錄云。大者難得。小者時時有之。但老者甲厚而色明。小者甲薄而色暗。世言鞭血成斑。謬矣。取時必倒懸其身。用滾醋潑之。則甲逐片應手落下。南方異物志云。大者如籧篨。背上有鱗。大如扇。取下

乃見其文。煮柔作器。治以鮫魚皮。瑩以枯木葉。即光輝矣。陸佃云。瑇瑁不再交。望卵影抱。謂之護卵。

【附録】撒八兒〔時珍曰〕按劉郁西域記云。出西海中。乃玳瑁遺精。蛟魚吞食吐出。年深結塊者。其價如金。僞作者乃犀牛糞也。竊謂此物貴重如此。必有功用。亦不知果是玳瑁遺精否。亦無所詢證。姑附於此。以俟博識。

甲

【氣味】甘。寒。無毒。〔宗奭曰〕入藥用生者。性味全也。既經湯火。即不堪用。與生熟犀義同。

【主治】解嶺南百藥毒。藏器　破癥結。消癰毒。止驚癇。日華　療心風。解煩熱。行氣血。利大小腸。功與肉同。士良　磨汁服。解蠱毒。生佩之。辟蠱毒。蘇頌　解痘毒。鎮心神。急驚客忤。傷寒熱結狂言。時珍

【發明】〔時珍曰〕玳瑁解毒清熱之功。同於犀角。古方不用。至宋時至寶丹始用之也。又見鼈甲。

【附方】舊一。新三。

解蠱毒　生玳瑁磨濃汁。水服一盞即消。楊氏產乳。

預解痘毒　遇行時服此。未發內消。已發稀少。用生玳瑁。生犀角各磨汁一合。和勻。溫服半合。日三服。最良。靈苑方。

痘瘡黑陷　乃心熱血凝也。用生玳瑁。生犀角同磨汁一合。入豬心血少許。紫草湯五匙。和勻溫服。聞人規痘疹論。

迎風目淚　乃心腎虛熱也。用生瑇瑁。羚羊角各一兩。石燕子一雙。爲末。每服一錢。薄荷湯下。日一服。鴻飛集。

肉

【氣味】甘。平。無毒。

【主治】諸風毒。逐邪熱。去胸膈風熱。行氣血。鎮心神。利大小腸。通婦人經脈。士良

血

【主治】解諸藥毒。刺血飲之。開寶

綠毛龜　蒙筌

【釋名】綠衣使者。綱目

【集解】〔時珍曰〕綠毛龜出南海之內鄉及唐縣。今惟蘄州以充方物。養鬻者取自溪澗。畜水缸中。飼以魚鰕。冬則除水。久久生毛。長四五寸。毛中有金線。脊骨有三棱。底甲如象牙色。其大如五銖錢者爲眞。他龜久養亦生毛。但大而無金線。底色黃黑爲異爾。南齊書載永明中有獻青毛神龜者。即此也。又錄異記云。唐玄宗時方士獻徑寸小龜。金色可愛。云置盌中能辟蛇虺之毒。此亦龜之異也。

【修治】〔時珍曰〕此龜古方無用者。近世滋補方往往用之。大抵與龜甲同功。劉氏先天丸用之。其法用龜九枚。以活鯉二尾安釜中。入水。覆以米篩。安龜在篩上。蒸熟取肉。曬乾。其甲仍以酥炙黃。入藥用。又有連甲肉頭頸俱用者。

【氣味】甘。酸。平。無毒。

【主治】通任脈。助陽道。補陰血。益精氣。治痿弱。時珍　縛置額端。能禁邪瘧。收藏書笥。可辟蠹蟲。嘉謨

瘧龜　拾遺

【集解】〔藏器曰〕生高山石下。扁頭大嘴。

【氣味】無毒。

【主治】老瘧發作無時。名痻瘧。俚人呼爲妖瘧。用此

燒灰頓服二錢。當微利。用頭彌佳。或發時煮湯坐於中。或懸於病人臥處。藏器

鴞龜拾遺

【集解】藏器曰：生南海。狀如龜。長二三尺。兩目在側如鴞。亦呼水龜。非前水龜也。

【附錄】**旋龜**　時珍曰：按山海經云。杻陽之山。怪水出焉。中多旋龜。鳥首虺尾。聲如破木。佩之已聾。亦此類也。

【氣味】無毒。

【主治】婦人難產。臨月佩之。臨時燒末酒服。藏器

攝龜蜀本草

【釋名】**呷蛇龜**日華作夾蛇 **陵龜**郭璞 **鴦龜**陶宏景 **蟕龜**抱朴子

【恭曰】鴦龜腹折。見蛇則呷而食之。故楚人呼呷蛇龜。江東呼陵龜。居丘陵也。【時珍曰】既以呷蛇得名。則攝亦蛇音之轉。而蟕亦鴦音之轉也。

【集解】宏景曰：鴦小龜也。處處有之。狹小而長尾。用卜吉凶。正與龜相反。【保昇曰】攝龜腹小。中心橫折。能自開闔。好食蛇也。

肉【氣味】甘。寒。有毒。【詵曰】此物噉蛇。肉不可食。殼亦不堪用。

【主治】生研。塗撲損筋脈傷。士良 生擣。署蛇傷。以其食蛇也。陶宏景

尾【主治】佩之辟蛇。蛇咬則刮末傅之。便愈。抱朴子

甲【主治】人咬瘡潰爛。燒灰傅之。時珍 出摘玄

賁龜音奔 綱目 ○

【釋名】**三足龜**爾雅

【集解】時珍曰：按山海經云。狂水西注伊水。中多三足龜。食之無大疾。可以已腫。唐書云。江州獻六眼龜。大明會典云。暹邏國獻六足龜。宋史云。趙霆獻兩頭龜。此又前人所未知者也。

肉【氣味】缺

【主治】食之辟時疾。消腫。山海經

鼈本經中品 ○

【釋名】**團魚**俗名 **神守**　時珍曰：鼈行蹩躠。故謂之鼈。淮南子曰。鼈無耳而守神。神守之名以此。陸佃云。魚滿三千六百。則蛟龍引之而飛。納鼈守之則免。故鼈名守神。**河伯從事**古今注

【集解】時珍曰：鼈。甲蟲也。水居陸生。穹脊連脇。與龜同類。四緣有肉裙。故曰龜。甲裏肉。鼈。肉裏甲。無耳。以目爲聽。純雌無雄。以蛇及黿爲匹。故萬畢術云。燒黿脂可以致鼈也。夏日孚乳。其抱以影。埤雅云。卵生思抱。其狀隨日影而轉。在水中。上必有浮沫。名鼈津。人以此取之。今有呼鼈者。作聲撫掌。望津而取。百十不失。管子云。涸水之精。名曰蟡。以名呼之。可取魚鼈。正此類也。類從云。鼉一鳴而鼈伏。性相制也。又畏蚊。生鼈遇蚊叮則死。死鼈得蚊煮而爛。而薰蚊者復用鼈甲。物相報復如此。異哉。淮南子曰。膏之殺鼈。類之不可推也。

鼈甲【修治】別錄曰：鼈甲生丹陽池澤。采無時。【頌曰】今處處有之。以岳州沅江所出甲有九

肋者爲勝。入藥以醋炙黄用。〔弘景曰〕采得生取甲，剔去肉者爲好。凡有連厴及乾巖者便真。若肋骨出者是煮熟，不可用。〔斅曰〕凡使要緑色、九肋、多裙、重七兩者爲上。用六一泥固瓶子底，待乾，安甲於中，以物搘起。若治癥塊定心藥，用頭醋入瓶內，大火煎盡三升，乃去裙肋骨，炙乾入用。若治勞去熱藥，不用醋，用童子小便煎盡一斗二升，乃去裙留骨，石臼擣粉，以雞肶皮裹之，取東流水三斗盆盛，閣於盆上一宿，取用，力有萬倍也。〔時珍曰〕按衛生寶鑑云：凡鼈甲以煅竈灰一斗，酒五升，浸一夜，煮令爛如膠漆用，更佳。桑柴灰尤妙。

【氣味】鹹，平，無毒。〔之才曰〕惡礬石、理石。

【主治】心腹癥瘕，堅積寒熱，去痞疾息肉，陰蝕痔核惡肉。本經　療温瘧，血瘕腰痛，小兒脅下堅。別錄　宿食，癥塊痃癖，冷瘕勞瘦，除骨熱，骨節間勞熱，結實壅塞，下氣，婦人漏下五色，下瘀血。甄權　去血氣，破癥結惡血，墮胎，消瘡腫腸癰，並撲損瘀血。日華　補陰補氣。震亨　除老瘧瘧母，陰毒腹痛，勞復食復，斑痘煩喘，小兒驚癇，婦人經脈不通，難産，産後陰脱，丈夫陰瘡石淋，斂潰癰。時珍

【發明】〔宗奭曰〕經中不言治勞，惟藥性論言治勞瘦骨熱，故虚勞多用之，然甚有據，但不可過劑耳。〔時珍曰〕鼈甲乃厥陰肝經血分之藥，肝主血也。試常思之，龜、鼈之屬，功各有所主。鼈色青入肝，故所主者，瘧勞寒熱，痃瘕驚癇，經水癰腫陰瘡，皆厥陰血分之病也。瑇瑁色赤入心，故所主者，心風驚熱，傷寒狂亂，痘毒腫毒，皆少陰血分之病也。秦龜色黄入脾，故所主者，頑風溼痹，身重蠱毒，皆太陰血分之病也。水龜色黑入腎，故所主者，陰虚精弱，腰脚痠痿，陰瘧泄痢，皆少陰血分之病也。介蟲陰類，故並主陰經血分之病，從其類也。

【附方】舊十三，新六。

老瘧勞瘧 用鼈甲醋炙研末，酒服方寸匕。隔夜一服，清早一服，臨時一服，無不斷者。入雄黄少許，更佳。肘後

奔豚氣痛 上衝心腹。鼈甲醋炙三兩，京三稜煨二兩，桃仁去皮尖四兩，湯浸研汁三升，煎二升，入末，煎良久，下醋一升，煎如餳，以餅收之。每空心酒服半匙。聖濟錄

血瘕癥癖 甄權曰：用鼈甲、琥珀、大黄等分作散，酒服二錢，少時惡血即下。若婦人小腸中血下盡，即休服也。

痃癖癥積 甄權曰：用鼈甲醋炙黄研末，牛乳一合，每調一匙，朝朝服之。

婦人漏下 甄權曰：鼈甲醋炙研末，清酒服方寸匕，日二。○又用乾薑、鼈甲、訶黎勒皮等分爲末，糊丸，空心下三十丸，日再。

婦人難産 鼈甲燒存性研末，酒服方寸匕，立出。梅師方

勞復食復 篤病初起，受勞傷食，致復欲死者。鼈甲燒研，水服方寸匕。肘後方

○**小兒癇疾** 用鼈甲炙研，乳服一錢，日二。亦可蜜丸服。子母錄

卒得腰痛 不可俛仰。用鼈甲炙研末，酒服方寸匕，日二。肘後方

沙石淋痛 用九肋鼈甲醋炙研末，酒服方寸匕，日三服。石出瘥。肘後方

陰虚夢泄 九肋鼈甲燒研。每用一字，以酒半盞，童尿半盞，葱白七寸同煎，去葱，日晡時服之，出臭汗爲度。醫壘元戎

吐血不止 鼈甲、蛤粉各一兩，同炒色黄，熟地黄一兩半，曬乾爲末。每服二錢，食後茶下。聖濟錄

癍痘煩喘 小便不利者，用鼈甲二兩，燈心一把，水一升半，煎六合，分二服。凡患大小便有血者，中壞也。黑厭無膿者，十死不治。龐安時傷寒論

癰疽不斂 不拘發背一切瘡。用鼈甲

燒存性，研摻，甚妙。李樓怪症奇方。**腸癰肉痛**：鼈甲燒存性，研，水服一錢，日三。傳信方。**陰頭生瘡**：人不能治者，鼈甲一枚燒研，雞子白和傳。千金翼。**瀋唇緊裂**：用鼈甲及頭燒研傳之。類要。**人咬指爛**：久欲脫者，鼈甲燒灰傳之。葉氏摘玄方。

肉

【氣味】甘，平，無毒。頌曰：久食性冷，損人。藏器曰：禮記食鼈去醜，謂頸下有軟骨如龜形者也。食之令人患水病。凡鼈之三足者、赤足者、獨目者、頭足不縮者、其目四陷者、腹下有王字、卜字文者，腹有蛇文者，是蛇化也，在山上者名旱鼈，並有毒殺人，不可食。宏景曰：不可合雞子食、莧菜食。昔有人剉鼈，以赤莧同包置濕地，經旬皆成生鼈。又有裹鼈甲屑，經五月皆成鼈者。思邈曰：不可合猪、兔、鴨肉食，損人。不可合芥子食，生惡瘡。妊婦食之，令子短項。時珍曰：案三元參贊書言：鼈性冷，發水病。有冷勞氣、癥瘕人不宜食之。生生編言：鼈性熱。戴原禮言：鼈之陽聚于上甲，久食令人生發背。似與性冷之說相反。蓋鼈性本不熱，食之者和以椒、薑熱物太多，失其本性耳。鼈性畏葱及桑灰。凡食鼈者，宜取沙河小鼈斬頭去血，以桑灰湯煮熟，去骨甲，換水再煮，入葱、醬作羹膳食，乃良。其膽味辣，破入湯中，可代椒而辟腥氣。李九華云：鼈肉主聚，鼈甲主散。食鼈，剉甲少許入之，庶幾稍平。又言：薄荷煮鼈能害人。此皆人之所不知者也。

【主治】**傷中益氣，補不足。**別錄 **熱氣濕痹，腹中激熱，五味煮食，當微泄。**藏器 **婦人漏下五色，羸瘦，宜常食之。**孟詵 **婦人帶下，血瘕腰痛。**日華 **去血熱，補虛。久食，性冷。**蘇頌 **補陰。**震亨 **作臛食，治久痢，長髭鬚。作丸服，治虛勞，痃癖，腳氣。**時珍

【附方】新三。**痃癖氣塊**：用大鼈一枚，以蠶沙一斗，桑柴灰一斗，淋汁五度，同煮如泥，去骨再煮成膏，搗丸梧子大。每服十丸，日三。聖惠方。**寒濕腳氣**：疼不可忍。用團魚二個，水二斗，煮一斗，去魚取汁，加蒼耳、蒼朮、尋風藤各半斤，煎至七升，去渣，以盆盛熏蒸，待溫浸洗。神效。乾坤生意。**骨蒸欬嗽**：潮熱。團魚丸：用團魚一個，柴胡、前胡、貝母、知母、杏仁各五錢，同煮，待熟去骨甲裙，再煮。食肉飲汁，將藥焙研爲末，仍以骨甲裙煮汁，和丸梧子大。每空心黃芪湯下三十丸，日二服。服盡，仍治參芪藥調之。奇效方。

脂

【主治】**除日拔白髮，取脂塗孔中，即不生。欲再生者，白犬乳汁塗之。**藏器

頭 陰乾。

【主治】**燒灰，療小兒諸疾，婦人產後陰脫下墜，尸疰心腹痛。**恭 **傅歷年脫肛不愈。**日華

【附方】舊一，新二。**小兒尸疰**：勞瘦，或時寒熱。用鼈頭一枚燒灰，新汲水服半錢，日一服。聖惠方。**產後陰脫**：千金用鼈頭五枚燒研，井華水服方寸匕，日三。錄驗加葛根二兩，酒服。**大腸脫肛**：久積虛冷。以鼈頭炙研，米飲服方寸匕，日二服。仍以末塗腸頭上。千金。

頭血

【主治】**塗脫肛。**甄權 **風中血脈，口眼喎僻，小兒疳勞潮熱。**時珍

【發明】時珍曰：按千金方云：目瞤唇動口喎，皆風入血脈，急以小續命湯服之，外用鼈血或雞冠血調伏龍肝散塗之，乾則再上，甚妙。蓋鼈血之性急縮走血，故治口喎脫肛之病。

【附方】新二。**中風口喎**：鼈血調烏頭末塗之。待正，則即揭去。肘後方。**小兒疳**

勞治潮熱往來、五心煩躁。盜汗咳嗽。用鼈血丸主之。以黃連、胡黃連各稱二兩。以鼈血一盞。吳茱萸一兩。同入內浸過一夜、炒乾。去茱、血研末。入柴胡、川芎、蕪荑各一兩。人參半兩。使君子仁二十個。為末。煮粟米粉糊和為丸、如黍米大。每用熟水。量大小日服三。全幼心鑑

卵〔主治〕鹽藏煨食。止小兒下痢。時珍

爪〔主治〕五月五日收藏衣領中、令人不忘。肘後

納鼈 宋圖經

〔校正〕校本草註。鼈無足而頭尾不縮者。名曰納。

〔集解〕頌曰：鼈之無裙。而頭足不縮者。名曰納。亦作鈉。

肉〔氣味〕有毒 頌曰：食之令人昏塞。以黃芪、吳藍煎湯服之。立解。

甲〔氣味〕有小毒

〔主治〕傳尸勞。及女子經閉。蘇頌

能 奴來切 **鼈** 綱目

〔釋名〕三足鼈

〔集解〕時珍曰：爾雅云。鼈三足為能。郭璞云。今吳興陽羨縣君山池中出之。或以鯀化黃熊即此者。非也。

肉〔氣味〕大寒。有毒 頌曰：食之殺人。時珍曰：按姚福庚巳編云。太倉民家得三足鼈。命婦烹食。畢入臥。少頃形化為血水。止存髮耳。鄰人疑其婦謀害。訟之官。時知縣黃廷宣鞫問不決。乃別取三足鼈令婦如前烹治。取死囚食之。入獄亦化如前。人遂辨其獄。竊謂能之有毒。不應如此。然理外之事。亦未可以臆斷也。而山海經云。從水多三足鼈。食之無蠱。近亦有人誤食而無恙者。何哉。蓋有毒害人。亦未必至於骨肉頓化也。

〔主治〕折傷。主痛化血。生搗塗之。道家辟諸厭穢死氣。或畫像止之。蘇恭

朱鼈 拾遺

〔集解〕藏器曰：生南海。大如錢。腹赤如血。云在水中着水馬腳。皆令仆倒也。時珍曰：按淮南子曰。朱鼈浮波。必有大雨。

〔主治〕丈夫佩之。刀劍不能傷。女人佩之。有媚色。藏器

珠鼈 綱目

〔集解〕時珍曰：按山海經云。葛山澧水有珠鼈。狀如肺而有目。六足有珠。一統志云。生高州海中。狀如肺。四目六足而吐珠。呂氏春秋云。澧水魚之美者。名曰珠鼈。六足有珠。淮南子曰。蛤蚌珠鼈。與月盛虧。埤雅云。鼈珠在足。蚌珠在腹。皆指此也。

〔氣味〕甘、酸。無毒〔主治〕食之辟疫癘。時珍

黿 拾遺

〔釋名〕時珍曰：按說文云。黿、大鼈也。甲蟲惟黿最大。故字從元。元者、大也。

〔集解〕頌曰：黿生南方。出江湖中。大者圍一二丈。南人捕食之。肉有五色。而白者多。其卵圓大如雞鴨子。一產一二百枚。人亦掘取以鹽淹食。煮之白不凝。藏器曰：性至難死。剔其肉盡。口猶咬物。可張鳥鳶。宏景曰：此物老。能變為魅。非急弗食之。時珍曰：黿如鼈而大。背有腽腽。青黃色。大頭黃頸。腸屬於首。以鼈為雌。卵生思化。故曰黿鳴鼈應。淮南子云。燒黿脂以致鼈。皆氣類相感也。張鼎云。其

脂摩鐵則明。或云此物在水食魚，與人共體，具十二生肖肉，裂而懸之，一夜便覺垂長也。

甲【氣味】甘平無毒

【主治】炙黄，酒浸，治瘰癧，殺蟲，逐風惡瘡痔瘻，風頑疥瘙，功同鼈甲。藏器 五臟邪氣，殺百蟲毒，百藥毒，續筋骨。日華 婦人血熱。蘇頌

肉【氣味】甘平微毒

【主治】溼氣邪氣諸蟲。藏器 食之補益。陶宏景

脂【主治】摩風及惡瘡。孟詵

膽【氣味】苦寒有毒【主治】喉痹，以生薑薄荷汁化少許服，取吐。時珍

蟹 本經中品

【釋名】螃蟹蟹譜 郭索揚雄方言 橫行介士蟹譜 無腸公子抱朴子 雄曰蜋螘，雌曰博帶。廣雅。【宗奭曰】此物之來，秋初如蟬蛻殼，名蟹之意，必取此義。【時珍曰】按傅肱蟹譜云：蟹，水蟲也，故字從蟲，亦魚屬也，故古人從魚。以其橫行，則曰螃蟹；以其行聲，則曰郭索；以其外骨，則曰介士；以其內空，則曰無腸。

【集解】【別錄曰】蟹生伊洛池澤諸水中。取無時。【宏景曰】蟹類甚多，蟛蜞、擁劍、蟛螖皆是，並不入藥。海邊又有蟛蜞，似蟛螖而大，似蟹而小，不可食。蔡謨初渡江，不識蟛蜞，啖之幾死，歎曰：讀爾雅不熟，為學者所誤也。【頌曰】今淮海、汴京、河北陂澤中多有之，伊洛乃反難得也。今人以為食品佳味。俗傳八月一日取稻芒兩枝，長一二寸許，東行輸送其長，故今南方捕蟹，差早則有銜芒，須霜後輸芒方可食之，否則毒尤猛也。其類甚多：六足者名蛫，音跪；四足者名牝，皆有大毒，不可食。其殼闊而多黄者名蠘，生南海中，其螯最鋭，斷物如芟刈也，食之行風氣。其扁而最大、後足闊者，名蝤蛑，南人謂之撥棹子，以其後脚如棹也。一名蟳，隨潮退殼，一退一長。其大者如升，小者如盞楪。兩螯如手，所以異於衆蟹也。其力至強，八月能與虎鬭，虎不如也。一螯大一螯小者，名擁劍，一名桀步，常以大螯鬭，小螯食物，又名執火，以其螯赤也。其最小無毛者，名蟛螖，音越，吳人訛為蟛越。爾雅云：螖蠌，小者蟧，郭璞註云：即蟛蜞也。【時珍曰】蟹，橫行甲蟲也。外剛內柔，於卦象離。骨眼蜩腹，蛭腦鱟足，二螯八跪，利鉗尖爪，殼脆而堅，有十二星點。雄者臍長，雌者臍團。腹中之黄，應月盈虧。其性多躁，引聲噀沫，至死乃已。生於流水者，色黄而腥；生於止水者，色紺而馨。佛書言：其散子後即自枯死。霜前食物故有毒，霜後將螯故味美，所謂入海輸芒者，亦謬談也。蟛蜞大於蟛螖，生於陂池田港中，故有毒，令人吐下。似蟛蜞而生於沙穴中，見人便走者，沙狗也，不可食。似蟛蜞而生海中，潮至出穴而望者，望潮也，可食。兩螯極小如石者，蚌江也，不可食。生溪澗石穴中，小而殼堅赤者，石蟹也，野人食之。又海中有紅蟹，大而色紅。飛蟹能飛。善化國有百足之蟹。海中蟹大如錢，而腹下又有小蟹如榆莢者，蟹奴也。居蚌腹者，蠣奴也，又名寄居蟹，並不可食。蟹腹中有蟲，如小木鼈子而白者，不可食，大能發風也。【宗奭曰】取蟹以八九月蟹浪之時，伺其出水而拾之；夜則以火照捕之。時黄與白滿殼也。

【脩治】【時珍曰】凡蟹生烹，鹽藏糟收，酒浸醬汁浸，皆為佳品。但久留易沙，見燈亦沙，得椒易膩，得皁莢或蒜及韶粉可免沙膩，得白芷則黄不散，得葱及五味子同煮則色不變。藏蟹名曰蝑蟹，音瀉。

蟹【氣味】鹹寒有小毒【宏景曰】未被霜甚有毒，云食水莨所致，人中之不療多死。

也。獨螯獨目，兩目相向，六足四足，腹下有毛，腹中有骨，頭背有星點，足斑目赤者，並不可食，有毒害人。冬瓜汁、紫蘇汁、蒜汁、豉汁、蘆根汁，皆可解之。鼎曰：娠婦食之，令子橫生。宗奭曰：此物極動風，風疾人不可食，屢見其事。時珍曰：不可同柹及荆芥食，發霍亂動風，木香汁可解。詳柹下。

【主治】胸中邪氣，熱結痛，喎僻面腫。能敗漆。燒之致鼠。本經。○宏景曰：仙方用之，化漆爲水，服之長生。以黑犬血灌之，三日燒之，諸鼠畢至。頌曰：其黃能化漆爲水，故塗漆瘡用之。其螯燒烟，可集鼠於庭也。解結散血，愈漆瘡，養筋益氣。別錄 散諸熱，治胃氣，理經脈，消食。以醋食之，利肢節，去五臟中煩悶氣，益人。孟詵 產後肚痛血不下者，以酒食之。筋骨折傷者，生搗炒罯之。日華 能續斷絕筋骨。去殼同黃搗爛，微炒，納入瘡中，筋即連也。藏器 小兒解顱不合，以螯同白芨末搗塗，以合爲度。宗奭 殺莨菪毒，解鱓魚毒、漆毒，治瘧及黃疸。搗膏塗疥瘡、癬瘡。搗汁，滴耳聾。時珍

蝤蛑【氣味】鹹，寒，無毒。

【主治】解熱氣，治小兒痞氣，煮食。日華

蟛蜞【氣味】鹹，冷，有毒。

【主治】取膏，塗濕癬、疽瘡。藏器

石蟹【主治】搗傅久疽瘡，無不瘥者。藏器

【發明】慎微曰：蟹非蛇鱓之穴無所寄，故食鱓中毒者，食蟹即解，性相畏也。沈括筆談云：關中無蟹。土人怪其形狀，收乾者懸門上辟瘧。不但人不識，鬼亦不識也。時珍曰：諸蟹性皆冷，亦無甚毒，爲蝑最良。鮮蟹和以薑醋，侑以醇酒，咀黃持螯，略賞風味，何毒之有？饕嗜者乃頓食十許枚，兼以葷羶雜進，飲食自倍，腸胃乃傷，腹痛吐利，亦所必致，而歸咎於蟹，蟹亦何咎哉？洪邁夷堅志云：襄陽一盜，破生漆塗兩目，發配不能覩物。有村叟令尋石蟹，搗碎濾汁點之，則漆隨汁出而瘡愈也。用之果明如初。漆之畏蟹，莫究其義。

【附方】新三。

濕熱黃疸：蟹燒存性研末，酒糊丸如梧桐子大。每服五十丸，白湯下，日服二次。○集簡方。

骨節離脫：生蟹搗爛，以熱酒傾入，連飲數盌，其渣塗之。半日內，骨內谷谷有聲即好。乾蟹燒灰，酒服亦好。唐瑤經驗方

中鱓魚毒：食蟹即解。董炳驗方

蟹爪【主治】破胞墮胎。別錄 破宿血，止產後血閉，酒及醋湯煎服良。日華 能安胎。鼎 頌曰：胡洽方治孕婦僵仆，胎上搶心，有蟹爪湯。墮生胎，下死胎，辟邪魅。時珍

【附方】新二。

千金神造湯：治子死腹中，并雙胎一死一生，服之令死者出，生者安，神驗方也。用蟹爪一升，甘草二尺，東流水一斗，以葦薪煮至二升，濾去滓，入真阿膠三兩，令烊，頓服，或分二服。若人困不能服者，灌入即活。

下胎蟹爪散：治妊婦有病欲去胎。用蟹爪二合，桂心、瞿麥各一兩，牛膝二兩，爲末。空心溫酒服一錢。千金

殼【主治】燒存性，蜜調，塗凍瘡及蜂蠆傷。酒服，治婦

人兒枕痛及血崩腹痛消積。時珍

【附方】新三。崩中腹痛：毛蟹殼燒存性，米飲服一錢。證治要訣　蜂蠆螫傷：蟹殼燒存性，研末，蜜調塗之。同上　熏辟壁虱：蟹殼燒烟熏之。摘玄

鹽蟹汁【主治】喉風腫痛，滿含細嚥即消。時珍

鱟魚

音后。宋嘉祐

【釋名】時珍曰：按羅願爾雅翼云：鱟者候也。鱟善候風，故謂之鱟。

【集解】藏器曰：鱟生南海。大小皆牝牡相隨。牝無目，得牡始行；牡去則牝死。時珍曰：鱟狀如惠文冠及熨斗之形，廣尺餘。其甲瑩滑，青黑色。鏊背骨眼，眼在背上，口在腹下，頭如蜣蜋。十二足，似蟹，在腹兩旁，長五六尺，尾長一二尺，有三棱如椶莖。背上有骨如角，高七八寸，如石珊瑚狀。每過海，相負示背，乘風而遊，俗呼鱟帆，亦曰鱟簰。其血碧色。腹有子如黍粟米，可為醯醬。尾有珠如粟。其行也，雌常負雄，失其雌則雄即不動。漁人取之，必得其雙。雄小雌大，置之水中，雄浮雌沉，故閩人婚禮用之。其藏伏沙上，亦自飛躍。皮殼甚堅，可為冠，亦屈為杓，入香中能發香氣。尾可為小如意。脂燒之可集鼠。其性畏蚊，螫之即死。又畏隙光，射之亦死，而日中暴之，往往無恙也。南人以其肉作鮓醬。小者名鬼鱟，食之害人。

肉【氣味】辛、鹹，平，微毒。藏器曰：無毒。詵曰：多食發嗽及瘡癬。

【主治】治痔殺蟲。孟詵

尾【主治】燒焦，治腸風瀉血，崩中帶下，及產後痢。日華

【發明】藏器曰：骨及尾燒灰，米飲服，大主產後痢。但須先服生地黃、蜜煎等訖，然後服此，無不斷。

膽【主治】大風癩疾，殺蟲。時珍

【附方】新一。鱟膽散：治大風癩疾。用鱟魚膽、生白礬、生綠礬、膩粉、水銀、麝香各半兩，研不見星。每服一錢，井華水下。取下五色涎為妙。聖濟總錄

殼【主治】積年呷嗽。時珍

【附方】新一。積年咳嗽：呀呷作聲。用鱟魚殼半兩，貝母煨一兩，桔梗一分，牙皂一分，去皮酥炙，為末，煉蜜丸彈子大。每含一丸，嚥汁。服三丸，即吐出惡涎而瘥。聖惠

本草綱目介部第四十五卷終

本草綱目介部目錄第四十六卷

介之二　蚌蛤類二十九種

右附方舊二十二新九十六

本草綱目介部第四十六卷

介之二 蛤蚌類一十九種

牡蠣 本經上品

【釋名】牡蛤別錄 蠣蛤本經 古賁異物志 蠔宏景曰：道家方以左顧是雄，故名牡蠣，右顧則牝蠣也。或以尖頭爲左顧，未詳孰是。藏器曰：天生萬物皆有牡牝。惟蠣是鹹水結成，塊然不動，陰陽之道，何從而生？經言牡者，應是雄耳。宗奭曰：本經不言左顧，止從陶說。而段成式亦云：牡蠣言牡，非謂雄也。且如牡丹，豈有牝丹乎？此物無目，更何顧盻？時珍曰：蛤蚌之屬，皆有胎生、卵生。獨此化生，純雄無雌，故得牡名。曰蠣曰蠔，言其粗大也。

【集解】別錄曰：牡蠣生東海池澤。采無時。宏景曰：今出東海、永嘉、晉安。云是百歲鵰所化。十一月采，以大者爲好。其生著石，皆以口在上。舉以腹向南視之，口斜向東，則是左顧。出廣州南海者亦同，但多右顧，不堪用也。丹方及煮鹽者皆以泥釜，云耐水火，不破漏。皆除其甲口，止取朏朏如粉耳。頌曰：今海旁皆有之，而通泰及南海閩中尤多。皆附石而生，磈礧相連如房，呼爲蠣房。晉安人呼爲蠔莆。初生止如拳石，四面漸長，至一二丈者，嶄巖如山，俗呼蠔山。每一房內有肉一塊，大房如馬蹄，小者如人指面。每潮來，諸房皆開，有小蟲入，則合之以充腹。海人取者，皆鑿房以烈火逼之，挑取其肉當食品。其味美好，更有益也。海族爲最貴。時珍曰：南海人以其蠣房砌牆，燒灰粉壁，食其肉謂之蠣黃。保昇曰：又有蝛蠣，形短，不入藥用。斆曰：有石牡蠣，頭邊皆大，小夾沙石，真似牡蠣，只是圓如龜殼。海牡蠣可用，只丈夫服之令人無髭也。其真牡蠣用火煅過，以璺試之，隨手走起者是也。璺乃千年琥珀。

【脩治】宗奭曰：凡用，須泥固燒爲粉。亦有生用者。斆曰：凡用牡蠣，先用二十個，以東流水入鹽一兩，煮一伏時，再入火中煅赤，研粉用。時珍曰：按溫隱居云：牡蠣將童尿浸四十九日，五日一換，取出，以硫黃末和米醋塗上，黃泥固濟，煅過用。校按補陰則生擣用，煅過則成灰，不能補陰。

【氣味】鹹，平，微寒，無毒。之才曰：貝母爲之使，得甘草、牛膝、遠志、蛇牀子良，惡麻黃、辛夷、吳茱萸，伏硇砂。

【主治】傷寒寒熱，溫瘧洒洒，驚恚怒氣，除拘緩鼠瘻，女子帶下赤白。久服，強骨節，殺邪鬼，延年。本經 除留熱在關節營衛，虛熱去來不定，煩滿心痛氣結，止汗止渴，除老血，療洩精，澀大小腸，止大小便，治喉痹欬嗽，心脅下痞熱。別錄 粉身，止大人小兒盜汗。同麻黃根、蛇牀子、乾薑爲粉，去陰汗。藏器 治女子崩中，止痛，除風熱風瘧，鬼交精出。孟詵 男子虛勞，補腎安神，去煩熱，小兒驚癇。李珣 去脅下堅滿，瘰癧，一切瘡。好古 化痰耎堅，清熱除溼，止心脾氣痛，痢下赤白濁，消疝瘕積塊，癭疾結核。時珍

【發明】權曰：病虛而多熱者，宜同地黃、小草用之。好古曰：牡蠣入足少陰，爲耎堅之劑。以柴胡引之，能去脅下硬；以茶引之，能消項上結核；以大黃引之，能消股間腫；以地黃爲使，能益精收澀，止小便。腎經血分之藥也。成無己曰：牡蠣之鹹，以消胸膈之滿，以泄水氣，使痞者消，硬者耎也。元素曰：壯

水之主，以制陽光，則渴飲不思。故蛤蠣之類，能止渴也。

【附方】舊七，新十四。

心脾氣痛 氣實有痰者。牡蠣煅粉，酒服二錢。丹溪心法。

瘧疾寒熱 牡蠣粉、杜仲等分，爲末，蜜丸梧子大。每服五十丸，温水下。普濟方。

氣虛盜汗 上方爲末，每酒服方寸匕。千金方。

虛勞盜汗 牡蠣粉、麻黄根、黄芪等分，爲末。每服二錢，水二盞，煎七分，温服，日一。本事方。

產後盜汗 牡蠣粉、麥麩炒黄等分。每服一錢，用猪肉汁調下。經驗。

消渴飲水 臘日或端午日，用黄泥固濟牡蠣，煅赤研末。每服一錢，用活鯽魚煎湯調下。只二三服愈。經驗方。

百合變渴 傷寒傳成百合病，如寒無寒，如熱無熱，欲臥不臥，欲行不行，欲食不食，口苦，小便赤色，得藥則吐利，變成渴疾，久不瘥者。用牡蠣熬二兩，栝樓根二兩，爲細末。每服方寸匕，用米飲調下，日三服取效。張仲景金匱玉函方。

病後常衄 小勞即作。牡蠣十分，石膏五分，爲末，酒服方寸匕，亦可蜜丸，日三服。肘後方。

小便淋閟 服血藥不效者。用牡蠣粉、黄蘗炒等分，爲末。每服一錢，小茴香湯下，取效。醫學集成。

小便數多 牡蠣五兩，燒灰，小便三升，煎二升，分三服。神效。乾坤生意。

夢遺便溏 牡蠣粉，醋糊丸梧子大。每服三十丸，米飲下，日二服。丹溪方。

水病囊腫 牡蠣煅粉二兩，乾薑炮一兩，研末，冷水調糊掃上。須臾囊熱如火，乾則再上。小便利即愈。一方：用葱汁白麪同調。小兒不用乾薑。初虞世古今錄驗方。

月水不止 牡蠣煅研，米醋搜成團，再煅研末，以米醋調艾葉末熬膏，丸梧子大。每醋湯下四五十丸。普濟方。

金瘡出血 牡蠣粉傅之。肘後。

破傷溼氣 口噤強直。用牡蠣粉，酒服二錢，仍外傅之，取效。三因方。

發背初起 古賁粉灰，以雞子白和，塗四圍，頻上，取效。千金方。

癰腫未成 用此拔毒。水調牡蠣粉末塗之。姚僧坦集驗方論。

男女瘰癧 經驗：用牡蠣煅研末四兩，玄參末三兩，麪糊丸梧子大。每服三十丸，酒下，日三服。服盡除根。○初虞世云：瘰癧不拘已破未破，用牡蠣四兩，甘草一兩，爲末。每食後用臘茶湯調服一錢。其效如神。

甲疽潰痛 弩肉裹趾甲，膿血不瘥者。用牡蠣頭厚處，生研爲末。每服二錢，紅花煎酒調下，日三服。仍用敷之，取效。勝金方。

面色黧黑 牡蠣粉研末，蜜丸梧子大。每服三十丸，白湯下，日一服。并炙其肉食之。普濟方。

肉

【氣味】甘，温，無毒。

【主治】煮食，治虛損，調中，解丹毒，婦人血氣。以薑醋生食，治丹毒，酒後煩熱，止渴。藏器。炙食甚美，令人細肌膚，美顏色。蘇頌。

蚌 宋嘉祐

【釋名】時珍曰：蚌與蛤同類而異形。長者通曰蚌，圓者通曰蛤。故蚌從丰，蛤從合，皆象形也。後世混稱蛤蚌者，非也。

【集解】弘景曰：雀入大水爲蜃，蜃即蚌也。藏器曰：生江漢渠瀆間，老蚌含珠，殼堪爲粉，非大蛤也。時珍曰：蚌類甚繁，今處處江湖中有之，惟洞庭、漢沔獨多。大者長七寸，狀如牡蠣輩；小者長三四寸，狀如石決明輩。其肉可食，其殼可爲粉，湖沔人皆印成錠市之，謂之蚌粉，亦曰蛤粉。古人謂之蜃灰，以飾牆壁、闉墓壙，如今用石灰也。

肉

【氣味】甘，鹹，冷，無毒。宗奭曰：性微冷。多食發風動冷氣。震亨曰：馬刀、蚌、蛤、螄、蜆大同小異。寇氏止言冷，而不言溼。溼生熱，熱久則氣上升，而生痰生風，何冷之有？

〔主治〕止渴，除熱，解酒毒，去眼赤。孟詵明目，除溼，主婦人勞損下血。藏器除煩，解熱毒，血崩帶下，痔瘻，壓丹石藥毒。以黃連末納入取汁，點赤眼、眼暗。日華

蚌粉〔氣味〕鹹，寒，無毒。日華曰：能制石亭脂。鑑源曰：能制硫黃。

〔主治〕諸疳，止痢并嘔逆。醋調，塗癰腫。日華爛殼粉：治反胃，心胸痰飲，用米飲服。藏器解熱燥溼，化痰消積，止白濁帶下痢疾，除溼腫水嗽，明目，擦陰瘡溼瘡痱癢。時珍

〔發明〕時珍曰：蚌粉與海蛤粉同功，皆水產也。治病之要，只在清熱行溼而已。日華言其治疳，近有一兒病疳，專食此粉，不復他食，亦一異也。

〔附方〕新六。

反胃吐食：用真正蛤粉，每服稱過二錢，搗生薑汁一盞，再入米醋同調送下。急救良方

痰飲咳嗽：用真蚌粉新瓦炒紅，入青黛少許，用淡虀水滴麻油數點，調服二錢。○類編云：徽宗時，李防禦為苑內醫官，時有寵妃病痰嗽，終夕不寐，面浮如盤。徽宗呼李治之，詔令供狀，三日不效當誅。李憂惶技窮，與妻泣別。忽聞外叫賣：欬嗽藥一文一帖，喫了即得睡。李市二帖，視之其色淺碧。恐藥性獷悍，併二服自試之，無他。乃取三帖為一，入內授妃服之。是夕嗽止，比曉面消。內侍走報，天顏大喜，賜金帛直萬緡。李恐索方，乃尋訪前賣藥人，飲以酒，厚價求之，則此方也。云自少時從軍，見主帥有此方，剩得以度餘生耳。

癰疽赤腫：用米醋和蚌蛤灰塗之，待其乾即易之。千金

雀目夜盲：遇夜不能視物。用建昌軍螺兒蚌粉三錢為末，水飛過，雄豬肝一葉，披開納粉紮定，以第二米泔煮七分熟，仍別以蚌粉蘸食，以汁送下。一日一作。與夜明砂同功。直指方○

腳指溼爛：用蚌蛤粉乾搽之。壽域

積聚痰涎：結于胸膈之間，心腹疼痛，日夜不止，或乾嘔噦食者，炒粉丸主之。用蚌粉一兩，以巴豆七粒同炒赤，去豆不用，醋和粉丸梧子大。每服二十丸，薑酒下。丈夫臍腹痛，茴香湯下。女人血氣痛，童便和酒下。○孫氏仁存方

馬刀 本經下品

〔校正〕併入拾遺齊蛤。

〔釋名〕馬蛤別錄　齊蛤吳普　蜌爾雅音陛　蠯品、牌、排三音。出周禮　蝏螆音亭並　單姥音善母　蟵岸蟵音掣。○時珍曰：俗稱大為馬刀，其形象刀，故名。曰蛤曰蠯，皆蚌字之音轉也。古今方言不同也。說文云：圓者曰蠇，長者曰蠯。江漢人呼為單姥，汴人呼為蟵岸。吳普本草言馬刀即齊蛤，而唐宋本草失收，陳藏器重出齊蛤，今併為一。

〔集解〕別錄曰：馬刀生江湖池澤及東海。取無時。弘景曰：李當之言生江漢，長六七寸，食其肉似蚌。今人多不識，大抵似今蝏螆而未見方用。韓保昇曰：生江湖中，細長小蚌也。長三四寸，闊五六分。頌曰：今處處有之，多在沙泥中。頭小銳。人亦謂之蚌。藏器曰：齊蛤生海中，狀如蛤，兩頭尖小。海人食之，別無功用。時珍曰：馬刀似蚌而小，形狹而長。其類甚多，長短大小，厚薄斜正，雖有不同，而性味功用大抵則一。

殼煉粉用。〔氣味〕辛，微寒，有毒。得水爛人腸。又曰：得水良。恭曰：得火良。時珍曰：按吳普云：神農、岐伯、桐君：鹹，有毒。扁鵲：小寒，大毒。○藏器曰：遠志、蠟，皆畏齊蛤。

〔主治〕婦人漏下赤白，寒熱，破石淋，殺禽獸賊鼠。本經

能除五臟間熱，肌中鼠鼷，止煩滿，補中，去厥痹，利機關。別錄 消水癭氣，癭痰飲。時珍

肉 同蚌。

蝛蜼 音咸進。宋嘉祐

釋名 生蜼嘉祐 蝛蛤水土記

集解 藏器曰：蝛蜼生東海，似蛤而扁，有毛。頌曰：似蛤而長身扁。宗奭曰：順安軍界河中亦有之，與馬刀相似，肉頗冷，人以作鮓食，不堪致遠。

殼 主治 燒末服，治痔病。藏器

肉 宗奭曰：多食發風。

蜆 宋嘉祐

釋名 扁螺 時珍曰：蜆，晛也。殼內光耀，如初出日采也。隋書云：劉臻父顯嗜蜆，呼蜆為扁螺。

集解 藏器曰：處處有之，小如蚌，黑色，能候風雨，以殼飛。時珍曰：溪湖中多有之，其類亦多，大小厚薄不一，漁家多食之耳。

肉 氣味 甘、鹹，冷，無毒。藏器曰：微毒。多食發嗽，及冷氣消腎。

主治 治時氣開胃，壓丹石藥毒，及疔瘡，下溼氣，通乳，糟煮食良。生浸取汁，洗疔瘡。蘇頌 去暴熱，明目，利小便，下熱氣、腳氣、溼毒，解酒毒、目黃。浸汁服，治消渴。日華 生蜆浸水，洗痘癰無瘢痕。時珍

爛殼 氣味 鹹，溫，無毒。

主治 止痢。弘景 治陰瘡。蘇恭 療失精，反胃。日華 燒灰飲服，治反胃吐食，除心胸痰水。藏器 化痰止嘔，治吞酸心痛，及暴嗽。燒灰塗一切溼瘡，與蚌粉同功。時珍

附方 舊一，新二。

卒嗽不止：用白蜆殼搗為細末，以熟米飲調，每服一錢，日三服，甚效。出急救良方

痰喘咳嗽：用白蜆殼多年陳者，燒過存性，為極細末，以米飲調服一錢，日三服。急救方

反胃吐食：用黃蜆殼并田螺殼，並取久在泥中者，各等分，炒成白灰，每二兩入白梅肉四個，搗和為丸，再入砂盒子內，蓋定，泥固煅存性，研細末。每服二錢，用人參縮砂湯調下。不然，用陳米飲調服亦可。凡覺心腹脹痛，將發反胃，即以此藥治之。百一方

眞珠 宋開寶

釋名 珍珠開寶 蚌珠南方志 蠙珠禹貢

集解 李珣曰：眞珠出南海，石決明產也。蜀中西路女瓜出者是蚌蛤產，光白甚好，不及舶上者采耀。欲穿須得金剛鑽也。頌曰：今出廉州，北海亦有之。生於珠牡，亦曰珠母，蚌類也。按嶺表錄異云：廉州邊海中有洲島，島上有大池，謂之珠池。每歲刺史親監珠戶入池，採老蚌剖取珠，以充貢。池雖在海上，而人疑其底與海通，池水乃淡，此不可測也。土人採小蚌肉作脯食，亦往往得細珠如米，乃知此池之蚌，大小皆有珠也。而今之取珠牡者，云得之海旁，不必是池中也。其北海珠蚌種類小別。人取其肉，或有得珠者，不甚光瑩，亦不常有，不堪入藥。又蚌中一種似江珧者，腹亦有珠，皆不及南海者奇而且多。宗奭曰：河北溏濼中亦有圍及寸者，色多微紅，珠母與廉州者不相類。但清水急流

處。其色光白。濁水及不流處，其色暗也。時珍曰：按廉州志云：合浦縣海中有梅、青、嬰三池。蜑人每以長繩繫腰，携籃入水，拾蚌入籃即振繩，令舟人急取之。若有一線之血浮水，則葬魚腹矣。又熊太古冀越集云：禹貢言淮夷蠙珠，後世乃出嶺南。今南珠色紅，西洋珠色白，北海珠色微青，各隨方色也。予嘗見蜑人入海，取得珠子樹數擔。其樹狀如柳枝，蚌生於樹，不可上下。樹生于石，蜑人鑿石得樹以求蚌，甚可異也。又南越志云：珠有九品，以五分至一寸八九分者爲大品，有光彩，一邊似鍍金者，名璫珠；次則走珠、滑珠等品也。格古論云：南番珠色白圓耀者爲上，廣西者次之。北海珠色微青者爲上，粉白、油黃者下也。西番馬價珠爲上，色青如翠，其老色、夾石粉青、油烟者下也。凡蚌聞雷則瘢瘦。其孕珠如懷孕，故謂之珠胎。中秋無月，則蚌無胎。左思賦云：蚌蛤珠胎，與月盈虧，是矣。陸佃云：蚌蛤無陰陽牝牡，須雀蛤化成，故能生珠，專一於陰精也。龍珠在頷，蛇珠在口，魚珠在眼，鮫珠在皮，鼈珠在足，蛛珠在腹，皆不及蚌珠也。

【修治】李珣曰：凡用，以新完未經鑽綴者研如粉，方堪服食。不細則傷人臟腑。斅曰：凡用，以新者絹袋盛之，置牡蠣四兩於平底鐺中，以物四向支穩，然後着珠於上，乃下地榆、五花皮、五方草各剉四兩，籠住，以漿水不住火煮三日夜，取出，用甘草湯淘淨，於臼中擣細，重篩，更研二萬下，方可服食。慎微曰：抱朴子云：眞珠徑寸以上，服食令人長生。以酪漿漬之，皆化如水銀，以浮石、蜂巢、蛇黃等物合之，可引長三四尺，爲丸服之。時珍曰：凡入藥，不用首飾及見尸氣者。以人乳浸三日，煮過如上，擣研。一法：以絹袋盛，入豆腐腹中，煮一炷香，云不傷珠也。

【氣味】鹹，甘，寒，無毒。

【主治】鎮心。點目，去膚翳障膜。塗面，令人潤澤好顏色。塗手足，去皮膚逆臚。綿裹塞耳，主聾。開寶　磨翳墜痰。甄權　除面䵟，止洩。合知母，療煩熱消渴。合左纏根，治小兒麩豆瘡入眼。李珣　除小兒驚熱。宗奭　安魂魄。止遺精白濁，解痘疔毒，主難産，下死胎胞衣。時珍

【發明】時珍曰：眞珠入厥陰肝經，故能安魂定魄，明目治聾。

【附方】舊三，新九。**安魂定魄**：眞珠末豆大一粒，蜜一蜆殼，和服，日三。尤宜小兒。肘後　**卒忤不言**：眞珠末，用雞冠血和丸小豆大，以三四粒納口中。肘後　**灰塵眯目**：用大珠拭之則明也。格古論　**婦人難産**：眞珠末一兩，酒服立出。千金　**胞衣不下**：眞珠一兩研末，苦酒服。千金　**子死腹中**：眞珠末二兩，酒服立出。外臺　**癍痘不發**：珠子七枚爲末，新汲水調服。儒門事親　**痘瘡疔毒**：方見穀部豌豆下。**肝虛目暗**：茫茫不見，眞珠末一兩，白蜜二合，鯉魚膽二枚，和合，銅器煎至一半，新綿濾過，瓶盛，頻點取瘥。聖惠方　**青盲不見**：方同上。**小兒中風**：手足拘急，眞珠末水飛一兩，石膏末一錢。每服一錢，水七分，煎四分，溫服，日三。聖惠方　**目生頑翳**：眞珠一兩，地榆二兩，水二大盌煮乾，取眞珠以醋浸五日，熱水淘去醋氣，研細末用。每點少許，以愈爲度。

石決明　別錄上品

【釋名】九孔螺　日華　殼名千里光　時珍曰：決明、千里光，以功名也。九孔螺，以形名也。

【集解】弘景曰：俗云是紫貝，人皆水漬熨眼，頗明。又云是鰒魚甲，附石生，大者如手，明耀五色，內

亦含珠。恭曰：此是鰒魚甲也。附石生，狀如蛤，惟一片無對，七孔者良。今俗用紫貝，全非。頌曰：今嶺南州郡及萊州海邊皆有之。宋無時。舊注或以爲紫貝，或以爲鰒魚甲。按紫貝即今研螺，殊非此類。鰒魚乃王莽所嗜者，一邊着石，光明可愛，自是一種，與決明相近也。決明一殼大如手，小者如三兩指。大可以浸水洗眼，七孔九孔者良，十孔者不佳。海人亦啖其肉。宗奭曰：登萊海邊甚多。人采肉供饌，及乾充苞苴。肉與殼兩可用。時珍曰：石決明形長如小蚌而扁，外皮甚粗，細孔雜雜，內則光耀，背側一行有孔如穿成者，生於石崖之上，海人泅水，乘其不意，即易得之，否則緊黏難脫也。陶氏以爲紫貝，雷氏以爲眞珠牡，楊倞註荀子以爲龜甲，皆非矣。惟鰒魚是一種二類，故功用相同。吳越人以糟決明、酒蛤蜊爲美品者，即此。

修治 斅曰：凡用以麪裹煨熟，磨去粗皮，爛搗，再乳細如麪，方堪入藥。珣曰：每五兩用鹽半兩，同東流水入瓷器內煮一伏時，搗末研粉。再用五花皮、地榆、阿膠各十兩，以東流水淘三度，日乾，再研一萬下，入藥。服至十兩，永不得食山龜，令人喪目。時珍曰：今方家只以鹽同東流水煮一伏時，研末水飛用。

校按 永忌山龜，炮炙論乃作山桃，即爾雅謂榹桃，如桃而小，不解核。

殼

氣味 鹹，平，無毒。保昇曰：寒。○宗奭曰：肉與殼功同。

主治 目障翳痛，青盲。久服，益精輕身。別錄 明目磨障。日華 肝肺風熱，青盲內障，骨蒸勞熱。李珣 水飛，點外障翳。寇宗奭 通五淋。時珍

附方 舊一，新四。

羞明怕日 用千里光、黃菊花、甘草各一錢，水煎冷服。明目集驗方

痘後目翳 用石決明火煅研、穀精草各等分，共爲細末，以豬肝蘸食。鴻飛集

小便五淋 用石決明去粗皮，研爲末，飛過，熱水服二錢，每日二服。如淋中有軟硬物，即加朽木末五分。勝金方

肝虛目翳 凡氣虛、血虛、肝虛，眼白俱赤，夜如雞啄，生浮翳者。用海蚌殼燒過成灰、木賊焙各等分，爲末。每服三錢，用薑、棗同水煎，和渣通口服。每日服二次。經驗方

青盲雀目 用石決明一兩燒過存性，外用蒼朮三兩去皮，爲末。每服三錢，以豬肝批開，入藥末在內紮定，砂罐煮熟，以氣熏目。待冷，食肝飲汁。龍木論

解白酒酸 用石決明不拘多少數個，以火煅過，研爲細末。將酒盪熱，以決明末攪入酒內，蓋住。一時取飲之，其味即不酸。

海蛤 本經上品

釋名 時珍曰：海蛤者，海中諸蛤爛殼之總稱，不專指一蛤也。舊本云一名魁蛤，則又指是一物矣，係是誤書。今削之。

集解 別錄曰：海蛤生東海。保昇曰：今登萊滄州海沙湍處皆有，四五月淘沙取之。南海亦有之。恭曰：海蛤細如巨勝子，光淨瑩滑者好。其粗如半杏仁者爲純耳蛤，不堪入藥。時珍曰：按沈存中筆談云：海蛤即海邊沙泥中得之。大者如棊子，小者如油麻粒，黃白色，或黃赤相雜。蓋非一類，乃諸蛤之殼，爲海水礲礪，日久光瑩，都無舊質。蛤類至多，不能分別其爲何蛤，故通謂之海蛤也。餘見下條。

正誤 吳普曰：海蛤頭有文，文如鋸齒。時珍曰：此乃魁蛤，非海蛤也，蓋誤矣。今正之。○宏景曰：海蛤至滑澤，云從雁屎中得之，二三十過方爲良。今人多取相類者磨蕩之。日華曰：此是雁食鮮蛤糞出者，有文彩爲文蛤，無文彩爲海蛤。鄉人又以海邊爛蛤殼，風濤打磨瑩淨者，僞作之。藏器曰：二說皆非也。海蛤是海中爛殼，久在沙泥，風波淘洗，自然圓淨無文，有大有小，以小者爲佳，非一一從雁腹中出也。文蛤是未爛時殼猶有文者。二物本同一類，正如爛蜆蚌殼，所主亦與生者不同也。假如

雁食蛤殼，豈擇文與不文耶？〔宗奭曰〕海蛤、文蛤，陳說極是。今海中無雁，豈有糞耶？蛤有肉時，猶可食也。肉既無矣，安得更糞過二三十次耶？陶說謬矣。〔時珍曰〕海蛤是諸蛤爛殼，文蛤自是一種。陳氏言文蛤是未爛時殼，則亦泛指諸蛤未爛者矣。其說未穩。但海中蛤蚌名色雖殊，性味相類，功用亦同，無甚分別也。

【修治】〔斅曰〕凡使海蛤，勿用游波蟲骨，真相似，只是面上無光。誤餌之，令人狂走欲投水，如鬼祟。惟醋解之立愈。其海蛤用漿水煮一伏時，每一兩入地骨皮、柏葉各二兩，同煮一伏時，東流水淘三次，搗粉用。〔保昇曰〕取得，以半天河煮五十刻，以枸杞汁拌勻，入籚竹筒內蒸一伏時，搗用。

【氣味】苦、鹹，平，無毒。〔吳普曰〕神農：苦。岐伯：甘。扁鵲：鹹。〔權曰〕有小毒。〇〔之才曰〕蜀漆爲之使。畏狗膽、甘遂、芫花。

【主治】欬逆上氣，喘息煩滿，胸痛寒熱。本經 療陰痿。別錄 主十二水滿急痛，利膀胱大小腸。唐本 治水氣浮腫，利小便，治嗽逆上氣，項下瘤癭。甄權 療嘔逆，胸脇脹急，腰痛五痔，婦人崩中帶下。日華 止消渴，潤五臟，治服丹石人有瘡。蕭炳 清熱利溼，化痰飲，消積聚，除血痢，婦人血結胸，傷寒反汗搐搦，中風癱瘓。時珍

【附方】舊二，新七。**水癊腫滿** 〔藏器曰〕用海蛤、杏仁、漢防己、棗肉各二兩，葶藶六兩，爲末，研丸梧子大。一服十丸，服至利下水爲妙。**水腫發熱** 小便不通者，海蛤湯主之。海蛤、木通、猪苓、澤瀉、滑石、黃葵子、桑白皮各一錢，燈心三分，水煎服，日二。聖惠方 **石水肢瘦** 其腹獨大者，海蛤丸主之。海蛤煅粉、防己各七錢半，葶藶、赤茯苓、桑白皮各一兩，陳橘皮、郁李仁各半兩，爲末，蜜丸如梧子大。每米飲下五十丸，日二次。聖濟總錄 **氣腫溼腫** 用海蛤、海帶、海藻、海螵蛸、海昆布、鳧茨、荔枝殼等分，流水煎服，日二次。何氏 **血痢內熱** 海蛤末，蜜水調服二錢，日二。傳信 **傷寒血結** 胸脹痛不可近，仲景無方，宜海蛤散主之，并刺期門穴。用海蛤、滑石、甘草各一兩，芒消半兩，爲末。每服二錢，雞子清調服，更服桂枝紅花湯發其汗則愈。蓋膻中血聚則小腸壅，小腸壅則血不行。服此則小腸通，則血流行而胸膈利矣。〇朱肱活人書 **傷寒搐搦** 〔寇宗奭曰〕傷寒出汗不徹，手腳搐者，用海蛤、川烏頭各一兩，穿山甲二兩，爲末，酒丸如彈子大，捏扁，置所患足心下，別擘葱白蓋藥，以帛纏定。於暖室中熱水浸腳至膝上，水冷又添，候遍身汗出爲度。凡三日一作，以知爲度。**中風癱瘓** 方同上。又具鯪鯉甲下。**衄血不止** 蛤粉一兩，羅七遍，槐花半兩，炒焦，研勻。每服一錢，新汲水調下。楊氏家藏方

文蛤 本經上品

【釋名】花蛤。〔時珍曰〕皆以形名也。

【集解】〔別錄曰〕文蛤生東海，表有文。取無時。〔宏景曰〕小大皆有紫斑。〔保昇曰〕今出萊州海中，三月中旬采。背上有斑文。〔恭曰〕大者圓三寸，小者圓五六分。〔時珍曰〕按沈存中筆談云：文蛤即今吳人所食花蛤也。其形一頭小，一頭大，殼有花斑的便是。

【修治】同海蛤。

【氣味】鹹，平，無毒。

【主治】惡瘡蝕，五痔。本經 欬逆胸痹，腰痛脇急，鼠瘻大

孔出血，女人崩中漏下。別錄 能止煩渴，利小便，化痰軟堅，治口鼻中蝕疳。時珍

【發明】時珍曰：按成無己云：文蛤之鹹走腎，以勝水氣。

【附方】舊一，新一。

傷寒文蛤散 張仲景云：病在陽，當以汗解，反以冷水潠之，或灌之，更益煩熱，欲飲不渴者，此散主之。文蛤五兩，爲末，每服方寸匕，沸湯下，甚效。

疳蝕口鼻 數日欲盡，文蛤燒灰，以臘豬脂和塗之。千金翼。

蛤蜊

梨。○宋嘉祐

【釋名】時珍曰：蛤類之利於人者，故名。

【集解】機曰：蛤蜊生東南海中，白殼紫唇，大二三寸者。閩、浙人以其肉充海錯，亦作爲醬醯。其殼火煅作粉，名曰蛤蜊粉也。

肉【氣味】鹹，冷，無毒。藏器曰：此物性雖冷，乃與丹石人相反，食之令腹結痛。

【主治】潤五臟，止消渴，開胃，治老癖爲寒熱，婦人血塊，宜煮食之。禹錫 煮食醒酒。宏景

【發明】時珍曰：按高武痘疹正宗云：俗言蛤蜊海錯能發疹，多致傷損脾胃，生痰作嘔作瀉，此皆嘻笑作罪也。又言痘毒入目者，以蛤蜊汁點之可代空青。夫空青得銅之精氣而生，性寒可治赤目。若痘毒是臟腑毒氣上衝，非空青可治。蛤蜊雖寒，而溼中有火，亦不可不知矣。

蛤蜊粉【釋名】海蛤粉 時珍曰：海蛤粉者，海中諸蛤之粉，以別江湖之蛤粉、蚌粉也。今人指稱，但曰海粉、蛤粉，寇氏所謂衆蛤之灰是矣。近世獨取蛤蜊粉入藥，然貨者亦多衆蛤也。大抵海中蚌、蛤、蚶、蠣，性味鹹寒，不甚相遠，功能軟散，小異大同。非若江湖蚌蛤，無鹹水浸漬，但能清熱利溼而已。今藥肆有一種狀如線粉者，謂之海粉，得水則易爛，蓋後人因名售物也。然出海中沙石間，故功亦能化痰耎堅。

【脩治】震亨曰：蛤粉，用蛤蜊燒煅成粉，不入煎劑。時珍曰：按吳球云：凡用蛤粉，取紫口蛤蜊殼，炭火煅成，以熟栝樓連子同搗，和成團，風乾用，最妙。

【正誤】機曰：丹溪有言：蛤粉即是海石。寇氏以海石註蛤粉，則二物皆通用矣。時珍曰：海石乃海中浮石也，詳見石部。汪氏誣引朱、寇之說爲證，陳嘉謨本草又引爲據。今考二公本書，並無前說。今正其誤。

【氣味】鹹，寒，無毒。

【主治】熱痰，溼痰，老痰，頑痰，疝氣，白濁帶下。同香附末、薑汁調服，主心痛。震亨 清熱利溼，化痰飲，定喘嗽，止嘔逆，消浮腫，利小便，止遺精白濁，心脾疼痛，化積塊，解結氣，消癭核，散腫毒，治婦人血病。油調，塗湯火傷。時珍

【發明】震亨曰：蛤粉能降能消，能耎能燥。時珍曰：寒制火而鹹潤下，故能降焉；寒散熱而鹹走血，故能消焉。堅者耎之以鹹，取其屬水而性潤也；溼者燥之以滲，取其經火化而利小便也。好古曰：蛤粉乃腎經血分之藥，故主溼嗽、腎滑之疾。

【附方】舊一，新三。

氣虛水腫 昔滁州酒庫攢司陳通患水腫垂死，諸醫不治。一嫗令以

大蒜十個，搗如泥，入蛤粉丸梧子大。每食前白湯下二十丸。服盡，小便下數桶而愈。普濟方

心氣疼痛 眞蛤粉炒過白，佐以香附末等分，白湯淬服。聖惠方

白濁遺精 潔古云：陽盛陰虛，故精泄也。眞珠粉丸主之。用蛤粉煅一斤，黃蘗新瓦炒過一斤，爲細末，白水丸如梧子大。每服一百丸，空心用温酒下，日二次。蛤粉味鹹而且能補腎陰，黃蘗苦而降心火也。

雀目夜盲 眞蛤粉炒黃爲末，以油蠟化和丸皁子大，內於豬腰子中，麻紮定，蒸食之。一日一服。儒門事親

蟶

丑貞切○宋嘉祐

釋名

集解 藏器曰：蟶生海泥中，長二三寸，大如指，兩頭開。時珍曰：蟶乃海中小蚌也。其形長短大小不一，與江湖中馬刀、蝛蜆相似，其類甚多。閩粵人以田種之，候潮泥壅沃，謂之蟶田。呼其肉爲蟶腸。

肉 氣味 甘，温，無毒。詵曰：天行病後不可食。

主治 補虛，主冷痢。煮食之，去胸中邪熱煩悶。飯後食之，與服丹石人相宜。治婦人產後虛損。嘉祐

擔羅

拾遺

集解 藏器曰：蛤類也。生新羅國。彼人食之。

氣味 甘，平，無毒。

主治 熱氣消食，雜昆布作羹，主結氣。藏器

車螯

宋嘉祐

釋名 蜃 音腎。時珍曰：車螯俗訛爲昌娥。蜃與蛟蜃之蜃，同名異物。周禮：鼈人掌互物，春獻鼈蜃，秋獻龜魚。則蜃似爲大蛤之通稱，亦不專指車螯也。

集解 藏器曰：車螯生海中，是大蛤，卽蜃也。能吐氣爲樓臺。春夏依約島漵，常有此氣。頌曰：南海、北海皆有之，采無時。其肉食之似蛤蜊，而堅硬不及。近世癰疽多用其殼，北中者不堪用。背紫色者，海人亦名紫貝，非矣。時珍曰：其殼色紫，璀粲如玉，斑點如花。海人以火炙之則殼開，取肉食之。鍾疏云：車螯、蚶、蠣，眉目內缺，獱殼外緘，無香無臭，瓦礫何殊。宜充庖廚，永爲口食。羅願云：雀入淮爲蛤，雉入海爲蜃。蜃，大蛤也。肉可以食，殼可飾器物，灰可闉塞牆壁，又可爲粉飾面，俗呼蛤粉，亦或生珠，其爲用多矣。又臨海水土記云：似車螯而角不正者曰移角，似車螯而殼薄者曰姑勞，似車螯而小者曰羊蹄，出羅江。昔人皆謂雉化者乃蛟蜃之蜃，而陳氏、羅氏以爲蛤蜃之蜃，似誤。詳鱗部蛟龍下。

肉 氣味 甘、鹹，冷，無毒。詵曰：不可多食。

主治 解酒毒消渴，并癰腫。藏器

殼 氣味 同肉。

主治 瘡癤腫毒，燒赤，醋淬二度，爲末，同甘草等分酒服，并以醋調傅之。日華 消積塊，解酒毒，治癰疽發背焮痛。時珍

發明 時珍曰：車螯味鹹，氣寒而降，陰中之陰也。入血分，故宋人用治癰疽，取惡物下，云有奇功。亦須審其氣血虛實老少如何可也。今外科尠知用者。

附方 新二

車螯轉毒散 治發背癰疽，不問淺深大小，利去病根，則免傳變。用車螯卽昌娥，紫背光厚者，以鹽泥固濟，煅赤出火毒，一兩，生甘草末一錢半，輕粉五分，爲末。每服四錢，用

栝樓一個。酒一盌。煎一盞。調服。五更轉下惡物為度。未下再服。甚者不過二服。外科精要

六味車螯散 治症同上。用車螯四個。黃泥固濟。煅赤出毒。研末。燈心三十莖。栝樓一個。取仁炒香。甘草節炒二錢。通作一服。將三味入酒二盌。煎半盌。去滓。入蜂蜜一匙。調車螯末二錢。膩粉少許。空心溫服。下惡涎毒為度。本事

魁蛤 別錄上品

校正 時珍曰。宋嘉祐別出蚶條。今據郭璞說合併為一。

釋名 **魁陸** 別錄 **蚶** 一作魽 **瓦屋子** 嶺表錄 **瓦壟子** 時珍曰。魁者羹斗之名。蛤形肖之故也。蚶味甘。故從甘。案嶺表錄異云。南人名空慈子。尚書盧鈞以其殼似瓦屋之壟。改為瓦屋、瓦壟也。廣人重其肉。炙以薦酒。呼為天臠。廣人謂之蜜丁。名醫別錄云。一名活東。誤矣。活東。蝌斗也。見爾雅 **伏老** 頌曰。說文云。老伏翼化為魁蛤。故名伏老。

集解 別錄曰。魁蛤生東海。正圓。兩頭空。表有文。采無時。宏景曰。形似紡軠。小狹長。外有縱橫文理。云是老蝠所化。方用至少。保昇曰。今出萊州。形圓長。似大腹檳榔。兩頭有孔。藏器曰。蚶生海中。殼如瓦屋。時珍曰。按郭璞爾雅註云。魁陸即今之蚶也。狀如小蛤而圓厚。臨海異物志云。蚶之大者徑四寸。背上溝文似瓦屋之壟。肉味極佳。今浙東以近海田種之。謂之蚶田。

肉 **氣味** 甘。平。無毒。鼎曰。寒。炳曰。溫。凡食訖。以飯壓之。否則令人口乾。時珍曰。按劉恂曰。炙食益人。過多即壅氣。

主治 痿痹。洩痢便膿血。別錄 潤五臟。止消渴。利關節。服丹石人宜食之。免生瘡腫熱毒。鼎 心脅冷氣。腰脊冷風。利五臟。健胃。令人能食。藏器 溫中消食起陽。蕭炳 益血色。日華

殼 **脩治** 日華曰。凡用。取陳久者。炭火煅赤。米醋淬三度。出火毒。研粉。

氣味 甘。鹹。平。無毒。**主治** 燒過。醋淬。醋丸服。治一切血氣、冷氣、癥癖。日華 消血塊。化痰積。震亨 連肉燒存性。研傅小兒走馬牙疳有效。時珍

發明 時珍曰。鹹走血而耎堅。故瓦壟子能消血塊。散痰積。

車渠 海藥

校正 自玉石部移入此。

釋名 **海扇** 時珍曰。按韻會云。車渠。海中大貝也。背上壟文如車輪之渠。故名。車溝曰渠。鐳積霏雪錄云。海扇。海中甲物也。其形如扇。背文如瓦屋。三月三日潮盡乃出。梵書謂之牟婆各揭拉婆。

集解 李珣曰。車渠云是玉石之類。生西國。形如蚌蛤。有文理。西域七寶。此其一也。時珍曰。車渠。大蛤也。大者長二三尺。闊尺許。厚二三寸。殼外溝壟如蚶殼而深大。皆縱文如瓦溝。無橫文也。殼內白皙如玉。亦不甚貴。番人以飾器物。謬言為玉石之類。或云玉中亦有車渠。而此蛤似之故也。沈存中筆談云。車渠大者如箕。背有渠壟如蚶殼。以作器。緻如白玉。楊慎丹鉛錄云。車渠作盃。注酒滿過一分不溢。試之果然。

殼 **氣味** 甘。鹹。大寒。無毒。**主治** 安神鎮宅。解諸毒藥及蟲螫。同玳瑁等分。磨人乳服之。極驗。珣

發明 時珍曰。車渠蓋瓦壟之大者。故其功用亦相彷彿。

貝子 本經下品

釋名 **貝齒** 別錄 **白貝** 日華 **海𧉈** 俗作[貝八]。音巴。時珍曰。貝字象形。其中二點。象其

齒刻，其下二點，象其垂尾。古者貨貝爲寶，龜用爲交易，以二爲朋。今獨雲南用之，呼爲海蚆。以一爲庄，四庄爲手，四手爲苗，五苗爲索。〔頌曰〕貝腹下潔白，有刻如魚齒，故曰貝齒。

〔集解〕〔別錄曰〕貝子生東海池澤。采無時。〔弘景曰〕出南海。此是小小白貝子，人以飾軍容服物者。〔珣曰〕雲南極多，用爲錢貨交易。〔頌曰〕貝子，貝類之最小者，亦若蝸狀，長寸許。色微白赤，有深紫黑者。今多穿與小兒戲弄，北人用綴衣及氊帽爲飾，髮頭家用以飾鑑，畫家用以研物。〔時珍曰〕貝子，小白貝也。大如拇指頂，長寸許，背腹皆白。諸貝皆背隆如龜背，腹下兩開相向，有齒刻如魚齒，其中肉如蝌蚪，而有首尾。故魏子才六書精蘊云：貝，介蟲也。背穹而渾，以象天之陽；腹平而折，以象地之陰。貝類不一。按爾雅云：貝在陸曰贆，音標。在水曰蜬，音函。大曰魧，音杭。小曰鰿，音脊。黑曰玄，赤曰貽，黄質白文曰餘貾，音池。白質黄文曰餘泉，博而頯曰蚆，音巴。大而險曰蜠，音囷。小而橢曰蟦，音責。又古有相貝經甚詳。其文云：朱仲受之於琴高，以遺會稽太守嚴助曰：徑尺之貝，三代之正瑞，靈奇之秘寶。其次則盈尺，狀如赤電黑雲者，謂之紫貝；素質紅章，謂之珠貝；青地綠文，謂之綬貝；黑文黄畫，謂之霞貝。紫貝愈疾，珠貝明目，綬貝消氣障，霞貝服蛆蟲，雖不能延齡增壽，其禦害一也。復有下此者，鷹喙蟬脊，但逐濕去水，無奇功也。貝之大者如輪，可以明目。南海貝如珠礫，白駁，性寒味甘，可止水毒。浮貝使人寡慾，勿近婦人，黑白各半是也。濯貝使人善驚，勿近童子，黄唇齒有赤駁是也。雖貝使人病瘧，黑鼻無皮是也。皭貝使人胎消，勿示孕婦，赤帶通脊是也。惠貝使人善忘，赤熾內殼有赤絡是也。營貝使童子愚，女人淫，青唇赤鼻是也。碧貝使人盜，脊上有縷勾唇，雨則重，霽則輕是也。委貝使人惡，夜行能伏鬼魅百獸，赤而中圓，雨則輕，霽則重是也。

〔脩治〕〔珣曰〕凡入藥燒過用。〔斅曰〕凡使勿用花蟲殼，眞相似，只是無效。貝子以蜜醋相對浸之，蒸過取出，以清酒淘研。

〔氣味〕鹹，平，有毒。

〔主治〕目瞖，五癃，利水道，鬼疰蠱毒，腹痛下血。〔本經〕溫疰寒熱，解肌，散結熱。〔別錄〕燒研，點目去瞖。〔弘景〕傷寒狂熱。〔甄權〕下水氣浮腫，小兒疳蝕吐乳。〔李珣〕治鼻淵出膿血，下痢，男子陰瘡，解漏脯、麪臛諸毒，射罔毒，藥箭毒。〔時珍〕

〔附方〕舊四，新四。

目花瞖痛 貝子一兩，燒研如麪，入龍腦少許點之。若有瘜肉，加眞珠末等分。

鼻淵膿血 貝子燒研，每生酒服二錢，日三服。〔千金〕

二便關格不通，悶脹，二三日則殺人。以貝齒三枚，甘遂三銖，爲末，漿水和服，須臾即通也。〔肘後方〕

小便不通 白海蚆一對，生一個，燒一個，爲末，溫酒服。〔田氏方〕

下疳陰瘡 白海蚆三個，煅紅研末，搽之。〔簡便單方〕

食物中毒 貝子一枚，含之自吐。〔聖惠方〕○治漏脯毒、麪臛毒，及射罔在諸肉中有毒，並用貝子燒研，水調半錢服。

中射罔毒 方同上。

藥箭簇毒 貝齒燒研，水服三錢，日三服。〔千金方〕

紫貝〔唐本草〕

〔釋名〕文貝〔綱目〕 砑螺〔時珍曰〕南州異物志云：文貝甚大，質白文紫，無姿自然，不假外飾，而光彩煥爛，故名。〔頌曰〕畫家用以砑物，故名曰砑螺也。

〔集解〕〔恭曰〕紫貝出東南海中。形似貝子而大，二三寸。背有紫斑而骨白。南夷采以爲貨市。〔宗奭曰紫貝背上深紫有黑點。頌曰貝類極多。古人以爲寶貨。而紫貝尤貴。後世不用見賤。而藥中亦希使之。時珍曰按陸機詩疏云。紫貝質白如玉。紫點爲文。皆行列相當。大者徑一尺七八寸。交趾九眞以爲盃盤。

修治 同貝子

氣味 鹹平無毒

主治 明目。去熱毒。唐本 小兒癍疹。目瞖。時珍

附方 新一 **癍疹入目** 紫貝一個。即研螺也。生研細末。用羊肝切片。摻上紮定。米泔煮熟。瓶盛露一夜。空心嚼食之。嬰童百問

珂 唐本草

釋名 **馬珂螺** 綱目 **珬** 恤 時珍曰珂。馬勒飾也。此貝似之。故名。徐表作馬珂。通典云。老鵰入海爲珬。即珂也。

集解 別錄曰珂生南海。采無時。白如蚌。恭曰珂貝類也。大如鰒。皮黃黑而骨白。堪以爲飾。時珍曰按徐表異物志云。馬珂螺。大者圍九寸。細者圍七八寸。長三四寸。

修治 斅曰珂。要冬采色白膩者。并有白旋水文。勿令見火。即無用也。凡用以銅刀刮末研細。重羅再研千下。不入婦人藥也。

氣味 鹹平無毒

主治 目瞖。斷血生肌。唐本 消瞖膜及筋弩肉。刮點之。李珣 去面黑。時珍

附方 新二 **目生浮瞖** 馬珂三分。白龍腦半錢。枯過白礬一分。研勻點之。聖惠方 **面黑令白** 馬珂白附子珊瑚鷹矢白等分爲末。每夜人乳調傅。旦以漿水洗之。同上

石蜐 音劫 綱目 ○

釋名 **紫蛣** 音劫 與蜐同 **紫虈** 音枵 **龜腳** 俗名

集解 時珍曰石蜐生東南海中石上。蚌蛤之屬。形如龜腳。亦有爪狀。殼如蟹螯。其色紫可食。眞臘記云。有長八九寸者。江淹石蜐賦云。亦有足翼。得春雨則生花。故郭璞賦云。石蜐應節而揚葩。荀子云。東海有紫蛣魚鹽是矣。或指爲紫貝及石決明者。皆非矣。

氣味 甘鹹平無毒

主治 利小便 時珍

淡菜 宋嘉祐

釋名 **殼菜** 浙人所呼 **海蜌** 音陛 **東海夫人** 時珍曰淡以味。殼以形。夫人以似名也。

集解 藏器曰東海夫人。生東南海中。似珠母。一頭小。中銜少毛。味甘美。南人好食之。詵曰常時燒食即苦。不宜人。與少米先煮熟。後除去毛。再入蘿蔔或紫蘇或冬瓜同煮。即更妙。日華曰雖形狀不典。而甚益人。時珍曰按阮氏云。淡菜生海藻上。故治癭。與海藻同功。

氣味 甘溫無毒 日華曰不宜多食。多食令人頭目悶闇。得微利即止。藏器曰多食發丹石。令人腸結。久食脫人髮。

主治 虛勞傷憊。精血衰少。及吐血久痢。腸鳴腰痛。

疝瘕，婦人帶下，產後瘦瘠。藏器 產後血結，腹內冷痛，治癥瘕，潤毛髮，治崩中帶下。燒食一頓令飽。孟詵 煮熟食之，能補五臟，益陽事，理腰腳氣，能消宿食，除腹中冷氣痃癖，亦可燒汁沸出食之。日華 消瘦氣。時珍

海蠃 拾遺

【校正】時珍曰：唐本甲香，今併爲一。

【釋名】流螺圖經 假豬螺交州記 厴名甲香 時珍曰：蠃與螺同，亦作蠡。蠃從虫，蠃省文。蓋虫之蠃形者也。厴音掩，閉藏之貌。

【集解】頌曰：海螺即流螺，厴曰甲香，生南海。今嶺外閩中近海州郡及明州皆有之，或只以台州小者爲佳。其螺大如小拳，青黄色，長四五寸。諸螺之中，此肉味最厚，南人食之。南州異物志云：甲香大者如甌，面前一邊直攙長數寸，圍殼岨峿有刺。其厴雜衆香燒之益芳，獨燒則臭。今醫家稀用，惟合香者用之。又有小甲香，狀若螺子，取其蔕脩合成也。海中螺類絕有大者，珠螺瑩潔如珠，鸚鵡螺形如鸚鵡頭，並可作杯。梭尾螺形如梭，今釋子所吹者。皆不入藥。時珍曰：螺，蚌屬也。大者如斗，出日南漲海中。香螺厴可雜甲香，老鈿螺光彩可飾鏡背者，紅螺色微紅，青螺色如翡翠，蓼螺味辛如蓼，紫貝螺即紫貝也。鸚鵡螺質白而紫，頭如鳥形，其肉常離殼出食，出則寄居蟲入居，螺還則蟲出也。肉爲魚所食，則殼浮出，人因取之作杯。

肉

【氣味】甘，冷，無毒。

【主治】目痛累年，或三四十年。生蠃取汁洗之，或入黄連末在內，取汁點之。藏器 合菜煮食，治心痛。孫思邈

甲香

【脩治】斅曰：凡使，用生茅香、皂角同煮半日，石臼搗篩用之。經驗方曰：凡使，用黄泥同水煮一日，温水浴過，再以米泔或灰汁煮一日，再浴過，以蜜酒煮一日，浴過，煿乾用。須曰：傳信方載其法云：每甲香一斤，以泔斗半，微火煮一伏時，換泔再煮。凡二換漉出，衆手刮去香上涎物，以白米三合，水一斗，微火煮乾，又以蜜三合，水一斗，煮三伏時，乃以炭火燒地令熱，灑酒令潤，鋪香於上，以新瓦蓋上，一伏時，待冷硬，石臼木杵搗爛，入沉香末三兩，麝一分，和搗，印成，以瓶貯之，埋過經久方燒。凡燒此香，須用大火爐，多着熱灰、剛炭猛燒令盡，去之，爐旁着火煖水，即香不散。此法出於劉兖奉禮也。宗奭曰：甲香善能管香烟，與沉檀龍麝香用之尤佳。

【氣味】鹹，平，無毒。

【主治】心腹滿痛，氣急，止痢下淋。唐本 和氣清神，主腸風痔瘻。李珣 瘻瘡疥癬，頭瘡饞瘡，甲疽蛇蠍蜂螫。藏器

甲煎 拾遺

【集解】藏器曰：甲煎，以諸藥及美果花燒灰和蠟成口脂，所主與甲香略同。三年者良。時珍曰：甲煎，以甲香同沉麝諸藥花物治成，可作口脂及焚爇也。唐李義山詩所謂沉香甲煎爲廷燎者，即此。

【氣味】辛，温，無毒。

【主治】甲疽，小兒頭瘡，吻瘡，口旁饞瘡，耳後月蝕瘡，蜂蛇蠍之瘡，並傅之。藏器

田蠃 別錄上品

【集解】宏景曰：田螺生水田中，及湖瀆岸側。形圓，大如梨橘，小者如桃李，人煮食之。保昇曰：狀類

蝸牛而尖長。青黃色。春夏采之。時珍曰：螺，蚌屬也。其殼旋文。其肉視月盈虧，故王充云：月毁於天，螺消於淵。說卦云：離爲蠃，爲蚌，爲龜，爲鼈，爲蟹。皆以其外剛而內柔也。

肉【氣味】甘，大寒，無毒。

【主治】目熱赤痛，止渴。別錄。煮汁，療熱醒酒。用真珠、黃連末內入，良久，取汁注目中，止目痛。宏景。煮食，利大小便，去腹中結熱，目下黃，脚氣上衝，小腹急硬，小便赤澀，手足浮腫。生浸取汁，飲之止消渴。搗肉，傅熱瘡。藏器。壓丹石毒。孟詵。利溼熱，治黃疸。搗爛貼臍，引熱下行，止噤口痢，下水氣淋閉。取水，搽痔瘡胡臭。燒研，治瘰癧癬瘡。時珍。

【附方】舊二，新二十一。

消渴飲水日夜不止，小便數者。心鏡：用田螺五升，水一斗，浸一夜，渴即飲之。每日一換水及螺。或煮食飲汁，亦妙。○聖惠：用糯米二升，煮稀粥一斗，冷定，入田中活螺三升在內，待食粥盡，吐沫出，乃收飲之，立效。

肝熱目赤藥性論：用大田螺七枚洗淨，新汲水養去泥穢，換水一升浸洗取起。於淨器中，着少鹽花於甲內，承取自然汁點目。逐個用了，放去之。

爛弦風眼方法同上，但以銅綠代鹽花。

飲酒口糜螺、蚌煮汁飲。○聖惠。

酒醉不醒用水中螺、蚌，葱、豉煮食飲汁，即解。肘後。

小便不通腹脹如鼓。用田螺一枚，鹽半匕，生搗，傅臍下一寸三分，即通。熊彥誠曾得此疾，異人授此方果愈。類編。

噤口痢疾用大田螺二枚搗爛，入麝香三分作餅，烘熱貼臍間。半日，熱氣下行，即思食矣。甚效。丹溪。

腸風下血因酒毒者。大田螺五個，燒至殼白，肉乾，研末，作一服，熱酒下。百一。

大腸脫肛脫下三五寸者。用大田螺二三枚，將井水養三四日，去泥。用雞爪黃連研細末，入厴內，待化成水，以濃茶洗淨肛門，將雞翎蘸掃之。以軟帛托上，自然不再復發也。○德生堂經驗方。

反胃嘔噎田螺洗淨水養，待吐出泥，澄取曬半乾，丸梧子大。每服三十丸，藿香湯下。爛殼研服亦可。經驗方。

水氣浮腫用大田螺、大蒜、車前子等分，搗膏攤貼臍上，水從便旋而下。象山縣民病此，得是方而愈。仇遠稗史。

酒疸諸疸用田螺將水養數日，去泥，取出生搗爛，入好酒內，用布帛濾過，將汁飲之。日三服，自效。壽域。

腳氣攻注用生大田螺搗爛，傅兩股上，便覺冷趨至足而安。又可傅丹田，利小便。董守約曾用有效。稗史。

痔漏疼痛乾坤生意：用田螺一個，入片腦一分在內，取水搽之。仍先以冬瓜湯洗淨。○孫氏：用田螺一枚，用鍼刺破，入白礬末同埋一夜，取螺內水掃瘡上，又善能止痛也，甚妙。○袖珍：用馬齒莧湯洗淨，搗活螺螄傅上，其病即愈。

腋氣胡臭乾坤生意：用田螺一個，水養，俟厴開，挑巴豆仁一個在內，取置盃內，夏一夜，冬七夜，自然成水。常取搽之，久久絕根。○又方：大田螺一個，入麝香三分在內，埋露地七七日，取出。看患洗拭，以墨塗上，再洗，看有墨處是患竅，以螺汁點之，三五次即瘥。

瘰癧潰破用田螺連肉燒存性，香油調搽。集要方。

疔瘡惡腫用田螺入冰片，化水點瘡上。普濟。

風蟲癬瘡用螺螄十個，槿樹皮末一兩，同入盌內蒸熟，搗爛，入礬紅三錢，以鹽水調搽。孫氏。

繞指毒瘡生手足指上，以活田螺一枚，生用搗碎縛之，即瘥。多能部事。

妬精陰瘡大田螺二個，和殼燒存性，入輕粉同研，傅之。效。醫林集要。

殼【氣味】甘，平，無毒。

【主治】燒研，主尸疰心腹痛，失精，止瀉。別錄　爛者燒研水服，止反胃，去卒心痛。藏器　爛殼研細末服之，止下血，小兒驚風有痰，瘡瘍膿水。時珍

【附方】新三

心脾痛　不止者。水甲散主之。用田螺殼溪間者亦可，以松柴片層層疊上，燒過火，吹去松灰，取殼研末。以烏沉湯、寬中散之類調服二錢。不傳之妙。集要

小兒頭瘡　田螺殼燒存性，清油調摻之。聖惠

小兒急驚　遠年白田螺殼燒灰，入麝香少許，水調灌之。普濟

蝸蠃　別錄

【釋名】螺螄　時珍曰：師，眾多也。其形似蝸牛，其類眾多，故有二名。爛殼名鬼眼睛。

【集解】別錄曰：蝸螺生江夏溪水中，小于田螺，上有稜。時珍曰：處處湖溪有之，江夏、漢沔尤多。大如指頭，而殼厚於田螺，惟食泥水。春月，人采置鍋中蒸之，其肉自出，酒烹糟煮食之。清明後其中有蟲，不堪用矣。藏器曰：此物難死，誤泥入壁中，數年猶活也。

肉【氣味】甘，寒，無毒。

【主治】燭館，明目下水。別錄　止渴。藏器　醒酒解熱，利大小便，消黃疸水腫，治反胃痢疾，脫肛痔漏。時珍○又曰：燭館二字疑訛誤。

【附方】新七

黃疸酒疸　小螺螄養去泥土，日日煮食飲汁，有效。永類

黃疸吐血　病後身面俱黃，吐血成盆，諸藥不效。用螺十個，水漂去泥，搗爛露一夜，五更取清服。二三次，血止即愈。一人病此，用之經驗。小山怪證方

五淋白濁　螺螄一盌，連殼炒熱，入白酒三盌，煮至一盌，挑肉食之，以此酒下，數次即效。扶壽精方

小兒脫肛　螺螄二三升，鋪在桶內坐之，少頃即愈。簡便

痘疹目翳　水煮螺螄，常食佳。濟急仙方

白遊風腫　螺螄肉入鹽少許，搗泥貼之，神效。葉氏摘玄方

爛殼　時珍曰：泥中及牆壁上年久者良，火煅過用。

【氣味】同。

【主治】痰飲積及胃脘痛。震亨　反胃膈氣痰嗽，鼻淵脫肛痔疾，瘡癧下疳，湯火傷。時珍

【發明】時珍曰：螺乃蚌蛤之屬，其殼大抵與蚌粉、蛤粉、蚶、蜆之類同功。合而觀之，自可神悟。

【附方】新十

卒得欬嗽　屋上白螺或白蜆殼，搗為末，酒服方寸匕。肘後方

溼痰心痛　白螺螄殼洗淨，燒存性，研末，酒服方寸匕，立止。正傳

膈氣疼痛　白玉散：用壁上陳白螺螄燒研，每服一錢，酒下，甚效。孫氏

小兒軟癤　用鬼眼睛，即牆上白螺螄殼，燒灰，入倒掛塵等分，油調塗之。壽域

陰頭生瘡　用溪港年久螺螄燒灰，傅之。奇效

湯火傷瘡　用多年乾白螺螄殼煅研，油調傅。澹寮

楊梅瘡爛　古牆上螺螄殼、辰砂等分，片腦少許，為末搽之。

小兒哮疾　向南牆上年久螺螄為末，日晡時以水調成，日落時舉手合掌皈依，吞之即效。葉氏摘玄方

瘰癧已破　土牆上白螺螄殼為末，日日傅之。談埜翁方

痘瘡不收　牆上白螺螄殼洗淨，煅研摻之。醫方摘要

蓼蠃　拾遺

【集解】藏器曰：蓼螺生永嘉海中。味辛辣如蓼。時珍曰：按韻會云。蓼螺紫色有錦文。今甯波出泥螺。狀如蠶豆。可代充海錯。

肉【氣味】辛平無毒

【主治】飛尸遊蠱。生食之。浸以薑醋。彌佳。藏器

寄居蟲《拾遺》

【釋名】寄生蟲

【集解】藏器曰：陶註蝸牛云。海邊有蟲似蝸牛。火炙殼便走出。食之益人。按寄居在螺殼間。非螺也。候螺蛤開。即自出食。螺蛤欲合。已還殼中。海族多被其寄。又南海一種似蜘蛛。入螺殼中。負殼而走。觸之即縮如螺。火炙乃出。一名蜳。無別功用。時珍曰：按孫愐云。寄居在龜殼中者。名曰蝞。則寄居亦非一種也。

【氣味】缺【主治】益顏色。美心志。宏景

海月《拾遺》

【釋名】玉珧音姚　江珧　馬頰　馬甲藏器曰：海月蛤類也。似半月。故名。水沫所化。煮時猶變爲水。時珍曰：馬甲、玉珧皆以形色名。萬震贊云。厥甲美如珧玉。是矣。

【集解】時珍曰：劉恂嶺表錄云。海月大如鏡。白色正圓。常死海旁。其柱如搔頭尖。其甲美如玉段。成式雜俎云。玉珧形似蚌。長二三寸。廣五寸。上大下小。殼中柱炙食。味如牛頭胘項。王氏宛委錄云。奉化縣四月南風起。江珧一上。可得數百。如蚌稍大。肉腥韌不堪。惟中肉柱長寸許。白如珂雪。以雞汁瀹食肥美。過火則味盡也。

【附録】海鏡時珍曰：一名鏡魚。一名瑣蛣。一名膏藥盤。生南海。兩片相合成形。殼圓如鏡。中甚瑩滑。映日光如雲母。內有少肉如蚌胎。腹有寄居蟲。大如豆。狀如蟹。海鏡饑則出食。入則鏡亦飽矣。郭璞賦云。瑣蛣腹蟹。水母目鰕。即此。

【氣味】甘辛平無毒【主治】消渴下氣。調中利五臟。止小便。消腹中宿物。令人易饑能食。生薑醬同食之。藏器

海燕《綱目》

【集解】時珍曰：海燕出東海。大一寸。狀扁面圓。背上青黑。腹下白脆。似海螵蛸。有文如蕈菌。口在腹下。食細沙。口旁有五路正勾。即其足也。臨海水土記云。陽遂足生海中。色青黑。腹白。有五足。不知頭尾。生時體耎。死即乾脆。即此物也。臨海異物志載燕魚長五寸。陰雨則飛起丈餘。此或同名者也。

【氣味】鹹溫無毒【主治】陰雨發損痛。煮汁服。取汗即解。亦入滋陰藥。時珍

郎君子《海藥》

【集解】珣曰：郎君子生南海。有雌雄。狀似杏仁。青碧色。欲驗眞假。口內含熱。放醋中。雌雄相逐。逡巡便合。即下卵如粟狀者。眞也。亦難得之物。時珍曰：顧玠海槎錄云。相思子狀如螺。中實如石。大如豆。藏篋笥積歲不壞。若置醋中。即盤旋不已。按此即郎君子也。

【氣味】缺【主治】婦人難產。手把之便生。極驗。

本草綱目介部第四十六卷終

本草綱目禽部目錄第四十七卷

李時珍曰：二足而羽曰禽。師曠禽經云：羽蟲三百六十，毛協四時，色合五方。山禽岩棲，原鳥地處，林鳥朝嘲，水鳥夜㖡。山禽咮短而尾脩，水禽咮長而尾促。其交也，或以尾臎，或以睛睨，或以聲音，或合異類（雉孔與蛇交之類）。其生也，或以翼孚卵，或以同氣變（鷹化鳩之類），或以異類化（田鼠化鴽之類），或變入無情（雀入水爲蛤之類）。噫！物理萬殊若此，學者其可不致知乎？五鳩九扈，少皞取以名官；雄雉鴟鴞，詩人得之觀感。厥旨微矣。不妖夭，不覆巢，不殈卵，而庖人供六禽，翨（音翅）氏攻猛鳥，硩蔟覆夭鳥之巢。聖人之於物也，用舍仁殺之意，夫豈徒然哉？記曰：天產作陽，羽類則陽中之陽。大抵多養陽。於是集其可供庖藥及毒惡當知者爲禽部，凡七十七種。分爲四類：曰水，曰原，曰林，曰山。（舊本禽部三品共五十六種，今併入一種，自獸部移入一種，蟲部移入一種，有名未用移入一種。）

神農本草經五種（梁陶宏景註）　名醫別錄一十一種（梁陶宏景註）

唐本草二種（唐蘇恭）　本草拾遺二十六種（唐陳藏器）

食療本草二種（唐孟詵）　開寶本草一種（宋馬志）　嘉祐本草一十三種（宋掌禹錫）　日華本草一種（宋人大明）　圖經本草一種（宋蘇頌）　食物本草十種（明汪穎）　本草綱目五種（明李時珍）

附註　魏李當之藥錄　吳普本草　宋雷斆炮炙　齊徐之才藥對　唐甄權藥性　蕭炳四聲　唐李珣海藥　孫思邈千金　楊損之刪繁　南唐陳士良食性　蜀韓保昇重註　宋寇宗奭衍義　唐慎微證類　陳承別說　金張元素珍珠囊　元李杲法象　王好古湯液　吳瑞日用　朱震亨補遺　明徐用誠發揮　寗原食鑑　汪機會編　陳嘉謨蒙筌

禽之一　水禽類二十三種

鶴（嘉祐）　鸛（別錄）　鶬鷄（食物，鶤鷄附）

陽烏（拾遺）　鵚鶖（食物）　鸏鸇（綱目）

鵜鶘（嘉祐，即淘鵝）　鵝（別錄）　鴈（本經）

鵠（食物，即天鵝）　鴇（綱目）　鶩（別錄，即鴨）

鳧（食療，即野鴨）　䴙鷈（拾遺）　鴛鴦（嘉祐）

鸂鶒（嘉祐）　鵁鶄（拾遺，旋目方目附）　鷺（食物）

鷗（食物）　鸀鳿（拾遺）　鸕鷀（別錄）

魚狗（拾遺，翡翠附）　蚊母鳥（拾遺）

右附方舊七新十七

本草綱目禽部第四十七卷

禽之一 水禽類二十三種

鶴 宋嘉祐

【釋名】仙禽綱目 胎禽 時珍曰鶴字篆文象翹首短尾之形一云白色睢睢故名八公相鶴經云鶴乃羽族之宗仙人之驥千六百年乃胎産則胎仙之稱以此世謂鶴不卵生者誤矣

【集解】禹錫曰鶴有白有玄有黃有蒼入藥用白者他色次之時珍曰鶴大於鵠長三尺高三尺餘喙長四寸丹頂赤目赤頰青腳脩頸凋尾粗膝纖指白羽黑翎亦有灰色蒼色者嘗以夜半鳴聲唳雲霄雄鳴上風雌鳴下風聲交而孕亦啖蛇虺聞降真香烟則降其糞能化石皆物類相感也按相鶴經云鶴陽鳥也而遊于陰行必依洲渚止不集林木二年落子毛易黑點三年産伏又七年羽翮具又七年飛薄雲漢又七年舞應節又七年鳴中律又七年大毛落氄毛生或白如雪或黑如漆百六十年雌雄相視而孕千六百年形始定飲而不食乃胎化也又按俞琰云龜鶴能運任脈故多壽無死氣於中也。鶴骨爲笛甚清越。

白鶴血【氣味】鹹平無毒【主治】益氣力補虛乏去風益肺。嘉祐

【發明】禹錫曰按穆天子傳云天子至巨蒐二氏獻白鶴之血飲之云益人氣力也。

腦【主治】和天雄葱實服之令人目明夜能書字。抱朴

卵【氣味】甘鹹平無毒【主治】預解痘毒多者令少少者令不出每用一枚煮與小兒食之。時珍○出活幼全書

骨【主治】酥炙入滋補藥。時珍

肫中砂石子【主治】磨水服解蠱毒邪。嘉祐

鸛 別錄下品

【釋名】皁君詩疏 負釜同 黑尻 時珍曰鸛字篆文象形其背尾色黑故陸璣詩疏有皁君諸名

【集解】宏景曰鸛有兩種似鵠而巢樹者爲白鸛黑色曲頸者爲烏鸛今宜用白者宗奭曰鸛身如鶴但頭無丹項無烏帶兼不善唳止以喙相擊而鳴多在樓殿吻上作窠嘗日夕觀之並無作池養魚之說時珍曰鸛似鶴而頂不丹長頸赤喙色灰白翅尾俱黑多巢于高木其飛也奮於層霄旋遶如陣仰天號鳴必主有雨其抱卵以影或云以聲聒之禽經云鸛生三子一爲鶴巽極成震陰變陽也震爲鶴巽爲鸛也。

【正誤】藏器曰人探巢取鸛子六十里旱能羣飛激散雨也其巢中以泥爲池含水滿中養魚蛇以哺子鸛之伏卵恐冷取礜石圍之以助煖氣時珍曰寥郭之大陰陽升降油然作雲沛然下雨區區微鳥豈能以私忿使天壤赤旱耶況鸛乃水鳥可以候雨乎作池取石之說俱出自陸璣詩疏張華博物志可謂愚矣。

骨【氣味】甘大寒無毒藏器曰小毒入沐湯浴頭令髮盡脫更不生也又殺樹木【主治】鬼蠱諸疰毒五尸心腹痛別錄甄權曰亦可單炙黃研空心暖酒服方寸匕時珍曰千金治尸疰有鸛骨丸

腳骨及嘴【主治】喉痹飛尸蛇虺咬及小兒閃癖大

腹痞滿，並煮汁服之，亦燒灰飲服。藏器

卵 主治 預解痘毒，水煮一枚，與小兒啖之，令不出痘，或出亦稀。時珍○出活幼全書

屎 主治 小兒天釣驚風，發歇不定，炒研半錢，入牛黃、麝香各半錢，炒蠍五枚，爲末，每服半錢，新汲水服。時珍

鶬鷄 食物

釋名 鶬鴰爾雅 麋鴰爾雅 鴰鹿爾雅 麥鷄 時珍曰：按羅願云：鶬，麋，其色蒼，如麋也。鴰鹿，其聲也。關西呼曰鴰鹿，山東呼曰鶬鴰，訛爲錯落，南人呼爲鶬雞，江人呼爲麥鷄。

集解 穎曰：鶬鷄狀如鶴大，而頂無丹，兩頰紅。時珍曰：鶬鷄，水鳥也。食于田澤洲渚之間。大如鶴，青蒼色，亦有灰色者。長頸高腳，羣飛，可以候霜。或以爲即古之鸘鷞，其皮可爲裘，與鳳同名者也。

附錄 鸘鷞 時珍曰：按羅願爾雅翼云：鸘鷞，水鳥，雁屬也。似雁而長頸，綠色，皮可爲裘，霜時乃來就暖。故禽經云：鸘飛則霜，鷸飛則雨。鷸即商羊也。又西方之鳳，亦名鸘鷞。

肉 氣味 甘，溫，無毒。主治 殺蟲，解蠱毒。汪穎

發明 時珍曰：鶬，古人多食之。故宋玉小招云：鵠酸臇鳧煎鴻鶬。景差大招云：炙鴰蒸鳧，煔鶉陳。今惟俚人捕食，不復充饌品矣。

陽烏 拾遺

釋名 陽鴉 拾遺

集解 藏器曰：陽烏出建州，似鸛而殊小，身黑，頸長而白。

嘴 主治 燒灰酒服，治惡蟲咬成瘡。藏器

鵚鶖 食物

釋名 扶老古今注 鵚鶖 俗作鵚鶖 時珍曰：凡鳥至秋毛脫禿，此鳥頭禿如秋毨。又如老人頭童及扶杖之狀，故得諸名。說文作禿鳩。

集解 時珍曰：禿鶖，水鳥之大者也。出南方有大湖泊處。其狀如鶴而大，青蒼色，張翼廣五六尺，舉頭高六七尺，長頸赤目，頭項皆無毛。其頂皮方二寸許，紅色如鶴頂。其喙深黃色而扁直，長尺餘。其嗉下亦有胡袋，如鵜鶘狀。其足爪如雞，黑色。性極貪惡，能與人鬬，好啖魚、蛇及鳥雛。詩云：有鶖在梁。即此。自元入我朝，常賦猶有鵚鶖之供。獻案：飲膳正要云：鵚鶖有三種，有白者，黑者，花者，名爲胡鵚鶖。其肉色亦不同也。又案景煥閒談云：海鳥鶢鶋，即今之禿鶖。其說與環氏吳紀所謂鳥之大者禿鶖，小者鶢鶋相合。今潦年鶖或飛來近市，人或怪駭，此又同魯人怪鶢鶋之意，皆由不常見耳。

肉 氣味 鹹，微寒，無毒。正要曰：甘，溫。主治 中蟲、魚毒。汪穎 補中益氣，甚益人，炙食尤美，作脯饈食，強氣力，令人走及奔馬。時珍○出飲膳正要及古今注、禽經

髓 氣味 甘，溫，無毒。主治 補精髓。正要

喙 主治 魚骨哽。汪穎

毛 主治 解水蟲毒。時珍○出埤雅

䴌艟 音蒙童○綱目

釋名越王鳥綱目 鶴頂同 鷂鵰同

集解時珍曰：案劉欣期交州志云：鸏鷯即越王鳥，水鳥也。出九眞、交阯。大如孔雀，喙長尺餘，黄白黑色，光瑩如漆，南人以爲飲器。羅山疏云：越王鳥狀如烏鳶，而足長口勾，末如冠，可受二升許，以爲酒器，極堅緻。不踐地，不飲江湖，不唼百草，不食魚，惟啖木葉。糞似薰陸香，山人得之以爲香，可入藥用。楊愼丹鉛錄云：鸏鷯即今鶴頂也。

糞主治水和塗雜瘡竺眞羅浮山疏

鵜鶘宋嘉祐

釋名犁鶘 鴮鸅音烏澤 **逃河**一作淘 **淘鵞**禹錫曰：昔有人竊肉入河，化爲此鳥，今猶有肉，因名逃河。時珍曰：此俚言也。案山海經云：沙水多犁鶘，其名自呼。後人轉爲鵜鶘耳。又吳諺云：夏至前來，謂之犁鶘，言主水也；夏至後來，謂之犁塗，言主旱也。陸機云：遇水澤卽以胡盛水，戽涸取魚食，故曰鴮鸅，曰淘河。俗名淘鵞，因形也。又訛而爲駝鶴。

集解禹錫曰：鵜鶘大如蒼鵞，頤下有皮袋，容二升物，展縮由之，袋中盛水以養魚。云身是水沫，惟胸前有兩塊肉，列如拳。詩云：惟鵜在梁，不濡其咮。咮，喙也，言其嘴也。時珍曰：鵜鶘處處有之，水鳥也。似鶚而甚大，灰色如蒼鵞。喙長尺餘，直而且廣，口中正赤，頷下胡大如數升囊。好羣飛，沉水食魚，亦能竭小水取魚。俚人食其肉，取其脂入藥用。翅骨、䯒骨作筒，吹喉鼻藥甚妙。其盛水養魚、身是水沫之說，蓋妄談也。○又案晁以道云：鵜之屬有曰漫畫者，以嘴畫水求魚，無一息之停；有曰信天緣者，終日凝立，不易其處，俟魚過乃取之，所謂信天緣者，卽俗名青翰者也，又名青莊。此可喻人之貪鄙。

脂油時珍曰：剝取其脂，熬化掠取，就以其嗉盛之，則不滲漏，他物卽透走也。

氣味鹹，溫，滑，無毒。**主治**塗癰腫，治風痹，透經絡，通耳聾。時珍

發明時珍曰：淘鵞油性走，能引諸藥透入病所拔毒，故能治耳聾、痹腫、毒諸病。

附方新一。**耳聾**用淘鵞油半匙，磁石一小豆，麝香少許，和勻，以綿裹成挺子，塞耳中，口含生鐵少許，用三五次卽有效。青囊

嘴氣味鹹，平，無毒。**主**赤白久痢成疳，燒存性，研末，水服一方寸匕。嘉祐

舌主治疔瘡。時珍

毛皮主治反胃吐食，燒存性，每酒服二錢。時珍○出普濟

鵞別錄上品

釋名家雁綱目 **舒雁**時珍曰：鵞鳴自呼。江東謂之舒雁，似雁而舒遲也。

集解時珍曰：江淮以南多畜之。有蒼、白二色，及大而垂胡者。並綠眼黄喙紅掌，善鬭，其夜鳴應更。師曠禽經云：脚近臎者能步，鵞、鶩是也。又云：鵞伏卵則逆月，謂向月取氣助卵也。性能啖蛇及蚓，制射工，故養之能辟蟲虺。或言鵞性不食生蟲者，不然。

白鵞膏臘月鍊收。**氣味**甘，微寒，無毒。**主治**灌耳，治卒聾。別錄 潤皮膚，可合面脂。日華 塗面急，令人悅白。脣瀋，手足皴裂，消癰腫，解礜石毒。時珍

肉氣味甘，平，無毒。日華曰：白鵞辛，涼，無毒；蒼鵞冷，有毒，發瘡腫。詵曰：鵞肉性冷，多

食令人霍亂發癇疾。李廷飛曰：嫩鵞毒，老鵞良。【主治】利五臟。別錄　解五臟熱，服丹石人宜之。孟詵　煮汁止消渴。藏器

【發明】藏器曰：蒼鵞食蟲，主射工毒爲良；白鵞不食蟲，止渴爲勝。時珍曰：鵞氣味俱厚，發風發瘡，莫此爲甚，火熏者尤毒。曾目擊其害，而本草謂其性涼，利五臟，韓悉醫通謂其疏風，豈其然哉？又葛洪肘後方云：人家養白鵞、白鴨，可辟食射工，則謂白鵞不食蟲、不發病之說，亦非矣。但比蒼鵞薄乎云耳。若夫止渴，凡發胃氣者，皆能生津，豈獨止渴者便曰性涼乎？參苓白朮散乃治渴要藥，何嘗寒涼耶。

脬　一名尾罌，尾肉也。時珍曰：內則舒雁脬不可食，爲氣臊可厭耳，而俗夫嗜之。【主治】塗手足皸裂，納耳中治聾及聤耳。日華

血【氣味】鹹，平，微毒。【主治】中射工毒者，飲之，并塗其身。陶宏景　解藥毒。時珍曰：祈禱家多用之。

膽【氣味】苦，寒，無毒。【主治】解熱毒及痔瘡。初起頻塗抹之，自消。時珍

【附方】新一。痔瘡有核：白鵞膽二三枚，取汁，入熊膽二分，片腦半分，研勻，甆器密封，勿令泄氣。用則手指塗之，立效。劉氏保壽堂方

卵【氣味】甘，溫，無毒。【主治】補中益氣。多食發癇疾。孟詵

涎【主治】咽喉穀賊。時珍

【發明】時珍曰：按洪邁夷堅志云：小兒誤吞稻芒，着咽喉中不能出者，名曰穀賊。惟以鵞涎灌之即愈。蓋鵞涎化穀相制耳。

毛【主治】射工水毒。別錄　小兒驚癇。又燒灰酒服，治噎疾。蘇恭

【發明】宏景曰：東川多溪毒，養鵞以辟之，毛羽亦佳，并飲其血。鵞未必食射工，蓋以威相制耳。時珍曰：禽經云：鵞鳴則蜮沉。蜮即射工也。又嶺南異物志云：邕州蠻人選鵞腹毳毛爲衣被絮，柔暖而性冷。嬰兒尤宜之，能辟驚癇。柳子厚詩云：鵞毛禦臘縫山罽。即此。蓋毛與肉性不同也。

【附方】新二。通氣散：治誤吞銅錢及鉤繩。鵞毛一錢燒灰，磁石皂子大煅，象牙一錢燒存性，爲末。每服半錢，新汲水下。醫方妙選　噎食病：白鵞尾毛燒灰。米湯每服一錢。

掌上黃皮【主治】燒研，搽腳趾縫濕爛。焙研，油調塗凍瘡，良。時珍○出談埜翁諸方

屎【主治】絞汁服，治小兒鵞口瘡。時珍○出秘錄　蒼鵞屎：傅蟲蛇咬毒。日華

【附方】新一。鵞口瘡：自內生出可治，自外生入不可治。用食草白鵞下清糞濾汁，入沙糖少許搽之；或用雄鵞糞眠倒者燒灰，入麝香少許搽之，並效。永類鈐方

鴈　本經上品

【釋名】鴻。時珍曰：按禽經云：鳱以水言，自北而南；鴈以山言，自南而北。張華注云：鳱、鴈並音鴈。冬則適南，集于水干，故字從干；春則嚮北，集于山岸，故字從厈。小者曰鴈，大者曰鴻。鴻，大也。多集江渚，故從江。梵書謂之僧娑。

〔集解〕〔別錄曰〕鴈生江南池澤，取無時。〔宏景曰〕詩疏云：大曰鴻，小曰鴈。今鴈類亦有大小，皆同一形。又有野鶩，大于鴈，似人家蒼鶩，謂之駕鶩。鴈在江湖，夏當產伏，故皆往北，因鴈門北人不食之也。雖來無時，以冬月爲好。〔恭曰〕鴈爲陽鳥，與燕往來相反，冬南翔，夏北徂，孳育于北也。豈因北人不食之乎？〔宗奭曰〕鴈熱則卽北，寒則卽南，以就和氣。所以爲禮幣者，一取其信，二取其和也。〔時珍曰〕鴈狀似鶩，亦有蒼白二色。今人以白而小者爲鴈，大者爲鴻，蒼者爲野鶩，亦曰鴚鶩，爾雅謂之鵱鷜也。鴈有四德：寒則自北而南，止于衡陽，熱則自南而北，歸于鴈門，其信也；飛則有序，而前鳴後和，其禮也；失偶不再配，其節也；夜則羣宿而一奴巡警，晝則銜蘆以避繒繳，其智也。而捕者豢之爲媒，以誘其類，是則一愚矣。南來時瘠瘦不可食，北嚮時乃肥，故宜取之。又漢唐書並載有五色鴈云。

鴈肪〔正誤〕一名鶩肪。〔宏景曰〕鶩是野鴨。本經鴈肪亦名鶩。是鴈鶩相類而誤耳。

〔氣味〕甘，平，無毒。〔主治〕風攣拘急偏枯，血氣不通利。久服益氣不飢，輕身耐老。本經。○心鏡云：上證用肪四兩，鍊淨，每日空心暖酒服二匙。長毛髮鬚眉。別錄。〔詵曰〕合生髮膏用之。殺諸石藥毒。吳普。治耳聾，和豆黃作丸，補勞瘦，肥白人。日華。塗癰腫耳疳。又治結熱胸痞嘔吐。〔時珍曰〕外臺治此證有鴈肪湯。

〔附方〕新一。生髮 鴈肪日日塗之。千金方。

肉〔氣味〕甘，平，無毒。〔思邈曰〕七月勿食鴈，傷人神。禮云：食鴈去腎，不利人也。〔主治〕風麻痺。久食動氣，壯筋骨。日華。利臟腑，解丹石毒。時珍。

〔發明〕〔宏景曰〕鴈肪人不多食，亦應好。〔宗奭曰〕人不食鴈，謂其知陰陽之升降，少長之行序也。道家謂之天厭，亦一說耳。食之則治諸風。

骨〔主治〕燒灰和米泔沐頭，長髮。孟詵。

毛〔主治〕喉下白毛，療小兒癇有效。蘇恭。自落翎毛，小兒佩之，辟驚癇。日華。

〔發明〕〔時珍曰〕案酉陽雜俎云：臨邑人春夏羅取鴻鴈毛以禦暑。又淮南萬畢術云：鴻毛作囊，可以渡江。此亦中流一壺之意。水行者不可不知。

屎白〔主治〕灸瘡腫痛，和人精塗之。梅師。

鵠 食物

〔釋名〕天鵞。〔時珍曰〕案師曠禽經云：鵠鳴哠哠，故謂之鵠。吳僧贊寧云：凡物大者，皆以天名。天者大也，則天鵞名義蓋亦同此。羅氏謂鵠卽鶴，亦不然。

〔集解〕〔時珍曰〕鵠大于鴈，羽毛白澤，其翔極高而善步。所謂鵠不浴而白，一舉千里，是也。亦有黃鵠、丹鵠，湖、海、江、漢之閒皆有之，出遼東者尤甚，而畏海青鶻。其皮毛可爲服飾，謂之天鵞絨。案飲膳正要云：天鵞有四等：大金頭鵞，似鴈而長項，入食爲上，美于鴈；小金頭鵞，形差小；花鵞，色花；一種不能鳴鵞，飛則翔響，其肉微腥。並不及大金頭鵞。各有所產之地。

肉〔氣味〕甘，平，無毒。〔穎曰〕冷。〔寗氏曰〕熱。〔主治〕醃炙食之，益人氣力，利臟腑。時珍。

油 冬月取肪鍊收。〔氣味〕缺。〔主治〕塗癰腫，治小兒耳疳。時珍。

【附方】新一。耳疳出膿。用刁鴨油調草烏末。入龍腦少許。和傅立效。無則以鴈油代之。通玄論

絨毛【主治】刀杖金瘡。貼之愈。汪頴

鴇 音保 綱目

【釋名】獨豹 時珍曰。案羅願云。鴇有豹文。故名獨豹。而訛爲鴇也。陸佃云。鴇性羣居如鴈。有行列。故字從𠦒。𠦒音保。相次也。詩云。鴇行是矣。

【集解】時珍曰。鴇水鳥也。似雁而斑文。無後趾。性不樹止。其飛也肅肅。其食也齝。肥腯多脂。肉粗味美。閩語曰。鴇無舌。兔無脾。或云。純雌無雄。與他鳥合。或云。鴇見鷙鳥。激糞射之。其毛自脫也。

肉【氣味】甘平無毒。時珍曰。禮記不食鴇奧。奧者脾胵也。深奧之處也。【主治】補益虛人。去風痺氣。正要

肪【主治】長毛髮。澤肌膚。塗癰腫。時珍

鶩 音木。○別錄上品

【釋名】鴨 說文 舒鳧 爾雅 家鳧 綱目 䳘鳴 音末匹 時珍曰。鶩通作木。鶩性質木而無他心。故庶人以爲贄。曲禮云。庶人執匹。匹。雙鶩也。匹夫卑末。故廣雅謂鴨爲䳘鳴。禽經云。鴨鳴呷呷。其名自呼。鳧能高飛。而鴨舒緩不能飛。故曰舒鳧。

【正誤】宏景曰。鶩即鴨。有家鴨。野鴨。藏器曰。尸子云。野鴨爲鳧。家鴨爲鶩。不能飛翔。如庶人守耕稼而已。保昇曰。爾雅云。野鳧。鶩。而本草鶩肪乃家鴨也。宗奭曰。據數說。則鳧鶩皆鴨也。王勃滕王閣序云。落霞與孤鶩齊飛。則鶩爲野鴨明矣。勃乃名儒。必有所據。時珍曰。四家惟藏器爲是。陶以鳧鶩混稱。寇以鶩爲野鴨。韓引爾雅錯舒鳧爲野鳧。皆誤矣。今正之。蓋鶩有舒鳧之名。而鳧有野鶩之稱。故王勃可以通用。而其義自明。案周禮庶人執鶩。豈野鴨乎。國風弋鳧與鴈。豈家鴨乎。屈原離騷云。甯昂昂若千里駒乎。將汎汎若水中之鳧乎。甯與騏驥抗軛乎。將與鷄鶩爭食乎。此以鳧鶩對言。則家也。野也。益自明矣。

【集解】時珍曰。案格物論云。鴨。雄者綠頭文翅。雌者黄斑色。亦有純黑純白者。又有白而烏骨者。藥食更佳。鴨皆雄瘖雌鳴。重陽後乃肥腯味美。清明後生卵。則內陷不滿。伏卵聞礱磨之聲。則毈而不成。無雌抱伏。則以牛屎嫗而出之。此皆物理之不可曉者也。

鶩肪 白鴨者良。煉過用。【氣味】甘大寒無毒。思邈曰。甘平。【主治】氣虛寒熱。水腫。別錄

【附方】新一。瘰癧汁出不止。用鴨脂調半夏末傅之。永類方

肉【氣味】甘冷微毒。宏景曰。黄雌鴨爲補最勝。詵曰。白鴨肉最良。黑鴨肉有毒。滑中。發冷利。脚氣。不可食。目白者殺人。瑞曰。腸風下血人不可食。時珍曰。嫩者毒。老者良。尾臎不可食。見禮記。昔有人食鴨肉成癥。用秫米治之而愈。見秫米下。【主治】補虛除客熱。利臟腑及水道。療小兒驚癇。別錄 解丹毒。止熱痢。日華 頭生瘡腫。和葱豉煮汁飲之。去卒然煩熱。孟詵○並用白鴨

【發明】劉完素曰。鶩之利水。因其氣相感而爲使也。時珍曰。鴨。水禽也。治水利小便。宜用青頭雄鴨。取水木生發之象。治虛勞熱毒。宜用烏骨白鴨。取金水寒肅之象也。

【附方】舊三。新一。白鳳膏 葛可久云。治久虛發熱。咳嗽吐痰。咳血。火乘金位者。用黑嘴白

鴨一隻。取血入溫酒量飲。使直入肺經。以酒補之。將鴨乾挦去毛。脇下開竅去腸拭淨。入大棗肉二升。參苓平胃散末一升。縛定。用沙甕一個。置鴨在內。以炭火慢煨。將陳酒一瓶。作三次入之。酒乾爲度。取起。食鴨及棗。頻作取愈。十藥神書 **大腹水病** 小便短少。百一方用青頭雄鴨煮汁飲。厚蓋取汗。○心鏡治十種水病垂死。用青頭鴨一隻。如常治切。和米并五味煮作粥食。○又方用白鴨一隻。治淨。以豉半升。同薑椒入鴨腹中。縫定。蒸熟食之。

頭 雄鴨者良 【主治】煮服。治水腫。通利小便。恭曰 古方有鴨頭丸

【附方】一新 **鴨頭丸** 治陽水暴腫。面赤煩躁。喘急。小便澀。其效如神。此裴河東方也。用甜葶藶炒二兩。熬膏。漢防己末二兩。以綠頭鴨血同頭全搗三千杵。丸梧子大。每木通湯下七十丸。日三服。一加豬苓一兩。外臺秘要

腦 【主治】凍瘡。取塗之良。時珍

血 白鴨者良 【氣味】鹹。冷。無毒。【主治】解諸毒。別錄 熱飲。解野葛毒。已死者入咽即活。孟詵 熱血。解中生金生銀丹石砒霜諸毒。射工毒。又治中惡及溺水死者。灌之即活。蚯蚓咬瘡。塗之即愈。時珍

【附方】新三 **卒中惡死** 或先病痛。或臥而忽絕。並取雄鴨向死人口斷其頭。瀝血入口。外以竹筒吹其下部。極則易人。氣通即活也。肘後 **解百蠱毒** 白鴨血熱飲之。廣記 **小兒白痢** 似魚凍者。白鴨殺取血。滾酒泡服。即止也。摘玄方

舌 【主治】痔瘡殺蟲。取相制也。時珍

涎 【主治】小兒痓風。頭及四肢皆往後。以鴨涎滴之。又治蚯蚓吹小兒陰腫。取雄鴨抹之即消。時珍○出海上

膽 【氣味】苦。辛。寒。無毒。【主治】塗痔核。良。又點赤目初起。亦效。時珍

肫衣 即膍胵內皮也 【主治】諸骨哽。炙研。水服一錢即愈。取其消導也。時珍

卵 【氣味】甘。鹹。微寒。無毒。詵曰 多食發冷氣。令人氣短背悶。小兒多食。腳軟。鹽藏食之。即宜人。士良曰 生瘡毒者食之。令惡肉突出。宏景曰 不可合鱉肉李子食。害人。合椹食。令人生子不順。【主治】心腹胸膈熱。日華

【發明】時珍曰 今人鹽藏鴨子。其法多端。俗傳小兒泄痢。炙鹹卵食之。亦間有愈者。蓋鴨肉能治痢。而炒鹽亦治血痢故耳。

白鴨通 即鴨屎也。與馬通同義 【氣味】冷。無毒。【主治】殺石藥毒。解結縛。散畜熱。別錄 主熱毒毒痢。又和雞子白。塗熱瘡腫毒。即消。塗蚯蚓咬。亦效。孟詵 絞汁服。解金銀銅鐵毒。時珍

【附方】舊一新二 **石藥過劑** 白鴨屎爲末。水服二錢。效。百一方 **乳石發動** 煩熱。用白鴨通一合。湯一盞漬之。澄清冷飲。聖惠方 **熱瘡腫痛** 不可忍。用家鴨糞同雞子清調傳。即消。聖惠

鳧（食療）

【釋名】野鴨（詩疏）野鶩（同上）鸍（音施）沈鳧（時珍曰：鳧從八，音殊，短羽高飛貌，鳧義取此。爾雅云：鸍，沈鳧也。鳧性好没故也。俗作晨鳧，云鳧常以晨飛，亦通。）

【集解】時珍曰：鳧，東南江海湖泊中皆有之。數百爲羣，晨夜蔽天，而飛聲如風雨，所至稻粱一空。陸機詩疏云：狀似鴨而小，雜青白色，背上有文，短喙長尾，卑脚紅掌，水鳥之謹愿者，肥而耐寒。或云食用緑頭者爲上，尾尖者次之。海中一種冠鳧，頭上有冠，乃石首魚所化也。並宜冬月取之。

肉【氣味】甘涼無毒（詵曰：九月以後，立春以前，即中食，大益病人，全勝家者，雖寒不動氣。）（日華曰：不可合胡桃、木耳、豆豉同食。）【主治】補中益氣，平胃消食，除十二種蟲。身上有諸小熱瘡，年久不愈者，但多食之即瘥（孟詵）。治熱毒風及惡瘡癤，殺腹臟一切蟲，治水腫（日華）。

血【主治】解挑生蠱毒，熱飲探吐（時珍。出摘玄）。

鸊鷉（音甓梯○拾遺）

【釋名】須鸁（爾雅）水鳺（音札。正要）鷿鳥（日用）刁鴨（食療）油鴨（俗。時珍曰：鸊鷉、須鸁並未詳。鳺刁、零丁，皆狀其小也。油言其肥也。）

【集解】藏器曰：鸊鷉，水鳥也。大如鳩，鴨脚連尾，不能陸行，常在水中，人至即沈，或擊之便起。其膏塗刀劍不鏽。續英華詩云：馬銜苜蓿葉，劍瑩鸊鷉膏，是也。韓保昇曰：野鴨有與家鴨相似者，有全別者。其甚小者名刁鴨，味最佳。時珍曰：鸊鷉，南方湖溪多有之。似野鴨而小，蒼白文，多脂味美。冬月取之。其類甚多，揚雄方言所謂野鳧甚小而好没水中者，南楚之外謂之鸊鷉，大者謂之鶻蹏是也。

肉【氣味】甘平無毒【主治】補中益氣，五味炙食甚美（時珍○出正要）。

膏【主治】滴耳治聾（藏器）。

鴛鴦（宋嘉祐）

【釋名】黃鴨（綱目）匹鳥（時珍曰：鴛鴦終日並游，有宛在水中央之意也。或曰：雄鳴曰鴛，雌鳴曰鴦。崔豹古今注云：鴛鴦雄雌不相離，人獲其一，則一相思而死，故謂之匹鳥。涅槃經謂之婆羅迦隣提。）

【集解】時珍曰：鴛鴦，鳧類也。南方湖溪中有之。棲于土穴中，大如小鴨，其質杏黃色，有文采，紅頭翠鬣，黑翅黑尾，紅掌，頭有白長毛垂之至尾。交頸而臥，其交不再。

肉【氣味】鹹平有小毒（邈曰：苦微溫無毒。瑞曰：酸無毒。詵曰：多食令人患大風。）【主治】諸瘻疥癬，以酒浸炙令熱，傅貼瘡上，冷即易（嘉祐）。清酒炙食，治瘻瘡。作羹臛食之，令人肥麗。夫婦不和者，私與食之，即相愛憐（孟詵）。炙食，治夢寐思慕者（孫思邈）。

【附方】舊一，新一。

五瘻漏瘡：鴛鴦一隻，治如常法，炙熟細切，以五味醋食之。作羹亦妙。（食醫心鏡）

血痔不止：鴛鴦一隻，治淨切片，以五味椒鹽醃炙，空心食之。（奉親養老方）

鸂鶒（音溪敕○宋嘉祐）

【釋名】溪鴨（異物志）紫鴛鴦（時珍曰：按杜臺卿賦云：鸂鶒尋邪而逐害。此鳥專食短狐，乃溪中敕逐害物者。其游于溪也，左雄右雌，羣伍不亂，似有式度者，故說文又作谿鵡。其形大于鴛鴦，而色多紫，亦好並遊，故謂之紫鴛鴦也。）

【集解】藏器曰：鸂鶒，南方有短狐處多有之。性食短狐也。所居處無復毒氣，人家宜畜之。形小如鴨，毛有五采，首有纓，尾有毛如船柁形。

肉【氣味】甘，平，無毒。（冬月用之）【主治】食之，去驚邪及短狐毒。（嘉祐）

鵁鶄（音交睛○拾遺）

【釋名】交矑（說文）茭鷄（俗）鳽（音堅。出爾雅）（時珍曰：按禽經云：白鷁相睨而孕，鵁鶄睛交而孕。又曰：旋目其名鶂，方目其名鴋，交目其名鳽。觀其眸子，而命名之義備矣。說文謂之交矑，矑亦目瞳子也。俗呼茭鷄，云多居茭菰中，而脚高似鷄，其說亦通。）

【集解】藏器曰：鵁鶄，水鳥也。出南方池澤。似鴨，綠衣。人家養之，馴擾不去，可厭火災。博物志云：鵁鶄巢于高樹，生子穴中，銜其母翼，飛下飲食。（時珍曰：鵁鶄大如鳧而高脚，似鷄長喙，好啄，其頂有紅毛如冠，翠鬣碧斑，丹觜青脛，養之可玩。）

【附錄】旋目 水鳥也。生荆郢間。大如鷺而短尾，紅白色，深目，目旁毛皆長而旋。上林賦云：交睛旋目，是矣。方目 一名鴋，音紡。一名澤虞，俗名護田鳥。西人謂之蝦蟆護。水鳥也。常在田澤中。形似鴨鷺，蒼黑色，頭有白肉冠，赤足。見人輒鳴喚不去。漁人呼爲烏鷄，閩人訛爲姑鷄。

肉【氣味】甘，鹹，平，無毒。【主治】炙食，解諸魚蝦毒。（時珍）

鷺（食物）

【釋名】鷺鷥（本經）絲禽（陸龜蒙）雪客（李昉所命）舂鉏（爾雅）白鳥（時珍曰：禽經云：鸛飛則霜，鷺飛則露。其名以此。步于淺水，好自低昂，如舂如鋤之狀，故曰舂鉏。陸機詩疏云：青齊之間謂之舂鉏，遼東吳揚皆云白鷺。）

【集解】時珍曰：鷺，水鳥也。林棲水食，羣飛成序。潔白如雪，頸細而長，脚青善翹，高尺餘，解指短尾，喙長三寸，頂有長毛十數莖，毿毿然如絲，欲取魚則弭之。郭景純云：其毛可爲接䍦。變化論云：鷺以目盼而受胎。（穎曰：似鷺而頭無絲，脚黃色者，俗名白鶴子。又有紅鶴相類，色紅，禽經所謂朱鷺是也。）

肉【氣味】鹹，平，無毒。【主治】虛瘦，益脾補氣，炙熟食之。（汪穎）

頭【主治】破傷風，肢強口緊，連尾燒研，以臘豬脂調傅瘡口。（救急方）

鷗（食物）

【釋名】鷖（音醫）水鴞（時珍曰：鷗者浮水上，輕漾如漚也。鷖者鳴聲也。鴞者形似也。在海者名海鷗，在江者名江鷗，江夏人訛爲江鷺也。海中一種隨潮往來，謂之信鳧。）

【集解】時珍曰：鷗生南方江海湖溪間。形色如白鴿及小白鷄，長喙長脚，羣飛耀日，三月生卵。羅氏謂青黑色，誤矣。

肉【氣味】缺。

鸀鳿（音蜀玉○拾遺）

【釋名】鸑鷟。時珍曰：鸂鶒名義未詳。案許慎説文云：鸑鷟，鳳屬也。又江中有鸑鷟，似鳧而大，赤目。據此則鸂鶒乃鸑鷟聲轉，蓋此鳥有文彩如鳳毛，故得同名耳。

【集解】藏器曰：鸂鶒，山溪有水毒處即有之，因爲食毒出所致也。其狀如鴨而大，長項赤目斑觜，毛紫紺色，如鵁鶄色也。時珍曰：案三輔黃圖及事類合璧，並以今人所呼白鶴子者爲鸂鶒，謂其鳥潔白如玉也，與陳氏似鴨紫紺之説不同。白鶴子狀白如鷺，長喙高腳，但頭無絲耳。姿標如鶴，故得鶴名。林棲水食，近水處極多。人捕食之，味不甚佳。

毛及屎【主治】燒灰水服，治溪鳥毒、砂蝨、水弩、射工、蜮、短狐、蝦鬚等病。亦可將鳥近病人，即能唼人身，訖以物承之，當有沙出，其沙即含沙射人之箭也。又可籠鳥近人，令鳥氣相吸。藏器

【發明】藏器曰：已上數病，大略相似，俱是山水間蟲含沙射影所致。亦有無水處患者，或如瘧，或如天行寒熱，或有瘡無瘡。但夜臥時以手摩身體，有辢痛處，熟視當有赤點，如鍼頭，急捻之，以芋葉入內刮出細沙，以蒜封之則愈，否則寒熱漸深也。惟蝦鬚瘡最毒，十活一二，桂嶺獨多。但早覺時，以芋及甘蔗葉屈角入肉，勾出其根，如蝦鬚狀則愈。遲則根入至骨，有如疔腫，最惡，好著人隱處。時珍曰：水弩、短狐、射工、蜮，一物也。陳氏分爲四，非矣。溪毒有氣無形，砂蝨沙中細蟲也。

鸕鶿 別錄下品

【釋名】鷧音意。爾雅 水老鴉衍義 時珍曰：案韻書，盧與茲並黑也。此鳥色深黑，故名。鷀者，其聲自呼也。

【集解】時珍曰：鸕鶿，處處水鄉有之。似鴉而小，色黑。亦如鴉而長喙微曲，善沒水取魚。日集洲渚，夜巢林木，久則糞毒多令木枯也。南方漁舟往往縻畜數十，令其捕魚。杜甫詩：家家養烏鬼，頓頓食黃魚。或謂即此。又一種似鸕鶿而蛇頭長項，冬月羽毛落盡，棲息溪岸，見人不能行，即沒入水者，此即爾雅所謂鴢頭魚鵁者，不入藥用。鴢音拗。藏器曰：一種頭細身長項上白者，名魚鵁，不入用。

【正誤】宏景曰：此鳥不卵生，口吐其雛，亦一異也。藏器曰：此鳥胎生，從口出，如兔吐兒，故產婦執之易生。宗奭曰：人言孕婦忌食鸕鶿，爲其口吐雛。嘗官于澧州，公廨後有一大木，上有三四十窠。日夕視之，既能交合，又有碧色卵殼布地，則陶、陳之説誤聽人言也。時珍曰：一種鶂鳥，或作鷁，似鸕鶿而色白，人誤以爲白鸕鶿是也。雌雄相視，雄鳴上風，雌鳴下風而孕，口吐其子。莊周所謂白鶂相視，眸子不運而風化者也。昔人誤以吐雛爲鸕鶿，蓋鶂、鶿音相近耳。鶂善高飛，能風能水，故舟首畫之。又有似鶂而短項，背上綠色，腹背紫白色者，名青鶂，一名烏鸔。陶氏謂烏賊魚乃此鳥所化，或云即鶂，非也。

肉【氣味】酸、鹹，冷，微毒。【主治】大腹鼓脹，利水道。時珍

【發明】時珍曰：鸕鶿，別錄不見功用，惟雷氏炮炙論序云：體寒腹大，全賴鸕鶿。註云：治腹大如鼓，體寒者，以鸕鶿燒存性爲末，米飲服之立愈。竊謂諸腹鼓大，皆屬于熱，衛氣並循于血脈則體寒。此乃水鳥，其氣寒冷而利水，寒能勝熱，利水能去溼故也。又外臺云：凡魚骨哽者，但密念鸕鶿不已，即下。此乃厭伏之意耳。

頭【氣味】微寒。【主治】哽及噎，燒研酒服。別錄

骨【主治】燒灰水服，下魚骨哽。宏景

【附方】新一。雀卵面斑：鸕鷀骨燒研，入白芷末，豬脂和，夜塗旦洗。摘玄方

嗉 【主治】噎病，發即銜之，便安。范汪

嗉 【主治】魚哽，吞之最效。時珍

翅羽 【主治】燒灰，水服半錢，治魚哽噎，即愈。時珍。○出太平御覽

蜀水花 別錄曰：鸕鷀屎也。宏景曰：溪谷間甚多，當自取之，擇用白處。市賣者不可信。頌曰：屎多在山石上，色紫如花，就石刮取。別錄謂屎即蜀水花，而唐面膏方中，二物並用，未知其的。時珍曰：當以別錄為正，唐方蓋傳寫之訛誤也。

【氣味】冷，微毒。【主治】去面上黑䵟，黶痣。別錄 療面瘢疵，及湯火瘡痕，和脂油傅疔瘡。大明 南人治小兒疳蚘，乾研為末，炙豬肉蘸食，云有奇效。蘇頌 殺蟲。時珍

【附方】舊二，新一。鼻面酒皶：鸕鷀屎一合，研末，以臘月豬脂和之，每夜塗旦洗。千金 魚骨哽咽：鸕鷀屎研，水服方寸匕，并以水和塗喉外。范汪方 斷酒：鸕鷀屎燒研，水服方寸匕，日一服。外臺

魚狗 拾遺

【釋名】鴗 爾雅 天狗 同 水狗 同 魚虎 禽經 魚師 同 翠碧鳥 時珍曰：狗、虎、師，皆獸之噬物者。此鳥害魚，故得此類命名。

【集解】藏器曰：此即翠鳥也。穴土為窠。大者名翠鳥，小者名魚狗。青色似翠，其尾可為飾。亦有斑白者，俱能水上取魚。時珍曰：魚狗，處處水涯有之。大如燕，喙尖而長，足紅而短，背毛翠色帶碧，翅毛黑色揚青，可飾女人首物，亦翡翠之類。

肉 【氣味】鹹，平，無毒。【主治】魚哽及魚骨入肉不出，痛甚者，燒研飲服。或煮汁飲，亦佳。藏器

【發明】時珍曰：今人治魚骨哽，取得去腸，用陰陽瓦泥固煅存性，入藥用，蓋亦取其相制之意。

【附錄】**翡翠** 時珍曰：爾雅謂之鷸，出交廣南越諸地。飲啄水側，穴居生子，亦巢于木，似魚狗稍大。或云：前身翡，後身翠。如鷺翠、雁翠之義。或云：雄為翡，其色多赤；雌為翠，其色多青。彼人亦以肉作腊食之。方書不見用功，應與魚狗相同。

蚊母鳥 拾遺

【釋名】吐蚊鳥 鷏 音田 爾雅

【集解】藏器曰：此鳥大如雞，黑色，生南方池澤茹蘆中。江東亦多。其聲如人嘔吐，每吐出蚊一二升。夫蚊乃惡水中蟲，羽化所生。而江東有蚊母鳥，塞北有蚊母樹，嶺南有蚊母草，此三物異類而同功也。時珍曰：郭璞云：蚊母似烏鸔而大，黃白雜文，鳴如鴿聲。嶺南異物志言：吐蚊鳥大如青鷁，大嘴，食魚。豈各地之產差異耶。

翅羽 【主治】作扇辟蚊。藏器

本草綱目禽部第四十七卷終

本草綱目禽部目録第四十八卷

禽之二　原禽類二十三種

右附方舊八十二新二百三十七

本草綱目禽部第四十八卷

禽之二 原禽類二十三種

鷄 本經上品

【釋名】燭夜 時珍曰：按徐鉉云：鷄者稽也，能稽時也。廣志云：大者曰蜀，小者曰荊。其雛曰㲉。梵書曰鷄曰鳩七吒。

【集解】別錄曰：鷄生朝鮮平澤。弘景曰：雞屬甚多，朝鮮乃玄菟樂浪，不應總是鷄所出也。馬志曰：入藥取朝鮮者良爾。頌曰：今處處人家畜養，不聞自朝鮮來。時珍曰：雞類甚多，五方所產，大小形色往往亦異。朝鮮一種長尾鷄，尾長三四尺。遼陽一種食鷄，一種角鷄，味俱肥美，大勝諸鷄。南越一種長鳴鷄，晝夜啼叫。南海一種石鷄，潮至即鳴。蜀中一種鶤鷄，楚中一種傖鷄，並高三四尺。江南一種矮鷄，脚纔二寸許也。鷄在卦屬巽，在星應昴，無外腎而虧小腸。凡人家無故羣鷄夜鳴者，謂之荒鷄，主不祥。若黃昏獨啼者，主有火患，謂之盜啼。老鷄能人言者，牝鷄雄鳴者，雄鷄生卵者，並殺之即已。俚人畜鷄無雄，即以鷄卵告竈而伏出之。南人以鷄卵畫墨，煮熟驗其黃，以卜吉凶。又以鷄骨占年。其鳴也知時刻，其棲也知陰晴。太清外術言：蓄蠱之家，鷄輒飛去。萬畢術言：其羽焚之，可以致風。五行志言：雄鷄毛燒著酒中飲之，所求必得。古人言鷄能辟邪，則鷄亦靈禽也，不獨充庖而已。

諸鷄肉氣味食忌 詵曰：鷄有五色者，玄鷄白首者，六指者，四距者，鷄死足不伸者，並不可食，害人。時珍曰：延壽書云：閹鷄能啼者有毒。四月勿食抱鷄肉，令人作癰成漏，男女虛乏。弘景曰：小兒五歲以下食鷄生蚘蟲。鷄肉不可合葫蒜、芥、李食；不可合犬肝、犬腎食，並令人洩痢。同兔食成痢；同魚汁食成心瘕；同鯉魚食成癰癤；同獺肉食成遁尸；同生葱食成蟲痔；同糯米食生蚘蟲。

【發明】宗奭曰：巽爲風爲鷄。鷄鳴于五更者，日至巽位，感動其氣而然也。今有風病人食之，無不發作，巽爲鷄，信可驗矣。震亨曰：鷄屬土而有金、木、火，又屬巽，能助肝火。寇言動風者，習俗所移也。鷄性補，能助濕中之火。病邪得之，爲有助也。若魚肉之類皆然。且西北多寒，中風者誠有之。東南氣溫多濕，有風者非風也，皆濕生痰，痰生熱，熱生風耳。時珍曰：禮記云：天產作陽，地產作陰。鷄卵生而地產，羽不能飛，雖爲陽精，實屬風木，是陽中之陰也。故能生熱動風，風火相扇，乃成中風。朱駁寇說爲非，亦非矣。頌曰：鷄肉雖有小毒，而補虛羸是要，故食治方多用之。

丹雄鷄肉 【氣味】甘，微溫，無毒。扁鵲曰：辛。【主治】女人崩中漏下，赤白帶，通神，殺惡毒，辟不祥。本經 補虛溫中止血。能愈久傷乏瘡不瘥者。別錄 補肺。孫思邈

【發明】普曰：丹雄鷄一名載丹。宗奭曰：即朱鷄也。時珍曰：鷄雖屬木，分而配之，則丹雄鷄得離火陽明之象，白雄鷄得庚金太白之象，故辟邪惡者宜之；烏雄鷄屬木，烏雌鷄屬水，故胎產宜之；黃雌鷄屬土，故脾胃宜之；而烏骨者，又得水木之精氣，故虛熱者宜之。各從其類也。吳球云：三年𪁉鷄，常食治虛損，養血補氣。

【附方】新二。

辟禳瘟疫 冬至日取赤雄鷄作腊，至立春日煮食至盡，勿分他人。肘后方

百蟲入耳 鷄肉炙香，塞耳中引出。總錄

白雄鷄肉 【氣味】酸，微溫，無毒。藏器曰：甘、寒。【主治】下氣，療狂邪，安五臟，傷中消渴。別錄 調中除邪，利小便，去丹毒風。日華

【發明】藏器曰：白雄鷄養三年，能爲鬼神所使。時珍曰：按陶弘景真誥云：學道山中，宜養白鷄白犬，可以辟邪。今術家祈禳皆用白鷄，其原本此。是乃異端一說耳。鷄亦何神何妖哉。

【附方】舊三，新四。**癲邪狂妄** 自賢自聖，行走不休。白雄鷄一隻，煮，以五味和作羹粥食。心鏡。○**驚憤邪僻** 治因驚憂怖迫，或激憤惆悵，致志氣錯越，心行違僻者。白雄鷄一頭，治如食法，真珠四兩，薤白四兩，水三升，煮二升，盡食之，飲汁令盡。肘后。**卒然心痛** 白鷄一頭，治如食法，水三升，煮二升，去鷄，煎取六合，入苦酒六合，真珠一錢，煎取六合，納麝香二豆許，頓服之。肘后方。**赤白痢下** 白雄鷄一隻，如常作臛及餛飩，空心食。心鏡。**卒得欬嗽** 白鷄一隻，苦酒一斗，煮取三升，分三服，并淡食鷄。肘后。**水氣浮腫** 小豆一升，白雄鷄一隻，治如食法，以水三斗煮熟食之，飲汁令盡。肘后方。**肉壞怪病** 凡口鼻出腥臭水，以盌盛之，狀如鐵色，蝦魚走躍，捉之即化爲水。此肉壞也。但多食鷄饌即愈。夏子益奇疾方。

烏雄鷄肉【氣味】甘，微温，無毒。【主治】補中止痛。別錄。**止肚痛，心腹惡氣，除風溼麻痺，諸虚羸，安胎，治折傷并癰疽。生擣，塗竹木刺入肉。**日華。

【發明】時珍曰：按李廷飛云：黄鷄宜老人，烏鷄宜産婦，暖血。馬益卿云：妊婦宜食牡鷄肉，取陽精之全于天産者。此亦胎教宜見虎豹之意耳。又唐崔行功纂要云：婦人産死，多是富貴家擾攘，致婦驚悸氣亂故耳。惟宜屏除一切人，令其獨産，更爛煮牡鷄取汁，作粳米粥與食，自然無恙，乃和氣之效也。蓋牡鷄汁性滑而濡，不食其肉，恐難消也。今俗産家每産後即食鷄啖卵，氣壯者幸而無恙，氣弱者因而成疾，皆由不解此意也。

【附方】舊四，新六。**補益虚弱** 詵曰：虚弱人用烏雄鷄一隻，洗淨，五味煮極爛，食。生即反損人。或五味淹炙食，亦良。**反胃吐食** 用烏雄鷄一隻，治如食法，入胡荽子半斤在腹內，烹食二隻愈。**老人中風** 煩熱語澀。每用烏雄鷄一隻，切，葱白一握，煮臛，下麻汁、五味，空心食之。養老書。**脚氣煩懣** 用烏雄鷄一隻，治如食法，入米作羹食。養老書。**寒疝絞痛** 用烏雄鷄一頭，治如食法，生地黄七斤，同剉，著甑中蒸之，以器盛取汁。清旦温服，至晚令盡。當下諸寒癖，證以白粥食之。久疝不過三服。肘后方。**卒得欬嗽** 烏雄鷄一隻，治如食法，酒漬半日飲之。肘后。**腎虚耳聾** 烏雄鷄一隻，治淨，以無灰酒三升，煮熟，乘熱食。三五隻效。**狐尿刺瘡** 棘人，腫痛欲死。破烏鷄搨之，良。肘后方。**貓眼睛瘡** 身面上瘡似貓兒眼，有光采，無膿血，但痛癢不常，飲食減少，名曰寒瘡。多喫鷄、魚、葱、韭，自愈。夏子益奇疾方。**打傷跌撲** 及牛馬觸動，胸腹破血，四肢摧折。以烏鷄一隻，連毛杵一千二百下，苦酒三升和匀，以新布搨病處，將膏塗布上。覺寒振欲吐，徐徐取下，須臾再上。一鷄少頃再作，以愈爲度。肘后方。

黑雌鷄肉【氣味】甘、酸，温、平，無毒。【主治】**作羹食，治風寒溼痺，五緩六急，安胎。**別錄。**安心定志，除邪辟惡氣，治血邪，破心中宿血，治癰疽，排膿，補新血，及産後虚羸，益色助氣。**日華。**治反胃及腹痛，踒折骨痛，乳癰。又新産婦以一隻治淨，和五味炒香，投二升酒中，封一宿取飲，令人肥白。又和烏油麻二升熬香，入**

酒中極效。孟詵

發明 時珍曰：烏色屬水，牝象屬陰，故烏雌所治，皆血分之病，各從其類也。

附方 新二

中風舌強 不語，目睛不轉，煩熱。烏雌鷄一隻，治淨，以酒五升，煮取二升，去滓，分作三次，連服之。食葱薑粥，暖卧，取小汗。飲膳正要

死胎不下 烏鷄一隻，去毛，以水三升，煮二升，去鷄，用帛蘸汁，摩臍下，自出。婦人良方

虛損積勞 治男女因積虛或大病後虛損，沉困酸疼，盜汗少氣，喘慢，或小腹拘急，心悸胃弱，多卧少起，漸至瘦削，若年深五臟氣竭，則難治也。用烏雌鷄一頭，治如食法，以生地黄一斤切，飴糖一升，納腹內，縛定，銅器貯於甑中，蒸五升米熟，取出。食肉飲汁，勿用鹽。一月一作，神效。姚僧坦方

黃雌鷄肉

氣味 甘酸鹹平無毒。日華曰：性溫。患骨熱人勿食。

主治 傷中消渴，小便數而不禁，腸澼洩痢，補益五臟，絕傷，療五勞，益氣力。別錄　治勞劣，添髓補精，助陽氣，暖小腸，止洩精，補水氣。日華　補丈夫陽氣，治冷氣疾著牀者，漸漸食之，良。以光粉諸石末和飯飼鷄，煮食甚補益。孟詵　治產後虛羸，煮汁煎藥服，佳。時珍

發明 時珍曰：黃者土色，雌者坤象，味甘歸脾，氣溫益胃，故所治皆脾胃之病也。丹溪朱氏謂鷄屬土者，當指此鷄而發，他鷄不得侔此。

附方 舊三，新六

水癖水腫 詵曰：腹中水癖水腫，以黃雌鷄一隻，如常治淨，和赤小豆一升同煮汁飲，日二夜一。

時行黃疾 時行發黃。用金色脚黃雌鷄，治如食法，煮熟食之，并飲汁令盡，不過再作。亦可少下鹽豉。肘后方

消渴飲水 小便數。以黃雌鷄煮汁冷飲，并作羹食肉。心鏡

下痢禁口 黃肥雌鷄一隻，如常為臛，作麪餛飩，空心食之。心鏡

脾虛滑痢 用黃雌鷄一隻，炙，以鹽醋塗，煮熟食之。心鏡

脾胃弱乏 人痿黃瘦。黃雌鷄肉五兩，白麪七兩，切肉作餛飩，下五味煮熟，空心食之。日一作，益顏色，補臟腑。壽親

產後虛羸 黃雌鷄一隻，去毛，背上開破，入生百合三枚，白粳米半升，縫合，入五味汁中煮熟，開腹取百合并飯，和汁作羹食之，并食肉。聖惠

病後虛汗 傷寒後虛弱，日夜汗出不止，口乾心躁。用黃雌鷄一隻，去腸胃，治淨，麻黃根一兩，水七大盞，煮汁三大盞，去滓及鷄，入肉蓯蓉酒浸一宿，刮淨，一兩，牡蠣煅粉二兩，煎取一盞半，一日服盡。聖惠

老人噎食 不通。黃雌鷄肉四兩切，茯苓二兩，白麪六兩，作餛飩，入豉汁煮食。三五服效。養老書

烏骨鷄

氣味 甘平無毒。

主治 補虛勞羸弱，治消渴，中惡鬼擊，心腹痛，益產婦，治女人崩中帶下，一切虛損諸病，大人小兒下痢禁口，並煮食飲汁，亦可搗和丸藥。時珍

發明 時珍曰：烏骨鷄，有白毛烏骨者，黑毛烏骨者，斑毛烏骨者，有骨肉俱烏者，肉白骨烏者。但觀鷄舌黑者，則骨肉俱烏，入藥更良。鷄屬木，而骨反烏者，巽變坎也，受水木之精氣，故肝腎血分之病宜用之。男用雌，女用雄。婦人方科有烏鷄丸，治婦人百病，煮鷄至爛和藥，或并骨研用之。按太平御覽云：夏侯弘行江陵，逢一大鬼引小鬼數百行。弘潛捉末後一小鬼問之。曰：此廣州大殺也。持弓戟往荊、揚二州殺人。若中心腹者死，餘處猶可救。弘曰：治之有方乎？曰：但殺白烏骨鷄，薄心即瘥。時

剕揚病心腹者甚衆。弘用此治之，十愈八九。中惡用烏鷄，自弘始也。此說雖涉迂怪，然其方則神妙。謂非神傳不可也。鬼擊卒死，用其血塗心下，亦效。

【附方】新三。**赤白帶下**　白果、蓮肉、江米各五錢，胡椒一錢，爲末。烏骨鷄一隻，如常治淨，裝入鷄腹煮熟，空心食之。**遺精白濁**　下元虚憊者，用前方食之，良。**脾虚滑泄**　烏骨母鷄一隻，治淨。用豆蔻一兩，草果二枚，燒存性，摻入鷄腹内，紮定煮熟，空心食之。

反毛鷄　【主治】**反胃。以一隻煮爛，去骨，入人參、當歸、食鹽各半兩，再同煮爛，食之至盡。**時珍。○出乾坤生意。

【發明】時珍曰：反毛鷄，即翻翅鷄也。毛翮皆反生向前，治反胃者，述類之義耳。

泰和老鷄　【氣味】**甘、辛，熱，無毒。**【主治】**内托小兒痘瘡。**時珍。

【發明】時珍曰：江西泰和、吉水諸縣，俗傳老鷄能發痘瘡，家家畜之，近則五六年，遠則一二十年。待痘瘡發時，以五味煮爛，與兒食之。甚則加胡椒及桂、附之屬。此亦陳文中治痘用木香、異攻散之意。取其能助溼熱發膿也。風土有宜不宜，不可以爲法。

鷄頭　丹、白雄鷄者良。【主治】**殺鬼，東門上者良。**本經。**治蠱，禳惡，辟瘟。**時珍。

【發明】時珍曰：古者正旦，磔雄鷄，祭門戶，以辟邪鬼。蓋鷄乃陽精，雄者陽之體，頭者陽之會，東門者陽之方。以純陽勝純陰之義也。千金轉女成男方中用之，亦取此義也。按應劭風俗通云：俗以鷄祭門戶。鷄乃東方之牲，東方既作，萬物觸戶而出也。山海經：祠鬼神皆用雄鷄。而今治賊風有鷄頭散，治蠱用東門鷄頭，治鬼痱用雄鷄血，皆以禦死辟惡也。又崔寔月令云：十二月東門磔白鷄頭，可以合藥。周禮：鷄人，凡祭祀禳釁，供其鷄牲。注云：禳郊及疆，卻災變也。作宮室器物，取血塗釁隙。淮南子曰：鷄頭已瘻。此類之推也。

【附方】新一。**卒魘死昏**　東門上鷄頭爲末，酒服之。千金方。

鷄冠血　三年雄鷄者良。【氣味】**鹹，平，無毒。**【主治】**烏鷄者，主乳難。**別錄。**治目淚不止，日點三次，良。**孟詵。**亦點暴赤目。**時珍。**○丹鷄者，治白癜風。**日華。**並療經絡間風熱。塗頰，治口喎不正；塗面，治中惡；卒飲之，治縊死欲絶，及小兒卒驚客忤。塗諸瘡癬，蜈蚣、蜘蛛毒，馬嚙瘡，百蟲入耳。**時珍。

【發明】時珍曰：鷄冠血，用三年老雄者，取其陽氣充溢也。風中血脉則口僻喎，冠血鹹而走血透肌。鷄之精華所聚，本乎天者親上也。丹者陽中之陽，能辟邪，故治中惡、驚忤諸病。烏者陽形陰色，陽中之陰，故治產乳、目淚諸病。其治蜈蚣、蜘蛛諸毒者，鷄食百蟲，制之以所畏也。高武痘疹正宗云：鷄冠血和酒服，發痘最佳。鷄屬巽屬風，頂血至清至高故也。

【附方】舊八，新十一。**益助陽氣**　詵曰：丹雄鷄冠血，和天雄、太陽粉各四分，桂心二分，丸服之。**鬼擊卒死**　烏鷄冠血，瀝口中令嚥，仍破此鷄搨心下，冷乃棄之道邊，妙。肘後。**卒死寢死**　治卒死，或寢卧奄忽而絶，皆是中惡。用雄鷄冠血塗面上，乾則再上，仍吹入鼻中，并以灰營死人一周。肘后。**卒然忤死**　不能言。用鷄冠血和眞咮丸小豆大，納三四丸

入口中效。肘后方。**卒縊垂死**心下猶溫者，勿斷繩。刺鷄冠血滴口中，以安心神。或云男用雌，女用雄。肘后

小兒卒驚似有痛處，不知疾狀。用雄鷄冠血少許，滴口中，妙。譚氏小兒

小兒解顱丹雄鷄冠上血滴之，以赤芍藥末粉之。甚良。普濟

陰毒卒痛用雄雞冠血，入熱酒中飲之，暖卧取汗。傷寒蘊要

女人陰血女人交接違理，血出。用雄鷄冠血塗之。集驗

爛弦風眼鷄冠血點之，日三五度。聖惠

對口毒瘡熱鷄血頻塗之，取散。皆效方

發背癰疽用雄鷄冠血滴疽上，血盡再換，不過五六鷄，痛止毒散。數日自愈。保壽堂方

浸淫瘡毒不早治，周身殺人。以鷄冠血塗之，日四五度。肘后

燥癬作癢雄鷄冠血頻頻塗之。范汪方

馬咬成瘡腫痛。用鷄冠血塗之。駁馬用雌鷄，牝馬用雄鷄。肘后方

蜈蚣咬瘡鷄冠血塗之。錢相公篋中方

蜘蛛咬瘡同上。

中蜈蚣毒舌脹出口是也。雄鷄冠血浸舌，并咽之。青囊襍纂

諸蟲入耳鷄冠血滴入，即出。勝金

鷄血烏鷄、白鷄者良。〔氣味〕鹹，平，無毒。〔主治〕踒折骨痛及痿痺，中惡腹痛，乳難。別錄 治剝驢馬被傷，及馬咬人，以熱血浸之。白癜風，癧瘍風，以雄鷄翅下血塗之。藏器 熱血服之，主小兒下血及驚風，解丹毒蠱毒，鬼排陰毒，安神定志。時珍 時珍曰：肘后治驚邪恍惚，大方中亦用之。

〔附方〕舊一，新九。

陰毒鷄血衝熱酒飲。

鬼擊卒死用烏雄鷄血塗心下，即甦。風俗通

解百蠱毒白鷄血熱飲之。廣記

驚風不醒白烏骨雄鷄血抹唇上，即醒。集成

縊死未絕鷄血塗喉下。千金

黃疸困篤用半斤大雄鷄，背上破開，不去毛，帶熱血合患人胸前，冷則換之，日換數鷄，拔去積毒即愈。此鷄有毒，人不可食，犬亦不食也。唐瑤經驗方

筋骨折傷急取雄鷄一隻，刺血，量患人酒量，或一椀，或半椀，和飲，痛立止。神驗。青囊

雜物眯目不出。以鷄肝血滴少許，即出。聖惠

蚰蜒入耳生油調鷄心血，滴入即出。必效方

金瘡腸出以乾人屎末抹入，桑皮線縫合，熱鷄血塗之。生生編

肪烏雄鷄者良。〔氣味〕甘，寒，無毒。〔主治〕耳聾。別錄 頭禿髮落。時珍

〔附方〕新一。

年久耳聾用鍊成鷄肪五兩，桂心十八銖，野葛六銖，同以文火煎三沸，去滓。每用棗許，以葦筒炙溶，傾入耳中。如此十日，耵聹自出，長寸許也。千金翼

腦白雄鷄者良。〔主治〕小兒驚癇。燒灰酒服，治難產。蘇恭

心烏雄鷄者良。〔主治〕五邪。別錄

肝雄鷄者良。〔氣味〕甘、苦，溫，無毒。時珍曰：微毒。內則云：食鷄去肝，為不利人也。〔主治〕起陰。別錄 補腎，治心腹痛，安漏胎下血，以一具切，和酒五合服之。孟詵 療風虛目暗。治女人陰蝕瘡，切片納入，引蟲出盡良。時珍

〔附方〕新三。

陰痿不起用雄鷄肝三具，菟絲子一升，為末，雀卵和丸小豆大。每服一百丸，酒下，日二。千金

肝虛目暗老人肝虛目暗。烏雄鷄肝一具切，以豉和米作羹成粥食

之。養老書 睡中遺尿雄鷄肝桂心等分擣丸小豆大每服一丸米飲下日三服遺精加白龍骨。

膽烏雄鷄者良【氣味】苦微寒無毒【主治】目不明肌瘡。別錄 月蝕瘡。遶耳根日三塗之。孟詵 燈心蘸點胎赤眼甚良。水化搽痔瘡亦效。時珍

【附方】新四 沙石淋瀝用雄鷄膽乾者半兩鷄屎白炒一兩研勻溫酒服一錢以利爲度。十便良方 耳瘸肬目黑雌鷄膽汁塗之。日三。聖惠 眼熱流淚五倍子蔓荊子煎湯洗後用雄鷄膽點之。摘玄方 塵沙眯目鷄膽汁點之醫說

腎雄鷄者良【主治】聤耳作臭。用一對與脖前肉等。分入豉七粒。新瓦焙研。以鷄子清和作餅。安鼻前引蟲出。忌陰人鷄犬見。十便良方

嗉【主治】小便不禁及氣噎食不消。時珍

【附方】新三 氣噎不通鷄嗉兩枚連食以溼紙包。黃泥固。煅存性爲末。入木香沉香丁香末各一錢。棗肉和丸梧子大。每汁下三丸。 小便不禁雄鷄喉嚨及膍胵。并屎白。等分爲末。麥粥清服之。衛生易簡方 發背腫毒鷄嗉及肶內黃皮焙研。溼則乾摻。乾則油調搽之。○醫林正宗

膍胵裏黃皮。一名鷄內金。膍胵音脾鴟。鷄肶也。近人諱之。呼肶內黃皮爲鷄內金。男用雌。女用雄。

【氣味】甘平無毒【主治】洩痢。小便頻遺。除熱止煩。別錄 止泄精竝尿血。崩中帶下。腸風瀉血。日華 治小兒食瘧。療大人淋漓反胃。消酒積。主喉閉乳蛾。一切口瘡牙疳諸瘡。時珍

【附方】舊二。新十八。 小便遺失用鷄膍胵一具。并腸燒存性。酒服。男用雌。女用雄。集驗 小便淋瀝痛不可忍。鷄肶內黃皮五錢。陰乾燒存性。作一服。白湯下立愈。醫林集要 膈消飲水鷄內金洗曬乾。栝樓根炒五兩。爲末糊丸梧桐子大。每服三十丸。溫水下。日三。○總錄 反胃吐食鷄膍胵一具。燒存性。酒調服。男用雌。女用雄。千金 消導酒積鷄膍胵。乾葛。爲末。等分。麪糊丸梧子大。每服五十丸。酒下。袖珍方 噤口痢疾鷄內金焙研。乳汁服之。 小兒瘧疾用鷄膍胵黃皮燒存性。乳服。男用雌。女用雄。千金 喉閉乳蛾鷄肶黃皮勿洗。陰乾燒末。用竹管吹之。即破愈。青囊方 一切口瘡鷄內金燒灰傅之。立效。活幼新書 鵞口白瘡鷄肶黃皮爲末。乳服半錢。子母秘錄 走馬牙疳經驗用鷄肶黃皮不落水者五枚。枯礬五錢。研搽立愈。○心鑑用鷄肶黃皮燈上燒存性。入枯礬黃蘗末等分。麝香少許。先以米泔洗漱後貼之。 陰頭疳蝕鷄內金不落水拭淨。新瓦焙脆。出火毒。爲細末。先以米泔水洗瘡。乃搽之。亦治口疳。經驗方 穀道生瘡久不愈。用鷄膍胵燒存性。爲末。乾貼之。如神。總錄 腳脛生瘡雄鷄肶內皮。洗淨貼之。一日一易。十日愈。小山奇方 瘡口不合鷄膍胵皮日貼之。 發背初起用鷄肶黃皮不落水者。陰乾。臨時溫水潤開貼之。隨乾隨潤。不過三五箇。即消。楊氏經驗方 發

背已潰。用鷄肶黃皮同緜絮焙末搽之。即愈。金顋瘡蝕初生如米豆，久則穿蝕。用鷄內金焙、鬱金等分。爲末。鹽漿漱了貼之。忌米食。總錄小兒疣目鷄肶黃皮擦之自落集要方鷄骨哽咽活鷄一隻打死。取出鷄內金洗淨。燈草裹。于火上燒存性。竹筒吹入咽內。即消。不可見肉。攝生方

腸男用雌，女用雄【主治】遺溺。小便數不禁。燒存性。每服三指。酒下。別錄止遺精白濁消渴。時珍

【附方】舊一小便頻遺心鏡。用雄鷄腸一具。作臛和酒服。○普濟。用雄鷄腸水煎汁服。日三次。

肋骨烏骨鷄者良【主治】小兒羸瘦。食不生肌。別錄

【附方】新二小兒顖陷因臟腑壅熱。氣血不榮。用烏鷄骨一兩。酥炙黃。生地黃焙二兩。爲末。每服半錢。用飲調下。聖惠方瘡中朽骨久疽久漏。中有朽骨。以烏骨鷄脛骨實以砒石。鹽泥固濟。煅紅出毒。以骨研末。飯丸粟米大。每以白紙撚送一粒入竅中。以拔毒膏藥封之。其骨自出。醫學正傳

距白雄鷄者良【主治】產難。燒研酒服。蘇恭下骨哽。以鷄足一雙。燒灰水服。時珍出外臺

翮翎白雄鷄者良【主治】下血閉。左翅毛能起陰。別錄治婦人小便不禁。消陰㿗。療骨哽。蝕癰疽。止小兒夜啼。安席下。勿令母知。時珍

【發明】時珍曰。翅翮形銳而飛揚。乃其致力之處。故能破血消腫。潰癰下哽。按葛洪云。凡古井及五月井中有毒。不可輒入。即殺人。宜先以鷄毛試之。毛直下者無毒。回旋者有毒也。又感應志云。五酉日以白鷄左翅燒灰揚之。風立至。以黑犬皮毛燒灰揚之。風立止也。巽爲風。鷄屬巽。于此可見。

【附方】舊二新七陰腫如斗取鷄翅毛一孔生兩莖者燒灰飲服。左腫取右翅。右腫取左翅。雙腫竝取。肘后方陰卒腫痛鷄翮六枝。燒存性。蛇牀子末等分。隨左右傅之。肘后方婦人遺尿雄鷄翎燒灰。酒服方寸匕。日三。千金翼咽喉骨哽白雄鷄左右翮大毛各一枚。燒灰水服。外臺腸內生癰雄鷄頂上毛并屎燒末。空心酒服。千金決癰代鍼白鷄翅下兩邊第一毛。燒灰水服。即破。外臺解蜀椒毒鷄毛燒煙吸之。并水調一錢服之。千金方馬汗入瘡鷄毛燒灰。酒服方寸匕。集驗方蠼螋尿瘡烏鷄翅毛燒灰。油調傅之。蟲畏鷄故也。瑣碎錄

尾毛【主治】刺入肉中。以二七枚和男子乳封之。當出。孟詵解蜀椒毒。燒煙吸之。并以水調灰服。又治小兒痘瘡後生癰。燒灰和水傅之。時珍

【附方】新一小便不禁雄鷄翎燒研。酒服方寸匕。外臺祕要

屎白雄鷄屎乃有白。臘月收之。白鷄烏骨者更良。素問作鷄矢。【氣味】微寒。無毒。

【主治】消渴。傷寒寒熱。破石淋及轉筋。利小便。止遺尿。滅瘢痕。別錄治中風失音痰迷。炒服。治小兒客忤蠱毒。治白虎風。貼風痛。日華治賊風風痺。破血。和黑

豆炒。酒浸服之。亦治蟲咬毒。藏器

下氣。通利大小便。治心腹鼓脹。消癥瘕。療破傷中風。小兒驚啼。以水淋汁服。解金銀毒。以醋和塗蜈蚣蚰蜒咬毒。時珍

【發明】 頌曰：按素問云：心腹滿。旦食不能暮食。名爲鼓脹。治之以鷄屎醴。一劑知。二劑已。王冰注云。本草鷄屎利小便。並不治蠱脹。今方法當用湯漬服之耳。時珍曰：蠱脹生於濕熱。亦有積滯成者。鷄屎能下氣消積。通利大小便。故治鼓脹有殊功。此岐伯神方也。醴者。一宿初來之酒醅也。又按范汪方云。宋青龍中。司徒吏顏奮女苦風疾。一髀偏痛。一人令穿地作坑。取鷄屎荊葉然之。安脛入坑中熏之。有長蟲出。遂愈也。

【附方】 舊十四，新三十一。

鷄矢醴 普濟方云。治鼓脹。旦食不能暮食。由脾虛不能制水。水反勝土。水穀不運。氣不宣流。故令中滿。其脈沉實而滑。宜鷄矢醴主之。何大英云。諸腹脹大。皆屬於熱。精氣不得滲入膀胱。別走于腑。溢于皮裏膜外。故成脹滿。小便短澀。鷄矢性寒利小便。誠萬金不傳之寶也。用臘月乾鷄矢白半斤。袋盛。以酒醅一斗。漬七日。溫服三盃。日三。或爲末。服二錢亦可。○宣明用鷄矢、桃仁、大黃各一錢。水煎服。○正傳用鷄矢炒研。沸湯淋汁。調木香、檳榔末二錢服。○一方。用鷄矢、川芎藭等分。爲末。酒糊丸服。

牽牛酒 治一切肚腹四肢腫脹。不拘鼓脹、氣脹、濕脹、水脹等。有峨嵋一僧。用此治人得效。其人牽牛來謝。故名。用乾鷄矢一升。炒黃。以酒醅三椀。煮一椀。濾汁飲之。少頃腹中氣大轉動。利下。即自腳下皮皺消也。未盡。隔日再作。仍以田螺二枚。滚酒瀹食。後用白粥調理。積善堂經驗方

小兒腹脹 黃瘦。用乾鷄矢一兩。丁香一錢。爲末。蒸餅丸小豆大。每米湯下十丸。日三服。活幼全書

心腹鼈瘕 及宿癥。并卒得癥。以飯飼白雄鷄。取糞。同小便于瓦器中熬黃。爲末。每服方寸匕。溫酒服之。日四五服。或雜飯飼之。以消爲度。亦佳。集驗方

食米成瘕 好食生米。口中出清水。以鷄矢同白米各半合。炒爲末。以水一鍾調服。良久。吐出如米形。即瘥。昔慎恭道病此。飢瘦如勞。蜀僧道廣處此方而愈。醫說

反胃吐食 以烏骨鷄一隻。與水飲四五日。勿與食。將五蒲蛇二條。竹刀切與食。待鷄下糞。取陰乾。爲末。水丸粟米大。每服一分。桃仁湯下。五七服即愈。證治發明

中諸菜毒 發狂。吐下欲死。用鷄矢燒末。水服方寸匕。葛氏方

石淋疼痛 鷄矢白日中半乾。炒香爲末。以酸漿飲服方寸匕。日二。當下石出。古今錄驗

小兒血淋 鷄矢尖白如粉者。炒研。糊丸菉豆大。每服三五丸。酒下。四五次效。

產後遺溺 不禁。鷄矢燒灰。酒服方寸匕。產寶

轉筋入腹 其人臂腳直。其脈上下微弦。用鷄矢爲末。水六合。和方寸匕。溫服。張仲景方

中風寒痹 口噤。不知人。以鷄矢白一升。炒黃。入酒三升。攪澄清飲。葛氏

白虎風痛 【詵曰】鋪飯於患處。以丹雄鷄食之。良久。取熱糞封之。取訖。使伏于患人牀下。

破傷中風 腰脊反張。牙緊口噤。四肢強直。用鷄矢白一升。大豆五升。炒黃。以酒沃之。微烹。令豆澄下。隨量飲。取汗避風。經驗方

產後中風 口噤瘛瘲。角弓反張。黑豆二升半。同鷄矢白一升。炒熟。入清酒一升半。浸取一升。入竹瀝服。取汗。產寶

角弓反張 四肢不隨。煩亂欲死。鷄矢白一升。清酒五升。搗篩。合揚千遍。乃飲。大人服一升。少小五合。日二服。肘后

小兒口噤 面赤者屬心。白者屬肺。用鷄矢白如棗大。緜裹。以水一合。煮二分。分二服。一方。酒研服之。千金方

小兒緊唇 鷄矢白研末傅之。有涎易去。聖惠

小兒驚啼 鷄矢白燒灰。米飲服二字。千金方

頭風痹木 用臘月烏鷄矢一升。炒黃爲末。絹袋盛。漬三升酒中。頻頻溫服令醉。千金方

喉

痔腫痛鷄矢白含之嚥汁。聖惠牙齒疼痛鷄矢白燒末，綿裹咬痛處立瘥。經驗方鼻血不止鷄矢取有白色半截者燒灰吹之。唐氏經驗方牙齒不生不拘大人小兒。用雄鷄矢、雌鷄矢十五顆焙研，入麝香少許。先以鍼挑破出血，傅之。年高者不過二十日，年少者十日必生。○普濟：但用烏鷄雌雄糞入舊麻鞋底燒存性等分，入麝香少許，三日夜不住擦，令熱爲佳。李察院亮卿常用有效。耳聾不聽鷄矢白炒半升，烏豆炒一升，以無灰酒二升，乘熱投入，服取汗。耳如鼓鼙勿訝。外臺面目黃疸鷄矢白、小豆、秫米各二分，爲末，分作三服，水下。當有黃汁出也。肘後方子死腹中雌鷄糞二十一枚，水二升五合，煮之。下米作粥食。產寶乳妬乳癰鷄矢白炒研，酒服方寸匕，三服愈。產寶乳頭破裂方同上內癰未成取伏鷄屎，水和服，即瘥。千金頭瘡白禿雄鷄屎末，和陳醬苦酒洗之。千金消滅瘢痕以猪脂三升，飼烏鷄一隻，三日後取矢，同白芷、當歸各一兩，煎十沸，去滓，入鷹矢白半兩，調傅。外臺耳中惡瘡鷄矢白炒研，傅之。聖惠瘰癧瘻瘡雄鷄矢燒灰，臘猪脂和傅之。千金食金中毒已死，取鷄矢半升，水淋取汁一升，飲之，日三。肘後方縊死未絕鷄矢白如棗大，酒半盞，和灌口鼻。肘後尸腳拆裂無冬夏者，鷄屎煮湯漬半日，取瘥乃止。千金射工溪毒白鷄矢白者二枚，以餳和塗瘡上。肘后骨疽不合骨從孔中出，掘地作坑，口小裏大，深三尺，以乾鷄屎二升，同艾及荆葉擣碎，入坑內，燒令煙出，以疽口就熏，用衣擁之，勿令洩氣，半日當有蟲出，甚效。○千金方陰毒腹痛鷄糞、烏豆、地膚子各一把，亂髮一團，同炒煙起，傾入好酒一椀浸之，去滓，熱服即止。生生編小兒心痛白烏骨鷄屎五錢，曬研，松脂五錢，爲末，葱頭汁和丸梧子大，黃丹爲衣。每醋湯服五丸。忌生冷硬物。三四日立效。嬰童百問

鷄子。即鷄卵也。黃雌者爲上，烏雌者次之。

〔氣味〕甘平無毒。思邈曰：微寒。畏醋。○鼎曰：勿多食，令人腹中有聲，動風氣。和葱蒜食之，氣短；同韭子食，成風痛；共鷩肉食，損人；共獺肉食，成遁尸；同兔肉食，成洩痢；妊婦以鷄子鯉魚同食，令兒生瘡；同糯米食，令兒生蟲。時珍曰：小兒患痘疹，忌食鷄子，及聞煎食之氣，令生翳膜。

〔主治〕除熱火灼爛瘡癇痓，可作虎魄神物。別錄〔弘景曰〕用欲毈子黃白混雜者煮作之，極相似，惟不拾芥爾。又煮白，合銀口含，須臾色如金也。鎮心，安五臟，止驚安胎，治妊娠天行熱疾狂走，男子陰囊溼癢，及開喉聲失音。醋煮食之，治赤白久痢，及產後虛痢。光粉同炒乾，止疳痢，及婦人陰瘡。和豆淋酒服，治賊風麻痺。醋浸令壞，傅疵䵟。作酒，止產後血運，暖水臟，縮小便，止耳鳴。和蠟炒，治耳鳴聾，及疳痢。日華益氣。以濁水煮一枚，連水服之，主產後痢。和蠟煎，止小兒痢。藏器小兒發熱，以白蜜一合，和三顆攪服，立瘥。孟詵○太平御覽云：正旦吞烏鷄子一枚，可以練形。岣嶁神書云：八月晦日夜半，面北吞烏鷄子一枚，有事可隱形。

〔發明〕時珍曰：卵白象天，其氣清，其性微寒；卵黃象地，其氣渾，其性溫。卵則兼黃白而用之，其性平。精不足者補之以氣，故卵白能清氣，治伏熱、目赤、咽痛諸疾；形不足者補之以味，故卵黃能補血，治下痢、胎產諸疾；卵則兼理氣血，故治上列諸疾也。

附方舊八，新二十三。

天行不解已汗者。用新生鷄子五枚，傾盞中，入水一鷄子，攪渾，以水一升，煮沸投入，納少醬啜之，令汗出愈。許仁則方

天行嘔逆食入即吐。鷄子一枚，水煮三五沸，冷水浸少頃，吞之。外臺

傷寒發狂煩躁熱極。吞生鷄子一枚，效。食鑑

三十六黃急救方：用鷄子一顆，連殼燒灰，研，酢一合和之，溫服。鼻中蟲出爲效。身體極黃者，不過三枚，神效。外臺秘要

白虎風病藏器曰：取鷄子揩病處，呪願送糞堆頭上，不過三次瘥。白虎是糞神，愛喫鷄子也。

身面腫滿鷄子黃白相和，塗腫處，乾再上。肘后方

年深哮喘鷄子略敲損，浸尿缸中三四日，煮食，能去風痰。集成

心氣作痛鷄子一枚打破，醋二合調服。肘后

小兒疳痢肚脹。用鷄子一箇開孔，入巴豆一粒，輕粉一錢，用紙五十重裹，于飯上蒸三度，放冷去殼研，入麝香少許，糊和丸米粒大。食後溫湯下二丸至三丸。經驗方

預解痘毒保和方：用鷄卵一枚，活地龍一條入卵內，飯上蒸熟，去地龍，與兒食，每歲立春日食一枚，終身不出痘也。○李氏用鷄卵一枚，童便浸七日，水煮食之，永不出痘。○李捷用頭生鷄子三五枚，浸廁坑內五七日，取出煮熟與食，數日再食一枚，永不出痘。徐都司得于浙人之方。

痘瘡赤瘢鷄子一箇，酒醅浸七日，白殭蠶二七枚，和勻，揩赤塗之，甚效。聖惠

雀卵面皰鷄卵醋浸壞，取出傅之。聖惠

妊娠時疾令胎不動。以鷄子七枚，納井中令冷，取出打破吞之。子母秘錄

病欲去胎鷄子一枚，入鹽三指撮，服。張文仲方

胎動下血藏器曰：鷄子二枚打破，以白粉和稀食之。

子死腹中用三家鷄卵各一枚，三家鹽各一撮，三家水各一升，同煮，令婦東向飲之。千金方

產後血多不止。烏鷄子三枚，醋半升，酒二升，和攪，煮取一升，分四服。拾遺

產後心痛鷄子煮酒食，即安。備急方

產後口乾舌縮。用鷄子一枚打破，水一盞攪服。經驗方

婦人白帶用酒及艾葉煮鷄卵，日日食之。袖珍方

頭風白屑新下烏鷄子三枚，沸湯五升攪，作三度沐之，甚良。集驗

腋下胡臭鷄子兩枚，煮熟去殼，熱夾，待冷，棄之三叉路上，勿回顧。如此三次效。肘后方

乳石發渴水浸鷄子，取清生服，甚良。總錄

解野葛毒已死者，抉開口，後灌鷄子三枚，須臾吐出野葛，乃甦。肘后方

胡蔓野毒即斷腸草。一葉入口，百竅流血。惟急取鳳凰胎，即鷄卵抱未成雛者，已成者不用，研爛，和麻油灌之，吐出毒物乃生，少遲即死。嶺南衛生方

癰疽發背初作及經十日以上，腫赤焮熱，日夜疼痛，百藥不效者。用毈鷄子一枚，新狗屎如鷄子大，攪勻，微火熬令稀稠得所，捻作餅子，于腫頭上貼之，以帛包抹，時時看視，覺餅熱即易，勿令轉動及歇氣，經一宿定。如日多者，三日貼之，一日一易，至瘥乃止。此方穢惡，不可施之貴人。一切諸方皆不能及，但可備擇而已。千金方

蛛蠍蛇傷鷄子一箇，輕敲小孔，合之立瘥。兵部手集

蠼螋尿瘡同上法。

身體發熱不拘大人小兒。用鷄卵三枚，白蜜一合，和服立瘥。普濟方

卵白

【氣味】甘，微寒，無毒。

【主治】目熱赤痛，除心下伏熱，止煩滿欬逆，小兒下泄，婦人產難，胞衣不出，竝生吞之。醋浸一宿，療黃疸，破大煩熱。別錄 產後血閉不下，取白一枚，入醋一半，攪服。藏器 和赤小豆末，塗一切熱毒丹腫顋痛，神效。冬月以新生者酒漬之，密封七日取出，每夜塗面，去䵟䵳皶皰，令人悅色。

時珍

【發明】宗奭曰：產後血運，身痙直，口目向上牽，急不知人。取鷄子一枚，去殼分淸，以荊芥末二錢調服卽安，甚敏捷。烏鷄子尤善。

【附方】舊四，新六。

時行發黃：醋酒浸鷄子一宿，吞其白，數枚。肘后方。

下痢赤白：生鷄子一箇，取白攤連紙上日乾，摺作四重，包肥烏梅十一箇，安熨斗中，以白炭燒存性，取出碗覆冷定，研末，入水銀粉少許，大人分二服，小兒三服，空心井華水調下。如覺微利，不須再服。類澄

蚘蟲攻心：口吐淸水。以鷄子一枚去黃，納好漆入鷄子殼中和合，仰頭吞之，蟲卽出也。古今錄驗

五種遁尸：其狀腹脹，氣急衝心，或磥磈踊起，或牽腰脊。以鷄卵白七枚，頓吞之，良。千金

咽塞鼻瘡：及乾嘔頭痛，食不下。用鷄子一枚，開一竅，去黃留白，著米酢，塘火頓沸，取下更頓，如此三次，乘熱飲之。不過一二度卽愈。普濟方

面生皰瘡：鷄子以三歲苦酒浸之三宿，待軟，取白塗之。肘后

湯火燒灼：鷄子淸和酒調洗，勤洗卽易生肌。忌發物。或生傅之亦可。經驗秘方

頭髮垢脯：鷄子白塗之，少頃洗去，光澤不燥。頻湖

面黑令白：鷄子三枚，酒浸密封四七日，每夜以白傅面，如雪白也。普濟

塗面駐顏：鷄子一枚，開孔去黃留白，入金華胭脂及硇砂少許，紙封，與鷄抱之，俟別卵抱出，以塗面，洗之不落，半年尚紅也。普濟

卵黃【氣味】甘，溫，無毒。【主治】醋煮，治產後虛痢，小兒發熱。煎食，除煩熱。鍊過，治嘔逆。和常山末爲丸，竹葉湯服，治久瘧。藥性 炒取油，和粉，傅頭瘡。日華 卒乾嘔者，生吞數枚，良。小便不通者，亦生吞之，數次效。補陰血，解熱毒，治下痢，甚驗。時珍

【發明】時珍曰：鷄子黃，氣味俱厚，陰中之陰，故能補形。昔人謂其與阿膠同功，正此意也。其治嘔逆諸瘡，則取其除熱引蟲而已。頌曰：鷄子入藥最多，而髮煎方特奇。劉禹錫傳信方云：亂髮鷄子膏，治孩子熱瘡。用鷄子五枚煮熟，去白取黃，亂髮如鷄子大，相和於鐵銚中，炭火熬之。初甚乾，少頃卽髮焦，乃有液出，旋取置椀中，以液盡爲度。取塗瘡上，卽以苦參末粉之。頃在武陵生子，蓐內便有熱瘡，塗諸藥無益，而日益劇，蔓延半身，晝夜號啼，不乳不睡。因閱本草髮髲條云：合鷄子黃煎之，消爲水，療小兒驚熱下痢。註云：俗中嫗母爲小兒作鷄子煎，用髮雜熬之，良久得汁，與小兒服，去痰熱，主有病。又鷄子條云：療火瘡。因是用之，果如神效也。

【附方】舊三，新十一。

赤白下痢：鷄卵一枚，取黃去白，入胡粉滿殼，燒存性，以酒服一錢匕。葛氏方

妊娠下痢：絞痛。用烏鷄子一枚，開孔去白留黃，入黃丹一錢在內，厚紙裹定，泥固煨乾爲末。每服三錢，米飲下。一服愈者是男，兩服愈者是女。三因方

子死腹中：鷄子黃一枚，薑汁一合，和服，當下。

小腸疝氣：鷄子黃攪，溫水服之，三服效。

小兒痢疾：鷄子黃和乳汁攪服，不過三兩枚自定。普濟

小兒頭瘡：煮熟鷄子黃，炒令油出，以麻油、膩粉搽之。事林廣記

鼠瘻已潰：鷄卵一枚，米下蒸半日，取黃熬令黑。先拭瘡令乾，以藥納孔中，三度卽愈。千金方

腳上臭瘡：熟鷄子黃一箇，黃蠟一錢，煎油塗之。

湯火傷瘡：熟鷄子一个，取黃炒取油，入膩粉十文，攪勻掃上，三五日永除瘢痕。集驗方

杖瘡已破：鷄子黃熬油搽之，甚效。唐瑤經驗方

天泡水瘡：方同上。

消

滅瘢痕 鷄子五七枚。煮熟。取黃炒黑。拭塗。日三。久久自滅。聖惠方 **妊娠胎漏** 血下不止。血盡則子死。用鷄子黃十四枚。以好酒二升。煮如餳。服之。未瘥再作。以瘥爲度。普濟方 **耳疳出汁** 鷄子黃炒油塗之。甚妙。談埜翁方

抱出卵殼【時珍曰】俗名混沌池。鳳凰蛻。用抱出者。取其蛻脫之義也。○李石續博物志云。踏鷄子殼。令人生白癜風。

【主治】研末。磨障翳。日華 傷寒勞復。熬令黃黑爲末。熱湯和一合服。取汗出即愈。蘇頌○出深師方 燒灰油調。塗癬及小兒頭身諸瘡。酒服二錢。治反胃。時珍

【附方】舊二新七 **小便不通** 鷄子殼。海蛤。滑石等分爲末。每服半錢。米飲下。日三。聖惠方 **小兒煩滿** 欲死。鷄子殼燒末。酒服方寸匕。子母秘錄 **瘫痘入目** 鷄子殼燒研。入片腦少許。點之。鴻飛集 **頭瘡白禿** 鷄子殼七箇。炒研。油和傅之。秘錄 **頭上軟癤** 用抱出鷄卵殼。燒存性。研末。入輕粉少許。清油調傅。危氏方 **耳疳出膿** 用抱出鷄卵殼。炒黃爲末。油調灌之。疼即止。杏林摘要 **玉莖下疳** 鷄卵殼炒研。油調傅之。同上 **外腎癰瘡** 抱出鷄卵殼。黃連。輕粉等。共爲細末。用鍊過香油調塗。醫林正宗 **痘瘡惡證** 痘瘡倒陷。毒氣壅遏於裏。則爲便血。昏睡不醒。其證甚惡。用抱出鷄子殼。去膜。新瓦焙研。每服半錢。熱湯調下。嬰兒以酒調。抹唇舌上。并塗風池。胸背。神效。

卵殼中白皮【主治】久欬氣結。得麻黃。紫菀服。立效。別錄

【發明】【時珍曰】按仙傳外科云。有人偶含刀在口。割舌。已垂未斷。一人用鷄子白皮袋之。摻止血藥於舌根。血止。以蠟化蜜調沖和膏。敷鷄子皮上。三日接住。乃去皮。只用蜜蠟勤敷。七日全安。若無速效。以金鎗藥參治之。此用鷄子白皮。無他。但取其柔軟而薄。護舌而透藥也。

【附方】新二 **欬嗽日久** 鷄子白皮炒十四枚。麻黃三兩。焙爲末。每服方寸匕。飲下。日二。必效方 **風眼腫痛** 鷄子白皮。枸杞白皮等分爲末。吹鼻中。一日三次。聖濟總錄

鷄白蠹肥脂 本經【弘景曰】不知是何物。恐別一種耳。【藏器曰】今鷄亦有白臺。如卵而硬。有白無黃。云是牡鷄所生。名父公臺。臺字似橐字。疑傳誤也。【機曰】此本經文。列于黑雌鷄條下。似指雌鷄之肥脂。如蠹蟲之肥白。因其似而名之也。【時珍曰】蠹音妬。而藏器以爲橐何耶。今牡鷄生子。亦時或有之。然不當有肥脂字。當以機說爲近。否則必雌鷄之生腸也。本經有其名。不具其功。蓋脫簡之文。

窠中草【主治】頭瘡白禿。和白頭翁草燒灰。豬脂調傅。日華 天絲入眼。燒灰淋清汁洗之。良。時珍○出不自秘方

【附方】舊一新一 **小兒夜啼** 鷄窠草安席下。勿令母知。日華本草 **產後遺尿** 鷄窠草燒末。酒服一錢匕。聖惠方

燖鷄湯【主治】消渴。飲水無度。用燖雄鷄水。濾澄服之。不過二鷄之水愈。神效。楊氏經驗方

【附方】新一 **鷄眼作痛** 剝去皮。以燖鷄湯洗之。簡便方

雉 別錄中品

【釋名】野鷄（宗奭曰：雉飛若矢，一往而墮，故字從矢。今人取其尾置舟車上，欲其快速也。漢呂太后名雉，高祖改雉爲野鷄。其實鷄類也。時珍曰：黃氏韻會云：雉，理也。雉有文理也。故尚書謂之華蟲，曲禮謂之疏趾。雉類甚多，亦各以形色爲辨耳。禽經云：雉介鳥也。素質五采備曰翬雉；青質五采備曰鷂雉；朱黃曰鷩雉；白曰鶾雉，音罕；玄曰海雉。爾雅云：鷂雉青質五采；鳪雉，黃色自呼；鸐雉，山雉也。長尾；鷮雉，長尾走且鳴秩秩，海雉也。梵書謂雉曰迦頻闍羅。）

【集解】時珍曰：雉南北皆有之。形大如鷄，而斑色繡翼。雄者文采而尾長，雌者文暗而尾短。其性好鬭，其名曰鷕，音杳。其交不再，其卵褐色。將卵時，雌避其雄而潛伏之，否則雄食其卵也。月令：季冬雉始雊，謂陽動則雉鳴而勾其頸也。孟冬雉入大水爲蜃。蜃，大蛤也。陸佃埤雅云：蛇交雉則生蜃。蜃，蛟類也。類書云：蛇與雉交而生子，曰蟂。蟂，水蟲也。陸禋續水經云：蛇雉遺卵於地，千年而爲蛟龍之屬。似蛇四足，能害人。魯至剛俊靈機要云：正月蛇與雉交生卵，遇雷入土數丈，爲蛇形，經二三百年成蛟飛騰。若卵不入土，仍爲雉耳。又任昉述異記云：江淮中有獸名能，音耐，乃蛇精所化也。冬則爲雉，春復爲蛇。晉時武庫有雉，張華曰：必蛇化也。視之果得蛇蛻。此皆異類同情，造化之變易，不可臆測者也。

肉

【氣味】酸，微寒，無毒。（恭曰：溫。日華曰：平，微毒。秋冬益，春夏毒。有痢人不可食。頌曰：周禮庖人供六禽，雉是其一，亦食品之貴。然有小毒，不可常食，損多益少。詵曰：久食令人瘦。九月至十一月稍有補，他月則發五痔諸瘡疥，不與胡桃同食，發頭風眩運及心痛。與菌蕈木耳同食，發五痔，立下血。同蕎麥食，生肥蟲。卵同葱食，生寸白蟲。自死爪甲不伸者，殺人。）

【正誤】（思邈曰：黃帝書云：丙午日勿食鷄雉肉，丈夫燒死目盲，女人血死妄見。野鷄肉同家鷄子食，成遁尸，尸鬼纏身。弘景曰：雉非辰屬，正是離禽。丙午不可食，明王於火也。時珍曰：雉屬離火，鷄屬巽木。故鷄煮則冠變，雉煮則冠紅，明其屬火也。春夏不可食者，爲其食蟲蟻，及與蛇交，變化有毒也。能發痔及瘡疥，令人瘦病者，爲其能生蟲，與鷄肉同也。有鄙人者，假黃帝爲書，謂丙午日不可食及成遁尸之說，乃不經謬談，而陶氏和之，孫氏取之，皆誤矣。今正其誤。）

【主治】補中，益氣力，止泄痢，除蟻瘻。別錄

【發明】時珍曰：雉肉，諸家言其發痔，下痢人不可食。而別錄用治痢瘻，何邪？蓋雉在禽，上應胃土，故能補中；而又食蟲蟻，故能治蟻瘻，取其制伏耳。若久食及食非其時，則生蟲有毒，故不宜也。

【附方】舊三，新一。

脾虛下痢：日夜不止。野鷄一隻，如食法，入橘皮、葱、椒、五味，和作餛飩煮，空心食之。食醫心鏡

產後下痢：用野鷄一隻，作餛飩食之。同上

消渴飲水，小便數：用野鷄一隻，五味煮取三升已來，汁飲之。肉亦可食，甚效。同上

心腹脹滿：野鷄一隻，不拘雄雌，茴香炒、馬芹子炒、川椒炒、陳皮、生薑等分，用醋以一夜蒸餅和雉肉作餡料，外以麪皮包作餛飩，煮熟食。仍早服嘉禾散，辰服此，午服導氣枳殼丸。朱氏集驗方

腦

【主治】**塗凍瘡**。時珍

嘴

【主治】**蟻瘻**。孫思邈

尾

【主治】**燒灰和麻油，傅天火丹毒**。時珍

屎

【主治】**久瘧**。時珍

【附方】新一。

久瘧不止：雄野鷄屎、熊膽、五靈脂、恆山等分，爲末，醋糊丸黑豆大。正發時冷水下一丸。聖惠

鸐雉（音狄○食療）

【釋名】**翟雞**（禽經）**山雞**（同上）**山雉**（時珍曰：翟，美羽貌。雉居原野，鸐居山林，故得山名。大者為鷮。）

【集解】頌曰：伊洛江淮間一種雉，小而尾長者，為山雞也。時珍曰：山雞有四種，名同物異。似雉而尾長三四尺者，鸐雉也。似鸐雉而尾長五六尺，能走且鳴者，鷮雉也。俗通呼為鸐矣。其二則鷩雉、錦雞也。鷮、鸐皆勇健自愛其尾，不入叢林。雨雪則岩伏木栖，不敢下食，往往餓死。故師曠云：雪封枯原，文禽多死。南方隸人多插其尾於冠。其肉皆美于雉。傳云：四足之美有麃，兩足之美有鷮。

肉【氣味】甘，平，有小毒。（詵曰：發五痔。久食瘦人。和蕎麥食，生肥蟲。同豉食，害人。卵同葱食，生寸白蟲。餘並同雉。）【主治】五臟氣喘不得息者，作羹臛食。孟詵。炙食，補中益氣。時珍。

鷩雉（敝、鼈二音○拾遺）

【釋名】**山雞**（禽經）**錦雞**（同上）**金雞**（綱目）**采雞**（周書）**鵕鸃**（音峻儀○時珍曰：鷩性憋急耿介，故名。鵕鸃，儀容俊秀也。周有鷩冕，漢有鵕鸃冠，皆取其文明俊秀之義。鷩與鸐同名山雞，鸐大而鷩小。鷩與鷮同名錦雞，鷮文在綬，而鷩文在身，以此為異。大抵皆雉屬也。按禽經云：首有采毛曰山雞，腹有采色曰錦雞，項有采囊曰避株。是山雞、錦雞又稍有分別，而俗通呼為一矣。盖是一類，不甚相遠也。）

【集解】藏器曰：鷩似雉，五色。山海經云：小華之山多赤鷩，養之禳火災是也。時珍曰：山雞出南越諸山中，湖南湖北亦有之。狀如小雞，其冠亦小，背有黃赤文，綠項紅腹紅嘴，利距善鬭。以家雞鬭之，即可獲。此乃爾雅所謂鷩，山雞者也。逸周書謂之采雞。錦雞則小於鷩，而背文揚赤，膺前五色炫耀如孔雀羽。此乃爾雅所謂鶾，天雞者也。逸周書謂之文鶾，音汗。二種大抵同類，而錦雞文尤燦爛如錦。或云：錦雞乃其雄者，亦通。劉敬叔異苑云：山雞愛其羽毛，照水即舞，目眩多死。照鏡亦然。與鸐、鷮愛尾餓死，皆以文累其身者也。

【附錄】**吐綬雞**（時珍曰：出巴峽及閩廣山中。人多畜玩。大如家雞，小者如鴝鵒。頭頰似雉，羽色多黑，雜以黃白圓點，如真珠斑。項有嗉囊，內藏肉綬，常時不見。每春夏晴明，則向日擺之。頂上先出兩翠角，二寸許，乃徐舒其頷下之綬，長闊近尺，紅碧相間，采色煥爛，逾時悉斂，不見。或剖而視之，一无所覩。此鳥生亦反哺。行則避草木，故禽經謂之避株。食物本草謂之吐錦雞，古今注謂之錦囊，蔡氏詩話謂之真珠雞，倦游錄謂之孝鳥。詩經謂之鷊，音厄。邛有旨鷊，是矣。）

肉【氣味】甘，溫，微毒。【主治】食之令人聰慧。汪穎。養之禳火災。藏器。

鶡雞（曷、渴二音○拾遺）

【釋名】（時珍曰：其羽色黑黃而褐，故曰鶡。青黑色者名曰鴧，音介。性耿介也。青鳳亦名鶡，取象於此也。）

【集解】藏器曰：鶡雞出上黨。魏武帝賦云：鶡雞猛氣，其鬭期於必死。今人以鶡為冠，象此也。時珍曰：鶡狀類雉而大，黃黑色，首有毛角如冠，性愛儕黨，有被侵者，直往赴鬭，雖死猶不置。故古者虎賁戴鶡冠。禽經云：鶡，毅鳥也。毅不知死，是矣。性復粗暴，每有所攫，應手摧碎。上黨即今潞州。

肉【氣味】甘平，無毒。【主治】炙食，令人勇健。藏器 炙食，令人肥潤。汪穎

白鷴 圖經 【校正】原附雉條，今分出。

【釋名】白雗 音寒 閑客 時珍曰：按張華云，行止閑暇，故曰鷴。李昉命爲閑客，辥氏以爲雉類。汪氏以爲白雉。按爾雅白雉名雗，南人呼閑字如寒，則鷴即雗音之轉也。當作白雗。如錦雞謂之文雗也。雗者，羽美之貌。又西京雜記云：南粤王獻白鷴、黑鷴各一。蓋雉亦有黑色者，名鸐雉，彼通呼爲雗矣。

【集解】頌曰：白鷴出江南，雉類也。白色而背有細黑文，可畜。彼人亦食之。穎曰：即白雉也。時珍曰：鷴似山雞而色白，有黑文如漣漪，尾長三四尺，體備冠距，紅頰赤嘴丹爪，其性耿介。李太白言其卵可以雞伏。亦有黑鷴。

肉【氣味】甘平，無毒。【主治】補中解毒。汪穎

鷓鴣 唐本草

【釋名】越雉 時珍曰：按禽經云：隨陽，越雉也。飛必南翥。晉安曰懷南，江左曰逐影。張華注云：鷓鴣其名自呼，飛必南向。雖東西回翔，開翅之始必先南翥。其志懷南，不徂北也。

【集解】孔志約曰：鷓鴣生江南，形似母雞，鳴云鉤輈格磔者是。有鳥相似，不作此鳴者，則非矣。頌曰：今江西、閩、廣、蜀、夔州郡皆有之。形似母雞，頭如鶉，臆前有白圓點，如真珠，背毛有紫赤浪文。時珍曰：鷓鴣性畏霜露，早晚稀出，夜棲以木葉蔽身。多對啼，今俗謂其鳴曰行不得也哥哥。其性好潔，獵人因以䊦竿黏之，或用媒誘取。南人專以炙食充庖，云肉白而脆，味勝雞、雉。

肉【氣味】甘，温，無毒。日華曰：微毒。詵曰：不可與竹筍同食，令人小腹脹。自死者不可食。或言此鳥，天地之神每月取一隻饗至尊，所以自死者不可食。【主治】嶺南野葛、菌子毒，生金毒，及温瘴久病欲死者，合毛熬酒漬服之。或生擣汁服，最良。唐本 酒服，主蠱氣欲死。日華 能利五臟，益心力聰明。孟詵

【發明】時珍曰：按南唐書云：丞相馮延巳苦腦痛不已。太醫吴廷紹曰：公多食山雞、鷓鴣，其毒發也。投以甘草湯而愈。此物多食烏頭、半夏苗，故以此解其毒爾。又類說云：楊立之通判廣州，歸楚州，因多食鷓鴣，遂病咽喉間生癰，潰而膿血不止，寢食俱廢。醫者束手。適楊吉老赴郡，邀診之，曰：但先啖生薑一斤，乃可投藥。初食覺甘香，至半斤覺稍寬，盡一斤，覺辛辣，粥食入口，了無滯礙。此鳥好啖半夏，毒發耳，故以薑制之也。觀此二說，則鷓鴣多食亦有微毒矣。而其功用又能解毒解蠱，功過不相掩也。凡鳥獸自死者皆有毒，不可食，爲其受厲氣也。何獨鷓鴣即神取饗帝乎？鄙哉其言也。

脂膏【主治】塗手皸瘃，令不龜裂。蘇頌

竹雞 拾遺

【釋名】山菌子 藏器 雞頭鶻 東坡集 泥滑滑 穎曰：山菌子即竹雞也。時珍曰：菌子，言味美如菌也。蜀人呼爲雞頭鶻，南人呼爲泥滑滑，因其聲也。

【集解】藏器曰：山菌子生江東山林間，狀如小雞，無尾。時珍曰：竹雞生江南、川、廣，處處有之，多居竹林。形比鷓鴣差小，褐色多斑，赤文。其性好啼，見其儔必鬭。捕者以媒誘其鬭，因而網之。諺云：家有竹雞啼，白蟻化爲泥。蓋好食蟻也。亦辟壁蝨。

【附錄】杉鷄（時珍曰。按臨海異物志云。閩越有杉鷄。常居杉樹下。頭上有長黃毛。冠頰正青。色如垂綬。亦可食。如竹鷄。）

【肉】【氣味】甘平無毒（時珍曰。按唐小說云。崔魏公暴亡。太醫梁新診之。曰。中食毒也。僕曰。好食竹鷄。新曰。竹鷄多食半夏苗也。命搗薑汁抉齒灌之。遂甦。則吳廷詔楊吉老之治鷓毒。蓋祖此。）平

【主治】野鷄病。殺蟲。煮炙食之。藏器

英鷄拾遺

【集解】藏器曰。英鷄出澤州有石英處。常食碎石英。狀如鷄。而雉尾。體熱無毛。腹下毛赤。飛翔不遠。腸中常有石英。人食之。取英之功也。今人以石英末飼鷄。取卵食。終不及此。

【肉】【氣味】甘溫無毒【主治】益陽道。補虛損。令人肥健。悅澤。能食。不患冷。常有實氣而不發也。藏器

秧鷄食物

【集解】時珍曰。秧鷄大如小鷄。白頰。長嘴。短尾。背有白斑。多居田澤畔。夏至後夜鳴達旦。秋後即止。一種鶉鷄。音鄧。鷄亦秧鷄之類也。大如鷄。而長脚紅冠。雄者大而色褐。雌者稍小而色斑。秋月即無。其聲甚大。人竝食之。

【肉】【氣味】甘溫無毒【主治】蟻瘻汪穎

鶉嘉祐

【釋名】時珍曰。鶉性醇。竄伏淺草。無常居而有常匹。隨地而安。莊子所謂聖人鶉居是矣。其行遇小草即旋避之。亦可謂醇矣。其子曰䳺。宗奭曰。其卵初生謂之羅鶉。至秋初謂之早秋。中秋巳後謂之白唐。一物四名也。

【集解】禹錫曰。鶉。蝦蟆所化也。楊億談苑云。至道二年夏秋。汴人鬻鶉者。車載積市。皆蛙所化。猶有未全變者。列子所謂蛙變爲鶉也。宗奭曰。鶉有雌雄。常於田野屢得其卵。何得言化也。時珍曰。鶉大如鷄雛。頭細而無尾。毛有斑點。甚肥。雄者足高。雌者足卑。其性畏寒。其在田野。夜則羣飛。晝則草伏。人能以聲呼取之。畜令鬬搏。萬畢術云。蝦蟆得瓜化爲鶉。交州記云。南海有黃魚。九月變爲鶉。以鹽炙食甚肥美。蓋鶉始化成。終以卵生。故四時常有之。鴽則始由鼠化。終復爲鼠。故夏有冬無。

【肉】【氣味】甘平無毒（禹錫曰。四月以前未堪食。不可合豬肝食。令人生黑子。合菌子食。令人發痔。）

【主治】補五臟。益中續氣。實筋骨。耐寒暑。消結熱。和小豆生薑煮食。止洩痢。酥煎食。令人下焦肥。嘉祐 小兒患疳。及下痢五色。旦旦食之。有效。寇宗奭

【發明】時珍曰。按董炳集驗方云。魏秀才妻病腹大如鼓。四肢骨立。不能貼席。惟衣被懸卧。穀食不下者數日矣。忽思鶉食。如法進之。遂運劇。少頃雨汗。莫能言。但有更衣狀。扶而圊。小便突出白液。凝如鵞脂。如此數次。下盡遂起。此蓋中焦濕熱積久所致也。詳本草鶉解熱結。療小兒疳。亦理固然也。董氏所說如此。時珍謹按。鶉乃蛙化。氣性相同。蛙與蝦蟆皆解熱治疳。利水消腫。則鶉之消鼓脹。蓋亦同功云。

鷃拾遺

【釋名】鴳 鶛一作 鷭音寗 鴽音如 鴛（時珍曰。鷃不木處。可謂安寗自如矣。莊子所謂騰躍不過數仞。下翔蓬蒿之閒者也。張華註禽經謂之籬鷃。即此。鴳則鷃音之轉也。青州謂之鴾母

亦曰鴳雀。又鳸有九種，此其一也。

【集解】藏器曰：鴽是小鳥，鶉類也。一名鴽。鄭玄註禮記：雉兎鶉鷃，以鷃爲鴽。人多食之。時珍曰：鷃，候鳥也。常晨鳴如鷄，趨民收麥，行者以爲候。春秋運斗樞云：立春雨水，鶉鵪鳴。是矣。鵪與鶉兩物也。形狀相似，俱黑色，但無斑者爲鵪也。今人總以鵪鶉名之。按夏小正云：三月田鼠化爲鴽，八月鴽化爲田鼠。註云：鵪也。爾雅云：鶉子鳼，鴽子鷚。註云：鵪鶉屬也。鴽，鵪也。禮記云：鶉羹，鴽釀之以蓼。註云：鴽小，不可爲羹，以酒蓼釀之，蒸煮食也。據數說，則鶉與鵪爲兩物明矣。因其俱在田野，而形狀彷彿，故不知別之。則夫鶉也，始由蝦蟇、海魚所化，終即自卵生，故有斑，而四時常有焉。鷃也，始由鼠化，終復爲鼠，故無斑，而夏有冬無焉。本原既殊，性療當別，何可混邪。

肉【氣味】甘，平，無毒。【主治】諸瘡陰䘌。煮食去熱。時珍

鷸

音述。○拾遺

【集解】藏器曰：鷸如鶉，色蒼觜長，在泥塗間作鷸鷸聲。村民云田鷄所化，亦鵪鶉類也。蘇秦所謂鷸蚌相持者即此。時珍曰：說文云：鷸知天將雨則鳴，故知天文者冠鷸。今田野間有小鳥，未雨則啼者是矣。與翡翠同名而物異。

肉【氣味】甘，溫，無毒。【主治】補虛，甚暖人。藏器

鴿

宋嘉祐

【釋名】鵓鴿 食療　飛奴 時珍曰：鴿性淫而易合，故名。鵓者其聲也。張九齡以鴿傳書，目爲飛奴。梵書名迦布德迦。

【集解】宗奭曰：鴿之毛色，於禽中品第最多，惟白鴿入藥。凡鳥皆雄乘雌，此獨雌乘雄，故其性最淫。時珍曰：處處人家畜之，亦有野鴿。名品雖多，大要毛羽不過青、白、皂、綠、鵲斑數色。眼目有大小，黃赤綠色而已。亦與鳩爲匹偶。

白鴿肉【氣味】鹹，平，無毒。詵曰：暖。【主治】解諸藥毒，及人馬久患疥，食之立愈。嘉祐　調精益氣，治惡瘡疥癬，風瘡白癜，癧瘍風，炒熟酒服。雖益人，食多恐減藥力。孟詵

【附方】舊一，新一。

消渴飲水不知足。用白花鴿一隻，切作小片，以上酥煎，含咽。心鏡

預解痘毒 每至除夜，以白鴿煮炙飼兒，仍以毛煎湯浴之，則出痘稀少。

血【主治】解諸藥百蠱毒。時珍。○出事林廣記

卵【主治】解瘡毒痘毒。時珍

【附方】新一。

預解痘毒 小兒食之，永不出痘，或出亦稀。用白鴿卵一對，入竹筒封，置廁中，半月取出，以卵白和辰砂三錢，丸綠豆大。每服三十丸，三次飲下。毒從大小便出也。瀕江方

屎【釋名】左盤龍。時珍曰：野鴿者尤良。其屎皆左盤，故宣明方謂之左盤龍也。

【氣味】辛，溫，微毒。【主治】人馬疥瘡，炒研傅之。驢馬和草飼之。嘉祐　消腫及腹中痞塊。汪穎　消瘰癧諸瘡，療破傷風及陰毒垂死者，殺蟲。時珍

【附方】舊四，新六。

帶下排膿 宗奭曰：野鴿糞一兩，炒微焦，白朮、麝香各一分，赤芍藥、青木香各半兩，延胡索炒赤一兩，柴胡三分，爲末。溫無灰酒空心調服一錢。候膿盡即止。後服補子臟藥。

破傷中風病傳入裏。用左盤龍卽野鴿糞、江鰾、白僵蠶各炒半錢，雄黃一錢，爲末，蒸餅丸梧子大。每服十五丸，溫酒下，取效。保命集 **陰症腹痛**面青甚者。鴿子糞一合，炒研末，極熱酒一鍾，和勻澄清，頓服，卽愈。劉氏 **蛸蟲腹痛**白鴿屎燒研，飲和服之。外臺 **冷氣心痛**鴿屎燒存性，酒服一錢，卽止。 **項上瘰癧**左盤龍炒研末，飯和丸梧桐子大。每服三五十丸，米飲下。張子和方 **頭癢生瘡**白鴿屎五合，醋煮三沸，杵傅之，日三上。聖惠 **頭瘡白禿**鴿屎研末傅之，先以醋泔洗淨，亦可燒研摻之。同上 **反花瘡毒**初生惡肉如米粒，破之血出，肉隨生，反出于外。用鶉鴿屎三兩炒黃，爲末，溫漿水洗後傅之。聖惠方 **鵞掌風**鴿屎白、雄鷄屎，炒研，煎水日洗。

突厥雀拾遺

【**釋名**】**鵽鳩**音奪 **寇雉**藏器曰：雀從北來，當有賊下，邊人候之，故名。時珍曰：案唐書云：高宗時，突厥犯塞，有鳴鵽羣飛入塞。邊人驚曰：此鳥一名突厥雀，南飛則突厥必入寇。已而果然。案此卽爾雅鵽鳩，寇雉也。然則奪寇之義，亦由此矣。

【**集解**】藏器曰：突厥雀生塞北，狀如雀而身赤。時珍曰：案郭璞云：鵽鳩生北方沙漠地，大如鴿，形似雌雉，鼠脚，无後趾，岐尾。爲鳥憨急羣飛。張華云：鵽生關西，飛則雌前雄後，隨其行止。莊周云：青鵽愛其子而忘其母。

肉【**氣味**】**甘，熱，無毒。**【**主治**】**補虛暖中。**藏器

雀別錄中品

【**釋名**】**瓦雀** **賓雀**時珍曰：雀，短尾小鳥也。故字從小，從隹。隹音錐，短尾也。棲宿簷瓦之間，馴近階除之際，如賓客然，故曰瓦雀、賓雀。又謂之嘉賓也。俗呼老而斑者爲麻雀，小而黃口者爲黃雀。

【**集解**】時珍曰：雀，處處有之。羽毛斑褐，頷嘴皆黑。頭如顆蒜，目如擘椒，尾長二寸許，爪距黃白色，躍而不步。其視驚瞿，其目夜盲，其卵有斑，其性最淫。小者名黃雀，八九月羣飛田間，體絕肥，背有脂如披綿。性味皆同，可以炙食，作鮓甚美。案逸周書云：季秋雀入大水爲蛤。雀不入水，國多淫泆。又臨海異物志云：南海有黃雀魚，常以六月化爲黃雀，十月入海爲魚。則所謂雀化蛤者，蓋此類。若家雀則未常變化也。又有白雀，緯書以爲瑞應所感。

肉【**氣味**】**甘，溫，無毒。**弘景曰：雀肉不可合李食，不同諸肝食。妊婦食雀肉飲酒，令子多淫；食雀肉豆醬，令子面䵟。凡服白朮人忌之。

【**主治**】**冬三月食之，起陽道，令人有子。**藏器 **壯陽益氣，暖腰膝，縮小便，治血崩帶下。**日華 **益精髓，縮五臟不足氣。宜常食之，不可停輟。**孟詵

【**發明**】宗奭曰：正月以前、十月以後，宜食之，取其陰陽靜定未泄也。故卵亦取第一番者。頌曰：今人取雀肉和蛇牀子熬膏，和藥丸服，補下有效，謂之驛馬丸。此法起于唐世，云明皇服之有驗。時珍曰：聖濟總錄治虛寒雀附丸，用肥雀肉三四十枚，同附子熬膏丸藥，亦祖此意也。

【**附方**】新八

補益老人治老人臟腑虛損羸瘦，陽氣乏弱。雀兒五隻，如常治，粟米一合，葱白三莖，先炒雀熟，入酒一合，煮少時，入水二盞，下葱、米作粥食。食治方 **心氣勞傷**朱雀湯：治心氣勞傷，因變諸疾。用雄雀一隻，取肉炙，赤小豆一合，人參、赤茯苓、大棗肉、紫石英、小麥

各一兩紫菀遠志肉丹參各半兩甘草炙二錢半細剉拌勻每服三錢用水一盞煎六分去滓食遠溫服。奇效方

腎冷偏墜疝氣用生雀三枚燎毛去腸勿洗以舶上茴香三錢胡椒一錢縮砂桂肉各二錢入肚內溼紙裹煨熟空心服之酒下。良。直指方

小腸疝氣用帶毛雀兒一枚去腸入金絲礬末五錢縫合以桑柴火煨成炭爲末空心無灰酒服。年深者二服愈。瑞竹堂方

赤白痢下臘月取雀兒去腸肚皮毛以巴豆仁一枚入肚內紩固濟煅存性研末以好酒煮黃蠟百沸取蠟和丸梧子大每服一二十丸。紅痢甘草湯下。白痢乾薑湯下。普濟方

內外目障治目昏生瞖遠視似有黑花及內障不見物用雀兒十箇去翅足觜連腸胃骨肉研爛磁石煅醋淬七次水飛神麴炒青鹽肉蓯蓉酒浸炙各一兩菟絲子酒浸三日曬三兩爲末以酒二升少入煉蜜同雀鹽研膏和丸梧子大每溫酒下二十丸日二服。聖惠方

雀卵【氣味】酸溫無毒。五月取之。【主治】下氣。男子陰痿不起。强之令熱。多精有子。別錄 和天雄菟絲子末爲丸。空心酒下五丸。治男子陰痿不起。女子帶下。便溺不利。除疝瘕。孟詵

【發明】弘景曰雀利陰陽故卵亦然術云雀卵和天雄服之令莖不衰頌曰按素問云胸脇肢滿者妨於食病至則先聞腥臊臭出清液先唾血四肢清目眩時時前後血病名血枯得之年少時有所大脫血若醉入房中氣竭肝傷故月事衰少不來治之以烏鰂魚骨藘茹二物并合之丸以雀卵大如小豆以五丸爲後飯飲鰂骨汁以利腸中及傷肝也飲後藥先爲後飯本草三藥並不治血枯而經法用之是攻其所生所起耳時珍曰今人知雀卵能益男子陽虛不知能治女子血枯蓋雀卵益精血耳。

肝【主治】腎虛陽弱。聖惠四雄丸用之

頭血【主治】雀盲。別錄 弘景曰雀盲乃人患黃昏時無所見如雀目夜盲也日二取血點之。

腦【氣味】平【主治】緜裹塞耳。治聾。又塗凍瘡。孟詵 時珍曰按張子和方臘月雀腦燒灰油調塗之亦可。

喙及腳脛骨【主治】小兒乳癖。每用一具煮汁服。或燒灰。米飲調服。時珍

雄雀屎一名白丁香。俗名 青丹。拾遺 雀蘇。炮炙論

【修治】日華曰凡鳥左翼掩右者是雄其屎頭尖挺直。斅曰凡使勿用雀兒糞雀兒口黃未經淫者也其雀蘇底坐尖在上是雄兩頭圓者是雌陰人使雄陽人使雌臘月采得去兩畔附著者鉢中研細以甘草水浸一夜去水焙乾用。時珍曰別錄止用雄雀屎雌雄分用則出自雷氏也。

【氣味】苦溫微毒【主治】療目痛。決癰疽。女子帶下。溺不利。除疝瘕。別錄 療齲齒。陶弘景 和首生男子乳。點目中弩肉。赤脈貫瞳子者。即消。神效。和蜜丸服。治癥瘕久痼諸病。和少乾薑服之。大肥悅人。蘇恭 癰癤不潰者。點塗即潰。急黃欲死者。湯化服之立甦。腹中痃癖諸塊伏梁者。和乾薑桂心艾葉爲丸服之。能

令消爛。藏器 和天雄、乾薑丸服，能强陰。孟詵 消積除脹，通咽塞口噤，女人乳腫，瘡瘍中風，風蟲牙痛。

【發明】時珍曰：雀食諸穀，易致消化。故所治疝瘕積脹、痃癖，及目瞖胬肉、癰疽瘡癤、咽噤齒䘌諸症，皆取其能消爛之義也。

【附方】舊六，新八。

霍亂不通：脹悶欲死，因傷飽取涼者。用雄雀糞二十一粒，研末，温酒服。未效，再服。總錄

目中瞖膜：治目熱生赤白膜。以雄雀屎和人乳點上，自爛。肘后方

風蟲牙痛：雄雀屎，綿裹塞孔中，日二易之，效。外臺

咽喉噤塞：雄雀屎末，温水灌半錢。外臺

小兒口噤：中風。用雀屎，水丸麻子大，飲下二丸，即愈。千金方

小兒不乳：用雀屎四枚，末之，與吮。總微

小兒痘黶：白丁香末，入麝少許，米飲服一錢。保幼大全

婦人吹乳：白丁香半兩，爲末，以温酒服一錢。聖惠

破傷風瘡：作白痂無血者，殺人最急。以黄雀糞直者，研末，熱酒服半錢。普濟

破决癰癤：諸癰已成膿，懼鍼者，取雀屎塗瘡頭，即易决。梅師方

瘭瘡作痛：用雀屎、燕窠土，研，傅之。直指

浸淫瘡癬：洗淨，以雀屎、醬瓣和研，日塗之。千金翼

喉痹乳蛾：白丁香二十個，以沙糖和作三丸。每以一丸綿裹含嚥，即時遂愈。甚者不過二丸，極有奇效。普濟方

面鼻酒皶：白丁香十二粒，蜜半兩，早夜點，久久自去。聖惠方

蒿雀 拾遺

【集解】藏器曰：蒿雀似雀，青黑色，在蒿間，塞外彌多。食之美於諸雀。

肉【氣味】甘，温，無毒。【主治】食之益陽道，補精髓。藏器

腦【主治】塗凍瘡，手足不皸。藏器

巧婦鳥 拾遺

【釋名】鷦鷯詩疏 桃蟲詩經 蒙鳩荀子 女匠方言 黄脰雀俗。時珍曰：按爾雅云：桃蟲，鷦，其雌曰鴱。揚雄方言云：自關而東謂之巧雀，或謂之女匠；自關而西謂之襪雀，或謂之巧女。燕人謂之巧婦，江東謂之桃蟲，亦曰有呼鳩。性拙，鷦性巧，故得諸名。

【集解】藏器曰：巧婦小於雀，在林藪間爲窠，窠如小袋。時珍曰：鷦鷯處處有之。生蒿木之間，居藩籬之上，狀似黄雀而小，灰色有斑，聲如吹噓，喙如利錐。取茅葦毛毳而窠，大如雞卵，而繫之以麻髮，至爲精密。懸於樹上，或一房二房。故曰巢林不過一枝，每食不過數粒。小人畜馴，教其作戲也。又一種鷦鷯，爾雅謂之剖葦，似雀而青灰斑色，長尾，好食葦蠹，亦鷦類也。

肉【氣味】甘，温，無毒。【主治】炙食甚美，令人聰明。汪穎

窠【主治】燒烟熏手，令婦人巧蠶。藏器 治膈氣噎疾，以一枚燒灰酒服，或一服三錢，神驗。時珍。○出衛生易簡方

燕 別錄中品

【釋名】乙鳥說文 玄鳥禮記 鷙鳥古今注 鷾鴯莊子 游波炮炙論 天女易占。時珍曰：燕字篆文象形。乙者，其鳴自呼也。玄，其色也。鷹鷂食之則死，能制海東青鶻，故有鷙鳥之稱。能興波祈雨，故有游波之號。雷斅云：海竭江枯，投游波而立泛，是矣。京房云：人見白燕，主生貴女，故燕名天女。

【集解】別錄曰：燕生高山平谷。弘景曰：燕有兩種：紫胸輕小者是越燕，不入藥用；有斑黑而聲大

者，是胡燕。可入藥用。胡燕作窠長，能容二疋絹者，令人家富也。若窠戶北向而尾屈色白者，是數百歲燕，仙經謂之肉芝，食之延年。時珍曰：燕大如雀而身長，籋口豐頷，布翅歧尾，背飛向宿，營巢避戊己日，春社來，秋社去。其來也，銜泥巢於屋宇之下；其去也，伏氣蟄於窟穴之中。或謂其渡海者，謬談也。玄鳥至時，祈高禖，可以求嗣。或以爲吞燕卵而生子者，怪說也。或云燕蟄於井底，燕不入屋，井虛也。燕巢有艾則不居。凡狐貉皮毛，見燕則毛脫，物理使然。

肉 氣味 酸，平，有毒。弘景曰：燕肉不可食，損人神氣。時珍曰：淮南子言燕入水爲蜃蛤，故高誘註謂蛟龍嗜燕，人食燕者不可入水，而祈禱家用燕召龍。竊謂燕乃蟄而不化者，化蛤之說，未審然否。但燕肉既有毒，自不必食之。 主治 出痔蟲、瘡蟲。別錄

胡燕卵黃 主治 卒水浮腫，每吞十枚。別錄

秦燕毛 主治 解諸藥毒，取二七枚燒灰，水服。時珍

屎 氣味 辛，平，有毒。 主治 蠱毒鬼疰，逐不祥邪氣，破五癃，利小便，熬香用之。別錄 頌曰：胡洽治疰病青羊脂丸中用之。療痔，殺蟲，去目瞖。蘇恭 治口瘡，瘧疾。孫思邈 作湯，浴小兒驚癇。弘景

附方 舊三，新三。

解蠱毒 藏器曰：取燕屎三合炒，獨蒜去皮十枚，和擣丸梧子大。每服三丸，蠱當隨利而出。

厭瘧疾 藏器曰：燕屎方寸匕，發日平旦和酒一升，令病人兩手捧住吸氣，慎勿入口，害人。

下石淋 用燕屎末，以冷水服五錢，旦服至食時，當尿石水下。

通小便 用燕屎、豆豉各一合，糊丸梧子大，每白湯下三丸，日三服。千金

止牙痛 用燕子屎丸梧桐子大，於疼處咬之，丸化卽疼止。袖珍

小兒卒驚 似有痛處而不知，用燕窠中糞煎湯洗浴之。救急方

窠中土 見土部。

燕蓐草 卽窠草。見草部之九。

石燕 日華

釋名 土燕 綱目

集解 詵曰：石燕在乳穴石洞中者，冬月采之，堪食。餘月止可治病。炳曰：石燕似蝙蝠，口方，食石乳汁。時珍曰：此非石部之石燕也。廣志云：燕有三種，此則土燕乳于巖穴者是矣。

肉 氣味 甘，暖，無毒。 主治 壯陽，暖腰膝，添精補髓，益氣，潤皮膚，縮小便，禦風寒嵐瘴溫疫氣。日華 詵曰：治法：取石燕二七枚，和五味炒熟，以酒一斗浸三日。每夜臥時飲一二盞，甚能補益，令人健力能食。

伏翼 本經上品

校正 時珍曰：本經上品有伏翼條，又有天鼠屎，今依李當之本草合而爲一。

釋名 蝙蝠 音編福 天鼠 本經 仙鼠 唐本 飛鼠 宋本 夜燕 恭曰：伏翼者，以其晝伏有翼也。時珍曰：伏翼，爾雅作服翼，齊人呼爲仙鼠，仙經列爲肉芝。

集解 別錄曰：伏翼生太山川谷，及人家屋間。立夏後采，陰乾。天鼠屎生合浦山谷，十一月、十二月采。弘景曰：伏翼非白色倒懸者，不可服。恭曰：伏翼卽仙鼠也，在山孔中食諸乳石精汁，皆千歲純

白如雪，頭上有冠，大如鳩鵲，陰乾服之，令人肥健長生，壽千歲；其大如鶉，未白者已百歲，而並倒懸，其腦重也。其屎皆白色，入藥當用此屎。頌曰：茶說乃仙經所謂肉芝者，然今蝙蝠多生古屋中，白而大者蓋稀，其屎亦有白色，料其出乳石孔者當應如此耳。宗奭曰：伏翼日亦能飛，但畏鷙鳥不敢出耳。此物善服氣，故能壽，冬月不食，可知矣。時珍曰：伏翼形似鼠，灰黑色，有薄肉翅，連合四足及尾如一。夏出冬蟄，日伏夜飛，食蚊蚋。自能生育，或云鼉化蝠，鼠亦化蝠，蝠又化魁蛤，恐不盡然。生乳穴者甚大。或云燕避戊己，蝠伏庚申，此理之不可曉者也。若夫白色者，自有此種爾。仙經以爲千百歲，服之令人不死者，乃方士誑言也。陶氏、蘇氏從而信之，迂矣。按李石續博物志云：唐陳子眞得白蝙蝠大如鴉，服之，一夕大泄而死。又宋劉亮得白蝙蝠、白蟾蜍仙丹，服之立死。嗚呼！書此足以破惑矣。其說始載於抱朴子書，葛洪誤世之罪，通乎天下。又唐書云：吐番有天鼠，狀如雀，大如貓，皮可爲裘。此則別是一種鼠，非此天鼠也。

伏翼【修治】 斅曰：凡使要重一斤者，先拭去肉上毛，及去爪、腸，留肉翅并嘴、腳，以好酒浸一宿，取出，以黃精自然汁五兩，塗炙至盡，炙乾用。時珍曰：近世用者多煅存性耳。

【氣味】鹹，平，無毒。 日華曰：微熱，有毒。之才曰：莧實、雲實爲之使。

【主治】目瞑癢痛，明目，夜視有精光。久服令人喜樂媚好無憂。 本經 日華曰：久服解愁。 **療五淋，利水道。** 別錄 **主女人生子餘疾，帶下病，無子。** 蘇恭 **治久欬上氣，久瘧瘰癧，金瘡內漏，小兒魃病驚風。** 時珍 藏器曰：五月五日取倒懸者，曬乾，和桂心、薰陸香燒烟，辟蚊子。夜明砂、鱉甲爲末，燒烟亦辟蚊。

【發明】 時珍曰：蝙蝠性能瀉人，故陳子眞等服之皆致死。觀後治金瘡方，皆致下利，其毒可知。本經謂其無毒，久服喜樂無憂，日華云久服解愁者，皆誤後世之言。適足以增憂益愁而已。治病可也，服食不可也。

【附方】 舊三，新八。

仙乳丸 治上焦熱，晝常好瞑。用伏翼五兩重一枚，連腸胃炙燥，雲實炒五兩，威靈仙三兩，牽牛炒、莧實各二兩，丹砂、鉛丹各一兩，膩粉半兩，爲末，蜜丸綠豆大。每服七丸，木通湯下，以知爲度。普濟方。

久欬上氣 十年、二十年，諸藥不效。用蝙蝠除翅、足，燒焦研末，米飲服之。百一方。

久瘧不止 范汪方：用蝙蝠七個，去頭、翅、足，擣千下，丸梧子大。每服一丸，清湯下。雞鳴時一丸，禹中一丸。

久瘧不止 伏翼丸：用蝙蝠一枚炙，蛇蛻皮一條燒，蜘蛛一枚去足炙，鱉甲一枚醋炙，麝香半錢，爲末，五月五日午時研勻，入煉蜜和丸麻子大。每溫酒下五丸。聖惠方。

小兒驚癇 用入蟄蝙蝠一個，入成塊硃砂三錢在腹內，以新瓦合，煅存性，候冷爲末。空心分四服，兒小分五服，白湯下。醫學集成。

小兒慢驚 返魂丹：治小兒慢驚及天吊夜啼。用蝙蝠一枚，去腸、翅，炙黃焦，人中白、乾蠍焙、麝香各一分，爲末，煉蜜丸綠豆大。每服乳汁下三丸。聖惠方。

多年瘰癧 不愈，神效方：用蝙蝠一個，貓頭一個，俱撒上黑豆，燒至骨化，爲末摻之。乾即油調傅。內服連翹湯。集要。

金瘡出血 不止，成內漏。用蝙蝠二枚，燒末，水服方寸匕，當下水而血消也。鬼遺方。

腋下胡臭 用蝙蝠一個，以赤石脂末半兩塗遍，黃泥包固，曬乾煅存性，以田螺水調塗腋下，待乾，毒氣上衝，急服下藥，行一二次妙。乾坤秘韞。

血氣痛 蝙蝠一個，燒存性，每酒服一錢，即愈。生生編。

婦人斷產 蝙蝠一個，燒研，以五朝酒醅調下。摘玄方。

腦【主治】塗面，去女子面皰。服之，令人不忘。藏器

血及膽【主治】滴目，令人不睡，夜中見物。藏器【弘景曰】伏翼目及膽，術家用為洞視法。

天鼠屎本經

【釋名】鼠法本經 石肝同上 夜明砂日華 黑砂星【弘景曰】方家不用，俗不識也。【李當之曰】即伏翼屎也。方言名天鼠爾。

【修治】【時珍曰】凡采得，以水淘去灰土惡氣，取細砂曬乾焙用。其砂乃蚊蚋眼也。

【氣味】辛，寒，無毒。【之才曰】惡白蘞、白薇。

【主治】面癰腫，皮膚洒洒時痛，腹中血氣，破寒熱積聚，除驚悸。本經 去面上黑皯。別錄 燒灰，酒服方寸匕，下死胎。蘇恭 炒服，治瘰癧。日華 治馬撲損痛，以三枚投熱酒一升，取清服立止，數服便瘥。蘇頌出續傳信方 擣熬為末，拌飯與三歲小兒食之，治無辜病甚驗。慎微 治疳有效。宗奭 治目盲障翳，明目除瘧。時珍

【發明】【時珍曰】夜明砂及蝙蝠，皆厥陰肝經血分藥也。能活血消積，故所治目翳盲障，瘧魃疳驚，淋帶瘰癧癰腫，皆厥陰之病也。按類說云：定海徐道亨患赤眼，食蟹遂成內障。五年忽夢一僧，以藥水洗之，令服羊肝丸。求其方。僧曰：用洗淨夜明砂、當歸、蟬蛻、木賊去節各一兩，為末。黑羊肝四兩，水煮爛，和丸梧子大。食後熟水下五十丸。如法服之，遂復明也。

【附方】舊一，新十二。

內外障翳 夜明砂末，化入豬肝內，煮食飲汁，效。直指方

青盲不見 夜明砂糯米炒黃一兩，柏葉炙一兩，為末，牛膽汁和丸梧子大。每夜臥時竹葉湯下二十丸，至五更米飲下二十丸，瘥乃止。聖惠

小兒雀目 夜明砂炒研，豬膽汁和丸綠豆大。每米飲下五丸。一方：加黃芩等分為末，米泔煮豬肝，取汁調服半錢。

五瘧不止 聖惠用夜明砂末，每冷茶服一錢，立效。○又方：治瘧發作無時，經久不瘥。用蝙蝠糞五十粒，硃砂半兩，麝香一錢，為末，糯米飯丸小豆大。未發時白湯下十丸。

胎前瘧疾 夜明砂末三錢，空心溫酒服。經驗秘方

欬嗽不止 蝙蝠去翅足，燒酒為末。一錢，食後白湯下。壽域神方

小兒魃病 以紅紗袋盛夜明砂，佩之。直指方

一切疳毒 夜明砂五錢，入瓦瓶內，以精豬肉三兩，薄切，入瓶內，水煮熟。了前以肉與兒食，飲其汁，取下服中胎毒。次用生薑四兩，和皮切炒，同黃連末一兩，糊丸黍米大。米飲服，日三次。全幼心鑑

聤耳出汁 夜明砂二錢，麝香一字，為末。拭淨摻之。聖惠

潰腫排膿 夜明砂一兩，桂半兩，乳香一分，為末，入乾砂糖半兩，井水調傅。直指方

腋下胡臭 夜明砂末，豉汁調。

風蚛牙痛 夜明砂炒、吳茱萸湯泡炒，等分，為末，蟾酥和丸麻子大。綿裹二丸含之，吐涎。普濟方

鸓鼠 纍壘二音。本經下品

【校正】鸓鼠原在獸部，今據爾雅、說文移入禽部。

【釋名】鸓鼠本經 鼯鼠爾雅 耳鼠山海經 夷由爾雅 鶇禽經 飛生鳥弘景【時珍曰】案許慎說文云：鸓，飛走且乳之鳥也，故字從鳥。又名飛生。本經從鼠，以形似也。此物肉翅連尾，飛不能上，易至礧墜，故謂之鸓。俗謂癡物為鸓，義取乎此。亦名鼯鼠，與螻蛄同名。

【集解】【別錄曰】鸓鼠生山都平谷。【弘景曰】此鼠即鼺鼠，飛生鳥也。狀如蝙蝠，大如鴟鳶，毛紫色，暗夜行飛。人取其皮毛與產婦持之，令易生。【頌曰】今湖嶺山中多有之。南人見之，多以為怪。【宗奭曰】關

西山中甚有 毛極密 俱向下 飛不能致遠 人捕取皮爲暖帽 時珍曰 案郭氏註爾雅云 鼯鼠狀如小狐 似蝙蝠 肉翅四足 翅尾項脇毛皆紫赤色 背上蒼艾色 腹下黃色 喙頷襍白色 腳短爪長 尾長三尺許 飛而乳 子即隨母後 聲如人呼 食火烟 能從高赴下 不能從下上高 性喜夜鳴 山海經云 耳鼠狀如鼠 兎首麋耳 以其尾飛 食之不眯 可禦百毒 即此也 其形翅聯四足及尾 與蝠同 故曰以尾飛 生嶺南者好食龍眼

【氣味】微溫有毒【主治】墮胎 令易產 本經

【發明】頌曰 人取其皮毛與產婦臨蓐時持之 令兒易生 而小品方乃入服藥用 飛生一枚 槐子 故弩箭羽各十四枚 合擣丸梧子大 以酒服二丸 即易產也 時珍曰 鼺能飛而且產 故寢其皮 懷其爪 皆能催生 其性相感也 濟生方治難產金液丸 用其腹下毛爲丸服之

寒號蟲 宋開寶

【校正】自蟲部入此

【釋名】鶡鴠 獨春 屎名五靈脂 時珍曰 楊氏丹鉛錄謂寒號蟲即鶡鴠 今從之 鶡鴠詩作盍旦 禮作曷旦 說文作鳱鴠 廣志作侃旦 唐詩作渴旦 皆隨義借名耳 揚雄方言云 自關而西謂之鶡鴠 自關而東謂之城旦 亦曰倒懸 周魏宋楚謂之獨春 郭璞云 鶡鴠 夜鳴求旦之鳥 夏月毛盛 冬月裸體 晝夜鳴叫 故曰寒號 曰鶡旦 古刑有城旦春 謂晝夜春米也 故又有城旦 獨春之名 月令云 仲冬曷旦不鳴 蓋冬至陽生漸暖故也 其屎名五靈脂者 謂狀如凝脂而受五行之靈氣也

【集解】志曰 五靈脂出北地 寒號蟲糞也 禹錫曰 寒號蟲四足 有肉翅不能遠飛 頌曰 今惟河東州郡有之 五靈脂色黑如鐵 采無時 時珍曰 曷旦乃候時之鳥也 五臺諸山甚多 其狀如小雞 四足有肉翅 夏月毛采五色 自鳴若曰 鳳凰不如我 至冬毛落如鳥雛 忍寒而號曰 得過且過 其屎恒集一處 氣甚臊惡 粒大如豆 采之有如糊者 有黏塊如餹者 人亦以沙石襍而貨之 凡用以餹心潤澤者爲眞

肉【氣味】甘溫無毒【主治】食之補益人 汪穎

五靈脂【修治】頌曰 此物多夾沙石 絕難修治 凡用研爲細末 以酒飛去沙石 曬乾收用

【氣味】甘溫無毒 惡人參 損人

【主治】心腹冷氣 小兒五疳 辟疫 治腸風 通利氣脈 女子血閉 開寶 療傷冷積 蘇頌 凡血崩過多者 半炒半生 酒服 能行血止血 治血氣刺痛甚效 震亨 止婦人經水過多 赤帶不絕 胎前產後血氣諸痛 男女一切心腹脇肋少腹諸痛 疝痛 血痢 腸風腹痛 身體血痹刺痛 肝瘧發寒熱 反胃消渴 及痰涎挾血成窠 血貫瞳子 血凝齒痛 重舌 小兒驚風 五癎癲疾 殺蟲 解藥毒及蛇蠍蜈蚣傷 時珍

【發明】宗奭曰 五靈脂引經有功 不能生血 此物入肝最速也 常有人病目中翳 往來不定 此乃血所病也 肝受血則能視 目病不治血 爲背理也 用五靈脂之藥而愈 又有人被毒蛇所傷 良久昏憒 一老僧以酒調藥二錢灌之 遂甦 仍以滓傅咬處 少頃復灌二錢 其苦皆去 問之 乃五靈脂一兩 雄黃半兩 同爲末耳 其后有中蛇毒者 用之咸效 時珍曰 五靈脂足厥陰肝經藥也 氣味俱厚 陰中

之陰。故入血分。肝主血。諸痛皆屬于木。諸蟲皆生于風。故此藥能治血病。散血和血而止諸痛。止驚癇。除瘧痢。消積化痰。療疳殺蟲。治血痹血眼諸症。皆屬肝經也。失笑散。不獨治婦人心痛血痛。凡男女老幼。一切心腹脇肋少腹痛。疝氣幷胎前產后。血氣作痛。及血崩經溢。百藥不效者。俱能奏功。屢用屢驗。眞近世神方也。又案李仲南云。五靈脂治崩中。非止治血之藥。乃去風之劑。風。動物也。衝任經虛。被風傷襲營血。以致崩中暴下。與荊芥防風治崩義同。方悟古人識見深奧如此。此亦一說。但未及肝血虛滯。亦自生風之意。

附方 舊六。新三十一。

失笑散 治男女老少心痛腹痛。少腹痛。小腸疝氣。諸藥不效者。能行能止。婦人妊娠心痛。及產后心痛。少腹痛。血氣痛尤妙。用五靈脂、蒲黃等分。研末。先以醋二盃調末。熬成膏。入水一盞。煎至七分。連藥熱服。未止再服。一方以酒代醋。一方以醋糊和丸。童尿酒服。和劑局方。

紫金丸 治產后惡露不快。腰痛小腹如刺。時作寒熱。頭痛不思飲食。又治久有瘀血。月水不調。黃瘦不食。亦療心痛。功與失笑散同。以五靈脂水淘淨。炒末一兩。以好米醋調稀。慢火熬膏。入眞蒲黃末和丸龍眼大。每服一丸。以水與童子小便各半盞。煎至七分。溫服。少頃再服。惡露卽下。血塊經閉者。酒磨服之。楊氏產乳。

靈脂散 治丈夫脾積氣痛。婦人血崩諸痛。飛過五靈脂炒烟盡。研末。每服一錢。溫酒調下。此藥氣惡難喫。燒存性乃妙也。或以酒水童便煎服。名抽刀散。治產后心腹脇肋腰胯痛。能散惡血。如心煩口渴者。加炒蒲黃減半。霹靂酒下。腸風下血者。煎烏梅柏葉湯下。中風麻痹痛者。加草烏半錢。同童尿水酒煎服。永類鈐方。

產后血運 治產婦血運。不知人事。用五靈脂二兩。半生半炒。爲末。每服一錢。白水調下。如口噤者。斡開灌之。入喉卽愈。○圖經。

產后腹痛 五靈脂、香附、桃仁等分。研末。醋糊丸。服一百丸。或用五靈脂末。神麴糊丸。白朮陳皮湯下。丹溪方。

兒枕作痛 五靈脂慢炒。研末。酒服二錢。產寶。

血氣刺痛 五靈脂生研三錢。酒一盞煎沸。熱服。靈苑方。

卒暴心痛 五靈脂炒一錢半。乾薑炮三分。爲末。熱酒服。立愈。事林廣記。

心脾蟲痛 不拘男女。用五靈脂、檳榔等分。爲末。水煎石菖蒲調服三錢。併食猪肉一二片。海上仙方。

小兒蚘痛 五靈脂末二錢。靈礬火飛半錢。每服一錢。水一盞。煎五分。溫服。當吐蟲出。愈。閻孝忠集效方。

經血不止 五靈脂炒烟盡。研。每服二錢。當歸兩片。酒一盞。煎六分。熱服。三五度取效。經效方。

血崩不止 〔頌曰〕用五靈脂十兩。研末。水五盞。煎三盞。去滓澄清。再煎爲膏。入神麴末二兩。和丸梧子大。每服二十丸。空心溫酒下。便止。極效。○集要用五靈脂燒研。以鐵秤錘燒紅淬酒。酒調服。以效爲度。

胎衣不下 惡血冲心。用五靈脂半生半炒。研末。每服二錢。溫酒下。產寶。

子腸脫出 五靈脂燒烟薰之。先以鹽湯洗淨。危氏。

吐血嘔血 五靈脂一兩。盧薈三錢。研末。滴水丸芡子大。每漿水化服二丸。○又治血妄行入胃。吐不止。五靈脂一兩。黃芪半兩。爲末。新汲水服二錢。

吐逆不止 不拘男女。連日粥飲湯藥不能下者。卽效。五靈脂治淨爲末。狗膽汁和丸芡子大。每服一丸。煎生薑酒磨化。猛口熱吞。不得漱口。急將溫粥少許壓之。經驗。

化食消氣 五靈脂一兩。木香半兩。巴豆四十枚。煨熟去油。爲末。糊丸綠豆大。每白湯下五丸。普濟方。

久瘧不止 或一日二發。或一日二三發。或二三日一發。用五靈脂、頭垢各一錢。古城石灰二錢。研末。飯丸皁子大。每服一丸。五更無根水下。卽止。神效方也。海上。

消渴飲水 竹籠散。用五靈脂、黑豆去皮等分。爲末。每服三錢。冬瓜皮湯下。無皮用菜亦可。日二服。不可更服熱藥。宜八味丸去附子。加五味子。若小渴者。二三服卽止。保命集。

中風癱緩 追魂散。用五靈脂研末。以

水飛去上面黑瀾下面沙石。研末。每服二錢。熱酒調下。日一服。續服小續命湯。奇效方

手足冷痲（寇曰）風冷。氣血閉。手足身體疼痛冷痲。五靈脂二兩。沒藥一兩。乳香半兩。川烏頭一兩半。炮去皮。爲末。滴水丸如彈子大。每用一丸。生薑温酒磨服。本草衍義

骨折腫痛 五靈脂白芨各一兩。乳香沒藥各三錢。爲末。熟水同香油調。塗患處。乾坤秘韞

損傷接骨 五靈脂一兩。茴香一錢。爲末。先以乳香末于極痛處傳上。以小黃米粥塗之。乃摻二末于粥上。帛裹木牌子夾定。三五日效。儒門事親

五疳潮熱 肚脹髮焦。不可用大黃黃芩。損傷胃氣。恐生別症。五靈脂水飛一兩。胡黃連五錢。爲末。雄豬膽汁丸黍米大。每服一二十丸。米飲下。全幼心鑑

欬嗽肺脹 皺肺丸。用五靈脂二兩。胡桃仁八個。柏子仁半兩。研勻。滴水和丸小豆大。每服二十丸。甘草湯下。普濟

痰血凝結 紫芝丸。用五靈脂水飛半夏湯泡等分爲末。薑汁浸蒸餅丸梧子大。每飲下二十丸。百一方

酒積黃腫 五靈脂末一兩。入麝香少許。飯丸小豆大。每米飲下一丸。普濟方

目生浮瞖 五靈脂海螵蛸各等分。爲細末。熟豬肝日日蘸食。○明目經驗方

重舌脹痛 五靈脂一兩。淘淨爲末。煎米醋漱。經驗良方

惡血齒痛 五靈脂末。米醋煎汁含咽。直指方

血痣潰血 一人舊有一痣。偶抓破。血出一線。七日不止。欲死。或用五靈脂末摻上。即止也。楊拱醫方選要

血潰怪病 凡人目中白珠渾黑。視物如常。毛髮堅直如鐵條。能飲食而不語如醉。名曰血潰。以五靈脂爲末。湯服二錢。即愈。○夏子益奇疾方

大風瘡癩 油調五靈脂末塗之。摘玄方

蟲虺螫蠚 凡蜈蚣蛇蠍毒蟲傷。以五靈脂末塗之。立愈。金匱鉤玄

毒蛇傷螫 同上

本草綱目禽部第四十八卷終

本草綱目禽部目錄第四十九卷

禽之三　林禽類一十七種

右附方舊五新九

禽之四　山禽類一十三種附一種

右附方舊四新九

本草綱目禽部第四十九卷

禽之三 林禽類一十七種

斑鳩宋嘉祐

【釋名】斑隹音隹。錦鳩范汪方 鵓鳩左傳註 祝鳩。時珍曰：鳩也，鵓也，其聲也。斑也，錦也，其色也。隹者，尾短之名也。古者庖人以尸祝登尊俎，謂之祝鳩。此皆鳩之大而有斑者。其小而無斑者，曰隹，曰鷑音葵，曰荊鳩，曰楚鳩。鳩之子曰鶌鳩，曰役鳩，曰糠鳩，曰郎皋，曰辟皋。揚雄方言混列諸鳩，不足據。

【集解】禹錫曰：斑鳩是處有之。春分化為黃褐侯，秋分化為斑鵻。黃褐侯，青鵻也。宗奭曰：斑鳩有有斑者，有無斑者，有灰色者，有大者，有小者。雖有此數色，其用則一也。嘗養之數年，並不見春秋分變化。時珍曰：鳴鳩能化鷹，而斑鳩化黃褐侯之說，不知所出處。今鳩小而灰色，及大而斑如梨花點者，並不善鳴。惟項下斑如真珠者，聲大能鳴，可以作媒引鳩，入藥尤良。鳩性慤孝，而拙於為巢，纔架數莖，往往墮卵。天將雨即逐其雌，霽則呼而反之。故曰鷦巧而危，鳩拙而安。或云雄呼晴，雌呼雨。

鳩肉【氣味】甘，平，無毒。【主治】明目。多食，益氣，助陰陽。嘉祐。久病虛損人食之，補氣。宗奭。食之，令人不噎。時珍。

【發明】時珍曰：范汪方治目有斑鵻丸，總錄治目有錦鳩丸，倪惟賢氏謂斑鳩補腎，故能明目。竊謂鳩能益氣，則能明目矣，不獨補腎已爾。古者仲春羅氏獻鳩以養國老，仲秋授年老者以鳩杖，云鳩性不噎，食之且復助氣也。

血【主治】熱飲，解蠱毒。良。時珍。

屎【主治】治聤耳出膿疼痛，及耳中生耵聹。同夜明沙末等分，吹之。時珍。

青鵻音錐。拾遺

【釋名】黃褐侯拾遺

【集解】藏器曰：黃褐侯狀如鳩而綠褐色，聲如小兒吹竽。時珍曰：鳩有白鳩、綠鳩。今夏月出一種糠鳩，微帶紅色，小而成群，掌禹錫所謂黃褐侯秋化斑隹，恐即此也。好食桑椹及半夏苗。昔有人食之過多，患喉痺，醫用生薑解之愈。

肉【氣味】甘，平，無毒。【主治】蟻瘻惡瘡。五味淹炙食之，極美。藏器。安五臟，助氣補虛損，排膿活血，并一切瘡癤癰瘻。嘉祐。

鳲鳩拾遺

【釋名】布穀列子 鴶鵴音戛匊 穫穀爾雅註 郭公。藏器曰：布穀，鳲鳩也。江東呼為穫穀，亦曰郭公。北人名撥穀。時珍曰：布穀名多，皆各因其聲似而呼之。如俗呼阿公阿婆、割麥插禾、脫卻破袴之類，皆因其鳴時可為農候故耳。或云：鳲鳩即月令鳴鳩也，鳴乃鳲字之訛，亦通。禽經及方言並謂鳲鳩即戴勝，郭璞云非也。

【集解】藏器曰：布穀似鷂長尾，牝牡飛鳴，以翼相拂擊。時珍曰：案毛詩疏義云：鳴鳩大如鳩而帶黃色，啼鳴相呼而不相集。不能為巢，多居樹穴及空鵲巢中。哺子朝自上下，暮自下上也。二月穀雨後始鳴，夏至後乃止。張華禽經註云：仲春鷹化為鳩，仲秋鳩復化為鷹。故鳩之目猶如鷹之目。列子

云鷃之為鸋鷃之為布穀布穀久復為鷃是矣禽經又云鳩生三子一為鶚

肉

【氣味】甘溫無毒【主治】安神定志令人少睡汪穎

腳脛骨

【主治】令人夫妻相愛五月五日收帶之各一男左女右云置水中自能相隨也藏器

桑鳸 食物

【釋名】竊脂爾雅 青雀郭璞 蠟觜雀【時珍曰】鳸意同扈止也左傳少皞氏以鳥名官九鳸為九農正所以止民無淫也桑鳸乃鳸之在桑間者其觜或淡白如脂或凝黃如蠟故古名竊脂俗名蠟觜淺色曰竊陸機謂其好盜食脂肉殆不然也

【集解】【時珍曰】鳸處處山林有之大如鴝鵒蒼褐色有黃斑點好食粟稻詩云交交桑鳸有鶯其羽是矣其觜喙微曲而厚壯光瑩或淺黃淺白或淺青淺黑或淺玄淺丹鳸類有九種皆以喙色故聲音別之非謂毛色也爾雅云春鳸鳻鶞夏鳸竊玄秋鳸竊藍冬鳸竊黃桑鳸竊脂棘鳸竊丹行鳸唶唶宵鳸嘖嘖老鳸鷃鷃是矣今俗多畜其雛教作戲舞

肉

【氣味】甘溫無毒【主治】肌肉虛羸益皮膚汪穎

伯勞 宋嘉祐

【釋名】伯鷯夏小正 博勞詩疏 伯趙左傳 鵙音臭詩 鴂孟子音決【時珍曰】案曹植惡鳥論云鵙聲嗅嗅故以名之感陰氣而動殘害之鳥也謂其為惡聲者愚人信之通土略之世傳尹吉甫信后妻之讒殺子伯奇后化為此鳥故所鳴之家以為凶者好事傅會之言也伯勞象其聲也伯趙其色皁也趙乃皁訛

【集解】【時珍曰】伯勞即鵙也夏鳴冬止乃月令候時之鳥本草不著形狀而后人無謂之者郭璞註爾雅云鵙似鶷鶡而大服虔云鶷鶡音轄葛白項鴉也張華註禽經云伯勞形似鴝鵒鴝鵒喙黃伯勞喙黑許慎說文云鴝鵒似鵙而有幘顏師古註漢書謂鴂為子規王逸註楚詞謂鴂為巧婦揚雄方言謂鵙為鶪鴠陳正敏遯齋閒覽謂鵙為梟李肇國史補謂鴂為布穀楊慎丹鉛錄謂鵙為鴽犁九說各異竊謂鵙既可以候時必非稀見之鳥今通攷其得失王說已謬不必致辯據郭說則似今苦鳥據張許二說則似今之百舌似鴝鵒而有幘者然鵙好單棲鳴則蛇結而百舌不能制蛇為不同也據顏說則子規名鶗鴂音弟桂伯勞名鴂音決且月令起于北方子規非北鳥也據揚說鶪鴠乃寒號蟲惟晉地有之據陳說則謂其目擊斷然以為梟矣而不具其形似與陳藏器鶪即梟之說不合而爾雅鵙一名鶹鴂與此不同據李說則布穀一名鴶鵴字音相近又與月令鳴鳩拂其羽相犯據楊說則鴽犁乃鵪鳩小如鴝鵒三月即鳴與禮記五月鵙始鳴豳風七月鳴鵙之義不合八說不同如此要之當以郭說為準案爾雅謂鵲鵙之醜其飛也翪斂足竦翅也既以鵲鵙並稱而今之苦鳥大如鳩黑色以四月鳴其鳴曰苦苦又名姑惡人多惡之俗以為婦被其姑苦死所化頗與伯奇之說相近但不知其能制蛇否淮南子云伯勞之血塗金人不敢取

【附錄】**鵧鳩**【時珍曰】鵧鳩爾雅名鵖鵊音批及又曰鵖鴔音匹汲戴勝也一曰鵯鳩訛作批頰鳥羅願曰即祝鳩也江東謂之烏臼音匊又曰鴉鳴小于烏能逐烏三月即鳴今俗謂之駕犁農人以為候五更輒鳴曰架架格格至曙乃止故滇人呼為榨油郎亦曰鐵鸚鵡能啄鷹鶻烏鵲乃隼屬也南人呼為鳳凰皁隸汴人呼為夏雞古有催明之鳥名喚起者蓋即此也其鳥大如燕黑色長尾有歧頭上戴勝所巢之處其類不得再巢必相鬬不已楊氏指此為伯勞乃謂批頰為鵯鶪俱誤

矣。月令：三月戴勝降于桑。

毛

【氣味】平，有毒。【主治】小兒繼病，取毛帶之。繼病者，母有娠乳兒，兒病如瘧痢，他日相繼腹大，或瘥或發。他人有娠，相近亦能相繼也。北人未識此病。嘉祐

【發明】時珍曰：案淮南子云：男子種蘭，美而不芳；繼子得食，肥而不澤；情不相往來也。蓋情在腹中之子故也。繼病亦作魃病。魃乃小鬼之名，謂兒羸瘦如魃鬼也。大抵亦丁奚疳病。

踏枝

【主治】小兒語遲，鞭之即速語。嘉祐

【發明】時珍曰：案羅氏爾雅翼云：本草言伯勞所踏樹枝鞭小兒，令速語者，以其當萬物不能鳴時而獨能鳴之故。以類求之也。

鸜鵒

音劬欲。○唐本草

【釋名】鴝鵒周禮 哵哵鳥廣韻 八哥俗名 寒皋萬畢術 時珍曰：此鳥好浴水。其睛瞿瞿然，故名。王氏字說以為其行欲也，尾而足勾，故曰鴝鵒。從勾從欲省。亦通。哵哵其聲也。天寒欲雪則羣飛如告，故曰寒皋。皋者告也。

【集解】恭曰：鸜鵒似鵙而有幘者是也。藏器曰：五月五日取雛，剪去舌端，即能效人言。又可使取火也。時珍曰：鸜鵒巢於鵲巢、樹穴及人家屋脊中。身首俱黑，兩翼下各有白點。其舌如人舌，剪剔能作人言。嫩則口黃，老則口白。頭上有幘者，亦有無幘者。周禮鴝鵒不踰濟，地氣使然也。

肉

【氣味】甘，平，無毒。詵曰：寒。【主治】五痔，止血。炙食，或為散飲服。唐本 炙食一枚，治吃噫下氣，通靈。日華 治老嗽。臘月臘日取得，五味醃炙食，或作羹食，或擣散蜜丸服之。非臘日者不可用。孟詵

【附方】

目睛

【主治】和乳汁研，滴目中，令人目明，能見霄外之物。藏器

百舌

拾遺

【釋名】反舌○鶷鶡 音轄曷。時珍曰：按易通云：能反復如百鳥之音，故名。鶷鶡亦象聲。今俗呼為牛屎哵哥，為其形似鴝鵒而氣臭也。梵書名舍羅。

【集解】藏器曰：百舌，今之鶯也。時珍曰：百舌處處有之。居樹孔窟穴中。狀如鴝鵒而小，身略長，灰黑色，微有斑點。喙亦尖黑。行則頭俯，好食蚯蚓。立春後則鳴囀不已，夏至後則無聲，十月後則藏蟄。人或畜之，冬月則死。月令：仲夏反舌無聲，即此。蔡邕以為蝦蟇者，非矣。陳氏謂即鶯，服虔通俗文以鶷鶡為白脰烏者，亦非矣。音雖相似，而毛色不同。

肉

【氣味】缺。【主治】炙食，治小兒久不語及殺蟲。藏器

窠及糞

【主治】諸蟲咬，研末塗之。藏器

練鵲

宋嘉祐

【集解】禹錫曰：練鵲似鴝鵒而小，黑褐色。食槐子者佳。冬春間采之。時珍曰：其尾鴒長，白毛如練帶者是也。禽經云：冠鳥性勇，纓鳥性樂，帶鳥性仁。張華云：帶鳥，練鵲之類是也。今俗呼為拖白練。

【氣味】甘，溫、平，無毒。【主治】益氣，治風疾。細剉炒，香袋

盛浸酒中。每日取酒温飲服之。嘉祐

鸎食物

釋名 **黃鳥**詩經 **黃鸝**說文 **鵹黃**爾雅 **倉庚**月令○爾雅作商庚 **青鳥**左傳 **黃伯勞** 時珍曰：禽經云：鸎鳴嚶嚶，故名。或云鸎項有文，故從賏。賏，項飾也。或作鶯，鳥羽有文也。詩云：有鶯其羽。是矣。其色黃而帶黧，故有黧黃諸名。陸機云：齊人謂之搏黍，周人謂之楚雀，幽州謂之黃鸎，秦人謂之黃鸝鶹，淮人謂之黃伯勞。唐玄宗呼為金衣公子，或謂之黃袍。

集解 時珍曰：鸎處處有之。大於鸜鵒，雌雄雙飛，體毛黃色，羽及尾有黑色相間，黑眉尖觜，青腳。立春後即鳴，麥黃椹熟時尤甚，其音圓滑，如織機聲，乃應節趨時之鳥也。月令云：仲春倉庚鳴。說文云：倉庚鳴則蠶生。冬月則藏蟄，入田塘中，以泥自裹如卵，至春始出。

肉 **氣味** 甘，温，無毒。**主治** 補益陽氣，助脾。汪穎。**食之不妬。**時珍。

發明 穎曰：此鳥感春陽先鳴，所以補人。時珍曰：按山海經云：黃鳥食之不妬。楊夔止妬論云：梁武帝郗后性妬，或言倉庚為膳療妬，遂令茹之，妬果減半。

啄木鳥宋嘉祐

釋名 **斲木**爾雅 **鴷** 時珍曰：此鳥斲裂樹木取蠹食，故名。禽經云：鴷志在木，鵜志在水。

集解 禹錫曰：異物志云：啄木有大有小，有褐有斑，褐者是雌，斑者是雄，穿木食蠹，俗云雷公采藥吏所化也。山中一種大如鵲，青黑色，頭上有紅毛者，土人呼為山啄木。時珍曰：啄木小者如雀，大者如鴉，面如桃花，喙足皆青色，剛爪利觜。觜如錐，長數寸。舌長於咮，其端有鍼刺，啄得蠹，以舌鉤出食之。博物志云：此鳥能以觜畫字，令蟲自出。魯至剛云：今閩廣蜀人巫家收其符字，以收驚療瘡毒也。其山啄木頭上有赤毛，野人呼為火老鴉，能食火炭。王元之詩云：淮南啄木大如鴉，頂似仙鶴堆丹砂。即此也。亦入藥用，其功相同。

肉 **氣味** 甘、酸，平，無毒。**主治** **痔瘻，及牙齒疳䘌蟲牙。燒存性，研末，納孔子中，不過三次。**嘉祐。**追勞蟲，治風癇。**時珍。

發明 禹錫曰：淮南子云：啄木愈齲，以類相攝也。荊楚歲時記云：野人以五月五日取啄木，主齒痛。時珍曰：追勞、治癇、治瘻，皆取制蟲之義也。

附方 舊一，新二。**瘻瘡膿水**不止，不合。用啄木一隻，或火老鴉亦可，鹽泥固濟，煅存性，研末，酒下二錢。姚大夫方。**追勞取蟲** 用啄木禽一隻，硃砂四兩，精豬肉四兩，餓令一晝夜，將二味和勻，服之至盡。以鹽泥固濟，煅一夜，五更取出，勿打破，連泥埋入土中三尺，次日取出，破開，入銀石器內研末。以無灰酒入麝香少許，作一服。須謹候安排，待蟲出，速鉗入油鍋煎之。後服局方嘉禾散一劑。胡雲翱經驗方。**多年癇病** 取臘月啄木鳥一箇，無灰酒三升。先以瓦罐鋪荊芥穗一寸厚，安鳥於上，再以穗蓋一寸，傾酒入內，鹽泥固濟，炭火煅之，酒乾為度。放冷取出為末，入石膏二兩，鐵粉一兩，炮附子一兩，硃砂、麝香各一分，龍腦一錢，共研勻。每服一錢，先服溫水三兩口，以溫酒一盞調服即臥。發時又一服，間日再服，不過十服即愈。保幼大全。

舌 **主治** **齲齒作痛，以綿裹尖咬之。**梅師。

附方 新一。**啄木散** 治蟲牙。啄木舌一枚，巴豆一枚，研勻。每以豬鬃一莖，點少許於牙根

上立瘥。聖惠

血【主治】庚日向西熱飲，令人面色如朱，光彩射人。時珍○出岣嶁神書

腦【主治】魯至剛俊靈機要云：三月三日，取啄木以丹砂、大青拌肉餌之，一年取腦，和雄黃半錢，作十丸。每日向東水服一丸，久能變形，怒則如神鬼，喜則常人也。

慈烏 宋嘉祐

【釋名】慈鴉嘉祐 孝烏說文 寒鴉 時珍曰：烏字篆文，象形。鴉亦作鵶。禽經：鵶鳴啞啞，故謂之鴉。此鳥初生，母哺六十日，長則反哺六十日，可謂慈孝矣。北人謂之寒鴉，冬月尤甚也。

【集解】禹錫曰：慈烏北土極多，似烏鴉而小，多羣飛，作鴉鴉聲，不膻臭，可食。時珍曰：烏有四種：小而純黑，小觜反哺者，慈烏也；似慈烏而大觜，腹下白，不反哺者，雅烏也；似鴉烏而大，白項者，燕烏也；似鴉烏而小，赤觜穴居者，山烏也。山烏一名鸀，出西方。燕烏一名白脰，一名鬼雀，一名鷃鶷，音轄葛。禽經云：慈烏反哺，白脰不祥，大觜善警，玄烏吟夜。又云：烏鳥背飛而向啼也。又蜀徼有火鴉，能銜火。

肉【氣味】酸，鹹，平，無毒。【主治】補勞治瘦，助氣止咳嗽。骨蒸羸弱者，和五味淹炙食之，良。嘉祐 詵曰：北帝攝鬼錄中亦用慈鴉卵。

烏鴉 宋嘉祐

【釋名】鴉烏小爾雅 老雅雅與鴉同 鷽音預 鵯鶋音匹居 楚烏詩義問 大觜烏禽經

【集解】時珍曰：烏鴉大觜而性貪鷙，好鳴，善避繒繳。古有鴉經以占吉凶。然北人喜鴉惡鵲，南人喜鵲惡鴉，惟師曠以白項者為不祥，近之。

肉【氣味】酸，澀，平，無毒。詵曰：肉澀臭不可食，止可治病。藏器曰：肉及卵食之，令人昏忘。把其毛亦然。蓋未必昏，為其膻臭耳。【主治】瘦病咳嗽，骨蒸勞疾。臘月以瓦瓶泥固燒存性，為末，每飲服一錢。又治小兒癇疾及鬼魅。嘉祐 治暗風癇疾，及五勞七傷，吐血咳嗽，殺蟲。時珍

【發明】頌曰：烏鴉今人多用治急風，而本經不著。宜於臘月捕取翅羽、觜足全者，泥固煅過，入藥治諸風。烏犀丸中用之。見和劑局方。時珍曰：聖濟總錄治破傷中風，牙關緊急，四肢強直，有金烏散，煅過入藥，品多不錄。

【附方】新五

五勞七傷：吐血咳嗽。烏鴉一枚，栝樓瓤一枚，白礬少許，入鴉肚中，縫紮煮熟，作四服。○壽域神方。

暗風癇疾：用臘月烏鴉一箇，鹽泥固濟，於瓶中煅過，放冷取出，為末，入硃砂末半兩。每服一錢，酒下，日三服，不過十日愈。○又方：用渾烏鴉一箇，瓶固煅研，胡桃七枚，蒼耳心子七枚，為末。每服一錢，空心熱酒下。並保幼大全。

疝氣偏墜：即前胡桃、蒼耳方，加入新生兒衣一副，煅研入之。同上。

經脈不通：積血不散。用烏鴉散主之。烏鴉去皮毛，炙三分，當歸焙、好墨各三分，延胡索炒、蒲黃炒、水蛭以糯米炒過各半兩，芫青糯米炒過一分，為末。每服一錢，酒下。總錄。

虛勞瘵疾：烏鴉一隻，絞死去毛腸，入人參片、花椒各五錢，縫合，水煮熟食，以湯下。鴉骨、參、椒焙研，棗肉丸服。吳球便民食療

烏目〔氣味〕無毒〔主治〕吞之令人見諸魅。或研汁注目中。夜能見鬼。藏器

頭〔主治〕土蜂瘻。燒灰傅之。聖惠

心〔主治〕卒得欬嗽。炙熟食之。肘後

膽〔主治〕點風眼紅爛。時珍

翅羽〔主治〕從高墜下。瘀血搶心。面青氣短者。取右翅七枚。燒研酒服。當吐血便愈。蘇頌○出肘后

治鍼刺入肉。以三五枚炙焦。研末。醋調傅之。數次即出。甚效。

又治小兒痘瘡不出復入。時珍

〔附方〕新一

痘瘡復陷十二月取老鴉左翅。辰日燒灰。用豶猪血和丸芡子大。每服一丸。以豶猪尾血。同溫水化服。當出也。○聞人規痘疹論

鵲 別錄下品

〔釋名〕飛駁烏陶弘景　喜鵲食經　乾鵲新語〔時珍曰〕鵲古文作舄。象形。鵲鳴唶唶。故謂之鵲。鵲色駁雜。故謂之駁。靈能報喜。故謂之喜。性最惡溼。故謂之乾。佛經謂之芻尼。小說謂之神女。

〔集解〕〔時珍曰〕鵲。烏屬也。大如鴉而長尾。尖觜黑爪。綠背白腹。尾翮黑白駁雜。上下飛鳴。以音感而孕。以視而抱。季冬始巢。開戶背太歲向太乙。知來歲風多。巢必卑下。故曰乾鵲知來。往往知往。段成式云。鵲有隱巢木如梁。令鷙鳥不見。人若見之。主富貴也。鵲至秋則毛毨頭禿。淮南子云。鵲矢中蝟。蝟即反而受啄。火勝金也。

雄鵲肉〔氣味〕甘。寒。無毒。日華〔主治〕石淋。消結熱。可燒作灰。以石投中解散者。是雄也。別錄〔藏器曰〕燒灰淋汁飲之。令淋石自下。治消渴疾。去風及大小腸澀。并四肢煩熱。胸膈痰結。婦人不可食。蘇頌

冬至埋鵲於圊前。辟時疾溫氣。時珍○出肘后

〔發明〕〔弘景曰〕凡鳥之雌雄難別者。其翼左覆右者是雄。右覆左者是雌。又燒毛作屑納水中。沉者是雌。浮者是雄。今云投石。恐止是鵲。餘鳥未必爾。

腦〔主治〕〔弘景曰〕五月五日取鵲腦。入術家用。〔時珍曰〕按淮南萬畢術云。丙寅鵲腦令人相思。高誘註云。取鵲腦雌雄各一。道中燒之。丙寅日入酒中飲。令人相思。又媚藥方中亦有用之者。則陶氏所謂術家者。亦此類耳。

巢〔主治〕多年者燒之。水服。療顛狂鬼魅及蠱毒。仍呼祟物名號。亦傅瘻瘡。良。日華

正旦燒灰撒門內。辟盜。其重巢柴燒研。飲服方寸匕。一日三服。治積年漏下不斷困篤者。一月取效。〔時珍〕出洞天錄及千金方。重巢者。連年重產之巢也。

〔附方〕新一

小便不禁重鵲巢中草一箇。燒灰。每服二錢匕。以薔薇根皮二錢。煎湯服之。日二。聖惠

山鵲 食物

【釋名】鷽（渥學二音。爾雅）、鵫（音汗。同上）、山鷓（俗名）、赤嘴烏（酉陽雜俎）。

【集解】時珍曰：山鵲處處山林有之。狀如鵲而烏色，有文采，赤嘴赤足，尾長不能遠飛，亦能食雞雀。諺云：朝鷽叫晴，暮鷽叫雨。說文以此爲知來事之鳥。字說云：能效鷹鸇之聲，而性惡，其類相值則搏者，皆指此也。鄭樵以爲喜鵲，誤矣。有文采如戴花勝。人名戴鵀、戴鳻。

【氣味】甘，溫，無毒。【主治】食之解諸果毒。汪穎

鶻嘲 宋嘉祐 ○鶻嘲，骨猾二音

【釋名】鶻鵃（左傳）、鶌鳩（爾雅）、鷽鳩（渥學二音）、阿鵴（雜俎）、鷎鸜（音藍呂）。時珍曰：其目似鶻，其形似鷽。鷽，山鵲也。其聲嘲哳，其尾屈促，其羽如襤褸，故有諸名。阿鵴乃鷽鳩之訛也。陸佃云：凡鳥朝鳴曰嘲，夜鳴曰㖀。此鳥喜朝鳴，故也。禽經云：林鳥朝嘲，水鳥夜㖀是矣。

【集解】禹錫曰：鶻嘲，南北總有。似山鵲而小，短尾，有青毛冠，多聲，青黑色，在深林間，飛翔不遠。北人呼爲鸜鵰鳥。東都賦云：鶻嘲春鳴是也。時珍曰：此鳥春來秋去，好食桑椹，易醉而性淫。或云鶻嘲即戴勝，未審是否。鄭樵以爲鸜鴿，非矣。

肉【氣味】鹹，平，無毒。【主治】助氣益脾胃，主頭風目眩。煮炙食之，頓盡一枚，至驗。嘉祐　○今江東俚人呼頭風爲癟頭，先從兩項邊筋起，直上入頭，頭悶目眩者是矣。

杜鵑 拾遺

【釋名】杜宇（禽經）、子巂（音攜）、子規（亦作秭歸）、鶗鴂（音弟桂。亦作䳏鴂）、催歸（亦作思歸）、怨鳥、周燕（說文）、陽雀。時珍曰：蜀人見鵑而思杜宇，故呼杜鵑。說者遂謂杜宇化鵑，誤矣。鵑與子巂、子規、鶗鴂、催歸諸名，皆因其聲似，各隨方音呼之而已。其鳴若曰不如歸去。諺云：陽雀叫，鶗鴂央，是矣。禽經云：江左曰子規，蜀右曰杜宇，甌越曰怨鳥。服虔註漢書，以鶗鴂爲伯勞，誤矣。名同物異也。伯勞一名鵙，音決，不音桂。

【集解】藏器曰：杜鵑小如鷂，鳴呼不已。蜀王本紀云：杜宇爲望帝，淫其臣鱉靈妻，乃禪位亡去。時子規鳥鳴，故蜀人見鵑鳴而悲望帝。荊楚歲時記云：杜鵑初鳴，先聞者主別離。學其聲，令人吐血。登廁聞之不祥。厭法：但作狗聲應之。異苑云：有人山行，見一羣，聊學之，嘔血便殞。人言此鳥啼至血出乃止，故有嘔血之事。時珍曰：杜鵑出蜀中，今南方亦有之。狀如雀鷂而色慘黑，赤口有小冠。春暮即鳴，夜啼達旦，鳴必向北，至夏尤甚，晝夜不止，其聲哀切。田家候之，以興農事。惟食蟲蠹，不能爲巢，居他巢生子，冬月則藏蟄。

肉【氣味】甘，平，無毒。【主治】瘡瘻有蟲，薄切炙熱貼之，蟲盡乃已。時珍

【發明】時珍曰：按呂氏春秋云：肉之美者，巂燕之膵。則昔人亦嘗食之矣。

鸚䳇 食物

【釋名】鸚哥（俗名）、乾皐。時珍曰：按字說云：鸚䳇如嬰兒之學母語，故字從嬰母，亦作鸚䳇。熊太古云：大者爲鸚䳇，小者爲鸚哥，則䳇義又取乎此。師曠謂之乾皐，李昉呼爲隴客，梵書謂之臊陀。

【集解】時珍曰：鷓鴣有數種。綠鷓鴣出隴蜀。而滇南交廣近海諸地尤多。大如烏鵲。數百羣飛。南人以爲鮓食。紅鷓鴣紫赤色。大亦如之。白鷓鴣出西洋南番。大如母雞。五色鷓鴣出海外諸國。大於白。而小於綠者。性尤慧利。俱丹咮鉤吻。長尾赤足金睛。深目上下目瞼。皆能眨動。舌如嬰兒。其趾前後各二。異於眾鳥。其性畏寒。即發顫如瘴而死。飼以餘甘子可解。或云。摩其背則瘖。或云。雄者啄變丹。雌者喙黑不變。張思正倦游錄云。海中有黃魚能化鷓鴣。此必又一種也。有秦吉了、鳥鳳皆能人言。並附于左。

【附錄】秦吉了（時珍曰：即了哥也。唐書作結遼鳥。番音也。出嶺南容管、廉邕諸州峒中。大如鸜鵒。紺黑色。夾腦有黃肉冠。如人耳。丹咮黃距。人舌人目。目下連頸有深黃文。頂尾有分縫。能效人言。音頗雄重。用熟雞子和飯飼之。亦有白色者。）

鳥鳳（按范成大虞衡志云。鳥鳳出桂海左右兩江峒中。大如喜鵲。紺碧色。項毛似雄雞。頭上有冠。尾垂二弱骨。長一尺四五寸。至杪始有毛。其形略似鳳。音聲清越如笙簫。能度小曲合宮商。又能爲百鳥之音。彼處亦自難得。）

鷓鴣肉【氣味】甘，鹹，溫，無毒。【主治】食之已蠱嗽。汪穎

禽之四 山禽類一十三種 附一種

鳳凰 拾遺

【釋名】瑞鶠（時珍曰：禽經云。雄鳳雌凰。亦曰瑞鶠。鶠者百鳥偃伏也。羽蟲三百六十。鳳爲之長。故從鳥從凡。凡，總也。古作朋字。象形。凰者美也。大也。）

【集解】時珍曰：鳳，南方朱鳥也。按韓詩外傳云：鳳之象。鴻前麟後。燕頷雞喙。蛇頸魚尾。鸛顙鴛顋。龍文龜背。羽備五采。高四五尺。翱翔四海。天下有道則見。其翼若竽。其聲若簫。不啄生蟲。不折生草。不羣居。不侶行。非梧桐不棲。非竹實不食。非醴泉不飲。山海經云：丹穴之山有鳥。狀如雞。五采而文。飲食自然。自歌自舞。見則天下安寧。蔡衡云：象鳳有四。赤多者鳳。青多者鸞。黃多者鵷。紫多者鸑鷟。白多者鷫鷞。又羣書立名各異。文繁不錄。按羅存齋爾雅翼云：南恩州北甘山壁立千仞。猿狖不能至。鳳凰巢其上。惟食蟲魚。遇大風雨飄墮其雛。小者猶如鶴。而足差短。

鳳凰臺【氣味】辛，平，無毒。【主治】勞損積血，利血脈，安神，治驚邪癲癇，雞癇，發熱狂走。水磨服之。藏器

【發明】藏器曰：鳳凰脚下白物如石者。名鳳凰臺。雖靈鳥時或來儀。候其棲止處。掘土二三尺取之。狀如圓石。白似卵者是也。然鳳非梧桐不棲。非竹實不食。那復近地而有臺入土乎。正物有自然之理。不可曉也。今有鳳處未必有竹。有竹處未必有鳳。恐是麟鳳洲有之。如漢時所貢續絃膠。煎鳳髓造成者。曷足怪哉。時珍曰：按呂氏春秋云。流沙之西。丹山之南。有鳳鳥之卵。沃民所食。則所產之地。不以爲異也。續絃膠。洞冥記以爲鸞血作成。故雷公炮炙論云。斷弦折劍。遇鸞血而如初。陳氏以爲鳳髓所作。要皆誑言。不必深辯。

孔雀 別錄下品

【釋名】越鳥（時珍曰：孔，大也。李昉呼爲南客。梵書謂之摩由邏。）

【集解】弘景曰：出廣益諸州。方家罕用。恭曰：交廣多有。劍南元無。時珍曰：按南方異物志云。孔雀交趾、雷、羅諸州甚多。生高山喬木之上。大如鴈。高三四尺。不減於鶴。細頸隆背。頭栽三毛。長寸許。數十羣飛。棲遊岡陵。晨則鳴聲相和。其聲曰都護。雌者尾短無金翠。雄者三年尾尚小。五年乃長二三尺。夏則脫毛。至春復生。自背至尾有圓文。五色金翠相繞如錢。自愛其尾。山棲必先擇置尾之地。雨

則尾重不能高飛。南人因往捕之。或暗伺其過。生斷其尾。以爲方物。若回顧則金翠頓減矣。山人養其雛爲媒。或探其卵。雞伏出之。飼以猪腸生菜之屬。聞人拍手歌舞則舞。其性妒。見采服者必啄之。北戶錄云。孔雀不匹。以音影相接而孕。或雌鳴下風。雄鳴上風。亦孕。冀越集云。孔雀雖有雌雄。將乳時登木哀鳴。蛇至即交。故其血膽猶傷人。禽經云。孔見蛇則宛而躍者是矣。

肉【氣味】鹹涼微毒。藏器曰無毒【主治】解藥毒蠱毒。日華

【發明】時珍曰。按紀聞云。山谷夷人多食之。或以爲脯腊。味如雞鶩。能解百毒。人食其肉者。自後服藥必不效。爲其解毒也。又續博物志云。李衛公言。鵝驚鬼。孔雀辟惡。鵁鶄厭火。

血【主治】生飲解蠱毒。良。日華

【發明】時珍曰。熊太古言。孔雀與蛇交。故血膽皆傷人。而日華及異物志言其血與首能解大毒。似不相合。按孔雀之肉既能解毒。何血獨傷人耶。蓋亦猶雉與蛇交時即有毒。而蛇伏蟄時即無毒之意耳。

屎【氣味】微寒【主治】女子帶下。小便不利。別錄 治崩中帶下。可傅惡瘡。日華

尾【氣味】有毒。宗奭曰。不可入目。令人昏翳。

駝鳥 拾遺

【釋名】駝蹄雞綱目 食火雞同上 骨托禽。時珍曰。駝。象形。托亦駝字之訛。

【集解】藏器曰。駝鳥如駝。生西戎。高宗永徽中吐火羅獻之。高七尺。足如橐駝。鼓翅而行。日三百里。食銅鐵也。時珍曰。此亦是鳥也。能食物所不能食者。按李延壽後魏書云。波斯國有鳥。形如駝。能飛不高。食草與肉。亦啖火。日行七百里。郭義恭廣志云。安息國貢大雀。鴈身駝蹄。蒼色。舉頭高七八尺。張翅丈餘。食大麥。其卵如甕。其名駝鳥。劉郁西域記云。富浪有大鳥。駝蹄。高丈餘。食火炭。卵大如升。費信星槎錄云。竹步國、阿丹國俱出駝蹄雞。高者六七尺。其蹄如駝。彭乘墨客揮犀云。骨托禽出河州。狀如鵰。高三尺餘。其名自呼。能食鐵石。宋祁唐書云。開元初。康國貢駝鳥卵。鄭曉吾學編云。洪武初。三佛齊國貢火雞。大於鶴。長三四尺。頸足亦似鶴。鋭嘴軟紅冠。毛色如青羊。足二指。利爪。能傷人腹致死。食火炭。諸書所記稍有不同。實皆一物也。

屎【氣味】無毒【主治】人誤吞鐵石入腹。食之立消。藏器

鷹 本經中品

【釋名】角鷹綱目 鷞鳩。時珍曰。鷹以膺擊。故謂之鷹。其頂有毛角。故曰角鷹。其性爽猛。故曰鷞鳩。昔少皞氏以鳥官名。有祝鳩、鳴鳩、鶻鳩、雎鳩、鷞鳩五氏。蓋鷹與鳩同氣禪化。故得稱鳩也。禽經云。小而鷙者皆曰隼。大而鷙者皆曰鳩。是矣。爾雅翼云。在北爲鷹。在南爲鷂。一云大爲鷹。小爲鷂。梵書謂之嘶那夜。

【集解】時珍曰。鷹出遼海者上。北地及東北胡者次之。北人多取雛養之。南人八九月以媒取之。乃鳥之疏暴者。有雉鷹、兔鷹。其類以季夏之月習擊。孟秋之月祭鳥。隋魏彥深鷹賦頗詳。其略云。資金方之猛氣。擅火德之炎精。指重十字。尾貴合盧。觜同鈎利。腳等荊枯。或白如散花。或黑如點漆。大文若錦。細斑似纈。身重若金。爪剛如鐵。毛衣屢改。厥色無常。寅生酉就。總號爲黃。二周作鷂。三歲成蒼。雌則體大。雄則形小。察之爲易。調之實難。薑以取熱。酒以排寒。生於窟者好眠。巢於木者常立。雙骹長者起遲。六翮短者飛急。

肉【氣味】缺。【主治】食之，治野狐邪魅。藏器

頭【主治】五痔，燒灰飲服。藥性　治痔瘻，燒灰入麝香少許，酥酒服之。治頭風眩運，一枚燒灰，酒服。時珍。出王右軍法帖及温隱居海上方。

【附方】新一。頭目虛運：車風一箇，即鷹頭也，去毛焙，川芎一兩，爲末。酒服三錢。選奇

觜及爪【主治】五痔狐魅，燒灰水服。藏器

睛【主治】和乳汁研之，日三注眼中，三日見碧霄中物。忌烟熏。藥性

骨【主治】傷損接骨，燒灰，每服二錢，酒服，隨病上下食前食後。時珍

毛【主治】斷酒，水煮汁飲，即止酒也。千金

屎白【氣味】微寒，有小毒。【主治】傷撻滅痕。本經　燒灰酒服，治中惡。藥性　燒灰，酒服方寸匕，主邪惡，勿令本人知。蘇恭　消虛積，殺勞蟲，去面皰䵟䵳。時珍

【發明】弘景曰：單用不能滅瘢，須合殭蠶、衣魚之屬爲膏，乃效。

【附方】舊二，新四。嬭癖：寇曰：凡小兒脇下硬如有物，乃俗名嬭癖者也。只服温脾化積丸藥，不可轉瀉。用黃鷹屎一錢，密陀僧一兩，舶上硫黃一分，丁香二十一箇，爲末。每服一字，三歲已上半錢，用乳汁或白麪湯調下。並不轉瀉，一復時取下青黑物。後服補藥，以醋石榴皮炙黑半兩，蛜蝌一分，木香一分，麝香半錢，爲末。每服一錢，薄酒調下，連喫二服。面皰：鷹屎白二分，胡粉一分，蜜和傅之。外臺　滅痕：千金用鷹屎白和人精傅，日三。○聖惠用鷹屎二兩，殭蠶一兩半，爲末，蜜和傅。○總錄用鷹屎白、白附子各一兩，爲末，醋和傅，日三五次，痕滅止。食哽：鷹糞燒灰，水服方寸匕。外臺

鵰

音凋。○綱目

【釋名】鷲音就。○山海經　鷻説文，音團。時珍曰：禽經云：鷹以膺之，鶻以猾之，隼以尹之，鵰以周之，鷲以就之，鷻以摶之，皆言其擊摶之異也。梵書謂之揭羅闍。

【集解】時珍曰：鵰似鷹而大，尾長翅短，土黃色，鷙悍多力，盤旋空中，無細不覩。皁鵰即鷲也，出北地，色皁。青鵰出遼東，最俊者謂之海東青。羌鷲出西南夷，黃頭赤目，五色皆備。鵰類能摶鴻鵠、獐鹿、犬豕。又有虎鷹，翼廣丈餘，能摶虎也。鷹鵰雖鷙，而畏燕子，物無大小也。其翮可爲箭羽。劉郁西域記云：皁鵰一產三卵者，內有一卵化犬。短毛灰色，與犬無異，但尾背有羽毛數莖耳。隨母影而走，所逐無不獲者，謂之鷹背狗。

骨【氣味】缺。【主治】折傷斷骨，燒灰，每服二錢，酒下。在上食後，在下食前，骨即接如初。時珍。出接骨方

【發明】時珍曰：鷹鶚鵰骨，皆能接骨。蓋鷙鳥之力在骨，故以骨治骨，從其類也。

屎【主治】諸鳥獸骨哽，燒灰，酒服方寸匕。時珍。出外臺秘要

鶚

綱目

【釋名】魚鷹禽經　鵰鶚詩疏　雎鳩周詩　王雎音疽　沸波淮南子　下

窟烏〔時珍曰〕鶚狀可愕。故謂之鶚。其視睢健。故謂之睢。能入穴取食。故謂之下窟烏。翺翔水上。扇魚令出。故曰沸波。禽經云。王睢。魚鷹也。尾上白者名白鷢。

集解〔時珍曰〕鶚。鵰類也。似鷹而土黃色。深目好峙。雄雌相得。鷙而有別。交則雙翔。別則異處。能翺翔水上捕魚食。江表人呼爲食魚鷹。亦啖蛇。詩云。關關睢鳩。在河之洲。即此。其肉腥惡。不可食。陸機以爲鷲。揚雄以爲白鷢。黃氏以爲杜鵑。皆誤矣。禽經云。鳩生三子。一爲鶚。鳩。尸鳩也。杜預以王睢爲尸鳩。或以此也。

骨〔**主治**〕**接骨**。時珍

〔**附方**〕新一　**接骨**　用下窟烏。即鶚也。取骨燒存性。以古銅錢一箇。煅紅醋淬七次。爲末等分。酒服一錢。不可過多。病在下空心。在上食後服。極有效驗。須先夾縛定。乃服此。唐蘭道人方

觜〔**主治**〕**蛇咬。燒存性研末。一半酒服。一半塗之。**時珍

鴟別錄下品

〔**釋名**〕**雀鷹**詩疏　**鳶**詩經　**鷣**音淫　**隼**本作鵻音筍　**鷂**〔時珍曰〕鴟鳶二字。篆文象形。一云。鴟。其聲也。鳶。攫物如射也。隼。擊物準也。鷂。目擊遙也。詩疏云。隼有數種。通稱爲鷂。雀鷹春化布穀。爾雅謂之茅鴟。齊人謂之擊正。或謂之題肩。爾雅云。鷂。負雀也。梵書謂之阿黎耶。

〔**集解**〕〔弘景曰〕鴟即俗呼老鴟者。又有鵰鶚。並相似而大。〔時珍曰〕鴟似鷹而稍小。其尾如舵。極善高翔。專捉雞雀。鴟類有數種。按禽經云。善摶者曰鷂。竊玄者曰鵰。骨曰鶻。瞭曰鷂。展曰鸇。奪曰鶻。又云。鶻生三子。一爲鴟。鶻小於鴟而最猛捷。能擊鳩鴿。亦名鷂子。一名籠脫。鸇色青。向風展翅迅搖。搏捕鳥雀。鳴則大風。一名晨風。鷂小於鸇。其脰上下。亦取鳥雀如攘掇也。一名鷂子。又月令。二月鷹化爲鳩。七月鳩化爲鷹。莊子云。鷂爲鸇。鸇爲布穀。布穀復爲鷂。皆指此屬也。隼鶻雖鷙而有義。故曰鷹不擊伏。隼不擊胎。鶻握鳩而自暖。乃至旦而見釋。此皆殺中有仁也。

鴟頭〔**修治**〕〔弘景曰〕雖不限雌雄。雄者當勝。用須微炙。不用蠹者。古方治頭面方有鴟頭酒。〔時珍曰〕按段成式云。唐肅宗張后專權。每進酒。寘鴟腦於內。云令人久醉健忘。則鴟頭亦有微毒矣。

〔**氣味**〕**鹹。平。無毒。**〔**主治**〕**頭風目眩。顛倒癇疾。**別錄

〔**附方**〕舊二　**癲癇瘈瘲**　飛鴟頭三枚。鉛丹一斤。爲末。蜜丸梧子大。每酒服三丸。日三次。千金方　**旋風眩冒**　鴟頭丸。用鴟頭一枚。炒黃。眞䕡茹、白朮各一兩。川椒半兩。炒去汗。爲末。蜜和丸梧子大。每酒下二十丸。聖惠

肉〔**氣味**〕缺。〔**主治**〕**食之。治癲癇。**孟詵　**食之。消雞肉鵪鶉成積。**時珍

骨〔**主治**〕**鼻衄不止。取老鴟翅關大骨。微炙研末。吹之。**時珍　○出聖濟總錄

鴟鵂拾遺

〔**釋名**〕**角鴟**說文　**怪鴟**爾雅　**雚**音丸　**老兔**爾雅　**鉤鵅**音格　**䳓鵋**音忌欺　**轂轆鷹**蜀人所呼　**呼咵鷹**楚人所呼　**夜食鷹**吳人所呼〔時珍曰〕其狀似鴟而有毛角。故曰鴟。曰角。曰雚。雚字象鳥頭目有角形也。老兔。象頭目形。鵂怪。皆不祥也。鉤鵅、轂轆、呼咵。皆其聲似也。蜀人又訛鉤格爲鬼各哥。

〔**集解**〕〔藏器曰〕鉤鵅。即爾雅䳓鵋也。江東呼爲鉤鵅。其狀似鴟有角。怪鳥也。夜飛晝伏。入城城空。

入室，室空。常在一處則無害。若聞其聲如笑者，宜速去之。北土有訓狐，二物相似，各有其類。訓狐聲呼其名，兩目如猫兒，大如鴝鵒，作笑聲，當有人死。又有鵂鶹，亦是其類，微小而黄，夜能入人家，拾人手爪，知人吉凶。有人獲之，嗉中猶有爪甲。故除爪甲者，埋之戶内，爲此也。時珍曰：此物有二種。鴟鵂大如鴟鷹，黄黑斑色，頭目如猫，有毛角兩耳。晝伏夜出，鳴則雌雄相喚，其聲如老人，初若呼，後若笑，所至多不祥。莊子云：鴟鵂夜拾蚤，察毫末，晝出而不見邱山。何承天纂文云：鴟鵂白日不見人，夜能拾蚤蝨。俗訛蚤爲人爪，妄矣。一種鵂鶹，大如鴝鵒，毛色如鷂，頭目亦如猫。鳴則後竅應之，其聲連轉，如云休留休留，故名曰鵂鶹。江東呼爲車載板，楚人呼爲快扛鳥，蜀人呼爲春哥兒，皆言其鳴主有人死也。試之亦驗。說文謂之舊，音爵，言其小也。藏器所謂訓狐者，乃鴞也；所謂鵂鶹者，乃鴟鵂之小者也。並誤矣。周禮硩蔟氏掌覆夭鳥之巢，以方書十日之號、十二辰之號、十二月之號、十二歲之號、二十有八宿之號，懸其巢則去。續博物志云：鵂鶹、鸛、鵲，其抱以聒。

肉

氣味 缺。

主治 瘧疾，用一隻，去毛腸，油煠食之。時珍。○出陰憲副方。

附方 一新。

風虚眩運 大頭鷹閉殺，去毛煮食；以骨燒存性，酒服。便民食療。

肝

主治 入法術家用。時珍。

鴞 拾遺

釋名 梟鴟音嬌、土梟爾雅、山鴞音灼、鵋鴞十六國史、鵩漢書、訓狐拾遺、流離詩經、魑魂。時珍曰：鴞、梟、訓狐，其聲也。鵩，其色如服色也。俚人訛訓狐爲幸胡者是也。鵩與鴞二物也，周公合而詠之，後人遂以鵩、鴞爲一鳥，誤矣。魑字韻書無攷，當作何擁切。魑魂、流離，言其不祥也。吳球方作逐魂。梟長則食母，故古人夏至磔之，而其字從鳥首在木上。

集解 藏器曰：鴞即梟也，一名鵩。吳人呼爲魑魂，惡聲鳥也。賈誼云鵩似鴞，其實一物也。入室主人當去。此鳥盛午不見物，夜則飛行，常入人家捕鼠食。周禮硩蔟氏掌覆夭鳥之巢，註云：惡鳴之鳥，若鴞、鵩、鬼車之屬。時珍曰：鴞、鵩、鵂鶹、梟，皆惡鳥也，説者往往混註。賈誼謂鵩似鴞，藏器謂鴞與訓狐爲二物，許慎、張華謂鴞、鵩、鵂鶹爲一物，王逸謂鵩即訓狐，陳正敏謂梟爲伯勞，宗懍謂土梟爲鴝鵒，各執一説。今通攷據，并咨詢野人，則鴞、梟、鵩、訓狐，一物也。鵂鶹，一物也。藏器所謂訓狐之狀者，鵂鶹也。鴞即今俗所呼幸胡者是也，處處山林時有之。少美好而長醜惡，狀如母鷄，有斑文，頭如鴝鵒，目如猫目，其名自呼，好食桑椹。古人多食之，故禮云不食鴞胖，謂脇側薄弱也。莊子云：見彈而求鴞炙。前凉録云：張天錫言北方美物，桑椹甘香，鷄鴞有饗。皆指此物也。按巴蜀異物志云：鵩如小鷄，體有文色，土俗因名之。不能遠飛，行不出域。盛弘之荆州記云：巫縣有鳥如雌鷄，其名爲鴞，楚人謂之鵩。陸璣詩疏云：鴞大如鳩，綠色，入人家凶，賈誼所賦鵩是也。其肉甚美，可爲羹臛炙食。劉恂嶺表録云：北方梟鳴，人以爲怪。南中晝夜飛鳴，與鳥鵲無異。桂林人家羅取，使捕鼠，以爲勝狸也。合諸説觀之，則鴞、鵩、訓狐之爲一物明矣。又按郭義恭廣志云：鴞，楚鳩所生也，不能孳乳，如騾、駏驉焉。然梟長則食母，是自能孳乳矣，抑所食者即鳩耶？淮南子云：甑瓦投之，能止梟鳴，性相勝也。

肉

氣味 甘，温，無毒。

主治 鼠瘻，炙食之。藏器。風癇，噎食病。時珍。

附方 二新。

風癇 風癇攻，寶鑑第九卷名神應丹；惺神散，醫方大成下册。

噎食 取鵩鳥未生毛者一對，用黄泥固濟，煅存性，爲末。每服一匙，以温酒服。壽域神方。

頭。主治瘡黑陷，用臘月者一二枚，燒灰酒服之，當起。時珍。○出雲岐子保命集。

目。主治吞之，令人夜見鬼物。藏器

鴆

音沈，去聲。○別錄下品

【校正】自外類移入此。

【釋名】䳢日 與運日同。同力鳥 景。陶弘

【集解】別錄曰：鴆生南海。弘景曰：鴆與䳢日是兩種。鴆鳥狀如孔雀，五色雜斑，高大，黑頸赤喙，出廣之深山中。䳢日狀如黑傖雞，作聲似云同力，故江東人呼爲同力鳥，並啖蛇。人誤食其肉立死，並療蛇毒。昔人用鴆毛爲毒酒，故名鴆酒，頃不復爾。又海中有物赤色，狀如龍，名海薑，亦有大毒，甚於鴆羽。恭曰：鴆鳥出商州以南江嶺間，大有，人皆諳識。其肉腥有毒，不堪啖。云羽畫酒殺人，亦是浪證。郭璞云：鴆大如鶚，長頸赤喙，食蛇。說文、廣雅、淮南子皆以鴆爲䳢日。交廣人亦云䳢日即鴆，一名同力鳥，更無如孔雀者。陶爲人所誑也。時珍曰：按爾雅翼云：鴆似鷹而大，狀如鴞，紫黑色，赤喙黑目，頸長七八寸。雄名運日，雌名陰諧。運日鳴則晴，陰諧鳴則雨。食蛇及橡實。知木石有蛇，即爲禹步以禁之，須臾木倒石崩而蛇出也。蛇入口即爛。其屎溺著石，石皆黃爛。飲水處，百蟲吸之皆死。惟得犀角即解其毒。又楊廉夫鐵厓集云：鴆出蘄州黃梅山中，狀類訓狐，聲如擊腰鼓。巢於大木之顛，巢下數十步皆草不生也。

毛

【氣味】有大毒。入五臟，爛殺人。別錄

喙

【主治】帶之，殺蝮蛇毒。別錄。時珍曰：蛇中人，刮末塗之，登時愈也。

姑獲鳥

拾遺

【釋名】乳母鳥 玄中記 夜行遊女 同 天帝少女 同 無辜鳥 同 隱飛 玄中記 鬼鳥 拾遺 譩譆 杜預左傳注 鉤星 歲時記 時珍曰：昔人言此鳥產婦所化，陰慝爲妖，故有諸名。

【集解】藏器曰：姑獲能收人魂魄。玄中記云：姑獲鳥，鬼神類也。衣毛爲飛鳥，脫毛爲女人。云是產婦死後化作，故胸前有兩乳，喜取人子養爲己子。凡有小兒家，不可夜露衣物。此鳥夜飛，以血點之爲誌，兒輒病驚癇及疳疾，謂之無辜疳也。荊州多有之，亦謂之鬼鳥。周禮庭氏以救日之弓、救月之矢射夭鳥，即此也。時珍曰：此鳥純雌無雄，七八月夜飛，害人尤毒也。

治鳥

綱目

【集解】時珍曰：按干寶搜神記云：越地深山有治鳥，大如鳩，青色。穿樹作巢，大如五六升器，口徑數寸，飾以土堊，赤白相間，狀如射候。伐木者見此樹即避之，犯之則能役虎害人，燒人廬舍。白日見之，鳥形也；夜聞其鳴，鳥聲也。時或作人形，長三尺，入澗中取蟹，就人間火炙食。山人謂之越祝之祖。又段成式酉陽雜俎云：俗說昔有人遇洪水，食都樹皮，餓死化爲此物。居樹根者爲豬都，居樹中者爲人都，居樹尾者爲鳥都。鳥都左脇下有鏡印，闊二寸一分。南人食其窠，味如木芝也。竊謂獸有山都、山𤢖、木客，而鳥亦有治鳥、山蕭、木客鳥，此皆戾氣所賦，同受而異形者與？今附於左。

【附錄】木客鳥 時珍曰：按異物志云：木客鳥大如鵲，千百爲羣，飛集有度，俗呼黃白色，有翼有綬，飛獨高者爲君長，居前正赤者爲五伯，正黑者爲鈴下，細色雜赤者爲功曹，左脇有白帶者爲主簿，各有章色。廬陵郡東有之。

獨足鳥 一名山蕭鳥。黃州志云：獨足鳥，閩廣有之。大如鵠，其色蒼，其聲自呼。臨海志云：獨足

文身赤口，晝伏夜飛，或時晝出。羣鳥躁之，惟食蟲豸，不食稻粱。聲如人嘯，將雨轉鳴，即孔子所謂一足之鳥，商羊者也。山海經云：瑜次之山，有鳥狀如梟，人面而一足，名曰橐𩇯，音肥。冬則蟄，服之不畏雷。孫愐唐韻云：𪄀，土精也。似鴈，一足黃色，毁之殺人。

窠表【主治】作履屧，治脚氣。時珍〇出雜俎

鬼車鳥 拾遺

【釋名】**鬼鳥**拾遺　**九頭鳥**同上　**鶬鶬**白澤圖　**奇鶬**時珍曰：鬼車，妖鳥也。取周易載鬼一車之義。似鶬而異，故曰奇鶬。

【集解】藏器曰：鬼車晦暝則飛鳴，能入人家收人魂氣。相傳此鳥昔有十首，犬嚙其一，猶餘九首。其一常滴血，血著人家則凶。荊楚人夜聞其飛鳴，但滅燈打門捩狗耳以厭之，言其畏狗也。白澤圖鶬鶬有九首，及孔子與子夏見奇鶬九首，皆此物也。荊楚歲時記以爲姑獲者，非矣。二鳥相似，故同名鬼鳥。時珍曰：鬼車狀如鵂鶹而大者，翼廣丈許，晝盲夜瞭，見火光輒墮。按劉恂嶺表錄云：鬼車出秦中，而嶺外尤多。春夏之交，稍遇陰晦，則飛鳴而過，聲如刀車鳴，愛入人家，鑠人魂氣。血滴之家，必有凶咎。便民圖云：冬月鬼車夜飛，鳴聲自北而南，謂之出巢，主雨；自南而北，謂之歸巢，主晴。周密齊東野語云：宋李壽翁守長沙，曾捕得此鳥。狀類野鳧，赤色，身圓如箕，十頸環簇，有九頭，其一獨無而滴鮮血，每頭兩翼，飛則霍霍並進。又周漢公主病，此鳥飛至砧石即薨。嗚呼，怪氣所鍾，妖異如此，不可不知。

諸鳥有毒 拾遺

凡鳥自死目閉，自死足不伸，白鳥玄首，玄烏白首，三足，四距，六指，四翼，異形異色，並不可食。食之殺人。

本草綱目禽部第四十九卷終

本草綱目獸部目錄第五十卷

李時珍曰。獸者四足而毛之總稱。地產也。豢養者謂之畜。素問曰。五畜爲益。是矣。周制庖人供六畜馬牛雞羊犬豕六獸麋鹿狼麕兔野豕也辨其死生鮮薨之物。獸人辨其名物。凡祭祀賓客。供其死獸生獸。皮毛筋骨。入於玉府。冥氏攻猛獸。穴氏攻蟄獸。鳴呼。聖人之於養生事死辨物用物之道。可謂慎且備矣。後世如黃羊黃鼠。今爲御供。犏尾貂皮。盛爲時用。山獺之異。狗寶之功。皆服食所須。而典籍失載。羵羊之問。宣父獨知。鼮鼠之對。終軍能究。地生之羊。彭侯之肉。非博雅君子。孰能別之。況物之性理萬殊。人之用舍宜慎。葢不但多識其名而已也。於是集諸獸之可供膳食藥物服器者。爲獸類。凡八十六種。分爲五類。曰畜。曰獸。曰鼠。曰寓。爾雅釋獸。有鼠屬寓屬。邢昺註曰。猴類漸肖於人。寄寓山林。故曰寓屬。曰怪舊本獸部三品。共五十八種。今併入五種。移一種入鱗部。一種入禽部。自蟲部移入三種。

神農本草經一十五種梁陶弘景註　名醫別錄一十二種梁陶弘景註　唐本草八種唐蘇恭　本草拾遺一十五種唐陳藏器　炮炙論一種宋雷斅　蜀本草一種蜀韓保昇　開寶本草四種宋馬志　嘉祐本草一種宋掌禹錫　圖經本草一種宋蘇頌　證類本草一種宋唐慎微　本草衍義一種宋寇宗奭　日用本草一種元吳瑞　食物本草一種明汪穎　食鑑本草一種明甯原　本草綱目二十三種明李時珍

附註　魏李當之藥錄　吳普本草　宋雷斅炮炙　齊徐之才藥對　唐甄權藥性　孫思邈千金　唐李珣海藥　楊損之刪繁　蕭炳四聲　唐孟詵食療　南唐陳士良食性　宋人大明日華　金張元素珍珠囊　李杲法象　王好古湯液　元朱震亨補遺　明汪機會編　王綸集要　陳嘉謨蒙詮

○獸之一　畜類二十八種

豕本經　狗本經　羊本經○大尾羊胡羊洮羊羴羊封羊地生羊羵羊附

黃羊綱目　牛本經　馬本經　驢唐本

騾食鑑　駝開寶　酪唐本　酥別錄

醍醐唐本　乳腐嘉祐　阿膠本經　黃明膠綱目

牛黃本經　鮓荅綱目　狗寶綱目　底野迦唐本

諸血拾遺　諸朽骨拾遺　震肉拾遺　敗鼓皮別錄

氈拾遺　六畜毛甲蹄本經　六畜心綱目　諸肉有毒拾遺

解諸肉毒綱目

右附方舊一百五十六新五百三十七

本草綱目獸部第五十卷上

獸之一 畜類二十八種

豕 本經下品

〔釋名〕豬本經 豚同上 豭音加 彘音滯 豶音墳○〔時珍曰〕按許氏說文云。豕字象毛足而後有尾形。林氏小說云。豕食不潔。故謂之豕。坎爲豕。水畜而性趨下喜穢也。牡曰豭。曰牙。牝曰彘。曰豝。音巴。曰䝁。音婁。牡去勢曰豶。四蹄白曰豥。豬高五尺曰豟。音厄。豕之子曰豬。曰豚。曰縠。音斛。一子曰特。二子曰師。三子曰豵。末子曰么。生三月曰豯。六月曰䝘。何承天纂文云。梁州曰䝏。音攝。河南曰彘。吳楚曰豨。音喜。漁陽以大豬爲豝。齊徐以小豬爲豵。音鋤。〔頌曰〕按揚雄方言曰。燕朝鮮之閒謂豬爲豭。關東謂之彘。或曰豕。南楚曰豨。吳揚曰豬。其實一種也。禮記謂之剛鬣。崔豹古今注謂之參軍。

〔集解〕〔頌曰〕凡豬骨細筋多。高大有重百餘斤。食物至寡。甚易畜養之。甚易生息。〔時珍曰〕豬天下畜之。而各有不同。生青兗徐淮者耳大。生燕冀者皮厚。生梁雍者足短。生遼東者頭白。生豫州者味短。生江南者耳小。謂之江豬。生嶺南者白而極肥。豬孕四月而生。在畜屬水。在卦屬坎。在禽應室星。

豭豬肉〔氣味〕**酸冷無毒**○**凡豬肉苦微寒有小毒**○**江豬肉酸平有小毒**○**豚肉辛平有小毒**〔別錄曰〕豭豬肉治疾。凡豬肉能閉血脈。弱筋骨。虛人肌。不可久食。病人金瘡者尤甚。〔思邈曰〕他豬肉久食。令人少子精。發宿病。豚肉久食。令人偏體筋肉碎痛乏氣。江豬多食。令人體重。作脯少有腥氣。〔詵曰〕久食殺藥。動風發疾。傷寒瘧疾痰痼痔漏諸疾。食之必再發。〔時珍曰〕北豬味薄。煮之汁清。南豬味厚。煮之汁濃。毒尤甚。入藥用純黑豭豬。凡白豬、花豬、豥豬、牝豬、病豬、黃膘豬、米豬。並不可食。黃膘煮之汁黃。米豬肉中有米。說文。豕食於星下則生息米。周禮。豕盲視而交睫者星。皆指此也。○反烏梅、桔梗、黃連、胡黃連。犯之令人瀉利。及蒼耳令人動風。合生薑食生面䵟發風。合蕎麥食落毛髮。患風病。合葵菜食少氣。合百花菜、吳茱萸食發痔疾。合胡荽食爛人臍。合牛肉食生蟲。合羊肝、雞子、鯽魚、豆黃食滯氣。合龜鼈肉食傷人。凡煮豬肉得皂莢子、桑白皮、高良薑、黃蠟不發風氣。得舊籬篾易熟也。

〔主治〕**療狂病久不愈**。別錄 **壓丹石。解熱毒。宜肥熱人食之**。拾遺 **補腎氣虛弱**。千金 **療水銀風。并中土坑惡氣**。日華

〔發明〕〔時珍曰〕按錢乙治小兒瘡病麝香丸。以豬膽和丸。豬肝湯服。瘡渴者以豬肉湯或燖豬湯服。其意蓋以豬屬水。而氣寒。能去火熱耶。○〔弘景曰〕豬爲用最多。惟肉不宜多食。令人暴肥。蓋虛風所致也。〔震亨曰〕豬肉補氣。世俗以爲補陰。誤矣。惟補陽爾。今之虛損者。不在陽而在陰。以肉補陰。是以火濟水。蓋肉性入胃便作濕熱。熱生痰。痰生則氣不降。而諸證作矣。諺云。豬不薑。食之發大風。中年氣血衰。面發黑䵟也。〔韓悉曰〕凡肉有補。惟豬肉無補。人習之化也。

〔附方〕舊五。新十五。

噤口痢疾 臘肉脯。煨熟食之。妙。李樓奇方。

小兒刮腸痢疾 噤口閉目至重者。精豬肉一兩。薄切炙香。以膩粉末半錢。鋪上令食。或置鼻頭聞香。自然要食也。活幼口議。

上氣欬嗽 煩滿。用豬肉切作鋌子。豬脂煎熟食之。心鏡。

浮腫脹滿 不食。用豬脊肉一雙。切生。以蒜薤食之。心鏡。

身腫攻心 用生豬肉以漿水洗。壓乾切膾。蒜薤啖之。一日三次。下氣去風。乃外國方也。張文仲方。

破傷風腫 新殺豬肉

乘熱割片，貼患處，遞換三片，其腫立消。簡便

白虎風病　用猪肉三串，以大麻子一合，酒半盞相和，口含噀上，將肉擘向病處，呪曰：相州張如意、張得興，是汝白虎本師，急出。乃安肉於牀下，瘥則送於路。神驗。近效

風狂歌笑　行走不休。用豭猪肉一斤，煮熟切膾，和醬食，或羹粥炒，任服之。食醫心鏡

○解丹石毒　發熱困篤。用肥猪肉五斤，葱、薤半斤，煮食或作臛食。必腹鳴毒下，以水淘之，沙石盡則愈。千金翼

解鍾乳毒　下利不止，食猪肉則愈。千金

服石英法　白石英一斤，袋盛，水三斗，煎四升，以猪肉一斤，鹽豉煮食，一日一作。同上

傷損不食　凡打撲傷損，三五日水食不入口。用生猪肉二大錢，打爛，溫水洗去血水，再擂爛，以陰陽湯打和，以半錢用雞毛送入咽內，卻以陰陽湯灌下之。其食蟲聞香，竄開瘀血而上，胸中自然開解。此乃損血凝聚心間，蟲食血飽，他物蟲不來探故也。謂之騙通之法。邵氏

打傷青腫　炙猪肉搨之。千金

小兒重舌　取三家屠肉，切指大，摩舌上，兒立啼。千金方

小兒痘瘡　猪肉煮汁洗之。譚氏方

小兒火丹　猪肉切片貼之。

漆瘡作癢　宜噉猪肉，嚼穄穀塗之。千金

男女陰蝕　肥猪肉煮汁洗，不過二十斤瘥。千金方

山行辟蛭　山中草木枝上有石蛭，著人足則穿肌入肉中害人。但以臘猪膏和鹽塗足脛趾，即不著人也。千金方

竹刺入肉　多年燻肉，切片包裹之，即出。救急方

豭猪頭肉　已下並用豭猪者良。豶猪亦可。

【氣味】有毒。時珍曰：按生生編云：猪肉毒惟在首，故有病者食之，生風發疾。

【主治】寒熱五瘧鬼毒。千金　同五味煮食，補虛乏氣力，去驚癇五痔，下丹石，亦發風氣。食療

臘猪頭燒灰，治魚臍瘡。

【發明】時珍曰：按名醫錄云：學究任道病體一瘡腫黑，狀狹而長。北醫王通曰：此魚臍瘡也。一因風毒蘊結，二因氣血凝滯，三因誤食人汗而然。乃以一異散傅之，日數易而愈。懇求其方，曰：但雪玄一味耳。任遍訪四方，無知之者。有名醫郝允曰：聖惠方治此，用臘猪頭燒灰，雞卵白調傅，即此也。又圖纂曰：五月戊辰日，以猪頭祀竈，所求如意。以臘猪耳懸梁上，令人豐足。此亦厭禳之物也。

項肉　俗名槽頭肉，肥脆，能動風。

【主治】酒積，面黃腹脹。以一兩切如泥，合甘遂末一錢，作丸，紙裹煨香食之，酒下，當利出酒布袋也。時珍。出普濟。

○脂膏

【修治】時珍曰：凡凝者爲肪爲脂，釋者爲膏爲油。臘月煉淨收用。恭曰：十二月上亥日收入新瓶，埋亥地百日用之，名膒脂。每升入雞子白十四枚，更良。弘景曰：勿令中水，臘月者歷年不壞。項下膏謂之負革肪，入道家煉五金用。

【氣味】甘，微寒，無毒。反烏梅、梅子。

【主治】煎膏藥，解斑蝥、芫青毒。別錄　解地膽、亭長、野葛、硫黃毒、諸肝毒，利腸胃，通小便，除五疸水腫，生毛髮。時珍　破冷結，散宿血。孫思邈　利血脈，散風熱，潤肺。入膏藥，主諸瘡。蘇頌　殺蟲，治皮膚風，塗惡瘡。日華　治癰疽。蘇恭　悅皮膚。作手膏，不皸裂。陶弘景　胎產衣不下，以酒多服，佳。徐之才

○鬐膏　生髮悅面。別錄

【附方】舊五，新二十八。傷寒時氣：豬膏如彈丸，溫水化服，日三次。肘后方。五種疸疾：黃疸、穀疸、酒疸、黑疸、女勞疸。黃汗如黃蘗汁。用豬脂一斤，溫熱服，日三，當利乃愈。肘后方。赤白帶下：煉豬脂三合，酒五合，煎沸頓服。千金方。小便不通：豬脂一斤，水二升，煎三沸，飲之立通。千金方。關格閉塞：豬脂、薑汁各二升，微火煎至二升，下酒五合，和煎分服。千金。痘瘡便秘：四五日，用肥豬臕一塊，水煮熟，切如豆大，與食，自然藏府滋潤，痂疕易落，無損於兒。陳文中方。卒中五尸：仲景用豬脂一雞子，苦酒一升，煮沸灌之。肘后方。中諸肝毒：豬膏頓服一升。千金方。食髮成瘕：心腹作痛，咽間如有蟲上下，嗜食與油者是也。用豬脂二升，酒三升，煮三沸服，日三次。上氣欬嗽：豬肪四兩，煮百沸以來，切和醬醋食之。心鏡。肺熱暴瘖：豬脂油一斤，煉過，入白蜜一斤，再煉少頃，濾淨冷定，不時挑服一匙，即愈。無疾常服，亦潤肺。萬氏方。小兒噤風：小兒百日內風噤，口中有物如蝸牛，或如黃頭白蟲者，薄豬肪擦之即消。聖惠方。小兒蚘病：羸瘦。豬膏服之。千金方。產後虛汗：豬膏、薑汁、白蜜各一升，酒五合，煎五上五下，每服方寸匕。千金翼。胞衣不下：豬脂一兩，水一盞，煎五七沸，服之當下。聖惠方。吹嬭寒熱：用豬肪冷水浸搨，熱即易之，立效。子母秘錄。髮落不生：以酢泔洗淨，布揩令熱，以臘豬脂入生鐵，煮三沸，塗之遍生。千金翼。冬月唇裂：煉過豬脂，日日塗之。十便良方。熱毒攻手：腫痛欲脫。豬膏和羊屎塗之。外臺。手足皴破：豬脂著熱酒中洗之。千金方。代指疼痛：豬膏和白墡土敷之。小品方。口瘡塞咽：用豬膏、白蜜一斤，黃連末一兩，合煎取汁熬稠。每服棗許，日五服。千金。疳瘡有蟲：豬膏煎芫花塗之。肘后。鼠瘻瘰癧：用豬膏淹生地黃，煮六七沸，塗之。漏瘡不合：以紙黏臘豬脂，納瘡中，日五夜三。千金翼。漆瘡作癢：豬膏頻塗之。千金。咽喉骨哽：吞脂膏一團，不瘥更吞之。千金方。身面疣目：以豬脂揩之，令血出少許，神驗不可加。千金。誤吞鐵釘：豬脂多食令飽，自然裹出。普濟方。雜物入目：豬脂煮取水面如油者，仰臥去枕，點鼻中，不過數度，與物俱出。聖惠方。蜈蚣入耳：炙豬肪掩耳自出。梅師。蟲蟻入耳：方法同上。發背發乳：豬脂切片，冷水浸貼，日易四五十片，甚妙。急救方。

腦

【氣味】甘，寒，有毒。時珍曰：禮記云：食豚去腦。孫真人食忌云：豬腦損男子陽道，臨房不能行事。酒後尤不可食。延壽書云：今人以鹽酒食豬腦，是自引賊也。

【主治】風眩腦鳴，凍瘡。別錄。主癰腫，塗紙上貼之，乾則易。治手足皸裂出血，以酒化洗，并塗之。時珍。

【附方】新一。喉痺已破：瘡口痛者。豬腦髓蒸熟，入薑醋喫之，即愈。普濟方。

髓

【氣味】甘，寒，無毒。

【主治】撲損惡瘡。頌。塗小兒解顱、頭瘡，及臍腫、眉瘡、瘑疥。服之補骨髓，益虛勞。時珍。

【發明】時珍曰：按丹溪治虛損補陰丸，多用豬脊髓和丸。取其通腎命，以骨入骨，以髓補髓也。

【附方】新七。骨蒸勞傷：豬脊髓一條，豬膽汁一枚，童便一盞，柴胡、前胡、胡黃連、烏梅各一錢，韭白七根，同煎七分，溫服。不過三服，其效如神。瑞竹堂方。小兒顖解：豬牙車骨煎取髓傅，三日。千金方。小兒臍腫：豬頰車髓十二銖，杏仁半兩，研傅。千金。小兒眉瘡。豬頸骨髓六七枚，白膠香二錢，同入銅器熬稠，待冷為末，麻油調塗。小兒瘑瘡。豬牙車骨年久者，搥碎，炙令髓出，熱取塗之。小品 小兒頭瘡。豬骱骨中髓，和膩粉成劑，火中煨香，研末。先溫鹽水洗淨，敷之。亦治肥瘡出汗。普濟方 小兒疳瘡。上方同。

血【氣味】鹹，平，無毒。思邈曰：澀，平。○時珍曰：服地黃、何首烏諸補藥者忌之，云能損陽也。同黃豆食滯氣。【主治】生血瘀賁豚暴氣及海外瘴氣。日華 中風絕傷，頭風眩運及淋瀝。蘇恭 卒下血不止，清酒和炒食之。思邈 清油炒食，治嘈雜有蟲。時珍 壓丹石，解諸毒。吳瑞

【發明】時珍曰：按陳自明云：婦人嘈雜，皆血液淚汗變而為痰。或言是血嘈，多以豬血炒食而愈。蓋以血導血歸原之意爾。此固一說，然亦有蚘蟲作嘈雜者，蟲得血腥則飽而伏也。

【附方】新五。交接陰毒，腹痛欲死。豭豬血乘熱和酒飲之。肘后 中滿腹脹，旦食不能暮食。用不著鹽水豬血，漉去水，曬乾為末，酒服取洩，甚效。李樓奇方 杖瘡血出。豬血一升，石灰七升，和劑燒灰，再以水和丸，又燒，凡三次，為末敷之，效。外臺 中射罔毒。豬血飲之即解。肘后 蜈蚣入腹。豬血灌之，或飽食少頃，飲桐油，當吐出。

心血【主治】調硃砂末服，治驚癇癲疾。吳瑞 治卒惡死及痘瘡倒靨。時珍

【發明】時珍曰：古方治驚風癲癇痘疾，多用豬心血，蓋以心歸心，以血導血之意。用尾血者，取其動而不息也。豬為水畜，其血性寒而能解毒制陽故也。韓飛霞云：豬心血能引藥入本經，實非其補。沈存中云：豬血得龍腦直入心經，是矣。

【附方】新三。心病邪熱。蕊珠丸：用豬心血一箇，靛花末一匙，硃砂末一兩，同研，丸梧子大。每酒服二十丸。奇效 痘瘡黑陷。臘月收豬心血，瓶乾之。每用一錢，入龍腦少許，研勻，酒服，須臾紅活，神效。無乾血，用生血。沈存中方 婦人催生。開骨膏：用豬心血和乳香末，丸梧子大，硃砂為衣。面東酒吞一丸。未下再服。婦人良方

尾血【主治】痘瘡倒靨。用一匙，調龍腦少許，新汲水服。又治卒中惡死。時珍

【附方】舊一，新一。卒中惡死。斷豬尾取血飲，并縛豚枕之，即活。此乃長桑君授扁鵲法也。出魏夫人傳。肘后方 蛇入七孔。割母豬尾血滴入，即出也。千金方

心【氣味】甘、鹹，平，無毒。頌曰：多食耗心氣。不可合吳茱萸食。【主治】驚邪憂恚。別錄 虛悸氣逆，婦人產後中風，血氣驚恐。思邈 補血不足，虛劣。蘇頌 ○五臟：主小兒驚癇出汗。蘇恭

【發明】劉完素曰：豬，水畜也，故心可以鎮恍惚。

【附方】舊一，新三。心虛自汗，不睡者。用豶豬心一箇，帶血破開，入人參、當歸各二兩，煮熟去藥食之。不過數服即愈。證治要訣 心虛嗽血。沉香末一錢，半夏七枚，入豬心中，以小便溼紙包煨熟，去半夏食之。證治要訣 產後風邪，心虛驚悸。用豬心一枚，豆豉汁煮食之。心鏡 急心疼痛。豬心一枚，每歲入胡椒一粒，同鹽酒煮食。

肝 入藥用子肝【氣味】苦，溫，無毒。時珍曰：餌藥人不可食之。合魚鱠食，生癰疽。合

鯉魚腸子食傷人神。合鵪鶉食生面䵟。延壽書云：豬臨殺，驚氣入心，絕氣歸肝，俱不可多食，必傷人。

【主治】小兒驚癇。蘇恭。切作生，以薑醋食，主腳氣，當微洩。若先利，即勿服。藏器。治冷勞臟虛，冷洩久滑，赤白帶下，以一葉薄批，揾著訶子末炙之，再揾再炙，盡末半兩，空腹細嚼，陳米飲送下。蘇頌。補肝明目，療肝虛浮腫。時珍。

【發明】時珍曰：肝主藏血，故諸血病用爲嚮導入肝。千金翼治痢疾有豬肝丸，治脫肛有豬肝散，諸眼目方多有豬肝散，皆此意也。

【附方】舊六，新八。休息痢疾：豶豬肝一具，切片，杏仁炒一兩，於淨鍋內，一重肝，一重杏仁，入童子小便二升，文火煎乾，取食，日一次。千金。浮腫脹滿：不下食。豬肝一具，洗切，著葱、豉、薑、椒炙食之，或單煮羹亦可。心鏡。身面卒腫：生豬肝一具，細切，醋洗，入蒜醋食之，勿用鹽。腫自足起：方法同上。風毒腳氣：豬肝作生膾，食之取利。水腫洩澀：豬肝尖三塊，綠豆四撮，陳倉米一合，同水煮粥食，毒從小便出也。中蠱腹痛：支太醫秘方，以豬肝一具，蜜一升，共煎，分二十服，或爲丸服。食即汗出：乃脾胃虛也。豬肝一斤，薄切，瓦焙乾爲末，煮白粥，布絞汁，衆手丸梧子大，空心飲下五十丸，日五。心鏡。目難遠視：肝虛也。豬肝一具，細切，去皮膜，葱白一握，用豉汁作羹，待熟，下雞子三箇，食之。普濟方。肝熱目赤：瘆痛。用豬肝一具，薄切，水洗淨，以五味食之。食醫心鏡。牙疳危急：豬肝一具，煮熟，蘸赤芍藥末，任意食之。後服平胃散二三貼，即效。節要。女人陰癢：炙豬肝納入，當有蟲出。肘後。打擊青腫：炙豬肝貼之。千金。急勞疾悴：日晚即寒熱，驚悸煩渴。用豶豬肝一具，切絲，生甘草末十五兩，於鐺中布肝一重，摻甘草一重，以盡爲度。取童便五升，文武火煮乾，擣爛，衆手丸梧子大。每空心米飲下二十丸，漸加三十丸。聖惠方。

脾俗名聯貼。

【氣味】澀，平，無毒。時珍曰：諸獸脾味如泥，其屬土也，可驗。思邈曰：凡六畜脾，人一生莫食之。

【主治】脾胃虛熱，同陳橘紅、人參、生薑、葱白、陳米煮羹食之。蘇頌。

【附方】新二。脾積痞塊：豬脾七箇，每箇用新鍼一箇刺爛，以皮消一錢擦之，七箇並同。以瓷器盛七日，鐵器焙乾。又用水紅花子七錢，同搗爲末，以無灰酒空心調下。一年以下者，一服可愈；五年以下者，二服；十年以下者，三服。保壽堂方。瘧發無時：胡椒、吳茱萸、高良薑各二錢，爲末，以豬脾一條，作膾炒熟，一半滾藥，一半不滾，以墨記定，並作餛飩煮熟。有藥者吞之，無藥者嚼下，一服效。衛生家寶方。

○

肺

【氣味】甘，微寒，無毒。頌曰：得大麻仁良。若與白花菜合食，令人氣滯，發霍亂。八月和飴食，至冬發疽。

【主治】補肺。蘇頌。療肺虛欬嗽，以一具，竹刀切片，麻油炒熟，同粥食。又治肺虛嗽血，煮蘸薏苡仁末食之。時珍。出要訣諸方。

腎俗名腰子。

【氣味】鹹，冷，無毒。思邈曰：平。日華曰：雖補腎，而久食令人少子。詵曰：久食令人傷腎。頌曰：冬月不可食，損人眞氣，兼發虛壅。

【主治】理腎氣，通膀胱。別錄。補膀胱水臟，暖膝，治耳聾。日華。補虛壯氣，消積滯。蘇頌。

除冷利。孫思邈止消渴。治產勞虛汗。下痢崩中。時珍

【發明】時珍曰。猪腎別錄謂其理腎氣。通膀胱。日華亦曰補水臟膀胱。暖腰膝。而又曰雖補腎。久食令人少子。孟詵亦曰久食令人腎虛。兩相矛盾如此何哉。蓋猪腎性寒。不能補命門精氣。方藥所用。借其引導而已。別錄理字。通字。最爲有理。日華暖腰膝補膀胱水臟之說。爲非矣。腎有虛熱者。宜食之。若腎氣虛寒者。非所宜矣。今人不達此意。往往食猪腎爲補。不可不審。又千金治人消渴。有猪腎薺苨湯。補腎虛勞損諸病。有腎瀝湯方甚多。皆用猪羊腎煮湯煎藥。俱是引導之意。

【附方】舊四。新十九。

腎虛遺精多汗。夜夢鬼交。用猪腎一枚。切開去膜。入附子末一錢。溼紙裹煨熟。空心食之。飲酒一盃。不過三五服效。經驗方

腎虛陰痿羸瘦精衰少力。用猪腎一對。切片。枸杞葉半斤。以豉汁一盞。同椒鹽煮羹食。經驗方

腎虛腰痛用猪腰子一枚。切片。以椒鹽淹去腥水。入杜仲末三錢在內。荷葉包煨食之。酒下。本草權度。

閃肭腰痛用豶猪腎一枚。批片。鹽椒淹過。入甘遂末三錢。荷葉包煨熟食。酒送下。儒門事親

老人耳聾猪腎一對。去膜切。以粳米二合。葱白二根。薤白七根。人參二分。防風一分。爲末。同煮粥食。奉親養老方

老人脚氣嘔逆者。用猪腎一對。以醋蒜五味治食之。日作一服。或以葱白粳米同煮粥食亦可。奉親養老方

卒然腫滿用猪腎批開。入甘遂末一錢。紙裹煨熟食。以小便利爲效。否則再服。肘后方

肘傷冷痛猪腎一對。桂心二兩。水八升。煮三升。分三服。肘后

卒得欬嗽猪腎二枚。乾薑三兩。水七升。煮二升。稍服取汗。肘后方

久嗽不瘥猪腎二枚。入椒四七粒。水煮啖之。張文仲方

心氣虛損猪腰子一枚。水二盌。煮至一盌半。切碎。入人參。當歸各半兩。煮至八分。喫腰子。以汁送下。末盡者。同滓作丸服。百一選方

酒積面黃腹脹不消。猪腰子一箇。批開七刃。葛根粉一錢。摻上合定。每邊炙三遍。半手扯作六塊。空心喫之。米湯送下。聖濟總錄

久泄不止猪腎一箇。批開。摻骨碎補末。煨熟食之。神效。瀕湖集簡方

赤白下痢腰痛。用猪腎二枚研爛。入陳皮椒醬作餛飩。空心食之。食醫心鏡

赤白帶下常炙猪腎食之。張文仲方

崩中漏下方同上

產後蓐勞寒熱。用猪腎一對。切細片。以鹽酒拌之。先用粳米一合。葱椒煮粥。鹽醋調和。將腰子鋪於盆底。以熱粥傾于上。蓋之。如作盦生粥。食之。濟生

產後虛汗發熱肢體疼痛。亦名蓐勞。永類鈐方。用猪腎一對。切。水三升。粳米半合。椒鹽葱白煮粥食。○梅師用猪腎同葱豉和成。作臛食之。

小兒軀啼小兒五十日以來。胎寒腹痛。軀啼弄舌。微熱而驚。此癇候也。猪腎一具。當歸一兩焙。以清酒一升。煮七合。每以杏仁大與嚥之。日三夜一。聖惠方

小兒頭瘡猪腰子一箇。批開去心膜。入五倍子輕粉末等分在內。以沙糖和麪固濟。炭火炙焦爲末。清油調塗。經驗良方

傳尸勞瘵猪腰子一對。童子小便二盞。無灰酒一盞。新瓷瓶盛之。泥封。炭火溫養。自戌至子時止。待五更初溫熟。取開。飲酒食腰子。病篤者只一月效。平日瘦怯者。亦可用之。蓋以血養血。絕勝金石草木之藥也。邵真人經驗方

癰疽發背初起者。用豶猪腰子一雙。同飛麪搗如泥。塗之卽愈。

脏音夷。亦作胰。【時珍曰】一名腎脂。生兩腎中間。似脂非脂。似肉非肉。乃人物之命門。三焦發原處也。肥則多。瘦則少。蓋頤養賴之。故謂之頤。

【氣味】甘平微毒。【頌曰】男子多食損陽。

【主治】肺痿欬嗽。和棗肉浸酒服。亦治痃癖羸瘦。藏器。○又合膏練繒帛療肺氣乾脹

喘急，潤五臟，去皺皰䵟黵，殺斑蝥、地膽毒，治冷痢成虛。蘇頌 一切肺病欬嗽，膿血不止，以薄竹筒盛於塘火中煨熟，食上啖之，良。心鏡 通乳汁。之才

【附方】舊二，新九。

豬脰酒 治冷痢久不瘥。此是脾氣不足，暴冷入脾，舌上生瘡，飲食無味，或食下還吐，小腹雷鳴，時時心悶，乾皮細起，膝脛酸痛，羸瘦，漸成鬼氣，及婦人血氣不通，逆飯憂煩，四肢無力，丈夫痃癖，兩肋虛脹，變為水氣，服之皆效。此法出於傳尸方。取豬脰一具，細切，與青蒿葉相和，以無灰酒一大升，微火溫之，藥熟，納脰中，使消盡。又取桂心末一小兩，內酒中。每旦溫服一小盞，午夜各再一服。甚驗。忌麪、油膩等食。崔元亮海上方

膜內氣塊 豬脰一具，炙，蘸玄胡索末食之。衛生易簡方

肺氣欬嗽 豬脰一具，苦酒煮食，不過二服。肘后方

二十年嗽 豬脰三具，大棗百枚，酒五升漬之，秋冬七日，春夏五日，絞去滓，七日服盡。忌鹽。

遠年肺氣 豬脰一具，膩粉一兩，瓷瓶固濟，上留小竅，煅煙盡為末。每服二錢，漿水下。

服石發熱 豬腎脂一具，勿沾水，以火炙取汁。每服三合，日夜五六服，石隨大便下。總錄

撥雲去翳 用豬脰子一枚，五錢，蕤仁五分，青鹽一錢，共搗千下，令如泥。每點少許，取下膜翳為效。孫氏集效方

赤白癜風 豬脰一具，酒浸一時，飯上蒸熟食，不過十具。壽域方

面粗醜黑 皮厚黯黵者。豬脰五具，蕪青子二兩，杏仁一兩，土瓜根一兩，湻酒浸之，夜塗旦洗，老者少，少者白，神驗。肘后

手足皴裂 以酒醉豬脰洗，并傅之。肘后

唇燥緊裂 豬脰浸酒搽之。葉氏摘玄方

肚【氣味】甘，微溫，無毒。【主治】補中益氣，止渴，斷暴痢虛弱。別錄 補虛損，殺勞蟲，釀黃糯米蒸擣為丸，治勞氣，并小兒疳蚘黃瘦病。日華 主骨蒸熱勞，血脈不行，補羸助氣，四季宜食。蘇頌 消積聚癥瘕，治惡瘡。吳普

【發明】時珍曰：豬水畜而胃屬土，故方藥用之補虛，以胃治胃也。

【附方】舊二，新九。

補益虛羸 用豬肚一具，入人參五兩，蜀椒一兩，乾薑一兩半，葱白七箇，粳米半升，在內，密縫，煮熟食。千金翼

水瀉不止 用獖豬肚一枚，入蒜煮爛，搗膏，丸梧子大。每米飲服三十丸。丁必卿云：予次日五更必水瀉一次，百藥不效，用此方，入平胃散末三兩，丸服，遂安。普濟

消渴飲水 日夜飲水數斗者。心鏡用雄豬肚一枚，煮取汁，入少豉，渴即飲之。肚亦可食，煮粥亦可。○仲景豬肚黃連丸，治消渴。用雄豬肚一枚，入黃連末五兩，栝樓根、白粱米各四兩，知母三兩，麥門冬二兩，縫定，蒸熟，搗丸如梧子大。每服三十丸，米飲下。○食醫心鏡

老人腳氣 豬肚一枚，洗淨，切作片，以水洗，布絞乾，和蒜、椒、醬、醋五味，常食。亦治熱勞。養老方

溫養胎氣 胎至九月消息，用豬肚一枚，如常著五味，煮食至盡。千金髓

赤白癜風 白煮豬肚一枚，食之頓盡。忌房事。外臺

疥瘡癢痛 豬肚一枚，同皁莢煮熟，去莢食之。救急

頭瘡白禿 普濟用新破豬肚，勿洗，熱搨之，須臾蟲出。不盡再作。○孫氏方用豬肚一箇，入砒一兩，紮定，以黃泥固濟，煅存性，為末，油和，傅，以椒湯洗。

蟲牙疼痛 用新殺豬肚尖上涎，絹包咬之，數次蟲盡即愈。唐氏用枳殼末拌之。

腸【氣味】甘，微寒，無毒。【主治】虛渴，小便數，補下焦虛竭。孟詵 止小便。日華 去大小腸風熱，宜食之。蘇頌 潤腸治

燥，調血痢臟毒。時珍○洞腸，治人洞腸挺出血多。孫思邈○洞腸，廣腸也。

【附方】新三。腸風臟毒：救急用豬大腸一條，入芫荽在內煮食。○奇效用豬臟入黃連末在內，煮爛，搗丸梧子大。每米飲服三十丸。○又方：豬臟入槐花末令滿，縛定，以醋煮爛，搗為丸如梧桐子大。每服二十丸，溫酒下。腸熱血痢：方法同上。臟寒洩瀉，體倦食減：用豬大臟一條，去脂洗淨，以吳茱萸末填滿，縛定蒸熟，搗丸梧子大。每服五十丸，米飲下。奇效良方

脬 亦作胞

【氣味】甘、鹹，寒，無毒。

【主治】夢中遺溺，疝氣墜痛，陰囊溼癢，玉莖生瘡。

【發明】時珍曰：豬胞所主，皆下焦病，亦以類從爾。蘄有一妓，病轉脬，小便不通，腹脹如鼓，數月垂死。一醫用豬脬吹脹，以翎管安上，插入陰孔，捻脬氣吹入，即大尿而愈。此法載在羅天益衛生寶鑑中，知者頗少，亦機巧妙術也。

【附方】新八。夢中遺溺：用豬脬洗炙食之。千金　產後遺尿：豬胞、豬肚各一箇，糯米半升，入脬內，更以脬入肚內，同五味煮食。醫林集要　產後尿牀：方法同上。疝氣墜痛：用豬脬一枚，洗，入小茴香、大茴香、破故紙、川楝子等分，填滿，入青鹽一塊，縛定，酒煮熟食之，酒下。其藥焙搗為丸服之。消渴無度：乾豬胞十箇，剪破去蒂，燒存性，為末。每溫酒服一錢。○聖濟總錄　腎風囊癢：用豬尿胞火炙，以鹽酒喫之。救急　玉莖生瘡：臭腐者，用豬胞一枚，連尿去一半，留一半，以煅紅新磚焙乾為末，入黃丹一錢，摻之，三五次瘥。先須以葱椒湯洗。奇效方　白禿癩瘡：洗刮令淨，以豬胞乘熱裹之，當引蟲出。

膽

【氣味】苦，寒，無毒。

【主治】傷寒熱渴。別錄　骨熱勞極，消渴，小兒五疳，殺蟲。蘇頌　敷小兒頭瘡。治大便不通，以葦筒納入下部三寸灌之，立下。藏器　通小便，敷惡瘡，殺疳䘌，治目赤目翳，明目，清心臟，涼肝脾。入湯沐髮，去膩光澤。時珍

【發明】成無己曰：仲景以豬膽汁和醋少許，灌穀道中，通大便神效。蓋酸苦益陰潤燥而瀉便也。又治少陰下利不止，厥逆無脈，乾嘔煩者，以白通湯加豬膽汁主之。若調寒熱之逆者，冷熱並行，則熱物冷服，下嗌之後，冷體既消，熱性便發，故病氣自愈。此所以和人尿、豬膽鹹苦之物，於白通熱劑之中，使其氣相從，而無拒格之患也。又云：霍亂病吐下已斷，汗出而厥，四肢厥急，脈微欲絕者，通脈四逆湯加豬膽汁主之。蓋陽氣太虛，陰氣獨勝，純與陽藥，恐陰氣格拒不得入，故加豬膽汁，苦入心而通脈，寒補肝而和陰，不致格拒也。【汪機曰】朱奉議治傷寒五六日癍出，有豬膽雞子湯。【時珍曰】方家用豬膽，取其寒能勝熱，滑能潤燥，苦能入心，又能去肝膽之火也。

【附方】舊六，新十四。少陰下利：不止，厥逆無脈，乾嘔者，以白通湯加豬膽汁主之。葱白四莖，乾薑一兩，生附子一枚，水三升，煮一升，入人尿五合，豬膽汁一合，分服。仲景傷寒論　或瀉或止：久而不愈。二聖丸：用黃連、黃蘗末各一兩，以豬膽煮熟，和丸如綠豆大。量兒大小，每米飲服之。總微論　赤白下痢：十二月豬膽百枚，俱盛黑豆入內，著麝香少許，陰乾。每用五七粒，為末，生薑湯調服。奇效方　溼䘌下痢：不止，乾嘔羸瘦多睡，面赤，以膽汁和薑汁、釅醋同灌下部，捻令醋氣上至咽喉，乃止。當下五色惡物及蟲而愈也。拾遺　熱病蟲䘌

上下。用豬膽一枚，醋一合，煎沸服，蟲立死也。梅師。瘦病欬嗽：豬膽和人溺、薑汁、橘皮、訶黎勒皮同煮汁飲之。拾遺方。小便不通：豬膽一枚，熱酒和服。又用豬膽連汁，籠住陰頭。一二時汁入自通。消渴無度：雄豬膽五箇，天花粉一兩，同煎成丸芡子大。每含化二丸嚥下。日二。聖濟總錄。傷寒癍出：豬膽雞子湯：用豬膽汁、苦酒各三合，雞子一箇，合煎三沸，分服，汗出卽愈。張文仲方。疔瘡惡腫：十二月豬膽風乾，和生葱擣敷。普濟方。目翳目盲：豬膽文火煎稠，丸黍米大。每納一粒目中，良。目赤腫痛：豬膽汁一枚，和鹽碌五分，點之。普濟方。火眼赤痛：豬膽一箇，銅錢三文，同置盞內蒸乾，取膽丸粟米大，安眼中。聖惠方。拔白換黑：豬膽塗孔中，卽生黑者。聖惠方。小兒初生：豬膽入湯浴之，不生瘡疥。姚和衆。產婦風瘡：因出風早，用豬膽一枚，栢子油一兩，和敷。杏林摘要。湯火傷瘡：豬膽調黃蘗末塗之。外臺。癧疽出汗：生手足肩背，纍纍如赤豆。剝淨，以豬膽塗之。千金。喉風閉塞：臘月初一日，取豬膽不拘大小五六枚，用黃連、青黛、薄荷、殭蠶、白礬、朴消各五錢，裝入膽內，青紙包了。將地掘一孔，方深各一尺，以竹橫懸此膽在內，以物蓋定。候至立春日取出，待風乾，去膽皮青紙，研末密收。每吹少許，神驗。乃萬金不傳之方。邵眞人經驗方。

膽皮【主治】目翳如重者，取皮曝乾，作兩股繩如筯大，燒灰出火毒，點之，不過三五度瘥。時珍。○出外臺秘要。

膚（汪機曰：豬膚，王好古以爲豬皮，吳綬以爲燖豬時刮下黑膚，二說不同。今攷禮運疏云：革，膚內厚皮也；膚，革外厚皮也。則吳說爲是，淺膚之義。）

【氣味】甘，寒，無毒。【主治】少陰下痢，咽痛。時珍。

【發明】張仲景曰：少陰下痢，咽痛，胸滿心煩者，豬膚湯主之。用豬膚一斤，水一斗，煮五升，取汁，入白蜜一升，白粉五合，熬香，分六服。成無己曰：豬，水畜也。其氣先入腎，解少陰客熱。加白蜜以潤燥除煩，白粉以益氣斷利也。

耳垢【主治】蛇傷狗咬，塗之。別錄。

鼻脣【氣味】甘，鹹，微寒，無毒。多食動風。【主治】上脣治凍瘡痛癢。思邈。煎湯調蜀椒目末半錢，夜服治盜汗。宗奭。鼻治目中風翳，燒灰水服方寸匕，日二服。時珍。○出千金。

舌【主治】健脾補不足，令人能食。和五味煮汁食。孟詵。

靨（音掩。俗名咽舌是矣。又名豬氣子。王璽曰：在豬喉系下。肉團一枚，大如棗，微扁色紅。）【主治】項下癭氣，瓦焙研末，每夜酒服一錢。時珍。

【發明】見羊靨下。

【附方】新二。癭氣：杏林摘要：用豬靨七枚，酒熬三錢，入水瓶中露一夜，取出炙食，二服效。○醫林集要：開結散：豬靨焙四十九枚，沈香二錢，眞硃砂罐煅四十九粒，沈香二錢，橘紅四錢，爲末，臨臥冷酒徐徐服二錢。五服見效，重者一料愈。以除日合之。忌酸鹹油膩澀氣之物。

齒【氣味】甘，平。【主治】小兒驚癇，五月五日取，燒灰服。別錄。又治蛇咬。日華。中牛肉毒者，燒灰水服一錢。又治痘瘡倒陷。時珍。

骨【主治】中馬肝漏脯菓菜諸毒，燒灰水服方寸匕，日三服。頰骨燒灰治痘陷。煎汁服，解丹藥毒。時珍

【附方】新三。主消渴疾猪脊湯：用猪脊骨一尺二寸，大棗四十九枚，新蓮肉四十九枚，炙甘草二兩，西木香一錢，水五碗，同煎取汁，渴則飲之。三因方。浸淫諸瘡猪牙車骨年久者，椎破，燒令脂出，乘熱塗之。普濟方。下痢紅白臘猪骨燒存性，研末，溫酒調服三錢。

豚卵【釋名】豚顛本經 猪石子。別錄曰：陰乾藏之，勿令敗。頌曰：豚卵當是猪子也。時珍曰：豚卵，即牡猪外腎也。牡猪小者多閹去卵，故曰豚卵。濟生方謂之猪石子者是也。三因治消渴方中，有石子薺苨湯，治產後蓐勞，有石子湯，並用猪腎爲石子，誤矣。

【氣味】甘，溫，無毒。【主治】驚癇癲疾，鬼疰蠱毒，除寒熱，賁豚五癃，邪氣攣縮。本經 除陰莖中痛。孫思邈 治陰陽易病，少腹急痛，用熱酒吞二枚，即瘥。時珍○又古今錄驗治五癇，莨菪散中用之。

【附方】新一。驚癇中風壯熱瘛瘲，吐舌出沫。用豚卵一雙，細切，當歸二分，以醋酒三升，煮一升，分服。普濟。

母猪乳時珍曰：取法：須馴猪，待兒飲乳時提後腳，急以手捋而承之，非此法不得也。

【氣味】甘，鹹，寒，無毒。【主治】小兒驚癇，及鬼毒去來，寒熱五癃，緜蘸吮之。蘇恭 小兒天吊，大人猪雞癇病。日華

【發明】時珍曰：小兒體屬純陽，其驚癇多生於風熱。猪乳氣寒，以寒治熱，謂之正治，故錢乙云：初生小兒至滿月，以猪乳頻滴之，最佳。張煥云：小兒初生無乳，以猪乳代之，出月可免驚癇痘疹之患。楊士瀛云：小兒口噤不開，猪乳飲之甚良。月內胎驚，同朱砂、牛乳少許，抹口中甚妙。此法諸家方書未知用，予傳之東宮吳觀察子病，此用之有效。

【附方】舊一。斷酒白猪乳一升，飲之。千金。

蹄已下並用母猪者。【氣味】甘，鹹，小寒，無毒。【主治】煮汁服，下乳汁，解百藥毒，洗傷撻諸敗瘡。別錄 滑肌膚，去寒熱。蘇頌 煮羹，通乳脈，托癰疽，壓丹石。煮清汁，洗癰疽，漬熱毒，消毒氣，去惡肉，有效。時珍○外科精要洗癰疽有猪蹄湯數方，用猪蹄煮汁，去油，煎衆藥蘸洗也。

【附方】舊五，新二。婦人無乳外臺：用母猪蹄一具，水二斗，煮五六升，飲之。或加通草六分。○廣濟：用母猪蹄四枚，水二斗，煮一斗，入土瓜根、通草、漏蘆各三兩，再煮六升，去滓，納葱、豉作粥或羹食之。或身體微熱，有少汗出佳。未通再作。癰疽發背母猪蹄一雙，通草六分，綿裹煮羹食之。梅師。乳發初起方同上。天行熱毒攻手足腫痛欲斷。用母猪蹄一具去毛，以水一斗，葱白一握，煮汁，入少鹽漬之。肘后。老人面藥令面光澤。用母猪蹄一具，煮漿如膠，夜以塗面，曉則洗去。千金翼。硇砂損陰猪蹄一具，浮萍三兩，水三升，煮汁半升，漬之，冷即出，以粉傅之。外臺。

懸蹄甲一名猪退。○思邈曰：酒浸半日，炙焦用。時珍曰：按古方有用左蹄甲者，又有用後蹄

甲者。未詳其義也。

〔氣味〕鹹，平，無毒。〔主治〕五痔伏熱在腹中。腸癰內蝕。本經。同赤木燒烟薰，辟一切惡瘡。仲景。

〔附方〕舊二，新五。肺氣欬喘：豬爪甲二枚，燒灰，研，入麝香一分，同研。茶服。普濟。定喘化痰：用豬蹄甲四十九箇，洗淨，每甲納半夏、白礬各一字，罐盛固濟，煅赤為末，入麝香一錢匕。每用糯米飲下半錢。經驗良方。火欬喘急：豬蹄甲四十九枚，以瓶子盛之，安大南星一枚，蓋之，鹽泥固濟，煅烟出為度，取出，入款冬花半兩，麝香、龍腦少許，研勻。每服一錢，食後煎桑白皮湯下。名黑金散。總錄。小兒寒熱及熱氣中人：用豬後蹄甲燒灰，乳汁調服一撮，日二服。千金。痘瘡入目：豬蹄爪甲燒灰，浸湯濾淨，洗之，甚效。普濟方。癍痘生翳：半年已上者，一月取效；一年者不治。用豬懸蹄三兩，瓦瓶固濟，煅，蟬蛻一兩，羚羊角一分，為末。每歲一字，三歲已上三錢，溫水調服，一日三服。錢氏小兒方。小兒白禿：豬蹄甲七箇，每箇入白礬一塊，棗兒一箇，燒存性，研末，入輕粉、麻油調搽。不過五上愈。

尾〔主治〕臘月者燒灰水服，治喉痺。和豬脂，塗赤禿、髮落。時珍。出千金。

毛〔主治〕燒灰，麻油調，塗湯火傷，留竅出毒則無痕。時珍。出袖珍。

〔附方〕新一。赤白崩中：豬毛燒灰三錢，以黑豆一盌，好酒一盌半，煑一盌，調服。

屎 一名豬零。〔日華曰〕取東行牡豬者為良。〔頌曰〕今人又取南行豬零，合太乙丹。〔時珍曰〕古方亦有用豭豬屎者，各隨本方。豬零者，其形纍纍零落而下也。

〔氣味〕寒，無毒。〔主治〕寒熱黃疸濕痺。別錄。主蠱毒，天行熱病。並取一升浸汁，頓服。日華。燒灰，發痘瘡，治驚癇，除熱解毒，治瘡。時珍。血溜出血不止，取新屎壓之。吳瑞。

〔發明〕〔時珍曰〕御藥院方治痘瘡黑陷，無價散，錢仲陽治急驚風癇，惺惺丸，皆用之。取其除熱解毒也。

〔附方〕舊一，新十六。小兒客忤：驅啼面青。豭豬屎二升，水絞汁，溫浴之。小兒夜啼：豬屎燒灰，淋汁浴兒，并以少許服之。聖惠方。小兒陰腫：豬屎五升，煑熱，袋盛，安腫上。千金方。○霧露瘴毒：頭痛心煩，項強顫掉，欲吐。用新豬屎二升，酒一升，絞汁暖服，取汗瘥。千金。中豬肉毒：豬屎燒灰，水服方寸匕。外臺。婦人血崩：老母豬屎燒灰，酒服三錢。李樓方。解一切毒：母豬屎，水和服之。千金。攪腸沙痛：用母豬生兒時拋下糞，日乾為末，以白湯調服。口唇生核：豬屎絞汁溫服。千金方。白禿髮落：臘月豬屎燒灰敷。肘后。疔瘡入腹：牡豬屎和水絞汁，服三合，立瘥。聖惠方。十年惡瘡：母豬屎燒存性，敷之。外臺方。消蝕惡肉：臘月積豬糞燒存性一兩，雄黃、檳榔各一錢，為末，敷洗。直指方。胻疽青爛：生於臁脛間，惡水淋漓，經年瘡冷，敗為深疽，青黑，好肉虛腫，百藥不瘥，或瘥而復發。先以藥蝕去惡肉，後用豭豬屎散，甚效。以豬屎燒研為末，納瘡孔令滿，白汁出，吮去，更傅。有惡肉再蝕去，乃傅，以平為期，有驗。千金方。男女下疳：母豬糞黃泥包，煅存性，為末，以米泔洗淨，搽，立效。簡便單方。雀瘻有蟲：母豬屎燒

灰。以臘月豬膏和敷。當有蟲出。千金方 **赤遊火丹**母豬屎水絞汁服，弁傳之。外臺

燖豬湯【主治】解諸毒蟲魘。蘇頌 產後血刺心痛欲死，溫飲一盞。汪機 治消渴，濾淨飲一碗，勿令病人知。又洗諸瘡良。時珍

豬窠中草【主治】小兒夜啼，密安席下，勿令母知。日華

縛豬繩【主治】小兒驚啼，發歇不定，用臘月者燒灰，水服少許。藏器

狗 本經中品

【釋名】犬說文 地羊 時珍曰：狗，叩也。吠聲有節，如叩物也。或云為物苟且，故謂之狗。韓非云：蠅營狗苟是矣。卷尾有懸蹄者為犬。犬字象形。故孔子曰：視犬字如畫狗。齊人名地羊。俗又諱之以龍，稱狗有烏龍、白龍之號。許氏說文云：多毛曰尨，長喙曰獫，音斂。短喙曰猲，音歇。去勢曰猗。高四尺曰獒，狂犬曰猘，音折。生一子曰獴，曰玂，音其。二子曰獅，三子曰猣。

【集解】時珍曰：狗類甚多，其用有三：田犬長喙善獵，吠犬短喙善守，食犬體肥供饌。凡本草所用，皆食犬也。犬以三月而生，在畜屬木，在卦屬艮，在禽應婁星。豺見之跪，虎食之醉，犬食番木鱉則死。物性制伏如此。又遼東有鷹背狗，乃鷹產三卵，一鷹一鵰一犬也。以禽乳獸，古所未聞。詳見鷹條。又有老木之精，狀如黑狗而無尾，名曰彭侯，可以烹食，無情化有情，精靈之變也。

肉黃犬為上，黑犬、白犬次之。【氣味】**鹹、酸、溫，無毒。**反商陸，畏杏仁。同蒜食，損人。同菱食，生癲。○思邈曰：白犬合海鮋食，必得惡病。時珍曰：鮋，小魚也。道家以犬為地厭，不食之。凡犬不可炙食，令人消渴。妊婦食之，令子無聲。熱病後食之，殺人。服食人忌食。○九月勿食犬，傷神。○瘦犬有病，猘犬發狂，自死犬有毒，懸蹄犬傷人，赤股而躁者氣臊，犬目赤者，並不可食。【主治】**安五臟，補絕氣，輕身益氣。**別錄 **宜腎。**思邈 **補胃氣，壯陽道，暖腰膝，益氣力。**日華 **補五勞七傷，益陽事，補血脈，厚腸胃，實下焦，填精髓，和五味煮，空心食之。凡食犬不可去血，則力少不益人。**孟詵

【發明】弘景曰：白狗、烏狗入藥用。黃狗肉大補虛勞，牡者尤勝。大明曰：黃犬大補益人，餘色微補。古言薯蕷涼而能補，犬肉暖而不補。雖有此言，服終有益，但因食穢，不食者衆。震亨曰：世言犬能治勞損陽虛之疾，然人病多是陰虛。若陽果虛，其死甚易，亦安能措手哉？時珍曰：脾胃屬土，喜暖惡寒。犬性溫暖，能治脾胃虛寒之疾。脾胃溫和，而腰腎受蔭矣。若素常氣壯多火之人，則宜忌之。丹溪獨指陰虛立說，矯枉過偏矣。濟生治真陽虛憊諸虛證，有黃犬肉丸，藥多不載。

【附方】舊三，新五。

戊戌酒大補元氣。用黃犬肉一隻，煮一伏時，搗如泥，和汁拌炊糯米三斗，入麴如常釀酒。候熟，每旦空心飲之。養老方

戊戌丸治男子、婦人一應諸虛不足，骨蒸潮熱等證。用黃童子狗一隻，去皮毛腸肚同外腎，於砂鍋內用酒醋八分，水二升，入地骨皮一斤，前胡、黃芪、肉蓯蓉各四兩，同煮一日。去藥，再煮一夜。去骨，再煮肉如泥，擂濾。入當歸末四兩，蓮肉、蒼朮末各一斤，厚朴、橘皮末十兩，甘草末八兩，和杵千下，丸梧子大。每空心鹽酒下五七十丸。乾坤秘韞

脾胃虛冷腹滿刺痛。肥狗肉半斤，以水同鹽、豉煮粥，頻食一兩頓。心鏡

虛寒瘧疾黃狗肉煮臛，入五味，食之。

氣水鼓脹狗肉一斤切，和米煮粥，空腹食之。心鏡

浮腫屎澀肥狗肉五斤，熱蒸，空腹食之。心鏡卒中惡死破白狗搨心上，即活。肘后方痔漏有蟲鈐方：用狗肉煑汁，空腹服，能引蟲也。○危氏：用熟犬肉蘸藍汁，空心食。七日效。

蹄肉【氣味】酸，平。【主治】煑汁，能下乳汁。別錄

血白狗者良【氣味】鹹，溫，無毒。弘景曰：白狗血和白雞肉、烏雞肉、白雞肝、白羊肉、蒲子羹等食，皆病人。時珍曰：黑犬血灌蟹，燒之，集鼠。【主治】白狗血：治癲疾發作。烏狗血：治產難橫生，血上搶心，和酒服之。別錄補安五臟。日華熱飲，治虛勞吐血，又解射罔毒。點眼，治痘瘡入目。又治傷寒熱病發狂見鬼及鬼擊病，辟諸邪魅。時珍

【發明】時珍曰：術家以犬為地厭，能禳辟一切邪魅妖術。按史記云：秦時殺狗磔四門，以禦災；殺白犬血題門，以辟不祥，則自古已然矣。又華陀別傳云：琅琊有女子，右股病瘡，癢而不痛，愈而復作。陀取稻糠色犬一隻，繫馬，馬走五十里，乃斷頭向癢處合之。須臾一蛇在皮中動，以鈎引出，長三尺許。七日而愈。此亦怪證。取狗之血腥，以引其蟲耳。

【附方】舊二，新四。熱病發狂傷寒時氣，溫病六七日，熱極發狂，見鬼欲走。取白狗從背破取血，乘熱攤胸上，冷乃去之。此治垂死者亦活。無白犬，但純色者亦可。肘后方鬼擊之病脇腹絞痛，或即吐血、衄血、下血，一名鬼排。白犬頭取熱血一升，飲之。百一方小兒卒癎刺白犬血一升，飲之。并塗身上。葛氏方卒得瘑瘡常時生兩脚間。用白犬血塗之，立愈。肘后方兩脚癬瘡白犬血塗之，立瘥。奇效疔瘡惡腫取白犬血頻塗之，有效。肘后

心血【主治】心痺心痛。取和蜀椒末，丸梧子大，每服五丸，日五服。時珍。○出肘后

乳汁白犬者良【主治】十年青盲。取白犬生子目未開時乳，頻點之，狗子目開即瘥。藏器赤禿髮落，頻塗甚妙。時珍

【附方】新二。拔白白犬乳塗之。千金斷酒白犬乳酒服。千金

脂并䐈白犬者良【主治】手足皴皺，入面脂，去䵟黯，柔五金。時珍

腦【主治】頭風痺，鼻中瘜肉，下部䘌瘡。別錄猘犬咬傷，取本犬腦傅之，後不復發。時珍。○出肘后

【附方】新一。眉髮火瘢不生者。蒲灰，以正月狗腦和傅，日三，則生。聖惠方

涎【主治】諸骨哽脫肛，及誤吞水蛭。時珍

【附方】新三。諸骨哽咽狗涎頻滴骨上，自下。仇遠稗史大腸脫肛狗涎抹之，自上也。扶壽精方誤吞水蛭以蒸餅半箇，絞出狗涎，喫之。連食二三，其物自散。德生堂方

心【主治】憂恚氣，除邪。別錄治風痺鼻衄及下部瘡，狂

犬咬。日華

腎〔氣味〕平微毒〔時珍曰〕內則。食犬去腎。爲不利人也。〔主治〕婦人產後腎勞如瘧者。婦人體熱用豬腎。體冷用犬腎。藏器

肝〔時珍曰〕按沈周雜記云。狗肝色如泥土。臭味亦然。故人夜行土上。則肝氣動。蓋相感也。又張華物類志云。以狗肝和土泥竈。令婦妾孝順。則狗肝應土之說相符矣。〔主治〕肝同心腎搗。塗狂犬咬。又治腳氣攻心。切生以薑醋進之。取洩。先洩者勿用。藏器

〔附方〕舊一新一。下痢腹痛狗肝一具。切。入米一升。煮粥。合五味食。心鏡。心風發狂黃石散。用狗肝一具批開。以黃丹消石各一錢半。研勻擦在肝內。用麻縛定。水一升煮熟。細嚼。以本汁送下。楊氏家藏

膽青犬白犬者良。〔氣味〕苦平有小毒〔斅曰〕鮮魚插樹。立便乾枯。狗膽塗之。卻還榮茂。〔主治〕明目本經。〔鼎曰〕上伏日采膽。酒服之。敷痂瘍惡瘡。別錄。療鼻齆。鼻中息肉。甄權。主鼻衄聤耳。止消渴。殺蟲除積。能破血。凡血氣痛及傷損者。熱酒服半箇。瘀血盡下。時珍。治刀箭瘡。日華。去腸中膿水。又和通草桂爲丸服。令人隱形。孟詵。

〔發明〕〔慎微曰〕按魏志云。河內太守劉勳女病左膝瘡癢。華佗視之。用繩繫犬後足不得行。斷犬腹取膽向瘡口。須臾有蟲若蛇著瘡上出。長三尺。病愈也。

〔附方〕舊二新七。眼赤澀癢犬膽汁注目中效。聖惠。肝虛目暗白犬膽一枚。螢火蟲二七枚。陰乾爲末。點之。聖惠。目中膿水上伏日采犬膽。酒服之。聖濟總錄。聤耳出濃用狗膽一枚。枯礬一錢。調勻。綿裹塞耳內。三四次即瘥。奇效良方。拔白換黑狗膽汁塗之。千金。血氣撮痛不可忍者。用黑狗膽一箇。半乾半溼。剜開。以篦子排丸綠豆大。蛤粉滾過。每服四十丸。以鐵淬酒送下。痛立止。經驗方。反胃吐食不拘丈夫婦人老少。遠年近日。用五靈脂末。黃狗膽汁和丸龍眼大。每服一丸。好酒半盞磨化服。不過三服。即效。本事。痞塊疳積五靈脂炒烟盡。真阿魏去砂研等分。用黃雄狗膽汁和丸黍米大。空心津嚥三十丸。忌羊肉醋麪。簡便。赤白下痢臘月狗膽一百枚。每枚入黑豆充滿。麝香少許。每服一枚。赤以甘草。白以乾薑湯送下。奇效良方。

牡狗陰莖〔釋名〕狗精。六月上伏日取。陰乾百日。別錄。〔氣味〕鹹平無毒〔思邈曰〕酸。〔主治〕傷中。陰痿不起。令強熱大。生子。除女子帶下十二疾。本經。治絕陽及婦人陰瘻。日華。補精髓。孟詵。

陰卵〔主治〕婦人十二疾。燒灰服。蘇恭。

皮〔主治〕腰痛。炙熱黃狗皮裹之。頻用取瘥。燒灰治諸風。時珍。

〔發明〕〔時珍曰〕淮南萬畢術云。黑犬皮毛燒灰揚之。止天風。則治風之義。有取乎此也。

毛〔主治〕產難。蘇恭。頸下毛。主小兒夜啼。絳囊盛。繫兒

背上。藏器 燒灰湯服一錢，治邪瘧。尾燒灰，敷犬傷。時珍

【附方】舊一。湯火傷瘡：狗毛細翦，以烊膠和毛敷之。痂落即瘥。梅師

齒【氣味】平，微毒。【主治】癲癇寒熱，卒風痱，伏日取之。別錄 磨汁，治犬癇。燒研醋和，敷發背及馬鞍瘡。同人齒燒灰湯服，治痘瘡倒陷，有效。時珍

頭骨 黃狗者良。【氣味】甘、酸，平，無毒。【主治】金瘡止血。別錄 燒灰，治久痢勞弱。和乾薑、莨菪炒見煙，爲丸，空心白飲服十丸，極效。甄權 燒灰，壯陽止瘧。日華 治癰疽惡瘡，解顱，女人崩中帶下。時珍 頷骨 主小兒諸癇諸瘻，燒灰酒服。蘇恭

【附方】舊三 新十三。小兒久痢：狗頭燒灰，白湯服。千金 小兒解顱：黃狗頭骨炙爲末，雞子白和塗之。直指 赤白久痢：臘月狗頭骨一兩半，燒灰，紫筍茶末一兩，爲末。每服二錢，米飲下。聖惠方 赤白帶下：不止者。狗頭燒灰，爲末。每酒服一錢，日三服。聖惠 產後血亂：奔入四肢，并違墮。以狗頭骨灰酒服二錢，甚效。經驗方 打損接骨：狗頭一箇，燒存性，爲末，熱醋調塗，暖臥。衛生易簡 附骨疽瘡：狗頭骨燒煙，日薰之。聖惠 癰疽癧毒：狗頭骨灰、蕓薹子等分，爲末，水和敷之。千金 惡瘡不愈：狗頭骨灰同黃丹末等分，敷之。壽域方 長肉生肌：老狗頭腦骨瓦炒二兩，桑白皮一兩，當歸二錢半，爲末，麻油調敷。直指 鼻中瘜肉：狗頭灰方寸匕，苦丁香半錢，研末吹之，即化爲水。或同硇砂少許，尤妙。朱氏集驗 夢中洩精：狗頭鼻梁骨燒研，臥時酒服一錢。頭風白屑：作癢。狗頭骨燒灰，淋汁沐之。聖惠方

骨 白狗者良。【氣味】甘，平，無毒。【主治】燒灰，生肌，敷馬瘡。別錄 燒灰，療諸瘡瘻，及妬乳癰腫。弘景 燒灰，補虛，理小兒驚癇客忤。蜀本 煎汁，同米煮粥，補婦人，令有子。藏器 燒灰，米飲日服，治休息久痢。豬脂調，敷鼻中瘡。時珍

【附方】舊二。產後煩懣：不食者。白犬骨燒研，水服方寸匕。千金翼 桃李哽咽：狗骨煮湯，摩頭上。子母秘錄

屎 白狗者良。【氣味】熱，有小毒。丹房鑑源云：白狗糞煮銅。【主治】疔瘡，水絞汁服，治諸毒不可入口者。蘇恭 瘭疽徹骨癢者，燒灰塗瘡，勿令病者知。又和臘豬脂，敷瘻瘡腫毒，疔腫出根。藏器 燒灰服，發痘瘡倒靨，治霍亂癥積，止心腹痛，解一切毒。時珍

【發明】時珍曰：狗屎所治諸病，皆取其解毒之功耳。

【附方】舊三 新五。小兒霍亂：卒起者。用白狗屎一丸，絞汁服之。心痛欲死：狗屎炒研，酒服二錢，神效。勞瘧瘴瘧：久不愈。用白狗糞燒灰，發前冷水服二錢。聖惠方 月水不調：婦人產後月水往來，乍多乍少。白狗糞燒末，酒服方寸匕，日三服。千金 魚肉成癥：并治諸毒。用狗糞五升燒末，綿裹，於五升酒中浸二宿，取清，日三服。癥即便出也。

外臺。**漏脯中毒**犬屎燒末。酒服方寸匕。肘后。**發背癰腫**用白犬屎半升。水絞取汁服。以滓敷之。日再。外臺。**疔瘡惡腫**牡狗屎。五月五日燒灰塗敷。數易之。又治馬鞍瘡。神驗。聖惠。

屎中粟白狗者良。一名白龍沙。【主治】**噎膈風病。痘瘡倒陷。能解毒也。**時珍

【附方】新三。**噎膈不食**黃犬乾餓數日。用生粟或米乾飼之。俟其下糞。淘洗米粟令淨。煮粥。入薤白一握。泡熟去薤。入沈香末二錢食之。永類鈐方。**痘瘡倒黶**用白狗或黑狗一隻。餧以生粟米。候下屎。取未化米爲末。入麝香少許。新汲水服二錢。保幼大全。

屎中骨【主治】**寒熱。小兒驚癇。**別錄

羊

本經中品

【校正】別錄另出羊乳。今併爲一。

【釋名】**羖**亦作羖　**羝**音低　**羯**　時珍曰。說文云。羊字象頭角足尾之形。孔子曰。牛羊之字。以形似也。董子云。羊。祥也。故吉禮用之。牡羊曰羖。曰羝。牝羊曰羜。曰牂。音臧。白曰羒。黑曰羭。多毛曰羖䍽。胡羊曰羺羦。無角曰犝。曰羝。去勢曰羯。羊子曰羔。羔五月曰羜。音宁。六月曰䍪。音務。七月曰羍。音達。未卒歲曰䍮。音兆。內則謂之柔毛。又曰少牢。古今注謂之長髯主簿云。

【集解】別錄曰。羖羊生河西。弘景曰。羊有三四種。入藥以青色羖羊爲勝。次則烏羊。其羺羦羊及虜中無角羊。止可啖食。爲藥不及都下者。然其乳髓則肥好也。頌曰。羊之種類甚多。而羖羊亦有褐色、黑色、白色者。毛長尺餘。亦謂之羖䍽羊。北人引大羊以此爲羊首。又謂之羊頭。詵曰。河西羊最佳。河東羊亦好。若驅至南方。則筋力自勞損。安能補益人。今南方羊多食野草毒草。故江浙羊少味而發疾。南人食之。卽不憂也。惟淮南州郡或有佳者。可亞北羊。北羊至南方一二年。亦不中食。何況於南羊。蓋土地使然也。宗奭曰。羖䍽羊出陝西、河東。尤狠健。毛最長而厚。入藥最佳。如供食。則不如北地無角白大羊也。又同華之間有小羊。供饌在諸羊之上。時珍曰。生江南者爲吳羊。頭身相等而毛短。生秦晉者爲夏羊。頭小身大而毛長。土人二歲而翦其毛。以爲氈物。謂之綿羊。廣南英州一種乳羊。食仙茅。極肥。無復血肉之分。食之甚補人。諸羊皆孕四月而生。其目無神。其腸薄而縈曲。在畜屬火。故易繁而性熱也。在卦屬兌。故外柔而內剛也。其性惡溼喜燥。食鉤吻而肥。食仙茅而肪。食仙靈脾而淫。食躑躅而死。物理之宜忌。不可測也。契丹以其骨占灼。謂之羊卜。亦有一靈耶。其皮極薄。南番以書字。吳人以畫采爲燈。

【附錄】**大尾羊**時珍曰。羊尾皆短。而哈密及大食諸番有大尾羊。細毛薄皮。尾上旁廣。重一二十斤。行則以車載之。唐書謂之靈羊。云可療毒。**胡羊**方國志云。大食國出胡羊。高三尺餘。其尾如扇。每歲春月割取脂。再縫合之。不取則脹死。葉盛水東日記云。莊浪衛近雪山有贅羊。土人歲取其脂。不久復滿。**洮羊**出臨洮諸地。大者重百斤。郭義恭廣志云。西域驢羊大如驢。即此類也。**䍧羊**此思切。○出西北地。其皮蹄可以割桼。**封羊**其背有肉封如駝。出涼州郡縣。亦呼爲駝羊。**地生羊**出西域。劉有出使西域記。以羊臍種于土中。溉以水。聞雷而生羊。臍與地連。及長。驚以木聲。臍乃斷。便能行囓草。至秋可食。臍內復有種。名壟種羊。段公路北戶錄云。大秦國有地生羊。其羔生土中。國人築墻圍之。臍與地連。割之則死。但走馬擊鼓以駭之。驚鳴臍絕。便逐水草。吳策淵穎集云。西域地生羊。以脛骨種土中。聞雷聲。則羊子從骨中生。走馬驚之。則臍脫也。其皮可爲褥。一云漠北人種羊角而生。大如兔而肥美。三說稍異。未知果種何物也。當以劉說爲是。

然亦神矣。造化之妙，微哉。**羵羊**土之精也。其肝上也。有雌雄。不食。季桓子曾掘土得之。又千歲樹精亦爲青羊。

羊肉〔**氣味**〕**苦，甘，大熱，無毒。**〔詵曰〕溫。〔頌曰〕本經云甘，素問曰苦。蓋經以味言，素問以理言。羊性熱屬火，故配於苦。羊之齒骨五臟皆溫平，惟肉性大熱也。○〔時珍曰〕熱病及天行病、瘧疾病後食之，必發熱致危。妊婦食之，令子多熱。白羊黑頭，黑羊白頭，獨角者，並有毒，食之生癰。禮曰：羊泠毛而毳者羶。又云：煮羊以杏仁或瓦片則易糜，以胡桃則不臊，以竹鼬則助味。中羊毒者，飲甘草湯則解。銅器煮之，男子損陽，女子暴下。物性之異如此，不可不知。〔汪機曰〕反半夏、菖蒲。同蕎麵、豆醬食，發痼疾。同醋食，傷人心。

〔**主治**〕**暖中，字乳餘疾，及頭腦大風汗出，虛勞寒冷，補中益氣，安心止驚。**別錄 **止痛，利產婦。**思邈 **治風眩瘦病，丈夫五勞七傷，小兒驚癇。**孟詵 **開胃健力。**日華

〔**發明**〕〔頌曰〕羊肉多入湯劑。胡洽方有大羊肉湯，治婦人產後大虛，心腹絞痛厥逆，醫家通用大方也。〔宗奭曰〕仲景治寒疝，羊肉湯，服之無不驗者。一婦冬月生產，寒入子戶，腹下痛不可按，此寒疝也。醫欲投抵當湯。予曰：非其治也。以仲景羊肉湯減水，二服即愈。〔李杲曰〕羊肉有形之物，能補有形肌肉之氣。故曰補可去弱。人參、羊肉之屬，人參補氣，羊肉補形。凡味同羊肉者，皆補血虛。蓋陽生則陰長也。〔時珍曰〕按開河記云：隋大總管麻叔謀病風逆，起坐不得。煬帝命太醫令巢元方視之。曰：風入腠理，病在胸臆。須用嫩肥羊蒸熟，摻藥食之，則瘥。如其言，未盡劑而瘥。自後每殺羊羔，同杏酪五味日食數枚。觀此則羊肉補虛之功，益可證矣。

〔**附方**〕舊八，新十六。

羊肉湯 張仲景治寒勞虛羸，及產後心腹疝痛。用肥羊肉一斤，水一斗，煮汁八升，入當歸五兩，黃芪八兩，生薑六兩，煮取二升，分四服。胡洽方無黃芪。千金方有芍藥。金匱要略。

產後厥痛 胡洽大羊肉湯：治婦人產後大虛，心腹絞痛厥逆。用羊肉一斤，當歸、芍藥、甘草各七錢半，用水一斗煮肉，取七升，入諸藥，煮二升服。

產後虛羸 腹痛，冷氣不調，及腦中風汗自出。白羊肉一斤，切治如常，調和食之。心鏡。

產後帶下 產後中風，絕孕，帶下赤白。用羊肉二斤，香豉、大蒜三兩，水一斗，煮五升，納酥一斤，更煮二升服。千金方。

崩中垂死 肥羊肉三斤，水二斗，煮一斗三升，入生地黃一升，乾薑、當歸三兩，煮三升，分四服。千金。

補益虛寒 用精羊肉一斤，碎白石英三兩，以肉包之，外用荷葉裹定，於一石米下蒸熟，取出去石英，和葱、薑作小餛飩子，每日空腹以冷漿水吞一百枚，甚補益。千金翼。

壯陽益腎 用白羊肉半斤切生，以蒜薤食之。三日一度，甚妙。心鏡。

五勞七傷 虛冷。用肥羊肉一腿，密蓋煮爛，絞取汁服，并食肉。

骨蒸久冷 羊肉一斤，山藥一斤，各爛煮研如泥，下米煮粥食之。飲膳正要。

骨蒸傳尸 用羊肉一拳大，煮熟，皁莢一尺炙，以無灰酒一升，銅鐺內煮三五沸，去滓，入黑錫一兩。令病人先啜肉汁，乃服一合，當吐蟲如馬尾爲效。外臺。

虛寒瘧疾 羊肉作臛餅，飽食之，更飲酒暖臥取汗。燕國公常見有驗。集驗方。

脾虛吐食 羊肉半斤，作生，以蒜薤、醬豉、五味和拌，空腹食之。心鏡。

虛冷反胃 羊肉去脂作生，以蒜薤空腹食之，立效。外臺。

壯胃健脾 羊肉三斤切，粱米二升同煮，下五味作粥食。飲膳正要。

老人膈痞 不下飲食。用羊肉四兩切，白麵六兩，橘皮末一分，薑汁搜如常法，入五味作臛食，每日一次，大效。多能鄙事。

胃寒下痢 羊肉一片，莨菪子末一兩，和以

谿裹，納下部，二度瘥。外臺方 **身面浮腫** 商陸一升，水二斗，煮取一斗，去滓，羊肉一斤，切，入肉煮熟，下葱豉五味，調和如臛法，食之。肘后方 **腰痛腳氣** 木瓜湯：治腰膝痛腳氣。羊肉一腳，草菓五枚，粳米二升，回回豆即胡豆半升，木瓜二斤取汁，入砂糖四兩，鹽少許，煮肉食之。正要 **消渴利水** 羊肉一腳，瓠子六枚，薑汁半合，白麪二兩，同鹽葱炒食。正要 **損傷青腫** 用新羊肉貼之。千金方 **婦人無乳** 用羊肉六兩，獐肉八兩，鼠肉五兩，作臛啖之。崔氏 **傷目青腫** 羊肉煮熟熨之。聖惠方 **小兒嗜土** 買市中羊肉一斤，令人以繩繫於地上拽至家，洗淨，炒炙食，或煮汁亦可。姚和衆 **頭上白禿** 羊肉如作脯法，炙香熱搨上，不過數次瘥。肘后方

頭蹄 白羊者良。〔**氣味**〕**甘平無毒**。〔大明曰〕凉。○〔震亨曰〕羊頭蹄肉性極補水，水腫人食之，百不一愈。〔**主治**〕**風眩瘦疾，小兒驚癇**。蘇恭 **腦熱頭眩**。日華 **安心止驚，緩中止汗，補胃，治丈夫五勞骨蒸熱**。**病後宜食之，冷病人勿多食**。〔孟詵〕○心鏡云：已上諸證並宜白羊頭，或蒸或煮，或作膾食。**療腎虛精竭**。

〔**附方**〕新三。**老人風眩** 用白羊頭一具，如常治食之。**五勞七傷** 白羊頭蹄一具，淨治，更以稻草燒煙，薰令黃色，水煮半熟，納胡椒、畢撥、乾薑各一兩，葱豉各一升，再煮去藥食。日一具，七日即愈。千金 **虛寒腰痛** 用羊頭蹄一具，草果四枚，桂一兩，薑半斤，哈昔泥一豆許，胡椒煮食。正要

皮〔**主治**〕**一切風及腳中虛風，補虛勞。去毛作羹臛食**。孟詵 **溼皮臥之，散打傷青腫；乾皮燒服，治蠱毒下血**。時珍

脂 青羊者良。〔**氣味**〕**甘熱無毒**。丹房鑑源云：柔銀軟銅。〔**主治**〕**生脂：止下痢脫肛，去風毒，產後腹中絞痛**。思邈 **治鬼疰**。蘇頌。○胡治方有青羊脂丸。**去遊風及黑䵟**。日華 **熟脂：主賊風痿痹飛尸，辟瘟氣，止勞痢，潤肌膚，殺蟲治瘡癬。入膏藥，透肌肉經絡徹風熱毒氣**。時珍

〔**附方**〕新十三。**下痢腹痛** 羊脂、阿膠、蠟各二兩，黍米二升，煮粥食之。千金 **妊娠下痢** 羊脂如棊子大十枚，溫酒一升服，日三。千金 **虛勞口乾** 千金用羊脂一雞子大，淳酒半升，棗七枚，漬七日食，立愈。○外臺用羊脂雞子大，納半斤酢中一宿，絞汁含之。**卒汗不止** 牛羊脂，溫酒頻化服之。外臺 **脾橫爪赤** 煎羊脂摩之。外臺 **產後虛羸** 令人肥白健壯。羊脂二斤，生地黃汁一斗，薑汁五升，白蜜三升，煎如飴，溫酒服一盃，日三。小品 **婦人陰脫** 煎羊脂頻塗之。廣利方 **發背初起** 羊脂、豬脂切片，冷水浸貼，熱則易之，數日瘥。外臺 **牙齒疳䘌** 黑羖羊脂、莨菪子等分，入盃中燒煙，張口薰之。千金方 **小兒口瘡** 羊脂煎薏苡根塗之。活幼心書 **豌豆如疥** 赤黑色者，煎青羊脂摩之。千金方 **赤丹如疥** 不治殺人，煎青羊脂摩之，數次愈。集驗 **誤吞釘鍼** 多食豬羊脂，久則自出。肘后

血 白羊者良。〔**氣味**〕**鹹平無毒**。〔時珍曰〕按夏子益奇疾方云：凡豬羊血久食，則鼻中

毛出。晝夜長五寸，漸如繩，痛不可忍。摘去復生。惟用乳石、硇砂等分爲丸，臨臥服十丸，自落也。

【主治】女人血虛中風，及產後血悶欲絶者，熱飲一升卽活。蘇恭 熱飲一升，治產後血攻，下胎衣，治卒驚九竅出血，解莽草毒、胡蔓草毒，又解一切丹石毒發。時珍○出延壽諸方

【發明】時珍曰：外臺云：凡服丹石人，忌食羊血十年，一食前功盡亾。此物能制丹砂、水銀、輕粉、生銀、硇砂、砒霜、硫黄、乳石、鍾乳、空青、曾青、雲母石、陽起石、孔公孽等毒。凡覺毒發，刺飲一升卽解。又服地黄、何首烏諸補藥者，亦忌之。嶺表異錄言其能解胡蔓草毒。羊血解毒之功用如此，而本草並不言及，誠缺文也。

【附方】舊二，新五。

衄血一月不止。刺羊血熱飲，卽瘥。聖惠

產後血攻或下血不止，心悶面青，身冷欲絶者。新羊血一盞飲之，三兩服妙。梅師

大便下血。羊血煮熟，拌醋食，最效。吳球便民食療

硫黄毒發，氣悶。用羊血熱服一合，效。聖惠方

食植吞蛭，蛭瞰臟血，腸痛黄瘦。飲熱羊血一二升，次早化豬脂一升飲之，蛭卽下也。肘后方

誤吞蜈蚣。刺豬、羊血灌之，卽吐出。昔有店婦吹火筒中有蜈蚣入腹，店婦什地號叫可畏，道人劉復眞用此法而愈。三元延壽書

妊娠胎死不出，及胎衣不下，產後諸疾狼狽者。刺羊血熱飲一小盞，極效。聖惠方

乳 白羝者佳。

【氣味】甘，溫，無毒。【主治】補寒冷虛乏。別錄 潤心肺，治消渴。甄權 療虛勞，益精氣，補肺腎氣，和小腸氣。合脂作羹，補腎虛，及男女中風。張鼎 利大腸，治小兒驚癇。含之，治口瘡。日華 主心卒痛，可溫服之。又蚰蜒入耳，灌之卽化成水。孟詵 治大人乾嘔及反胃，小兒噦啘及舌腫，並時時溫服之。時珍 解蜘蛛咬毒。頌曰：劉禹錫傳信方云：貞元十年，崔員外言有人爲蜘蛛咬，腹大如妊，偏身生絲，其家棄之乞食。有僧教啖羊乳，未幾疾平也。

【發明】弘景曰：牛羊乳實爲補腎，故北人食之多肥健。恭曰：北人肥健，由不啖鹹腥，方土使然，何關飲乳？陶以未達，故屢有此言。時珍曰：方土飲食，兩相資之。陶說固偏，蘇說亦過。丹溪言反胃人宜時時飲之，取其開胃脘大腸之燥也。

【附方】舊一，新二。

小兒口瘡。羊乳細濾入含之，數次愈。小品方

漆瘡作癢。羊乳傅之。千金翼

面黑令白。白羊乳三斤，羊胰三副，和搗。每夜洗淨塗之，旦洗去。總錄

腦

【氣味】有毒。詵曰：發風病。和酒服，迷人心，成風疾。男子食之，損精氣，少子。白羊黑頭，食其腦作腸癰。

【主治】入面脂手膏，潤皮膚，去䵟䵳，塗損傷、丹瘤、肉刺。時珍

【附方】新二。

發丹如瘤。生緜羊腦，同朴消研，塗之。瑞竹堂方

足指肉刺。刺破，以新酒酢和羊腦塗之，一合愈。古今錄驗

髓

【氣味】甘，溫，無毒。【主治】男子女人傷中，陰陽氣不足，利血脈，益經氣。以酒服之。別錄 卻風熱，止毒。久服

不損人。孫思邈 和酒服，補血，主女人血虛風悶。孟詵 潤肺氣，澤皮毛，滅瘢痕。時珍。○刪繁治肺虛毛悴酥髓湯中用之。

【附方】新五。肺痿骨蒸：煉羊脂、煉羊髓各五兩，煎沸下，煉蜜及生地黃汁各五合，生薑汁一合，不住手攪，微火熬成膏。每日空心溫酒調服一匙，或入粥食。飲膳正要 目中赤翳：白羊髓傅之。千金 舌上生瘡：羊脛骨中髓和胡粉塗之，妙。聖惠 白禿頭瘡：生羊骨髓調輕粉搽之。先以泔水洗淨。一日二次，數日愈。經驗方 痘痂不落：痘瘡痂疕不落。減瘢方：用羊胻骨髓煉一兩，輕粉一錢，和成膏，塗之。陳文仲方

心　下並皆用白羝羊者良。【氣味】甘，溫，無毒。日華曰：有孔者殺人。【主治】止憂恚膈氣。別錄 補心。藏器

【附方】新一。心氣鬱結：羊心一枚，咱夫蘭即回回紅花，浸水一盞，入鹽少許，徐徐塗心上，炙熟食之，令人心安多喜。正要

肺　【氣味】同心。詵曰：自三月至五月，其中有蟲狀如馬尾，長二三寸，須去之。不去令人痢下。【主治】補肺，止欬嗽。別錄 傷中，補不足，去風邪。思邈 治渴，止小便數，同小豆葉煮食之。蘇恭 通肺氣，利小便，行水解毒。時珍

【附方】舊一，新六。久嗽肺痿：作燥。羊肺湯：用羊肺一具洗淨，以杏仁、柿霜、真豆粉、真酥各一兩，白蜜二兩，和勻，灌肺中，白水煮食之。葛可久方 欬嗽上氣：積年垂死。用莨菪子炒熟，羊肺切曝，等分，為末。以七月七日醋拌。每夜服二方寸匕，粥飲下。隔日一服。千金 水腫尿短：青羖羊肺一具，微煠，切曝為末，莨菪子一升，以三年醋漬，搗爛，蜜丸梧子大。食後麥門冬飲服四丸，日三。小便大利佳。千金 小便頻數：下焦虛冷也。羊肺一具，切，作羹，入少羊肉和鹽豉食。不過三具。集驗方 渴利不止：羊肺一具，入少肉和鹽豉作羹食。不過三具愈。普濟方 解中蠱毒：生羊肺一具，割開，入雄黃、麝香等分，吞之。濟生方 鼻中瘜肉：羊肺湯：用乾羊肺一具，白朮一兩，肉蓯蓉、通草、乾薑、芎藭各二兩，為末。食後米飲服五兩。千金方

腎　【氣味】同心。【主治】補腎氣虛弱，益精髓。別錄 補腎虛耳聾陰弱，壯陽益胃，止小便，治虛損盜汗。日華 合脂作羹，療勞痢甚效。蒜虀食之，一升療癥瘕。蘇恭 治腎虛消渴。時珍

【發明】時珍曰：千金、外臺、深師諸方治腎虛勞損消渴腳氣，有腎瀝湯方甚多，皆用羊腎煮湯煎藥，蓋用為引嚮，各從其類也。

【附方】舊二，新六。下焦虛冷：腳膝無力，陽事不行。用羊腎一枚，煮熟，和米粉六兩，鍊成乳粉，空腹食之，妙。心鏡 腎虛精竭：羊腎一雙，切，於豉汁中，以五味米糅作羹粥食。心鏡 五勞七傷：陽虛無力。經驗用羊腎一對，去脂切，肉蓯蓉一兩，酒浸一夕，去皮，和作羹，下蔥鹽五味食。○正要治陽氣衰敗，腰腳疼痛，五勞七傷。用羊腎三對，羊肉半斤，蔥白一莖，枸杞葉一斤，同五味煮成汁，下米作粥食之。虛損勞傷：羊腎一枚，米一升，水一斗，煮九升，服，日三。肘后方 腎虛腰痛：千金用羊腎去膜，陰乾為末，酒服二方寸匕，日三。○正要治卒腰痛

羊腎一對，咱夫蘭一錢，水一盞浸汁，入鹽少許，塗抹腎上，徐徐炙熟，空腹食之。**老人腎硬**治老人腎藏虛寒，內腎結硬，雖服補藥不入。用羊腎子一對，杜仲長二寸，闊一寸一片，同煮熟，空心食之，令人內腎柔軟，然後服補藥。（雞峯備急方）**脇破腸出**以香油抹手送入，煎人參枸杞子汁溫淋之，喫羊腎粥十日，即愈。（危氏）

羊石子即羊外腎也。

〔**主治**〕**腎虛精滑**。時珍。○本事金鎖丹用之。

肝青羖羊者良。

〔**氣味**〕**苦，寒，無毒**。〔頌曰〕溫。○〔宏景曰〕合豬肉及梅子、小豆食，傷人心。〔思邈曰〕合生椒食，傷人五臟，最損小兒。合苦筍食，病青盲。妊婦食之，令子多厄。

〔**主治**〕**補肝，治肝風虛熱，目赤暗痛，熱病後失明，並用子肝七枚，作生食，神效。亦切片水浸貼之**。蘇恭。**解蠱毒**。吳瑞。

〔**發明**〕〔時珍曰〕按倪維德原機啟微集云：羊肝補肝，與肝合，引入肝經。故專治肝經受邪之病。今羊肝丸治目有效，可徵。〔汪機曰〕按三元延壽書云：凡治目疾，以青羊肝爲佳。有人年八十餘，瞳子瞭然，夜讀細字。云別無服藥，但自小不食畜獸肝耳。或以本草羊肝明目而疑之，蓋羊肝明目性也，他肝則否。凡畜獸臨殺之時，忿氣聚於肝，肝之血不利於目，宜矣。

〔**附方**〕舊四，新十一。

目赤熱痛看物如隔紗，宜補肝益精。用青羊肝一具，切洗，和五味食之。（心鏡）

肝虛目赤青羊肝，薄切水浸，吞之，極效。（龍木論）

病後失明方同上。

小兒赤眼羊肝切薄片，井水浸貼。（普濟）

翳膜羞明有淚，肝經有熱也。用青羊子肝一具，竹刀切，和黃連四兩，爲丸梧子大。食遠茶清下七十丸，日三服。忌鐵器、豬肉、冷水。（醫鏡）

目病䀮䀮以銅器煮青羊肝，用麪餅覆器上，鑽兩孔如人眼大，以目向上薰之，不過三度。（千金方）

目病失明青羖羊肝一斤，去膜切片，入新瓦內炕乾，同決明子半升，蓼子一合，炒爲末。以白蜜漿服方寸匕，日三，不過三劑，目明。至一年，能夜見文字。（食療）

不能遠視羊肝一具，去膜細切，以葱子一勺，炒爲末，以水煮熟，去滓，入米煮粥食。（多能鄙事）

青盲內障白羊子肝一具，黃連一兩，熟地黃二兩，同擣丸梧子大。食遠茶服七十丸，日三服。崔承元病內障喪明，有人惠此方報德，服之遂明。（傳信方）

牙疳腫痛羯羊肝一具，煮熟，蘸赤石脂末，任意食之。（醫林集要）

虛損勞瘦用新豬脂煎取一升，入葱白一握，煎黃，平旦服。至三日，以枸杞一斤，水三斗，煮汁，入羊肝一具，羊脊膂肉一條，麴末半斤，著葱豉作羹食。（千金方）

病後嘔逆天行病後嘔逆，食即反出，用青羊肝作生淡食，不過三度，食不出矣。（外臺）

休息痢疾五十日以上，一二年不瘥，變成疳，下如泔淀者。用生羊肝一具，切絲，入三年醋中吞之。心悶則止，不悶更服。一日勿食物。或以蘆薤同食，亦可。不過二三具。（外臺）

小兒癇疾青羊肝一具，薄切，水洗，和五味醬食之。

婦人陰䘌作癢，羊肝納入引蟲。（集簡方）

膽青羯羊者良。

〔**氣味**〕**苦，寒，無毒**。

〔**主治**〕**青盲，明目**。別錄。**點赤障白翳風淚眼，解蠱毒**。甄權。**療疳濕時行熱熛瘡，和醋服之良**。蘇恭。**治諸瘡，能生人身血脈**。思邈。**同蜜蒸九次，點赤風眼有效**。朱震亨。

〔**發明**〕〔時珍曰〕肝開竅於目，膽汁減則目暗。目者，肝之外候，膽之精華也。故諸膽皆治目病。夷堅志載：二百味草花膏治爛弦風赤眼流淚，不可近光，及一切暴赤目疾。用羖羊膽一枚，入蜂蜜於內熬之候乾，研爲膏，每含少許，並點之。一日淚止，二日腫消，三日痛定。葢羊食百草，蜂採百花，故有二百花草之名。又張三丰眞人碧雲膏：臘月取犍羊膽十餘枚，以蜜裝滿，紙套籠住，懸簷下，待霜出，掃下點之，神效也。

〔附方〕舊三，新四。

病後失明 羊膽點之，日二次。肘后。

大便秘塞 羊膽汁灌入即通。千金。

目爲物傷 羊膽二枚，雞膽三枚，鯉魚膽二枚，和勻，日日點之。聖惠方。

面黑䵟皰 羖羊膽、牛膽各一箇，酒三升，煮三沸，夜夜塗之。肘后。

產婦面䵟 產婦面如雀卵色，以羊膽、猪胰、細辛等分，煎三沸，夜塗，旦以漿水洗之。錄驗。

代指作痛 崔氏云：代指乃五臟熱注而然。刺熱湯中七度，刺冷水中三度，即以羊膽塗之，立愈甚效。外臺方。

小兒疳瘡 羊膽二枚，和醬汁灌下部。外臺。

胃 一名羊膍胵。〔氣味〕甘，溫，無毒。〔思邈曰〕羊肚和飯飲久食，令人多唾清水，成反胃，作噎病。〔主治〕胃反，止虛汗，治虛羸，小便數，作羹食，三五瘥。孟詵。

〔附方〕舊一，新六。

久病虛羸 不生肌肉，水氣在脇下，不能飲食，四肢煩熱者。用羊胃一枚，白朮一升，切，水二斗，煮九升，分九服，日三，不過三劑瘥。張文仲方。

補中益氣 羊肚一枚，羊腎四枚，地黃三兩，乾薑、昆布、地骨皮各二兩，白朮、桂心、人參、厚朴、海藻各一兩五錢，甘草、秦椒各六錢，爲末，同腎入肚中，縫合蒸熟，擣爛曬爲末。酒服方寸匕。千金。

中風虛弱 羊肚一具，粳米二合，和椒、薑、豉、葱作羹食之。正要。

胃虛消渴 羊肚爛煮，空腹食之。古今錄驗。

下虛尿牀 羊肚盛水煮熟，空腹食四五頓瘥。千金。

項下瘰癧 用羊膍胵燒灰，香油調敷。

蛇傷手腫 新剝羊肚一箇，帶糞割一口，將手入浸，即時痛止腫消。集要。

脬 〔主治〕下虛遺溺，以水盛入，炙熟，空腹食之，四五次愈。孫思邈。

胰 白羊者良。〔主治〕潤肺燥，諸瘡瘍，入面脂，去䵟黵，澤肌膚，滅瘢痕。時珍。

〔附方〕新三。

遠年欬嗽 羊胰三具，大棗百枚，酒五升，漬七日，飲之。肘后方。

婦人帶下 羊胰一具，以酢洗淨，空心食之，不過三次。忌魚肉滑物，犯之即死。外臺。

痘瘡瘢痕 羊胰二具，羊乳一升，甘草末二兩，和勻，塗之。明旦以猪蹄湯洗去。千金。

舌 〔主治〕補中益氣。正要：用羊舌二枚，羊皮二具，羊腎四枚，蘑菰、糟薑，作羹肉汁食之。

靨 即會咽也。〔氣味〕甘，淡，溫，無毒。〔主治〕氣癭。時珍。

〔發明〕時珍曰：按古方治癭多用猪羊靨，亦述類之義，故王荆公癭詩有「內療煩羊靨」之句。然癭有五：氣、血、肉、筋、石也。夫靨屬肺，肺司氣，故氣癭之證，服之或效，他癭恐亦少力。

〔附方〕舊一，新二。

項下氣癭 外臺用羊靨一具，去脂，酒浸，炙熟，含之嚥汁。日一具，七日瘥。○千金用羊靨七枚，陰乾，海藻、乾薑各二兩，桂心、昆布、逆流水邊柳鬚各一兩，爲末，蜜丸芡子大。每含一丸，嚥津。○雜病治例用羊靨、猪靨各二枚，昆布、海藻、海帶各二錢，洗焙，牛蒡子炒四錢，右爲末，擣二靨和丸彈子大。每服一丸，含化嚥汁。

睛 〔主治〕目赤及翳膜，曝乾爲末，點之。時珍。○出千金。

熟羊眼中白珠二枚，於細石上和棗核磨汁，點目翳羞

明。頫用三四日瘥。孟詵

【發明】時珍曰：羊眼無瞳，其睛不應治目，豈以其神藏於內耶。

筋【主治】塵物入目，熟嚼納眥中，仰臥即出。千金翼

羖羊角青色者良【氣味】鹹，溫，無毒。別錄曰：苦，微寒。取之無時，勿使中溼，溼即有毒。甄權曰：大寒。○菟絲爲之使。鑑源云：羖羊角灰縮賀，賀，錫也，出賀州。【主治】青盲明目，止驚悸寒泄。久服安心益氣輕身。殺疥蟲。入山燒之，辟惡鬼虎狼。本經　療百節中結氣，風頭痛，及蠱毒吐血，婦人產後餘痛。別錄　燒之辟蛇。灰治漏下，退熱。主山障溪毒。日華

【附方】舊三，新七。

風疾恍惚，心煩腹痛，或時悶絕復甦。以青羖羊角屑，微炒爲末，無時溫酒服一錢。聖惠

氣逆煩滿。水羊角燒研，水服方寸匕。普濟方

吐血喘欬。青羖羊角炙焦二枚，桂末二兩，爲末。每服一匕，糯米飲下，日三服。同上

產後寒熱，心悶極脹百病。羖羊角燒末，酒服方寸匕。子母秘錄

水泄多時。羖羊角一枚，白礬末塡滿，燒存性爲末。每新汲水服二錢。聖惠方

小兒癇疾。羖羊角燒存性，以酒服少許。普濟

赤禿髮落。羖羊角、牛角燒灰等分，猪脂調敷。普濟

赤瘢瘭子。身面卒得赤瘢，或瘭子腫起，不治殺人。羖羊角燒灰，雞子清和塗，甚妙。肘后

打撲傷痛。以羊肉灰、沙糖水拌，瓦焙焦爲末。每熱酒下二錢，仍揉痛處。簡便

腳氣疼痛。羊角一副，燒過爲末，熱酒調塗，以帛裹之，取汗，永不發也。

齒三月三日取之【氣味】溫。【主治】小兒羊癇寒熱。別錄

頭骨已下並用羖羊者良【氣味】甘，平，無毒。時珍曰：按張景陽七命云：耶溪之鋌，赤山之精，消以羊骨，鉀以鍛成。註云：羊頭骨能消鐵也。【主治】風眩瘦疾，小兒驚癇。蘇恭

脊骨【氣味】甘，熱，無毒。【主治】虛勞寒中羸瘦。別錄　補腎虛，通督脈，治腰痛下痢。時珍

【附方】舊一，新八。

老人胃弱。羊脊骨一具，搥碎，水五升，煎取汁二升，入青粱米四合，煮粥常食。食治方

老人虛弱。白羊脊骨一具，剉碎，水煮取汁，枸杞根剉一斗，水五斗，煮汁一斗五升，合汁同骨煮至五升，去骨，瓷盒盛之。每以一合，和溫酒一盞調服。多能鄙事

腎虛腰痛。心鏡用羊脊骨一具，搥碎，煮，和蒜虀食，飲少酒妙。○正要用羊脊骨一具，搥碎，肉蓯蓉一兩，草果五枚，水煮汁，下葱醬作羹食。

腎虛耳聾。羖羊脊骨一具，炙研，磁石煅，醋淬七次，白朮、黃芪、乾薑炮、白茯苓一兩，桂三分，爲末。每服五錢，水煎服。普濟

虛勞白濁。羊骨爲末，酒服方寸匕，日三。千金

小便膏淋。羊骨燒研，榆白皮煎湯服二錢。聖惠方

洞注下痢。羊骨灰，水服方寸匕。千金方

痔瘡成漏。膿水不止，用羊羔兒骨，鹽泥固濟，煅過研末五錢，入麝香、雄黃末各一錢，塡瘡口，三日外必合。總微論

尾骨【主治】益腎明目，補下焦虛冷。正要

【附方】新一。

虛損昏聾。大羊尾骨一條，水五盌，煮減半，入葱白五莖，荊芥一握，陳皮一兩，麪三兩，煮熟，取汁搜麪作索餅，同羊肉四兩煮熟，和五味食。多能鄙事

脛骨音行。亦作骭。又名䯒骨。胡人名頰兒，必入藥煅存性用。【氣味】甘，溫，無毒。【詵曰】性熱，有宿熱人勿食。○鑑源云：羊䯒骨伏硇。【主治】虛冷勞。孟詵 脾弱，腎虛不能攝精，白濁。除溼熱，健腰腳，固牙齒，去䵟黷。治誤吞銅錢。時珍

【發明】【杲曰】齒者，骨之餘，腎之標。故牙疼用羊脛骨以補之。【時珍曰】羊脛骨灰可以磨鏡，羊頭骨可以消鐵。故誤吞銅錢者，用之取其相制也。按張景陽七命云：耶溪之鋌，赤山之精，消以羊骨，鏵以鍛成。註云：羊頭骨能消鐵也。又名醫錄云：漢上張成忠女七八歲，誤吞金鐶子一雙，胸膈痛不可忍，憂惶無措。一銀匠炒末藥三錢，米飲服之，次早大便取下。叩求其方，乃羊脛灰一物耳。談野翁亦有此方。皆巧哲格物究理之妙也。

【附方】新十。

擦牙固齒：食鑑用火煅羊脛骨為末，入飛鹽二錢，同研勻，日用。○又方：燒白羊脛骨灰一兩，升麻一兩，黃連五錢，為末，日用。○瀕湖方：用羊脛骨燒過，香附子燒黑，各一兩，青鹽煅過，生地黃燒黑，各五錢，研用。

溼熱牙疼：用羊脛骨灰二錢，白芷、當歸、牙皁、青鹽各一錢，為末，擦之。

脾虛白濁：過慮傷脾，脾不能攝精，遂成此疾。以羊脛骨灰一兩，薑制厚朴末二兩，麪糊丸梧子大，米飲下百丸，日二服。一加茯苓一兩半。濟生方

瘦弱虛勞：用頰兒必四十枚，以水一升熬減半，去滓及油，待凝任食。正要

筋骨攣痛：用羊脛骨，酒浸服之。

月水不斷：羊前左腳脛骨一條，紙裹泥封令乾，煅赤，入棕櫚灰等分。每服一錢，溫酒服之。

䵟黷醜陋：治人面體黧黑，皮厚狀醜。用羖羊脛骨為末，雞子白和敷，旦以白粱米泔洗之。三日如素，神效。肘后

誤吞銅錢：羊脛骨燒灰，以煑稀粥食，神效。談埜翁方

咽喉骨哽：羊脛骨灰，米飲服一錢。聖惠

懸蹄

毛【主治】轉筋，醋煑裹腳。孟詵。○又見氊。

鬚羖羊者良。【主治】小兒口瘡，蠼螋尿瘡，燒灰和油敷。時珍○出廣濟。

【附方】新二。

香瓣瘡：生面上耳瘡，浸淫水出，久不愈。用羖羊鬚、荊芥、乾棗肉各二錢，燒存性，入輕粉半錢。每洗拭，清油調搽，二三次必愈。聖惠方

口吻瘡：方同上。

溺【主治】傷寒熱毒攻手足，腫痛欲斷。以一升和鹽豉搗，漬之。李時珍

屎青羖羊者良。【氣味】苦，平，無毒。【時珍曰】制粉霜。【主治】燔之，主小兒泄痢，腸鳴驚癇。別錄 燒灰，理聤耳，并署竹刺入肉。治箭鏃不出。日華 燒灰淋汁沐頭，不過十度即生髮長黑。和雁肪塗頭亦良。藏器○【頌曰】屎納鯽魚腹中，瓦缶固濟，燒灰塗髮，易生而黑，甚效。煑湯灌下部，治大人小兒腹中諸疾，疳熱，大小便不通。燒煙熏鼻，治中惡心腹刺痛。亦熏諸瘡中毒、痔瘻等。治骨蒸彌良。蘇恭

【附方】舊五，新十六。

疳痢欲死：新羊屎一升，水一升，漬一夜，絞汁頓服。日午乃食。極重者不過三服。總錄

嘔逆酸水：羊屎十枚，酒二合，煎一合，頓服。未定更服之。兵部

手集

反胃嘔食羊糞五錢，童子小便一大盞，煎六分，去滓，分三服。聖惠

小兒流涎白羊屎頻納口中。千金

心氣疼痛不問遠近，以山羊糞七枚，油頭髮一團，燒灰酒服。永斷根。孫氏集效方

妊娠熱病青羊屎研爛塗臍，以安胎氣。外臺秘要

傷寒肢痛手足疼欲脫，取羊屎煑汁漬之，瘥乃止。或和豬膏塗之，亦佳。外臺

時疾陰腫囊及莖皆熱腫。以羊屎、黃蘗煑汁洗之。外臺

疔瘡惡腫青羊屎一升，水二升，漬少時，煑沸，絞汁一升，頓服。廣濟方

裏外臁瘡羊屎燒存性，研末，入輕粉塗之。集要

痘風瘡證羊屎燒灰，清油調敷之。全幼心鑑

小兒頭瘡羊糞煎湯洗淨，仍以羊糞燒灰，同屋上懸煤，清油調塗。普濟

頭風白屑烏羊糞煎汁洗之。聖惠

髮毛黃赤羊屎燒灰，和臘豬脂塗之，日三夜一，取黑乃止。聖惠方

木刺入肉乾羊屎燒灰，豬脂和塗，不覺自出。千金

箭鏃入肉方同上

反花惡瘡鯽魚一個，去腸，以羯羊屎塡滿，燒存性。先以米泔洗過，搽之。

瘰癧已破羊屎燒五錢，杏仁燒五錢，研末，豬骨髓調搽。海上

溼癘浸淫新羊屎絞汁塗之，乾者燒煙薰之。聖濟總錄

雷頭風病羊屎焙研，酒服二錢。普濟方

慢脾驚風活脾散：用羊屎二十一箇，炮，丁香一百粒，胡椒五十粒，為末。每服半錢，用六年東日照處壁土煎湯調下。聖濟錄

羊胲子乃羊腹內草積塊也

〔主治〕**翻胃，煅存性，每一斤入棗肉平胃散末半斤，和勻，每服一錢，空心沸湯調下。**葉氏摘玄

黃羊 綱目

〔釋名〕**羳羊**音煩 **䕷耳羊**〔時珍曰〕羊脂帶黃，故名。或云幼稚曰黃，此羊肥小，故也。爾雅謂之羳，出西番也。其耳甚小，西人謂之䕷耳。

〔集解〕〔時珍曰〕黃羊出關西、西番及桂林諸處，有四種，狀與羊同，但低小細肋，腹下帶黃色，角似羖羊，喜臥沙地。生沙漠，能走善臥，獨居而尾黑者，名黑尾黃羊。生野草內，或羣至數十者，名曰黃羊。生臨洮諸處，甚大而尾似麞鹿者，名洮羊。其皮皆可為衾褥。出南方桂林者，則深褐色，黑脊白斑，與鹿相近也。

肉〔氣味〕**甘，溫，無毒。**正要云：煑湯少味。腦不可食。〔主治〕**補中益氣，治勞傷虛寒。**時珍

髓〔主治〕**補益功同羊髓。**正要

本草綱目獸部卷五十上終

本草綱目獸部第五十卷下

獸之一

牛本經中品

【校正】別錄上品牛乳，拾遺犢腈屎，今併爲一。

【釋名】時珍曰：按許慎云：牛，件也。牛爲大牲，可以件事分理也。其文象角頭三封及尾之形。周禮謂之大牢。牢乃豢畜之室，牛牢大，羊牢小，故皆得牢名。內則謂之一元大武。元，頭也；武，足跡也。牛肥則迹大。猶史記稱牛爲四蹄，今人稱牛爲一頭之義。梵書謂之瞿摩帝。牛之牡者曰牯，曰特，曰犅，曰犒；牝者曰㸺，曰牸。南牛曰無，北牛曰㹇。純色曰犧，黑曰牏，白曰㹊，赤曰犉，駁曰犖。去勢曰犍，又曰犗。無角曰牛，子曰犢。生二歲曰㸬，三歲曰犙，四歲曰牭，五歲曰𤚬，六歲曰犕。

【集解】藏器曰：牛有數種，本經不言黃牛、烏牛、水牛，但言牛爾。南人以水牛爲牛，北人以黃牛、烏牛爲牛。牛種既殊，入用當別。時珍曰：牛有㹇牛、水牛二種。㹇牛小而水牛大。㹇牛有黃、黑、赤、白、駁雜數色。水牛色青蒼，大腹銳頭，其狀類豬，角若擔矛，能與虎鬬，亦有白色者，鬱林人謂之州留牛。又廣南有犪牛，即果下牛，形最卑小，爾雅謂之犤牛，王會篇謂之紈牛是也。牛齒有下無上，察其齒而知其年。三歲二齒，四歲四齒，五歲六齒，六歲以後，每年接脊骨一節也。牛耳聾，其聽以鼻。牛瞳豎而不橫。其聲曰牟，項垂曰胡，蹄肉曰衛，百葉曰膍，角胎曰䚡，鼻木曰牶，嚼草復出曰齝，腹草未化曰聖齏。牛在畜屬土，在卦屬坤，土緩而和，其性順也。造化權輿云：乾陽爲馬，坤陰爲牛，故馬蹄圓，牛蹄坼。馬病則臥，陰勝也；牛病則立，陽勝也。馬起先前足，臥先後足，從陽也；牛起先後足，臥先前足，從陰也。獨以乾健坤順爲說，蓋知其一而已。

黃牛肉【氣味】甘，溫，無毒。

弘景曰：㹇牛惟勝，青牛爲良，水牛惟可充食。

日華曰：黃牛肉微毒，食之發藥毒動病，不如水牛。

詵曰：黃牛動病，黑牛尤不可食。牛者稼穡之資也，不可多殺。若自死者，血脈已絕，骨髓已竭，不可食之。

藏器曰：牛病死者，發痼疾痃癖，令人洞下疰病。黑牛白頭者不可食。獨肝者有大毒，令人痢血至死。北人牛瘦，多以蛇從鼻灌之，故肝獨也。水牛則無之。

時珍曰：張仲景云：噉蛇牛，毛髮白而後順者是也。中其毒者，惟人乳可以解之。內則云：牛夜鳴則庮臭，不可食。病死者有大毒，令人生疔暴亡。食經云：牛自死、白首者，食之殺人。疥牛食之發癢。黃牛、水牛肉合豬肉及黍米酒食，並生寸白蟲；合韭薤食，令人熱病；合生薑食，損齒；煮牛肉入杏仁、蘆葉易爛，相宜。

詵曰：惡馬食牛肉即馴，亦物性也。

【主治】安中益氣，養脾胃。別錄 補益腰腳，止消渴及唾涎。孫思邈

【發明】時珍曰：韓𢡡言：牛肉補氣，與黃芪同功。觀丹溪朱氏倒倉法論而引申觸類，則牛之補土，可心解矣。今天下日用之物，雖嚴法不能禁，亦因肉甘而補，皮角有用也。朱震亨倒倉論曰：腸胃爲積穀之室，故謂之倉。倒者，推陳以致新也。胃屬土，受物而不能自運，七情五味，有傷中宮，停痰積血，

互相纏糾，聚爲痰癖，爲勞瘵，爲蠱脹，成形成質，爲窠爲臼，以生百病，而中宮愆和，自非丸散所能去也。此方出自西域異人。其法用黄肥牡牛肉二十斤，長流水煑成糜，去滓濾取液，再熬成琥珀色收之。每飲一鍾，隨飲至數十鍾，寒月温飲。病在上則令吐，在下則令利，在中則令吐而利，在人活變。吐利後渴，即服其小便一二碗，亦可蕩滌餘垢。睡二日，乃食淡粥，養半月，即精神強健，沉痾悉亡也。須五年忌牛肉。蓋牛，坤土也；黄，土色也。以順德配乾牡之用也。肉者，胃之藥也。熟而爲液，無形之物也。故能由腸胃而透肌膚毛竅爪甲，無所不到。在表者因吐而得汗，在清道者自吐而去，在濁道者自利而除。有如洪水泛漲，陳莝順流而去，盎然涣然，潤澤枯槁，而有精爽之樂也。○王綸云：牛肉本補脾胃之物，非吐下藥也。特飲之既滿而溢爾。借補爲瀉，故病去而胃得補，亦奇法也。但病非腸胃者似難施之。

【附方】新五。

小刀圭 韓飛霞曰：凡一切虚病皆可服之。用小牛犢兒未交感者一隻，臘月初八日或戊己日殺之，去血，燖毛洗淨，同臟腑不遺，分十大銅鍋煑之。每十斤入黄芪十兩，人參四兩，茯苓六兩，官桂、良薑各五錢，陳皮三兩，甘草、蜀椒各二兩，食鹽二兩，淯酒二斗同煑，水以八分爲率，文火煑至如泥，其骨皆捶碎，併濾取稠汁，待冷以甕盛之，埋于土内，露出甕面。凡飲食中皆任意食之，或以酒調服，更妙。肥犬及鹿，皆可依此法作之。

返本丸 補諸虛百損。用黄犍牛肉去筋膜，切片，河水洗數遍，仍浸一夜，次日再洗三遍，水清爲度。用無灰好酒同入罎内，重泥封固，桑柴文武火煑一晝夜，取出如黄沙爲佳，焦黑無用。焙乾爲末，聽用。山藥鹽炒過，蓮肉去心鹽炒過，並去鹽，白茯苓、小茴香炒各四兩，爲末。每牛肉半斤入藥末一斤，以紅棗蒸熟去皮和搗，丸梧子大。每空心酒下五十丸，日三服。乾坤生意

腹中痞積 牛肉四兩切片，以風化石灰一錢擦上，蒸熟食。常食痞積自下。經驗秘方

腹中癖積 黄牛肉一斤，恆山三錢，同煑熟，食肉飲汁。癖必自消，甚效。筆峯雜興

牛皮風癬 每五更炙牛肉一片食，以酒調輕粉敷之。直指方

水牛肉

【氣味】甘，平，無毒。日華曰：冷，微毒。○宜忌同黄牛。

【主治】消渴，止啘泄，安中益氣，養脾胃。別錄 補虛壯健，強筋骨，消水腫，除溼氣。藏器

【附方】舊二，新一。

水腫尿澀 牛肉一斤，熟蒸，以薑醋空心食之。心鏡

手足腫痛 傷寒時氣，毒攻手足，腫痛欲斷。牛肉裹之，腫消痛止。范汪方

白虎風痛 寒熱發歇，骨節微腫。用水牛肉脯一兩，炙黄，燕窠土、伏龍肝、飛羅麪各二兩，砒黄一錢，爲末。每以少許，新汲水和作彈丸大，於痛處摩之。痛止，即取藥拋於熱油鐺中。聖惠

頭蹄 水牛者良。

【氣味】涼。食經云：患冷人勿食蹄中巨筋，多食令人生肉刺。

【主治】下熱風。孟詵

【附方】舊一。

水腫 脹滿，小便澀者。用水牛蹄一具，去毛，煑汁作羹，切食之。或以水牛尾條切，作腊食，或煑亦佳。食醫心鏡

鼻 水牛者良。

【主治】消渴。同石燕煑汁服。藏器 治婦人無乳，作羹食之，不過兩日，乳下無限。氣壯人尤效。孟詵 療口眼喎斜，不拘乾溼者，以火炙熱，於不患處熨之，即漸止。宗奭

皮水牛者良。〔主治〕水氣浮腫，小便澀少。以皮蒸熟，切入豉汁食之。心鏡 熬膠最良。詳阿膠。

乳〔氣味〕甘，微寒，無毒。弘景曰：榛牛乳佳。恭曰：榛牛乳性平，生飲令人利，熱飲令人口乾，溫可也。水牛乳作酪，濃厚勝榛牛，造石蜜須之。藏器曰：黑牛乳勝黃牛。凡服乳，必煮一二沸，停冷啜之。熱食即壅。不欲頓服。與酸物相反，令人腹中癥結。患冷氣人忌之。合生魚食，作瘕。時珍曰：凡取，以物撞之則易得。餘詳乳酪下。○制秦艽、不灰木。〔主治〕補虛羸，止渴。別錄 養心肺，解熱毒，潤皮膚。日華 冷補，下熱氣。和蒜煎沸食，去冷氣痃癖。藏器 患熱風人宜食之。孟詵 老人煮食有益。入薑、葱，止小兒吐乳，補勞。思邈 治反胃熱噦，補益勞損，潤大腸，治氣痢，除疸黃，老人煮粥甚宜。時珍

〔發明〕震亨曰：反胃噎膈，大便燥結，宜牛羊乳時時嚥之，並服四物湯爲上策。不可用人乳，人乳有飲食之毒，七情之火也。時珍曰：乳煎蓽茇治痢有效。蓋一寒一熱，能和陰陽耳。按獨異志云：唐太宗苦氣痢，衆醫不效，下詔訪問。金吾長張寶藏曾困此疾，即具疏以乳煎蓽茇方上，服之立愈。宣下宰臣與五品官。魏徵難之，逾月不擬。上疾復發，復進之，又平。因問左右曰：進方人有功，未見除授，何也？徵懼曰：未知文武二吏。上怒曰：治得宰相不妨授三品，我豈不及汝耶？即命與三品文官，授鴻臚寺卿。其方用牛乳半斤，蓽茇三錢，同煎減半，空腹頓服。

〔附方〕舊三，新八。

風熱毒氣。煎過牛乳一升，生牛乳一升，和勻，空腹服之，日三服。千金方

小兒熱噦。牛乳二合，薑汁一合，銀器文火煎五六沸，量兒與服之。

下虛消渴。心脾中熱，下焦虛冷，小便多者。牛羊乳每飲三四合。廣利方

病後虛弱。取七歲以下、五歲以上黃牛乳一升，水四升，煎取一升，稍稍飲，至十日止。外臺方

補益勞損。千金翼崔尚書方：鍾乳粉一兩，袋盛，以牛乳一升煎減三分之一，去袋飲乳，日三。○又方：白石英末三斤，和黑豆與十歲以上生犢牸牛食，每日與一兩。七日取牛乳，或熱服一升，或作粥食。其糞以種菜食。百無所忌，能潤臟腑，澤肌肉，令人壯健。

腳氣痺弱。牛乳五升，硫黃三兩，煎取三升，每服三合。羊乳亦可。或以牛乳五合，煎調硫黃末一兩服，取汗尤良。肘后方

肉人怪病。人項生瘡五色，如櫻桃狀，破則自頂分裂，連皮剝脫至足，名曰肉人。常飲牛乳自消。夏子益奇疾方

重舌出涎。特牛乳飲之。聖惠

蚰蜒入耳。牛乳少少滴入，即出。若入腹者，飲一二升，即化爲水。聖惠方

蜘蛛瘡毒。牛乳飲之良。生生編

血〔氣味〕鹹，平，無毒。〔主治〕解毒利腸，治金瘡折傷垂死。又下水蛭。煮拌醋食，治血痢便血。時珍

〔發明〕時珍曰：按元史云：布智兒從太祖征回回，身中數矢，血流滿體，悶仆幾絕。太祖命取一牛，剖其腹，納之牛腹中，浸熱血中，移時遂甦。又云：李庭從伯顏攻郢州，砲傷左脇，矢貫於胸，幾絕。伯顏命剖水牛腹，納其中，良久而甦。何孟春云：予在職方時，問各邊將，無知此術者。非讀元史，弗知也。故書於此，以備緩急。

〔附方〕新一。

誤吞水蛭。腸痛黃瘦。牛血熱飲一二升，次早化豬脂一升飲之，即下出也。肘后

脂黃牛者良，煉過用。〔氣味〕甘，溫，微毒。多食發痼疾瘡瘍。○鑑源云：牛脂軟銅。

【主治】諸瘡疥癬白禿，亦入面脂。時珍

【附方】新五。消渴不止：栝樓根煎：用生栝樓根切十斤，以水三斗，煑至一斗，濾淨，入煉淨黃牛脂一合，慢火熬成膏，瓶收。每酒服一杯，日三。總錄。腋下胡臭：牛脂和胡粉塗之，三度永瘥。姚氏。食物入鼻：介介作痛不出。用牛脂一棗大，納鼻中吸入，脂消則物隨出也。外臺方。走精黃病：面目俱黃，多睡，舌紫甚而裂，若爪甲黑者死。用豉半兩，牛脂一兩，煑過，綿裹烙舌，去黑皮一重，濃煎豉湯飲之。三十六黃方

髓 黑牛、黃牛、㹀牛者良。煉過用。【氣味】甘，溫，無毒。【主治】補中，填骨髓。久服增年。本經。安五臟，平三焦，續絕傷，益氣力，止洩利，去消渴，皆以清酒暖服之。別錄。平胃氣，通十二經脈。思邈。治瘦病，以黑牛髓、地黃汁、白蜜等分，煎服。孟詵。潤肺補腎，澤肌悅面，理折傷，擦損痛，甚妙。時珍

【附方】新三。補精潤肺：壯陽助胃。用煉牛髓四兩，胡桃肉四兩，杏仁泥四兩，山藥末半斤，煉蜜一斤，同搗成膏，以瓶盛，湯煑一日。每服一匙，空心服之。瑞竹方。勞損風溼：陸杭膏：用牛髓、羊脂各二升，白蜜、薑汁、酥各三升，煎三上三下，令成膏。隨意以溫酒和服之。經心錄。手足皴裂：牛髓敷之。

腦 水牛、黃牛者良。【氣味】甘，溫，微毒。心鏡曰：牛熱病死者，勿食其腦，令生腸癰。【主治】風眩消渴。蘇恭。脾積痞氣。潤皴裂，入面脂用。時珍

【附方】新四。吐血咯血：五勞七傷。用水牛腦一枚，塗紙上陰乾，杏仁煑去皮，胡桃仁、白蜜各一斤，香油四兩，同熬乾為末。每空心燒酒服二錢匕。乾坤秘韞。偏正頭風：不拘遠近，諸藥不效者，如神。用白芷、芎藭各三錢，為細末，以黃牛腦子搽末在上，瓷器內加酒頓熟，乘熱食之，盡量一醉。醒則其病如失，甚驗。保壽堂方。脾積痞氣：牛腦丸：治男婦脾積痞病，大有神效。黃㹀牛腦子一箇，去皮筋，擂爛，皮消末一斤，蒸餅六箇，曬研，和勻，糊丸梧子大。每服三十丸，空心好酒下，日三服。百日有驗。聖濟總錄。氣積成塊：牛腦散：用牛腦子一箇去筋，雄雞肫一箇連黃，並以好酒浸一宿，搗爛，入木香、沉香、砂仁各三兩，皮消一碗，杵千下，入生銅鍋內，文武火烘乾為末，入輕粉三錢，令勻。每服二錢，空心燒酒服，日三服。同上

心 己下黃牛者良。【主治】虛忘，補心。別錄

脾 【主治】補脾。藏器。臘月淡煑，日食一度，治痔瘻。和朴消作脯食，消痞塊。時珍。○出千金、醫通

肺 已下水牛者良。【主治】補肺。藏器

肝 【主治】補肝，明目。別錄。治瘧及痢，醋煑食之。孟詵。婦人陰䘌，納之引蟲。時珍

腎 【主治】補腎氣，益精。別錄。治溼痹。孫思邈

胃 黃牛、水牛俱良。【氣味】甘，溫，無毒。弘景曰：青牛腸胃合犬肉、犬血食，病人。【主治】消渴風眩，補五臟，醋煑食之。孟詵。補中益氣，解毒，養脾胃。時珍

【附方】新一。噉蛇牛毒：牛肚細切，水一斗，煑一升，服。取汗即瘥。金匱要略

膍一名百葉。時珍曰：膍音毗，言其有比列也。牛羊食百草，與他獸異，故其胃有膍，有胘，有蜂窠，亦與他獸異也。胘即胃之厚處。【主治】熱氣水氣，治痢，解酒毒、藥毒、丹石毒發熱，同肝作生，以薑醋食之。藏器

膽臘月黃牛、青牛者良。弘景曰：膽原附黃條中，今拔出於此，以類相從耳。【氣味】苦，大寒，無毒。【主治】可丸藥。本經 除心腹熱渴，止下痢及口焦燥，益目精。別錄 臘月釀槐子服，明目，治疳溼彌佳。蘇恭 釀黑豆，百日後取出，每夜吞一枚，鎮肝明目。藥性 釀南星末，陰乾，治驚風有奇功。蘇頌 除黃殺蟲，治癰腫。時珍

【發明】時珍曰：淮南子萬畢術云：牛膽塗熱釜，釜即鳴。牛膽塗桂，莫知其誰。註云：能變亂人形。詳見本書。峋嶁云：蛙得牛膽則不鳴。此皆有所制也。

【附方】舊一，新二。穀疸食黃：用牛膽汁一枚，苦參三兩，龍膽草一兩，爲末，和少蜜丸梧子大。每薑湯下五十丸。男子陰冷：以食茱萸納牛膽中，百日令乾。每取二七枚，嚼納陰中，良久如火。千金 痔瘻出水：用牛膽、蝟膽各一枚，膩粉五十文，麝香二十文，以三味和勻，入牛膽中，懸四十九日，取出爲丸，如大麥大，以紙撚送入瘡內，有惡物流出爲驗也。經驗

胞衣

【附方】新一。臁瘡不斂：牛胞衣一具，燒存性，研搽。海上方

喉白水牛者良。【主治】小兒呷氣。思邈 療反胃吐食，取一具去膜及兩頭筋節，以醋浸炙燥，燒存性，每服一錢，米飲下，神效。時珍○出法天生意

【發明】時珍曰：牛喉嚨治呷氣、反胃，皆以類相從也。按普濟方云：反胃吐食，藥物不下，結腸三五日至七八日，大便不通，如此者必死。昔金州周禪師得正胃散方於異人，十痊八九，君子收之，可濟人命。用白水牛喉一條，去兩頭節并筋膜脂肉，及如阿膠黑片，收之。臨時旋炙，用米醋一盞浸之，微火炙乾，淬之，再炙再淬，醋盡爲度，研末，厚紙包收。或遇陰溼時，微火烘之再收。遇此疾，每服一錢，食前陳米飲調下，輕者一服立效。

齝水牛者良。【主治】喉痹氣癭，古方多用之。時珍

齒【主治】小兒牛癇。外臺

【發明】時珍曰：六畜齒治六癇，皆比類之義也。耳珠先生有固牙法：用牛齒三十枚，瓶盛固濟，煅赤爲末。每以水一盞，末二錢，煎熱含漱，冷則吐去。有損動者，以末揩之。此亦以類從也。

牛角䚡【釋名】角胎。時珍曰：此即角尖中堅骨也。牛之有䚡，如魚之有鰓，故名。胎者，言在角內也。藏器曰：水牛、黃牸牛者可用，餘皆不及。久在糞土爛白者亦佳。【氣味】苦，溫，無毒。甄權曰：苦、甘。【主治】下閉血，瘀血疼痛，女人帶下血。燔之，酒服。本經 燒灰，主赤白痢。宗奭 黃牛者燒之，主婦人血崩，大便下血，血痢。宗奭 水牛者燒之，止婦人血崩，赤白帶下，冷痢瀉血，水泄。藥性 治水腫。時珍○千金徐王酒用之。

【發明】時珍曰：牛角䚡，筋之粹，骨之餘。而䚡又角之精也。乃厥陰、少陰血分之藥，燒之則性濇，故止血痢崩中諸病。

【附方】舊四，新二。

大腸冷痢 㸷牛角䚡燒灰，飲服二錢，日二次。千金。

小兒滯下 㸷牛角胎燒灰，水服方寸匕。千金。

大便下血 黃牛角䚡一具，煅末，煮豉汁服二錢，日三，神效。近效方。

赤白帶下 牛角䚡燒令煙斷，附子以鹽水浸七度去皮，等分爲末。每空心酒服二錢匕。孫用和方。

鼠乳痔疾 牛角䚡燒灰，酒服方寸匕。塞上方。

蜂蠆螫瘡 牛角䚡燒灰，醋和傅之。肘后方。

角【氣味】苦，寒，無毒。之才曰：平。【主治】水牛者燔之，治時氣寒熱頭痛。別錄。煎汁，治熱毒風及壯熱。日華。㸷牛者治喉痹腫塞欲死，燒灰，酒服一錢。小兒飲乳不快似喉痹者，取灰塗乳上，嚥下即瘥。蘇頌。出崔元亮方。治淋破血。時珍。

【附方】舊二，新一。

石淋破血 牛角燒灰，酒服方寸匕，日五服。總錄。

血上逆心 煩悶刺痛。水牛角燒末，酒服方寸匕。子母秘錄。

赤禿髮落 牛角、羊角燒灰等分，豬脂調塗。聖惠方。

骨【氣味】甘，溫，無毒。【主治】燒灰，治吐血鼻洪，崩中帶下，腸風瀉血，水瀉。日華。治邪瘧。燒灰同豬脂，塗疳瘡蝕人口鼻，有效。時珍。出十便。

【發明】時珍曰：東夷以牛骨占卜吉凶，無往不中。牛非含智之物，骨有先事之靈，宜其可入藥治病也。

【附方】新二。

鼻中生瘡 牛骨、狗骨燒灰，臘豬脂和敷。千金。

水穀痢疾 牛骨灰同六月六日麴炒等分，爲末，飲服方寸匕。乃御傳方也。張文仲方。

蹄甲 青牛者良。【主治】婦人崩中漏下赤白。蘇恭。燒灰水服。治牛癇，和油塗臁瘡，研末貼臍，止小兒夜啼。時珍。出集要諸方。

【附方】新五。

卒魘不寤 以青牛蹄或馬蹄臨人頭上，即活。肘后。

損傷接骨 牛蹄甲一箇，乳香、沒藥各一錢，爲末，入甲內燒灰，以黃米粉糊和成膏，敷之。秘韞。

牛皮風癬 牛蹄甲、驢糞各一兩，燒存性，研末，油調，抓破敷之。五七日即愈。藺氏經驗方。

臁脛爛瘡 牛蹄甲燒灰，桐油和敷。海上方。

玉莖生瘡 牛蹄甲燒灰，油調敷之。奚囊。

陰莖 黃牛、烏牛、水牛並良。【主治】婦人漏下赤白，無子。蘇恭。

牯牛卵囊【主治】疝氣，一具煮爛，入小茴香、鹽少許，拌食。吳球。

毛【主治】臍毛，治小兒久不行。蘇恭。耳毛、尾毛、陰毛，並主通淋閉。時珍。

【發明】時珍曰：古方牛耳毛、陰毛、尾毛，治淋多用之。豈以牛性順，而毛性下行耶？又治瘧病，蓋厭之之義耳。

附方舊一新二卒患淋疾。牛耳中毛燒取半錢，水服。尾毛亦可。集驗方小兒石淋。特牛陰頭毛燒灰，漿水服一刀圭，日再。張文仲方邪氣瘧疾。外臺用黑牛尾燒末，酒服方寸匕，日三服。○一用牯牛陰毛七根，黃荆葉七片，縛內關上，亦效。

口涎日華日以水洗老牛口，用鹽塗之，少頃即出。或以荷葉包牛口，使耕力乏，涎出取之。主治反胃嘔吐。日華水服二匙，終身不噎。思邈吮小兒，治客忤。灌一合，治小兒霍亂。入鹽少許，頓服一盞，治喉閉口噤。時珍。○出外臺胡居士方

附方新七噎膈反胃。集成用糯米末，以牛涎拌作小丸，煮熟食。○危氏得效香牛飲：用牛涎一盞，入麝香少許，銀盞頓熱，先以帛緊束胃脘，令氣喘解開，乘熱飲之，仍以丁香汁入粥與食。○普濟千嚼丹：用牛涎、好蜜各半斤，木鱉仁三十箇，研末，入銅器熬稠。每以兩匙和粥與食，日三服。小兒流涎。取東行牛口中涎沫，塗口中及頤上，自愈。外臺方小兒口噤，身熱吐沫不能乳。方同上。聖惠方損目破睛。牛口涎日點二次，避風。黑睛破者亦瘥。肘后身面疣目。牛口涎頻塗之，自落。千金

鼻津主治小兒中客忤，水和少許灌之。又塗小兒鼻瘡及溼癬。時珍。○出外臺諸方

耳垢烏牛者良。時珍曰：以鹽少許入牛耳中，癢即易取。主治蛇傷，惡蛓毒。恭。○蛓，毛蟲也。治癰腫未成膿，封之即散。瘑蟲蝕鼻生瘡，及毒蛇螫人，並傅之。時珍

附方新三疔瘡惡腫。黑牛耳垢敷之。聖惠方脇漏出水不止。用烏牛耳垢傅之，即瘥。鼻衄不止。牛耳中垢、車前子末等分，和勻，塞之，良。總錄

溺黃犍牸牛、黑牯牛者良。氣味苦、辛，微溫，無毒。之才曰：寒。主治水腫腹脹腳滿，利小便。別錄

附方舊三新五水腫尿澀。小品：用烏犍牛尿半升，空腹飲，小便利，良。○肘后：用黃犍牛尿，每飲三升。老幼減半。水氣喘促，小便澀。用牸牛尿一斗，訶梨皮末半斤，先以銅器熬尿至三升，入末熬至可丸，丸梧子大。每服茶下三十丸，日三服，當下水及惡物，為效。普濟方風毒腳氣。以銅器取烏犢牛尿三升飲之，小便利則消。肘后腳氣脹滿，尿澀。取烏犢牛尿一升，一日分服，消乃止。暘炎南行方久患氣脹。烏牛尿一升，空心溫服，氣散止。廣濟方癥癖鼓脹。烏牛尿一升，微火煎如稠飴，空心服棗許，當鳴轉病出，隔日更服之。千金翼霍亂厥逆。服烏牛尿二升。千金方刺傷中水。服烏牛尿二升，三服止。梅師

屎稀者名牛洞。烏牯、黃牯牛者良。氣味苦，寒，無毒。鑑源云：牛屎抽銅暈，燒火能養一切藥力。主治水腫惡氣，乾者燔之，敷鼠瘻惡瘡。別錄燒灰敷灸瘡不瘥。藏器敷小兒爛瘡爛痘及癰腫不合。能滅瘢痕。時珍絞汁治消渴黃癉，腳氣霍亂，小便不通。蘇恭

發明時珍曰：牛屎散熱解毒利溲，故能治腫疸霍亂、疳痢、傷損諸疾。燒灰則收溼生肌拔毒，故

能治癰疽瘡瘻爛疽諸疾也。宋書云：孫法宗苦頭創，夜有女人至，曰：我天使也。事本不關善人，使者誤及爾。但取牛糞煑敷之，卽驗。如其言果瘥。此亦一異也。

附方 舊七，新二十二。

水腫溲澀 黃牛尿一升，絞汁飲，溲利瘥。勿食鹽。梅師方

溼熱黃病 黃牛糞日乾爲末，麪糊丸梧子大。每食前白湯下七十丸。簡便方

霍亂吐下 不止，四肢逆冷。外臺用黃牛屎半升，水二升，煑三沸，服半升止。○聖惠用烏牛糞絞汁一合，以百日兒乳汁一合和溫服。

痟痢垂死 新牛屎一升，水一升，攪澄汁服，不過三服。必效方

卒死不省 四肢不收。取牛洞一升，和溫酒灌之，或以溼者絞汁亦可。此扁鵲法也。肘后

卒陰腎痛 牛屎燒灰，酒和敷之，良。梅師

腳跟腫痛 不能著地。用黃牛屎入鹽炒熱罨之。王永輔惠濟方

妊娠腰痛 牛屎燒末，水服方寸匕，日三。外臺

妊娠毒痛 [illegible]牛屎燒灰，水服方寸匕，日二。秆以酢和封。千金方

子死腹中 溼牛糞塗腹上，良。產寶

小兒口噤 白牛糞塗口中，取瘥。總錄

小兒夜啼 牛屎一塊，安席下，勿令母知。食療

小兒頭瘡 野外久乾牛屎不壞者，燒灰，入輕粉、麻油調搽。普濟

小兒白禿 牛屎厚封之。秘錄

小兒爛瘡 牛屎燒灰封之，滅瘢痕。千金

痘瘡潰爛 王兌白龍散：以臘月黃牛屎燒取白灰，敷之，或臥之，卽易痂疕，而無瘢痕。

癰腫不合 牛屎燒末，用雞子白和封，乾卽易之，神驗也。千金月令

鼠瘻瘰癧 千金五白散：白牛屎、白馬屎、白羊屎、白雞屎、白豬屎各一升，於石上燒灰，漏蘆末二兩，以豬膏一升煎亂髮一兩，同熬五六沸，塗之。神驗。○肘后治鼠瘻有核，膿血：用熱牛屎封之，日三。

蜣蜋瘻疾 熱牛屎封之，日數易，當有蜣蜋出。千金

乳癰初起 牛屎和酒敷之，卽消。姚僧坦方

燥瘑瘡癢 熱牛屎塗之。千金

瘡傷風水 痛劇欲死者，牛屎燒灰薰，令汗出，卽愈。外臺秘要

跌磕傷損 黃牛屎炒熱封之，裹定，卽效。簡便

湯火燒灼 溼牛屎搗塗之。姚和眾

惡犬咬傷 洗淨毒，以熱牛屎封之，卽時痛止。千金

蜂蠆螫痛 牛屎燒灰，苦酒和敷。千金方

背瘡潰爛 黃黑牛糞多年者，曬乾爲末，入百草霜勻細，糝之。談埜翁方

黃犢子臍屎 新生未食草者，收乾之。

主治 九竅四肢指歧間血出，乃暴怒所爲，燒此末，水服方寸匕，日四五服。良。藏器。○出姚僧坦方 主中惡霍亂及鬼擊吐血，以一升和酒三升，煑汁服。時珍。○出肘后

屎中大豆 洗曬收用。

主治 小兒驚癇，婦人難產。蘇恭

附方 舊一，新二。

小兒牛癇 白牛屎中豆，日日服之，良。總微論

婦人難產 牛屎中大豆一枚，擘作兩片，一書父，一書子，仍合住，水吞之，立產。昝殷產寶

齒落不生 牛屎中大豆十四枚，小開豆頭，以注齒根，數度卽生。千金方

聖齏 時珍曰：按劉恂嶺表錄異云：廣之容南好食水牛肉，或炮或炙，食訖卽啜聖齏消之，調以薑桂鹽醋，腹遂不脹。聖齏如青苔狀，乃牛腸胃中未化草也。

主治 食牛肉作脹，解牛肉毒。時珍

齝草 音痴 一名牛轉草 卽牛食而復出者，俗曰回噍。

主治 絞汁服，止噦。藏器 療反胃霍亂，小兒口噤風。時珍

【發明】時珍曰：牛齝治反胃噎膈，雖取象回噍之義，而沾濡口涎爲多。故主療與涎之功同。

【附方】新四

反胃噎膈。大力奪命丸：牛轉草、杵頭糠各半斤，糯米一升，爲末，取黃母牛涎和丸龍眼大，煮熟食之。入砂糖二兩，尤妙。醫學正傳

霍亂吐利不止。用烏牛齝草一團，人參、生薑各三兩，甜漿水一升半，煮汁五合服。劉涓子鬼遺方

小兒流涎。用牛噍草絞汁，少少與服。普濟方

初生口噤。十日內者，用牛口齝草絞汁灌之。聖惠

鼻牶音卷。穿鼻繩木也。

【主治】木牶：主小兒癇。別錄 治消渴，煎汁服。或燒灰酒服。時珍 ○草牶：燒研，傅小兒鼻下瘡。別錄 燒灰吹纏喉風，甚效。時珍

【附方】新一

消渴。牛鼻木二箇，洗剉，男用牝牛，女用牡牛，人參、甘草半兩，大白梅一箇，水四盌，煎三盌，熱服，甚妙。普濟方

馬

本經中品

【校正】別錄上品出馬乳，今併爲一。

【釋名】時珍曰：按許慎云：馬，武也。其字象頭髦尾足之形。牡馬曰隲，音質。曰兒。牝馬曰騇，曰騍，曰草。去勢曰騸。一歲曰䮗，音還。二歲曰駒。三歲曰騑。四歲曰駣。音桃。名色甚多，詳見爾雅及說文。梵書謂馬爲阿溼婆。

【集解】別錄曰：馬出雲中。弘景曰：馬色類甚多，入藥以純白者爲良。其口眼蹄皆白者，俗中時有兩三爾。小小用則不必拘也。時珍曰：別錄以雲中馬爲良。雲中，今大同府也。大抵馬以西北方者爲勝，東南者劣弱不及。馬應月，故十二月而生。其年以齒別之。在畜屬火，在辰屬午。或云在卦屬乾，屬金。馬之眼光照人全身者，其齒最少；光愈近，齒愈大。馬食杜衡善走，食稻則足重，食鼠屎則腹脹，食雞糞則生骨眼。似殭蠶、烏梅拭牙則不食，得桑葉乃解。掛鼠狼皮於槽亦不食。遇海馬骨則不行。以豬槽飼馬，石灰泥馬槽，馬汗著門，並令馬落駒。繫獼猴於廐，辟馬病。皆物理當然耳。

肉以純白牡馬者爲良。

【氣味】辛、苦，冷，有毒。詵曰：有小毒。士良曰：有大毒。思邈曰：無毒。○日華曰：只堪煮食，餘食難消。漬以清水，搦洗血盡，乃煮。不然則毒不出，患疔腫。或曰：以冷水煮之，不可蓋釜。鼎曰：馬生角，馬無夜眼，白馬青蹄，白馬黑頭者，並不可食，令人癲。馬鞍下肉色黑及馬自死者，並不可食，殺人。馬黑脊而斑臂者漏，不可食。蕭炳曰：患痢生疥人勿食，必加劇。妊婦食之，令子過月。乳母食之，令子疳瘦。○詵曰：同倉米、枲耳食，必得惡病，十有九死。同薑食，生氣嗽。同豬肉食，成霍亂。食馬肉毒發心悶者，飲清酒則解，飲濁酒則加。弘景曰：秦穆公云：食駿馬肉不飲酒，必殺人。時珍曰：食馬中毒者，飲蘆菔汁、食杏仁可解。

【主治】傷中，除熱，下氣，長筋骨，強腰脊，壯健，強志輕身，不飢。作脯，治寒熱痿痺。別錄 煮汁，洗頭瘡白禿。時珍○出聖惠

【附方】舊一

豌豆瘡毒。馬肉煮清汁，洗之。兵部手集

鬐膏鬐，項上也。白馬者良。

【氣味】甘，平，有小毒。鑑源云：馬脂柔五金。

【主治】生髮。別錄 治面䵟，手足皴粗。入脂澤，用療偏風口喎僻。時珍

【發明】時珍曰：按靈樞經云：卒口僻急者，頰筋有寒，則急引頰移；頰筋有熱，則縱緩不收。以桑鉤鉤之，以生桑灰置坎中，坐之，以馬膏熨其急頰，以白酒和桂末塗其緩頰，且飲美酒，噉炙肉，爲之三拊而已。靈樞無注本，世多不知此方之妙。竊謂口頰喎僻，乃風中血脈也。手足陽明之筋絡於口，會

太陽之筋絡於目。寒則筋急而僻。熱則筋緩而縱。故左中寒則逼熱於右。右中寒則逼熱於左。寒者急而熱者緩也。急者皮膚頑痹。榮衛凝滯。治法急者緩之。緩者急之。故用馬膏之甘平柔緩。以摩其急。以潤其痹。以通其血脈。用桂酒之辛熱急束。以塗其緩。以和其榮衛。以通其經絡。桑能治風痹通節竅也。病在上者。酒以行之。甘以助之。故飲美酒啖炙肉云。

乳〔時珍曰〕漢時以馬乳造爲酒。置挏馬之官。謂挏撞而成也。挏音同。

〔氣味〕甘，冷，無毒。〔思邈曰〕性冷利。同魚鱠食，作瘕。

〔主治〕止渴，治熱。別錄 作酪，性溫，飲之消肉。蘇恭

心 已下並用白馬者良。〔主治〕喜忘。別錄 ○肘后方：治心昏多忘。牛馬豬雞心，乾之爲末，酒服方寸匕，日三，則聞一知十。○〔詵曰〕患痢人食馬心，則痞悶加甚。

肺〔主治〕寒熱，小兒莖萎。〔掌禹錫曰〕小兒無莖萎，疑誤。〔時珍曰〕按千金方無小兒二字。

肝〔氣味〕有大毒。〔弘景曰〕馬肝及鞍下肉，殺人。〔時珍曰〕按漢武帝云：食肉毋食馬肝。又云：文成食馬肝而死。韋莊云：食馬留肝。則其毒可知矣。方家以豉汁、鼠矢解之。

〔附方〕新一。月水不通：心腹滯悶，四肢疼痛。用赤馬肝一片，炙研，每食前熱酒服一錢，通乃止。聖惠

腎〔時珍曰〕按熊太古冀越集云：馬有墨在腎，牛有黃在膽。造物之所鍾也。此亦牛黃、狗寶之類，當有功用。惜乎前人不知，漫記於此以俟。

白馬陰莖〔修治〕〔藏器曰〕凡收，當取銀色無病白馬，春月游牧時，力勢正強者，生取陰乾，百日用。〔斅曰〕用時以銅刀破作七片，將生羊血拌蒸半日，曬乾，以粗布去皮及乾血，挫碎用。

〔氣味〕甘，鹹，平，無毒。〔主治〕傷中絕脈，陰不起，強志益氣，長肌肉，肥健生子。本經 小兒驚癇。別錄 益丈夫陰氣。〔詵曰〕陰乾，同肉蓯蓉等分爲末，蜜丸梧子大。每空心酒下四十丸，日再。百日見效。〔甄權曰〕主男子陰痿，房中術偏用之。

駒胞衣〔主治〕婦人天癸不通。煅存性爲末，每服三錢，入麝香少許，空腹新汲水下，不過三服，良。孫氏集效

眼 白馬者，生殺取之。〔氣味〕平，無毒。〔主治〕驚癇，腹滿，瘧疾。別錄 小兒魃病，與母帶之。蘇恭

夜眼 在足膝上。馬有此能夜行，故名。〔主治〕卒死尸厥，齲齒痛。時珍

〔附方〕舊一，新二。卒死尸厥：用白馬前腳夜目二枚，白馬尾十四莖，合燒，以苦酒丸如小豆大。白湯灌下二丸，須臾再服，即甦。肘后 蟲牙齲痛：用馬夜眼如米大，綿裹納孔中，有涎吐去，永斷根源。或加生附子少許。○玉機微義用馬夜眼燒存性，敷之立愈。

牙齒 已下並用白馬者良。〔氣味〕甘，平，有小毒。〔主治〕小兒馬癇。水磨服。別錄 燒灰唾和，塗癰疽疔腫，出根效。藏器

〔附方〕舊一，新三。腸癰未成：馬牙燒灰，雞子白和塗之。千金方 疔腫未破：白馬齒燒灰，先以鈹刺破乃封之，用湮麪圍腫處，醋洗去之，根出大驗。肘后 赤根疔瘡：馬牙齒搗末，臘豬脂和敷根，即出也。燒灰亦可。千金方 蟲牙作痛：馬牙一枚，煅熱，投醋

中七次，待冷含之，卽止。唐瑤經驗方

骨【氣味】有毒。【主治】燒灰和醋，傅小兒頭瘡及身上瘡。孟詵　止邪瘧。燒灰和油，傅小兒耳瘡、頭瘡、陰瘡、瘭疽有漿如火灼。敷乳頭，飲兒，止夜啼。時珍。○出小品、外臺諸方

【附方】舊一　辟瘟疫氣　絳袋盛馬骨佩之，男左女右。肘后方

頭骨【氣味】甘，微寒，有小毒。韓保昇曰：大熱。○藏器曰：頭骨埋於午地，宜蠶；浸於上流，絶水基蟲。【主治】喜眠，令人不睡。燒灰，水服方寸匕，日三夜一。作枕亦良。別錄　治齒痛，燒灰傅頭耳瘡。日華　療馬汗氣入瘡痛腫，燒灰傅之，白汁出，良。時珍

【附方】新三　膽虛不眠　用馬頭骨灰、乳香各一兩，酸棗仁炒二兩，爲末。每服二錢，溫酒服。聖惠　膽熱多眠　馬頭骨灰、鐵粉各一兩，硃砂半兩，龍腦半分，爲末，煉蜜丸梧子大。每服三十丸，竹葉湯下。聖惠方　臁瘡潰爛　三四年，馬牙匡骨燒研，先以土窨過，小便洗數次，搽之。

脛骨【氣味】甘，寒，無毒。【主治】煅存性，降陰火，中氣不足者用之，可代黃芩、黃連。朱震亨

懸蹄　赤白馬俱入用。【氣味】甘，平，無毒。甄權曰：熱。【主治】驚邪瘈瘲，乳難，辟惡氣鬼毒，蠱疰不祥。本經　止衄內漏，齲齒。赤馬者治婦人赤崩，白馬者治白崩。別錄　主癲癇齒痛。蜀本　療腸癰，下瘀血帶下，殺蟲。又燒灰入鹽少許，摻走馬疳蝕，甚良。時珍。○出鈞玄諸方　赤馬者辟溫瘧。孟詵

【附方】舊四，新五　損傷瘀血　在腹。用白馬蹄燒烟盡，研末。酒服方寸匕，日三夜一，血化爲水也。劉涓子鬼遺方　婦人血病　方同上。五色帶下　白馬左蹄燒灰，酒服方寸匕，日三。外臺　腸癰腹痛　其狀兩耳輪甲錯，腹痛，或遶臍有瘡如粟，下膿血。用馬蹄灰和鷄子白塗，卽拔毒氣出。千金　蟲蝕肛爛　見五臟則死。以豬脂和馬蹄灰，綿裹導入下部，日數度，瘥。肘后方　齲齒疼痛　削白馬蹄塞之，不過三度。千金方　赤禿頭瘡　出膿，晝開夜合。馬蹄燒灰，生油調塗。聖惠方　小兒夜啼　馬蹄末敷乳上，飲之。總錄　辟禳瘟疫　以絳囊盛馬蹄屑佩之，男左女右。肘后

皮【主治】婦人臨產，赤馬皮催生，良。孟詵　治小兒赤禿，以赤馬皮、白馬蹄燒灰，和臘豬脂傅之，良。時珍。○出聖惠

鬐毛　卽鬉也，一名鬣。【氣味】有毒。【主治】小兒驚癇，女子崩中赤白。別錄　思邈曰：赤用赤馬，白用白馬。燒灰服，止血，塗惡瘡。日華

尾【主治】女人崩中，小兒客忤。時珍

【發明】時珍曰：馬尾，濟生方治崩中，十灰散中用之。又延壽書云：刷牙用馬尾，令齒疏損，近人多用燒灰揩拭，最腐齒齦，不可不知。

【附方】舊二　小兒客忤　小兒中馬毒客忤。燒馬尾烟於前，每日薰之，瘥乃止。聖惠方　腹內蛇癥　白馬尾切細。酒服。初服五分一匕，次服三分一匕，更服二分一匕。不可頓服，殺

人。千金翼

腦【氣味】有毒。詵曰：食之令人癲。【主治】斷酒。臘月者，温酒服之。孫思邈

血【氣味】有大毒。詵曰：凡生馬血入人肉中，一二日便腫起，連心即死。有人剝馬傷手，血入肉，一夜致死。

汗【氣味】有大毒。弘景曰：患瘡人觸馬汗、馬氣、馬毛、馬尿、馬屎者，並令加劇。詵曰：馬汗入瘡，毒攻心欲死者，燒粟幹灰淋汁浸洗，出白沫，乃毒氣也。嶺南有人用此得力。

【附方】新二。黥刺雕青以白馬汗搽上。再以汗調水蛭末塗之。子和　飲酒欲斷刮馬汗，和酒服之。千金

白馬溺【氣味】辛，微寒，有毒。【主治】消渴，破癥堅積聚，男子伏梁積疝，婦人瘕積，銅器承飲之。別錄　洗頭瘡白禿。漬惡刺瘡，日十次，愈乃止。孟詵　熱飲，治反胃殺蟲。時珍

【發明】時珍曰：馬尿治癥瘕有驗。按祖台之志怪云：昔有人與其奴皆患小腹痛病。奴死，剖之，得一白鼈，赤眼，仍活。以諸藥納口中，終不死。有人乘白馬觀之，馬尿墮鼈，而鼈縮。遂以灌之，即化成水。其人乃服白馬尿而疾愈。此其徵效也。反胃亦有蟲積者，故亦能治之。

【附方】舊二，新七。肉癥思肉用白馬尿三升飲之，當吐肉出。不出者死。食髮成瘕咽中如有蟲上下是也。白馬尿飲之佳。千金　伏梁心積銅器盛白馬尿一升，旦旦服之，妙。小品　婦人乳腫馬尿塗之，立愈。產寶　小兒赤疵生身上者，馬尿頻洗之。千金　蟲牙疼痛隨左右含馬溺，不過三五度瘥。千金方　利骨取牙白馬尿浸茄科三日，炒為末，點牙即落。或煎巴豆點牙亦落。勿近好牙。鮑氏　狐尿刺瘡痛甚者，熱白馬尿漬之。千金　瘩塊心痛僵蠶末二錢，白馬尿調服，并傅塊上。摘玄方

白馬通時珍曰：馬屎曰通，牛屎曰洞，豬屎曰零，皆諱其名也。凡屎必達胴腸乃出，故曰通，曰洞。胴即廣腸也。【氣味】微温，無毒。鑑源云：馬屎煴火，養一切藥力。【主治】止渴，止吐血、下血、鼻衄、金瘡出血、婦人崩中。別錄　敷頂，止衄。徐之才　絞汁服，治產後諸血氣，傷寒時疾當吐下者。藏器　治時行病起合陰陽垂死者，絞汁三合，日夜各二服。又治杖瘡、打損傷瘡中風作痛者，炒熱包熨五十遍，極效。孟詵　絞汁灌之，治卒中惡死。酒服，治產後寒熱悶脹。燒灰水服，治久痢赤白。和豬脂塗馬咬人瘡，及馬汗入瘡，剝死馬骨刺傷人，毒攻欲死者。時珍○出小品、諸方。

【附方】舊五，新十五。吐血不止燒白馬通，以水研，絞汁一升服。梅師方　衄血不止錄驗：用縣裏白馬屎塞之。○千金：用赤馬糞絞汁，飲一二升，並滴鼻內。乾者浸水亦可。口鼻出血用赤馬糞燒灰，温酒服一錢。鈐方　久痢赤白馬糞一丸，燒灰，水服。肘后方　卒中惡死吐利不止，不知是何病，不拘大人小兒，馬糞一丸，絞汁灌之。乾者水

煑汁亦可。此扁鵲法也。肘后

攪腸沙痛欲死者。用馬糞研汁飲之。立愈。經驗方

小兒卒忤馬屎三升。燒末。以酒三斗。煑三沸。取汁浴兒。避風。千金

小兒軀啼面青腹強。是忤客氣。新馬糞一團。絞汁灌之。總錄

傷寒勞復馬屎燒末。冷酒服方寸匕。便驗。聖惠方

熱毒攻肢手足腫痛欲脫。以水煑馬屎汁漬之。外臺

風蟲牙痛白馬屎汁。隨左右含之。不過三口。愈。聖惠

鼻齆不聞新馬屎汁。含滿口。灌入即通。聖惠

筋骨傷破以熱白馬屎傅之。無瘢。千金

疔腫傷風作腫。以馬屎炒熨瘡上。五十遍。極效。聖惠方

多年惡瘡或痛癢生釁。用馬糞并齒同研爛。傅上。不過數次。武丞相在蜀時。脛有瘡。癢不可忍。用此而瘥。兵部手集

諸瘡傷水或傷風寒痛劇。用馬屎燒烟熏。令汁出愈。千金方

凍指欲墮馬糞煑水。漬半日即愈。千金

積聚脹滿白馬糞同蒜搗膏傅患處效。活人心統

一切漏疾白馬通汁。每服一升。良。千金

屎中粟〔主治〕金創。小兒寒熱客忤不能食。蘇恭　治小兒脇痛。時珍。○千金有馬通粟丸

〔附方〕舊一

剝馬中毒被骨刺破欲死。以馬腸中粟屎搗傅。以尿洗之。大效。絞汁飲之亦可。○外臺

白馬頭蛆見蟲部

馬絆繩〔主治〕煎水。洗小兒癇。蘇恭　燒灰。摻鼻中生瘡。時珍

東行馬蹄下土弘景曰。作方術。可知女人外情。時珍曰。淮南萬畢術云。東行白馬蹄下土。合三家井中泥。置人臍下。即臥不能起也。

驢 唐本草

〔釋名〕時珍曰。驢。臚也。臚。腹前也。馬力在膊。驢力在臚也。

〔集解〕時珍曰。驢長頰廣額。磔耳修尾。夜鳴應更。性善馱負。有褐黑白三色。入藥以黑者爲良。女直遼東出野驢。似驢而色駁。鬃尾長。骨骼大。食之功與驢同。西土出山驢。有角如羚羊。詳羚羊下。東海島中出海驢。能入水不濡。又有海馬。海牛。海豬。海獾等物。其皮皆供用。藏器曰。海驢海馬海皮毛在陸地。皆候風潮則毛起。物性如此。

肉已下通用烏驢者良〔氣味〕甘涼無毒。思邈曰。酸平。吳瑞曰。食驢肉。飲荊芥茶。殺人。妊婦食之。難產。同鳧茈食。令人筋急。病死者有毒。〔主治〕解心煩。止風狂。釀酒。治一切風。日華　主風狂。憂愁不樂。能安心氣。同五味煑食。或以汁作粥食。孟詵　補血益氣。治遠年勞損。煑汁空心飲。療痔引蟲。時珍　野驢肉同功。正要

〔發明〕宗奭曰。驢肉食之。動風。脂肥尤甚。屢試屢驗。日華子以爲止一切風狂。未可憑也。

頭肉〔主治〕煑汁。服二三升。治多年消渴。無不瘥者。又以漬麴醞酒服。去大風動搖不伏者。孟詵　亦洗頭風風屑。日華　同薑齏煑汁日服。治黃疸百藥不治者。時珍。○出張文仲方

〔附方〕舊一

中風頭眩心肺浮熱。肢軟骨疼。語蹇身顫。用烏驢頭一枚。如食法。豉汁煑

食心鏡。○

脂【主治】敷惡瘡疥癬及風腫。日華 和酒服三升，治狂癲，不能語，不識人。和烏梅爲丸，治多年瘧，未發時服二十丸。又生脂和生椒搗熟，緜裹塞耳，治積年聾疾。孟詵 和酒等分服，治卒欬嗽。和鹽塗身體手足風腫。時珍。○出千金

【附方】舊一，新一。滴耳治聾：烏驢脂少許，鯽魚膽一箇，生油半兩，和勻，納縷葱管中，七日取滴耳中，日二。聖惠 眼中瘜肉：驢脂、白鹽等分，和勻，注兩目眥頭，日三次，一月瘥。千金方

髓【氣味】甘，溫，無毒。【主治】耳聾。時珍

【附方】新二。多年耳聾：重者用三兩度，初起者一上便效。用驢前腳脛骨打破，向日中瀝出髓，以瓷盒盛收。每用緜點少許入耳內，側臥候藥行。其髓不可多用，以白色者爲上，黃色者不堪。○又方：驢髓以鍼砂一合，水二合，浸十日，取清水少許，和髓攪勻，滴少許入耳中，外以方新磚半箇燒赤，潑醋，鋪磁石末一兩在磚上，枕之至曉。如此三度即通。並普濟方

血（時珍曰）熱血以麻油一盞和攪去沫，煮熟即成白色。此亦可異，昔無言及者。【氣味】鹹，涼，無毒。【主治】利大小腸，潤燥結，下熱氣。時珍

乳【氣味】甘，冷利，無毒。（思邈曰）酸，寒。小兒熱急黃，多服使利。唐本 療大熱，止消渴。孫思邈 小兒熱急驚邪，赤痢。蕭炳 小兒癇疾，客忤天弔風疾。日華 卒心痛，連腰臍者，熱服三升。孟詵 蜘蛛咬瘡，器盛浸之。蚰蜒及飛蟲入耳，滴之當化成水。藏器 頻熱飲之，治氣鬱，解小兒熱毒，不生痘疹。浸黃連取汁，點風熱赤眼。時珍○出千金諸方

【附方】舊一，新三。心熱氣癇：黑驢乳，暖服三合，日再服。廣利方 小兒口噤：驢乳、豬乳各二升，煎一升五合，服。千金 重舌出涎：方同上。撮口胎風：先炙兩乳中三壯，後用此方大驗。用烏驢乳一合，以東引槐枝三寸長十根，火煨，一頭出津，拭淨，浸乳中，取乳滴口中，甚妙。聖惠方

陰莖【氣味】甘，溫，無毒。【主治】強陰壯筋。時珍

駒衣【主治】斷酒，煅研，酒服方寸匕。外臺

皮【主治】煎膠食之，治一切風毒骨節痛，呻吟不止。和酒服更良。孟詵 膠食，主鼻洪吐血，腸風血痢，崩中帶下。其生皮覆瘧疾人良。日華 詳見阿膠。

【附方】舊一，新一。中風喎僻：骨疼煩躁者。用烏驢皮燖毛，如常治淨，蒸熟，入豉汁中，和五味煮食。心鏡 牛皮風癬：生驢皮一塊，以朴消醃過，燒灰，油調搽之。名一掃光。李樓奇方

毛【主治】骨頭中一切風病，用一斤炒黃，投一斗酒中漬三日，空心細飲令醉，暖臥取汗。明日更飲如

前，忌陳倉米麪。孟詵

【附方】新二 小兒客忤 翦驢膊上旋毛一彈子，以乳汁煎飲。外臺 襁褓中風 取驢背前交脊中毛一拇指大，入麝香豆許，以乳汁和，銅器中慢炒爲末，乳汁和灌之。千金

骨【主治】煑湯，浴歷節風。孟詵 牝驢骨煑汁服，治多年消渴，極效。時珍

頭骨【主治】燒灰和油，塗小兒顱解。時珍

懸蹄【主治】燒灰，傅癰疽，散膿水。和油傅小兒解顱，以瘥爲度。時珍

【附方】舊一 新三 腎風下注 生瘡。用驢蹄二十片，燒灰，密陀僧、輕粉各一錢，麝香半錢，爲末傅之。奇效方 天柱毒瘡 生脊大椎上，大如錢，赤色，出水。驢蹄二片，胡粉熬一分，麝香少許，爲末。醋和塗之。乾則摻之。聖惠 飲酒穿腸 飲酒過度，欲至穿腸者。用驢蹄硬處削下，水煑濃汁，冷飲之。襄州散將樂小蠻得此方有效。經驗方 鬼瘧不止 用白驢蹄剉炒，砒霜各二分，大黃四兩，菉豆三分，雄黃一分，硃砂半分，研丸梧子大。未發平旦冷水服二丸，即止。七日忌油。肘后

溺【氣味】辛，寒，有小毒。【主治】浸蜘蛛咬瘡，良。藏器 治反胃噎病。狂犬咬傷，癬癧惡瘡，並多飲取瘥。風蟲牙痛，頻含漱之，良。時珍○出千金諸方

【發明】震亨曰：一婦病噎，用四物加驢尿與服，以防其生蟲，數十帖而愈。時珍曰：張文仲備急方言：幼年患反胃，每食羹粥諸物，須臾吐出。貞觀中，許奉御兄弟及柴蔣諸名醫奉勅調治，竟不能療。漸疲困，候絶旦夕。忽一衛士云：服驢小便極驗。遂服二合，後食止吐一半。晡時再服二合，食粥便定。次日奏知，則宮中五六人患反胃者，同服一時俱瘥。此物稍有毒，服時不可過多，須熱飲之。病深者七日當效。後用屢驗。

【附方】新三 狐尿刺瘡 烏驢尿頓熱漬之。千金 白玷風 驢尿、薑汁等分，和勻頻洗。聖濟錄 耳聾 人中白一分，乾地龍一條，爲末，以烏驢駒尿一合和勻，瓷器盛之。每滴少許入耳。聖惠

屎【主治】熬之，熨風腫漏瘡。絞汁，主心腹疼痛，諸疰忤，癥癖，反胃不止，牙齒痛，治水腫，每服五合，良。畫體成字者爲燥水，用牝驢屎。不成字者爲溼水，用駁驢屎。唐本 燒灰吹鼻，止衄甚效。和油塗惡瘡溼癬。時珍

【附方】新四 卒心氣痛 驢屎絞汁五合，熱服即止。肘后方 經水不止 及血崩。用黑驢屎燒存性，飛麪糊丸梧子大，每空心黃酒下五七十丸，神妙。龔雲林醫鑑 疔瘡中風 腫痛。用驢屎炒熨瘡上，五十遍，極效。普濟方 小兒眉瘡 黑驢屎燒研，油調塗，立效。○聖惠方

耳垢【主治】刮取，塗蠍螫。崔氏

尾軸垢【主治】新久瘧無定期者，以水洗汁，和麪如彈丸二枚，作燒餅，未發前食一枚，發食一枚，效。蘇恭

溺下泥【主治】傳蜘蛛傷。（藏器）

驢槽【主治】小兒拗哭不止，令三姓婦人抱兒臥之，移時即止，勿令人知。（藏器）

【發明】時珍曰：錦囊詩云：繫蠏懸門除鬼疾，畫驢掛壁止兒啼。言關西人以蠏殼懸之，辟邪瘧；江左人畫倒驢掛之，止夜啼。與驢槽止哭之義同，皆厭禳法耳。

騾（食鑑）

【釋名】時珍曰：騾，古文作蠃。從馬從蠃，諧聲。

【集解】時珍曰：騾大于驢而健于馬，其力在腰。其後有鎖骨不能開，故不孳乳。其類有五：牡驢交馬而生者，騾也；牡馬交驢而生者，為駃騠，音決題；牡驢交牛而生者，為馲䭾，音宅陌；牡牛交驢而生者，為騚䮕，音謫蒙；牡牛交馬而生者，為駏驉。今俗通呼為騾矣。

肉【氣味】辛苦，溫，有小毒。（甯原曰：騾性頑劣，肉不益人，孕婦食之難產。）（時珍曰：古方未見用騾者，近時小籍時有其方云。按呂氏春秋云：趙簡子有白騾甚愛之。其臣陽城渠胥有疾，醫云得白騾肝則生，不得則死。簡子聞之曰：殺畜活人，不亦仁乎？乃殺騾取肝與之。渠胥病愈。此亦翦鬣以救功臣之意。書之于此，以備醫案。）

蹄【主治】難產，燒灰入麝香少許，酒服一錢。（普濟方）

屎【主治】打損諸瘡，破傷中風腫痛，炒焦裹熨之，冷即易。（時珍）

駝（宋開寶）

【釋名】橐駝（漢書）、駱駝。（時珍曰：駝能負囊橐，故名。方音訛為駱駝也。）

【集解】馬志曰：野駝、家駝生塞北、河西。其脂在兩峯內，入藥俱可。頌曰：野駝，今惟西北番界有之；家駝，則北中人家蓄養生息者，入藥不及野駝。時珍曰：駝狀如馬，其頭似羊，長項垂耳，腳有三節，背有兩肉峯如鞍形，有蒼、褐、黃、紫數色。其聲曰圖，其食亦齝。其性耐寒惡熱，故夏至退毛至盡，毛可為毼。其糞烟亦直上如狼烟。其力能負重，可至千斤，日行二三百里。又能知泉源、水脈、風候。凡伏流，人所不知，駝以足踏處即得之。流沙夏多熱風，行旅遇之即死，風將至，駝必聚鳴，埋口鼻於沙中，人以為驗也。其臥而腹不著地，屈足露明者名明駝，最能行遠。于闐有風腳駝，其疾如風，日行千里。土番有獨峯駝。西域傳云：大月氏出一封駝，脊上有一峯隆起若封土，故俗呼為封牛，亦曰犦牛。穆天子傳謂之牥牛。爾雅謂之犦牛。嶺南徐聞縣及海康皆出之。南史云：滑國有兩腳駝。諸家所未聞也。

駝脂（即駝峯脂，在峯內，謂之峯子油。入藥以野駝者為良。宗奭曰：家駝峯、蹄最精，人多煮熟糟食。）

【氣味】甘，溫，無毒。（鑑源曰：能柔五金。）

【主治】頑痹風瘙，惡瘡毒腫死肌，筋皮攣縮，踠損筋骨。火炙摩之，取熱氣透肉。亦和米粉作煎餅食之，療痔。（開寶）治一切風疾，皮膚痹急，及惡瘡腫漏爛，並和藥傅之。（大明）主虛勞風有冷積者，以燒酒調服之。（正要）

【附方】新一。

周痹：野駝脂煉淨一斤，入好酥四兩，和勻。每服半匙，加至一匙，日三服。（聖濟總錄）

肉【氣味】甘，溫，無毒。【主治】諸風下氣，壯筋骨，潤肌膚。

主惡瘡。大明

乳氣味甘冷無毒。主治補中益氣，壯筋骨，令人不飢。正要

黃氣味苦平微毒。主治風熱驚疾。時珍

發明時珍曰：騾駝黃似牛黃而不香。戎人以亂牛黃，而功不及之。

毛主治婦人赤白帶下，最良。蘇恭 頷毛：療痔，燒灰酒服方寸匕。時珍。○出崔行功纂要

附方新一 陰上瘑瘡：駝絨燒灰，水澄過，入炒黃丹等分，爲末搽之，即效。龔氏經驗方

屎主治乾研，𠿚鼻止衄。寇宗奭 燒烟殺蚊虱。博物志

酪音洛○唐本草

釋名湩音棟

集解恭曰：牛、羊、水牛、馬乳，並可作酪。水牛乳作者，濃厚味勝。㸺牛、馬乳作酪性冷。驢乳尤冷，不堪作酪也。藏器曰：酪有乾、溼，乾酪更強。時珍曰：酪，湩北人多造之。水牛、㸺牛、犛牛、羊、馬、駝之乳，皆可作之。入藥以牛酪爲勝，蓋牛乳亦多爾。按飲膳正要云：造法用乳半杓，鍋內炒過，入餘乳，熬數十沸，常以杓縱橫攪之，乃傾出，罐盛，待冷，掠取浮皮以爲酥。入舊酪少許，紙封放之，即成矣。又乾酪法：以酪曬結，掠去浮皮再曬，至皮盡，卻入釜中炒少時，器盛，曝令可作塊，收用。

氣味甘酸寒無毒。時珍曰：水牛、馬、駝之酪冷，㸺牛、羊乳酪溫。詵曰：患冷患痢人勿食。羊乳酪合酢食，成血瘕。

主治熱毒，止渴，解散發利，除胸中虛熱，身面上熱瘡肌瘡。唐本 止煩渴熱悶，心膈熱痛。日華 潤燥利腸，摩腫，生精血，補虛損，壯顏色。時珍

發明時珍曰：按戴原禮云：乳酪，血液之屬，血燥所宜也。

附方舊三 火丹癮瘮：以酪和鹽煮熱，摩之，即消。千金翼 蚰蜒入耳：華佗方：用牛酪灌入，即出。若入腹，則飲二升，即化爲黃水。廣利方 馬出黑汗：水化乾酪灌之。藏器

酥別錄上品

釋名酥油北虜名馬思哥油

集解弘景曰：酥出外國，亦從益州來。本牛、羊乳所作也。恭曰：酥乃酪作，其性與酪異。然牛酥勝羊酥。其犛牛酥復勝家牛也。思邈曰：㸺牛、犛牛乳者爲上，白羊者次之。詵曰：水牛酥與羊酥同功。其羊酥勝牛酥。汪機曰：牛乳冷，羊乳溫。牛酥不離寒，病之兼熱者宜之。羊酥不離溫，病之兼寒者宜之。各有所長也。㸺酥雖勝，然而難得。時珍曰：酥乃酪之浮面所成。今人多以白羊脂雜之，不可不辨。按臞仙神隱云：造法以乳入鍋煮二三沸，傾入盆內冷定，待面結皮，取皮再煎，油出去渣，入在鍋內，即成酥油。一法：以桶盛乳，以木安板，搗半日，焦沫出，撇取煎，去焦皮，即成酥也。凡入藥，以微火溶化濾淨用之良。

㸺牛白羊酥氣味甘微寒無毒。主治補五臟，利大小腸，治口瘡。別錄 除胸中客熱，益心肺。思邈 除心熱肺痿，止渴止嗽，止吐血，潤毛髮。日華 益虛勞，潤臟腑，澤

肌膚。和血脈。止急痛。治諸瘡。溫酒化服。良。時珍

犛牛酥【氣味】甘，平，無毒。【主治】去諸風溼痺。除熱。利大便。去宿食。思邈　合諸膏。摩風腫踠跌血瘀。藏器

【發明】時珍曰：酥本乳液，潤燥調營，與血同功。按生生編云：酥能除腹內塵垢，又追毒氣發出毛孔間也。

【附方】舊二，新一。蜂螫：用酥塗之，妙。聖惠。蟲咬：以酥和血塗之。聖惠方。眯目：以酥少許，隨左右納鼻中。垂頭少頃，令流入目中，物與淚同出也。聖濟總錄。

醍醐　唐本草

【集解】弘景曰：佛書稱乳成酪，酪成酥，酥成醍醐。色黃白，作餅甚甘肥，是也。恭曰：醍醐出酥中，乃酥之精液也。好酥一石有三四升醍醐。熱抨煉，貯器中待凝，穿中至底，便津出，取之。陶言黃白作餅，乃未達之言也。韓保昇曰：在酥中，盛冬不凝，盛夏不融者，是也。宗奭曰：作酪時，上一重凝者爲酥，酥上如油者爲醍醐。熬之即出，不可多得，極甘美。用處亦少。斅曰：醍醐乃酪之漿。凡用以重緜濾過，銅器煎三兩沸用。藏器曰：此物性滑，物盛皆透，惟雞子殼及壺蘆盛之，乃不出也。

【氣味】甘，冷利，無毒。【主治】風邪痺氣，通潤骨髓，可爲摩藥，功優於酥。唐本　添精補髓，益中填骨。久服延年。百鍊彌佳。孫思邈　主驚悸，心熱頭疼，明目，傅腦頂心。日華　治月蝕瘡，潤養瘡痂最宜。宗奭

【發明】機曰：酥酪醍醐，大抵性皆潤滑，宜於血熱枯燥之人，其功亦不甚相遠也。

【附方】舊三，新二。風虛溼痺：醍醐二兩，溫酒每服一匙，效。心鏡。中風煩熱：皮膚瘙癢。醍醐四兩，每服半匙，溫酒和服，日一。一切肺病：咳嗽膿血不止。用好酥五十斤，煉三遍，當出醍醐。每服一合，日三服。以瘥爲度，神效。外臺方。鼻中涕血：以三煉酥中精液灌鼻中，日三夜一，良。外臺。小兒鼻塞：不通，不能食乳。劉氏用醍醐二合，木香、零陵香各四分，湯煎成膏，塗頭上，幷塞鼻中。外臺。

乳腐　宋嘉祐

【釋名】乳餅。

【集解】時珍曰：諸乳皆可造，今惟以牛乳者爲勝爾。臞仙神隱書云：造乳餅法：以牛乳一斗，絹濾入釜，煎五沸，水解之。用醋點入，如豆腐法，漸漸結成，漉出，以帛裹之。用石壓成，入鹽，甕底收之。○又造乳團法：用酪五升，煎滾，入冷漿水半升，必自成塊。未成，更入漿一盞。至成，以帛包搦，如乳餅樣收之。○又造乳線法：以牛乳盆盛，曬至四邊清水出，煎熱，以酸漿點成，漉出，揉擦數次，扯成塊，又入釜盪之。取出捻成薄皮，竹簽捲扯數次，掤定曬乾，以油煠熟食。

【氣味】甘，微寒，無毒。詵曰：水牛乳涼，犛牛乳溫。【主治】潤五臟，利大小便，益十二經脈。微動氣。孟詵　治赤白痢，切如豆大，麪拌，酸漿水煮二十沸，頓服。小兒服之，彌良。蕭炳

【附方】新一。血痢不止：乳腐一兩，漿水一鍾，煎服。普濟方。

阿膠　本經上品

【釋名】傅致膠　本經。○弘景曰：出東阿，故名阿膠。時珍曰：阿井在今山東兗州府陽穀縣

東北六十里，即古之東阿縣也。有官舍禁之。酈道元水經註云：東阿有井大如輪，深六七丈，歲常煑膠以貢天府者，即此也。其井乃濟水所注，取井水煑膠，用攪濁水則清。故人服之，下膈疏痰止吐。蓋濟水清而重，其性趨下，故治淤濁及逆上之痰也。

【集解】別錄曰：阿膠出東平郡，東阿縣，煑牛皮作之。弘景曰：今東都亦能作之。用皮有老少，膠有清濁。熬時須用一片鹿角即成膠，不爾不成也。膠有三種：清而薄者畫家用；清而厚者名覆盆膠，入藥用；濁而黑者不入藥，但可膠物爾。頌曰：今鄆州亦能作之，以阿縣城北井水作煑者爲眞。其井官禁，眞膠極難得，貨者多僞。其膠以烏驢皮得阿井水煎成乃佳爾。今時方家用黃明膠，多是牛皮，本經阿膠亦用牛皮，是二皮可通用。但今牛皮膠制作不甚精，止可膠物，故不堪入藥也。陳藏器言：諸膠皆能療風止洩補虛，而驢皮膠主風爲最，此阿膠所以勝諸膠也。時珍曰：凡造諸膠，自十月至二三月間，用𤛆牛、水牛、驢皮者爲上，猪、馬、騾、駝皮者次之，其舊皮、鞋、履等物者爲下。俱取生皮，水浸四五日，洗刮極淨，熬煑，時時攪之，恒添水。至爛，濾汁再熬成膠，傾盆內待凝，近盆底者名坌膠，煎膠水以鹹苦者爲妙。大抵古方所用多是牛皮，後世乃貴驢皮。若僞者皆雜以馬皮、舊革、鞍、靴之類，其氣濁臭，不堪入藥。當以黃透如琥珀色，或光黑如瑿漆者爲眞。眞者不作皮臭，夏月亦不溼軟。

【修治】弘景曰：凡用皆火炙之。斅曰：凡用，先以猪脂浸一夜，取出，柳木火上炙燥研用。時珍曰：今方法或炒成珠，或以麪炒，或以火炙，或以蛤粉炒，或以草灰炒，或酒化成膏，或水化膏，當各從本方。

【氣味】甘，平，無毒。別錄曰：微溫。張元素曰：性平味淡，氣味俱薄，浮而升，陽也。入手太陰、足少陰、厥陰經。○得火良。薯蕷爲之使。畏大黃。

【主治】心腹內崩，勞極洒洒音蘚如瘧狀，腰腹痛，四肢酸痛，女子下血，安胎。久服輕身益氣。本經 丈夫小腹痛，虛勞羸瘦，陰氣不足，脚酸不能久立，養肝氣。別錄 堅筋骨，益氣止痢。藥性 ○頌曰：止洩痢，得黃連、蠟尤佳。療吐血衄血，血淋尿血，腸風下痢，女人血痛血枯，經水不調，無子，崩中帶下，胎前產後諸疾，男女一切風病，骨節疼痛，水氣浮腫，虛勞欬嗽喘急，肺痿唾膿血，及癰疽腫毒。和血滋陰，除風潤燥，化痰清肺，利小便，調大腸，聖藥也。時珍

【發明】藏器曰：諸膠皆主風止洩補虛，而驢皮主風爲最。宗奭曰：驢皮煎膠，取其發散皮膚之外也。用烏者，取烏色屬水，以制熱則生風之義，如烏蛇、烏鴉、烏雞之類皆然。時珍曰：阿膠大要只是補血與液，故能清肺益陰而治諸證。按陳自明云：補虛用牛皮膠，去風用驢皮膠。成無己云：陰不足者補之以味，阿膠之甘以補陰血。楊士瀛云：凡治喘嗽，不論肺虛肺實，可下可溫，須用阿膠以安肺潤肺。其性和平，爲肺經要藥。小兒驚風後瞳人不正者，以阿膠倍人參煎服最良。阿膠育神，人參益氣也。又痢疾多因傷暑伏熱而成，阿膠乃大腸之要藥，有熱毒留滯者，則能疏導；無熱毒留滯者，則能平安。數說足以發明阿膠之蘊矣。

【附方】舊四，新十四。

癱緩偏風 治癱緩風及諸風，手脚不遂，腰脚無力者。驢皮膠微炙熟。先煑葱豉粥一升，別貯。又以水一升，煑香豉二合，去滓入膠，更煑七沸，膠烊如餳，頓服之。乃暖喫葱豉粥。如此三四劑即止。若冷喫粥，令人嘔逆。廣濟方。

肺風喘促 涎潮眼竄。用透明阿膠切炒，以紫蘇、烏梅肉焙研等分，水煎服之。直指。

老人虛秘 阿膠炒二錢，葱白三根，水

煎化，入蜜二匙，温服。胞轉淋閟：阿膠三兩，水二升，煮七合，温服。千金方。赤白痢疾：黄連阿膠丸：治腸胃氣虛，冷熱不調，下痢赤白，裏急後重，腹痛，小便不利。用阿膠炒過，水化成膏一兩，黄連三兩，茯苓二兩，爲末，搗丸梧子大。每服五十丸，粟米湯下，日三。和劑局方。吐血不止：千金翼用阿膠炒二兩，蒲黄六合，生地黄三升，水五升，煮三升，分服。○經驗治大人小兒吐血，用阿膠炒、蛤粉各一兩，辰砂少許，爲末，藕節搗汁入蜜調服。肺損嘔血，并開胃。用阿膠炒三錢，木香一錢，糯米一合半，爲末。每服一錢，百沸湯點服，日一。普濟。大衄不止，口耳俱出：用阿膠炙、蒲黄半兩。每服二錢，水一盞，生地黄汁一合，煎至六分，温服。急以帛繫兩乳。聖惠。月水不調：阿膠一錢，蛤粉炒成珠，研末，熱酒服即安。一方入辰炒末半錢。月水不止：阿膠炒焦爲末，酒服二錢。秘韞。妊娠尿血：阿膠炒黄爲末，食前粥飲下二錢。聖惠。妊娠血痢：阿膠二兩，酒一升半，煮一升，頓服。妊娠下血不止：阿膠三兩炙爲末，酒一升半煎化，服即愈。○又方：用阿膠末二兩，生地黄半斤擣汁，入清酒二升，分三服。梅師方。妊娠胎動：删繁用阿膠炙研二兩，香豉一升，葱一升，水三升，煮取一升，入膠化服。○產寶：膠艾湯：用阿膠炒熟、艾葉二兩，葱白一升，水四升，煮一升，分服。產後虛閟：阿膠炒、枳殼炒各一兩，滑石二錢半，爲末，蜜丸梧子大。每服五十丸，温水下。未通再服。和劑局方。久嗽經年：阿膠炒、人參各二兩，爲末。每用三錢，豉湯一盞，葱白少許，煎服，日三次。聖濟總錄。

黄明膠 綱目

【釋名】牛皮膠（食療）　水膠（外臺）　海犀膏

【正誤】權曰：白膠一名黄明膠。頌曰：今方家所用黄明膠，多是牛皮；本經阿膠亦用牛皮，是二膠亦通用。但今牛皮膠制作不精，故不堪用，止以膠物耳。而鹿角膠本經謂之白膠，處處能作，但功倍於牛膠，故鮮有眞者。時珍曰：案本經白膠一名鹿角膠，煮鹿角作之；阿膠一名傅致膠，煮牛皮作之。其說甚明。黄明膠即今水膠，乃牛皮所作，其色黄明，非白膠也，但非阿井水所作耳。甄權以黄明爲鹿角白膠，唐慎微又采黄明諸方附之，並誤矣。今正其誤，以附阿膠之後。但其功用亦與阿膠彷彿。苟阿膠難得，則眞牛皮膠亦可權用。其性味皆平補，宜於虛熱。若鹿角膠則性味熱補，非虛熱者所宜，不可不致辯也。

【氣味】甘，平，無毒。

【主治】吐血，衄血，下血，血淋，下痢，妊婦胎動血下，風溼走注疼痛，打撲傷損，湯火灼瘡。一切癰疽腫毒，活血止痛，潤燥，利大小腸。時珍

【附方】新二十四。肺痿吐血：黄明膠炙乾，花桑葉陰乾，各二兩，研末。每服三錢，生地黄汁調下。普濟方。肺破出血，或嗽血不止：用海犀膏即水膠一大片，炙黄，塗酥再炙，研末，黄白湯化三錢服之，即止。斗門方。吐血咯血：黄明膠一兩，切片炙黄；新緜一兩，燒研。每服一錢，食後米飲服，日再。食療。衄血不止：黄明膠盪耎，貼山根至髮際。三因。妊娠下血：黄明膠二兩，酒煮化，頓服之。肘后方。欬嗽不瘥：黄明膠炙研。每服一錢，人參末二錢，薄豉湯二盞，葱白少許，煎沸，嗽時温呷三五口，即止。食療。腎虛失精：水膠三兩研末，以酒二盌化服，日三服。千金。面上木痹：牛皮膠化，和桂末，厚塗一二分良。葉氏摘玄方。寒溼脚氣：牛皮膠一塊，細切，麪炒成珠，研末。每服一錢，酒下。其痛立止。萬氏。風溼走痛：牛皮膠一兩，薑汁半盃，同化成膏，攤紙上，熱貼之。冷即易，甚效。一加

乳香沒藥一錢。鄧筆峯方

脚底木硬　牛皮膠生薑汁化開，調南星末塗上，烘物熨之。

尸脚坼裂　烊膠著布上烘，貼之。千金方

破傷中風　黃明膠燒存性，研末。酒服二錢，取汗。普濟方

跌撲傷損　眞牛皮膠一兩，乾冬瓜皮一兩，剉，同炒存性，研末。每服五錢，熱酒一鍾調服，仍飲酒二三鍾，暖臥。微汗痛止，一宿接元如故。藺氏

湯火傷灼　水煎膠如糊，冷掃塗之。斗門

一切腫毒　已成未成，用水膠一片，水漬耎，當頭開孔貼之。未有膿者自消，已潰者令膿自出。王燾外臺秘要

諸般癰腫　黃明膠一兩，水半升化開，入黃丹一兩，煮勻，以翎掃上，瘡口如未成者，塗其四圍，自消。本事方

便毒初起　水膠溶化，塗之卽散。直指方

乳癰初發　黃明水膠以濃醋化塗之，立消。楊起簡便方

背疽初發　阮氏經驗方：用黃明牛皮膠四兩，酒一盌，重湯頓化，隨意飲盡。不能飲者，滾白湯飲之。服此毒不內攻，不傳惡症。○談埜翁試效方：以新瓦上燒存性，研末。酒二盌服之。○唐氏經驗方：又加穿山甲四片同燒存性。云極妙無比。

瘰癧結核　黑牛皮膠溶化攤膏貼之。已潰者將膏搓作線長寸許，紝入孔中，頻換拭之，取效。楊氏經驗

小兒痘瘢　黃明膠炒研末。溫酒調服一錢匕。痘已出者服之無瘢，未出者服之瀉下。

物入耳中　以麻繩翦令頭散，著膠黏上徐引出之。千金

牛黃本經上品

【**釋名**】**丑寶**　時珍曰：牛屬丑，故隱其名。金光明經謂之瞿盧折娜。

【**集解**】別錄曰：牛黃生隴西及晉地，特牛膽中得之，卽陰乾百日使燥，無令見日月光。普曰：牛死則黃入膽中，如雞子黃也。弘景曰：舊云神牛出入鳴吼者有之，夜視有光，走入牛角中，以盆水承而吐之，卽墮落水中。今人多就膽中得之。一子大如雞子黃，相重疊，藥中之貴，莫復過此。一子及三二分，好者值五六千至一萬也。多出梁州、益州。恭曰：牛黃今出萊州、密州、淄州、青州、巂州、戎州。牛有黃者，必多吼喚，喝迫而得者，謂之生黃，最佳。黃有三種：散黃粒如麻豆；漫黃若雞卵中黃糊，在肝膽間；圓黃爲塊形，有大小，並在肝膽中。多生於㹀特牛，其犍牛未聞有黃也。頌曰：今出登萊州。他處或有，牛不甚佳。凡牛有黃者，身上夜有光，眼如血色，時復鳴吼，恐懼人。又好照水，人以盆水承之，伺其吐出，乃喝迫，卽墮下水中。取得陰乾百日。一子如雞子黃大，重疊可揭，折輕虛而氣香者佳。然人多僞之，試法但揩摩手甲上，透甲黃者爲眞。雷曰：此有四種：喝迫而得者名生神黃；殺死在角中得者名角中黃；牛病死后心中剝得者名心黃，初在心中如黃漿汁，取得便投水中，沾水乃硬，如碎蒺藜及豆與帝珠子者是也；肝膽中得者名肝黃。大抵皆不及生黃爲勝。宗奭曰：牛黃輕鬆，自然微香。西戎有犛牛黃，堅而不香。又有駱駝黃，極易得，亦能相亂，不可不審之。

【**修治**】斆曰：凡用，單搗細研如塵，絹裹定，以黃嫩牛皮裹，懸井中一宿，去水三四尺，明早取之。

【**氣味**】**苦，平，有小毒。**日華曰：甘，涼。普曰：無毒。○之才曰：人參爲之使。得牡丹、菖蒲，利耳目。惡龍骨、龍膽、地黃、常山、蜚蠊，畏牛膝、乾漆。時珍曰：別錄言牛黃惡龍膽，而錢乙治小兒急驚疳病涼驚丸、麝香丸，皆兩用之，何哉？龍膽治驚癇，解熱殺蟲，與牛黃主治相近，亦肝經藥也，不應相惡如此。

【**主治**】**驚癇寒熱，熱盛狂痓，除邪逐鬼。**本經 **療小兒百病，諸癇熱口不開，大人狂癲。又墮胎。久服輕身增年，令人不忘。**別錄 **主中風失音，口噤，驚悸，天行時疾，健忘虛乏。**日華 **安魂定魄，辟邪魅，卒中惡，小兒夜**

啼。甄權　**益肝膽，定精神，除熱，止驚痢，辟惡氣，除百病。**思邈　**清心化熱，利痰涼驚。**甯原　**痘瘡紫色，發狂譫語者可用。**時珍。出王氏方

【發明】李杲曰：牛黃入肝，治筋病。凡中風入臟者，必用牛、雄、腦、麝之劑，入骨髓，透肌膚，以引風出。若風中腑及血脈者用之，恐引風邪流入於骨髓，如油入麪，莫之能出也。時珍曰：牛之黃，牛之病也。故有黃之牛，多病而易死。諸獸皆有黃，人之病黃者亦然。因其病在心及肝膽之間，凝結成黃，故還能治心及肝膽之病。正如人之淋石，復能治淋也。按宋史云：宗澤知萊州，使者取牛黃。澤云：方春疫癘，牛飲其毒則結為黃。今和氣流行，牛無黃矣。觀此，則黃為牛病，尤可徵矣。

【附方】舊四，新四。

初生三日　去驚邪，辟惡氣。以牛黃一豆許，以赤蜜如酸棗許，研勻，綿蘸令兒吮之，一日令盡。姚和眾方。

七日口噤　牛黃為末，以淡竹瀝化一字，灌之，更以豬乳滴之。外臺。

初生胎熱　或身體黃者。以真牛黃一豆大，入蜜調膏，乳汁化開，時時滴兒口中。形色不實者，勿多服。錢氏小兒方。

小兒熱驚　牛黃一杏仁大，竹瀝、薑汁各一合，和勻與服。總微論。

驚癇嚼舌　迷悶仰目。牛黃一豆許，研，和蜜水灌之。廣利方。

小兒驚候　小兒積熱毛焦，睡語欲發驚者。牛黃六分，硃砂五錢，同研，以犀角磨汁，調服一錢。總微論。

腹痛夜啼　牛黃一豆許，乳汁化服。仍書田字於臍下。聖惠方。

痘瘡黑陷　牛黃二粒，硃砂一分，研末，蜜浸臙脂，取汁調搽，一日一上。王氏痘疹方。

鮓荅　綱目

【集解】時珍曰：鮓荅生走獸及牛馬諸畜肝膽之間，有肉囊裹之，多至升許，大者如雞子，小者如粟，如榛。其狀白色，似石非石，似骨非骨，打破層疊。嘉靖庚子年，蘄州侯屠殺一黃牛得此物，人無識者。有番僧云：此至寶也。牛馬豬畜皆有之。可以祈雨。西域有密呪，則霖雨立至；不知呪者，但以水浸搬弄，亦能致雨。後攷陶九成輟耕錄所載鮓荅即此物也。其言曰：蒙古人禱雨，惟以淨水一盆浸石子數枚，淘漉玩弄，密持呪語，良久輒雨。石子名鮓荅，大者如雞卵，小者不等，乃走獸腹中所產，獨牛馬者最妙。蓋牛黃、狗寶之類也。又按京房易占云：兵強主武，則牛腹生石。據此則鮓荅、狗寶同一類也，但生于狗腹者，為狗寶耳。

【氣味】甘、鹹，平，無毒。

【主治】驚癇毒瘡。時珍

狗寶　綱目

【集解】時珍曰：狗寶生癩狗腹中，狀如白石，帶青色，其理層疊，亦難得之物也。按賈似道悅生隨抄云：任丘縣民家一犬甚惡，後病衰，為眾犬所噬而死。剖之，其心已化，似石非石，其重如石，而包膜絡之如寒灰。觀其脈理猶是心，不知何緣致此。嘗聞人患石淋，有石塊，刀斧不能破。又嘗見龍脛骨中髓皆是白石，虎目光落地亦成白石，星之光氣落地則成石，松亦化石，蛇蟹蠶皆能成石。萬物變化如此，不可一概斷也。時珍嘗靜思之，牛之黃，狗之寶，馬之墨，鹿之玉，犀之通天，獸之鮓荅，皆物之病，而人以為寶。人靈於物，而猶不免此病，況物乎？人之病淋有沙石者，非獸之鮓荅乎？人之病癖有心似金石者，非狗之寶乎？此皆囿於物而不能化者，故禽鳥有生卵如石者焉。按程氏遺書載有波斯人發閩中古冢，棺內俱盡，惟心堅如石，鋸開觀之，有山水青碧如畫，傍有一女，靚粧凭欄。蓋此女有愛山水癖，朝夕注意，故融結如此。又宋潛溪文集載臨川浮屠法循，行般舟三昧法，示寂後火焚，惟心不化，出五色光，有佛像高三寸，非骨非石，百體具足。又徽水有優婆塞行禪觀之法，及死火葬，心

內包觀音像。如刻成。此皆志局於物。用志不分。精靈氣液。因感而凝形。正如孕女感異像而成鬼胎之類。非祥也。病也。有情之無情也。

【氣味】甘鹹平。有小毒。【主治】噎食及癰疽瘡瘍。時珍

【附方】新四。**噎食病**數月不愈者。用狗寶爲末。每服一分。以威靈仙二兩。鹽二錢。搗如泥。漿水一鍾。攪勻。去滓調服。日二。不過三日愈。後服補劑。杏林摘要　**狗寶丸**治癰疽發背諸毒。初覺壯熱煩渴者。用癩狗寶一兩。臘月黑狗膽、臘月鯉魚膽各一枚。蟾酥二錢。蜈蚣炙七條。硇砂、乳香、沒藥、輕粉、雄黃、烏金石各一錢。粉霜三錢。麝香一分。同爲末。用首生男兒乳一合。黃蠟三錢。熬膏和丸綠豆大。每服一丸或三丸。以白丁香七枚研。調新汲水送下。暖臥。汗出爲度。不過三服立效。後食白粥補之。濟生方　**赤疔瘡**狗寶丸用狗寶八分。蟾酥二錢。龍腦二錢。麝香一錢。爲末。好酒和丸麻子大。每服三丸。以生葱三寸同嚼細。用熱葱酒送下。暖臥。汗出爲度。後服流氣追毒藥。貼拔毒膏。取愈。通玄論　**反胃膈氣**丁丹崖祖傳狗寶丸：用硫黃、水銀各一錢。同炒成金色。入狗寶三錢。爲末。以雞卵一枚。去白留黃。和藥攪勻。紙封泥固。煻火煨半日。取出研細。每服五分。燒酒調服。不過三服見效。楊氏頤眞堂方

底野迦 唐本草

【集解】恭曰：出西戎。彼人云：用猪膽作之。狀似久壞丸藥。赤黑色。胡人時將至此。甚珍重之。試用有效。【頌曰】宋時南海亦或有之。

【氣味】苦寒無毒。【主治】百病中惡客忤邪氣。心腹積聚。唐本草

諸血 拾遺

【集解】時珍曰：獸畜有水陸之產。方土之殊。寒熱溫涼之不同。有毒無毒之各異。陳氏概以諸血立條。主病似欠分明。姑存其舊而已。其各血主治俱見本條。

【氣味】甘平。【主治】補人身血不足。或患血枯。皮上膚起。面無顏色者。皆不足也。竝宜生飲。又解諸藥毒菌毒。止渴。除丹毒。去煩熱。藏器

諸朽骨 拾遺

【集解】時珍曰：朽骨不分何骨。然亦當取所知無毒之骨可也。

【主治】骨蒸。○東牆腐骨：磨醋塗痕令滅。又塗瘻瘍風瘡癬白爛者。東牆向陽也。藏器　治風牙痛。止水痢。時珍

【附方】舊一。新三。**骨蒸發熱**多取諸朽骨。洗淨土氣。釜煮。入桃柳枝各五斗。煮枯。再入棘鍼三斗。煮減半。去滓。以酢漿水和之。煮三五沸。令患者正坐。散髮。以湯從頂淋之。惟熱爲佳。若心悶可少進冷粥。當得大汗出惡氣。汗乾乃粉身食豉粥。拾遺　**水痢不止**朽骨灰、六月六日麴炒等分。爲末。飲服方寸匕。乃御傳方也。張文仲方　**風牙作痛**東牆下朽骨削牙。煻灰中煨熱。病處咬之。冷即易。外臺秘要　**打擊青腫**牆上朽骨和唾於石上磨塗之。乾即易。千金方

震肉 拾遺

【集解】藏器曰：此六畜為天雷所霹靂者，因其事而用之也。【時珍曰】按雷書云：雷震六畜，肉不可食，令人成大風疾。

【主治】小兒夜驚，大人因驚失心，作脯食之。藏器

敗鼓皮別錄下品

【校正】原在草部，宋本移入獸部。

【集解】宗奭曰：此是穿敗者，不言是何皮。馬、驢皮皆可為之，當以黃牛皮者為勝。唐韓退之所謂牛溲馬勃，敗鼓之皮，醫師收畜，待用無遺者也。今用處絕少，尤好煎膠。

【氣味】平，無毒。【主治】中蠱毒。別錄【弘景曰】燒作屑，水和服之。病人即喚蠱主姓名，往呼本主取蠱即瘥。與白蘘荷同功。治小便淋瀝，塗月蝕耳瘡，並燒灰用。時珍　出藥對。○

【附方】舊三 **中蠱毒** 梅師方云：凡中蠱毒，或下血如鵝肝，或吐血，或心腹切痛，如有物咬，不即治之，食人五臟即死。欲知是蠱，但令病人吐水，沉者是，浮者非也。用敗鼓皮燒灰，酒服方寸匕。須臾自呼蠱主姓名。○外臺秘要云：治蠱取敗鼓皮廣五寸，長一尺，薔薇根五寸，如拇指大，水一升，酒三升，煮二升，服之，當下蠱蟲即愈。**月蝕瘡** 集驗用救月蝕鼓皮掌大一片，以苦酒三升漬一宿，塗之。或燒灰，豬脂調塗。外臺

氈拾遺

【集解】時珍曰：氈屬甚多，出西北方，皆畜毛所作。其白其黑者，本色也。其青烏黃赤者，染色也。其氈毯、褐、䍦、氍毹、氆氌等稱者，因物命名也。大抵入藥不甚相遠。

烏氈【氣味】無毒。【主治】火燒生瘡，令不著水風。止血，除賊風。燒灰，酒服二錢匕。治產後血下不止，久臥吸人脂血，損顏色，上氣。藏器

【附方】新四 **墜損疼痛** 故馬氈兩段，酒五升，鹽一抄，煮熱裹之，冷即易，三五度瘥。廣濟方 **牙疳鼻疳** 氈褐不拘紅黑，燒存性，白礬燒枯，各一錢，尿桶白鹼一錢半，燒過，同研搽，神效。簡便方 **夜夢魘寐** 以赤氈一尺枕之，即安。肘后 **赤白崩漏** 氈燒灰，酒服二錢。白崩用白氈，紅崩用紅氈。海上

六畜毛蹄甲本經下品

【集解】弘景曰：六畜，謂牛、羊、豬、馬、雞、駝也。驢、騾亦其類。各條已有主療，亦不必出此矣。【時珍曰】此係本經一品，姑存以見古蹟。

【氣味】鹹，平，有毒。【主治】鬼疰蠱毒，寒熱驚癇，癲痓狂走。駱駝毛尤良。本經

六畜心綱目

【集解】時珍曰：古方多用六畜心治心病，從其類也。而又有殺時驚氣入心，怒氣入肝，諸心損心，諸肝損肝之說，與之相反。

【主治】心昏多忘，心虛作痛，驚悸恐惑。時珍

【附方】新二 **健忘** 心孔昏塞，多忘喜誤。取牛、馬、豬、雞、羊、犬心，乾之為末，向日酒服方寸匕，日三服。聞一知十。外臺 **蛕蟲心痛** 用六畜心，生切作四臠，縱橫割路，納硃砂或雄黃於中，吞之，蟲死即愈。集驗

諸肉有毒拾遺

牛獨肝　黑牛白頭　牛馬生疔死
羊獨角　黑羊白頭　豬羊心肝有孔
馬生角　白羊黑頭　馬鞍下黑肉
馬肝　白馬黑頭　六畜自死首北向
馬無夜眼　白馬青蹄　六畜自死口不閉
猘犬肉　犬有懸蹄　六畜疫病瘡疥死
鹿白臆　鹿文如豹　諸畜帶龍形
獸歧尾　諸獸赤足　諸畜肉中有米星
獸並頭　禽獸肝青　諸獸中毒箭死
脯沾屋漏　米甕中肉脯　六畜肉熱血不斷
祭肉自動　諸肉經宿未煑
六畜五臟著草自動　脯曝不燥
生肉不斂水　六畜肉得鹹酢不變色
肉煑不熟　肉煑熟不斂水
六畜肉墮地不沾塵　肉落水浮
肉汁器盛閉氣
六畜肉與犬犬不食者　乳酪煎膾
已上並不可食殺人病人令人生癰腫疔毒
諸心損心　諸腦損陽滑精
六畜脾一生不可食　諸肝損肝
諸血損血敗陽
經夏臭脯痿人陰成水病　魚餒肉敗
諸脂燃燈損目
本生命肉令人神魂不安　春不食肝
夏不食心　秋不食肺　冬不食腎
四季不食脾

解諸肉毒綱目

中六畜肉毒　六畜乾屎末　黃蘗末　伏龍肝末　赤小豆燒末　東壁土末　白扁豆　並水服　飲人乳汁　死人頭垢一錢水服起　豆豉汁服
馬肉毒　蘆根汁　甘草汁　嚼杏仁　飲美酒
馬肝毒　豬骨灰　狗屎灰　牡鼠屎　人頭垢　豆豉　並水服
牛馬生疔　澤蘭根擂水　生菖蒲擂酒　豬牙灰水服　甘菊根擂水　甘草煎湯服取汁
牛肉毒　豬脂化湯飲　豬牙灰水服　甘草湯
獨肝牛毒　人乳服之

狗肉毒 杏仁研水服

羊肉毒 甘草煎水服

豬肉毒 杏仁研汁 豬屎絞汁 韭菜汁 朴消煎汁 豬骨灰調水 大黃湯

藥箭肉毒 大豆煎汁 鹽湯

諸肉過傷 本畜骨灰水服 生韭汁 芫荽煎汁 還飲本汁卽消

食肉不消 食本獸腦亦消

本草綱目獸部第五十卷下終

本草綱目獸部第五十一卷

獸之二　獸類三十八種

右附方舊八十七新一百四十六

獸之三　鼠類一十二種

右附方舊二十四新四十二

獸之四　寓類怪類共八種

右附方舊一新無

本草綱目獸部第五十一卷上

獸之二 獸類三十八種

獅 綱目

【釋名】狻猊 音酸倪。爾雅作狻麑。虓 許交切。【時珍曰】獅爲百獸長，故謂之獅。虓，象其聲也。梵書謂之僧伽彼。說文云：一名白澤。今攷瑞應圖，白澤能言語，非獅也。

【集解】時珍曰：獅子出西域諸國。狀如虎而小，黃色，亦如金色猱狗，而頭大尾長。亦有青色者。銅頭鐵額，鈎爪鋸牙，弭耳昂鼻，目光如電，聲吼如雷。有髯，牡者尾上茸毛大如斗。日走五百里，爲毛蟲之長。怒則威在齒，喜則威在尾。每一吼則百獸辟易，馬皆溺血。爾雅言其食虎豹。虞世南言其拉虎吞貔，裂犀分象。陶九成言其食諸禽獸，以氣吹之，羽毛紛落。熊太古言其乳入牛羊馬乳中，皆化成水。雖死後，虎豹不敢食其肉，蠅不敢集其尾。物理相畏如此。然博物志載魏武帝至白狼山，見物如貍，跳至獅子頭殺之。唐史載高宗時伽毘耶國獻天鐵獸，能擒獅象。則獅雖猛悍，又有制之者也。西域畜之，七日內取其未開目者調習之。若稍長則難馴矣。

屎【時珍曰】陶氏註蘇合香，誤以爲獅屎。陳氏正其誤，言獅屎極臭，赤黑色。今攷補於此。【主治】服之破宿血，殺百蟲。燒之去鬼氣。藏器

虎 別錄中品

【釋名】烏䖘 音徒。左傳作於菟。漢書作烏檡。大蟲 肘后 李耳【時珍曰】虎，象其聲也。魏子才云：其文從虍從儿，象其蹲踞之形，從人者非也。揚雄方言云：陳魏之間謂之李父，江淮南楚之間謂之李耳，或謂之䖘䖘。自關東西謂之伯都。珍按：李耳當作狸兒。蓋方音轉狸爲李，兒爲耳也。今南人猶呼虎爲貓，即此意也。郭璞謂虎食物值耳則止，故呼李耳，觸其諱。應劭謂南郡李翁化爲虎，故呼李耳，皆穿鑿不經之言也。爾雅云：虎淺毛曰虥貓，音棧。白虎曰甝，音含。黑虎曰虪，音育。似虎而五指曰貙，音偏。似虎而非眞曰彪。似虎而有角曰虒，音嘶。

【集解】頌曰：虎本經不載所出，今多山林處皆有之。時珍曰：按格物論云：虎，山獸之君也。狀如貓而大如牛，黃質黑章，鋸牙鈎爪，鬚健而尖，舌大如掌，生倒刺，項短鼻齆。夜視，一目放光，一目看物。聲吼如雷，風從而生，百獸震恐。易卦通驗云：立秋虎始嘯，仲冬虎始交。或云月暈時乃交。又云虎不再交，孕七月而生。又云虎知衝破，能畫地觀奇偶以卜食。今人效之，謂之虎卜。虎噬物，隨月旬上下而囓其首尾。其搏物，三躍不中則捨之。人死於虎，則爲倀鬼，導虎而行。虎食狗則醉，狗乃虎之酒也。聞羊角煙則走，惡其臭也。虎害人獸，而蝟鼠能制之，智無大小也。獅、駮、酋耳、黃腰、渠搜能食虎，勢無强弱也。抱朴子云：虎五百歲則變白。又海中有虎鯊能變虎。古有貙虎變人、貙人變虎之說，亦自有是理也。

【附錄】酋耳 瑞應圖云：酋耳似虎絕大，不食生物，見虎豹即殺之。太平則至。郭璞云：即騶虞也。白虎黑文，尾長於身。駮 山海經云：駮狀如馬，白身黑尾，一角，鋸牙，能食虎豹。周書謂之茲白。說苑云：師曠言鵲食猬，猬食鵔鸃，鵔鸃食豹，豹食駮，駮食虎。渠搜 逸周書云：渠搜，西戎露犬也。能食虎豹。一云：犴，胡犬也，能逐虎。黃腰 蜀志名黃腰獸，鼬身狸首，長則食母，形雖小而能食虎及牛鹿也。又孫愐云：豰音斛，似豹而小，腰以上黃，以下黑，形類犬，食獼猴，名黃腰。鼩鼠 見猬下

虎骨【修治】【頌曰】虎骨用頭及脛骨，色黃者佳。凡虎身數物，俱用雄虎者勝。藥箭射殺者不

可入藥。其毒浸漬骨血間，能傷人也。〔時珍曰〕凡用虎之諸骨，並搥碎去髓，塗酥或酒或醋，各隨方法，炭火炙黃入藥。

【氣味】辛，微熱，無毒。〔之才曰〕平。

【主治】邪惡氣，殺鬼疰毒，止驚悸，治惡瘡鼠瘻。頭骨尤良。別錄　治筋骨毒風攣急，屈伸不得，走注疼痛，治尸疰腹痛，傷寒溫氣，溫瘧，殺犬咬毒。甄權　雜朱畫符，療邪。頭骨作枕，辟惡魘。置戶上，辟鬼。陶弘景　煮汁浴之，去骨節風毒腫。和醋浸膝，止腳痛腫。脛骨尤良。初生小兒煎湯浴之，辟惡氣，去瘡疥、驚癇、鬼疰，長大無病。孟詵　追風定痛，健骨，止久痢脫肛，獸骨鯁咽。時珍

【發明】〔頌曰〕李絳兵部手集有虎骨酒，治臂脛痛。崔元亮海上方治腰腳不隨，並有虎脛骨酒方。〔宗奭曰〕風從虎者，風，木也；虎，金也。木受金制，焉得不從？故虎嘯而風生，自然之道也。所以治風病攣急，屈伸不得，走疰，骨節風毒，癲疰驚癇諸病，皆此義也。〔汪機曰〕虎之強悍，皆賴於脛，雖死而脛猶屹立不仆，故治腳脛無力用之。〔時珍曰〕虎骨通可用。凡辟邪疰，治驚癇，溫瘧，瘡疽，頭風，當用頭骨；治手足諸風，當用脛骨；腰背諸風，當用脊骨，各從其類也。按吳球諸證辨疑云：虎，陰也；風，陽也。虎嘯風生，陽出陰藏之義，故其骨能追風定痛。虎之一身筋節氣力，皆出前足，故以脛骨為勝。

【附方】舊十，新八。

健忘驚悸　預知散：用虎骨酥炙，白龍骨、遠志肉等分，為末。生薑湯服，日三服。久則令人聰慧。永類鈐方。

臂脛疼痛　虎骨酒治之，不計深淺皆效。用虎脛骨二大兩，搗碎炙黃，羚羊角屑一大兩，新芍藥二大兩，切。三物以無灰酒浸之，養至七日，秋冬倍之。每日空腹飲一盃。若要速服，即以銀器物盛，於火爐中暖養三二日，即可服也。兵部手集。

腰腳不隨　攣急冷痛。取虎脛骨五六寸，刮去肉膜，塗酥炙黃，搗細，絹袋盛之，以瓶盛酒一斗浸之，煻火微溫七日後，任情飲之，當微利便效也。又方：虎腰脊骨一具，前兩腳全骨一具，並於石上以斧搥碎，安鐵床上，文炭火炙，待脂出，則投無灰濃酒中密封，春夏七日，秋冬三七日，任性日飲三度。患十年以上者不過三劑，七年以下者一劑必瘥。崔元亮海上方。

白虎風痛　走注，兩膝熱腫。用虎脛骨塗酥炙黃，黑附子炮裂去皮，各一兩，為末。每服二錢，酒下，日再服。經驗良方。

歷節痛風　虎脛骨酒炙三兩，沒藥七兩，為末。每服二錢，溫酒下，日三服。聖濟總錄。

歷節走痛　百節皆痛不可忍。用虎頭骨一具，塗酥炙黃，搥碎，絹袋盛，置二斗清酒中，浸五宿，隨性飲之，妙。聖惠方。

筋骨急痛　虎骨和通草煮汁，空肚服半升，覆臥，少時汗出為效。切忌熱食損齒。小兒不可與食，恐齒不生。食療。

休息痢疾　經年不愈。取大蟲骨炙黃焦，搗末，飲服方寸匕，日三取效。張文仲方。

痔漏脫肛　虎脛骨兩節，以蜜二兩炙赤，搗末，蒸餅丸梧子大。每侵晨溫酒下二十丸，取效。勝金。

肛門凸出　虎骨燒末，水服方寸匕，日三。外臺。

獸骨鯁咽　虎骨為末，水服方寸匕。外臺。

惡犬咬傷　虎骨刮末，水服方寸匕，并傅之。小品方。

湯火傷灼　虎骨炙焦，研敷，神效。龔氏易簡方。

月蝕疳瘡　虎頭骨二兩，搗碎，豬脂一斤熬膏，塗之。神效方。

小兒白禿　虎骨末，油調塗之。普濟。

足瘡嵌甲　以橘皮湯浸洗，輕剪去甲，以虎骨末敷之，痛即止。便民圖纂。

臁脛爛瘡　以虀汁洗拭，刮虎骨末敷之。便民圖纂。

威骨　〔藏器曰〕虎有威骨如乙字，長一寸，在脇兩傍，破肉取之。尾端亦有，不及脇骨。令人有威，帶

之臨官佳，無官則爲人所憎。

肉【氣味】酸，平，無毒。宗奭曰：微鹹。弘景曰：俗方言熱食虎肉，壞人齒。詵曰：正月勿食虎，傷神。時珍曰：虎肉作土氣，味不甚佳。鹽食稍可。【主治】惡心欲嘔，益氣力。別錄。食之治瘧，辟三十六種精魅。入山，虎見畏之。孟詵。

【附方】新一。脾胃虛弱：惡心不欲飲食。虎肉半斤切，以葱、椒、醬調，炙熟，空心冷食。壽親養老方。

膏【主治】狗嚙瘡。別錄。納下部，治五痔下血。孟詵。服之治反胃，煎消，塗小兒頭瘡白禿。時珍。

【附方】新一。一切反胃：虎脂半斤切，清油一斤，瓦瓶浸一月，密封勿令洩氣。每以油一兩，入無灰酒一盞，溫服，以瘥爲度。油盡再添。壽域神方。

血【主治】壯神強志。時珍曰：獵人李次口云：熱刺虎之心血飲之，能壯神志。又抱朴子云：三月三日殺取虎血、雞血等分和合，以初生草似胡麻子，取其實合用，可以移形易貌。

肚【主治】反胃吐食。取生者勿洗，存滓穢，新瓦固煅存性，入平胃散末一兩和勻。每白湯服三錢，神效。時珍。出保壽堂方。

腎【主治】瘰癧。時珍曰：千金治瘰癧，雌黃芍藥丸中用之。袁達禽蟲述云：虎腎懸于腹，象口隱於頤。

膽【主治】小兒驚癇。藏器。小兒疳痢，神驚不安，研水服之。孟詵。

睛【修治】頌曰：虎睛多偽，須自獲者乃真。斅曰：凡使虎睛，須問獵人，有雌有雄，有老有嫩，有殺得者。惟中毒自死者勿用之，能傷人。虎睛以生羊血浸一宿，漉出，微火焙乾，擣粉用。時珍曰：千金治狂邪有虎睛湯、虎睛丸，並用酒浸炙乾用。

【主治】癲疾。別錄。瘧病，小兒熱疾驚悸。孟詵。驚啼客忤，疳氣，鎮心安神。日華。明目去翳。時珍。

【附方】舊二，新一。虎睛丸：治癇疾發作，涎潮搐搦，時作譫語。虎睛一對，微炒，犀角屑、大黃、遠志去心各一兩，梔子仁半兩，爲末，煉蜜丸綠豆大。每溫酒服二十丸。小兒驚癇瘛瘲：用虎睛細研，水調灌之，良。經驗方。小兒夜啼：用大蟲眼睛一隻，爲散，以竹瀝調少許與喫。姚和眾方。邪瘧時作：生虎睛一枚，臘月豬血少許，砂、阿魏各一分，爲末，端午日取粽尖七枚，和丸黍米大。每綿包一丸，塞耳中，男左女右。聖惠方。

虎魄藏器曰：凡虎夜視，一目放光，一目看物。獵人候而射之，弩箭纔及，目光即墮入地，得之如白石者是也。宗奭曰：陳氏所謂乙骨及目光墮地之說，終不免於誣也。時珍曰：乙骨之說不爲怪，目光之說亦猶人縊死則魄入於地，隨即掘之，狀如麩炭之義。按茅亭客話云：獵人殺虎，記其頭項之處，月黑掘下尺餘方得，狀如石子、琥珀。此是虎之精魄淪入地下，故主小兒驚癇之疾。其說甚詳，寇氏未達此理耳。【主治】驚邪，辟惡，鎮心。藏器。

鼻【主治】癲疾，小兒驚癇。別錄。懸戶上，令生男。弘景。時珍曰：

按河魚圖云，虎鼻懸門中一年，取熬作屑，與婦飲，便生貴子。勿令人及婦知，知則不驗。又云懸于門上，宜子孫帶印綬。此與古者胎教欲見虎豹，皆取其勇壯之義同也。

牙【主治】丈夫陰瘡及疽瘻。孫思邈　殺勞蟲，治猘犬傷。發狂，刮末酒服方寸匕。時珍

【附方】新一。**白虎風痛**：大虎牙一副四个，赤足蜈蚣十條，酒浸三日，曬乾，天麻二兩，乳香、沒藥各一兩，麝香半兩，為末。每服二錢，溫酒下，一日三服。聖濟總錄

爪【頌曰】爪并指骨毛俱可用，以雄虎為勝。【主治】繫小兒臂，辟惡魅。別錄【時珍曰】外臺辟惡魅，用虎爪、蟹爪、赤朱、雄黃為末，松脂和丸，每正旦焚之。

皮一名皋毘，見莊子。【主治】瘧疾。藏器　辟邪魅。時珍

【發明】時珍曰：按應劭風俗通云：虎者陽物，百獸之長，能辟鬼魅。今人卒中惡病，燒皮飲之，或繫衣服，亦甚驗也。起居雜記云：虎豹皮上睡，令人神驚。其毛入瘡，有大毒。

鬚【主治】齒痛。弘景○酉陽雜俎云：許遠齒痛，仙人鄭思遠拔虎鬚令插之，痛即愈。

屎【主治】惡瘡。別錄　鬼氣。藏器　療瘭疽痔漏，燒研酒服，治獸骨鯁。時珍

【附方】舊一。**瘭疽**：着手足肩背，纍纍如米起，色白，刮之汁出，愈而復發。虎屎白者，以馬尿和之，曬乾燒灰，粉之。千金

屎中骨【主治】為屑，治火瘡。別錄　破傷風。時珍

【附方】新一。**斷酒**：虎屎中骨燒灰，酒服方寸匕，即不飲。千金方

豹別錄中品。

【釋名】**程**列子　**失刺孫**【時珍曰】豹性暴，故曰豹。按許氏說文云：豹之脊長，行則脊隆豸豸然，具司殺之形，故字從豸、從勺。王氏字說云：豹性勺物而取，程度而食，故字從豸、從勺。又名曰程。列子云：青寧生程，程生馬。沈氏筆談云：秦人謂豹為程，至今延州猶然。東胡謂之失刺孫。

【集解】弘景曰：豹至稀有，入用亦鮮，惟尾可貴。【恭曰】陰陽家有豹尾神，車駕鹵簿有豹尾車，名可尊重耳。眞豹尾有何可貴？未審陶據奚說。【頌曰】今河洛唐郢間或有之。然豹有數種，山海經有玄豹，詩有赤豹，尾赤而文黑也。爾雅有白豹，即貘也，毛白而文黑。郭璞注云：貘能食銅鐵，與貘同名。不知入藥果用何類？古今醫方鮮見之。【宗奭曰】豹毛赤黃，其文黑，如錢而中空，比比相次。又有土豹，毛更無紋，色亦不赤，其形亦小。此各有種，非能變形也。聖人假喻耳，恐醫家不知，故書之。【時珍曰】豹，遼東及西南諸山時有之。狀似虎而小，白面團頭，自惜其毛采。其文如錢者，曰金錢豹，宜為裘。如艾葉者，曰艾葉豹，次之。又西域有金線豹，文如金線。海中有水豹。上應箕宿。禽蟲述云：虎生三子，一為豹。則豹有變者，寇氏未知爾。豹畏蛇與鼩鼠，而獅駮渠搜能食之。淮南子云：蝟令虎申，蛇令豹止。物有所制也。廣志云：狐死首丘，豹死首山，不忘本也。豹胎至美，為八珍之一。

肉【氣味】酸，平，無毒。【思邈曰】溫，微毒。正月勿食，傷神損壽。【主治】安五臟，補絕傷，輕身益氣，冬食利人。別錄　壯筋骨，強志氣，耐寒暑，令人猛健。日華　辟鬼魅神邪，宜腎。孫思邈

【發明】【詵曰】豹肉令人志性粗豪，食之便覺，少頃消化乃定，久食亦然。【宗奭曰】此獸猛捷過虎，故能安五臟，補絕傷，輕身，壯筋骨也。

脂【主治】合生髮膏，朝塗暮生。孟詵 亦入面脂。時珍

鼻【主治】狐魅。同狐鼻水煮服。藏器。○時珍曰：按外臺治夢與鬼交及狐貍精魅，載崔氏方中用之。

頭骨【主治】燒灰淋汁，去頭風白屑。孟詵 作枕辟邪。時珍 ○出五行志。

皮 藏器曰：不可藉睡，令人神驚，其毛入人瘡中有毒。時珍曰：按林邑記云：廣西南界有唼臘蟲，食死人尸，不可驅逐，惟以豹皮覆之，則畏而不來。

貘

音陌。亦作貊。○宋圖經

【校正】原附豹下。今分出。

【釋名】時珍曰：按陸佃云：皮爲坐毯卧褥，能消膜外之氣，故字從膜省文。

【集解】頌曰：郭璞云：似熊而頭小腳卑，黑白駁文，毛淺有光澤。能舐食銅鐵及竹骨蛇虺，其骨節強直，中實少髓。或云與爾雅貘同名。唐世多畫貘作屏，白樂天有贊序之。今黔蜀及峨眉山中時有貘，象鼻犀目，牛尾虎足，土人鼎釜多爲所食，頗爲山居之患，亦捕以爲藥。其齒骨極堅，以刀斧椎鍛，鐵皆碎，落火亦不能燒。人得之詐充佛牙佛骨，以誑俚俗。時珍曰：世傳羚羊角能碎金剛石者，即此物，相畏耳。按說文云：貘似熊，黃白色，出蜀中。南中志云：貘大如驢，狀似熊，蒼白色，多力，舐鐵消千斤，其皮溫暖。埤雅云：貘似熊，獅首豺髮，銳鬐卑腳，糞可爲兵切玉，尿能消鐵爲水。又有齧鐵、豻、昆吾兔，皆能食銅鐵，亦貘類也。並附之。

【附錄】**齧鐵** 時珍曰：按神異經云：南方有獸，角足大小，狀如水牛，毛黑如漆，食鐵而飲水，糞可爲兵，其利如鋼，名曰齧鐵。唐史云：吐火羅獻大獸，高七尺，食銅鐵，日行三百里。

豻 禽書云：豻應井星，胡狗也。狀似狐而黑，身長七尺，頭生一角，老則有鱗，能食虎豹蛟龍銅鐵，獵人亦畏之。

狡兔 拾遺記云：狡兔生昆吾山，形如兔，雄黃雌白，食丹石銅鐵。昔吳王武庫兵器皆盡，掘得二兔，一白一黃，腹中腎膽皆鐵，取鑄爲劍，切玉如泥。

皮【主治】寢之，可驅溫癘，辟溼氣邪氣。蘇頌

膏【主治】癰腫，能透肌骨。時珍曰：段成式云：貘膏性利，銅鐵瓦器盛之悉透，惟以骨盛則不漏。

尿【主治】吞銅鐵入腹者，水和服之，即化爲水。

象

宋開寶

【釋名】時珍曰：許慎說文云：象字篆文，象耳牙鼻足之形。王安石字說云：象牙感雷而文生，天象感氣而文生，故天象亦用此字。南越志云：象聞雷聲則牙花暴出，逡巡復沒。古語云：犀因望月紋生角，象爲聞雷花發牙。**伽耶** 出北戶錄

【集解】頌曰：爾雅云：南方之美者，有梁山之犀象焉。今多出交趾、潮、循諸州。彼人捕得，爭食其肉，云肥堪作炙。陳藏器云：象具十二生肖肉，各有分段，惟鼻是其本肉，炙食、糟食更美。又膽不附肝，隨月在諸肉間，如正月即在虎肉也。徐鉉云：象膽隨四時，春在前左足，夏在前右足，秋後左足，冬後右足也。淳化中一象春斃，太宗命取膽不獲，使問鉉，鉉以此對，果得于前左足。世傳荆蠻山中亦有野象。然楚、粵之象皆青，惟西方拂林、大食諸國乃多白象。樊綽雲南記皆言其事。時珍曰：象出交廣、雲南及西域諸國。野象多至成群。番人皆畜以服重，酋長則飾而乘之。有灰白二色，形體擁腫，面目醜陋。大者身長丈餘，高稱之，大六尺許。肉倍數牛，目纔若豕。四足如柱，無指而有爪甲。行則先移左

足臥則以臂著地。其頭不能俯，其頸不能回，其耳下嚲。其鼻大如臂，下垂至地。鼻端甚深，可以開合。中有小肉爪，能拾鍼芥。食物飲水皆以鼻卷入口，一身之力皆在於鼻，故傷之則死耳。後有穴，薄如鼓皮，刺之亦死。口內有食齒，兩吻出兩牙夾鼻，雄者長六七尺，雌者纔尺餘耳。交牝則在水中，以胸相貼，與諸獸不同。許慎云：三年一乳。古訓云：五歲始產，六十年骨方足。其性能久識。嗜芻、豆、甘蔗與酒，而畏煙火、獅子、巴蛇。南人殺野象，多設機穽以陷之，或埋象鞋於路，以貫其足。捕生象則以雌象爲媒而誘獲之，飼而狎之，久則漸解人言。使象奴牧之，制之以鉤，左右前後罔不如命也。其皮可作甲鞔鼓，溼時切條，可貫器物。【甄權曰】西域重象牙，用飾牀座。中國貴之以爲笏。象每蛻牙，自埋藏之，崑崙諸國人以木牙潛易取焉。【日華曰】象蹄底似犀，可作帶。

牙

眞臘風土記云：象牙，殺取者上也，自死者次之，蛻于山中多年者下矣。或謂一歲一換牙者，非也。

【氣味】甘，寒，無毒。【主治】諸鐵及雜物入肉，刮牙屑和水敷之，立出。治癇病，刮齒屑，炒黃研末飲服。開寶　諸物刺咽中，磨水服之亦出。舊梳屑尤佳。蘇頌　主風癇驚悸，一切邪魅精物，熱疾骨蒸及諸瘡，並宜生屑入藥。時珍

【發明】時珍曰：世人知然犀可見水怪，而不知沉象可驅水怪。按周禮壺涿氏掌水蟲，欲殺其神者，以梓木貫象齒而沉之，則其神死而淵爲陵。註云：梓木，山楡也。以象齒作十字，貫于木而沉之，則龍罔象之類死也。又按陶貞白云：凡夏月合藥，宜置象牙于傍。合丹竈，以象牙夾竈，得雷聲乃能發光。觀此，則象之辟邪，又不止于驅怪而已，宜乎其能治心肝驚癇、迷惑邪魅之疾也。而昔人罕解用之，何哉。

【附方】舊二，新四。

小便不通：脹急者。象牙生煎服之。救急

小便過多：象牙燒灰，飲服之。總錄

痘疹不收：象牙屑，銅銚炒黃紅色，爲末。每服七八分，或一錢，白水下。王氏痘疹方

諸獸骨鯁：象牙磨水吞之。永類方

骨刺入肉：象牙刮末，以水煮白梅肉調塗，自軟。簡要濟衆

鐵箭入肉：象牙刮末，水和敷之，即出也。

肉

【氣味】甘，淡，平，無毒。【主治】燒灰，和油塗禿瘡。多食，令人體重。開寶　生煮汁服，治小便不通。燒灰飲服，治小便多。日華

【發明】時珍曰：按呂氏春秋云：肉之美者，旄象之約。又爾雅翼云：象肉肥脆，少類豬肉，味淡而含滑。則其通小便者，亦淡滲滑竅之義。燒之則從火化，故又能縮小便也。

膽

【修治】【斅曰】凡使勿用雜膽。其象膽乾了，上有青竹文斑光膩，其味微帶甘。入藥勿便和衆藥，須先擣成粉，乃和衆藥。

【氣味】苦，寒，微毒。【主治】明目治疳。日華　治瘡腫，以水化塗之。治口臭，以綿裹少許貼齒根，平旦漱去，數度即瘥。海藥

【發明】時珍曰：象膽明目，能去塵膜也，與熊膽同功。雷斅炮炙論云：象膽揮黏，是矣。

【附方】新一。

內障目翳：如偃月，或如棗花。用象膽半兩，鯉魚膽七枚，熊膽一分，牛膽半兩，麝香一分，石決明末一兩，米糊爲丸綠豆大。每茶下十丸，日二。總錄

睛

【主治】目疾，和人乳滴目中。藏器

皮【主治】下疳。燒灰和油敷之。又治金瘡不合。時珍

【發明】時珍曰：象肉臃腫，人以斧刃刺之，半日即合。故近時治金瘡不合者，用其皮灰。

骨【主治】解毒。時珍 胸前小横骨：燒灰酒服，令人能浮。開寶

【附方】新一 象骨散：治脾胃虚弱，水穀不消，噫氣吞酸，吐食霍亂，泄瀉膿血，臍腹疼痛，裏急頻併，不思飲食諸證。用象骨四兩炒，肉豆蔻炮、枳殼炒各一兩，訶子肉炮、甘草各二兩，乾薑半兩炮，爲末。每服三錢，水一盞半，煎至八分，和滓熱服，食前日三次。宣明方

犀 本經中品

【釋名】兕 時珍曰：犀字，篆文象形。其牸名兕，亦曰沙犀。爾雅翼云：兕與牸字音相近，猶羖之爲牯也。大抵犀、兕是一物，古人多言兕，後人多言犀，北音多言兕，南音多言犀，爲不同耳。詳下文。梵書謂犀曰朅伽。

【集解】別錄曰：犀出永昌山谷及益州。永昌，即今滇南也。弘景曰：今出武陵、交州、甯州諸遠山。犀有二角，以額上者爲勝。又有通天犀，角上有一白縷，直上至端，夜露不濡，入藥至神驗。或云此是水犀角，出水中。漢書所謂駭雞犀者，置米飼雞，皆驚駭不敢啄；置屋上，鳥雀不敢集。又有牸犀，角甚長，文理似犀，不堪入藥。恭曰：牸是雌犀，文理膩細，斑白分明，俗謂之斑犀。服用爲上，入藥不如雄犀。藏器曰：犀無水陸二種，但以精粗言之。通天者腦上之角，經千歲，長且鋭，白星徹端，能出氣通天，則能通神、破水、駭雞，故曰通天。抱朴子言此犀刻爲魚，銜之入水，水開三尺，是也。頌曰：犀角今以南海者爲上，黔、蜀者次之。犀似水牛，豬首，大腹，卑脚，脚似象，有三蹄，黑色。舌上有刺，好食棘刺。皮上每一孔生三毛，如豕。有一角、二角、三角者。爾雅云：兕似牛，犀似豕。郭璞注云：兕一角，色青，重千斤。犀似水牛，三角：一在頂上，一在額上，一在鼻上。鼻上者食角也。又名奴角，小而不橢。亦有一角者。劉恂嶺表錄異曰：犀有二角，一在額上爲兕犀，一在鼻上爲胡帽犀。牯犀亦有二角，皆謂之毛犀。而今人多傳一角之說。此數種角俱有粟文，觀紋之粗細爲貴賤。貴者有通天花文。犀有此角者，必自惡其影，常飲濁水，不欲照見也。絕品者有百物之形。或云犀之通天者乃其病，理不可知也。有倒插者，一半已下通；有正插者，一半已上通；有腰鼓插者，中斷不通。其類極多，故波斯呼象牙爲白暗，犀角爲黑暗，言難識也。犀中最大者墮羅犀，一株重七八斤，云是牯犀額角。其花多作撒豆斑，色深者堪作帶胯，斑散色淺者可作器皿耳。或云兕乃犀之雌者，亦似水牛而青色，皮堅厚可以爲鎧，未知的否。唐醫吳士皐言：海人取犀，先於山路多植朽木，如豬羊棧。其犀前脚直，常依木而息，爛木忽然折倒，仆久不能起，因格殺之。又云：犀每歲一退角，必自埋于山中，海人潛作木角易之，再三不離其處。若直取之，則後藏于別處，不可尋矣。李珣曰：通天犀乃胎時見天上物過，形於角上，故曰通天。但于月下以水盆映之則知。按五溪記云：山犀食竹木，其小便則竟日不盡。夷獠以弓矢采之，名曰黔犀。又異物志云：山東海水中有牛，樂聞絲竹。彼人動樂，則牛出聽，因而采之。有鼻角、頂角，以鼻角爲上。本草止知山犀，未見水犀。宗奭曰：川犀、南犀紋細，烏犀有紋顯露，黄犀紋絕少，皆不及西番者紋高，兩脚顯也。物像黄外黑者爲正透，物像黑外黄者爲倒透。蓋以烏色爲正，以形像肖物爲貴。既曰通犀，必須文頭顯著，黄黑分明，有兩脚潤滑者爲第一。時珍曰：犀出西番、南番、滇南、交州諸處。有山犀、水犀、兕犀三種，又有毛犀似之。山犀居山林，人多得之；水犀出入水中，最爲難得。並有二角，鼻角長而額角短。水犀皮有珠甲，而山犀無之。兕犀即犀之牸者，亦曰沙犀，止有一角在頂，文理細膩，斑白分明，

不可入藥。蓋牯角文大而粰角文細也。洪武初，九眞曾貢之，謂之獨角犀，是矣。陳藏器謂犀無水陸，郭璞謂犀有三角，蘇頌謂毛犀爲牯犀，皆出訛傳。今並正之。毛犀即旄牛也，見本條。犀角紋如魚子形，謂之粟紋。紋中有眼，謂之粟眼。黑中有黃花者爲正透，黃中有黑花者爲倒透，花中復有花者爲重透，並名通犀，乃上品也。花如椒豆斑者次之。烏犀純黑無花者爲下品。其通天夜視有光者，名夜明犀，故能通神開水，飛禽走獸見之皆驚。又山海經有白犀，白色。開元遺事有辟寒犀，其色如金，交趾所貢，冬月暖氣襲人。白孔六帖有辟暑犀，唐文宗得之，夏月能清暑氣。嶺表錄異有辟塵犀，爲簪梳帶胯，塵不近身。杜陽編有蠲忿犀，云爲帶，令人蠲去忿怒。此皆希世之珍，故附及之。

犀角　番名低密。

【**修治**】弘景曰：入藥惟雄犀生者爲佳。若犀片及見成器物，皆被蒸煮，不堪用。頌曰：凡犀入藥有黑白二種，以黑者爲勝，角尖又勝。生犀不獨未經水火者，蓋犀有捕得殺取者爲上，蛻角者次之。宗奭曰：鹿取茸，犀取尖，其精銳之力盡在是也。以西番生犀磨服爲佳，入湯散則屑之。斅曰：凡使勿用奴犀、粰犀、病水犀、攣子犀、無潤犀。惟取烏黑肌皺、折裂光潤者。銼屑，入臼杵，細研萬匝乃用。李珣曰：凡犀角鋸成，當以薄紙裹于懷中蒸燥，乘熱搗之，應手如粉。故歸田錄云：翡翠屑金，人氣粉犀。

【**氣味**】**苦、酸、鹹，寒，無毒。**別錄曰：微寒。李珣曰：大寒，無毒。甄權曰：牯犀角甘辛，有小毒。張元素曰：苦酸寒，陽中之陰也。入陽明經。○之才曰：松脂爲之使，惡雷丸、雚菌。時珍曰：升麻爲之使，惡烏頭、烏喙。斅曰：忌鹽，及妊婦勿服，能消胎氣。

【**主治**】**百毒蠱疰，邪鬼瘴氣，殺鈎吻、鴆羽、蛇毒，除邪，不迷惑魘寐。久服輕身。**本經　**傷寒溫疫，頭痛寒熱，諸毒氣。令人駿健。**別錄　**辟中惡毒氣，鎮心神，解大熱，散風毒，治發背癰疽瘡腫，化膿作水，療時疾，熱如火，煩毒入心，狂言妄語。**藥性　**治心煩，止驚，鎮肝明目，安五臟，補虛勞，退熱消痰，解山瘴溪毒。**日華　**主風毒攻心，毷氉熱悶，赤痢，小兒麩豆，風熱驚癇。**海藥　**燒灰水服，治卒中惡心痛，飲食中毒，藥毒熱毒，筋骨中風，心風煩悶，中風失音，皆瘥。以水磨服，治小兒驚熱。山犀、水犀，功用相同。**孟詵　**磨汁，治吐血、衄血、下血，及傷寒畜血，發狂譫語，發黃發斑，痘瘡稠密，內熱黑陷，或不結痂，瀉肝涼心，清胃解毒。**時珍

【**發明**】時珍曰：犀角，犀之精靈所聚，足陽明藥也。胃爲水穀之海，飲食藥物必先受之，故犀角能解一切諸毒。五臟六腑皆稟氣于胃，風邪熱毒必先干之，故犀角能療諸血及驚狂斑痘之證。抱朴子云：犀食百草之毒及眾木之棘，所以能解毒。凡蠱毒之鄉，有飲食，以此角攪之，有毒則生白沫，無毒則否。以之煮毒藥，則無復毒勢也。北戶錄云：凡中毒箭，以犀角刺瘡中，立愈。由犀食百毒棘刺也。昔溫嶠過武昌牛渚磯，中多怪物。嶠然犀角照之，而水族見形。淮南子云：犀角置穴，狐不敢歸。則犀之精靈辟邪不惑，于此益可見矣。

【**附方**】舊六，新七。

吐血不止　以鵞鴨肝用生犀角、生桔梗一兩，爲末。每酒服二錢。總錄。

中忤中惡　鬼氣。其證或暮夜登廁，或出郊外，驀然倒地，厥冷握拳，口鼻出淸血，須臾

不救。似乎尸厥，但腹不鳴，心腹暖爾。勿移動，令人圍繞，燒火打鼓，或燒蘇合香、安息香、麝香之類，候醒乃移動。用犀角五錢，麝香、硃砂各二錢五分，爲末。每水調二錢服，即效。華陀方。**臥忽不寤**若以火照之則殺人，但唾其面，痛嚙其踵及大趾甲際，即活。以犀角爲枕，即令不魘。**小兒驚癇**不知人，嚼舌仰目者。犀角濃磨水服之，立效。爲末亦可。廣利方。**痘瘡稠密**不拘大人小兒。生犀于澀器中，新汲水磨濃汁，冷飲服之。錢氏小兒方。**消毒解熱**生犀角尖，磨濃汁，頻飲之。同上。**服藥過劑**犀角燒末，水服方寸匕。外臺。**中毒煩困**方同上。**食雉中毒**吐下不止。用生犀角末方寸匕，新汲水調服，即瘥。聖惠方。**蠼螋尿瘡**狀如茱萸，中央白膿，惡寒壯熱。磨犀角汁塗之。千金方。**瘭疽毒瘡**喜著十指，狀如代指，根深至肌，能壞筋骨，毒氣入臟殺人。宜燒鐵烙之，或灸百壯，日飲犀角汁取瘥。千金方。**山嵐瘴氣**犀角磨水服之，良。集簡方。**下痢鮮血**犀角、地榆、生地黃各一兩，爲末，煉蜜丸彈子大。每服一丸，水一升，煎五合，去滓溫服。聖惠方。

犛牛毛、俚、來三音。○綱目

【釋名】**毛犀**廣志**貓牛**漢書注**犘牛**音麻**㸲牛**音作**竹牛**昨夢錄**犨牛**音抽。○時珍曰：犛者，髦也。其髦可爲旌旄也。其體多長毛，而身角如犀，故曰毛犀。汲冢周書作犛牛。顏師古作貓牛。爾雅作犘牛。音皆相近也。山海經作㸲牛。西人呼爲竹牛，因角理如竹也。或云竹即㸲音之轉，而犨又竹音之轉也。楊慎丹鉛錄云：毛犀即豕也。狀如犀而角小，善知吉凶。古人呼爲貓豬，交廣人謂之豬神是矣。

【集解】時珍曰：犛牛出西南徼外，居深山中野牛也。狀及毛尾俱同牦牛，牦小而犛大，有重千斤者。其尾名曰犛，亦可爲旌旄纓帽之用。唐宋西徼諸州貢之。中山經云：荊山多犛牛。郭璞註云：牦牛之屬也。其色黑。又昨夢錄云：西夏竹牛重數百斤，角甚長而黃黑相間，製弓極勁。彼人以僞犀角，卒莫能辨。曹昭格古論云：毛犀即犛牛也。角之花斑皆類山犀，而無粟紋。其理似竹，不甚爲奇，故謂毛犀。觀此則犛之角勝于牦，而牦之毛尾勝于犛也。又有野牛與此相類者，並附于左。

【附錄】**犩牛**音危。又名夔牛。如牛而大，肉重數千斤。出蜀山中。**犜牛**廣志云：出日南及潯州大賓縣。色青黃，與蛇同穴。性嗜鹽，人裹手塗鹽取之。其角如玉，可爲器。**海牛**齊地志云：出登州海島中。形似牛，鼉腳鮎毛。其皮甚軟，可供百用。脂可然燈。寰宇志名潛牛。廣志名牨牛。**月支牛**玄中記云：出西胡及大月氏國。今日割取肉，明日其創即復合也。**山牛**狀如牛而角有枝，如鹿茸。

角【氣味】酸、鹹，涼，無毒。【主治】驚癇熱毒，諸血病。時珍。

黃【氣味】苦，平。【主治】驚癇癲狂。

【發明】時珍曰：犛牛亦有黃。彼人以亂牛黃，但堅而不香。云功用亦相近也。其角亦可亂犀，但無粟紋。蘇頌圖經誤以爲牯犀角者是也。亦可用，而功不及犀。昨夢錄、格古論說之詳矣。

牦牛音毛。○綱目

【釋名】**犛牛**音貍。○爾雅**犏牛**音偏。○時珍曰：牦與旄同，或作毛。後漢書云：冉駹夷出牦牛，一名犛牛，重千斤，毛可爲旌。觀此則旄牛之名，蓋取諸此。顏師古云：牦牛即犏牛也。而葉盛水東日記云：毛牛與封牛合則生犏牛，亦類毛牛，偏氣使然，故謂之犏。然則犏又毛之遺種耶。

【集解】時珍曰：牦牛出甘肅臨洮，及西南徼外，野牛也。人多畜養之。狀如水牛，體長多力，能載重。

迅行如飛，性至粗梗。髀、膝、尾、背、胡下皆有黑毛，長尺許。其尾最長，大如斗，亦自愛護，草木鉤之，則止而不動。古人取爲旌旄，今人以爲纓帽。毛雜白色者，以茜染紅色。山海經云：潘侯之山有旄牛，狀如牛而四足節生毛。即此也。其肉味美，故呂氏春秋云：肉之美者，牦象之肉也。

喉靨　**主治**　項下癭氣。時珍

發明　時珍曰：牦牛古方未見用者，近世臞仙壽域方載治癭氣方用其喉靨，亦因類之義也。其方用犏牛喉脆骨二寸許一節，連兩邊扇動脆骨取之，或煮或燒，仰臥頓服。仍取巧舌，即靨子也，嚼爛噙之，食頃乃嚥。病人容貌必瘦減，而癭自內消矣。不過二服即愈，云神妙無比也。

野馬 綱目

集解　時珍曰：按郭璞云：野馬似馬而小，出塞外。今西夏、甘肅及遼東山中亦有之。取其皮爲裘，食其肉，云如家馬肉，但落地不沾沙耳。爾雅云：騊如馬，一角似鹿茸，不角者騏也。山海經云：北海有獸，狀如馬，色青，名曰騊駼。此皆野馬類也。

肉　**氣味**　辛，平，有小毒。**主治**　人病馬癇，筋脈不能自收，周痺，肌肉不仁。思邈　○心鏡：治上證，用肉一斤，豉汁煮熟，入五味、葱白，作腌腊及羹粥頻食之。白煮亦可。

陰莖　**氣味**　酸、鹹，溫，無毒。**主治**　男子陰痿縮，少精。思邈

發明　時珍曰：野馬，孫思邈千金方載有功用，而本草不收，今采補之。

野豬 唐本草

集解　宗奭曰：野豬陝洛間甚多，形如家豬，但腹小脚長，毛色褐，作羣行。獵人惟敢射最後者，若射中前者，則散走傷人。其肉赤色如馬肉，食之勝家豬，牝者肉更美。詵曰：冬月在林中食橡子。其黃在膽中，三歲乃有，亦不常得。時珍曰：野豬處處深山中有之，惟關西者時或有黃。其形似豬而大，牙出口外，如象牙。其肉有至二三百斤者，能與虎鬬。或云能掠松脂、曳沙泥塗身，以禦矢也。最害田稼，亦啖蛇虺。淮南子曰：野彘有艽莦槎櫛，窟虛連比，以象宮室，陰以防雨，景以蔽日，亦其知也。范至能虞衡志云：嶺南一種嬾婦，似山豬而小，善害田禾，惟以機軸紡織之器置田所，則不復近也。

肉　**氣味**　甘，平，無毒。宗奭曰：微動風。詵曰：不發病，減藥力，與家豬不同。但青蹄者不可食，微動風。時珍曰：服巴豆藥者忌之。**主治**　癲癇，補肌膚，益五臟，令人虛肥，不發風虛氣。孟詵　炙食，治腸風瀉血，不過十頓。日華

附方　舊一。久痔下血：野豬肉二斤，著五味炙，空腹食之。作羹亦得。食醫心鏡

脂　臘月鍊過取之。**主治**　鍊淨和酒日三服，令婦人多乳，十日後可供三四兒。素無乳者亦下。孟詵　悅色，除風腫毒，治疥癬。日華

黃　**氣味**　甘，平，無毒。**主治**　金瘡，止血生肉，療癲癇，水研如棗核許服之，日二服效。唐本　研水服，治血痢疰病。藏器　治惡毒風，小兒疳氣，客忤天弔。日華

膽　**主治**　惡熱毒氣。孟詵　鬼疰癲癇，小兒諸疳，水研棗許服，日二。時珍　○出衛生方

齒【主治】燒灰水服，治蛇咬毒。藏器

頭骨【主治】邪瘧。聖惠方中用之

【附方】新一　積年下血。野豬頭一枚，桑西枝一握，附子一枚，同入瓶內煅過為末。每服二錢，粥飲空心服。聖惠方

外腎【主治】連皮燒存性研，米飲服，治崩中帶下，及腸風瀉血，血痢。日華

皮【主治】燒灰，塗鼠瘻惡瘡。時珍○外臺方中用

豪豬 綱目

【釋名】蒿豬唐本　山豬通志　豲貐音原俞　貆豬音丸　鸞豬【時珍曰】說文云：豪，豕鬣如筆管者，能激毫射人故也。郭璞曰：吳楚呼為鸞豬。星禽云：璧水貐，豪豬也。

【集解】【頌曰】豪豬陝洛江東諸山中並有之。髦間有豪如箭，能射人。【時珍曰】豪豬處處深山中有之，多者成羣害稼。狀如豬，而項脊有棘鬣，長近尺許，粗如筯，其狀似笄及帽刺，白本而黑端。怒則激去，如矢射人。羌人以其皮為鞾。郭璞云：貆豬自為牝牡而孕也。張師正倦遊錄云：南海有泡魚，大如斗，身有棘刺，能化為豪豬。巽為魚，坎為豕，豈巽變坎乎。

肉【氣味】甘，大寒，有毒。【頌曰】不可多食，發風，令人虛羸。【主治】多膏，利大腸。蘇頌

肚及屎【氣味】寒，無毒。【主治】水病，熱風，鼓脹。同燒存性，空心溫酒服二錢匕，用一具即消。孟詵　乾燒服之，治黃疸。蘇恭　連屎燒研，酒服，治水腫，腳氣，奔豚。時珍

【發明】【詵曰】此豬多食苦參，故能治熱風水脹，而不療冷脹也。【時珍曰】豪豬本草不載，惟孟氏食療本草蛸條說之。

熊 本經上品

【釋名】【時珍曰】熊者雄也。熊字篆文象形。俗呼熊為豬熊、羆為人熊、馬熊，各因形似以為別也。述異記云：在陸曰熊，在水曰能，即鯀所化者，故熊字從能。續搜神記云：熊居樹孔中，東土人擊樹，呼為子路則起，不呼則不動也。又狒狒亦名人熊，見本條。

【集解】【別錄曰】熊生雍州山谷。十一月取之。【弘景曰】今東西諸山皆有之，自非易得。【頌曰】今雍洛、河東及懷慶、衞山中皆有之。形類大豕，而性輕捷，好攀緣，上高木，見人則顛倒自投于地。冬蟄入穴，春月乃出。其足名蹯，為八珍之一。古人重之，然胹之難熟。熊性惡鹽，食之即死，出淮南子。【時珍曰】熊如大豕而豎目，人足黑色。春夏膘肥時，皮厚筋弩，每升木引氣，或墮地自快，俗呼跌膘，即莊子所謂熊經鳥申也。冬月蟄時不食，饑則舐其掌，故其美在掌，謂之熊蹯。其行山中，雖數千里，必有跧伏之所，在石巖枯木，山中人謂之熊館。劉敬叔異苑云：熊性惡穢物及傷殘，捕者置此物于穴，則合穴自死。或為棘刺所傷，出穴爪之，至骨即斃也。陸佃埤雅云：其膽春近首，夏在腹，秋在左足，冬在右足。熊、羆皆壯毅之物，屬陽，故書以喻不二心之臣，而詩以為男子之祥也。

【附錄】羆　魋音頹【時珍曰】熊、羆、魋，三種一類也。如豕色黑者，熊也；大而色黃白者，羆也；小而色黃赤者，魋也。建平人呼魋為赤熊，陸璣謂羆為黃熊是矣。羆頭長腳高，猛憨多力，能拔樹木，虎亦畏之。遇人則人立而攫之，故俗呼為人熊。關西呼豭熊。羅願爾雅翼云：熊有豬熊，形如豕；有馬熊，形

如馬。卽羆也。或云羆卽熊之雄者。其白如熊白。而理粗味減。功用亦同。

脂【釋名】**熊白**（弘景曰）脂卽熊白。乃背上肪。色白如玉。味甚美。寒月則有。夏月則無。其腹中肪及身中脂。煎錬過。亦可作藥。而不中啖。【修治】（斅曰）凡取得。每一斤入生椒十四個。同錬過。器盛收之。【氣味】**甘。微寒。無毒。**（別錄曰）微温（日華曰）涼其脂燃燈煙。損人眼。令失光明。【主治】**風痺不仁筋急。五臟腹中積聚。寒熱羸瘦。頭瘍白禿。面上䵟皰。久服强志不飢。輕身長年。**本經　**飲食嘔吐。**別錄　**治風。補虛損。殺勞蟲。酒錬服之。**日華　**長髮令黑。悅澤人面。**蘇恭　**治面上䵟䵴及瘡。**藥性

【附方】舊二新一。**令髮長黑**熊脂、蔓荆子末等分和勻。醋調塗之。聖惠方　**髮毛黃色**以熊脂塗髮梳散。入牀底。伏地一食頃。卽出。便盡黑。不過用脂一升效。千金　**白禿頭癬**熊白傅之。

肉【氣味】**甘。平。無毒。**（別錄曰）微温（弘景曰）有痼疾不可食熊肉。令終身不除。（鼎曰）若腹中有積聚寒熱者食之。永不除也。十月勿食之。傷神。【主治】**風痺。筋骨不仁。功與脂同。**孫思邈　**補虛羸。**孟詵

【發明】（時珍曰）按劉河間云。熊肉振羸。兎目明眎。因其氣有餘。以補不足也。

【附方】舊二。**中風痺疾**中風。心肺風熱。手足風痺不隨。筋脈五緩。恍惚煩躁。熊肉一斤切。入豉汁中。和葱、薑、椒、鹽作腌臘。空腹食之。食醫心鏡　**脚氣風痺**五緩筋急。用熊肉半斤。如上法食之。並食醫心鏡

掌【修治】聖惠方云。熊掌難脪。得酒、醋、水三件同煮。熟卽大如皮毬也。【主治】**食之可禦風寒。益氣力。**日華

膽（頌曰）熊膽陰乾用。然多僞者。但取一粟許滴水中。一道若線不散者爲眞。（時珍曰）按錢乙云。熊膽佳者通明。每以米粒點水中。運轉如飛者良。餘膽亦轉。但緩耳。周密齊東埜語云。熊膽善辟塵。試之以淨水一器。塵羃其上。投膽米許。則凝塵豁然而開也。【氣味】**苦。寒。無毒。**（權曰）惡防己、地黃。【主治】**時氣熱盛。變爲黃疸。暑月久痢。疳䘌心痛。疰忤。**蘇恭　**治諸疳、耳鼻瘡、惡瘡。殺蟲。**日華　**小兒驚癇瘈瘲。以竹瀝化兩豆許服之。去心中涎。甚良。**孟詵　**退熱清心。平肝明目去翳。殺蛔、蟯蟲。**時珍

【發明】（時珍曰）熊膽。苦入心。寒勝熱。手少陰、厥陰、足陽明經藥也。故能涼心平肝殺蟲。爲驚癇疰忤、翳障疳痔、蟲牙蚘痛之劑焉。

【附方】舊四新六。**赤目障翳**熊膽丸。每以膽少許化開。入冰片一二片。銅器點之。絕奇。或淚癢。加生薑粉些須。齊東埜語　**初生目閉**由胎中受熱也。以熊膽少許蒸水洗之。一日七八次。如三日不開。服四物加甘草、天花粉。全幼心鑑　**小兒鼻蝕**熊膽半分。湯化抹之。聖惠方　**十年痔瘡**熊膽塗之。神效。一切方不及也。外臺　**腸風痔瘻**熊膽半兩。入片腦少許。研。和豬膽汁塗之。壽域方　**蛔蟲心痛**熊膽一大豆。和水服之。大效。外臺　**小兒驚癇**方見主治。**風蟲牙痛**熊膽三錢。片腦四分。每以豬膽汁調少許搽之。攝生方　**水弩射人**熊膽塗之。更以雄黃同酒磨服。卽愈。斗門方　**諸疳**

羸瘦。熊膽、使君子末等分，研勻，瓷器蒸溶，蒸餅丸麻子大。每米飲下二十丸。保幼大全

腦髓【主治】諸聾。蘇恭 療頭旋，摩頂，去白禿風屑，生髮。日華

血【主治】小兒客忤。蘇恭

骨【主治】作湯，浴歷節風及小兒客忤。孟詵

麢羊 本經中品

【釋名】羚羊 俗 麙羊 音鈐 九尾羊【時珍曰】按王安石字說云：鹿則比類而環角外向以自防。麢則獨棲，懸角木上以遠害，可謂靈也。故字從鹿從靈省文。後人作羚。許慎說文云：麙，山羊也，大而細角。山海經作羬。云狀如羊而馬尾。費信星槎勝覽云：阿丹國羚羊自胸中至尾垂九塊，名九尾羊。

【集解】【別錄曰】羚羊角出石城及華陰山谷。采無時。【弘景曰】今出建平、宜都諸蠻山中及西域。多兩角，一角者為勝。角多節，蹙蹙圓繞。別有山羊角極長，惟一邊有節，節亦疏大，不入藥用。乃爾雅云羱羊者，羌夷以為羚羊，能陟峻坂。【恭曰】羚羊，南山商洛間大有，今出梁州、眞州、洋州亦貢。其角細如人指，長四五寸，而文蹙細。山羊或名野羊，大者如牛，角可為鞍橋。又有山驢，大如鹿，皮可作靴，有兩角，大小如山羊角。俗人亦用之。陶氏所謂一邊有粗文者，是此，非山羊也。【藏器曰】山羊、山驢、羚羊，三種相似，而羚羊有神，夜宿防患，以角掛樹不著地。但角彎中深銳緊小，有掛痕者為眞，如此分別，其疏慢無痕者非也。眞角耳邊聽之集集鳴者良。陶言一角者謬也。【頌曰】今秦隴、龍蜀、金商州山中皆有之。戎人多捕得來貨。其形似羊，青色而大。其角長一二尺，有節如人手指握痕，又最堅勁。郭璞註爾雅云：麢似羊而大，其角細而圓銳，好在山崖間。羱似吳羊，其角大而墮，出西方。本草諸註各異。觀今所市者，與爾雅之羚羊、陶註之山羊、蘇註之山驢，大都相似。今人相承用之，以為羱羊，細角長四五寸者，往往彎中有磨角成痕處，詳諸說，此乃眞羱羊角，而世多不用，何也？又閩、廣山中出一種野羊，彼人亦謂之羚羊也。陳氏謂耳邊聽之鳴者良。今牛羊諸角，但殺之者，聽之皆有聲，不獨羚角也。自死角則無聲矣。【宗奭曰】諸角附耳皆集集有聲，不如有掛痕一說為盡之。然有偽作者，宜察焉。【時珍曰】羚羊似羊而青色，毛粗，兩角短小。羱羊似吳羊，兩角長大。山驢，驢之身而羚之角，但稍大而節疏慢耳。陶氏言羚羊有一角者，而陳氏非之。按寰宇志云：安南高石山出羚羊，一角極堅，能碎金剛石，則羚羊有一角者矣。金剛石出西域，狀如紫石英，百鍊不消，物莫能擊，惟羚羊角扣之，則自然冰泮也。又貘骨偽充佛牙，物亦不能破，用此角擊之即碎，皆相畏耳。羚羊皮，西人以作座褥。

【附錄】山驢【恭曰】見上文。【時珍曰】南史云：滑國出野驢，有角。廣志云：驢羊似驢。山海經云：晉陽懸甕之山、女几之山、荊山、綸山，並多閭。郭璞註云：閭即羭也，似驢而歧蹄，馬尾，角如麢羊，一名山驢。俗人亦用其角以代羚羊。又北山經云：太行之山有獸名䮼，狀如麢羊而四角，馬尾，有距，善旋，其鳴自叫。此亦山驢之類也。

羚羊角【修治】【斅曰】凡用有神羊角甚長，有二十四節，內有天生木胎。此角有神力，抵千牛。凡使不可單用，須要不拆元對，繩縛，鐵銼銼細，重重密裹，避風，以旋旋取用，搗篩極細，更研萬匝入藥，免刮人腸。

【氣味】鹹，寒，無毒。【別錄曰】苦，微寒。【甄權曰】甘，溫。能縮銀。

【主治】明目，益氣起陰，去惡血注下，辟蠱毒惡鬼不祥，常不魘寐。本經 除邪氣驚夢，狂越僻謬，療傷寒時氣寒熱，

熱在肌膚，溼風注毒伏在骨間，及食噎不通。久服强筋骨，輕身，起陰益氣，利丈夫。別錄 治中風筋攣，附骨疼痛。作末蜜服，治卒熱悶，及熱毒痢血，疝氣。磨水塗腫毒。孟詵 治一切熱毒風攻注，中惡毒風卒死，昏亂不識人，散產後惡血衝心煩悶，燒末酒服之。治小兒驚癇，治山瘴及噎塞。藥性 治驚悸煩悶，心胸惡氣，瘰癧惡瘡溪毒。藏器 平肝舒筋，定風安魂，散血下氣，辟惡解毒，治子癇痙疾。時珍

【發明】時珍曰：羊，火畜也，而羚羊則屬木，故其角入厥陰肝經甚捷，同氣相求也。肝主木，開竅于目，其發病也，目暗障翳，而羚羊角能平之。肝主風，在合爲筋，其發病也，小兒驚癇，婦人子癇，大人中風搐搦，及筋脉攣急，歷節掣痛，而羚角能舒之。魂者，肝之神也，發病則驚駭不寧，狂越僻謬，魘寐卒死，而羚角能安之。血者，肝之藏也，發病則瘀滯下注，疝痛毒痢，瘡腫瘻癧，產後血氣，而羚角能散之。相火寄于肝膽，在氣爲怒，病則煩懣氣逆，噎塞不通，寒熱，及傷寒伏熱，而羚角能降之。羚之性靈，而筋骨之精在角，故又能辟邪惡而解諸毒，碎佛牙而燒煙走蛇虺也。本經、別錄甚著其功，而近俗罕能發揚，惜哉！

【附方】舊七，新四。

噎塞不通：羚羊角屑爲末，飲服方寸匕，并以角摩噎上。外臺

胸脇痛滿：羚羊角燒末，水服方寸匕。子母秘錄

腹痛熱滿：方同上。

墮胎腹痛：血出不止，羚羊角燒灰三錢，豆淋酒下。普濟

產後煩悶：汗出不識人。千金用羚羊角燒末，東流水服方寸匕。未愈再服。〇又方：加芍藥、枳實等分，炒研末，湯服。

血氣逆煩：羚羊角燒末，水服方寸匕。肘後方

臨產催生：羚羊角一枚，刮尖末，酒服方寸匕。產寶

小兒下痢：羚羊角中骨燒末，飲服方寸匕。秘錄

遍身赤丹：羚羊角燒灰，鷄子清和塗之，神效。外臺

赤癍如瘡：瘙癢，甚則殺人。羚羊角磨水，摩之數百遍爲妙。肘后方

山嵐瘴氣：羚羊角末，水服一錢。集簡方

肉【氣味】甘，平，無毒。【主治】惡瘡。藏器 和五味炒熟，投酒中，經宿飲之，治筋骨急强，中風。北人恒食，南人食之，免蛇蟲傷。孟詵

肺【氣味】同肉。【主治】水腫鼓脹，小便不利。時珍

【發明】時珍曰：羚羊肺，本草不收。千金翼載太醫山璉治韋司業水腫莨菪丸用之，蓋取其引藥入肺，以通小便之上源也。其方用羚羊肺一具，沸湯微煠過，曝乾爲末。莨菪子一升，用三年醋浸一伏時，蒸熟，搗爛，和丸梧子大。每用四十丸，麥門冬湯食後服。候口中乾，妄語爲驗，數日小便大利，即瘥。無羚羊，以青羊肺代之亦可。

膽【氣味】苦，寒，無毒。【主治】面上䵟䵳，如雀卵色，以二升同煮三沸，塗四五次良。時珍

【附方】新一。

面䵟：羚羊膽、牛膽各一枚，醋二升，同煮三沸，頻塗之。外臺

鼻【主治】炙研，治五尸遁尸邪氣。時珍〇外臺方中用之。

山羊 日用

【釋名】野羊（圖經）羱羊（時珍曰：羊之在原野者，故名。）

【集解】弘景曰：山羊即爾雅羱羊，出西夏，似吳羊而大角，角橢者，能陟峻坂，羌夷以爲羚羊，角極長，惟一邊有節，節亦疏大，不入藥用。恭曰：山羊大如牛，或名野羊，善鬬至死，角堪爲鞍橋。頌曰：闔廣山中一種野羊，彼人謂之羚羊，其皮厚硬，不堪炙食，其肉頗肥。吳瑞曰：山羊似羚羊，色青，其角有掛痕者爲羚羊，無者爲山羊。時珍曰：山羊有二種：一種大角盤環，肉至百斤者；一種角細者。說文謂之莧羊，音桓。陸氏云：羱羊狀如驢而羣行，其角甚大，以時墮角，暑天塵露在上，生草戴行，故代都賦云：羱羊養草以盤桓。

肉

【氣味】甘，熱，無毒。頌曰：南方野羊多噉石香薷，故腸藏頗熱，不宜多食之。

【主治】男人食之，肥軟益人，治冷勞山嵐瘧痢，婦人赤白帶下。蘇頌 療筋骨急强，虛勞，益氣，利產婦，不利時疾人。吳瑞

鹿（本經中品）

【校正】本經上品，白膠中品；鹿茸今併爲一條。

【釋名】斑龍（時珍曰：鹿字篆文，象其頭角身足之形。爾雅云：鹿，牡曰麚，音加；牝曰麀，音攸；其子曰麛，音迷；絕有力曰麉，音堅。斑龍名出澹寮方。按乾寧記云：鹿與遊龍相戲，必生異角，則鹿得稱龍，或以此與？梵書謂之密利迦羅。）

【集解】時珍曰：鹿處處山林中有之。馬身羊尾，頭側而長，高脚而行速。牡者有角，夏至則解，大如小馬，黃質白斑，俗稱馬鹿。牝者無角，小而無斑，毛雜黃白色，俗稱麀鹿。孕六月而生子。鹿性淫，一牡常交數牝，謂之聚麀。性喜食龜，能別良草。食則相呼，行則同旅，居則環角外向以防害，臥則口朝尾閭，以通督脈。殷仲堪云：鹿以白色爲正。述異記云：鹿千歲爲蒼，又五百歲爲白，又五百歲爲玄。玄鹿骨亦黑，爲脯食之，可長生也。埤雅云：鹿乃仙獸，自能樂性，六十年必懷璚于角下，斑痕紫色，行則有涎，不復急走。故曰：鹿戴玉而角斑，魚懷珠而鱗紫。沈存中筆談云：北狄有駝鹿，極大而色蒼黃，無斑，角大而有文，堅瑩如玉，茸亦可用。名苑云：鹿之大者曰麈，羣鹿隨之，視其尾爲準。其尾能辟塵，拂氈則不蠹，置茜帛中，歲久紅色不黯也。

鹿茸

【修治】別錄曰：四月、五月解角時取，陰乾，使時燥。恭曰：鹿茸夏收之，陰乾百不收一，且易臭，惟破之火乾大好。斅曰：凡使鹿茸，用黃精自然汁浸兩日夜，漉出切焙搗用，免渴人也。又法：以鹿茸鋸作片，每五兩用羊脂三兩，拌天靈蓋末塗之，慢火炙令內外黃脆，以鹿皮裹之，安室中一宿，則藥魂歸矣。乃慢火焙乾，搗末用。日華曰：只用酥炙炒研。宗奭曰：茸上毛，先以酥薄塗勻，于烈焰中灼之，候毛盡微炙。不以酥，則火焰傷茸矣。時珍曰：澹寮、濟生諸方，有用酥炙、酒炙及酒蒸焙用者，當各隨本方。

【發明】抱朴子曰：南山多鹿，每一雄遊牝百數，至春羸瘦，入夏惟食菖蒲即肥。當角解之時，其茸甚痛。獵人得之，以索繫住取茸，然後斃鹿，鹿之血未散也。宗奭曰：茸最難得不破及不出卻血者，蓋其力盡在血中故也。此以如紫茄者爲上，名茄子茸，取其難得耳。然此太嫩，血氣未具，其實少力。堅者又太老。惟長四五寸，形如分岐馬鞍，茸端如瑪瑙紅玉，破之肌如朽木者最善。人亦將麋角僞爲之，不可不察。按沈存中筆談云：月令冬至麋角解，夏至鹿角解，陰陽相反如此。今人以麋、鹿茸作一種者，疏矣。或刺麋鹿血以代茸，云茸亦血，此大誤矣。麋茸利補陽，鹿茸利補陰，須佐以他藥則有功。凡含血之物，肉差易長，筋次之，骨最難長。故人自胚胎至成人，二十年骨髓方堅。惟麋鹿角自生至

堅無兩月之久大者至二十餘斤計一日夜須生數兩凡骨之生無速于此雖草木易生亦不及之此骨之至強者所以能補骨血堅陽道益精髓也頭者諸陽之會上鍾于茸角豈可與凡血爲比哉【時珍曰】按熊氏禮記疏云鹿是山獸屬陽情淫而遊山夏至得陰氣解角從陽退之象麋是澤獸屬陰情淫而遊澤冬至得陽氣而解角從陰退之象也餘見角下

【氣味】甘溫無毒別錄曰酸微溫甄權曰苦辛麻勃爲之使○【詵曰】鹿茸不可以鼻嗅之中有小白蟲視之不見入人鼻必爲蟲顙藥不及也

【主治】漏下惡血寒熱驚癇益氣強志生齒不老本經 療虛勞洒洒如瘧羸瘦四肢酸疼腰脊痛小便數利洩精溺血破瘀血在腹散石淋癰腫骨中熱疽癢安胎下氣殺鬼精物久服耐老不可近丈夫陰令痿別錄 補男子腰腎虛冷腳膝無力夜夢鬼交精溢自出女人崩中漏血赤白帶下炙末空心酒服方寸匕壯筋骨日華 生精補髓養血益陽強筋健骨治一切虛損耳聾目暗眩運虛痢時珍

【發明】【時珍曰】按澹寮方云昔西蜀市中嘗有一道人貨斑龍丸一名茸珠丹每大醉高歌曰尾閭不禁滄海竭九轉靈丹都謾說惟有斑龍頂上珠能補玉堂關下穴朝野遍傳之其方蓋用鹿茸鹿角膠鹿角霜也又戴原禮證治要訣治頭眩運甚則屋轉眼黑或如物飛或見一爲二用茸珠丹甚效或用鹿茸半兩無灰酒三盞煎一盞入麝香少許溫服亦效云茸生于頭類之相從也

【附方】舊一新八

【斑龍丸】治諸虛用鹿茸酥炙或酒炙亦可鹿角膠炒成珠鹿角霜陽起石煅紅酒淬肉蓯蓉酒浸酸棗仁柏子仁黃芪蜜炙各一兩當歸黑附子炮地黃九蒸九焙各八錢辰砂半錢各爲末酒糊丸梧子大每空心溫酒下五十丸澹寮

【鹿茸酒】治陽事虛痿小便頻數面色無光用嫩鹿茸一兩去毛切片山藥末一兩絹袋裹置酒壜中七日開瓶日飲三盞將茸焙作丸服普濟方

【陰虛腰痛】不能反側鹿茸炙菟絲子各一兩舶茴香半兩爲末以羊腎二對去酒煮爛搗泥和丸梧子大陰乾每服三五十丸溫酒下日三服本事方

【精血耗涸】耳聾口渴腰痛白濁上燥下寒不受峻補者鹿茸酒蒸當歸酒浸各一兩焙爲末烏梅肉煮膏搗丸梧子大每米飲服五十丸濟生方

【腰膝疼痛】傷敗者鹿茸塗酥炙紫爲末每服酒服一錢續千金方

【小便頻數】鹿茸一對酥炙爲末每服二錢溫酒下日三服鄭氏家傳方

【虛痢危困】因血氣衰弱者鹿茸酥炙一兩爲末入麝香五分以燈心煮棗肉和丸梧子大每空心米飲下三五十丸濟生方

【飲酒成泄】骨立不能食但飲酒即泄用嫩鹿茸酥炙肉蓯蓉煨一兩生麝香五分爲末陳白米飯丸梧子大每米飲下五十丸名香茸丸普濟方

【室女白帶】因衝任虛寒者鹿茸酒蒸焙二兩金毛狗脊白蘞各一兩爲末用艾煎醋打糯米糊丸梧子大每溫酒下五十丸日二濟生

角【頌曰】七月采角以鹿年久者其角更好煮以爲膠入藥彌佳【斅曰】鹿角要黃色緊重尖好者此鹿食靈草所以異衆鹿也

【修治】【詵曰】凡用鹿角麋角並截斷剉屑以蜜浸過微火焙令小變色曝乾搗篩爲末或燒飛爲丹服之至妙以角寸截泥裹于器中大火燒一日如玉粉也【時珍曰】按崔行功纂要方鹿角粉法以鹿角寸截炭火燒過搗末水和成團以絹袋三五重盛之再煆再和如此五度以牛乳和再燒過研

用。【氣味】鹹，温，無毒。杜仲爲之使。【主治】惡瘡癰腫，逐邪惡氣，留血在陰中。除少腹血痛，腰脊痛，折傷惡血，益氣。別録　貓鬼中惡，心腹疼痛。蘇恭　水磨汁服，治脱精尿血，夜夢鬼交。醋磨汁塗瘡瘍癰腫熱毒。火炙熱熨小兒重舌，鵝口瘡。日華　蜜炙研末酒服，輕身强骨髓，補陽道絶傷。又治婦人夢與鬼交者，清酒服一撮，即出鬼精。燒灰治婦人胞中餘血不盡欲死，以酒服方寸匕，日三，甚妙。孟詵

【發明】時珍曰：鹿角生用則散熱行血，消腫辟邪；熟用則益腎補虚，强精活血；鍊霜熬膏，則專于滋補矣。

【附方】舊十六，新十九。

服鹿角法　鹿角屑十兩，生附子三兩，去皮臍，爲末。每服二錢，空心温酒下。令人少睡，益氣力，通神明。彭祖方

腎消尿數　鹿角一具，炙搗篩。温酒每服方寸匕，日二。

骨虚勞極　面腫垢黑，脊痛不能久立，血氣衰憊，髮落齒枯，甚則喜唾。用鹿角二兩，牛膝酒浸焙一兩半，爲末，煉蜜丸梧子大。每服五十丸，空心鹽酒下。濟生方

腎虚腰痛　如錐刺，不能動摇。鹿角屑三兩，炒黄研末。空心温酒服方寸匕，日三。肘后方

卒腰脊痛　不能轉側。鹿角五寸，燒赤，投二升酒中，浸一宿飲。梅師

婦人腰痛　鹿角屑炒黄，研。酒服方寸匕，日五六服。楊氏產乳

妊娠腰痛　鹿角尖五寸長，燒赤，投一升酒中，又燒又浸，如此數次，細研。空心酒服方寸匕。產寶

產後腹痛　血不盡者。鹿角燒研，豉汁服方寸匕，日二。子母秘録

妊娠下血　不止。鹿角屑、當歸各半兩，水三盞，煎減半，頓服。不過二服。普濟方

胎死腹中　鹿角屑三寸匕，煮葱豉湯和服，立出。百一方

墮胎血瘀　不下，狂悶寒熱。用鹿角屑一兩，爲末，豉湯服一錢，日三，須臾血下。聖惠方

胞衣不下　鹿角屑三分，爲末，薑湯調下。產乳

產後血運　鹿角一段，燒存性，出火毒，爲末，酒調灌下，即醒。楊拱醫方摘要

婦人白濁　滑數虚冷者。鹿角屑炒黄，爲末，酒服二錢。婦人良方

筋骨疼痛　鹿角燒存性，爲末。酒服一錢，日二。

食後喜嘔　鹿角燒末二兩，人參一兩，爲末，薑湯服方寸匕，日三。肘后方

小兒噦疾　鹿角粉、大豆末等分，相和乳調，塗乳上飲之。古今録驗

小兒瘧疾　鹿角生研爲末，先發時以乳調一字服。千金

小兒滯下　赤白者。用鹿角灰、髮灰等分，水服三錢，日二。千金方

小兒重舌　鹿角末塗舌下，日三。姚和衆方

小兒流涎　脾熱也。鹿角屑末，米飲服一字。普濟方

面上皯皰　鹿角尖磨濃汁，厚塗之，神效。

面上風瘡　鹿角尖磨酒塗之。聖惠方

咽喉骨哽　鹿角爲末，含之嚥津。斗門方

蹉跌損傷　血瘀骨痛。鹿角末，酒服方寸匕，日三。千金方

竹木入肉　不出者。鹿角燒末，水和塗上，立出。久者不過一夕。千金方

蠼螋尿瘡　鹿角燒末，苦酒調服。外臺

五色丹毒　鹿角燒末，猪脂和敷。肘后方

發背初起　鹿角燒灰，醋和塗之。日五六易。千金方

乳發初起　不治殺人。鹿角磨濃汁塗之，并令人嗍去黄水，隨手即散。梅師方

吹嬭焮痛　鹿角屑炒黄，爲末，酒服二錢，仍以梳梳之。唐氏經驗方

下注脚瘡　鹿角燒存性，入輕粉同研，油調塗之。集要

癤毒腫毒　鹿角尖磨濃汁塗之，甚妙。瀕湖方

癰疽有蟲　鹿角燒末，苦酒

和塗，磨汁亦可。**妖魅貓鬼**病人不肯言鬼，以鹿角屑搗末，水服方寸匕，即言實也。錄驗

白膠【一名】**鹿角膠**本經 **粉名鹿角霜**甄權曰：白膠一名黃明膠。○時珍正誤見黃明膠。

【脩治】別錄曰：白膠生雲中，煮鹿角作之。弘景曰：今人少復煮作，惟合角弓用之。其法先以米瀋汁漬七日令軟，煮煎如作阿膠法耳。又一法：剉角令細，入乾牛皮一片，即易消爛。不爾雖百年無一熟也。恭曰：鹿角、麋角但煮濃汁重煎，即爲膠矣，何必使爛。欲求爛亦不難，閣木見耳。詵曰：作膠法：細破寸截，以河水浸七日令軟，方煮之。斅曰：采全角鋸開，並長三寸，以物盛，于急水中浸一百日取出，刀刮去黃皮，拭淨，以醶醋煮七日，旋旋添醋，勿令少歇，戌時不用著火，只從子至戌也。日足角軟如粉，搗爛，每一兩入無灰酒一鎰，煮成膠，陰乾研篩用。時珍曰：今人呼煮爛成粉者爲鹿角霜；取粉熬成膠，或只以濃汁熬成膏者，爲鹿角膠。按胡濙衞生方云：以米泔浸鹿角七日令軟，入急流水中浸七日，去粗皮，以東流水、桑柴火煮七日，旋旋添水，入醋少許，搗成霜用。其汁加無灰酒，熬成膠用。又邵以正濟急方云：用新角三對，寸截，盛于長流水浸三日，刮淨，入楮實子、桑白皮、黃蠟各二兩，鐵鍋中水煮三日夜，不可少停，水少即添湯。日足取出，刮淨曬研爲霜。韓懋醫通云：以新鹿角寸截，囊盛于流水中浸七日，以瓦缶入水，桑柴火煮，每一斤入黃蠟半斤，以壺掩住，水少旋添，其角軟，以竹刀刮淨，搗爲霜用。

【氣味】**甘，平，無毒。**別錄曰：溫。○得火良，畏大黃。

【主治】**傷中勞絕，腰痛羸瘦，補中益氣，婦人血閉無子，止痛安胎。久服輕身延年。**本經 **療吐血下血，崩中不止，四肢作痛，多汗淋露，折跌傷損。**別錄 **男子損臟氣，氣弱勞損，吐血。婦人服之令有子，安胎去冷，治漏下赤白。**藥性 **炙搗酒服，補虛勞，長肌益髓，令人肥健，悅顏色。又治勞嗽，尿精尿血，瘡瘍腫毒。**時珍

【發明】斅曰：凡使鹿角勝于麋角。頌曰：今醫家多用麋茸、麋角，云力緊于鹿也。時珍曰：蘇東坡良方云：鹿陽獸，見陰而角解；麋陰獸，見陽而角解。故補陽以鹿角爲勝，補陰以麋角爲勝。其不同如此，但云鹿勝麋、麋勝鹿，疏矣。按此說與沈存中鹿茸利補陰、麋茸利補陽之說相反。以理與功推之，蘇說爲是。詳見茸下。

【附方】舊七，新一。

異類有情丸韓氏醫通云：此方自製者。凡丈夫中年覺衰，便可服餌。蓋鹿乃純陽，龜、虎屬陰，血氣有情，各從其類，非金石草木比也。其方用鹿角霜治法見上、龜板酒浸七日，酥炙研，各三兩六錢，鹿茸熏乾，酒洗淨，酥塗炙研，虎脛骨長流水浸七日，蜜塗酥炙，各二兩四錢，水火煉蜜，入豶豬脊髓九條，搗丸梧子大。每空心鹽湯下五七九十丸。如厚味善飲者，加豬膽汁一二合，以寓降火之義。

盜汗遺精鹿角霜二兩，生龍骨炒、牡蠣煅各一兩，爲末，酒糊丸梧子大。每鹽湯下四十丸。普濟

虛勞尿精白膠二兩炙，爲末，酒二升和，溫服。外臺

虛損尿血白膠三兩炙，水二升，煮一升四合，分服。外臺

小便不禁上熱下寒者。鹿角霜爲末，酒糊和丸梧桐子大。每服三四十丸，空心溫酒下。普濟

小便頻數鹿角霜、白茯苓等分，爲末，酒糊丸梧子大。每服三十丸，鹽湯下。梁氏總要

男子陽虛甚有補益。方同上。

湯火灼瘡白膠水煎令稠，待冷塗之。斗門方

齒【主治】**鼠瘻留血，心腹痛，不可近丈夫陰。**蘇恭

骨【氣味】甘，微熱，無毒。【主治】安胎下氣，殺鬼精物，久服耐老。可酒浸服之。孟詵 作酒，主內虛，續絕傷，補骨除風。思邈 燒灰水服，治小兒洞注下痢。時珍

【附方】新一。補益虛羸：鹿骨煎：用鹿骨一具，枸杞根二升，各以水一斗，煎汁五升，和勻，共煎五升，日二服。千金

肉【氣味】甘，溫，無毒。詵曰：九月已後，正月已前，堪食。他月不可食，發冷痛。白臆者、豹文者，並不可食。鹿肉脯炙之不動，及見水而動，或曝之不燥者，並殺人。不可同雉肉、菰蒲、鮠魚、蝦食，發惡瘡。禮記云：食鹿去胃。【主治】補中，益氣力，強五臟。生者療中風口僻，割片薄之。別錄 ○華佗云：中風口偏者，以生肉同生椒搗貼，正即除之。補虛羸瘦弱，調血脈。孟詵 養血生容，治產後風虛邪僻。時珍 ○外臺有鹿肉湯。

【發明】思邈曰：壺居士言鹿性多警烈，能別良草，止食葛花、葛葉、鹿蔥、鹿藥、白蒿、水芹、甘草、薺苨、齊頭蒿、山蒼耳，他草不食。處必山岡，故產則歸下澤。饗神用其肉者，以其性烈清淨也。凡藥餌之人，久食鹿肉，服藥必不得力，為其食解毒之草制諸藥也。弘景曰：野獸之中，麞鹿可食，生則不羶腥；又非十二辰屬，八卦無主，且溫補于人，生死無尤，道家許聽為補，過其餘。雖鷄、犬、牛、羊補益，于亡魂有愆責，並不足食。宗奭曰：三禮取鹿脯，亦取此義，且味亦勝他肉。時珍曰：邵氏言鹿之一身皆益人，或煮或蒸或脯，同酒食之良。大抵鹿乃仙獸，純陽多壽之物，能通督脈，又食良草，故其肉角有益無損。陶說亦妄耳。

頭肉【氣味】平。【主治】消渴，夜夢鬼物，煎汁服，作膠彌善。蘇恭 ○宗奭曰：頭可釀酒，須於作漿時，稍益蔥椒。

【附方】新一。老人消渴：鹿頭一箇，去毛煮爛，和五味，空心食，以汁嚥之。鄙事

蹄肉【氣味】平。【主治】諸風，腳膝骨中疼痛，不能踐地。同豉汁、五味煮食。孫思邈

脂【主治】癰腫死肌，溫中，四肢不隨，頭風，通腠理。不可近陰。蘇恭 時珍曰：此乃本經麋脂正文，而蘇氏以註鹿脂，二脂功或同耶。

【附方】新一。面上皯皰：鹿脂塗之，日再。聖惠方

髓 煉淨入藥。【氣味】甘，溫，無毒。【主治】丈夫女子傷中絕脈，筋急痛，欬逆，以酒和服之良。別錄 同蜜煮服，壯陽道，令有子。同地黃汁煎膏服，填骨髓，壯筋骨，治嘔吐。日華 補陰強陽，生精益髓，潤燥澤肌。時珍

【發明】頌曰：髓可作酒，唐方多有其法。時珍曰：鹿髓近方稀用者，刪繁方治肺虛毛悴，酥髓湯用之。御藥院方滋補藥，用其脊髓和酒熬膏丸藥，甚為有理。白飛霞醫通云：取鹿腦及豬骨髓，煉成膏，每一兩，加煉蜜二兩，煉勻，瓷器密收，用和滋補丸藥劑，甚妙。凡腰痛屬腎虛寒者，以和古方摩腰膏，薑汁化一粒擦腎堂，則暖氣透入丹田如火，大補元陽。此法甚佳，人鮮知之。

【附方】新一。鹿髓煎：治肺痿欬嗽，傷中脈絕。用鹿髓、生地黃汁各七合，酥、蜜各一兩，杏仁、桃仁各三兩，去皮炒，酒一升，同搗取汁，先煎杏仁、桃仁、地黃汁減半，入三味，煎如稀餳。每含一匙，嚥

下。日三。聖惠

腦【主治】入面脂。令人悅澤。蘇頌 刺入肉內不出。以腦敷之。燥即易。半日當出。深師

精【主治】補虛羸勞損。時珍

【發明】韓𢘿曰。王師授予鹿峻丸方云。鹿稟純陽。而峻者。天地初分之氣。牝牡相感之精也。醫書稱鹿茸、角、血、髓大有補益。而此峻則入神矣。其法用初生牡鹿三五隻。苑圃馴養。每日以人參煎湯。同一切草藥任其飲食。久之以硫黄細末和入。從少至多。燥則漸減。周而復始。大約三年之內。一旦毛脫筋露。氣盛陽極。卻以牝鹿隔苑誘之。欲交不得。其精洩于外。或令其一交。即設法取其精。瓦器收之。香黏如餳。是爲峻也。用和鹿角霜一味爲丸。空心鹽酒下。大起胎羸虛瘵危疾。凡服滋補丸藥。用此入鍊蜜和劑。絕妙。時珍曰。按老子云。骨弱筋柔而握固。未知牝牡之合而峻作者。精之至也。峻音子催切。赤子陰也。今作鹿精之名。亦未爲穩。

血【主治】陰痿。補虛。止腰痛鼻衄。折傷。狂犬傷。蘇恭 和酒服。治肺痿吐血。及崩中帶下。日華 諸氣痛欲危者。飲之立愈。汪穎 大補虛損。益精血。解痘毒藥毒。時珍

【發明】頌曰。近世有服鹿血酒者。云得于射生者。因采捕入山失道。數日饑渴將委頓。惟獲一生鹿。刺血數升飲之。饑渴頓除。及歸遂覺血氣充盛異人。有効而服之者。刺鹿頭角間血。酒和飲之更佳。時珍曰。近世韓飛霞補益方。有斑龍宴法。孫氏解痘毒有陰陽二血丸。皆古所未知者。而沈存中又以刺血代茸爲非。亦一説也。

【附方】新三。**斑龍宴** 一用馴養牡鹿一二隻。每日以人參一兩煎水與飲。將滓拌土產草料米豆。以時餵之。勿雜他水草。百日之外。露筋可用矣。宴法。夜前減其食。次早將布縛鹿於牀。首低尾昂。令有力者抱定前足。有角者執定角。無角者以木囊頭拘之。使頭不動。用三棱鍼刺其眼之大眥前毛孔。名天池穴。以銀管長三寸許。插向鼻梁坐定。咂其血。飲藥酒數盃。再咂再飲。以醉爲度。鼻中流出者。亦可接和酒飲。飲畢避風。行一升降工夫。爲一宴也。用生肌藥敷鹿穴。養之。月可一度。一鹿可用六七年。不拘男女老少。服之終身無疾而壽。乃仙家服食丹方二十四品之一也。藥酒以八珍散加沈香、木香煮之。

陰陽二血丸 治小兒痘瘡。未出者稀。已出者減。用鹿血、兔血各以青紙盛置灰上。曬乾。乳香、沒藥各一兩。雄黃、黃連各五錢。硃砂、麝香一錢。爲末。煉蜜丸綠豆大。每服十丸。空心酒下。兒小者減之。孫氏集效方

鼻血時作 乾鹿血炒枯。將酒醉薰二三次。仍用酒醉半盃和服之。

腎【氣味】甘平無毒。【主治】補腎氣。別錄 補中。安五臟。壯陽氣。作酒及煮粥食之。日華

【附方】舊一。**腎虛耳聾** 用鹿腎一對。去脂膜切。以豉汁入粳米二合煮粥食。亦可作羹。聖惠方

膽【氣味】苦寒無毒。【主治】消腫散毒。時珍

筋【主治】勞損續絕。蘇恭 塵沙眯目者。嚼爛挼入目中。則黏出。時珍

【附方】舊一。**骨鯁** 鹿筋漬軟。搓索令緊。大如彈丸。持筋端吞至鯁處。徐徐引之。鯁著筋出。

外臺

靨 **主治** 氣癭。以酒漬，炙乾，再浸酒中，含嚥汁，味盡更易，十具乃愈。深師

皮 **主治** 一切漏瘡，燒灰和豬脂納之，日五六易，愈乃止。時珍

糞 **主治** 經日不產，乾溼各三錢，研末，薑湯服，立效。經驗

胎糞 **主治** 解諸毒。時珍曰：按范曄漢書云：冉駹夷出鹿，食藥草，其胎中麑糞可療毒也。

麋 本經下品

釋名 時珍曰：陸佃云：麋喜音聲。班固云：麋性淫迷。則麋之名義取乎此。爾雅云：牡曰麔，音咎。牝曰麎，音辰。其子曰麇，音夭。

集解 別錄曰：麋生南山山谷及淮海邊。十月取之。弘景曰：今海陵間最多，千百爲羣，多牝少牡。時珍曰：麋，鹿屬也。牡者有角。鹿喜山而屬陽，故夏至解角；麋喜澤而屬陰，故冬至解角。麋似鹿而色青黑，大如小牛，肉蹄，目下有二竅爲夜目。故淮南子云：孕女見麋而子四目也。博物志云：南方麋千百爲羣，食澤草，踐處成泥，名曰麋畯，人因耕穫之。其鹿所息處，謂之鹿場也。今獵人多不分別，往往以麋爲鹿。牡者猶可以角退爲辨，牝者通目爲麀鹿矣。

麋脂 一名官脂。本經。○時珍曰：別錄言十月取脂，煉過收用。而周禮冬獻狼，夏獻麋，註云：狼膏聚，麋膏散。聚則溫，散則涼，以順時也。

氣味 辛，溫，無毒。忌桃、李。畏大黃。

主治 癰腫惡瘡死肌，寒熱風寒溼痹，四肢拘攣不收，風頭腫氣，通腠理。本經 柔皮膚，不可近陰，令痿。別錄 治少年氣盛，面生瘡皰，化脂塗之。時珍

正誤 弘景曰：人言麋一牡輒交十餘牝，交畢即死。其脂墮地，經年人得之，名曰遁脂，酒服至良。夫麋性乃爾婬快，不應痿人陰。一方言不可近陰，令陰不痿，此乃有理。恭曰：游牝畢即死者，虛傳也。遍問山澤人，無此說。

肉 **氣味** 甘，溫，無毒。詵曰：多食令人弱房，發腳氣。妊婦食之，令子目病。弘景曰：不可合豬肉、雉肉食，發痼疾。合蝦及生菜、梅、李食，損男子精氣。

主治 益氣補中，治腰腳。孟詵 補五臟不足氣。禹錫

發明 時珍曰：按陸農師云：鹿以陽爲體，其肉食之燠；麋以陰爲體，其肉食之寒。觀此，則別錄麋脂令人陰痿，孟詵云多食肉令人弱房，及角、肉不同功之說，亦此意也。

茸 **修治** 與鹿茸同。

氣味 甘，溫，無毒。

主治 陰虛勞損，一切血病，筋骨腰膝酸痛，滋陰益腎。時珍

麋角 **修治** 斅曰：麋角以頂根上有黃毛若金線，兼旁生小尖，色蒼白者爲上。詵曰：凡用麋角，可五寸截之，中破，炙黃爲末，入藥。時珍曰：麋鹿茸角，今人罕能分別。陳自明以小者爲鹿茸，大者爲麋茸，亦臆見也。不若親視其采取時爲有準也。造麋角膠、麋角霜，並與鹿角膠、鹿角霜同法。又集靈方云：用麋角一雙，水浸七日，刮去皮，錯屑，以銀瓶盛牛乳浸一日，乳耗再加，至不耗乃止，用油紙

密封瓶口，別用大麥鋪鍋中三寸，上安瓶，再以麥四周填滿，入水浸一伏時，水耗旋加，待屑軟如麪，取出焙，研，成霜用。

【氣味】甘，熱，無毒。【主治】風痹，止血，益氣力。別錄

刮屑熬香，酒服，大益人。弘景。○出彭祖傳中　酒服，補虛勞。添精益髓，益血脈，暖腰膝，壯陽悅色，療風氣，偏治丈夫。日華　作粉常服，治丈夫冷氣及風，筋骨疼痛。若卒心痛，一服立瘥。漿水磨泥塗面，令人光華，赤白如玉可愛。孟詵　滋陰養血，功與茸同。時珍

【發明】詵曰：麋角常服大益陽道，不知何因與肉功不同也。煎膠與鹿角膠同功，茸亦勝鹿茸，仙方甚重之。恭曰：麋茸功力勝鹿茸，角煮膠亦勝白膠，詳見鹿茸、鹿角下。日華曰：麋角屬陰，故治腰膝不仁，補一切血病也。時珍曰：鹿之茸角補陽，右腎精氣不足者宜之；麋之茸角補陰，左腎血液不足者宜之。此乃千古之微秘，前人方法雖具，而理未發出，故論者紛紜。又楊氏家藏方治虛損有二至丸，兩角並用，但其藥性過溫，止宜於陽虛寒溼血痹者耳，於左腎無與焉。孫思邈千金方言麋角丸凡一百一十方，惟容成子羨所服者，特出衆方之外。子羨服之羽化，今觀其方，比二至丸似可常服，並集於下。

【附方】新五。

麋角丸　補心神，安臟腑，填骨髓，理腰腳，能久立，聰耳明目，髮白更黑，貌老還少。凡麋角，取當年新角連腦頂者爲上，看角根有斫痕處亦堪用，蛻角根下平者不堪。取角五具，或四具、三具、二具、一具爲一劑。去尖一大寸，即角長七八寸，取勢截斷，量把鎊得，卽于長流水中以竹器盛懸浸十宿，如無長流水處，卽於淨盆中滿著水浸，每夜易換，軟卽將出，削去皺皮，以利鎊鎊取白處，至心卽止。以清粟米泔浸兩宿，初經一宿卽乾，握瀝去舊水，置新絹上曝乾，擇去惡物粗骨皮及鎊不勻者，以無灰美酒於大甆器中浸，經兩宿。其藥及酒俱入淨釜中，初用武火煮一食久，後以文火微煎，如蟹目沸，以柳木篦徐徐攪，不得住手，時時添酒，以成煎爲度。煎時皆須平旦下手，不得經宿。仍看屑如稀膠，卽以牛乳五升，酥一斤，以次漸下後項藥。仍以麋角一條，炙令黃爲末，與諸藥同製之。檳榔、通草、秦艽、肉蓯蓉、人參、菟絲子酒浸兩宿，別擣曬乾、甘草各一兩，右擣爲末，將膠再煎一食頃，似稀稠粥卽止火。少時投諸藥末相和，稠黏堪作丸，卽以新器盛貯。以衆手一時丸如梧子大。如黏手，著少酥塗手。其服餌之法：空腹以酒下之，初服三十丸，日加一丸，加至五十丸爲度，日二服，至一百日內，忌房室。服經一月，腹內諸疾自相驅逐，有微利勿怪。漸後多服，泄氣能食，患氣者加枳實、青木香各一兩。服至二百日，面皺光澤，一年齒落更生，強記，身輕若風，日行數百里。二年令人肥飽少食，七十已上服之，卻成後生，三年腸作筋髓，預見未明，四年常飽不食，自見仙人。三十下服之不輟，顏一定而不變。修合時須在淨室中，勿令陰人、雞、犬、孝子等見，婦人服之尤佳。如飲酒食麪口乾、眼澀、內熱者，卽服三黃丸微利之。如此一度發動已後，方始調暢也。千金

二至丸　補虛損，生精血，去風溼，壯筋骨。用鹿角鎊細，以眞酥一兩，無灰酒一升，慢火炒乾，取四兩；麋角鎊細，以眞酥二兩，米醋一升，煮乾，慢火炒乾，取半兩；蒼耳子酒浸一宿，焙半斤；山藥、白茯苓、黃芪蜜炙各四兩；當歸酒浸，焙五兩；肉蓯蓉酒浸，焙；遠志去心；人參；沉香各二兩；熟附子一兩；通爲末，酒煮糯米糊丸梧子大，每服五十丸，溫酒、鹽湯任下，日二服。楊氏家藏方

麋角丸　治五痿，皮緩毛瘁，血脈枯槁，肌膚薄著，筋骨羸弱，飲食不美，四肢無力，爪枯髮落，眼昏脣燥。用麋角屑一斤，酒浸一宿，大附子生，去皮臍，一兩半，熟地黃四兩，用大麥米一升，以一半藉底，以一半在上，以二布巾隔覆，炊一

日取出藥麥各焙爲末，以浸藥酒添清酒煮麥粉爲糊，和杵三千下，丸如梧子大。每服五十丸，食前用温酒或米湯送下，日三服。○一方只用麋角鎊屑，酥炒黄色五兩，熟附子末半兩，酒糊丸服。

麋角霜丸 補元臓，駐顔色。用麋角一副，水浸七日，刮去皺皮，鎊爲屑，盛在一銀瓶内，以牛乳汁浸一日，常令乳高二寸，如乳耗更添，直候不耗，用油單紙重密封瓶口。別用大麥一斗，安在別瓶内，約厚三寸，上安麋角瓶，更用大麥周圍填實，露瓶口，不住火蒸一伏時。如鍋内水耗，即旋添熱湯。須頻看角屑粉爛如麪，即住火取出，用細篩子漉去乳，焙乾。每屑料八兩，附子炮製去皮、乾山藥各三兩，右爲末，蒸棗肉和丸如梧子大。每服十五丸至二十丸，空心用温鹽酒送下。煉蜜丸亦可。○總錄

麋角丸 彭祖丸：使人丁壯不老，房室不勞損，氣力顔色不衰者，莫過麋角。其法：刮爲末十兩，用生附子一枚合之，雀卵和丸。日服二十丸，温酒下。二十日大效。亦可單熬爲末，酒服，亦令人不老，但性緩不及附子者。彭祖服食經

骨【主治】虚勞至良。煮汁釀酒飲，令人肥白，美顔色。禹錫

皮【主治】作靴韈，除腳氣。孟詵

雙頭鹿 拾遺

【釋名】**茶苜機**（時珍曰：茶苜機，音蔡茂機，番言也。出博物志。舊本訛作茶苴機，又作余義，亦茶苜之訛也。）

【集解】藏器曰：按張華博物志云：茶苜機出永昌郡，是兩頭鹿名也。似鹿兩頭。其胎中屎，以四月取之。范曄後漢書云：雲陽縣有神鹿兩頭，能食毒草。華陽國志云：此鹿出雲陽南郡熊舍山，即余義也。時珍曰：按盛弘之荆州記云：武陵郡雲陽山、點蒼山産兩頭獸，似鹿，前後有頭，一頭食，一頭行，山人時或見之。段成式雜俎云：雙頭鹿矢名耶希。夷人謂鹿爲耶，謂屎爲希。按唐韻屎字又音希，即此義也。

胎中屎【主治】敷惡瘡，蛇虺毒。藏器

麂 宋開寶附

【釋名】**麡**（即古麂字。時珍曰：麂味甘旨，故從旨。又字説云：山中有虎，麂必鳴以告，其聲几几然，故曰麂。大者曰麖。）

【集解】馬志曰：麂生東南山谷。頌曰：今有山林處皆有之，而均、房、湘、漢間尤多，乃麞類也。按爾雅云：麂，大麕，旄尾狗足。謂毛長也。南人往往食其肉，然堅韌不及麞味美。其皮作履舄，勝於諸皮。又有一種類麂而大者名麖，不堪藥用。山海經云：女几之山多麖麂，即此。宗奭曰：麂，麞屬而小於麞。其口兩邊有長牙，好鬬。其皮爲第一，無出其右者，但皮多牙傷痕。其聲如擊破鈸。四方皆有，山深處頗多。時珍曰：麂居大山中，似麞而小，牡者有短角，黧色豹腳，腳矮而力勁，善跳越。其行草莽，但循一徑。皮極細膩，韃靼珍之。或云亦好食蛇。符瑞志有銀麂，白色。今施州山中出一種紅麂，紅色。

肉【氣味】甘，平，無毒。【主治】五痔病。爍熟，以薑醋進之，大有效。藏器

頭骨【氣味】辛，平，無毒。【主治】燒灰飲服，治飛尸。藏器

皮【主治】作韡韈，除溼氣腳痹。時珍

麞 別錄中品

〔釋名〕麢音君。亦作麕。〔時珍曰〕獮人舞采則麞麇注視。麞喜文章。故字從章。陸氏曰。麞性驚慞。故謂之麕。又善聚散。故又名麢。囷。圓倉也。爾雅云。麢牡曰麌。音語。牝曰麜。音栗。其子曰麆。音助。大者曰麃。音庖。古語云。四足之美有麃。是矣。

〔集解〕頌曰。麞。今陂澤淺草中多有之。其類甚多。麢乃總名也。有有牙者。有無牙者。其牙不能噬齧。時珍曰。麞。秋冬居山。春夏居澤。似鹿而小。無角。黃黑色。大者不過二三十斤。雄者有牙出口外。俗稱牙麞。其皮細軟。勝於鹿皮。夏月毛毨而皮厚。冬月毛多而皮薄也。符瑞志有銀麞。白色。云王者刑罰中理則出。運斗樞云。樞星散為麞鹿。

〔正誤〕詵曰。麞中往往得香。如栗子大。不能全香。亦治惡病。〔時珍曰〕麞無香。有香者麝也。俗稱土麞。呼為香麞。是矣。今正之。

肉〔氣味〕甘溫無毒。〔詵曰〕八月至十一月食之。勝羊。十二月至七月食之。動氣。多食令人消渴。若瘦惡者食之。發痼疾。不可合鵠肉食。成癥疾。又不可合梅李蝦食。病人。〔主治〕補益五臟。別錄　益氣力。悅澤人面。思邈　釀酒飲。有祛風之功。甯原

〔發明〕弘景曰。俗云白肉是麞。其膽白。易驚怖也。〔詵曰〕肉同麋肉釀酒良。道家以其肉供養。名為白脯。云不屬十二辰。不是腥膻。無禁忌也。〔時珍曰〕麞膽白。性怯。飲水見影輒奔。道書謂麋鹿無魂也。藏器曰。人心粗豪者。以其心肝曝乾為末。酒服一具。便即小膽。若怯者食之。則轉怯不知所為。

〔附方〕舊一。新一。**通乳**　麞肉煮食。勿令婦知。子母秘錄　**消瘤**　用麞肉或鹿肉。剖如厚脯。炙熱搨之。可四炙四易。出膿便愈。不除。再以新肉用之。外臺秘要

髓腦〔主治〕益氣力。悅澤人面。別錄　治虛風。〔時珍曰〕千金治暗風薯蕷煎。治虛損天門冬煎。並用之。〔頌〕曰。唐方有麞髓並麞骨酒。並補下。

骨〔氣味〕甘微溫無毒。〔主治〕虛損洩精。別錄　益精髓。悅顏色。日華　○〔時珍曰〕千金治產後虛損。有麞骨湯。煮汁煎藥。

麝　本經上品

〔釋名〕射父　爾雅　香麞　〔時珍曰〕麝之香氣遠射。故謂之麝。或云麝父之香來射。故名。亦通。其形似麞。故俗呼香麞。梵書謂麝香曰莫訶婆伽。

〔集解〕別錄曰。麝生中臺山谷及益州雍州山中。春分取香。生者益良。〔弘景曰〕麝形似麞而小。黑色。常食柏葉。又噉蛇。其香正在陰莖前皮內。別有膜袋裹之。五月得香。往往有蛇皮骨。今人以蛇蛻皮裹香。云彌香。是相使也。麝夏月食蛇蟲多。至寒則香滿。入春臍內急痛。自以爪剔出。著屎溺中覆之。常在一處不移。曾有遇得。乃至一斗五升者。此香絕勝殺取者。昔人云是精溺凝作。殊不爾也。今出羌夷者多真好。出隨郡義陽晉溪諸蠻中者亞之。出益州者形扁。仍以皮膜裹之。多偽。凡真香一子分作三四子。刮取血膜。雜以餘物。裹以四足膝皮而貨之。貨者又復偽之。彼人言但破看一片。毛共在裏中者為勝。今惟得活者看取。必當全真耳。〔頌曰〕今陝西益州河東諸路山中皆有。而秦州文州諸蠻中尤多。蘄州光州或時亦有。其香絕小。一子纔若彈丸。往往是真。蓋彼人不甚作偽爾。其香有三等。第一生香。名遺香。乃麝自剔出者。然極難得。價同明珠。其香聚處。遠近草木不生。或焦黃也。今人帶香過園林。則瓜果皆不實。是其驗也。其次臍香。乃捕得殺取之。其三心結香。乃麝見大獸捕逐。驚畏失心。狂走墜死。人有得之。破心見血流出脾上。作乾血塊者。不堪入藥。又有一種水麝。其香

更奇臍中皆水瀝一滴於斗水中用灑衣物其香不歇唐天寶中虞人曾一獻之養於囿中每以鍼刺其臍捻以真雄黃則臍復合其香倍于肉麝此說載在酉陽雜俎近不復聞有之或有之而人不識矣慎微曰楊億談苑云商汝山中多麝遺糞常在一處不移人以是獲之其性絕愛其臍爲人逐急即投巖舉爪剔裂其香就縶而死猶拱四足保其臍故李商隱詩云投巖麝自香許渾詩云尋麝采生香時珍曰麝居山麞居澤以此爲別麝出西北者香結實出東南者謂之土麝亦可用而力次之南中靈貓囊其氣如麝人以雜之見本條

麝臍香

【脩治】斅曰凡使麝香用當門子尤妙以子日開之微研用不必苦細也

【氣味】辛溫無毒甄權曰苦辛忌大蒜李廷飛曰麝香不可近鼻有白蟲入腦患癩久帶其香透關令人成異疾

【主治】辟惡氣殺鬼精物去三蟲蠱毒溫瘧驚癇久服除邪不夢寤魘寐本經療諸凶邪鬼氣中惡心腹暴痛脹急痞滿風毒去面䵟目中膚翳婦人產難墮胎通神仙別錄佩服及置枕間辟惡夢及尸疰鬼氣又療蛇毒弘景○抱朴子云入山辟蛇以麝香丸着足爪中有效因麝啖蛇故以厭之也治蛇蠶咬沙蝨溪瘴毒辟蠱氣殺臟腑蟲治瘧疾吐風痰療一切虛損惡病納子宮暖水臟止冷帶下日華熟水研服一粒治小兒驚癇客忤鎮心安神止小便利又能蝕一切癰瘡膿水藥性除百病治一切惡氣及驚怖恍惚孟詵療鼻窒不聞香臭好古通諸竅開經絡透肌骨解酒毒消瓜果食積治中風中氣中惡痰厥積聚癥瘕時珍

【發明】李杲曰麝香入脾治內病凡風病在骨髓者宜用之使風邪得出若在肌肉用之反引風入骨如油入麪之不能出也朱震亨曰五臟之風不可用麝香以瀉衛氣口鼻出血乃陰盛陽虛有升無降當補陽抑陰不可用腦麝輕揚飛竄之劑婦人以血爲主凡血海虛而寒熱盜汗者宜補養之不可用麝香之散琥珀之燥嚴用和曰中風不省者以麝香清油灌之先通其關則後免語蹇癱瘓之證而他藥亦有效也時珍曰嚴氏言風病必先用麝香而丹溪謂風病血病必不可用皆非通論蓋麝香走竄能通諸竅之不利開經絡之壅遏若諸風諸氣諸血諸痛驚癇癥瘕諸病經絡壅閉孔竅不利者安得不用爲引導以開之通之耶非不可用也但不可過耳濟生方治食瓜果成積作脹者用之治飲酒成消渴者用之云果得麝則壞酒得麝則敗此得用麝之理者也

【附方】舊七新十三

中風不省麝香二錢研末入清油二兩和勻灌之其人自甦也濟生方

中惡客忤項強欲死麝香少許乳汁塗兒口中取效醋調亦可廣利方

小兒驚啼發歇不定真麝香一字清水調服日三廣利

小兒中水單以麝香如大豆三枚乳汁調分三四服

破傷風水毒腫痛不可忍麝香末一字納瘡中出盡膿水便效普濟方

中惡霍亂麝香一錢醋半盞調服聖惠方

小兒邪瘧以麝香研墨書去邪辟魔四字於額上經驗

諸果成積傷脾作脹氣急用麝香一錢生桂末一兩飯和丸綠豆大大人十五丸小兒七丸白湯下蓋果得麝則落木得桂即枯故也濟生

消渴

飲水因飲酒或食果實過度，雖能食而口渴，飲水數尿。以麝香當門子，酒和作十餘丸，枳椇子煎湯送下。蓋麝香敗酒壞果，枳椇亦敗酒也。濟生

偏正頭痛久不除者，晴明時將髮分開，用麝香五分，皂角末一錢，薄紙裹置患處，以布包炒鹽于上熨之，冷則易。如此數次，永不再發。簡便單方

五種蠱毒麝香、雄黃等分為末，以生羊肝如指大，以刀割開，裹藥吞之。衛生

口內肉毬有根如線，五寸餘，如釵股，吐出乃能食物，捻之則痛徹心者。麝香一錢，研水服之，日三，自消。夏子益奇疾方

催生易產續千金方○麝香一錢，水研服，立下。○濟生勝金散：治人弱難產。麝香一錢，鹽豉一兩，以舊青布裹之，燒紅為末，以秤錘淬酒服二錢，即下。郭稽中云：婦人產難及橫逆生者，乃兒枕破而敗血裹子，服勝金散逐其敗血，自生也。

死胎不下麝香當門子一枚，桂心末二錢，溫酒服，即下。本事方

痔瘡腫毒麝香當門子、印城鹽等分，塗之，不過三次。外臺

鼠咬成瘡麝香封之，妙。經驗

蠶咬成瘡蜜調麝香傅之。廣利方

山嵐瘴氣水服麝香三分解之。集簡方

蟲牙作痛香油抹筋頭，蘸麝香末，綿裹炙熱咬之，換二三次，其蟲即死，斷根甚妙。醫方摘要

肉【氣味】甘溫無毒。詵曰：蠻人常食之，似麞肉而腥氣。云食之不畏蛇毒也。【主】治腹中癥病。時珍

【附方】新一

小兒癥病麝肉二兩，切焙，蜀椒三百枚，炒，擣末，以雞子白和丸小豆大。每服二三丸，湯下，以知為度。范汪方

靈貓拾遺

【釋名】靈貍作蛉者非　香貍雜俎　神貍離騷註　類時珍曰：自為牝牡，又有香氣，可謂靈而神矣。

【集解】藏器曰：靈貓生南海山谷，狀如貍，自為牝牡。其陰如麝，功亦相似。按異物志云：靈貍一體，自為陰陽。刳其水道連囊，以酒灑陰乾，其氣如麝。若雜入麝香中，罕能分別，用之亦如麝焉。頌曰：香貍出南方，人以作膾生，如北地狐生法，其氣甚香，微有麝氣。時珍曰：按段成式言，香貍有四外腎，則自能牝牡者，或由此也。劉郁西域記云：黑契丹出香貍，文似土豹，其肉可食，糞溺皆香如麝氣。楊慎丹鉛錄云：予在大理府見香貍如貍，其文如金錢豹。此即楚辭所謂乘赤豹兮載文貍，王逸註為神貍者也。南山經所謂亶爰之山有獸焉，狀如貍而有髦，其名曰類，自為牝牡，食者不妬。列子亦云：亶爰之獸，自孕而生，曰類。疑即此物也。又星禽真形圖，心月狐有牝牡兩體，其神貍乎。珍按：劉、楊二說與異物志所說相合，則類即靈貍無疑矣。類、貍字音亦相近也。

肉【氣味】甘溫無毒。

陰【氣味】辛溫無毒。【主治】中惡氣，飛尸，蠱疰，心腹卒痛，狂邪鬼神，瘧疫氣，夢寐邪魘，鎮心安神。藏器

貓蜀本草

【釋名】家貍時珍曰：貓，苗、茅二音，其名自呼。陸佃云：鼠害苗而貓捕之，故字從苗。禮記所謂迎貓，為其食田鼠也，亦通。格古論云：一名烏圓。或謂蒙貴即貓，非矣。

【集解】時珍曰：貓，捕鼠小獸也，處處畜之。有黃、黑、白、駁數色，貍身而虎面，柔毛而利齒。以尾長腰短，目如金銀，及上齶多棱者為良。或云：其睛可定時，子午卯酉如一線，寅申巳亥如滿月，辰戌丑未如棗核也。其鼻端常冷，惟夏至一日則煖。性畏寒而不畏暑。能畫地卜食，隨月旬上下齧鼠首尾，皆

與虎同陰類之相符如此。其孕也兩月而生，一乳數子，恒有自食之者。俗傳牝貓無牡，但以竹箒掃背數次則孕。或用斗覆貓於竈前，以刷箒頭擊斗，祝竈神而求之，亦孕。此與以雞子祝竈而抱雛者相同，俱理之不可推者也。貓有病，以烏藥水灌之，甚良。世傳薄荷醉貓，死貓引竹，物類相感然耳。

肉

【氣味】甘酸，溫，無毒。【主治】勞疰，鼠瘻蠱毒。

【發明】時珍曰：本草以貓、貍爲一類註解。然貍肉入食，貓肉不佳，亦不入食品，故用之者稀。胡濙易簡方云：凡預防蠱毒，自少食貓肉，則蠱不能害。此亦隋書所謂貓鬼野道之蠱乎。肘后治鼠瘻核腫，或已潰出膿血者，取貓肉如常作羹，空心食之。云不傳之法也。昔人皆以癧子爲鼠涎毒所致，此乃淮南子所謂貍頭治癙及鼠嚙人瘡，又云狐目貍腦，鼠去其穴，皆取其相制之義耳。

頭骨

【氣味】甘，溫，無毒。【主治】鬼疰蠱毒，心腹痛，殺蟲，治疳及痘瘡變黑，瘰癧癙瘻惡瘡。時珍

【發明】時珍曰：古方多用貍，今人多用貓，雖是二種，性氣相同，故可通用。孫氏治痘瘡倒黶，用人貓豬犬四頭骨，方見人類。

【附方】新九。

心下鼈瘕：用黑貓頭一枚，燒灰，酒服方寸匕，日三。壽域

痰齁發喘：貓頭骨燒灰，酒服三錢，便止。醫學正傳

貓鬼野道病歌哭不自由：臘月死貓頭燒灰，水服一錢匕，日二。千金方

多年瘰癧不愈：用貓頭、蝙蝠各一個，俱撒上黑豆，同燒存性，爲末摻之。乾則油調，內服五香連翹湯，取效。集要方

走馬牙疳：黑貓頭燒灰，酒服方寸匕。壽域方

小兒陰瘡：貓頭骨燒灰，傅之即愈。

鼠咬瘡痛：貓頭燒灰，油調敷之，以瘥爲度。趙氏方

收斂癰疽：貓頭一箇煅研，雞子十箇煮熟去白，以黃煎出油，入白蠟少許，調灰傅之。外以膏護住，神妙。醫方摘要

對口毒瘡：貓頭骨燒存性，研，每服三五錢，酒服。吳球便民食療方

腦紙上陰乾

【主治】瘰癧鼠瘻潰爛，同莽草等分爲末，納孔中。時珍○出千金

眼睛

【主治】瘰癧鼠瘻，燒灰，井華水服方寸匕，日三。出外臺

牙

【主治】小兒痘瘡倒黶欲死，同人牙、豬牙、犬牙燒炭，等分研末，蜜水服一字，即便發起。時珍

【發明】時珍曰：痘瘡歸腎則變黑。凡牙皆腎之標，能入腎發毒也。內有貓牙，又能解毒，而熱證亦可用云。

舌

【主治】瘰癧鼠瘻，生曬研敷。千金

涎

【主治】瘰癧，刺破塗之。時珍

肝

【主治】勞瘵殺蟲，取黑貓肝一具，生曬研末，每朔望五更酒調服之。時珍○出直指

胞衣

【主治】反胃吐食，燒灰入硃砂末少許，壓舌下，甚效。時珍○出楊氏經驗

皮毛

【主治】瘰癧諸瘻，癰疽潰爛。時珍

【附方】新六。

乳癰潰爛：見內者，貓兒腹下毛，坩鍋內煅存性，入輕粉少許，油調封之。

濟生秘覽。瘰癧鼠瘻以石菖蒲生研，盦之。微破，以貓兒皮連毛燒灰，用香油調傅。內服白斂末，酒下。多多爲上。仍以生白斂搗爛，入酒少許傅之。效。證治要訣。鬢邊生癧貓頸上毛、豬頭上毛各一把，鼠屎一粒，燒研，油調傅之。壽域。鬼舐頭瘡貓兒毛燒灰，膏和傅之。千金。鼻擦破傷貓兒頭上毛翦碎，唾黏傅之。衛生易簡。鼠咬成瘡貓毛燒灰，入麝香少許，唾和封之。貓鬚亦可。救急易方。

屎以薑或蒜擦牙鼻，或生葱紝鼻中，卽遺出。【主治】蜒蚰諸蟲入耳，滴入卽出。時珍。○出儒門事親。

屎【脩治】臘月采乾者，泥固燒存性，收用。【主治】痘瘡倒陷不發，瘰癧潰爛，惡瘡蠱疰，蝎螫鼠咬。時珍。○痘黶有無價散，見人類。燒灰水服，治寒熱鬼瘧，發無期度者，極驗。蜀本草。

【附方】舊一，新七。小兒瘧疾烏貓屎一錢，桃仁七枚，同煎服一盞，立瘥。溫居士方。腰腳錐痛支腿者，貓兒屎燒灰，唾津調塗之。永類鈐方。蠱疰腹痛雄貓屎燒灰，水服。外臺。瘰癧潰爛臘貓屎以陰陽瓦合，鹽泥固濟，煅過研末，油調搽之。儒門事親。鬼舐頭禿貓兒屎燒灰，臘豬脂和傅之。千金。鼠咬成瘡貓屎揉之，卽愈。壽域方。蠍螫作痛貓兒屎塗之，三五次，卽瘥。心鏡。齁喘痰嗽貓糞燒灰，砂糖湯服一錢。葉氏摘玄。

貍 別錄中品

【釋名】野貓。時珍曰：按埤雅云：獸之在里者，故從里。穴居薶伏之獸也。爾雅云：貍子曰貄，音曳。其足蹯，其跡厹，音紐，指頭處也。

【集解】弘景曰：貍類甚多。今人用虎貍，無用貓貍者。然貓貍亦好。又有色黃而臭者，肉亦主鼠瘻。頌曰：貍處處有之，其類甚多，以虎斑文者堪用，貓斑者不佳。南方一種香貍，其肉甚香，微有麝香。宗奭曰：貍形類貓，其文有二：一如連錢，一如虎文，皆可入藥。肉味與狐不相遠。江南一種牛尾貍，其尾如牛，人多糟食，未聞入藥。時珍曰：貍有數種：大小如狐，毛雜黃黑有斑，如貓而圓頭大尾者爲貓貍，善竊雞鴨，其氣臭，肉不可食。有斑如貙虎，而尖頭方口者爲虎貍，善食蟲鼠果實，其肉不臭，可食。似虎貍而尾有黑白錢文相間者爲九節貍，皮可供裘領。宋史安陸州貢野貓、花貓，卽此二種也。有文如豹而作麝香氣者爲香貍，卽靈貓也。南方有白面而尾似牛者爲牛尾貍，亦曰玉面貍，專上樹木食百果，冬月極肥，人多糟爲珍品，大能醒酒。張揖廣雅云：玉面貍，人捕畜之，鼠皆帖伏不敢出也。一種似貓貍而絕小，黃斑色，居澤中，食蟲鼠及草根者，名⿰犭卂，音迅。又登州島上有海貍，貍頭而魚尾也。

肉【氣味】甘，平，無毒。詵曰：溫。正月勿食，傷神。時珍曰：內則：食貍去正脊，爲不利人也。○反藜蘆。【主治】諸疰。別錄。治溫鬼毒氣，皮中如鍼刺。時珍。○出太平御覽。作羹臛，治痔及鼠瘻，不過三頓，甚妙。蘇頌。○出外臺。補中益氣，去遊風。孫思邈。

【附方】新二。腸風痔瘻下血，年深日近者，如聖散：用臘月野貍一枚，蟠在鑵內，炒大棗半升，枳殼半斤，甘草四兩，豬牙皁角二兩，同入鑵內，蓋定，瓦上穿一孔，鹽泥固濟，煅令乾，作一地坑，以十字瓦支住鑵子，用炭五秤煅至黑烟盡、青烟出，取起，溼土罨一宿，爲末。每服二錢，鹽湯下。一方以貍作羹，其骨燒灰，酒服。楊氏家藏方。風冷下血脫肛疼痛：野貍一枚，大瓶盛之，泥固

火煅存性，取研，入麝香二錢。每食前米飲服二錢。聖惠方

膏【主治】鼷鼠咬人成瘡，用此摩之，并食貍肉。時珍

肝【主治】鬼瘧。時珍

【附方】新一。鬼瘧經久或發或止。野貓肝一具，瓶盛，熱豬血浸之，封口，懸乾，去血，取肝研末。猢猻頭骨、虎頭骨、狗頭骨各一兩，麝香一分，爲末，醋糊丸芡子大。發時手把一丸，嗅之，仍以緋帛包一丸，繫中指上。聖惠方

陰莖【主治】女人月水不通，男子陰㿗，燒灰，東流水服。別錄

骨頭骨尤良【氣味】甘，溫，無毒。【主治】風疰、尸疰、鬼疰，毒氣在皮中淫濯如鍼刺，著心腹痛，走無常處，及鼠瘻惡瘡。別錄　燒灰酒服，治一切遊風。保昇　炒末，治噎病，不通飲食。藥性　燒灰水服，治食野鳥肉中毒。頭骨炙研，或燒灰，酒服二錢，治尸疰，邪氣腹痛及痔瘻。十服後見驗。孟詵○宗奭曰：炙骨和雄黃、麝香爲丸服，治痔及瘻甚效。殺蟲，治疳㾴瘰癧。時珍

【發明】頌曰：華陀治尸疰有貍骨散，用其頭。時珍曰：貍骨、貓骨性相近，可通用之。衛生寶鑑治諸風心痫神應丹，用貍全身燒過入藥。

【附方】舊一，新一。瘰癧腫痛久不瘥，用貍頭蹄骨，並塗酥炙黃爲散，每日空心米飲下一錢匕。聖惠　瘰癧已潰貍頭燒灰，頻傅之。千金

屎五月收乾【主治】燒灰，水服，主鬼瘧寒熱。孟詵　燒灰，和臘豬脂，傅小兒鬼舐頭瘡。千金

風貍拾遺

【校正】原附貍下，今分出。

【釋名】風母綱目　風生獸同　平猴同　狤𤟹音吉屈○時珍曰：風貍能因風騰越，死則得風復生，而又治風疾，故得風名。狤𤟹言其詰屈也。

【集解】藏器曰：風貍生邕州以南，似兔而短，棲息高樹上，候風而吹至他樹，食果子。其尿如乳，甚難得，人取養之乃可得。時珍曰：今攷十洲記之風生獸，廣州異物志之平猴，嶺南異物志之風母，酉陽雜俎之狤𤟹，虞衡志之風貍，皆一物也。但文有大同小異爾。其獸生嶺南及蜀西徼外山林中。其大如貍，如獺，其狀如猿猴而小，其目赤，其尾短如無，其色青黃而黑，其文如豹。或云一身無毛，惟自鼻至尾一道有青毛，廣寸許，長三四分。其尿如乳汁。其性食蜘蛛，亦啖薰陸香。晝則踡伏不動如蝟，夜則因風騰躍，甚捷，越巖過樹，如鳥飛空中。人網得之，見人則如羞而叩頭乞憐之態。人撾擊之，倏然死矣。以口向風，須臾復活。惟碎其骨，破其腦乃死。一云刀斫不入，火焚不焦，打之如皮囊，雖鐵擊其頭破，得風復起。惟石菖蒲塞其鼻即死也。一云此獸常持一杖，指飛走悉不能去，見人則棄之。人獲得擊打至極，乃指示人。人取以指物，令所欲如意也。二說見十洲記及嶺南志，未審然否。

腦【主治】酒浸服，愈風疾。時珍○出嶺南志　和菊花服至十斤，可長生。十洲記

尿【主治】諸風。藏器　大風疾。虞衡志○本草綱目獸部五十一卷上終

本草綱目獸部第五十一卷下

獸之二

狐別錄下品

【釋名】時珍曰：埤雅云：狐，孤也。狐性疑，疑則不可以合類，故其字從孤。或云狐知虛實，以虛擊實，實卽孤也，故從孤。亦通。

【集解】弘景曰：江東無狐，狐出北方及益州。形似狸而黃，善爲魅。恭曰：形似小黃狗，鼻尖尾大，全不似狸。恭曰：今江南時有之，汴洛尤多。性多疑審聽，故捕者多用罝。時珍曰：南北皆有，北方最多。有黃、黑、白三種，白色者尤稀。尾有白錢文者佳。日伏穴，夜出竊食。聲如嬰兒，氣極臊烈。毛皮可爲裘腋。毛純白，謂之狐白。許慎云：妖獸，鬼所乘也。有三德：其色中和，小前大後，死則首丘。或云狐知上伏，不度阡陌。或云狐善聽冰。或云狐有媚珠。或云狐至百歲，禮北斗，變爲男婦，以惑人。又能擊尾以出火。或云狐魅畏狗。千年老狐，以千年枯木燃照，則見眞形。或云犀角置穴，狐不敢歸。山海經云：青丘之山有狐，九尾，能食人，食之不蠱。鼎曰：狐媚，見人或叉手有禮，或祗揖無度，或靜處獨語，或裸形見人。

肉【氣味】甘，溫，無毒。詵曰：有小毒。禮記云：食狐去首，爲害人也。【主治】同腸。作臛食，治瘡疥久不瘥。蘇恭。煮炙食，補虛損，及五臟邪氣，患蠱毒寒熱者，宜多食之。孟詵。作膾生食，暖中去風，補虛勞。蘇頌。

【附方】舊一。狐肉羹：治驚病恍惚，語言錯謬，歌笑無度，及五臟積冷，蠱毒寒熱諸病。用狐肉一斤及五臟治淨，入豉汁煮熟，入五味作羹，或作粥食。京中以羊骨汁、鯽魚代豉汁亦妙。心鏡。

五臟及腸肚【氣味】苦，微寒，有毒。【主治】蠱毒寒熱，小兒驚癇。別錄。補虛勞，隨臟而補。治惡瘡疥，生食治狐魅。日華。作羹臛，治大人見鬼。孟詵。○肝：燒灰，治風癇及破傷風口緊搐強。時珍。○古方治諸風驚癇有狐肝散，及衛生寶鑑神應散、普濟方治破傷中風金烏散中並用之。

【附方】新四。勞瘧瘴瘧：野狐肝一具，陰乾，重五日五更初，北斗下受氣，爲末，粳米作丸綠豆大。每以一丸，緋帛裹，繫手中指，男左女右。聖惠。鬼瘧寒熱：野狐肝膽一具，新瓶內陰乾，阿魏一分，爲末，醋糊丸芡子大。發時男左女右把一丸嗅之，仍以緋帛包一丸，繫手中指。聖惠。中惡蠱毒：臘月狐腸燒末，水服方寸匕。千金。牛病疫疾：恭曰：狐腸燒灰，水灌之，勝獺也。

膽臘月收之【主治】人卒暴亡，卽取雄狐膽溫水研灌，入喉卽活。移時者無及矣。蘇頌。出續傳信方。辟邪瘧，解酒毒。時珍。○萬畢術云：狐血漬黍，令人不醉。高誘註云：以狐血漬黍米、麥麴，冬陰乾爲丸，飲時以一丸置舌下含之，令人不醉也。

【附方】新一。狐膽丸：治邪瘧發作無時。狐膽一箇，硃砂、砒霜各半兩，阿魏、麝香、黃丹、綠豆粉各一分，爲末，五月五日午時粽子尖和丸梧子大。空心及發前冷醋湯服二丸。忌熱物。聖惠方。

陰莖【氣味】甘，微寒，有毒。思邈曰：有小毒。【主治】女子絕產，陰中癢，小兒陰㿗卵腫。別錄。婦人陰脫。時珍。

附方（新一）小兒陰腫。狐陰莖炙爲末，空心酒服。千金方

頭主治燒之辟邪，同貍頭燒灰，傅瘰癧。時珍。○千金

目主治破傷中風。時珍

發明 時珍曰：狐目治破傷風，方見劉氏保壽堂方。云神效無比。臘月收取狐目陰乾，臨時用二目一副，炭火微燒存性，研末，無灰酒服之。又淮南萬畢術云：狐目貍腦，鼠去其穴。謂塗穴辟鼠也。

鼻主治狐魅病，同豹鼻煮食。時珍

脣主治惡刺入肉，杵爛，入鹽封之。聖惠

口中涎液主治入媚藥。嘉謨曰：取法：小口瓶盛肉，置狐常行處。狐爪不得徘徊于上，涎入瓶中，乃收之也。

四足主治痔漏下血。時珍

附方（新一）痔漏反花，瀉血者。用狐手足一副，陰乾，穿山甲、蝟皮各三兩，黃明膠、白附子、五靈脂、蜀烏頭、川芎藭、乳香各二兩，剉細，入砂鍋內，固濟，候乾，炭火煅紅，爲末。入木香末一兩，以芫荽煎酒調下二錢，日三服，屢效。永類鈐方

尾主治辟邪魅。時珍

皮主治燒灰辟惡。日華。○頭尾燒灰，治牛疫，和水灌之。

雄狐屎恭曰：在竹木及石上，尖頭者是也。主治燒之辟惡。別錄 去瘟疫氣。蘇恭 治肝氣心痛，顏色蒼蒼如死灰，喉如喘息者。以二升燒灰，和薑黃三兩，搗末，空腹酒下方寸匕，日再，甚效。蘇頌。○出崔元亮海上方 療惡刺入肉，燒，臘月豬脂封之。千金

附方（舊一 新一）鬼瘧寒熱：雄狐屎、蝙蝠屎各一分，爲末，醋糊丸芡子大。發時男左女右手把一丸嗅之。一切惡瘻：中有冷瘜肉者，用正月狐糞乾末，食前新汲水下一錢匕，日二服。千金

貉音鶴。○衍義

校正 原係貒下，今分出。

釋名 時珍曰：按字說云：貉與貛同穴各處，故字從各。說文作貈，亦作狢。爾雅：貈子曰貊，音陌。其雌曰貒，音惱。原本以貊作貆者，訛矣。

集解 宗奭曰：貉形如小狐，毛黃褐色。時珍曰：貉生山野間，狀如貍，頭銳鼻尖，斑色。其毛深厚溫滑，可爲裘服。與貛同穴而異處，日伏夜出，捕食蟲物。出則貛隨之。其性好睡，人或蓄之，以竹叩醒，已而復寐，故人好睡者謂之貉睡。俗作渴睡，謬矣。俚人又言其非好睡，乃耳聾也，故見人乃知趨走。考工記云：貉踰汶則死，土氣使然也。王浚川言北曰狐，南曰貉。星禽書言氐土貉是千歲獨狐化成者，並非也。

肉 氣味 甘，溫，無毒。主治 元臟虛勞及女子虛憊。蘇頌

貒音湍。○唐本草

釋名 貛㹠藏器 豬貛 時珍曰：貒，團也。其狀團肥也。爾雅云：貒子曰貗。其足蹯，其跡厹。蹯，足掌也。厹，指頭跡也。

集解 頌曰：貒似犬而矮，尖喙黑足，褐色，與貛、貉三種大抵相類，而頭足小別。郭璞註爾雅云：貒

一名貛。以爲一物。然方書說其形狀差別也。宗奭曰：貒肥矮。毛微灰色。頭連脊毛一道黑。短尾尖嘴而黑。蒸食極美。時珍曰：貒。即今豬貛也。處處山野間有之。穴居。狀似小豬㹠。形體肥而行鈍。其耳聾。見人乃走。短足短尾。尖喙褐毛。能孔地食蟲蟻瓜果。其肉帶土氣。皮毛不如狗貛。蘇頌所註乃狗貛。非貒也。郭璞謂貛即貒。亦誤也。

肉【氣味】甘酸平無毒【主治】水脹久不瘥垂死者。作羹食之。下水大效。蘇恭○聖惠用粳米葱豉作粥食。服丹石動熱。下痢赤白久不瘥。煮肉露一宿。空腹和醬食一頓即瘥。瘦人煮和五味食。長肌肉。孟詵○宗奭曰：野獸中惟貒肉最甘美。益瘦人。治上氣虛乏欬逆勞熱。和五味煮食。吳瑞

膏【主治】蜣蜋蠱毒。胸中哽噎怵怵如蟲行。欬血。以酒和服。或吐或自消也。崔行功

胞【主治】蠱毒。以臘月乾者湯摩如雞子許。空腹服之。唐本草

骨【主治】上氣欬嗽。多研。酒服三合。日二。取瘥。孟詵

貛 食物

【釋名】狗貛 音歡 天狗 時珍曰：貛又作貆。亦狀其肥鈍之貌。蜀人呼爲天狗。

【集解】汪穎曰：狗貛處處山野有之。穴土而居。形如家狗而脚短。食果實。有數種相似。其肉味甚甘美。皮可爲裘。時珍曰：貒。豬貛也。貛。狗貛也。二種相似而畧殊。狗貛似小狗而肥。尖喙矮足。短尾深毛。褐色。皮可爲裘領。亦食蟲蟻瓜果。又遼東女直地面有海貛皮。可供衣裘。亦此類也。

肉【氣味】甘酸平無毒【主治】補中益氣。宜人。汪穎 小兒疳瘦。殺蛕蟲。宜啖之。蘇頌 功與貒同。時珍

木狗 綱目

【集解】時珍曰：按熊太古冀越集云：木狗生廣東左右江山中。形如黑狗。能登木。其皮爲衣褥。能運動血氣。元世祖有足疾。取以爲袴。人遂貴重之。此前所未聞也。珍嘗聞蜀人言：川西有玄豹。大如狗。黑色。尾亦如狗。其皮作裘褥甚暖。冬月遠行。用其皮包肉食。數日猶溫。彼土亦珍貴之。此亦木狗之屬也。故附見于此云。

皮【主治】除脚痹風溼氣。活血脈。暖腰膝。時珍

豺 音儕。唐本草

【釋名】豺狗 時珍曰：按字說云：豺能勝其類。又知祭獸。可謂才矣。故字從才。埤雅云：豺。柴也。俗名體瘦如豺是矣。

【集解】時珍曰：豺處處山中有之。狼屬也。俗名豺狗。其形似狗而頗白。前矮後高而長尾。其體細瘦而健猛。其毛黃褐色而鬃鬡。其牙如錐而噬物。羣行。虎亦畏之。又喜食羊。其聲如犬。人惡之。以爲引魅不祥。其氣臊臭可惡。羅願云：世傳狗爲豺之舅。見狗輒跪。亦相制耳。

肉【氣味】酸熱有毒。詵曰：豺肉食之。損人精神。消人脂肉。令人瘦。

皮【氣味】熱【主治】冷痹軟脚氣。熟之以纏裹病上。即瘥。蘇恭 療諸疳痢。腹中諸瘡。煮汁飲。或燒灰酒服之。

亦可傅䘌齒瘡。孟詵又曰：燒灰和酒灌解槽牛馬，便馴良附人。治小兒夜啼，百法不效，同狼屎中骨燒灰等分，水服少許，即定。時珍。出總錄。

狼 拾遺

【釋名】毛狗 時珍曰：禽書云：狼逐食，能倒立，先卜所向，獸之良者也，故字從良。爾雅云：牡曰獾，牝曰狼，其子曰獥。音叫。

【集解】藏器曰：狼大如狗，蒼色，鳴聲則諸孔皆沸。時珍曰：狼，豺屬也。處處有之，北方尤多，喜食之。南人呼爲毛狗是矣。其居有穴。其形大如犬而銳頭尖喙，白頰駢脅，高前廣後，腳不甚高，能食雞鴨鼠物。其色雜黃黑，亦有蒼灰色者。其聲能大能小，能作兒啼以魅人，野俚尤惡其冬鳴。其腸直，故鳴則後竅皆沸，而糞爲烽煙，直上不斜。其性善顧而食，戾踐藉。老則其胡如袋，所以跋胡疐尾，進退兩患。其象上應奎星。頴曰：狽足前短，能知食所在；狼足後短，負之而行，故曰狼狽。

狼筋 藏器曰：狼筋如織絡袋子，又若筋膠所作，大小如鴨卵。人有犯盜者，熏之即腳攣縮，因之獲賊也。或言是狼胜下筋，又言是蟲所作，未知孰是。時珍曰：按李石續博物志云：唐時有狼巾，一作狼筋，狀如大蝸，兩頭光，帶黃色。有段祐失金帛，集奴婢於庭焚之，一婢瞼瞤，乃竊器者。此即陳氏所謂狼筋也。愚謂其事蓋術者所爲，未必實有是理，而羅氏爾雅翼解爲狼胜中筋，大於雞卵，謬矣。

肉【氣味】鹹，熱，無毒。味勝狐犬。【主治】補益五臟，厚腸胃，塡骨髓，腹有冷積者宜食之。時珍。出飲膳正要。

膏【主治】補中益氣，潤燥澤皺，塗諸惡瘡。時珍。

【發明】時珍曰：臘月煉淨收之。禮記云：小切狼臅膏，與稻米爲酏。謂以狼胸臆中膏和米作粥糜也。古人多食狼肉，以膏煎和飲食。故內則食狼去腸，周禮獸人冬獻狼，取其膏聚也。諸方亦時用狼之膏。牙皮糞，而本草並不著其功用，止有陳藏器述狼筋，疑似一說，可謂缺矣。今通據飲膳正要諸書補之云。

牙【主治】佩之，辟邪惡氣。刮末水服，治猘犬傷。燒灰水服方寸匕，治食牛中毒。時珍。出小品諸方。

喉靨【主治】噎病。日乾爲末，每以半錢入飯內食之，妙。聖惠。

皮【主治】暖人，辟邪惡氣。○嗉下皮，搓作條勒頭，能去風止痛。正要。○淮南子萬畢術云：狼皮當戶，羊不敢出。

尾【主治】繫馬胸前，辟邪氣，令馬不驚。正要。

屎【主治】瘰癧，燒灰油調封之。又治骨哽不下，燒灰水服之。時珍。出外臺、千金方。

屎中骨【主治】小兒夜啼，燒灰水服二黍米大，即定。又能斷酒。千金。

【附方】新一。

破傷風：狼虎穿腸骨四錢，炙黃，桑花、蟬蛻各二錢，爲末。每服一錢，米湯調下。若口乾者不治。經驗方。

兔 別錄中品

〔釋名〕明眎〔時珍曰〕按魏子才六書精要云。兔字篆文象形。一云吐而生子。故曰兔。禮記謂之明眎。言其目不瞬而瞭然也。說文兔子曰娩。音萬。狡兔曰㕙。音俊。曰毚。音讒。梵書謂兔爲舍迦。

〔集解〕頌曰。兔處處有之。爲食品之上味。〔時珍曰〕按事類合璧云。兔大如貍而毛褐。形如鼠而尾短。耳大而銳。上唇缺而無脾。長鬚而前足短。尻有九孔。趺居。趫捷善走。舐雄毫而孕。五月而吐子。其大者爲㕙。音綽。似兔而大。青色。首與兔同。足與鹿同。故字象形。或謂兔無雄。而中秋望月中顧兔以孕者。不經之說也。今雄兔有二卵。古樂府有雄兔腳撲速。雌兔眼迷離。可破其疑矣。主物簿云。孕環之兔。懷於左腋。毛有文采。至百五十年。環轉於腦。能隱形也。王廷相雅述云。兔以潦爲鼈。鼈以旱爲兔。熒惑不明。則雉生兔。

〔肉〕〔氣味〕辛平無毒〔詵曰〕酸冷〔時珍曰〕甘寒。按內則云。食兔去尻。不利人也。風俗通云。食兔髓。多令人面生髓骨。〔弘景曰〕兔肉爲羹。益人。妊娠不可食。令子缺唇。不可合白雞肉及肝心食。令人面黃。合獺肉食。令人病遁尸。與薑橘同食。令人心痛霍亂。又不可同芥食。〔藏器曰〕兔尻有孔。子從口出。故妊婦忌之。非獨爲缺唇也。大抵久食絕人血脈。損元氣陽事。令人痿黃。八月至十月可食。餘月傷人神氣。兔死而眼合者殺人。

〔主治〕補中益氣。別錄 熱氣溼痹。止渴健脾。炙食。壓丹石毒。日華 臘月作醬食。去小兒豌豆瘡。藥性 涼血解熱毒。利大腸。時珍

〔發明〕宗奭曰。兔者明月之精。有白毛者。得金之氣。入藥尤效。凡兔至秋深時可食。金氣全也。至春夏則味變矣。然作醬必用五味。既患豌豆瘡。又食此物。發毒太甚。恐斑爛損人。〔時珍曰〕兔至冬月齕木皮。已得金氣而氣內實。故味美。至春食草麥而金氣衰。故不美也。今俗以飼小兒。云令出痘稀。蓋亦因其性寒而解熱耳。故又能治消渴。壓丹石毒。若痘已出。及虛寒者。宜戒之。劉純治例云。反胃結腸甚者難治。常食兔肉則便自行。又可證其性之寒利矣。

〔附方〕舊一。消渴羸瘦。用兔一隻。去皮爪五臟。以水一斗半煎稠。去滓澄冷。渴即飲之。極重者不過二兔。崔元亮海上方。

〔血〕〔氣味〕鹹寒無毒〔主治〕涼血活血。解胎中熱毒。催生易產。時珍

〔附方〕新六。蟾宮丸 乾坤秘韞。治小兒胎毒。遇風寒即發痘疹。服此可免。雖出亦稀。用兔二隻。臘月八日刺血於漆盤內。以細麪炒熟和丸綠豆大。每服三十丸。綠豆湯下。每一兒食一劑。永安甚效。○楊氏經驗方。加硃砂三錢。酒下。名兔砂丸。兔血丸 小兒服之。終身不出痘瘡。或出亦稀少。臘月八日。取生兔一隻。刺血和蕎麥麪少加雄黃四五分。候乾。丸如綠豆大。初生小兒以乳汁送下二三丸。遍身發出紅點。是其徵驗也。但兒長成。常以兔肉啖之。尤妙。劉氏保壽堂方。催生丹 治產難。臘月兔血以蒸餅染之。紙裹陰乾爲末。每服二錢。乳香湯下。指迷方。心氣痛 瑞竹堂方。用臘兔血和茶末四兩。乳香末二兩。搗丸芡子大。每溫醋化服一丸。○譚埜翁方。臘月八日。取活兔血和麪。丸梧子大。每白湯下二十一丸。

〔腦〕〔主治〕塗凍瘡。別錄 催生滑胎。時珍 同髓治耳聾。蘇恭

〔附方〕舊二新二。催生散 用臘月兔腦髓一箇。攤紙上夾勻。陰乾。剪作符子。于面上書生字一箇。候母痛極時。用釵股夾定。燈上燒灰。煎丁香酒調下。博濟方。催生丹 取臘月兔腦髓一箇。塗紙上吹乾。入通明乳香末二兩。同研令勻。於臘日前夜。安桌子上。露星月下。設茶果齋

戒焚香，望北拜告曰：大道弟子某修合救世上難生婦人藥，願降威靈，佑助此藥，速令生産。禱畢，以紙包藥，露一夜，天未明時，以豬肉搗和丸芡子大，紙袋盛，懸透風處。每服一丸，溫醋湯下。良久未下，更用冷酒下一丸，即産。乃神仙方也。經驗方。

手足皸裂　用兔腦髓生塗之。聖惠

發腦發背　及癰疽熱癤惡瘡。用臘月兔頭搗爛，入瓶內密封，惟久愈佳。每用塗帛上厚封之。熱痛即如水也。頻換取瘥乃止。勝金

骨【主治】熱中消渴，煮汁服。別錄 ○【頌曰】崔元亮海上方治消渴羸瘦，小便不禁。兔骨和大麥苗煮汁服，極效。煮汁服，止霍亂吐利。時珍 ○外臺用之。治鬼疰瘡疥刺風。日華 ○【藏器曰】醋磨塗久疥，妙。

頭骨　臘月收之。【氣味】甘、酸，平，無毒。【主治】頭眩痛，癲疾。別錄　連皮毛燒存性，米飲服方寸匕，治天行嘔吐不止，以瘥爲度。蘇頌 ○出必效方　連毛燒灰酒服，治産難下胎及産後餘血不下。日華 ○陸氏用葱湯下　燒末，傅婦人産後陰脫、癰疽惡瘡。水服治小兒疳痢，煮汁服，治消渴不止。時珍

【附方】舊一，新一。

預解痘毒　十二月取兔頭煎湯浴小兒，涼熱去毒，令出痘稀。飲膳正要

産後腹痛　兔頭炙熱摩之，即定。必效

肝【主治】目暗。別錄　明目補勞，治頭旋眼眩。日華 ○和決明子作丸服，甚明目。切洗生食如羊肝法，治丹石毒發上衝，目暗不見物。孟詵

【發明】時珍曰：按劉守眞云：兔肝明目，因其氣有餘，以補不足也。眼科書云：兔肝能瀉肝熱。蓋兔目瞭而性冷故也。

【附方】新一。

風熱目暗　肝腎氣虛，風熱上攻，目腫暗。用兔肝一具，米三合，和豉汁，如常煮粥食。普濟

皮毛　臘月收之。【主治】燒灰，酒服方寸匕，治産難及胞衣不出，餘血搶心，脹刺欲死者，極驗。蘇恭　煎湯，洗豌豆瘡。藥性　頭皮灰，主鼠瘻及鬼疰毒氣在皮中如鍼刺者。毛灰主灸瘡不瘥。藏器　皮灰治婦人帶下。毛灰治小便不利，餘見敗筆下。時珍

【附方】舊一，新一。

婦人帶下　兔皮燒煙盡，爲末，酒服方寸匕，以瘥爲度。外臺

火燒成瘡　兔腹下白毛貼之，候毛落即瘥。百一方

屎　臘月收之。【釋名】明月砂聖惠　翫月砂集驗　兔蕈炮炙論【主治】目中浮翳，勞瘵五疳，疳瘡痔瘻，殺蟲解毒。時珍

【發明】時珍曰：兔屎能解毒殺蟲，故治目疾疳勞瘡痔方中往往用之。諸家本草並不言及，亦缺漏也。按沈存中良方云：江陰萬融病勞，四體如焚，寒熱煩躁。一夜夢一人腹擁一月，光明使人心骨皆寒。及寤而孫元規使人遺藥，服之遂平。扣之則明月丹也，乃悟所夢。

【附方】舊二，新五。

明月丹　治勞瘵追蟲。用兔屎四十九粒，硇砂如兔屎大四十九粒，爲末

生蜜丸梧子大。月望前以水浸甘草一夜。五更初取汁送下七丸。有蟲下。急鉗入油鍋內煎殺。三日不下再服。蘇沈良方○**五痔下痢**兎屎炒半兩。乾蝦蟇一枚燒灰為末。綿裹如蓮子大。納下部。日三易之。聖惠方**大小便秘**明月砂一匙。安臍中。冷水滴之。令透自通也。聖惠**痔瘡下蟲**不止者。用蟊月砂慢火炒黃為末。每服二錢。入乳香五分。空心溫酒下。日三服。即兎糞也。集驗方**月蝕耳瘡**望夜取兎屎納蝦蟇腹中。同燒末傅之。肘後**痘瘡入目**生瞖。用兎屎日乾為末。每服一錢。茶下即安。普濟方**痘後目瞖**直往山中東西地上。不許回顧。尋兎屎二七粒。以雌雄檳榔各一枚同磨。不落地井水調服。百無一失。其效如神。藺氏經驗方

敗筆唐本草

【集解】時珍曰上古殺青書竹帛。至蒙恬以兎毫作筆。後世復以羊鼠諸毛為之。惟兎毫入藥用。

筆頭灰【氣味】**微寒無毒**【主治】**水服。治小便不通。小便數難淋瀝。陰腫脫肛。中惡。**唐本**酒服二錢。治男子交婚之夕莖萎。**藥性**酒服二錢。治難產。漿飲服二錢。治咽喉痛。不下飲食。**時珍。○出范汪方

【發明】時珍曰筆不用新而用敗者。取其沾濡膠墨也。膠墨能利小便胎產故耳。

【附方】舊二新一**小便不通**數而微腫。用陳久筆頭一枚。燒灰水服。外臺**心痛不止**敗筆頭三個燒灰。無根水服。立效。經驗方**難產催生**勝金方聖妙寸金散用敗筆頭一枚燒灰研。生藕汁一盞調下。立產。若母虛弱及素有冷疾者。溫汁服之。○陸氏治難產

第一方。用兎毫筆頭三箇燒灰。金箔三片。以蠟和丸酒服。

山獺綱目

【集解】時珍曰山獺出廣之宜州嵠峒及南丹州。土人號為插翹。其性淫毒。山中有此物。凡牝獸皆避去。獺無偶則抱木而枯。猺女春時成羣入山。以采物為事。獺聞婦人氣。必躍來抱之。矢骨而入。牢不可脫。因扼殺之。負歸取其陰一枚。直金一兩。若得抱木死者尤奇貴。峒獠甚珍重之。私貨出界者罪至死。然本地亦不常有。方士多以鼠璞猴胎偽之。試之之法。但令婦人摩手極熱。取置掌心以氣呵之。即趯然而動。蓋陰氣所感也。此說出范石湖虞衡志。周草窗齊東野語中。而不載其形狀。亦缺文也。

陰莖【氣味】**甘熱無毒**【主治】**陽虛陰痿。精寒而清者。酒磨少許服之。獠人以為補助要藥。**時珍

骨【主治】**解藥箭毒。研少許敷之。立消。**時珍

水獺別錄下品

【釋名】**水狗**時珍曰王氏字說云。正月十月獺兩祭魚。知報本反始。獸之多賴者。其形似狗。故字從犬從賴。小者曰獱。音賓。曰猵。音編。又桓譚鹽鐵論以獨為猵。羣為獺。如猨之與獨也。

【集解】弘景曰獺多出溪岸邊。有兩種。入藥惟取以魚祭天者。一種獱獺。形大而頭如馬。身似蝙蝠。不入藥用。頌曰江湖多有之。四足俱短。頭與身尾皆褊。毛色若故紫帛。大者身與尾長三尺餘。食魚。居水中。亦休木上。嘗糜置大水甕中。在內旋轉如風。水皆成旋渦。西戎以其皮飾毳服領袖。云垢不著染。如風霾翳目。但就拭之即去也。時珍曰獺狀似青狐而小。毛色青黑。似狗。膚如伏翼。長尾四

足。水居食魚。能知水信爲穴，鄉人以占潦旱，如鵲巢知風也。古有熊食鹽而死，獺飲酒而斃之語，物之性也。今川沔漁舟，往往馴畜，使之捕魚甚捷。亦有白色者。或云猵獺無雌，以猨爲雌，故云猨鳴而獺候。

肉【氣味】甘、鹹，寒，無毒。思邈曰：甘，溫。弘景曰：不可雜兔肉食。【主治】煮汁服，療疫氣溫病，及牛馬時行病。別錄。水氣脹滿，熱毒風。日華。骨蒸熱勞，血脈不行，榮衛虛滿，及女子經絡不通，血熱，大小腸秘。消男子陽氣，不宜多食。蘇頌。

【發明】詵曰：患熱毒風水虛脹者，取水獺一頭，去皮，連五臟及骨頭炙乾爲末，水服方寸匕，日三服，十日瘥。若冷氣虛脹者，服之益甚也。只治熱，不治冷，爲其性寒耳。

【附方】舊一。折傷。水獺一箇，支解，入罐內固濟，待乾煅存性爲末，以黃米煮粥攤患處，摻獺末於粥上，布裹之，立止疼痛。經驗後方。

肝 頌曰：諸畜肝葉皆有定數，惟獺肝一月一葉，十二月十二葉，其間又有退葉，用之須見形乃可驗，不爾多僞也。【氣味】甘，溫，有毒。甄權曰：鹹，微熱，無毒。頌曰：肉及五臟皆寒，惟肝溫也。【主治】鬼疰蠱毒，止久嗽，除魚鯁，並燒灰酒服之。別錄。治上氣咳嗽，虛勞嗽病。藥性。傳尸勞極，虛汗客熱，四肢寒瘧，及產勞。蘇頌。殺蟲。時珍。

【發明】宗奭曰：獺肝治勞，用之有驗。頌曰：張仲景治冷勞有獺肝丸，崔氏治九十種蠱疰、傳尸、骨蒸、伏連、殗殜、諸鬼毒癘疾，有獺肝丸，二方俱妙。詵曰：疰病，一門悉患者，以肝一具，火燒，水服方寸匕，日再服之。葛洪云：尸疰鬼疰，乃五尸之一。又挾諸鬼邪爲害。其病變動，乃有三十六種至九十九種。大略使人寒熱，沉沉默默，不知病之所苦，而無處不惡。積月累年，淹滯至死。死後傳之，乃至滅門。覺有此候，惟以獺肝一具，陰乾爲末，水服方寸匕，日三，以瘥爲度。時珍曰：按朝野僉載云：五月五日午時，急砍一竹，竹節中必有神水，瀝取和獺肝爲丸，治心腹積聚病，甚效也。

【附方】舊二，新一。鬼魅。獺肝末，水服方寸匕，日三。千金翼。腸痔有血。獺肝燒末，水服一錢。肘後方。下血不止。用獺肝一副，煮熟，入五味食之，妙。飲膳正要。

腎【氣味】同肉。【主治】益男子。蘇頌。

膽【氣味】苦，寒，無毒。【主治】眼翳黑花，飛蠅上下，視物不明。入點藥中。蘇頌。

【正誤】宗奭曰：古語云：蟾肪軟玉，獺膽分盃。謂以膽塗竹刀或犀角篦上，畫酒中，即分也。嘗試之不驗，蓋妄傳耳。但塗盃唇，使酒稍高于盞面耳。不可不正之。

【附方】新一。月水不通。獺肝丸：用乾獺膽一枚，乾狗膽、硇砂、川椒炒去汗目各一分，水蛭炒黃十枚，爲末，醋糊丸綠豆大。每服五丸，當歸酒下，日一服。聖惠方。

髓【主治】去瘢痕。時珍。

【發明】時珍曰：按集異記云：吳主鄧夫人爲如意傷頰，血流啼叫。太醫云：得白獺髓，雜玉與琥珀傅之，當滅此痕。遂以百金購得白獺，合膏而瘥。但琥珀太多，猶有赤點如痣。

骨【主治】含之，下魚骨鯁。陶弘景。煮汁服，治嘔噦不止。藥性。

足【主治】手足皴裂。蘇恭 煮汁服。治魚骨鯁。并以爪爬喉下。藏器 爲末酒服。殺勞瘵蟲。時珍

皮毛【主治】煮汁服。治水癊病。亦作褥及履屧著之。藏器 産母帶之易産。張傑

屎【主治】魚臍瘡。研末水和敷之。即膿出痛止。藏器曰：亦主驢馬蟲顙及牛疫疾。研水灌之。 治下痢。燒末。清旦飲服一小盞。三服愈。赤用赤糞。白用白糞。時珍。○出古今錄驗

海獺 拾遺

【集解】藏器曰：海獺生海中。似獺而大如犬。脚下有皮如胼拇。毛著水不濡。人亦食其肉。海中又有海牛、海馬、海驢等。皮毛在陸地。皆候風潮。猶能毛起。說出博物志。時珍曰：大獱小獺。此亦獺也。今人以其皮爲風領。云亞于貂焉。如淳注博物志云：海獱頭如馬。自腰以下似蝙蝠。其毛似獺。大者五六十斤。亦可烹食。

膃肭獸 上烏忽切。下女骨切。○宋開寶附

【釋名】骨豽 說文作貀。與肭同 海狗 時珍曰：唐韻膃肭。肥貌。或作骨貀。訛爲骨訥。皆番言也。

【集解】藏器曰：骨豽獸生西番突厥國。胡人呼爲阿慈勃他你。其狀似狐而大。長尾。臍似麝香。黃赤色。如爛骨。甄權曰：膃肭臍是新羅國海內狗外腎也。連而取之。李珣曰：按臨海志云：出東海水中。狀若鹿形。頭似狗。長尾。每日出即浮在水面。崑崙家以弓矢射之。取其外腎陰乾。百日味甘香美也。【頌曰】今東海旁亦有之。舊說似狐長尾。今滄州所圖乃是魚類。而豕首兩足。其臍紅紫色。上有紫斑點。全不相類。醫家多用之。異魚圖云：試其臍。于臘月衝風處置盂水浸之。不凍者爲眞也。【斅曰】膃肭臍多僞者。海中有獸號曰水烏龍。海人取其腎以充膃肭臍。其物自別。眞者有一對則兩重薄皮裹丸核。其皮上自有肉黃毛。一穴三莖。收之器中。年年溼潤如新。或置睡犬頭上。其犬忽驚跳若狂者爲眞也。【宗奭曰】今出登萊州。其狀非狗非獸。亦非魚也。但前脚似獸而尾即魚。身有短密淡青白毛。毛上有深青黑點。久則亦淡。腹脇下全白色。皮厚韌如牛皮。邊將多取以飾鞍韉。其臍治腹臍積冷。衰脾腎勞極有功。不待別試也。似狐長尾之說。今人多不識之。【時珍曰】按唐書云：骨貀獸出遼西營州及結骨國。一統志云：膃肭臍出女直及三佛齊國。獸似狐。脚高如犬。走如飛。取其腎漬油名膃肭臍。觀此則似狐之說非無也。蓋似狐似鹿者。其毛色兩似狗者。其足形也。似魚者。其尾形也。入藥用外腎而曰臍者。連臍取之也。又異物志：豽獸出朝鮮。似貍。蒼黑色。無前兩足。能捕鼠。郭璞云：晉時召陵扶夷縣獲一獸。似狗豹文。有角兩脚。據此則豽有水陸二種。而藏器所謂似狐長尾者。其此類與。

膃肭臍【一名】海狗腎【修治】斅曰：用酒浸一日。紙裹炙香。剉搗。或於銀器中以酒煎熟合藥。時珍曰：以漢椒、樟腦同收。則不壞。

【氣味】鹹。大熱。無毒。李珣曰：味甘香美。大溫。

【主治】鬼氣尸疰。夢與鬼交。鬼魅狐魅。心腹痛。中惡邪氣。宿血結塊。痃癖羸瘦。藏器 治男子宿癥氣塊。積冷勞氣。腎精衰損。多色成勞。瘦悴。藥性 補中益腎氣。暖腰膝。助陽氣。破癥結。療驚狂癇疾。日華 五勞七傷。陰痿少力。腎虛。背膊勞悶。面黑精冷。最良。

海藥

發明 時珍曰：和劑局方治諸虛損，有膃肭臍丸，今之滋補丸藥中多用之。精不足者補之以味也。大抵與蓯蓉、瑣陽之功相近，亦可同糯米法麴釀酒服。

猾

音滑。○炮炙論

集解 斅曰：海中有獸名曰猾，其髓入油中，油即沾水，水中生火，不可救止，以酒噴之即滅。不可于屋下收，故曰水中生火，非猾髓而莫能。時珍曰：此獸之髓，水中生火，與樟腦相同，其功亦當與樟腦相似也。第今無識之者。

〇獸之三 鼠類一十二種

鼠

別錄下品

校正 舊在蟲魚部，今據爾雅移入獸部。

釋名 𪕬鼠音雖。老鼠綱目 首鼠史記 家鹿 時珍曰：此即人家常鼠也。以其尖喙善穴，故南陽人謂之𪕬鼠。其壽最長，故俗稱老鼠。其性疑而不果，故曰首鼠。嶺南人食而諱之，謂爲家鹿。鼠字篆文象其頭齒腹尾之形。

集解 弘景曰：入藥用牡鼠，即父鼠也。其膽纔死便消，不易得也。時珍曰：鼠形似兔而小，青黑色。有四齒而無牙，長鬚露眼，前爪四，後爪五，尾文如織而無毛，長與身等。五臟俱全，肝有七葉，膽在肝之短葉間，大如黃豆，正白色，貼而不垂。衛生家寶方言：其膽紅色者，何耶？鼠孕一月而生，多者六七子。惠州獠民取初生閉目未有毛者，以蜜養之，用獻親貴，挾而食之，聲猶唧唧，謂之蜜唧。淮南子云：魚食巴豆而死，鼠食巴豆而肥。段成式云：鼠食鹽而身輕，食砒而即死。易云：艮爲鼠。春秋運斗樞云：玉樞星散而爲鼠。抱朴子云：鼠壽三百歲，善憑人而卜，名曰仲，能知一年中吉凶及千里外事。鼠類頗繁，爾雅、說文所載，後世未能悉知；後世所知者，二書復未盡載。可見格物無窮也。

附錄 **鼮鼠** 音廷。郭璞云：其大如拳，其文如豹。漢武帝曾獲得，以問終軍者。**䶂鼠** 音平。許慎云：一名鼤鼠。音含。斑文。**䶉鼶** 音離艾。孫愐云：小鼠也，相銜而行。李時珍云：按秦記及草木子皆載羣鼠數萬相銜而行，以爲鼠妖者，即此也。**鼩鼱** 音劬精。似鼠而小，即今地鼠也。○又爾雅、說文有鼸鼶鼨鼣鼭鼤䶅鼥八鼠，皆無攷證。○音歉斯終吠時文鶴博也。**水鼠** 李時珍云：似鼠而小，食菱芡魚蝦。或云小魚小蟹所化也。**冰鼠** 東方朔云：生北荒積冰下，皮毛甚柔，可爲席，臥之卻寒，食之已熱。**火鼠** 李時珍云：出西域及南海火州。其山有野火，春夏生，秋冬死。鼠產于中，甚大。其毛及草木之皮，皆可織布，污則燒之即潔，名火浣布。**鼵鼠** 音突。郭璞云：鳥鼠同穴，山在今隴西首陽山之西南。其鳥爲鵌，音涂，狀如家雀而黃黑色；其鼠爲鼵，狀如家鼠而色小黃，尾短。鳥居穴外，鼠居穴內。**蹶鼠** 音蹶。爾雅云：西方有比肩獸焉，與邛邛岠虛比，爲嚙甘草，即有難，邛邛岠虛負而走，其名曰蹶。李時珍曰：今契丹及交河北境有跳兔，頭目毛色皆似兔，而爪足似鼠，前足僅寸許，後足近尺，尾亦長，其端有毛，一跳數尺，止即蹶仆，此即蹶鼠也。土人掘食之。郭璞以邛邛岠虛爲獸名，兔前鼠後。張揖註漢書云：邛邛青獸，狀如馬；巨虛似騾而小。本草稱巨虛食菴䕡子而仙，則是物之至駿者也。

牡鼠

氣味 甘，微溫，無毒。日華曰：涼。牝鼠並不入藥。

主治 療踒折，續筋骨，生擣傅之，三日一易。別錄 豬脂煎膏，治打撲折傷、凍瘡、湯火傷。詵曰：臘月以油煎枯，去滓熬膏收用。頌曰：油煎入蠟，傅湯火傷，滅瘢痕，極良。煎油，治小兒驚癇。日華 五月五日同石灰搗收。傳金瘡神效。時珍 煎膏，治諸瘡瘻。臘月燒之，辟惡氣。弘景 ○梅師云：正旦朝所居處埋鼠，辟瘟疫也。

【發明】劉完素曰：鼠善穿而用以治瘡瘻者，因其性而爲用也。

【附方】舊五，新八。**鼠瘻潰爛**　鼠一枚，亂髮一雞子大，以三歲臘豬脂煎，令消盡，以半塗之，以半酒服。姚云：不傳之妙法也。葛氏　**滅諸瘢痕**　大鼠一枚，以臘豬脂四兩，煎至銷盡，濾淨，日塗三五次。先以布拭赤，避風。普濟方　**瘡腫熱痛**　靈鼠膏：用大雄鼠一枚，清油一斤，煎焦，滴水不散，濾再煎，下炒紫黃丹五兩，柳枝不住攪勻，滴水成珠，下黃蠟一兩，熬帶黑色成膏，甆瓶收之，出火毒。每用攤貼，去痛而涼。經驗方　**潰癰不合**　老鼠一枚燒末，傳之。千金方　**蛇骨刺人**　痛甚。用死鼠燒傅。肘后　**破傷風病**　角弓反張，牙噤肢強。用鼠一頭和尾燒灰，以臘豬脂和傅之。梅師　**項強身急**　取活鼠去五臟，乘熱貼之，即瘥也。　**婦人狐瘕**　因月水來，或悲或驚，或逢疾風暴雨被溼，致成狐瘕，精神恍惚，令人月水不通，胸脅腰背痛引陰中，小便難，嗜食欲嘔，如有孕狀。其瘕手足成形者殺人，未成者可治。用新鼠一枚，以新絮裹之，黃泥固住，入地坎中，桑柴燒其上，一日夜取出，去絮，入桂心末六銖，爲末。每酒服方寸匕，不過二服，當自下。外臺素女經　**令子易產**　取鼠燒末，井花水服方寸匕，日三。子母秘錄　**乳汁清少**　死鼠一頭燒末，酒服方寸匕，勿令婦知。同上　**杖瘡腫痛**　未毛鼠同桑椹子入麻油中浸釀，臨時取塗，甚效。西湖志　**湯火傷瘡**　小老鼠泥包燒研，菜油調塗之。○談埜翁方　**小兒傷乳**　腹脹煩悶欲睡。燒鼠二枚爲末，日服二錢，湯下。保幼大全

鼠肉已下並用牡鼠【氣味】甘，熱，無毒。【主治】小兒哺露大腹，炙食之。別錄 小兒疳疾腹大貪食者，黃泥裹，燒熟，去骨，取肉和五味豉汁作羹食之。勿食骨，甚瘦人。孟詵 主骨蒸勞極，四肢勞瘦，殺蟲，及小兒疳瘦，酒熬入藥。蘇頌 炙食，治小兒寒熱諸疳。時珍

【附方】舊三，新一。**水鼓石水**　腹脹身腫者。以肥鼠一枚，取肉煮粥，空心食之。兩三頓即愈。心鏡　**小兒癥瘕**　老鼠肉煮汁作粥食之。姚和衆方　**乳汁不通**　鼠肉作羹食，勿令知之。產書　**箭鏃入肉**　大雄鼠一枚，取肉，薄批焙研。每服二錢，熱酒下。瘡癢則出矣。集要

肝【主治】箭鏃不出，搗塗之。聤耳出汁，每用棗核大，乘熱塞之，能引蟲也。時珍

膽【主治】目暗。弘景 點目，治青盲雀目不見物。滴耳治聾。時珍

【發明】時珍曰：癸水之位在子，氣通于腎，開竅于耳，注精于瞳子。其標爲齒。鼠亦屬子宮癸水，其目夜明，在卦屬艮，其精在膽，故膽能治耳聾、青盲，睛能明目，而骨能生齒，皆腎病也。諸家本草不言鼠膽治聾，而葛洪肘后方甚稱其妙，云能治三十年老聾；若卒聾者，不過三度也。有人側臥瀝膽入耳，盡膽一箇，須臾汁從下耳出，初時益聾，十日乃瘥矣。後世羣方祖此，亦多用之。

【附方】舊一，新三。**耳卒聾閉**　以鼠膽汁二枚，滴之，如雷鳴時即通。本事方　**多年**

老聾 衛生家寶方勝金透關散：用活鼠一枚繫定，熱湯浸死，破喉取膽，真紅色者是也。用川烏頭一箇炮去皮，華陰細辛二錢，膽礬半錢，爲末，以膽和勻，再焙乾研細，入麝香半字，用鵝翎管吹入耳中。口含茶水，日二次，十日見效，永除根本。○聖惠治久聾：臘月取鼠膽二枚，熊膽一分，水和旋取綠豆大滴耳中，日二次。**青盲不見** 雄鼠膽、鯉魚膽各二枚，和勻滴之，立效。聖惠方

鼠印 即外腎也。【主治】**令人媚悅**。時珍【曰】按南宮從岣嶁神書鼠印合歡註云：雄鼠外腎之上，有文似印，兩腎相對，有符篆朱文九遍者尤佳。以十一二月，或五月五日，七月七日，正月朔旦子時，面北向子位，刮取陰乾，如篆刻下，佩於青囊中，男左女右，繫臂上，人見之無不懽悅，所求如心也。

脂【主治】**湯火傷**蘇頌。**耳聾**時珍。

【附方】新一。**耳聾** 鼠脂半合，青鹽一錢，蚯蚓一條，同和化，以綿蘸捻滴耳中，塞之。聖惠方

腦【主治】**鍼棘竹木諸刺，在肉中不出，擣爛厚塗之即出。箭鏑鍼刃在咽喉胸膈諸隱處者，同肝擣塗之。又塗小兒解顱。以綿裹塞耳，治聾**。時珍○出肘后總錄

頭【主治】**瘻瘡，鼻瘡，湯火傷瘡**。時珍

【附方】舊一，新二。**鼻瘡膿血** 正月取鼠頭燒灰，以臘月豬脂調敷之。外臺　**湯火傷灼** 死鼠頭，以臘月豬脂煎令消盡，以傅之，則不作瘢，神效。千金方　**斷酒不飲** 臘鼠頭燒灰，柳花末等分，每睡時酒服一盃。千金

目【主治】**明目，能夜讀書，術家用之**。陶宏景

【發明】見膽下。

【附方】舊一。**目澀好眠** 取一目燒研，和魚膏點入目眥，兼以絳囊盛兩枚佩之。肘后

涎【氣味】**有毒**。墜落食中，食之令人生鼠瘻，或發黃如金。

脊骨【主治】**齒折多年不生者，研末日日揩之，甚效**。藏器

【發明】見膽下。○雷公炮炙論序云：長齒生牙，賴雄鼠之骨末。

【附方】新一。**牙齒疼痛** 老鼠一箇，去皮，以硇砂擦上，三日肉爛化盡，取骨瓦焙爲末，入蟾酥二分，樟腦一錢，每用少許，點牙根上立止。孫氏集効方

四足及尾【主治】**婦人墮胎易出**別錄。**燒服催生**日華。

皮【主治】**燒灰，封癰疽口冷不合者。生剝，貼附骨疽瘡，即追膿出**。時珍

糞 弘景曰：兩頭尖者是牡鼠屎。【氣味】**甘，微寒，無毒**。時珍【曰】有小毒。食中誤食，令人目黃成疸。

【主治】**小兒疳疾大腹。葱豉同煎服，治時行勞復**別錄。○弘景【曰】張仲景及古今名方多用之。**治癇疾明目**日華。**煮服，治傷寒勞復發熱，男子陰易腹痛，通女子月經，下死胎。研末服，治吹嬭乳癰，解馬肝毒，塗鼠瘻瘡。燒存性，傅折傷疔腫諸瘡，貓犬傷**。時珍

【發明】時珍曰：鼠屎入足厥陰經，故所治皆厥陰血分之病，上列諸證是矣。

【附方】舊八，新十五。

傷寒勞復 外臺用雄鼠屎二十枚，豉五合，水二升，煮一升，頓服。○活人書鼠屎豉湯：治勞復發熱。用雄鼠屎二七枚，梔子十四枚，枳殼三枚，爲粗末，水一盞，蔥白二寸，豉三十粒，煎一盞，分三服。

男子陰易 及勞復。豭鼠屎湯：用豭鼠屎兩頭尖者十四枚，韭根一大把，水二盞，煎一盞，溫服。得黏汗爲效，未汗再服。○南陽活人方

大小便秘 雄鼠屎末，傳臍中，立效。普濟

室女經閉 牡鼠屎一兩，炒研，空心溫酒服二錢。千金方

子死腹中 雄鼠屎二七枚，水三升，煮一升，取汁作粥食，胎卽下。

產後陰脫 以溫水洗軟，用雄鼠屎燒煙熏之，卽入。熊氏

婦人吹嬭 鼠屎七粒，紅棗七枚，去核包屎，燒存性，入麝香少許，溫酒調服。集要方

乳癰初起 雄鼠屎十枚，研末，溫酒服，取汗卽散。壽域方

乳癰已成 用新溼鼠屎、黃連、大黃各等分，爲末，以黍米粥清和，塗四邊，卽散。姚僧坦方

鼠瘻潰壞 新鼠屎一百粒，收密器中五六十日，杵碎，卽傳之，效。千金方

疔瘡惡腫 鼠屎、亂髮等分，燒灰，鍼瘡頭納入，大良。普濟方

鬼擊吐血 胸腹刺痛。鼠屎燒末，水服方寸匕。不省者灌之。肘后方

折傷瘀血 傷損筋骨疼痛。鼠屎燒末，豬脂和傅，急裹，不過半日痛止。梅師方

中馬肝毒 雄鼠屎三七枚，和水研，飲之。梅師

馬咬踏瘡 腫痛作熱。鼠屎二七枚，故馬鞘五寸，和燒研末，豬脂調敷之。梅師

狂犬咬傷 鼠屎二升，燒末傳之。梅師方

貓咬成瘡 雄鼠屎燒灰，油和傳之，曾經效驗。壽域

兒齒不生 雄鼠屎兩頭圓者三七枚，一日一枚拭其齒，勿食鹹酸。或入麝香少許，尤妙。小品

小兒白禿 鼠屎瓦煅存性，同輕粉、麻油塗之。百一方

小兒鹽齁 鼠屎燒研，水酒空心服之，一歲一錢。

小兒燕窩 生瘡。鼠屎研末，香油調搽。

毒蛇傷螫 野鼠屎，水調塗之。邵眞人經驗方

壤土 見土部

鼴鼠

音偃。別錄下品

【釋名】田鼠禮記、鼢鼠音憤、隱鼠。時珍曰：田鼠偃行地中，能壅土成坌，故得諸名。

【集解】別錄曰：鼴鼠在土中行。五月取令乾，燔之。弘景曰：此卽鼢鼠也。一名隱鼠。形如鼠而大，無尾，黑色，尖鼻甚強，常穿地中行，討掘卽得。今山林中別有大如水牛者，一名隱鼠。藏器曰：隱處陰穿地中而行，見日月光則死，于深山林木下土中有之。其大如牛者，名同物異耳。頌曰：處處田隴間多有之。月令田鼠化爲鴽者，卽此。其形類鼠而肥，多膏。旱歲爲田害。宗奭曰：鼴腳絕短，僅能行，尾長寸許，目極小，項尤短，最易取，或安竹弓射取，飼鷹。陶引如水牛者釋之，誤矣。時珍曰：許慎言鼢乃伯勞所化。月令季春田鼠化爲鴽，夏小正八月鴽爲鼠，是二物交化，如鷹鳩然也。鴽乃鶉類。隆慶辛未夏秋大水，蘄、黃瀕江之地，鼢鼠遍野，皆櫛魚所化，蘆稼之根，嚙食殆盡，則鼢之化，不獨一種也。

肉

【氣味】鹹，寒，無毒。

【主治】燔之，療癰疽諸瘻蝕惡瘡，陰䘌爛瘡。別錄　久食去風，主瘡疥痔瘻。藏器　治風熱久積，血脈不行，結成癰疽，可消。又小兒食之，殺蛔蟲。蘇頌

膏

【主治】摩諸瘡。藏器

糞

【主治】蛇虺螫傷腫痛，研末，豬脂調塗。時珍

壤土 見土部

隱鼠 拾遺

【釋名】鼹鼠 音偃 偃鼠 綱目 鼠母 同 鼹 古役反

【集解】弘景註鼹鼠曰：諸山林中有獸，大如水牛，形似豬，灰赤色，下腳似象，胸前尾上皆白，有力而鈍，亦名隱鼠。人取食之，肉亦似牛，多以作脯。乃云是鼠王，其精溺一滴落地，輒成一鼠，災年則多出也。藏器曰：此是獸類，非鼠之儔。大如牛而前腳短，皮入鞦轡用。莊子所謂鼹鼠飲河，不過滿腹者。陶言是鼠王，精滴成鼠，遍訪山人，無其說，亦不能土中行，此乃妄說，陶誤信爾。頌曰：鼹鼠出滄州及胡中，似牛而鼠首黑足，大者千斤，多伏于水，又能堰水放沫，彼人食其肉。時珍曰：按異物志云：鼠母頭腳似鼠，口銳蒼色，大如水牛而畏狗，見則主水災。晉書云：宣城郡出隱鼠，大如牛，形似鼠，髀腳類象而驢蹄，毛灰赤色，胸前尾上白色，有力而鈍。金樓子云：晉寧縣境出大鼠，狀如牛，土人謂之偃牛。時出山遊，毛落田間，悉成小鼠，苗稼盡耗。梁書云：倭國有山鼠如牛，又有大蛇能吞之。據此則隱鼠非無，而陶說有本，諸家闢之太甚者，未深攷耳。又爾雅云：鼹身似鼠而馬蹄，長鬚而賊，一歲千斤，秦人謂之小驢，即此物也。

膏【主治】痔瘻惡瘡。陶弘景

䶄鼠 音石。○綱目

【釋名】碩鼠 與䶄同。出周易 鼩鼠 音酌。出廣雅 雀鼠 出埤雅 鼨鼠 音俊。○時珍曰：碩，大也。似鼠而大也。關西方音轉䶄為鼩，訛鼩為雀。蜀人謂之鼨鼠，取其毛作筆。俊亦大也。

【集解】時珍曰：䶄鼠處處有之，居土穴樹孔中。形大於鼠，頭似兔，尾有毛，青黃色。善鳴，能人立，交前兩足而舞。好食粟豆，與鼢鼠俱為田害。鼢小居田，而䶄大居山也。范成大云：賓州䶄鼠專食山豆根，土人取其腹乾之入藥，名䶄鼠肚。陸機謂此亦有五技，與螻蛄同名者，誤矣。

肚【氣味】甘，寒，無毒。【主治】咽喉痹痛，一切熱氣，研末含嚥，神效。時珍。○出虞衡志

竹䶉 留、柳二音。○綱目

【釋名】竹㹠 時珍曰：䶉狀其肥，㹠言其美也。

【集解】時珍曰：竹䶉，食竹根之鼠也。出南方，居土穴中。大如兔，人多食之，味如鴨肉。燕山錄云：煮羊以䶉，煮鱉以蚊，物性相感也。

肉【氣味】甘，平，無毒。【主治】補中益氣，解毒。時珍

土撥鼠 拾遺

【釋名】鼧鼥 音駝撥 答剌不花 出正要。○時珍曰：按唐書有鼧鼥鼠，即此也。鼧鼥言其肥也。唐韻竹鼧鼥音僕朴，俗訛為土撥耳。蒙古人名答剌不花。

【集解】藏器曰：土撥鼠生西番山澤間，穴土為窠，形如獺。夷人掘取食之。魏志云：大秦國出辟毒鼠，近似此也。時珍曰：皮可為裘，甚暖，溼不能透。

肉【氣味】甘，平，無毒。時珍曰：按飲膳正要云：雖肥而煮之無油，味短。多食難剋化，微動風。【主治】野雞瘻瘡，煮食肥美。藏器

頭骨【主治】小兒夜臥不寧，懸之枕邊，即安。時珍

貂鼠綱目

【釋名】**栗鼠**爾雅翼 **松狗** 時珍曰：貂亦作鼦。羅願云：此鼠好食栗及松皮，夷人呼爲栗鼠、松狗。

【集解】時珍曰：按許慎說文云：貂鼠尾大而黃黑色，出丁零國。今遼東、高麗及女直、韃靼諸胡皆有之。其鼠大如獺而尾粗。其毛深寸許，紫黑色，蔚而不耀。用皮爲裘帽風領，寒月服之，得風更暖，著水不濡，得雪卽消，拂面如焰，拭眯卽出，亦奇物也。惟近火則毛易脫。漢制侍中冠，金璫飾首，前插貂尾，加以附蟬，取其內勁而外溫。毛帶黃色者爲黃貂，白色者爲銀貂。

肉【氣味】**甘，平，無毒。**

毛皮【主治】**塵沙眯目，以裘袖抆之卽出。**時珍

黃鼠綱目

【釋名】**禮鼠**韓文 **拱鼠**同上 **鼲鼠**音渾 **貔貍** 時珍曰：黃鼠晴暖則出坐穴口，見人則交其前足，拱而如揖，乃竄入穴。卽詩所謂相鼠有體，人而無禮，韓文所謂禮鼠拱而立者也。古文謂之鼲鼠。遼人呼爲貔貍，或以貔貍爲竹䶉貍貛者，非。胡人亦名令邦。

【集解】時珍曰：黃鼠出太原、大同、延綏及沙漠諸地皆有之，遼人尤爲珍貴。狀類大鼠，黃色而足短，善走，極肥。穴居有土窖如牀榻之狀者，則牝牡所居之處。秋時畜豆粟草木之實以禦冬，各爲小窖，別而貯之。村民以水灌穴而捕之。味極肥美，如豚子而脆。皮可爲裘領。遼、金、元時以羊乳飼之，用供上膳，以爲珍饌，千里贈遺。今亦不甚重之矣。最畏鼠狼，能入穴銜出也。北胡又有青鼠，皮亦可用。銀鼠白色如銀，古名鼲鼠，音吸。抱朴子言南海白鼠重數斤，毛可爲布也。百感錄云：西北有獸類黃鼠，短喙無目，性狡善聽，聞人足音輒逃，不可卒得。土人呼爲瞎撞，亦黃鼠類也。

肉【氣味】**甘，平，無毒。**正要云：多食發瘡。【主治】**潤肺生津。煎膏貼瘡腫，解毒止痛。**時珍

【發明】時珍曰：黃鼠北方所食之物，而方書無載。按經驗良方有靈鼠膏，云治諸瘡腫毒，去痛退熱。用大黃鼠一箇，清油一斤，慢火煎焦，水上試油不散，乃濾滓澄清再煎。次入炒紫黃丹五兩，柳枝不住攪勻，滴水成珠，下黃蠟一兩，熬黑乃成。去火毒三日，如常攤貼。

鼬鼠音佑。綱目

【釋名】**黃鼠狼**綱目 **鼪鼠**音生，去聲 **𪕊鼠**音谷 **地猴** 時珍曰：按廣雅，鼠狼卽鼬也。江東呼爲鼪。其色黃赤如柚，故名。此物健於捕鼠及禽畜，又能制蛇虺。莊子所謂騏驥捕鼠，不如貍鼪者，卽此。

【集解】時珍曰：鼬處處有之。狀似鼠而身長尾大，黃色帶赤，其氣極臊臭。許慎所謂似貂而大，色黃而赤者，是也。其毫與尾可作筆，嚴冬用之不折，世所謂鼠鬚、貍尾者是也。

肉【氣味】**甘，臭，溫，有小毒。**【主治】**煎油塗瘡疥，殺蟲。**時珍

心肝【氣味】**臭，微毒。**【主治】**心腹痛，殺蟲。**時珍

【附方】新一。**心腹痛**：用黃鼠心、肝、肺一具，陰乾，瓦焙爲末，入乳香、沒藥、孩兒茶、血竭末各三分。每服一錢，燒酒調下，立止。海上仙方

鼷鼠拾遺

【釋名】**甘口鼠** 時珍曰：鼷乃鼠之最小者。嚙人不痛，故曰甘口。今處處有之。

集解藏器曰：鼷鼠極細，卒不可見。食人及牛馬等皮膚成瘡，至死不覺。爾雅云：有螫毒。左傳云：食郊牛角者，皆此物也。博物志云：食人死膚，令人患惡瘡。醫書云：正月食鼠殘，多爲鼠瘻，小孔下血者，皆此病也。治之之法，以豬膏摩之，及食狸肉爲妙。鼷無功用，而爲人害，故著之。

食蛇鼠綱目

集解時珍曰：按唐書云：罽賓國貢食蛇鼠，喙尖尾赤，能食蛇。有被蛇螫者，以鼠嗅而尿之即愈。今雖不聞說此，恐時有貢者，存此以備攷證。

尿主治蛇虺傷螫。時珍

猬本經中品

校正舊在蟲魚部，今據爾雅移入獸部。

釋名彙古猬字。俗作蝟。毛刺爾雅　蝟鼠時珍曰：按說文彙字篆文象形，頭足似鼠，故有鼠名。宗奭曰：蝟皮治胃逆，開胃氣有功。其字從虫從胃，深有理焉。

集解別錄曰：猬生楚山川谷田野。取無時，勿使中溼。弘景曰：處處野中時有此獸。人犯之，便藏頭足，毛刺人，不可得。能跳入虎耳中，而見鵲便自仰腹受啄，物相制如此。其脂烊鐵中，入少水銀則柔如鉛錫。蜀圖經曰：猬狀如貒豘，大者如豘，小者如瓜。腳短，尾長寸餘，蒼白色。腳似豬蹄者佳，鼠腳者次之。去肉取皮火乾。又有山枳鼠皮正相似，但尾端有兩歧爲別。又有虎鼠皮亦相類，但以味酸爲別。又有山豘頗相似，而皮類兔皮，其色褐，味甚苦，俱不堪用。時珍曰：猬之頭觜似鼠，刺毛似豪豬，踡縮則形如芡房及栗房，攢毛外刺，尿之即開。毄子云：判端分兩頭者爲猬，如棘鍼者爲蠓，與蜀說不同。廣韻云：似猬而赤尾者名暨居。宗奭曰：乾猬皮并刺作刷，治紕帛絕佳。世有養者，去而復來。

正誤恭曰：猬極獰鈍，大如豘，小如瓜。惡鵲聲，故反腹受啄，欲掩取之，猶鵲啅也。虎耳不受雞卵，且去地三尺，猬何能跳之而入？野俗鄙言，遂爲雅記，深可怪也。宗奭曰：蘇註擯陶，理似當然。時珍曰：按淮南子云：猬使虎申，蛇令豹止。又云：鵲矢中猬。緯書云：火爍金，故鵲啄蝟。觀此則陶說非妄也。而蘇氏斥之，寇氏和之，非矣。蜈蚣制龍蛇，蜒蚰制蜈蚣，豈在大小利鈍耶？物畏其天耳。蜀圖經所謂虎鼠，即鼬鼠，亦猬中一種也。孫愐云：鼬鼠能飛，食虎豹。談藪云：虎不敢入山林，而居草薄者，畏木上有趯鼠也。鼠見虎過，則咆噪拔毛投之，虎必生蟲瘡潰爛至死。鼬、趯音相近耳。猬能制虎，觀此益可微矣。今正其說。

皮

修治細剉，炒黑入藥。

氣味苦，平，無毒。甄權曰：甘，有小毒。得酒良。畏桔梗、麥冬。

主治五痔陰蝕，下血赤白，五色血汁不止，陰腫，痛引腰背。酒煮殺之。本經。療腹痛疝積，燒灰酒服。別錄。治腸風瀉血，痔痛有頭，多年不瘥，炙末，飲服方寸匕。燒灰吹鼻，止衄血。甚解一切藥力。藥性。

附方舊五，新八。

五痔下血衍義云：用猬皮合穿山甲等分，燒存性，入肉豆蔻一半，空腹熱米飲服一錢，妙。○外臺用猬皮三指大，熏黃如棗大，熟艾一錢，穿地作坑，調和取使熏之，取口中有烟氣爲佳。火氣稍盡即停，三日將息，更熏之，三度永瘥。勿犯風冷，羹臛將養，切忌雞魚諸生冷二十日，後補之。

腸痔有蟲猬皮燒末，生油和塗之。肘后方

腸風下血白刺猬皮一枚，銚內熁焦，去皮留刺，木賊半兩，炒黑，爲末。每服二錢，熱酒調下。楊氏家藏方

蠱毒下血猬皮燒末，水服方寸匕，當吐出毒。千金翼

五色痢疾猬皮燒灰，酒服二錢。壽域方

大腸脫肛猬皮一斤燒，磁石煆五錢，桂心五錢，爲末。每服二錢，米飲下。集氏摘玄

塞鼻止衄。猬皮一枚，燒末半錢，綿裹塞之。聖惠方　鼻中瘜肉。猬皮炙為末，綿裹塞之，日三。千金　眼睫倒刺。猬刺、棗鍼、白芷、青黛等分，為末。隨左右目㗜鼻中，口含冷水。瑞竹堂方　反胃吐食。猬皮燒灰，酒服。或煮汁，或五味淹炙食。普濟　小兒驚啼。狀如物刺。用猬皮三寸燒末，傅乳頭飲兒。子母秘錄　猘犬咬傷。猬皮、頭髮等分，燒灰，水服。外臺方

肉【氣味】甘，平，無毒。藏器曰：食之去骨，誤食令人瘦劣，諸節漸小也。【主治】反胃，炙黃食之。亦煮汁飲。又主瘻。藏器　炙食，肥下焦，理胃氣，令人能食。孟詵

脂【氣味】同肉。詵曰：可煮五金八石，伏雄黃，柔鐵。【主治】腸風瀉血。日華　溶滴耳中，治聾。藏器　塗禿癬，殺蟲。時珍

【附方】新一。虎爪傷人。刺猬脂，日日傅之。內服香油。

腦【主治】狼瘻。時珍

心肝【主治】蟻瘻蜂瘻，瘰癧惡瘡，燒灰，酒服一錢。時珍

膽【主治】點目，止淚，化水塗痔瘡。時珍　治鷹食病。寇宗奭

【附方】新一。痘後風眼。發則兩瞼紅爛眵淚。用刺猬膽汁，用簪點入，癢不可當，二三次即愈。尤勝烏鴉膽也。董炳集驗方

獸之四　寓類怪類共八種

獼猴　證類

【釋名】沐猴史記　為猴說文　胡孫格古論　王孫柳文　馬留倦游錄　狙。時珍曰：按班固白虎通云：猴，候也。見人設食伏機，則憑高四望，善于候者也。猴好拭面如沐，故謂之沐，而後人訛沐為母，又訛母為獼，愈訛愈失矣。說文云：為字象母猴之形。即沐猴也，非牝也。猴形似胡人，故曰胡孫。莊子謂之狙。養馬者廐中畜之，能辟馬病，胡俗稱馬留云。梵書謂之摩斯咤。

【集解】慎微曰：獼猴有數種，總名禺屬。取色黃、面赤、尾長者用。人家養者不主病，為其食雜物，違本性也。按抱朴子云：猴八百歲變為猨，猨五百歲變為玃，玃千歲變為蟾蜍。時珍曰：猴處處深山有之。狀似人，眼如愁胡，而頰陷有嗛。嗛音歉，藏食處也。腹無脾以行消食，尻無毛而尾短。手足如人，亦能豎行。聲嗝嗝若欬。孕五月而生子，生子多浴于澗。其性躁動害物，畜之者使坐杙上，鞭掊旬月乃馴也。其類有數種：小而尾短者，猴也；似猴而多髯者，豦也；似猴而大者，玃也；大而尾長赤目者，禺也；小而尾長仰鼻者，狖也；似狖而大者，果然也；似狖而小者，蒙頌也；似狖而善躍越者，獑猢也；似猨而長臂者，猨也；似猨而金尾者，狨也；似猨而大，能食猨猴者，獨也。不主病者，並各以類附之。

【附錄】玃　音卻。時珍曰：玃，老猴也。生蜀西徼外山中。似猴而大，色蒼黑，能人行。善攫持人物，又善顧盼，故謂之玃。純牡無牝，故又名玃父，亦曰猳玃。善攝人婦女為偶，生子。又神異經云：西方有獸名⿰犭岡，大如驢，狀如猴，善緣木。純牝無牡，羣居要路，執男子合之而孕。此亦玃類，而牝牡相反者。豦　音據。按郭璞云：建平山中有之，大如狗，狀如猴，黃黑色，多髯鬣，好奮頭舉石擲人。西山經云：崇吾之山有獸焉，狀如禺而長臂，善投，名曰舉父，即此也。

肉【氣味】酸，平，無毒。【主治】諸風勞，釀酒彌佳。作脯食，治久瘧。慎微　食之辟瘴疫。時珍

【發明】時珍曰：異物志言。南方以獮猴頭爲鮓。臨海志言。粵民喜啖猴頭羹。又巴徼人捕猴，鹽藏火熏食。云甚美。

頭骨【主治】瘴瘧。作湯浴。小兒驚癇。鬼魅寒熱。慎微

【附方】舊一

鬼瘧進退不定。用胡孫頭骨一枚。燒研，空心溫酒服一錢。臨發再服。聖惠方

手【主治】小兒驚癇。口噤。慎微

屎【主治】塗蜘蛛咬。慎微 小兒臍風撮口。及急驚風。燒末。和生蜜少許灌之。時珍○出心鑑及衛生方

皮慎微曰：治馬疫氣。時珍曰：馬經言。馬廄畜母猴，辟馬瘟疫。逐月有天癸。流草上。馬食之。永無疾病矣。

猳

戎松二音○拾遺

【釋名】猱 難逃切 時珍曰：猳毛柔長如絨。可以藉，可以緝。故謂之猳。而猱字亦從柔也。或云生于西戎，故從戎也。猱古文作夒，象形。今呼長毛狗爲猱。取此象。

【集解】藏器曰：猳生山南山谷中。似猴而大。毛長，黃赤色。人將其皮作鞍褥。時珍曰：楊億談苑云：猳出川峽深山中。其狀大小類猴。長尾作金色。俗名金線猳。輕捷善緣木。甚愛其尾。人以藥矢射之。中毒即自齧其尾也。宋時文武三品以上許用猳座。以其皮爲褥也。

【附錄】**猨** 時珍曰：猨善援引，故謂之猨。俗作猿。產川廣深山中。似猴而長大。其臂甚長，能引氣，故多壽。或言其通臂者，誤矣。臂骨作笛，甚清亮。其色有青、白、玄、黃、緋數種。其性靜而仁慈，好食果實。其居多在林木，能越數丈。著地即泄瀉死，惟附子汁飲之可免。其行多羣。其鳴善啼，一鳴三聲，淒切入人肝脾。范氏桂海志云：猨有金絲者黃色，玉面者黑色，及身面俱黑者。或云：黃是牡，黑是牝。牝能嘯，牡不能也。王濟日詢記云：廣人言猨初生毛黑而雄，老則變黃，潰去勢囊，轉雄爲雌，與黑者交而孕。數百歲黃又變白也。時珍按：此說與列子貐變化爲猨，莊子猵狙以猨爲雌之言相合，必不妄也。

獨 時珍曰：獨似猨而大。其性獨，一鳴即止。能食猨猴。故諺曰：獨一鳴而猨散。獨夫蓋取諸此。或云即黃腰也。又見虎下。

肉及血【氣味】缺【主治】食之調五痔病。久坐其皮亦良。藏器

脂【主治】瘡疥，塗之妙。同上

果然

拾遺

【釋名】禺 音遇 狖 音又，或作貁 蜼 狖壘二音。或作猵。仙猴 時珍曰：郭璞云：果然，自呼其名。羅願云：人捕其一，則舉羣啼而相赴，雖殺之不去也。謂之果然，以來之可必也。大者爲然，爲禺；小者爲狖，爲蜼。南人名仙猴，俗作猓然。

【集解】藏器曰：案南州異物志云：交州有果然獸。其名自呼。狀大于猨。其體不過三尺，而尾長過頭。鼻孔向天，雨則挂木上，以尾塞鼻孔。其毛長柔細滑，白質黑文，如蒼鴨脇邊斑毛之狀。集之爲裘褥，甚溫暖。爾雅：蜼仰鼻而長尾。即此也。時珍曰：果然，仁獸也。出西南諸山中。居樹上，狀如猨，白面黑頰，多髯而毛采斑斕。尾長于身，其末有歧，雨則以歧塞鼻也。喜羣行，老者前，少者后。食相讓，居相愛。生相聚，死相赴。柳子所謂仁讓孝慈者是也。古者畫蜼爲宗彝，亦取其孝讓而有智也。或云：猶豫之猶，即狖也。其性多疑，見人則登樹，上下不一，甚至奔觸破頭折脛。故人以比心疑不決者。而俗呼駁

愚爲癡猵也。

附錄 **蒙頌** 時珍曰：蒙頌一名蒙貴，乃雉之又小者也。紫黑色，出交趾。畜以捕鼠，勝于猫狸。

獑猢 音慚胡。許氏說文作斬㺐，乃蝯雌之屬。黑身白腰如帶，手有長毛，白色，似握版之狀。蜀地志云：獑猢似猴而甚捷，在樹上欻然騰躍，如飛鳥也。

肉 **氣味** 鹹，平，無毒。**主治** 瘧瘴寒熱。同五味煮臛食之，併坐其皮，取效。藏器

發明 時珍曰：案鍾毓果然賦云：似猴象猨，黑頰青身。肉非佳品，惟皮可珍。而呂氏春秋云：肉之美者，玃猱之炙。亦性各有不同耶。

猩猩

本作狌，音生。○綱目

釋名 時珍曰：猩猩能言而知來，猶惺惺也。

集解 時珍曰：猩猩自爾雅、逸周書以下數十說，今參集之云：出哀牢夷及交趾封溪縣山谷中。狀如狗及獼猴，黃毛如猨，白耳如豕，人面人足，長髮，頭顔端正，聲如兒啼，亦如犬吠，成羣伏行。阮汧云：封溪俚人以酒及草屐置道側，猩猩見即呼人祖先姓名，罵之而去。頃復相與嘗酒著屐，因而被擒，檻而養之。將烹則推其肥者，泣而遣之。西胡取其血染毛罽，不黯。刺血必箠而問其數，至一斗乃已。又按禮記亦云：猩猩能言。郭義恭廣志云：猩猩不能言。山海經云：猩猩能知人言。三說不同。大抵猩猩略似人形，如猨猴類耳。縱使能言，當若鸚鵡之屬，亦不必盡如阮氏所說也。又羅願爾雅翼云：古之說猩猩者，如豕、如狗、如猴。今之說猩猩者，與狒狒不相遠。云如婦人被髮袒足，無膝，羣行，遇人則手掩其形，謂之野人。據羅說則似乎後世所謂野女、野婆者也，豈即一物耶。

附錄 **野女** 唐蒙博物志云：日南有野女，羣行覓夫。其狀白色，徧體無衣襦。周密齊東野語云：野婆出南丹州，黃髮椎髻，祼形跣足，儼然若一媪也。羣雌無牡，上下山谷如飛猱。自腰已下有皮蓋膝。每遇男子必負去求合。嘗爲健夫所殺，死以手護腰間。剖之得印方寸，瑩若蒼玉，有文類符篆也。時珍曰：合此二說，與前阮氏、羅氏之說觀之，則野女似即猩猩矣。又雄鼠卵有文如符篆，治鳥腋下有鏡印，則野婆之印篆非異也，亦當有功用，但人未知耳。

肉 **氣味** 甘，鹹，温，無毒。**主治** 食之不昧不飢，令人善走，窮年無厭，可以辟穀。時珍。○出逸書、山海經、水經。

發明 時珍曰：逸書言猩猩肉食之，令人不昧。其惺可知矣。古人以爲珍味，故荀子言猩猩能言笑，二足無毛，而人啜其羹，食其肉。呂氏春秋云：肉之美者，猩猩之唇，獾獾之炙，是矣。

狒狒

音費。拾遺○

釋名 **𤝐𤝐** 與狒同，亦作䴊。**梟羊** 山海經 **野人** 方輿志 **人熊** 時珍曰：爾雅作狒，說文作䴊。從昌從囟從内，象形。許愼云：北人呼爲土螻。今人呼爲人熊。按郭璞謂山都即狒狒，稍似差別，抑名同物異歟。

集解 藏器曰：狒狒出西南夷。爾雅云：狒狒如人，被髮迅走，食人。山海經云：梟羊人面，長唇黑身，有毛反踵，見人則笑，笑則上唇掩目。郭璞云：交廣及南康郡山中亦有此物。大者長丈餘，俗呼爲山都。宋建武中，獠人進雌雄二頭。帝問土人丁鑾，鑾曰：其面似人，紅赤色，毛似獼猴，有尾。能人言，如鳥聲。善知生死，力負千鈞。反踵無膝，睡則倚物。獲人則先笑而後食之。獵人因以竹筒貫臂誘之，俟其笑時，抽手以錐釘其唇著額，候死而取之。髮極長，可爲頭髲。血堪染靴及緋，飲之使人見鬼也。帝乃

命工圖之（時珍曰）按方輿志云狒狒西蜀及處州山中亦有之呼爲人熊人亦食其掌剝其皮閩中沙縣幼山有之長丈餘逢人則笑呼爲山大人或曰野人及山魈也又鄧德明南康記云山都形如崑崙人通身生毛見人輒閉目開口如笑好在深澗中翻石覓蟹食之珍按鄧氏所說與北山經之山㺐述異記之山都永嘉記之山鬼神異經之山猓玄中記之山精海錄雜事之山丈文字指歸之旱魃搜神記之治鳥俱相類乃山怪也今並附之以備考證

附錄

山都（時珍曰）任昉述異記云南康有神曰山都形如人長二丈餘黑色赤目黃髮深山樹中作窠狀如鳥卵高三尺餘內甚光彩體質輕虛以鳥毛爲褥二枚相連上雄下雌能變化隱形罕覩其狀若木客山猓之類也

山㺐（時珍曰）北山經云山㺐狀如犬而人面善投見人則笑其行如風見則天下大風

木客（又曰）幽明錄云生南方山中頭面語言不全異人但手腳爪如鈎利居絕岩間死亦殯殮能與人交易而不見其形也今南方有鬼市亦類此又有木客鳥見禽部

山猓（又曰）東方朔神異經云西方深山有人長丈餘袒身捕蝦蟹就人火炙食之名曰山猓其名自呼人犯之則發寒熱蓋鬼魅耳所在亦有之惟畏爆竹煏熚聲劉義慶幽明錄云東昌縣山岩間有物如人長四五尺裸身被髮髮長五六寸能作呼嘯聲不見其形每從澗中發石取蝦蟹就火炙食永嘉記云安國縣有山鬼形如人而一腳僅長一尺許好盜伐木人鹽炙石蟹食人不敢犯之能令人病及焚居也玄中記云山精如人一足長三四尺食山蟹夜出晝伏千歲蟾蜍能食之抱朴子云山精形如小兒獨足向後夜喜犯人其名曰魈呼其名則不能犯人白澤圖云山之精狀如鼓色赤一足名曰夔亦曰㺐文呼之可使取虎豹海錄雜事云嶺南有物一足反踵手足皆三指雄曰山丈雌曰山姑能夜叩人門求物也神異記云南方有魃一名旱母長二三尺裸形目在頂上行走如風見則大旱遇者得之投溷中則旱除文字指歸云旱魃山鬼也所居之處天不雨女魃入人家能竊物以出男魃入人家能竊物以歸時珍謹按諸說雖少有參差大抵俱是怪類今俗所謂獨腳鬼者是也邇來處處有之能隱形入人家淫亂致人成疾放火竊物大爲家害法術不能驅醫藥不能治呼爲五通七郎諸神而祀之蓋未知其原如此今備載之非但博聞而已其曰呼其名則無害千歲蟾蜍能食之者非治法歟引申觸類必有能制之者又有治鳥亦此類見禽部精怪之屬甚夥皆爲人害惟白澤圖玄中記抱朴子酉陽雜俎諸書載之頗悉起居者亦不可不知然正人君子則德可勝妖自不敢近也

肉【氣味】無毒【主治】作脯連脂薄割炙熱貼人癬疥能引蟲出頻易取瘥藏器

罔兩《綱目》

【集解】（時珍曰）罔兩一作魍魎又作方良周禮方相氏執戈入壙以驅方良是矣罔兩好食亾者肝故驅之其性畏虎柏故墓上樹石虎植柏國語云木石之怪夔罔兩水石之怪龍罔象即此述異記云秦時陳倉人獵得獸若彘若羊逢二童子曰此名弗述又名蝹在地下食死人腦但以柏插其首則死此即罔兩也雖于藥石無與而于死人則有關故錄之其方相有四目若二目者爲魌皆鬼物也古人設人像之昔費長房識李娥藥丸用方相腦則其物亦入辟邪方藥而法失傳矣

彭侯《綱目》

【集解】（時珍曰）按白澤圖云木之精名曰彭侯狀如黑狗無尾可烹食千歲之木有精曰賈朏狀如豚食之味如狗搜神記云吳時敬叔伐大樟樹血出中有物人面狗身敬叔云此名彭侯乃烹而

食之味如狗也。

肉 【氣味】甘、酸，温，無毒。【主治】食之辟邪，令人志壯。白澤

封 綱目

【集解】時珍曰：按江隣幾雜志云：徐積於廬州河次得一小兒手，無指無血，懼而埋之。此白澤圖所謂封，食之多力者也。田九成西湖志云：董表儀撤屋掘土，得一肉塊，術士云太歲也，棄之，亦無害。又山海經敦閒之山及開明南北東南海外並有視肉。郭璞註云：聚肉形如牛肝，有兩目，食之無盡，尋復生如舊也。此皆封類可食者，但人不知耳。又海中一種土肉，正黑，長五寸，大如小兒臂，有腹無口目，有三十足，可炙食。此又蟲魚之肉，類乎封者也。

本草綱目獸部第五十一卷下終

本草綱目人部目錄第五十二卷

李時珍曰。神農本草。人物惟髮髲一種。所以別人于物也。後世方伎之士。至于骨肉膽血。咸稱爲藥。甚哉不仁也。今于此部凡經人用者。皆不可遺。惟無害于義者。則詳述之。其慘忍邪穢者則畧之。仍闢斷于各條之下。通計三十五種。不復分類。舊本二十五種。今移五種入服器部。自玉石部移入一種。

神農本草經一種 梁陶弘景註　名醫別錄五種 梁陶弘景註

唐本草一種 唐蘇恭　本草拾遺八種 唐陳藏器

日華本草二種 宋人大明　開寶本草一種 宋馬志

嘉祐本草四種 宋掌禹錫　證類本草一種 宋唐慎微

本草蒙筌一種 明陳嘉謨　本草綱目一十三種 明李時珍

附註 魏吳普本草　李當之藥錄　宋雷斅炮炙　齊徐之才藥對　孫思邈千金　甄權藥性　唐孟詵食療　蜀韓保昇重註　宋寇宗奭衍義　元李杲法象　王好古湯液　朱震亨補遺　明汪機會編

人之一　凡三十五種附二條

髮髲 本經　亂髮 別錄　頭垢 別錄

耳塞 日華　膝頭垢 綱目　爪甲 綱目

牙齒 日華　人屎 別錄 附人中黃　小兒胎屎 綱目

人尿 別錄　溺白垽 唐本 即人中白　秋石 蒙筌

淋石 嘉祐　癖石 綱目　乳汁 別錄

婦人月水 嘉祐　人血 拾遺　人精 嘉祐

口津唾 綱目　齒垽 嘉祐　人汗 綱目

眼淚 綱目　人氣 綱目　人魄 綱目

髭鬚 證類　陰毛 拾遺　人骨 拾遺

天靈蓋 開寶　人胞 拾遺　胞衣水 拾遺

初生臍帶 拾遺　人勢 綱目　人膽 拾遺

人肉 拾遺　木乃伊 綱目　方民 綱目

人傀 綱目

右附方舊六十七新二百二十

本草綱目人部第五十二卷

人之一 凡三十五種附二條

髮髲 音被。本經 ○

【釋名】鬄 音總。甄權 髲髢 音剃，亦作鬄。○【李當之】曰：髮髲，是童男髮。【弘景】曰：不知髮髲審是何物。髲字書記所無。或作蒜字。今人呼斑髮為蒜髮。書家亦呼亂髮為鬈。恐即鬈也。童男之理或未全明。【恭】曰：此髮髲根也。年久者用之神效。字書無髲字，即髮字之誤矣。既有亂髮，則髮髲去病用陳久者，如船茹、敗天翁、蒲席，皆此例也。甄立言本草作鬈髮，鬈亦髮也。鬈乃髮美貌，有聲無質。陶說非矣。【宗奭】曰：髮髲、亂髮，自是兩等。髮髲味苦，即陳舊經年歲者，如橘皮、半夏，取陳者入藥，更良之義。今人不謂之頭髮，其亂髮條中自無用髲之義，二義甚明，不必過搜索也。【時珍】曰：髮髲，乃剪髢下髮也。亂髮乃梳櫛下髮也。按許慎說文云：大人曰髡，小兒曰髢。顧野王玉篇云：髲，鬄也。鬄，髲也。二說甚明。古者刑人鬄髮，婦人以之被髻，故謂之髮髲。周禮云：王后夫人之服，有以髮髢為首飾者是矣。又詩云：鬒髮如雲，不屑髢也。甄權所謂髮鬈，雷斅所謂二十男子頂心翦下髮者，得之矣。李當之以為童男髮，陶弘景以為鬈髮，蘇恭以為髮根，宗奭以為陳髮者，並誤矣。且顧野王在蘇恭之前，恭不知玉篇有髲字，亦欠攷矣。毛萇詩傳云：被之僮僮，被首飾也。編髮為之，即此髲也。

【修治】【斅】曰：髮髲是男子年二十已來，無疾患，顏貌紅白，於頂心翦下者。入丸藥膏中用。先以苦參水浸一宿，漉出入瓶子，以火煅赤，放冷研用。【時珍】曰：今人以皂莢水洗淨，曬乾，入礶固濟，煅存性用，亦良。

【氣味】苦，温，無毒。別錄 小寒。

【主治】五癃關格不通，利小便水道，療小兒驚，大人痓，仍自還神化。本經 合雞子黃煎之，消為水，療小兒驚熱百病。別錄 止血悶血運，金瘡傷風，血痢，入藥燒存性，用煎膏，長肉消瘀血。大明

【發明】【韓保昇】曰：本經云自還神化，李當之云神化之事，未見別方。按異苑云：人髮變為鱓魚，神化之異，應此者也。又【藏器】曰：生人髮掛果樹上，烏鳥不敢來食其實。又人逃走，取其髮於緯車上卻轉之，則迷亂不知所適。此皆神化。【時珍】曰：髮者血之餘。埋之土中，千年不朽。煎之至枯，復有液出。誤食入腹，變為癥蟲。煅治服餌，令髮不白。此正神化之應驗也。

【附方】舊二，新四。

石淋痛澀：髮髲燒存性，研末。每服用一錢，井水服之。肘后方

傷寒黃病：髮髲燒研，水服一寸匕，日三。傷寒類要

胎衣不下：亂髮、頭髮撩結口中。眞人方

小兒客忤：因見生人所致。取來人顖上髮十莖，斷兒衣帶少許，合燒研末，和乳飲兒，即愈。千金方

急肚疼病：用本人頭髮三十根，燒過酒服，即以水調芥子末，封在臍內，大汗如雨，即安。談埜翁方

瘭瘡惡瘡：以生髮灰，米湯服二錢。外以生髮灰三分，皂莢刺灰二分，白芨一分，為末，乾摻，或以豬膽汁調。直指方

亂髮 別錄

【釋名】血餘 綱目 人退 【時珍】曰：頭上曰髮，屬足少陰、陽明；耳前曰鬢，屬手足少陽；目上曰眉，屬手足陽明；唇上曰髭，屬手陽明；頦下曰鬚，屬足少陰、陽明；兩頰曰髯，屬足少陽。其經氣血盛，則美而長；氣多血少，則美而短；氣少血多，則少而惡；氣血俱少，則其處不生。氣血俱熱，則黃而赤；氣血俱衰，則白而落。素問云：腎之華在髮。王冰註云：腎主髓，腦者髓之海，髮者腦之華，腦減則髮素。滑

壽註云。水出高原。故腎華在髮。髮者血之餘。血者水之類也。今方家呼髮爲血餘。蓋本此義也。龍木論謂之人退。焉。葉世傑草木子云。精之榮以鬚。氣之榮以眉。血之榮以髮。類苑云。髮屬心。禀火氣而上生。鬚屬腎。禀水氣而下生。眉屬肝。禀木氣而側生。故男子腎氣外行而有鬚。女子宦人則無鬚。而眉髮不異也。說雖不同。亦各有理。終不若分經者爲的。劉安君云。欲髮不落。梳頭滿千遍。又云。髮宜多梳。齒宜數叩。皆攝精益腦之理爾。又昆齋吳玉有白髮辨。言髮之白。雖有遲早老少。皆不係壽之脩短。由祖傳及隨事感應而已。援引古今爲證。亦自有理。文多不錄。

【氣味】苦。微溫。無毒。【主治】欬嗽。五淋。大小便不通。小兒驚癇。止血。鼻衄。燒灰吹之立已。別錄 燒灰。療轉胞。小便不通。赤白痢。哽噎。癰腫。狐尿刺。尸疰。疔腫。骨疽。雜瘡。蘇恭 消瘀血。補陰甚捷。震亨

【發明】時珍曰。髮乃血餘。故能治血病。補陰。療驚癇。去心竅之血。劉安君以己髮合頭垢等分燒存性。每服豆許三丸。名曰還精丹。令頭不白。又老唐方亦用自己亂髮洗淨。每一兩入川椒五十粒。泥固。入瓶煅黑研末。每空心酒服一錢。令髮長黑。此皆補陰之驗也。用椒者。取其下達爾。○弘景曰。俗中嫗母爲小兒作雞子煎。用其父梳頭亂髮。雜雞子黄熬。良久得汁。與兒服。去痰熱。療百病。

【附方】舊十六。新二十四。

孩子熱瘡 亂髮一團如梨子大。雞子黄十個煮熟。同于銚子内熬。至甚乾始有液出。旋置盞中。液盡爲度。用傅瘡上。即以苦參粉粉之。神妙。詳見雞子黄下。劉禹錫傳信方

小兒斑疹 髮灰飲服三錢。子母秘錄

小兒斷臍 即用清油調髮灰傅之。不可傷水。臍溼不乾。亦傅之。

小兒重舌 欲死者。以亂髮灰半錢。調傅舌下。不住用之。簡要濟眾

小兒燕口 兩角生瘡。髮灰三錢。飲汁服。子母秘錄

小兒吻瘡 髮灰和豬脂塗之。聖惠方

小兒驚啼 亂油髮燒研。乳汁或酒服少許。良。千金

鼻血眩冒 欲死者。亂髮燒研。水服方寸匕。仍吹之。梅師方

鼻血不止 血餘燒灰吹之。立止。永不發。男用母髮。女用父髮。○聖惠用亂髮灰一錢。人中白五分。麝香少許。爲末。嗃鼻。名三奇散。

肺疽吐血 髮灰一錢。米醋二合。白湯一盞調服。三因方

咳嗽有血 小兒胎髮灰。入麝香少許。酒下。每箇作一服。男用女。女用男。朱氏集驗

齒縫出血 頭髮切。入銚內炒存性。研摻之。華陀中藏經

肌膚出血 胎髮燒灰。傅之。即止。或吹入鼻中。證治要訣

諸竅出血 頭髮。敗機。陳蓮蓬。並燒灰等分。每服三錢。木香湯下。聖惠方

上下諸血 或吐血。或心衄。或內崩。或舌上出血如簪孔。或鼻衄。或小便出血。並用亂髮灰水服方寸匕。一日三服。聖濟

無故遺血 亂髮及爪甲燒灰。酒服方寸匕。千金方

小便尿血 髮灰二錢。醋湯服。永類方

血淋苦痛 亂髮燒存性二錢。入麝少許。米飲服。聖惠方

大便瀉血 血餘半兩燒灰。雞冠花、柏葉各一兩。爲末。臥時酒服二錢。來早以溫酒一盞投之。一服見效。普濟

胎產便血 髮灰。每飲服二錢。昝殷產寶

女人漏血 亂髮洗淨燒研。空心溫酒服一錢。婦人良方

月水不通 童男童女髮各三兩燒灰。斑蝥二十一枚。糯米炒黃。麝香一錢。爲末。每服一錢。食前熱薑酒下。普濟方

婦人陰吹 胃氣下泄。陰吹而正喧。此穀氣之實也。宜豬膏髮煎導之。用豬膏半斤。亂髮雞子大三枚。和煎。髮消藥成矣。分再服。病從小便中出也。張仲景方

女勞黃疸 因大熱大勞交接後入水所致。身目俱黃。發熱惡寒。小腹滿急。小便難。用膏髮煎治之。即上方。肘后方

黃疸尿赤

亂髮灰，水服一錢，日三次。秘方也。肘后 **大小便閉** 亂髮灰三指撮，放半升水服。姚氏 **乾霍亂病** 脹滿煩躁。亂髮一團燒灰，鹽湯二升和服，取吐。十便良方 **尸疰中惡** 子母秘錄：用亂髮如雞子大，燒研，水服。○一方：用亂髮灰半兩，杏仁半兩，去皮尖研，煉蜜丸梧子大，每溫酒日下二三十丸。**破傷中風** 亂髮如雞子大，無油器中熬焦黑，研，以好酒一盞沃之，入何首烏末二錢，灌之。少頃再灌。本草衍義 **沐髮中風** 方同上。**令髮長黑** 亂髮洗曬，油煎焦枯，研末擦髮，良。聖惠 **擦落耳鼻** 頭髮瓶盛泥固，煅過研末。以擦落耳鼻，乘熱蘸髮灰綴定，軟帛縛住，勿令動，自生合也。經驗良方 **聤耳出濃** 亂髮裹杏仁末塞之。聖惠方 **吞髮在咽** 取自己亂髮燒灰，水服一錢。延齡至寶方 **蜈蚣螫咬** 頭髮燒烟熏之。**疔腫惡瘡** 亂髮、鼠屎等分，燒灰，鍼入瘡內，大良。聖惠方 **瘡口不合** 亂髮、露蜂房、蛇蛻皮各燒存性一錢，用溫酒食前調服，神妙。蘇沈良方 **下疳溼瘡** 髮灰一錢，棗核七箇，燒研洗貼。心鏡 **大風癘瘡** 用新竹筒十箇，內裝黑豆一層，頭髮一層，至滿，以稻糠火盆內煨之，候汁滴出，以盞接承。翎掃瘡上，數日即愈。亦治諸瘡。邵真人經驗方

頭垢 別錄

釋名 梳上者名百齒霜。弘景曰：術云頭垢浮鍼，以肥膩故耳。今當用悅澤人者，其垢可丸也。

氣味 鹹，苦，溫，有毒。

主治 淋閉不通。別錄 療噎疾，酸漿煎膏用之，立愈。又治勞復。弘景 中蠱毒、蕈毒，米飲或酒化下，並取吐爲度。大明

附方 舊九，新十五。

天行勞復 含頭垢棗核大一枚，良。類要 **預防勞復** 傷寒初愈，欲令不勞復者，頭垢燒研，水丸梧子大，飲服一丸。外臺秘要 **頭身俱痛** 煩悶者，頭垢豆許，水服。囊盛蒸豆熨之。肘後 **小兒霍亂** 梳垢水服少許。**小兒哭疰** 方同上。**百邪鬼魅** 方同上。並千金 **婦人吹乳** 百齒霜，以無根水丸梧子大，每服三丸，食後屋上倒流水下，隨左右暖臥，取汗甚效。或以胡椒七粒，同百齒霜和丸，熱酒下，得汗立愈。衛生寶鑑 **婦人乳癤** 酒下梳垢五丸，即退消。**婦人足瘡** 經年不愈，名裙風瘡。用男子頭垢，桐油調，作隔紙膏貼之。並簡便 **臁脛生瘡** 頭垢枯礬研勻，豬膽調傅。壽域方 **下疳溼瘡** 蠶繭盛頭垢，再以一繭合定，煅紅出火毒，研搽。楊氏 **小兒緊唇** 頭垢塗之。肘后方 **菜毒脯毒** 凡野菜諸脯肉馬肝馬肉毒，以頭垢棗核大，含之，嚥汁，能起死人。或白湯下亦可。小品方 **自死肉毒** 故頭巾中垢一錢，熱水服取吐。**猘犬毒人** 頭垢、蝟皮等分，燒灰，水服一盞。口噤者灌之。○犬咬人瘡重發者，以頭垢少許納瘡中，用熱牛屎封之。**諸蛇毒人** 梳垢一團，尿和傅上，仍灸梳出汗熨之。並千金方 **蜈蚣螫人** 頭垢、苦參末，酒調傅之。**蜂蠆螫人** 頭垢封之。**蠱蟻螫人** 同上。並集簡 **竹木刺肉** 不出，頭垢塗之，即出。劉涓子 **飛絲入目** 頭上白屑少許，揩之即出。物類相感志 **赤目腫痛** 頭垢一芥子，納入取淚。摘玄方 **噎吐酸漿** 漿水煎頭垢豆許，服一盞效。普濟方

耳塞 日華

【釋名】耳垢綱目　腦膏日華　泥丸脂時珍曰：脩眞指南云：腎氣從脾右畔上入於耳，化爲耳塞。耳者腎之竅也，腎氣通則無塞，塞則氣不通，故謂之塞。

【氣味】鹹、苦，温，有毒。

【主治】顛狂鬼神及嗜酒。大明　蛇蟲蜈蚣螫者，塗之良。時珍

【附方】新六

蛇蟲螫傷人耳垢、蚯蚓屎，和塗，出盡黃水，立愈。壽域方

破傷中風用病人耳中膜，并刮爪甲上末，唾調塗瘡口，立效。儒門事親方

抓瘡傷水腫痛難忍者，以耳垢封之，一夕水盡出而愈。鄭師甫云：余常病此，一丐傳此方。

疔疽惡瘡生人腦，即耳塞也，鹽泥等分，研勻，以蒲公英汁和作小餅封之，大有效。聖惠方

一切目疾耳塞曬乾。每以粟許，夜夜點之。聖惠方

小兒夜啼驚熱。用人耳塞、石蓮心、人參各五分，乳香二分，燈花一字，丹砂一分，爲末。每薄荷湯下五分。普濟

膝頭垢 綱目

【主治】脣緊瘡，以綿裹燒研傅之。外臺

爪甲 綱目

【釋名】筋退時珍曰：爪甲者，筋之餘，膽之外候也。靈樞經云：甲應爪。爪厚色黃者膽厚，爪薄色紅者膽薄；爪堅色青者膽急，爪耎色赤者膽緩；爪直色白者膽直，爪惡色黑者膽結。

【氣味】甘、鹹，無毒。

【主治】鼻衄，細刮，嗃之，立愈。衆人甲亦可。宗奭　催生，下胞衣，利小便，治尿血，及陰陽易病，破傷中風，去目翳。時珍　懷妊婦人爪甲：取末點目，去翳障。藏器

【附方】舊三，新二十

斬三尸法太上玄科云：常以庚辰日去手爪甲，午日去足爪。每年七月十六日將爪甲燒灰，和水服之，三尸九蟲皆滅。名曰斬三尸。○一云：甲寅日三尸遊兩手，剪去手爪甲；甲午日三尸遊兩足，剪去足爪甲。

消除腳氣每寅日割手足甲，少侵肉，去腳氣。外臺秘要

破傷中風手足十指甲，香油炒研，熱酒調呷服之，汗出便好。○普濟治破傷風手足顫掉，搐搦不已，用人手足指甲燒存性六錢，薑制南星、獨活、丹砂各二錢，爲末，分作二服，酒下，立效。

陰陽易病用手足爪甲二十片，中衣襠一片，燒灰，分三服，溫酒下。男用女，女用男。

小兒腹脹父母指爪甲燒，傅乳上飲之。千金

小便轉胞自取爪甲燒灰，水服。

男女淋疾同上。並肘后

小便尿血人指甲半錢，頭髮一錢半，燒研末。每服一錢，空心溫酒下。聖濟錄

妊婦尿血取夫指甲燒灰，酒服。千金方

胞衣不下取本婦手足爪甲，燒灰酒服，即令有力婦人抱起，將竹筒于胸前趕下。聖惠方

諸痔腫痛蠶繭內入男子指甲令滿，外用童子頂髮纏裹，燒存性，研末，蜜調傅之。仍日日吞牛膽制過槐子，甚效。萬表積善堂方

鍼刺入肉凡鍼折入肉，及竹木刺者，刮人指甲末，用酸棗擣爛塗之，次日定出。聖惠方

飛絲入目刮爪甲末，同津液點之，其絲自聚拔出也。危氏得效方

物入目中左手爪甲，刀刮屑末，燈草蘸點翳上，三次即出也。

癍瘡生翳同上

一切目疾並以木賊擦取爪甲末，同硃砂末等分，研勻，以露水搜丸芥子大。每以一

粒點入目內。聖惠 **目生花翳**：刀刮爪甲細末，和乳點之。集簡方 **目生珠管**：手爪甲燒灰、貝齒燒灰、龍骨各半兩，爲末。日點三四次。聖惠方 **積年瀉血**：百藥不效。用人指甲炒焦，麝香各二錢半，乾薑炮三兩，白礬枯過，敗皮巾燒灰各一兩，爲末。每粥飲一錢，日二服。聖濟總錄 **鼻出衄血**：刀刮指甲細末，吹之即止。試驗。簡便方

牙齒 日華

【集解】時珍曰：兩旁曰牙，當中曰齒。腎主骨，齒者骨之餘也。女子七月齒生，七歲齒齓，三七腎氣平而真牙生，七七腎氣衰，齒槁髮素。男子八月齒生，八歲齒齠，三八腎氣平而真牙生，八八腎氣衰，齒槁髮墮。錢乙云：小兒變蒸蛻齒，如花之易苗。不及三十六齒者，由蒸之不及其數也。

【氣味】**甘鹹，熱，有毒。**【主治】**除勞治瘧，蠱毒氣。入藥燒用。**藏器 **治乳癰未潰，痘瘡倒靨。**時珍

【發明】時珍曰：近世用人牙治痘瘡陷伏，稱爲神品。然一槩用之，貽害不淺。夫齒者，腎之標，骨之餘也。痘瘡則毒自腎出，方長之際，外爲風寒穢氣所冒，腠理閉塞，血澀不行，毒不能出，或變黑倒靨，宜用此物，以酒麝達之，竄入腎經，發出毒氣，使熱令復行，而瘡自紅活，蓋劫劑也。若伏毒在心，昏冒不省人事，及氣虛色白，癢塌不能作膿，熱沸紫泡之證，止宜解毒補虛，苟誤用此，則鬱悶聲啞，反成不救，可不慎哉。高武痘疹管見云：左仲恕言變黑歸腎者，宜用人牙散。夫既歸腎矣，人牙豈能復治之乎。

【附方】舊一，新七。**痘瘡倒靨**：錢氏小兒方用人牙燒存性，入麝香少許，溫酒服半錢。○閻人規痘疹論云：人牙散治痘瘡方出，風寒外襲，或變黑，或青紫，此倒靨也。宜溫肌發散，使熱氣復行而斑自出。用人齒脫落者不拘多少，瓦罐固濟，煅過出火毒，研末。出不快而黑陷者，豬血調下一錢。因服涼藥血澀倒陷者，入麝香溫酒服之。其效如神。○無價散：用人牙、貓牙、豬牙、犬牙等分，火煅研末，蜜水調服一字。**乳癰未潰**：人牙燒研，酥調貼之。肘后方 **五般聤耳**：出膿血水，人牙燒存性，麝香少許，爲末吹之，名佛牙散。普濟方 **漏瘡惡瘡**：乾水生肌。用人牙灰、油髮灰、雞內金灰各等分，爲末，入麝香、輕粉少許，油調傅之。直指方 **陰疽不發**：頭凹沉黯，不疼無熱，服內補散不起，必用人牙煅過、穿山甲炙各一分，爲末，分作兩服，用當歸、麻黃煎酒下。外以薑汁和麪傅之。○又方：川烏頭、硫黃、人牙煅過，爲末，酒服亦妙。○楊仁齋直指方

人屎 別錄 **附人中黃**

【釋名】**人糞** 別錄 **大便** 時珍曰：屎糞乃糟粕所化，故字從米，會意也。

【氣味】**苦，寒，無毒。**【主治】**時行大熱狂走，解諸毒，擣末，沸湯沃服之。**別錄 **傷寒熱毒，水漬飲之彌善。新者封疔腫，一日根爛。**蘇頌 **骨蒸勞復，癰腫發背，瘡漏，痘瘡不起。**時珍

糞清【釋名】**黃龍湯** 弘景 **還元水** 菽園記 **人中黃** 弘景曰：近城市人以空罌塞口，納糞中，積年得汁，甚黑而苦，名爲黃龍湯，療瘟病垂死者皆瘥。大明曰：臘月截淡竹去青皮，浸滲取汁，治天行熱疾中毒，名糞清。浸皁莢、甘蔗，治天行熱疾，名人中黃。震亨曰：人中黃以竹筒入甘草末于內，竹木塞兩頭，冬月浸糞缸中，立春取出，懸風處陰乾，破竹取草，曬乾用。汪機曰

用㯶皮綿紙上鋪黃土，瓷糞汁淋土上，濾取清汁，入新甕內，盌覆定，埋土中一年，取出，清若泉水，全無穢氣，年久者彌佳，比竹筒滲法更妙。【主治】**天行熱狂熱疾，中毒蕈毒，惡瘡。**大明 **熱毒濕毒，大解五臟實熱。飯和作丸，清痰，消食積，降陰火。**震亨

【附方】舊十三，新二十。

勞復食復　人屎燒灰，酒服方寸匕。千金方

熱病發狂　奔走似癲，如見鬼神，久不得汗，及不知人事者。以人中黃入大罐內，以泥固濟，煅半日，去火毒，研末。新汲水服三錢。未退再服。斗門方

大熱狂渴　乾陳人屎為末，于陰地淨黃土中作五六寸小坑，將末三兩匙于坑中，以新汲水調勻，良久澄清，細細與飲，即解。世俗謂之地清。寇宗奭衍義

勞極骨蒸　亦名伏連傳尸。此方甚驗。用人屎、小便各一升，新粟米飯五升，六月六日麴半餅，以瓶盛，封密室中，二七日並消，亦無惡氣。每旦服一合，午再服之，神效。張文仲備急方

骨蒸熱勞　取人屎乾者，燒令外黑，納水中澄清。每旦服一小升，薄晚服童便一小升。以瘥為度。既常服，可就作坑燒屎三升，夜以水三升漬之，稍稍減服。此方神妙，非其人莫浪傳之。外臺秘要

嘔血吐痰　心煩骨蒸者。人中黃為末，每服三錢，茜根汁、竹瀝、薑汁和勻服之。丹溪心法

鼻衄不止　人屎尖燒灰，水服一二錢，并吹鼻中。千金方

噎膈反胃　諸藥不效。真阿魏一錢，野外乾人屎三錢，為末，五更以薑片蘸食，能起死人。乃趙王因方也。永類鈐方

噎食不下　人屎入蘿蔔內，火煉三炷香，取研。每服三分，黃酒下。三服效。海上名方

痘瘡不起　儒門事親治痘瘡倒靨，及灰白下陷：用童子糞乾者，新瓦煅過，每一兩入龍腦一分，研勻。每服半錢至一錢，蜜水調下。○四靈無價散：治痘瘡黑陷，腹脹危篤者，此為劫劑。用人糞、貓糞、豬糞、犬糞等分，臘月初旬收埋高燥黃土窖內，至臘八日取出，砂罐盛之，鹽泥固濟，炭火煅令烟盡為度，取出為末，入麝香少許，研勻，瓷器密封收之。一歲一字，二歲半錢，三歲一錢，蜜水調下，須臾瘡起。此乃以毒攻毒，用火化者，從治之義也。

發背欲死　燒屎灰，醋和傅之，乾即易。肘後方

一切癰腫　未潰，用乾人屎末、麝香各半錢，研勻，以豆大，津調貼頭，外以醋麪作錢護之。膿潰去藥。宗奭衍義

疔腫初起　刮破，以熱屎尖傅之，乾即易。不過十五遍，即根出立瘥。千金

五色丹毒　黃龍湯飲二合，并塗之，良。千金方

九漏有蟲　乾人屎、乾牛屎，隔綿貼之，蟲聞其氣即出。若痿則易之，蟲盡乃止。千金

疳蝕口鼻　唇頰穿者。綿裹人屎貼之，必有蟲出。十便良方

小兒唇緊　人屎灰傅之。崔知悌方

小兒陰瘡　人屎灰傅之。外臺秘要

產後陰脫　人屎炒赤為末，酒服方寸匕，日二服。千金方

鬼舐頭瘡　取小兒糞和臘豬脂傅之。千金方

金瘡腸出　乾人屎末粉之，即入。千金方

鍼瘡血出　不止。用人屎燒研，傅之。千金方

馬血入瘡　腫痛。用人糞一雞子大，服之，并塗之。千金方

毒蛇咬螫　人屎厚封之，即消。千金

蠱毒百毒　及諸熱毒、時氣熱病，口鼻出血，用人屎尖七枚，燒灰，水調頓服，溫覆取汗即愈。勿輕此方，神驗者也。外臺秘要

諸毒卒惡　熱悶欲死者，新糞汁水和服；或乾者燒末，漬汁飲，名破棺湯。蘇恭

解藥箭毒　毒箭有三種：交廣夷人用焦銅作箭鏃；嶺北諸處以蛇毒螫物汁著筒中漬箭鏃，此二種纔傷皮肉，便洪膿沸爛而死，若中之，便飲汁，并塗之，惟此最妙；又一種用射罔煎塗箭鏃，亦宜此方。姚僧坦集驗方

野葛芋毒

山中毒菌　欲死者，並飲糞汁一升，即活。肘後方

漏肉脯毒　人屎燒灰，酒服方寸匕。肘後方

惡犬

咬傷　左盤龍，即人糞也。厚封之。數日即愈。藺氏經驗方　**心腹急痛**　欲死。用人屎同蜜擂勻。新汲水化下。生生編

小兒胎屎　綱目

主治　惡瘡蝕瘜肉。除面印字，一月即瘥。藏器　治小兒鬼舐頭。燒灰和臘豬脂塗之。時珍

人尿　奴弔切，亦作溺。別錄

釋名　**溲**素問　**小便**素問　**輪迴酒**綱目　**還元湯**　時珍曰：尿從尸從水，會意也。方家謂之輪迴酒、還元湯，隱語也。飲入于胃，遊溢精氣，上輸于脾。脾氣散精，上歸于肺，通調水道，下輸膀胱。水道者，闌門也。主分泌水穀糟粕，入于大腸。水汁滲入膀胱。膀胱者，州都之官，津液之府。氣化則能出矣。陰陽應象論云：清陽爲天，濁陰爲地。地氣上爲雲，天氣下爲雨。故清陽出上竅，濁陰出下竅。

氣味　鹹，寒，無毒。**主治**　寒熱頭痛，溫氣。童男者尤良。別錄　主久嗽上氣失聲，及癥積滿腹。蘇恭　明目益聲，潤肌膚，利大腸，推陳致新，去欬嗽肺瘻，鬼氣疰病。停久者服之佳。恐冷則和熱湯服。藏器　止勞渴，潤心肺。療血悶熱狂，撲損，瘀血在內運絕，止吐血鼻衄，皮膚皴裂，難產，胎衣不下，蛇犬咬。大明　滋陰降火甚速。震亨　殺蟲解毒，療瘧中暍。時珍

發明　弘景曰：若人初得頭痛，直飲人尿數升，亦多愈。合葱豉作湯服，彌佳。宗奭曰：人溺須童子者佳。產後溫飲一盃，壓下敗血惡物。有人飲過七日者，過多恐久遠血臟寒，令人發帶病，人亦不覺。若氣血虛無熱者，尤不宜多服。此物性寒，故熱勞方中用之。震亨曰：小便降火甚速。常見一老婦，年逾八十，貌似四十。詢其故，常有惡病，人教服人尿，四十餘年矣。且老健無他病，而何謂之性寒不宜多服耶？凡陰虛火動，熱蒸如燎，服藥無益者，非小便不能除。時珍曰：小便性溫不寒，飲之入胃，隨脾之氣上歸于肺，下通水道而入膀胱，乃其舊路也。故能治肺病，引火下行。凡人精氣，清者爲血，濁者爲氣；濁之清者爲津液，濁之濁者爲小便。小便與血同類也。故其味鹹而走血，治諸血病也。按褚澄遺書云：人喉有竅，則欬血殺人。喉不停物，毫髮必欬。血既滲入，愈滲愈欬，愈欬愈滲。惟飲溲溺，則百不一死；若服寒涼，則百不一生。又吳球諸證辨疑云：諸虛吐衄咯血，須用童子小便，其效甚速。蓋溲溺滋陰降火，消瘀血，止吐衄諸血。但取十二歲以下童子，絕其葷腥酸鹹，多與米飲，以助水道。每用一盞，入薑汁或韭汁二三點，徐徐服之，日進二三服。寒天則重湯溫服。久自有效也。又成無己云：傷寒少陰證，下利不止，厥逆無脈，乾嘔欲飲水者，加人尿、豬膽汁鹹苦寒物于白通湯薑附藥中，其氣相從，可去格拒之患也。

附方　舊七，新三十八。

頭痛至極　童便一盞，豉心半合，同煎至五分，溫服。聖濟總錄

熱病咽痛　童便三合，含之即止。聖惠方

骨蒸發熱　三歲童便五升，煎取一升，以蜜三匙和之。每服二盌，半日更服。此後常取自己小便服之。輕者二十日，重者五十日瘥。二十日後，當有蟲如蚰蜒在身常出。十步內聞病人小便臭者，瘥也。臺州丹仙觀道士張病此，自服神驗。孟詵必效

男婦怯證　男用童女便，女用童男便，斬頭去尾，日進二次，乾燒餅壓之，月餘全

愈。聖惠。

久嗽涕唾肺痿時時寒熱。頰赤氣急。用童便去頭尾少許五合。取大粉甘草一寸。四破浸之。露一夜。去甘草。平旦頓服。或入甘草末一錢。同服亦可。一日一劑。童子忌食五辛熱物。姚僧坦集驗。

肺痿欬嗽　**鬼氣疰病**停久臭溺。日日溫服之。集驗方

吐血鼻衄人溺、薑汁和勻。服一升。日華子　**齒縫出血**童便溫熱含之。立止。聖惠方

消渴重者眾人溺坑中水。取一盞服之。勿令病人知。三度瘥。聖惠方

癥積滿腹諸藥不瘥者。人溺一服一升。下血片塊。二十日即出也。蘇恭本草

絞腸沙痛童子小便服之即止。聖惠方　**卒然腹痛**令人騎其腹。溺臍中。肘後方

下痢休息杏仁去皮。麪炒研。以豬肝一具。切片。水洗血淨。置淨鍋中。一重肝。一重杏仁。鋪盡。以童便二升同煎乾。放冷。任意食之。聖惠方

瘧疾渴甚童便和蜜煎沸。頓服。簡便方

瘴癘諸瘧無問新久。童便一升。入白蜜二匙。攪去白沫。頓服取吐。碧綠痰出爲妙。若不然。終不除也。聖惠。

中暍昏悶夏月人在途中熱死。急移陰處。就掬道上熱土擁臍上作窩。令人溺滿。暖氣透臍即甦。乃服地漿、蒜水等藥。○林億云。此法出自張仲景。其意殊絕。非常情所能及。本草所能關。實救急之大術也。蓋臍乃命蒂。暑暍傷氣。溫臍所以接其元氣之意。

中惡不醒令人尿其面上即甦。此扁鵲法也。肘後方

三十年癇　**一切氣塊**　**宿冷惡病**苦參二斤。童子小便一斗二升。煎取六升。和糯米及麪。如常法作酒服。但腹中諸疾皆治。酒放二三年不壞。多作救人。神效。聖惠

金瘡中風自己小便只洗二三次。不妨入水。聖惠。

金瘡出血不止。飲人尿五升。千金方

打傷瘀血攻心者。人尿煎服一升。日一服。蘇恭本草

折傷跌撲童便入少酒飲之。推陳致新。其功甚大。○薛己云。予在居庸。見覆車被傷七八人。仆地呻吟。俱令灌此。皆得無事。凡一切傷損。不問壯弱。及有無瘀血。俱宜服此。若脇脹。或作痛。或發熱煩躁口渴。惟服此一甌。勝似他藥。他藥雖效。恐無瘀血。反致誤人。童便不動臟腑。不傷氣血。萬無一失。軍中多用此。屢試有驗。外科發揮

杖瘡腫毒服童便良。千金方

火燒悶絕不省人事者。新尿頓服二三升良。千金方

刺在肉中溫小便漬之。千金

人咬手指瓶盛熱尿。浸一夜。即愈。千金方

蛇犬咬傷日華子云。以熱尿淋患處。○千金方。治蝮蛇傷人。令婦人尿于瘡上。

蛇纏人足就令尿之。便解。肘後方

蜂蠆螫傷人尿洗之。肘後方

蜘蛛咬毒久臭人溺。于大甕中坐浸。仍取烏雞屎炒浸酒服之。不爾。恐毒殺人。陳藏器本草

百蟲入耳小便少少滴入。聖惠方

勞聾已久童子小便。乘熱少少頻滴之。聖惠方

赤目腫痛自己小便。乘熱抹洗。即閉目少頃。此以真氣退去邪熱也。普濟方

腋下狐臭自己小便。乘熱洗兩腋下。日洗數次。久則自愈。集簡方

傷胎血結心腹痛。取童子小便。日服二升。良。楊氏產乳

子死腹中以夫尿二升。煮沸飲之。千金方

中土菌毒　**合口椒毒**人尿飲之。肘後方

解諸菜毒小兒尿和乳汁服二升。海上方

催生下胞人溺一升。入葱、薑各一分。煎二三沸。熱飲便下。日華子本草

痔瘡腫痛用熱童尿。入礬三分服之。一日二三次。效。救急方

溺白垽音魚覲切○唐本草

【**釋名**】**人中白**時珍曰。滓淀爲垽。此乃人溺澄下白垽也。以風日久乾者爲良。入藥並以瓦煅過用。

【氣味】鹹，平，無毒。大明曰：涼。【主治】鼻衄，湯火灼瘡。唐本 燒研，主惡瘡。蘇恭 治傳尸熱勞，肺痿，心膈熱，羸瘦渴疾。大明 降火，消瘀血，治咽喉口齒生瘡，疳䘌，諸竅出血，肌膚汗血。時珍

【發明】震亨曰：人中白能瀉肝火、三焦火並膀胱火，從小便中出，蓋膀胱乃此物之故道也。時珍曰：人中白降相火，消瘀血，蓋鹹能潤下走血故也。今人病口舌諸瘡用之有效，降火之驗也。張杲醫說云：李士常苦鼻衄，僅存喘息。張思順用人中白散，即時血止。又延陵鎮官曾棠鼻血如傾，白衣變紅，頭空空然。張潤之用人中白藥治之即止，並不再作。此皆散血之驗也。

【附方】舊一，新十四。

大衄久衄　人中白一團雞子大，綿五兩燒研，每服二錢，溫水服。聖惠方

諸竅出血　方同上。

鼻衄不止　五七日不住者，人中白新瓦焙乾，入麝香少許，溫酒調服，立效。經驗方

膚出汗血　方同上。

偏正頭痛　人中白、地龍炒，等分為末，羊膽汁丸芥子大。每新汲水化一丸，注鼻中嗃之。名一滴金。普濟方

水氣腫滿　人尿煎令可丸，每服一小豆大，日三服。千金方

腳氣成漏　跟有一孔，深半寸許，其痛異常。用人中白煅，有水出，滴入瘡口。戴原禮證治要訣

小兒霍亂　尿滓末，乳上服之，良。千金方

鼻中瘜肉　人中白瓦焙，每溫湯服一錢。朱氏集驗方

痘瘡倒陷　臘月收人中白，火煅為末，溫水服三錢，陷者自出。儒門事親

口舌生瘡　溺桶垽七分，枯礬三分，研勻。有涎拭去，數次即愈。集簡方

小兒口疳　人中白煅、黃蘗蜜炙焦，為末等分，入冰片少許。以青皮拭淨摻之，累效。陸氏經驗方

走馬牙疳　以小便盆內白屑取下，入瓷瓶內，鹽泥固濟，煅紅研末，入麝香少許貼之。此汴梁李提領方也。○又方：用婦人尿桶中白垢火煅一錢，銅綠三分，麝香一分，和勻貼之，尤有神效。

痘疹煩熱　人中白或老糞缸白垢，洗淨研末。每白湯或酒服二錢。痘疹便覽方

秋石 蒙筌

【釋名】秋冰。時珍曰：淮南子丹成號曰秋石，言其色白質堅也。近人以人中白煉成白質，亦名秋石，言其亦出于精氣之餘也。再加升打，其精致者，謂之秋冰。此蓋倣海水煎鹽之義。方士亦以鹽入爐火煅成偽者，宜辨之。嘉謨曰：秋石須秋月取童子溺，每缸入石膏末七錢，桑條攪，澄定傾去清液。如此二三次，乃入秋露水一桶，攪澄。如此數次，滓穢滌淨，鹹味減除。以重紙鋪灰上曬乾，完全取起，輕清在上者爲秋石，重濁在下者刮去。古人立名，實本此義。男用童女溺，女用童男溺，亦一陰一陽之道也。世醫不取秋時，雜收人溺，但以皁莢水澄，曬爲陰煉，煅爲陽煉，盡失于道，何合于名？媒利敗人，安能應病？況經火煉，性卻變溫耶。

【氣味】鹹，溫，無毒。【主治】虛勞冷疾，小便遺數，漏精白濁。時珍 滋腎水，養丹田，返本還元，歸根復命，安五臟，潤三焦，消痰欬，退骨蒸，軟堅塊，明目清心，延年益壽。嘉謨

【發明】時珍曰：古人惟取人中白、人尿治病，取其散血、滋陰、降火、殺蟲、解毒之功也。王公貴人惡其不潔，方士遂以人中白設法煅煉，治爲秋石。葉夢得水雲錄極稱陰陽二煉之妙，而瑣碎錄乃云：秋石味鹹走血，使水不制火，久服令人成渴疾。蓋此物既經煅煉，其氣近溫，服者多是淫慾之人，藉

此放肆虛陽安作眞水愈涸安得不渴耶況甚則加以陽藥助其邪火乎惟丹田虛冷者服之可耳觀病淋者水虛火極則煎熬成沙成石小便之煉成秋石與此一理也

附方新十二

秋石還元丹 久服去百病强骨髓補精血開心益志補暖下元悅色進食久則臍下常如火暖諸般冷疾皆愈久年冷勞虛憊者服之亦壯盛其法以男子小便十石更多尤妙先搘大鍋一口于空室內上用深瓦甑接鍋口以紙筋杵石灰泥甑縫并鍋口勿令通風候乾下小便約鍋中七八分以來竈下用焰火煮之若湧出即少少添冷小便候煎乾即人中白也入好罐子內如法固濟入炭爐中煅之旋取二三兩再研如粉煮棗瓤和丸如綠豆大每服五七丸漸加至十五丸空心温酒或鹽湯下其藥常要近火或時復養火三五日則功效更大也經驗良方

陰陽二鍊丹 世之鍊秋石者但得火鍊之法此藥須兼陰陽二煉方爲至藥火煉乃陽中之陰得火而凝入水則釋歸于無體蓋質去味存此離中之虛也水煉乃陰中之陽得水而凝遇曝而潤千歲不變味去質留此坎中之實也二物皆出于心腎二臟而流于小腸水火騰蛇玄武正氣外假天地之水火凝而爲體服之還補太陽相火二臟實爲養命之本空心服陽煉日午服陰煉此法極省力與常法功用不侔久疾服之皆愈有人得瘦疾且嗽諸方不效服此即瘳有人病顛腹鼓日久加喘滿垂困亦服此而安也○陽煉法用人尿十餘石各用桶盛每石入皂莢汁一盌竹杖急攪百千下候澄去清留垽并作一桶如前攪澄取濃汁一二斗濾淨入鍋熬乾刮下擣細再以清湯煮化筲箕鋪紙淋過再熬如此數次直待色白如雪方止用沙盒固濟火煅成質傾出如藥未成更煅一二次候色如瑩玉細研入沙盒內固濟頂火養七晝夜取出攤土上去火毒爲末棗膏丸梧子大每空心温酒下三十丸○陰煉法用人尿四五石以大缸盛入新水一半攪千回澄定去清留垽又入新水攪澄直候無臭氣澄下如膩粉方以曝乾刮下再研以男兒乳和如膏烈日曬乾蓋假太陽眞氣也如此九度爲末棗膏和丸梧子大每日午温酒下三十丸葉石林水雲錄

秋冰乳粉丸 固元陽壯筋骨延年不老却百病用秋冰五錢頭生男乳曬粉五錢頭生女乳曬粉五錢乳香二錢五分麝香一分爲末煉蜜丸芡子大金箔爲衣烏金紙包黃蠟匱收勿令泄氣每月用乳汁化服一丸仍日飲乳汁助之○秋冰法用童男童女尿垽各一桶入大鍋內桑柴火熬乾刮下入河水一桶攪化隔紙淋過復熬刮下再以水淋鍊之如此七次其色如霜或有一斤入罐內上用鐵燈盞蓋定鹽泥固濟升打三炷香看秋石色白如玉再研再如前升打燈盞上用水徐徐擦之不可多多則不結不可少少則不升自辰至未退火冷定其盞上升起者爲秋冰味淡而香乃秋石之精英也服之滋腎水固元陽降痰火其不升者即尋常秋石也味鹹苦蘸肉食之亦有小補楊氏頤眞堂經驗方

直指秋石丸 治濁氣干清精散而成膏淋黃白赤黯如肥膏蜜油之狀用秋石鹿角膠炒桑螵蛸炙各半兩白茯苓一兩爲末糕糊丸梧子大每服五十丸人參湯下仁齋直指方

秋石交感丹 治白濁遺精秋石一兩白茯苓五錢菟絲子炒五錢爲末用百沸湯一盞井華水一盞煮糊丸梧子大每服一百丸鹽湯下鄭氏家傳方

秋石四精丸 治思慮色慾過度損傷心氣遺精小便數秋石白茯苓各四兩蓮肉芡實各二兩爲末蒸棗肉和丸梧子大每空心鹽湯下三十丸永類鈐方

秋石五精丸 常服補益秋石一兩蓮肉六兩眞川椒紅五錢小茴香五錢白茯苓二兩爲末棗肉和丸梧子大每服三十丸鹽湯温酒空心下○秋石法用童男童女潔淨無體氣疾病者沐浴更衣各聚一石用潔淨飲食及鹽湯與之忌葱蒜韭薤辛辣羶腥之物待尿滿缸以水攪澄取人中白各用陽城瓦罐鹽泥固濟鐵

線紮定，打火一炷香，連換鐵線打七火，然後以男女者稱勻，和作一處，研開，以河水化之，隔紙七層濾過，仍熬成秋石，其色雪白。用潔淨香濃乳汁和成，日曬夜露，但乾即添乳汁，取日精月華，四十九日數足，收貯配藥。劉氏保壽堂經驗方 **腫脹忌鹽**：只以秋石拌飲食。得腫脹消，以鹽入罐煅過，少少用之。摘玄方 **赤白帶下**：眞秋石研末，蒸棗肉擣丸梧子大。每服六十丸，空心醋湯下。摘玄方 **噎食反胃**：秋石每用一錢，白湯下，妙。醫方摘要 **服丹發熱**：有一人服伏火丹藥多，腦後生瘡，熱氣冉冉而上。一道人敎灸風府數十壯而愈，仍時復作。又敎以陰煉秋石，用大豆黃卷煎湯下，遂愈。和其陰陽也。王清明餘話方

淋石 宋嘉祐

【校正】自玉石部移入此。

【集解】藏器曰：此是患石淋人溺中出者，正如小石，收之爲用。時珍曰：此是淫慾之人，精氣鬱結，陰火煎熬，遂成堅質，正如滾水結鹼鹵，水煎鹽，小便煉成秋石，同一義理也。

【氣味】鹹，溫，無毒。

【主治】石淋，水磨服之，當得碎石隨溺出。大明 噎病吐食。俗名溜飯病。藏器

癖石 綱目

【集解】時珍曰：有人專心成癖，及病癥塊，凝結成石。如牛黃、狗寶、鮓荅之類，皆諸獸之病也。觀夫星隕爲石，沙淋石淋，及釋氏顱頂結成舍利子，皆精氣凝結而然。故格物論云：石者，氣之核也。羣書所載，如寶圭化石，老樹化石，皆無情之變異也。魚、蛇、蝦、蟹皆能化石，乃有情之變異也。世說載貞婦登山望夫，化而爲石，此蓋志一不分，遂入于無情也。宋史載石工采石，陷入石穴，三年掘出猶活，見風遂化爲石。此蓋吞納石氣久，而與之俱化也。夫生形尚全化石，則頑心癥癖之化石，亦其理也。程子遺書云：波斯人發古墓，見肌膚都盡，惟心堅如石。鋸開，中有山水如畫，旁有一女憑闌凝睇。蓋此女有愛山水癖，遂致融結如此。宋濂云：一浮屠行大般三昧法，示寂後焚之，惟心不化，狀如佛像，非金非石。又一人行禪觀法，及死火葬，心內包觀音像悉具。醫書云：一人病癥死，火化有塊如石。此皆癥癖頑凝成石之蹟，故併錄之。

【主治】消堅癖，治噎膈。時珍

乳汁 別錄

【釋名】嬭汁 綱目 仙人酒 時珍曰：乳者化之信，故字從孚、化，省文也。方家隱其名，謂之仙人酒、生人血、白朱砂，種種名色。蓋乳乃陰血所化，生于脾胃，攝于衝任。未受孕則下爲月水，既受孕則留而養胎，已產則赤變爲白，上爲乳汁，此造化玄微，自然之妙也。邪術家乃以童女嬌揉取乳，及造反經爲乳諸說，巧立名謂，以弄貪愚。此皆妖人所爲，王法所誅，君子當斥之可也。凡入藥並取首生男兒，無病婦人之乳，白而稠者佳。若色黃赤清而腥穢如涎者，並不可用。有孕之乳，謂之忌嬭，小兒飲之，吐瀉成疳魃之病，最爲有毒也。

【氣味】甘，鹹，平，無毒。大明曰：涼。

【主治】補五臟，令人肥白悅澤。療目赤痛多淚，解獨肝牛肉毒，合濃豉汁服之，神效。別錄 和雀屎，去目中胬肉。蘇恭 益氣，治瘦悴，悅皮膚，潤毛髮，點眼止淚。大明

【發明】弘景曰：漢張蒼年老無齒，妻妾百數，常服人乳，故年百歲餘，身肥如瓠。宗奭曰：人乳汁治目之功多，何也？人心生血，肝藏血，脾受血則能視。蓋水入于經，其血乃成。又曰：上則爲乳汁，下則爲

月水。故知乳汁則血也。用以點眼，豈不相宜？血爲陰，故性冷。臟寒人如乳餅酥酪之類，不可多食。雖曰牛羊乳，然亦不出乎陰陽造化耳。老人患口瘡不能食，但飲人熱乳甚良。時珍曰：人乳無定性。其人和平，飲食沖淡，其乳必平。其人暴躁，飲酒食辛，或有火病，其乳必熱。凡服乳，須熱飲。若曬曝爲粉，入藥尤佳。南史載：宋何尚之積年勞病，飲婦人乳而瘥。又言：穰城老人年二百四十歲，惟飲曾孫婦乳也。按：白飛霞醫通云：服人乳，大能益心氣，補腦髓，止消渴，治風火證，養老猶宜。每用一吸，即以紙塞鼻孔，按唇貼齒而漱，乳與口津相和，然後以鼻內引上，使氣由明堂入腦，方可徐徐嚥下。如此五七吸爲一度。不漱而吸者，何異飲酪？止于腸胃而已。

【附方】舊三，新十二。

服乳歌 仙家酒，仙家酒，兩箇壺盧盛一斗。五行釀出眞醍醐，不離人間處處有。丹田若是乾涸時，嚥下重樓潤枯朽。清晨能飲一升餘，返老還童天地久。

虛損勞瘵 德生丹：用無病婦人乳三酒盃，將磁碟曬極熱，置乳于中，次入麝香末少許，木香末二分，調勻服。後飲濃茶一酒盞，即陽敗。次日服接命丹。接命丹：用乳三酒盃，如前曬碟盛，人乳并人胞末一具，調服。服畢，面膝俱赤，如醉思睡，只以白粥少少養之。集簡方。

虛損風疾 接命丹：治男婦氣血衰弱，痰火上升，虛損之證。又治中風不語，左癱右瘓，手足疼痛，動履不便，飲食少進諸證。用人乳二盃，香甜白者爲佳，以好梨汁一盃和勻，銀石器內頓滾。每日五更一服，能消痰補虛，生血延壽。此乃以人補人，其妙無加。攝生眾妙方。

中風不語 舌根強硬。三年陳醬五合，人乳汁五合，相和研，以生布絞汁，隨時少少與服，良久當語。聖惠方。

卒不得語 人乳半合，美酒半升，和服。范汪方。

失音不語 人乳、竹瀝各二合，溫服。摘玄。

月經不通 日飲人乳三合。千金方。

眼熱赤腫 人乳半合，古銅錢十文，銅器中磨令變色，稀稠成煎，瓶收。日點數次。或以乳浸黃連，蒸熱洗之。聖惠方。

初生不尿 人乳四合，葱白一寸，同煎滾，分作四服，即利。劉涓子鬼遺方。

初生吐乳 人乳二合，籧篨篾少許，鹽二粟大，同煎沸，入牛黃米許，與服。劉涓子鬼遺方。

癰膿不出 人乳汁和麪傅之，比曉膿盡出。不可近手。千金方。

臁脛生瘡 人乳、桐油等分，和勻，以鵝翎掃塗，神效。摘玄。

噉蛇牛毒 牛噉蛇者，毛髮向後，其肉殺人。但飲人乳汁一升，立愈。金匱要略。

中牛馬毒 人乳飲之，良。千金。

百蟲入耳 人乳滴之即出。聖惠方。

婦人月水 宋嘉祐 附月經衣

【釋名】**月經** 素問 **天癸** 素問 **紅鉛** 時珍曰：女子，陰類也，以血爲主。其血上應太陰，下應海潮。月有盈虧，潮有朝夕，月事一月一行，與之相符，故謂之月水、月信、月經。經者，常也，有常軌也。天癸者，天一生水也。邪術家謂之紅鉛，謬名也。女人之經，一月一行，其常也；或先或後，或通或塞，其病也。復有變常而古人並未言及者，不可不知。有行期只吐血衄血，或眼耳出血者，是謂逆行。有三月一行者，是謂居經，俗名按季。有一年一行，是謂避年。有一生不行而受胎者，是謂暗經。有受胎之後，月月行經而產子者，是謂盛胎，俗名垢胎。有受胎數月，血忽大下而胎不隕者，是謂漏胎。此雖以氣血有餘不足言，而亦異于常矣。女子二七天癸至，七七天癸絶，其常也。有女年十二、十三而產子，如褚記室所載，平江蘇達卿女，十二受孕者；有婦年五十、六十而產子，如遼史所載，亟普妻六十餘生二男一女者。此又異常之尤者也。學醫者之于此類，恐亦宜留心焉。

【氣味】鹹，平，無毒。

【主治】解毒箭并女勞復。弘景。

月經衣【主治】金瘡血湧出，炙熱熨之。又主虎狼傷

及箭鏃入腹。藏器

【發明】時珍曰：女人入月，惡液腥穢，故君子遠之，爲其不潔，能損陽生病也。煎膏治藥，出痘持戒，脩煉性命者，皆避忌之，以此也。博物志云：扶南國有奇術，能令刀斫不入，惟以月水塗刀便死。此是穢液壞人神氣，故合藥忌觸之。此說甚爲有據。今有方士邪術，鼓弄愚人，以法取童女初行經水服食，謂之先天紅鉛，巧立名色，多方配合，謂參同契之金華，悟眞篇之首經，皆此物也。愚人信之，吞嚥穢滓，以爲祕方，往往發出丹疹，殊可嘆惡。按蕭了眞金丹詩云：一等旁門性好淫，強陽復去採他陰。口含天癸稱爲藥，似恁洳沮枉用心。嗚呼！愚人觀此，可自悟矣。凡紅鉛方，今並不錄。

【附方】舊七，新五。

熱病勞復 丈夫熱病後，交接復發，忽卵縮入腹，腸痛欲死。燒女人月經赤衣爲末，熟水服方寸匕，即定。扁鵲方

女勞黃疸 氣短聲沈。用女人月經和血衣，燒灰，酒服方寸匕，一日再服，三日瘥。孟詵必效方

霍亂困篤 童女月經衣和血燒灰，酒服方寸匕。百方不瘥者用之。千金方

小兒驚癇 發熱。取月候血和青黛，水調服一錢，入口即瘥。量兒加減。聖惠方

令婦不妒 取婦人月水布裹蝦蟆，於廁前一尺，入地五寸埋之。張華博物志

癰疽發背 一切腫毒。用胡燕窠土、鼠坌土、榆白皮、栝樓根等分，爲末，以女人月經衣水洗取汁，和傳腫上，乾即易之。潰者封其四圍，五日瘥。千金方

男子陰瘡 因不忌月事行房，陰物潰爛。用室女血衲，瓦上燒存性，研末，麻油調傳之。

解藥箭毒 交州夷人以焦銅爲毒藥于鏃鋒上，中人即沸爛，須臾骨壞。但服月水屎汁解之。博物志

箭鏃入腹 或肉中有聚血。以婦人月經衣燒灰，酒服方寸匕。千金方

馬血入瘡 剝馬刺傷。以婦人月水塗之，神效。姚僧坦集驗方

虎狼傷瘡 月經衣燒末，酒服方寸匕，日三。陳藏器

人血 拾遺

【集解】時珍曰：血猶水也。水穀入于中焦，泌別熏蒸，化其精微，上注于肝，流溢于中，布散于外。中焦受汁，變化而赤，行于隧道，以奉生身，是之謂血，命曰營氣。血之與氣，異名同類。清者爲營，濁者爲衛。營行于陰，衛行于陽。氣主呴之，血主濡之。血體屬水，以火爲用，故曰氣者血之帥也。氣升則升，氣降則降；氣熱則行，氣寒則凝；火活則紅，火死則黑。邪犯陽經則上逆，邪犯陰經則下流。蓋人身之血，皆生于脾，攝于心，藏于肝，布于肺，而施化于腎也。仙家煉之，化爲白汁，陰盡陽純也。萇弘死忠，血化爲碧；人血入土，年久爲燐，皆精靈之極也。

【氣味】鹹，平，有毒。

【主治】羸病人皮肉乾枯，身上麩片起，又狂犬咬，寒熱欲發者，並刺血熱飲之。藏器

【發明】時珍曰：肉乾麩起，燥病也，不可卒潤也。飲人血以潤之，人之血可勝刺乎？夫潤燥治狂犬之藥亦夥矣，奚俟于此耶？始作方者，不仁甚矣，其無後乎？虐其殘賊，亦有以酒飲人血者，此乃天戮之民，必有其報，不必責也。諸方用血，惟不悖于理者，收附于下。

【附方】新六。

吐血不止 就用吐出血塊，炒黑爲末，每服三分，以麥虋冬湯調服。蓋血不歸元，則積而上逆，以血導血歸元，則止矣。吳球諸證辨疑

衄血不止 聖濟總錄用白紙一張，接衄血令滿，于燈上燒灰，作一服，新汲水下。勿與病人知。○儒門事親就用本衄血紙撚，蘸點眼內。左點右，右點左。此法大妙。

金瘡內漏 取瘡內所出血，以水和服之。千金

產乳血運 取釀醋和產婦血如棗大，服之。聖惠方

小兒赤疵 鍼父腳中，取血貼之。

即落。千金方 **小兒疣目**以鍼決其四邊，取患瘡膿汁傅之，忌水三月，即潰落也。千金

人精宋嘉祐

集解時珍曰：營氣之粹，化而爲精，聚于命門。命門者，精血之府也。男子二八而精滿，一升六合。養而充之，可得三升；損而喪之，不及一升。謂精爲峻者，精非血不化也；謂精爲寶者，精非氣不養也。故血盛則精長，氣聚則精盈。邪術家蠱惑愚人，取童女交姤，飲女精液，或以己精和其天癸，吞嚥服食，呼爲鉛汞，以爲祕方，放恣貪淫，甘食穢滓，促其天年。吁！愚之甚矣，又將誰尤？按鮑景翔云：神爲氣主，神動則氣隨；氣爲水母，氣聚則水生。故人之一身，貪心動則津生，哀心動則淚生，愧心動則汗生，慾心動則精生。

氣味甘，温。**主治**和鷹屎，滅瘢。弘景 **塗金瘡血出，湯火瘡。**時珍

附方舊三，新一。

面上黶子人精和鷹屎白塗之，數日愈。千金方。**身面粉瘤**人精一合，青竹筒盛，于火上燒，以器承取汁，密封器中。數數塗之，取效止。肘後方。**瘰癧腫毒**女人精汁，頻頻塗之。**湯火傷灼**令不痛，易愈無痕。肘後：用人精、鷹屎白，日日塗之。○千金：用女人精汁，頻頻塗之。

口津唾綱目

釋名靈液綱目 **神水**綱目 **金漿**綱目 **醴泉**時珍曰：人舌下有四竅，兩竅通心氣，兩竅通腎液。心氣流入舌下爲神水，腎液流入舌下爲靈液。道家謂之金漿玉醴。溢爲醴泉，聚爲華池，散爲津液，降爲甘露，所以灌溉臟腑，潤澤肢體。故脩養家嚥津納氣，謂之淸水灌靈根。人能終日不唾，則精氣常留，顏色不槁；若久唾，則損精氣，成肺病，皮膚枯涸。故曰：遠唾不如近唾，近唾不如不唾。人有病，則心腎不交，腎水不上，故津液乾而眞氣耗也。秦越人難經云：腎主五液。入肝爲淚，入肺爲涕，入脾爲涎，入心爲汗，自入爲唾也。

氣味甘、鹹，平，無毒。**主治瘡腫、疥癬、皶皰，五更未語者，頻塗擦之。又明目退瞖，消腫解毒，辟邪，粉水銀。**時珍

發明時珍曰：唾津，乃人之精氣所化。人能每旦漱口擦齒，以津洗目，及常時以舌舐拇指甲，揩目，久久令人光明不昏。又能退瞖。凡人有雲瞖，但每日令人以舌舐數次，久則眞氣熏及，自然毒散瞖退也。范東陽方云：凡人魘死，不得叫呼，但痛咬脚跟及拇指甲際，多唾其面，徐徐喚之，自省也。按黄震日抄云：晉時南陽宗定伯夜遇鬼，問之，答曰：我新死鬼也。問其所惡，曰：不喜唾耳。急持之，化爲羊。恐其變化，因大唾之，賣得千錢。乃知鬼眞畏唾也。

附方新四。

代指腫痛以唾和白硇砂，搜麪作盌子，盛唾令滿，著硇末少許，以指浸之，一日即瘥。千金方。**手足發疣**以白粱米粉，鐵鐺炒赤研末，以衆人唾和傅，厚一寸，即消。肘後方。**腋下狐氣**用自己唾擦腋下數過，以指甲去其垢，用熱水洗手數遍。如此十餘日則愈。**毒蛇螫傷**急以小便洗去血，隨取口中唾，頻頻塗之。楊拱醫方摘要

齒垽音居近切。○宋嘉祐

釋名齒垢

氣味鹹，温，無毒。**主治**和黑蝨研，塗出箭頭及惡刺。

破癰腫（蘇恭）。塗蜂螫。（時珍）

【附方】新二。

竹木入肉：針撥不盡者，以人齒垢封之，即不爛也。（葉氏通變要法）

毒蛇螫傷：先以小便洗去血，次以牙垽封而護之，甚妙，且不腫痛。（醫方摘要）

人汗（綱目）

【集解】時珍曰：汗出于心，在內則爲血，在外則爲汗。故曰奪汗者無血，奪血者無汗。

【氣味】鹹，有毒。飲食食之，令人生疔毒。（時珍）

眼淚（綱目）

【集解】時珍曰：淚者肝之液。五臟六腑津液皆上滲于目。凡悲哀笑欬，則火激于中，心系急而臟腑皆搖，搖則宗脈感而液道開，津上溢，故涕泣出焉。正如甑上水滴之意也。

【氣味】鹹，有毒。凡母哭泣墮子目，令子傷睛生瞖。（時珍）

人氣（綱目）

【主治】下元虛冷，日令童男女以時隔衣進氣臍中，甚良。凡人身體骨節痹痛，令人更互呵熨，久久經絡通透。又鼻衄金瘡，嘘之能令血斷。（時珍）

【發明】時珍曰：醫家所謂元氣相火，仙家所謂元陽眞火，一也。天非此火不能生物，人非此火不能有生。故老人虛人，與二七以前少陰同寢，藉其薰蒸，最爲有益。杜甫詩云：暖老須燕玉。正此意也。但不可行淫，以喪寶促生耳。近時術家，令童女以氣進入鼻竅臍中精門，以通三田，謂之接補。此亦小法，不得其道者，反以致疾。按謝承續漢書云：太醫史循宿禁中，寒疝病發，求火不得，衆人以口更嘘其背，至旦遂愈。劉敬叔異苑云：孫家奚奴治虎傷蛇噬垂死者，以氣禁之，皆安。又葛洪抱朴子云：人在氣中，氣在人中，天地萬物無不須氣以生。善行氣者，內以養身，外以御惡，然行之有法。從子至巳爲生氣之時，從午至亥爲死氣之時，常以生氣時，鼻中引氣，入多出少，閉而數之，從九九、八八、七七、六六、五五而止，乃微吐之，勿令耳聞。習之既熟，增至于數，此爲胎息。或春食東方青氣，夏食南方赤氣，秋食西方白氣，冬食北方黑氣，四季食中央黃氣，亦有大效。故善行氣者，可以避飢渴，可以延年命，可以行水上，可以居水中，可以治百病，可以入瘟疫。以氣嘘水，水則逆流；嘘火，火則遙滅；嘘沸湯，則手可探物；嘘金瘡，則血即自止；嘘兵刃，則刺不能入；嘘箭矢，則矢反自射；嘘犬，則不吠；嘘虎狼，則伏退；嘘蛇蜂，則不動。吳越有禁呪行氣之法，遇有大疫，可與同牀，不相傳染。遇有精魅，或聞聲，或現形，擲石放火，以氣禁之，皆自絶。或毒蛇所傷，嘘之即愈。若在百里之外，遙以我手嘘呪，男左女右，亦即可安。夫氣出于無形，用之其效至此，而況絶穀延年乎。時珍按：此即吾內養浩然靈氣也。符篆家取祖氣，即此。但彼徒皆氣餒，庸人依倣，安得驗哉。

人魄（綱目）

【集解】時珍曰：此是縊死人，其下有物如麩炭，即時掘取便得，稍遲則深入矣。不掘則必有再縊之禍。蓋人受陰陽二氣，合成形體。魂魄聚則生，散則死。死則魂升于天，魄降于地。魄屬陰，其精沉淪入地，化爲此物。亦猶星隕爲石，虎死目光墜地化爲白石，人血入地爲燐爲碧之意也。

【主治】鎭心，安神魄，定驚怖顛狂。磨水服之。（時珍）

髭鬚（證類）

【集解】時珍曰：觜上曰髭，頤下曰鬚，兩頰曰髯。詳見亂髮下。

【主治】燒研，傅癰瘡。慎微

【發明】慎微曰：唐李勣病，醫云得鬚灰服之方止。太宗聞之，遂自翦髭燒灰賜服，復令傅癰立愈。故白樂天詩云：翦鬚燒藥賜功臣。又宋呂夷簡疾，仁宗曰：古人言髭可治疾，今朕翦髭與之合藥，表朕意也。

陰毛 拾遺

【主治】男子陰毛：主蛇咬，以口含二十條嚥汁，令毒不入腹。藏器 橫生逆產，用夫陰毛二七莖燒研，豬膏和丸大豆大，吞之。千金方 婦人陰毛：主五淋及陰陽易病。時珍

【附方】新二 陰陽易病：病後交接，卵腫或縮入腹，絞痛欲死。取婦人陰毛燒灰飲服，仍以洗陰水飲之。聖濟總錄 牛脹欲死：婦人陰毛，草裹與食，即愈。外臺秘要

人骨 拾遺

【集解】時珍曰：許慎云：骨者肉之核也。靈樞經云：腎主骨。有骨度篇，論骨之大小、長短、廣狹甚詳。見本書。

【主治】骨病，接骨，臁瘡，並取焚棄者。藏器

【發明】時珍曰：古人以掩暴骨為仁德，每獲陰報；而方伎之流，心乎利欲，乃收人骨為藥餌，仁術固如此乎？且犬不食犬骨，而人食人骨可乎？父之白骨，惟親生子刺血瀝之即滲入。又酉陽雜俎云：荊州一人損脛，張七政飲以藥酒，破肉去骨一片，塗膏而愈。三年復痛，張曰：所取骨寒也。尋之尚在牀下，以湯洗綿裹收之，其痛遂止。氣之相應如此，孰謂枯骨無知乎？仁者當悟矣。

【附方】新四 代杖：燒過人骨為末，空心酒服三錢。受杖不腫不作瘡。久服，皮亦厚也。醫林集要 接骨：燒過童子骨一兩，乳香二錢，喜紅絹一方燒灰，為末，熱酒調服。先以桐木片紮定，立效。醫林集要 臁瘡：燒過人骨碎者，為末摻之。壽域神方 折傷：死童子骨煅過，香瓜子仁炒乾，為末，好酒下，止痛極速。扶壽精方

天靈蓋 宋開寶

【釋名】腦蓋骨綱目 仙人蓋綱目 頭顱蓋志曰：此乃死人頂骨十字解者，方家婉其名耳。藏器曰：此是天生天賜，蓋押一身之骨，顖門未合，即未有也。時珍曰：人之頭圓如蓋，穹窿象天，泥丸之宮，神靈所集。脩煉家取坎補離，復其純乾，聖胎圓成，乃開顱顖而出，入之故有天靈蓋諸名也。

【脩治】藏器曰：凡用彌腐爛者乃佳。有一片如三指闊者，取得，用煻灰火罨一夜，待腥穢氣盡，卻用童男溺，于甆鍋子中煮一伏時，漉出，于屋下掘一坑，深一尺，置骨于中一伏時，其藥魂歸神妙。陽人使陰，陰人使陽。好古曰：方家有用檀香湯洗過，酥炙用，或燒存性者。男骨色不赤，女骨色赤，以此別之也。

【氣味】鹹，平，無毒。時珍曰：有毒。

【主治】傳尸尸疰，鬼氣伏連，久瘴勞瘧，寒熱無時者，燒令黑，研細，白飲和服。亦合丸散用。開寶 治肺痿乏力，羸瘦骨蒸，盜汗等，酥炙用。大明 退心經蘊寒之氣。本草權度

【發明】楊士瀛曰：天靈蓋治尸疰。尸疰者，鬼氣也。伏而未起，故令淹纏。得枯骸枕骨治之，則魂氣飛越，不復附人，故得瘥也。陳承曰：神農本經人部惟髮髲一物，其餘皆出後世醫家，或禁術之流，奇怪之倫耳。近見醫家用天靈蓋治傳尸病，未有一效。殘忍傷神，殊非仁人之用心。苟有可易，仁者宜盡心焉。必不得已，則宜以年深漬朽絕尸氣者可也。

【附方】舊一，新十一。**天靈蓋散** 追取勞蟲。天靈二指大，以檀香煎湯洗過，酥炙。一氣呪七遍云：雷公神，電母聖，逢傳尸，便須定，急急如律令。檳榔五枚，阿魏二分，麝香三分，辰砂一分，安息香三分，甘遂三分，爲末。每服三錢，用童便四升入銀石器內，以葱白、薤白各二七莖，青蒿二握，桃枝、甘草各二莖，五寸長者，柳枝、桑枝、酸榴枝各二莖，七寸長，同煎至一升，分作三次，五更初調服。前藥一服，蟲不下，約人行十里，又進一服，天明再進。取下一蟲物，名狀不一，急擒入油鐺煎之。其蟲背青赤黃色可治，黑白色難治，然亦可斷傳染之患。凡脩合，先須齋戒于遠處淨室，勿令病人聞藥氣，及雞犬猫畜、孝子婦人，一切觸穢之物見之。蟲下後，以白粥補之。數日之後，夢人哭泣相別，是其驗也。上清紫庭仙方。**虛損骨蒸** 千金方：用天靈蓋如梳大，炙黃，以水五升，煮取二升，分三服。起死神方也。○張文仲備急方：用人頭骨炙三兩，麝香半兩，爲末，擣千杵，丸梧子大。每服七丸，飲下，日再服。若胸前有青脈出者，以鍼刺看血色，未黑者七日瘥。**小兒骨蒸** 體瘦心煩。天靈蓋酥炙，黃連等分，研末。每服半錢，米飲下，日二服。聖惠方。**諸瘧寒熱** 天靈蓋煅研末，水服一字，取效。聖惠方。**膈氣不食** 天靈蓋七箇，每箇用黑豆四十九粒，層層隔封，水火升降，楊梅色，冷定取出，去豆不用，研末。每服一錢，溫酒下。孫氏集效方。**青盲不見** 方見龍腦香下。**痘瘡陷伏** 灰平不長，煩躁氣急。用天靈蓋燒研，酒服三分。○一方入雄黃二分。其瘡自然起發。痘疹經驗方。**下部疳瘡** 天靈蓋煅研末。先以葫荽湯洗淨，摻之，神效。○又一方：入紅褐、小紅棗等分，同燒研。劉氏經驗方。**臁瘡潰爛** 人頂骨燒研二錢，龍骨三錢，金絲硫黃一錢，爲末。用冬蘿蔔英陰乾，熬水洗之，乃貼。劉松石保壽堂方。**小兒白禿** 大豆、髑髏骨各燒灰等分，以臘豬脂和塗。姚僧坦集驗方。

人胞 拾遺

【釋名】**胞衣** 拾遺。**胎衣** 綱目。**紫河車** 綱目。**混沌衣** 綱目。**混元母** 蒙筌。**佛袈裟** 綱目。**仙人衣** 時珍曰：人胞包人如衣，故曰胞衣。方家諱之，別立諸名焉。丹書云：天地之先，陰陽之祖，乾坤之橐籥，鉛汞之匡廓，胚胎將兆，九九數足，我則乘而載之，故謂之河車。其色有紅、有綠、有紫，以紫者爲良。

【脩治】吳球曰：紫河車，古方不分男女。近世男用男，女用女。一云：男病用女，女病用男。初生者爲佳，次則健壯無病婦人者亦可。取得，以清米泔擺淨，竹器盛，于長流水中洗去筋膜，再以乳香酒洗過，篾籠盛之，烘乾研末。亦有瓦焙研者，酒煮擣爛者，甑蒸擣曬者，以蒸者爲佳。董炳云：今人皆酒煮火焙，及去筋膜，大誤矣。火焙水煮，其子多不育。惟蒸擣和藥最良。筋膜乃初結真氣，不可剔去也。

【氣味】甘、鹹，溫，無毒。

【主治】**血氣羸瘦，婦人勞損，面䵟皮黑，腹內諸病漸瘦者，治淨，以五味和之，如䭔䭱法，與食之，勿令婦知。**藏器。○䭱音甲，餅也。**治男女一切虛損勞極，癲癎失志恍惚，安心養血，益氣補精。**吳球。

【發明】震亨曰：紫河車治虛勞，當以骨蒸藥佐之。氣虛加補氣藥，血虛加補血藥。以側柏葉、烏藥葉俱酒𥁞九蒸九曝同之爲丸大能補益名補腎丸〔時珍曰〕人胞雖載于陳氏本草昔人用者尤少近因丹溪朱氏言其功遂爲時用而括蒼吳球始創大造丸一方尤爲世行其方藥味平補雖無人胞亦可服餌其說詳見本方下按隋書云琉球國婦人產乳必食其子衣張師正倦游録云八桂獠人產男以五味煎調胞衣會親啖之此則諸獠生子自食其衣之意非人類也崔行功小兒方云凡胎衣宜藏于天德月德吉方深埋緊築令兒長壽若爲猪狗食令兒顛狂蟲蟻食令兒瘡癬鳥鵲食令兒惡死棄于火中令兒瘡爛近于社廟污水井竈街巷皆有所禁按此亦銅山西崩洛鐘東應自然之理也今復以之蒸炰炙和藥擣餌雖曰以人補人取其同類然以人食人獨不犯崔氏之禁乎其異于琉球獠人者亦幾希矣

〔附方〕舊一 新六

河車丸 治婦人瘵疾勞嗽虛損骨蒸等證用紫河車初生男子者一具以長流水中洗淨熟煮擘細焙乾研山藥二兩人參一兩白茯苓半兩爲末酒糊丸梧子大麝香養七日每服三五十丸溫服鹽湯下永類鈐方

大造丸 吳球云紫河車即胞衣也兒孕胎中臍系于胞胞系母脊受母之蔭父精母血相合生成眞元所鍾故曰河車雖稟後天之形實得先天之氣超然非他金石草木之類可比愚每用此得效用之女人尤妙蓋本其所自出各從其類也若無子及多生女月水不調小產難產人服之必主有子危疾將絕者一二服可更活一二日其補陰之功極重百發百中久服耳聰目明鬚髮烏黑延年益壽有奪造化之功故名大造丸用紫河車一具男用女胎女用男胎初生者米泔洗淨新瓦焙乾研末或以淡酒蒸熟擣曬研末氣力尤全且無火毒敗龜版年久者童便浸三日酥炙黃二兩或以童便浸過石上磨淨蒸熟曬研尤妙黃蘗去皮鹽酒浸炒一兩半杜仲去皮酥炙一兩半牛膝去苗酒浸曬一兩二錢肥生地黃二兩半入砂仁六錢白茯苓二兩絹袋盛入瓦罐酒煮七次去茯苓砂仁不用杵地黃爲膏聽用天虋冬去心麥虋冬去心人參去蘆各一兩二錢夏月加五味子七錢各不犯鐵器爲末同地黃膏入酒米糊丸如小豆大每服八九十丸空心鹽湯下冬月酒下女人去龜板加當歸二兩以乳煮糊爲丸男子遺精女子帶下並加牡蠣粉一兩○世醫用陽藥滋補非徒無益爲害不小蓋邪火只能動欲不能生物龜板黃蘗補陽補陰爲河車之佐加以杜仲補腎強腰牛膝益精壯骨四味通爲足少陰經藥古方加陳皮名補腎丸也生地黃涼血滋陰得茯苓砂仁同黃蘗則走少陰白飛霞以此四味爲天一生水丸也天麥虋冬能保肺氣不令火炎使肺氣下行生水然其性有降無升得人參則鼓動元氣有升有降故同地黃爲固本丸也又麥虋冬人參五味子三味名生脈散皆爲肺經藥此方配合之意大抵以金水二臟爲生化之原加河車以成大造之功故也一人病弱陽事大痿服此二料體貌頓異連生四子一婦年六十已衰憊服此壽至九十尤強健一人病後不能作聲服此氣壯聲出一人病痿足不任地者半年服此後能遠行諸證辨疑

五勞七傷 吐血虛瘦用初生胞衣長流水中洗去惡血待清汁出乃止以酒煮爛擣如泥入白茯神末和丸梧子大每米飲下百丸忌鐵器朱氏集驗方

久癲失志 氣虛血弱者紫河車治淨爛煮食之劉氏經驗方

大小癇疾 初生胎衣一具長流水洗淨仍以水浸春三夏一秋五冬七日焙乾爲末羌活天麻防風各半兩白殭蠶白附子各一兩南星二兩川烏一箇全蠍二十一箇爲末糊丸梧子大朱砂爲衣每服五十丸好酒下乾坤祕韞

解諸蠱毒 不拘草蠱蛇蠱蜣蜋蠱其狀入咽刺痛欲死取胞衣一具洗切曝乾爲末熟水調服一錢匕梅師方

目赤生翳 初生孩兒胞衣曝乾焙研細末日日傅目眥中愈乃止千金

胞衣水《拾遺》

【修治】藏器曰：此乃衣埋地下，七八年化爲水，澄徹如冰。南方人以甘草、升麻和諸藥，瓶盛埋之，三五年後掘出，取爲藥也。

【氣味】辛，涼，無毒。【主治】小兒丹毒，諸熱毒，發寒熱不歇，狂言妄語，頭上無辜，髮豎虛痞等證，天行熱病，飲之立效。藏器　反胃久病，飲一鍾，當有蟲出。時珍

初生臍帶《拾遺》

【釋名】命蒂　時珍曰：胎在母腹，臍連于胞，胎息隨母。胎出母腹，臍帶既剪，一點真元，屬之命門丹田。臍乾自落，如瓜脫蒂，故臍者人之命蒂也。以其當心腎之中，前直神闕，後直命門，故謂之臍。臍之爲言齊也。

【主治】燒末飲服，止瘧。藏器　解胎毒，傅臍瘡。時珍

【附方】新三。臍汁不乾：綿裹落下臍帶，燒研一錢，入當歸頭末一錢，麝香一字，摻之。全幼心鑑。預解胎毒：初生小兒十三日，以本身剪下臍帶燒灰，以乳汁調服，可免痘患。或入硃砂少許。保幼大全。痘風赤眼：初生小兒臍帶血，乘熱點之，妙。海上方。

人勢《綱目》

【釋名】陰莖　時珍曰：人陰莖，非藥物也。陶九成《輟耕錄》載：杭州沈生犯姦事露，引刀自割其勢，流血經月不合。或令尋所割勢，擣粉酒服，不數日而愈。觀此則下蠶室者，不可不知此法也，故附于此云。

【主治】下蠶室，創口不合。時珍

人膽《拾遺》

【氣味】苦，涼，有毒。【主治】鬼氣，尸疰，伏連。藏器　久瘧，噎食，金瘡。時珍

【發明】時珍曰：北虜戰場中，多取人膽汁傅金瘡，云極效。但不可再用他藥，必傷爛也。若先敷他藥，即不可用此。此乃殺場救急之法。收膽乾之，亦可用，無害于理也。有等殘忍武夫，殺人即取其膽和酒飲之，云令人勇，是雖軍中謬術，君子不爲也。

【附方】新三。久瘧連年　噎食不下：用生人膽一箇，盛糯米令滿，入麝香少許，突上陰乾。一半青者治瘧，一半黑者治噎。並爲末。每服十五粒，瘧用陳皮湯下，噎用通草湯下。俱出普濟方。鬼瘧進退不定者：用人膽、硃砂、雄黃、麝香等分，爲末，醋糊丸綠豆大，每綿裹一丸，納鼻中，即瘥。男左女右。一丸可治二人。聖惠方。

人肉《拾遺》

【主治】瘵疾。藏器

【發明】時珍曰：張杲《醫說》言：唐開元中，明州人陳藏器著《本草拾遺》，載人肉療羸瘵。閭閻有病此者，多割股。按陳氏之先，已有割股割肝者矣，而歸咎陳氏，所以罪其筆之於書，而不立言以破惑也。本草可輕言哉？嗚呼！身體髮膚，受之父母，不敢毀傷。父母雖病篤，豈肯欲子孫殘傷其支體，而自食其骨肉乎？此愚民之見也。按何孟春《餘冬錄》云：江伯兒母病，割脇肉以進。不愈，禱于神，欲殺子以謝神。母愈，遂殺其三歲子。事聞太祖皇帝，怒其絕倫滅理，杖而配之。下禮部議曰：子之事親，有病則拜託

良醫至于呼天禱神，此懇切至情，不容已者。若臥冰割股，事屬後世，乃愚昧之徒，一時激發，務爲詭異，以驚世駭俗，希求旌表，規避徭役，割股不已，至于割肝，割肝不已，至于殺子。違道傷生，莫此爲甚。自今遇此，不在旌表之例。嗚呼！聖人立教，高出千古，韙哉如此。又陶九成《輟耕錄》載古今亂兵食人肉，謂之想肉，或謂之兩腳羊。此乃盜賊之無人性者，不足誅矣。

木乃伊綱目

【集解】時珍曰：按陶九成《輟耕錄》云：天方國有人年七八十歲，願捨身濟衆者，絕不飲食，惟澡身啖蜜，經月便溺皆蜜。既死，國人殮以石棺，仍滿用蜜浸之，鐫年月于棺，瘞之。俟百年後起封，則成蜜劑。遇人折傷肢體，服少許立愈。雖彼中亦不多得，亦謂之蜜人。陶氏所載如此，不知果有否。姑附卷末，以俟博識。

方民綱目

李時珍曰：人稟性于乾坤，而囿形于一氣。橫目二足，雖則皆同，而風土氣習，自然不一。是故蝨處頭而黑，豕居遼而白。水食者腥，草食者膻。膏粱藜莧，腸胃天淵；葛褐羅紈，肌膚玉石。居養所移，其不能齊者，亦自然之勢也。故五方九州，水土各異，其民生長氣息亦殊。乃集方民附于部末，以備醫診云。

東方海濱傍水，魚鹽之地。其民食魚而嗜鹹，黑色疏理。其病多瘡瘍，其治宜砭石。○西方陵居多風，水土剛彊，其民不衣而褐，華食而肥脂，其病生于內，其治宜毒藥。○北方地高陵居，風寒冰冽，其民野處而乳食，其病臟寒生滿，其治宜灸焫。○南方地下，水土弱，霧露所聚，其民嗜酸而食胕，緻理而赤色，其病多攣痹，其治宜微鍼。○中央地平溼，其民食雜而不勞，其病多痿躄，其治宜導引按蹻。素問

九州殊題，水泉各異，風聲氣習，剛柔不同。青州其音角羽，其泉鹹以酸，其氣舒遲，其人聲緩。○荊揚其音角徵，其泉酸以苦，其氣慓輕，其人聲急。○梁州其音商徵，其泉苦以辛，其氣剛勇，其人聲塞。○兗豫其音宮徵，其泉甘以苦，其氣平靜，其人聲端。○雍冀其音商羽，其泉辛以鹹，其氣駃烈，其人聲捷。○徐州其音角宮，其泉酸以甘，其氣悍勁，其人聲雄。出河圖括地象

堅土之人剛，弱土之人懦，墟土之人細，息土之人美，耗土之人醜。出孔子家語

山林之民毛而瘦，得木氣多也。川澤之民黑而津，得水氣多也。丘陵之民團而長，得火氣多也。墳衍之民皙而方，得金氣多也。原隰之民豐而痹，得土氣多也。出宋太史集

荊州一男二女，揚州二男五女，青州二男二女，兗

州二男三女。幽州一男三女。并州二男三女。豫州二男三女。雍州三男二女。冀州五男三女。出周禮

土地生人。各以類應。故山氣多男。澤氣多女。水氣多痦。風氣多聾。林氣多癃。木氣多傴。石氣多力。下氣多尰。嶮氣多癭。谷氣多痹。丘氣多狂。廣氣多仁。陵氣多貪。暑氣多夭。寒氣多壽。輕土多利。重土多遲。清水音小。濁水音大。湍水人輕。遲水人重。中土多聖賢。出淮南子鴻烈解

人傀公回切。怪異也。○綱目

【李時珍曰】太初之時。天地絪緼。一氣生人。乃有男女。男女媾精。乃自化生。如草木之始生子。一氣而後有根及子。爲種相繼也。人之變化。有出常理之外者。亦司命之師所當知。博雅之士所當識。故撰爲人傀。附之部末。以備多聞告之微。

易曰。一陰一陽之謂道。男女構精。萬物化生。乾道成男。坤道成女。此蓋言男女生生之機。亦惟陰陽造化之良能焉耳。齊司徒褚澄言。血先至裹精則生男。精先至裹血則生女。陰陽均至。非男非女之身。精血散分。駢胎品胎之兆。道藏經言。月水止後一三五日成男。二四六日成女。東垣李杲言。血海始淨。一二日成男。三四五日成女。聖濟經言。因氣而左動。陽資之則成男。因氣而右動。陰資之則成女。丹溪朱震亨乃非褚氏而是東垣。主聖濟左右之說而立論。歸于子宮左右之系。諸說可謂悉矣。時珍竊謂褚氏未可非也。東垣未盡是也。蓋褚氏以精血之先後言。道藏以日數之奇偶言。東垣以女血之盈虧言。聖濟丹溪以子宮之左右言。各執一見。會而觀之。理自得矣。夫獨男獨女之胎。則可以日數論。而駢胎品胎之感。亦可以日數論乎。稽之諸史。載一產三子四子者甚多。其子有半男半女。或男多女少。男少女多。西樵野記載。國朝天順時。揚州民家一產五男。皆育成。觀此。則一三五日爲男。二四六日爲女之說。豈其然哉。焉有一日受男而二日復受女之理乎。此則褚氏聖濟丹溪主精血子宮左右之論爲有見。而道藏東垣日數之論爲可疑矣。王叔和脈經以脈之左右浮沉。辨猥生之男女。高陽生脈訣以脈之縱橫逆順。別駢品之胎形。恐亦臆度。非確見也。王冰玄珠密語言。人

生三子，主太平；人生三女，國淫失政；人生十子，諸侯競位；人生肉塊，天下饑荒。此乃就人事而論，則氣化所感，又別有所關也。夫乾爲父，坤爲母，常理也。而有五種非男，不可爲父；五種非女，不可爲母，何也？豈非男得陽氣之虧，而女得陰氣之塞耶？五不女，螺、紋、鼓、角、脈也。螺者，牝竅內旋，有物如螺也。紋者，竅小，即實女也。鼓者，無竅如鼓。角者，有物如角，古名陰挺是也。脈者，一生經水不調，及崩帶之類是也。五不男，天、犍、漏、怯、變也。天者，陽痿不用，古云天宦是也。犍者，陽勢閹去，寺人是也。漏者，精寒不固，常自遺洩也。怯者，舉而不强，或見敵不興也。變者，體兼男女，俗名二形，晉書以爲亂氣所生，謂之人痾。其類有三：有值男即女，值女即男者；有半月陰，半月陽者；有可妻不可夫者。此皆具體而無用者也。

胎足十月而生，常理也。而有七八月而生者，十二三月生者，十四五月生者，或云氣虛也。虞摶醫學正傳言有十七八月至二十四五月而生，劉敬叔異苑言太原温磐石母孕三年乃生，豈亦氣虛至于許久耶？今有孕七月而生子者，多可育；八月而生者，多難育。七變而八不變也。○魏畧云：黄牛羌人孕六月而生。○博物志云：獠人孕七月而生。○晉書云：符堅母孕十二月生。劉淵母孕十三月而生。○漢書云：堯及昭帝皆以十四月生。○三十國春秋云：劉聰母孕十五月乃生。○搜神記云：黄帝母名附寶，孕二十五月而生帝。

胞門子臟爲奇恒之府，所以爲生人之戶。常理也。而有自脇產、自額產、自背產、自髀產者，何也？豈子臟受氣駁雜，而其系有不同，如宋史所記男陰生于脊，女陰生于頭之類耶？史記云：陸終氏娶鬼方之女，孕而左脇出三人，右脇出三人。六人子孫，傳國千年。天將興之，必有尤物。如脩已背折而生禹，簡狄胸折而生契也。○魏志云：黄初六年，魏郡太守孔羨表言：汝南屈雍妻王氏，以五年十月十二日生男兒，從右腋下小腹上而出。其母自若，無他畏痛，今瘡已愈，母子全安。○異苑云：晉時魏興李宣妻樊氏，義熙中懷孕不生，而額上有瘡，兒從瘡出，長爲軍將，名胡兒。○又云：晉時常山趙宣母，妊身如常，而髀上作癢，搔之成瘡，兒從瘡出，母子平安。○野史云：莆田尉舍之左有市人妻，生男從股髀間出，瘡合，母子無恙，可証屈雍之事。浮屠氏言釋迦生于摩耶之右脇，亦此理也。○嵩山記云：陽翟有婦人，妊三十月乃生子，從母背上出，五歲便入山學道。○瑯琊鈔云：我朝成化中，宿州一婦孕，脇腫如癰，及期兒從癰出，瘡痏隨合。其子名佛記兒。○時珍曰：我明隆慶五年二月，唐山縣民婦有孕，左脇腫起，兒從脇生，俱無恙。

陽生陰長，孤陽不生，獨陰不長，常理也。而有思士不妻而感，思女不夫而孕，婦女生鬚，丈夫出湩，男子產兒者，何也？豈其氣脈時有變易，如女國自孕，雄雞生卵之類耶？史記云：姜嫄見巨人跡，履之而生棄；有娀氏吞玄鳥卵而生契，皆不夫而孕也。○宣政録云：宋宣和初，朱節妻年四十一，夕頷癢，至明鬚長尺餘。○草木子云：元至正間，京師一達婦，髭鬚長尺餘也。○漢書云：南陽李元，全家疫死，止一孫初生數旬，蒼頭李善自哺乳之，乳爲生湩。○唐書云：元德秀兒子襁褓喪親德秀自乳之數日乳中湩流能食乃止。○宋史云。宣和六年。都城有賣青果男子。孕而生子。蓐母不能收。易七人始免。而逃去。○西樵野記云。明嘉靖乙酉。橫涇傭農孔方。忽患膨脹。憒憒幾數月。自脇產一肉塊。剖視之。一兒肢體毛髮悉具也。男生而覆。女生而仰。溺水亦然。陰陽秉賦。一定不移。常理也。而有男化女。女化男者。何也。豈乖氣致妖。而變亂反常耶。京房易占云。男化爲女。宮刑濫也。女化爲男。婦政行也。春秋潛潭巴云。男化女。賢人去位。女化男。賤人爲王。此雖以人事言。而其臟腑經絡變易之微。不可測也。漢書云。哀帝建平中。豫章男子化爲女子。嫁人生一子。○續漢書云。獻帝建安二十年。越巂男子化爲女子。○〔李時珍曰〕我朝隆慶二年。山西御史宋纁疏言。靜樂縣民李良雨。娶妻張氏。已四載矣。後因貧出其妻。自傭于人。隆慶元年正月偶得腹痛。時作時止。二年二月初九日。大痛不止。至四月內。腎囊不覺退縮入腹。變爲女人陰戶。次月經水亦行。始換女粧。時年二十八矣。○洪範五行傳云。魏襄王十三年。有女子化爲丈夫。○晉書云。惠帝元康中。安豐女子周世寍。以漸化爲男子。至十七八而性氣成。○又孝武皇帝寍康初。南郡女子唐氏漸化爲丈夫。○南史云。劉宋文帝元嘉二年。燕有女子化爲男。○唐書云。僖宗光啓二年春。鳳翔郿縣女子朱齔化爲丈夫。旬日而死。人異于物。常理也。而有人化物。物化人者。何也。豈人亦太虛中一物。並囿于氣交。得其靈則物化人。失其靈則人化物耶。抑譚子所謂至淫者化爲婦人。至暴者化爲猛虎。心之所變。不得不變。孔子所謂物老則羣精附之。爲五酉之怪者耶。譚子化書云。老楓化爲羽人。自無情而之有情也。賢婦化爲貞石。自有情而之無情也。○世說。武昌貞婦望夫化而爲石。○宋史云。崑山石工采石。陷入石穴。三年掘出猶活。見風遂化爲石。○幽冥錄云。陽羨小吏吳龕。于溪中拾一五色浮石。歸置牀頭。至夜化爲女子。○左傳云。堯殛鯀于羽山。其神化爲黃熊。入于淵。黃熊。龍類也。○續漢書云。靈帝時。江夏黃氏母浴水化爲黿。入于淵。○搜神記云。魏文帝黃初中。清河宋士宗母浴于室。化爲鱉。入于水。時復還家。○異苑云。宋文帝元嘉中。高平黃秀入山經日。遂化爲熊。○淮南子云。牛哀病七日。化而爲虎。搏殺其兄。○郡國志云。藤州夷人往往化貙。貙。小虎也。有五指。○博物志云。江漢有貙人。能化爲虎。○唐書云。武后時。郴州左史因病化虎。擒之乃止。而虎毛生矣。○又憲宗元和二年。商州役夫將化爲虎。衆以水沃之。乃不果。○顧微廣州記云。湞陽縣俚民一兒。年十五六。牧牛。牛忽舐兒甚快。舐處悉白。俄兒病死。殺牛以供客。食此牛者男女二十餘人。悉化爲虎。○隋書云。文帝七年。相州一桑門化爲蛇。繞樹自抽。長二丈許。○抱朴子云。狐狼猴玃滿三百歲。皆能變人。參同契云。燕雀不生鳳。狐兔不字馬。常理也。而有人產蟲獸神鬼。怪形異物者。何也。豈其視聽言動。觸于邪思。隨形感應而然耶。又有人生于卵。生于馬者。何也。豈有神異憑之。或因有感遘而然耶。博物志云。徐偃王之母。產卵棄之。孤獨老母取覆之。出一兒。後繼徐國。○異說云。漢末有馬生人。名曰馬異。及長。亡入胡地。人具四肢七竅。常理也。而荒裔之外。有三首比肩飛頭垂尾之民。此雖邊徼餘氣所生。同于鳥獸。不可與吾同胞之民例論。然亦異矣。山海經云。三首國。一身三首。在崑崙東。○爾雅云。北方有比肩民。半體相合。迭食而迭望。○南方異物志云。嶺南溪峒中。有飛頭蠻。項有赤痕。至夜以耳為翼。飛去食蟲物。將曉復還如故也。搜神記載吳將軍朱桓一婢。頭能夜飛。即此種也。○永昌志云。西南徼外。有獠人。生尾如龜。長三四寸。欲坐則先穿地作孔。若誤折之。便死也。是故天地之造化無窮。人物之變化亦無窮。賈誼賦所謂天地為爐兮造化為工。陰陽為炭兮萬物為銅。合散消息兮安有常則。千變萬化兮未始有極。忽然為人兮何足控摶。化為異物兮又何足患。此亦言變化皆由于一氣也。膚學之士。豈可恃一隅之見。而槩指古今六合無窮變化之事物為迂怪耶。

本草綱目人部第五十二卷終

《本草綱目》一書，自從明代刊行後，四百三十餘年來，在國内已經重版了二十多次。雖然版本甚多，但因其間已有散失，所以現存的流行本并不多。我社爲了推廣和供應這一部醫藥名著，特就現存各本中，作了慎重的遴選和校勘〔一〕，并承名中醫瞿文樓先生的協助，共同進行了這項工作。經我們多方研究，采用了光緒十一年（一八八五）刊行的「張紹棠味古齋」刻本。因爲此本除了具有刻板清楚的優點外，更重要的是以它和李時珍生前開刻的「金陵第一版」校對後，雖發現二書不同之處有一千六百多條，但其中有一千三百多條是此本改對的；又因此本所作的修訂，主要是以書中原文爲根據，大多以彼此參證的方法來改正其中的錯簡和脱誤，因此基本上是忠實於原著的。爲了便於讀者參考，凡認爲張紹棠本應從「金陵第一版」改動的部分，或與「金陵第一版」有出入的部分，應予説明的，均列爲校勘表，以供查閲。但限於時間和水平，掛一漏萬，在所難免，希望讀者隨時發現隨時通知我們，以便再版時進行修訂。

註〔一〕在校勘中參考的版本，主要有：

金陵第一版：明萬曆十八年（一五九〇）開刻。

江西本（夏良心、張鼎思刊本）：明萬曆三十一年（一六〇三）出版。

杭州本（錢蔚起六有堂刊本）：明崇禎十三年（一六四〇）出版。殘存四十八卷。

太和堂本（吴毓昌重訂本）：清順治十二年（一六五五）出版。

張朝璘刊本：清順治十四—十五年（一六五七—一六五八）出版。

四庫全書繕寫本：清乾隆四十九年（一七八四）。

日本頭註本草綱目：白井光太郎監修。

卷	頁	欄	行	校勘說明（附註　金陵本即金陵第一版簡稱）
卷首	二	上	四	「獸部四類」按金陵本作「獸部五類」。
卷一上	一〇七	上	一〇	「五臟」按金陵本作「六臟」，應從金陵本爲是。
〃	一〇九	下	四	「秘書」按金陵本作「秘省」，應從金陵本爲是。
〃	一一〇	上	一一	「四時」按金陵本作「五時」，應從金陵本爲是。
〃	一一一	下	七	「赤木瓜」按金陵本作「赤爪木」，應從金陵本爲是。
〃	一一五	上	八	「陸氏證治本草」按金陵本作「祝氏證治本草」，應從金陵本爲是。
〃	一一七	下	一三	「傷寒六書」按金陵本作「傷寒十書」，應從金陵本爲是。
卷一下	一四二	上	九	「濕劑」按金陵本作「潤劑」，應從金陵本爲是。
〃	〃	上	一五	「括樓一本作五味子」按金陵本無此句，應從金陵本爲是。
〃	一四五	下	一二	「燥氣」按金陵本作「臊氣」，應從金陵本爲是。
〃	一五〇	上	九	「六腑五臟」按金陵本作「六腑六臟」，應從金陵本爲是。
卷二	一五九	上	八	「蜜香」多木香　按金陵本作「蜜香」多香木，應從金陵本爲是。
〃	一六六	上	一七	「蚺脂苦參」按金陵本作「蚺脂」，應從金陵本爲是。
卷三上	一七九	上	一二	「生礬」按金陵本作「晉礬」，應從金陵本爲是。
〃	一八〇	上	一	「如癌如疥」按金陵本作「如丹如疥」，應從金陵本爲是。
〃	一八七	下	三	「男女爪甲」按金陵本作「父母爪甲」，應從金陵本爲是。
〃	一九三	下	一二	「鱧魚」同胡桃　按金陵本作「鱧魚」同胡椒，應從金陵本爲是。
〃	一九七	上	一八	「甘遂」哽噎氣　按金陵本作「甘遂」梅核氣，應從金陵本爲是。
〃	二〇一	上	三	「大黃」或蜜煎導　按金陵本作「大黃」或蜜兌導，應從金陵本爲是。

卷三上	二〇五	下	三	「肉豆蔻」倉朮　按金陵本作「肉豆蔻」倉米，應從金陵本爲是。
〃	二〇九	上	一	「心下痞滿」上虛　按金陵本作「心下痞滿」土虛，應從金陵本爲是。
〃	二二五	下	七	「豹骨及鼻」　按金陵本作「豹肉及鼻」，應從金陵本爲是。
〃	〃	下	一四	「白頭翁」狂陽　按金陵本作「白頭翁」狂猲，應從金陵本爲是。
卷三下	二三二	下	一四	「燕蓐草」羊肝　按金陵本作「燕蓐草」羊肺，應從金陵本爲是。
〃	〃	下	一五	「烏豆」日日　按金陵本作「烏豆」百日，應從金陵本爲是。
〃	二三六	上	八	「癃淋」屈戾　按金陵本作「癃淋」了戾，應從金陵本爲是。
〃	二五四	上	一五	「烏骨鷄」血搨心上　按金陵本作「烏骨鷄」搨心上，應從金陵本爲是。
卷四上	二六三	下	八	「五倍子」白堊土　按金陵本作「五倍子」白善土，應從金陵本爲是。
〃	二七三	上	一八	「消石」同竹瀝點之　按金陵本作「消石」同竹瀝含，應從金陵本爲是。
〃	二七六	下	一六	「白礬」巴豆同煎過　按金陵本作「白礬」巴豆同枯過，應從金陵本爲是。
〃	二八四	上	七	「痔乳傅」　按金陵本作「痔乳」。補入「傅」字爲宜。
卷四中	二八九	下	一	「地黃」　按金陵本作「虵黃」，應從金陵本爲是。
〃	二九六	上	八	「萆若子」　按金陵本作「萆若根」。
〃	二九八	下	二	「木鼈子」濕癢　按金陵本作「木鼈子」濕瘡，應從金陵本爲是。
〃	三〇〇	上	一五	「慈竹節」　按金陵本作「慈竹籜」，應從金陵本爲是。
〃	三〇三	上	一五	「柏根白皮」　按金陵本作「柏根白皮」，應從金陵本爲是。
〃	三〇四	上	三	「石灰」　按金陵本作「石灰」，應從金陵本爲是。
〃	〃	上	一六	「葱白」梅封　按金陵本作「葱白」搗封，應從金陵本爲是。
卷四下	三〇九	上	三	「蒜」同鍔　按金陵本作「蒜」同鰤，應從金陵本爲是。
〃	三一八	下	二	「赤石脂」水飲服　按金陵本作「赤石脂」米飲服，應從金陵本爲是。

卷	頁	欄	行	校勘說明（附註：金陵本即金陵第一版簡稱）
卷五	三三六	上	五	「障氣」按金陵本作「水氣」，應從金陵本爲是。
卷八	三六九	下	二	「淘汰而得」按金陵本作「淘沃而得」，應從金陵本爲是。
〃	三七七	上	一七	「粉錫」按金陵本作「鉛錫」。
〃	三八〇	下	七	「遠近臁瘡」酒浸、按金陵本作「遠近臁瘡」酒沒，應從金陵本爲是。
〃	三八八	上	一七	「手足軟折」按金陵本作「手足皸折」，應從金陵本爲是。
〃	三九一	上	六	「玉鏡圖」按金陵本作「地鏡圖」，應從金陵本爲是。
〃	〃	上	一二	「玉屑」苦酒浸 按金陵本作「玉屑」苦酒輩，應從金陵本爲是。
〃	三九三	下	一三	（集解）……二本 按金陵本作「一本」，應從金陵本爲是。
卷九	四一七	上	一六	「其說甚確」按金陵本作「其說甚雅」，應從金陵本爲是。
〃	四二〇	下	一〇	「更驗」按金陵本作「更駛」，應從金陵本爲是。
〃	四三二	上	三	「黑丹」按金陵本作「黒丹」，應從金陵本爲是。
卷一〇	四四五	下	一三	「頑痰不化」麪糊 按金陵本作「頑痰不化」麴糊，應從金陵本爲是。
卷一一	四六八	上	五	「冷熱霍亂」粳米 按金陵本作「冷熱霍亂」粳服，應從金陵本爲是。
〃	〃	上	一三	「重舌涎出」鐵鍼 按金陵本作「重舌涎出」鈹鍼，應從金陵本爲是。
〃	四七〇	下	一四	「骨蒸熱病」服良 按金陵本作「骨蒸熱病」神良，應從金陵本爲是。
〃	四七八	下	一四	「牧牛山」按金陵本作「牧羊山」。
〃	四八一	上	六	「兩茶鍾」按金陵本作「兩茶脚」，應從金陵本爲是。
〃	四八二	上	一三	「仙傳方」按金陵本作「心傳方」，應從金陵本爲是。
卷一二上	五〇〇	上	一三	「人參之甘涼」按金陵本作「人參之甘寒」，應從金陵本爲是。

卷	頁	上/下	行	校勘
卷一二上	五〇三	下	三	「虛痱發熱」按金陵本作「虛痱寒熱」，應從金陵本爲是。
〃	五〇五	上	一	「胃痹」按金陵本作「胸痹」，應從金陵本爲是。
〃	五一〇	上	九	「鷄頭子大」按金陵本作「鷄子大」，應從金陵本爲是。
卷一二下	五三三	上	一五	「紫草栝樓紫草分」按金陵本作「紫草栝樓實等分」，應從金陵本爲是。
卷一三	五四七	上	一〇	「治欲同而」按金陵本作「殆欲同之」，應從金陵本爲是。
〃	〃	下	三	「髭上」按金陵本作「髭土」，應從金陵本爲是。
〃	五五〇	下	一四	「生密縣……胡蘿蔔根」按金陵本無此段文。
〃	五五四	上	一七	「瘙癢」按金陵本作「疼痒」，應從金陵本爲是。
〃	五五六	下	一六	「丸散」按金陵本作「白散」，應從金陵本爲是。
卷一四	五八六	下	五	「致和」按金陵本作「政和」，應從金陵本爲是。
〃	五八七	下	七	「別錄」按金陵本作「開寶」，應從金陵本爲是。
〃	五九七	下	一六	「苗有細子」按金陵本作「中有細子」，應從金陵本爲是。
〃	六〇〇	上	三	「得歸芎」按金陵本作「得歸芐」，應從金陵本爲是。
〃	六〇二	上	九	「鐵甕申先生」按金陵本作「鐵甕先生」，應從金陵本爲是。
〃	六〇九	下	四	「醋酒下」按金陵本作「醋湯下」，應從金陵本爲是。
〃	六一一	上	一五	「嚴火」按金陵本作「微火」，應從金陵本爲是。
〃	六一五	下	一一	「火毒氣」按金陵本作「火氣」，應從金陵本爲是。
卷一五	六三九	上	四	「急續……外臺方」按金陵本無此段文。
〃	六四五	下	一四	「子色白」按金陵本作「子毛白」，應從金陵本爲是。
〃	六五三	上	六	「死肌膝痛」按金陵本作「死肌厀痛」，應從金陵本爲是。
〃	六六三	下	三	「汗後微喘者」按金陵本作「下後微喘者」，應從金陵本爲是。

卷	頁	欄	行	校勘說明（附註：金陵本即金陵第一版簡稱）
卷一六	六六七	上	三	「翦春羅」救荒 按金陵本作「翦春羅」綱目，應從金陵本爲是。
〃	六七二	下	七	「瞞損」 按金陵本作「瞳損」，應從金陵本爲是。
〃	六八四	上	一〇	「葱葅」 按金陵本作「葱薤」，應從金陵本爲是。
〃	六九七	下	一	「辛苦」 按金陵本作「辛寒」，應從金陵本爲是。
〃	七一五	下	一	「水甘草」綱目 按金陵本作「水甘草」圖經，應從金陵本爲是。
卷一七上	七二五	上	一七	「莖至心」 按金陵本作「葉至心」，應從金陵本爲是。
〃	七四一	下	八	「夜不安靜」 按金陵本作「夜而安靜」，應從金陵本爲是。
〃	七四四	下	一一	「生薑一兩」 按金陵本作「生薑一斤」，應從金陵本爲是。
卷一七下	七五四	下	一五	「天麻一兩白麪一兩」 按金陵本作「天麻半兩白麪三兩」，應從金陵本爲是。
〃	七五八	下	一七	「風痰喘逆」 按金陵本作「風痰喘急」，應從金陵本爲是。
〃	七六九	下	七	「胸中留癖」 按金陵本作「腸中留癖」，應從金陵本爲是。
卷一八上	七七八	下	一六	「每日」 按金陵本作「每旦」，應從金陵本爲是。
〃	七八一	上	一八	「蘇恭圖經」 按金陵本作「蘇頌圖經」，應從金陵本爲是。
〃	七八一	上	一八	「何當」 按金陵本作「何嘗」，應從金陵本爲是。
〃	七八一	下	二	「蔓藤繁衍」 按金陵本作「藤蔓繁衍」，應從金陵本爲是。
〃	七八三	下	三	「殺蟲毒」 按金陵本作「殺蠱毒」，應從金陵本爲是。
〃	七八五	上	一六	「傳之即愈」 按金陵本作「傳之即止」，應從金陵本爲是。
〃	七八七	下	一五	「今惟蜀」 按金陵本作「今淮蜀」，應從金陵本爲是。
〃	七八九	下	三	「水氣在脾」 按金陵本作「水氣在肺」，應從金陵本爲是。

卷	頁	欄	行	校勘
卷一八上	八〇二	上	一四	「祛煩」按金陵本作「歐煩」。
〃	八〇四	上	一三	「洗之」按金陵本作「洗衣」，應從金陵本爲是。
〃	八〇四	上	一八	「何即」按金陵本作「便即」，應從金陵本爲是。
〃	八〇四	上	一八	「能治人髮」按金陵本作「能烏人髮」，應從金陵本爲是。
〃	八〇五	下	一五	「清晨」按金陵本作「侵晨」，應從金陵本爲是。
〃	八〇六	上	一三	「不知何處」按金陵本作「不問何處」，應從金陵本爲是。
〃	八〇六	上	一五	「傅之即上」按金陵本作「傅之即止」應從金陵本爲是。
〃	八〇六	上	一八	「熬煎臨熱」按金陵本作「熬煎臨熟」，應從金陵本爲是。
卷一八下	八〇七	上	一五	「冷氣」按金陵本作「冷風」，應從金陵本爲是。
〃	八〇七	下	八	「積有餘毒」按金陵本作「積有熱毒」，應從金陵本爲是。
〃	八〇八	上	一四	「葉……日華子」按金陵本無此段文。
〃	八一〇	上	一三	「面上酒皶」按金陵本作「面鼻酒皶」，應從金陵本爲是。
〃	八一〇	下	一一	「用烏頭」按金陵本作「川烏頭」，應從金陵本爲是。
〃	八一四	上	九	「喉中熱寒」按金陵本作「喉中熱塞」，應從金陵本爲是。
〃	八一四	下	一七	「莖如釵股」下缺二十三字，應照金陵本增補如下：「四稜，葉如柳葉，作層，每層六七葉，如車輪，有六層至七層者。」
〃	八一六	上	一七	「牽別爲茹」按金陵本作「牽引爲茹」，應從金陵本爲是。
〃	八一六	下	一八	「周禮庶民」按金陵本作「周禮庶氏」，應從金陵本爲是。
〃	八一九	上	二	「加三錢」按金陵本作「加伏苓」，應從金陵本爲是。
〃	八一九	上	二	「鷄子大二枚」按金陵本作「鷄子大十二枚」，應從金陵本爲是。
〃	八二三	上	一一	「斛菜」下缺二十三字，應照金陵本增補如下：「生水中可蒸食，非是此類。

卷	頁	欄	行	校勘說明（附註：金陵本即金陵第一版簡稱）
				有白草作羹飲，其療勞而不用根。」
卷一八下	八二五	上	二	「以汁痰」 按金陵本作「當吐痰」，應從金陵本爲是。
〃	八二六	下	六	「厚葉莖强」 按金陵本作「厚葉堅强」，應從金陵本爲是。
〃	八二七	下	一〇	「用髮總」 按金陵本作「用髮繩」，應從金陵本爲是。
〃	八三二	上	一	「附方」新二 按金陵本作「附方」新三，應從金陵本爲是。
〃	八三三	上	一七	「附錄諸藤」增一種 按金陵本作「附錄諸藤」，应從金陵本爲是。
〃	八三三	下	九	「無爲天門」 按金陵本作「犍爲牙門」，應從金陵本爲是。
〃	八三五	上	七	「萬一藤……傅癰上」 按金陵本無此段文，應從金陵本爲是。
卷一九	八三七	上	四	「芒芋」晉俞 按金陵本作「芒芋」別錄，應從金陵本爲是。
〃	八三九	下	一七	「乾微辛香」 按金陵本作「乾後辛香」，应從金陵本爲是。
〃	八四二	上	一八	「作飲食」 按金陵本作「作餅食」，應從金陵本爲是。
卷二〇	八五三	上	六	「永陽龍石山」 按金陵本作「耒陽龍石山」，應從金陵本爲是。
〃	八五四	上	五	「小便淋痛」聖濟 按金陵本作「小便淋痛」聖惠，應從金陵本爲是。
〃	八五五	下	三	「煉熟水淘」 按金陵本作「煠熟水淘」，應從金陵本爲是。
卷二一	八六六	上	一四	「湯火傷灼」石花焙 按金陵本作「湯火傷灼」石苔，焙 應從金陵本爲是。
〃	八六六	下	九	「胡桃一箇」 按金陵本作「胡桃十箇」，應從金陵本爲是。
〃	八七〇	下	五	「巴朱味苦」 按金陵本作「巴朱味甘」，應從金陵本爲是。
〃	八七一	上	二	「區余味苦」 按金陵本作「區余味辛」，應從金陵本爲是。
〃	八七一	下	一一	「熓鳥漿」 按金陵本作「熓鳥威」，應從金陵本爲是。

卷	頁	欄	行	校勘
卷二一	八七二	上	五	「絕陽無子」 按金陵本作「絕傷無子」，應從金陵本爲是。
〃	八七二	上	一一	「牛乳一錢」 按金陵本作「牛乳一戔」，應從金陵本爲是。
〃	八七二	下	五	「味甘平」 按金陵本作「味甘温」，應從金陵本爲是。
〃	八七三	下	一七	「遍身疥癬」 按金陵本作「遍身疥癬」，應從金陵本爲是。
〃	八七三	下	一八	「用治反胃」 按金陵本作「治反胃」，應從金陵本爲是。
〃	八七四	下	一六	「取藥入傳藥用」 按金陵本作「取葉人傳藥用」，應從金陵本爲是。
〃	八七五	上	一四	「魚鼠瘡」 按金陵本作「馬鼠瘡」。
卷二二	八七七	下	九	「止謂」 按金陵本作「正謂」，應從金陵本爲是。
〃	八七七	下	一〇	「一枝」 按金陵本作「開枝」，應從金陵本爲是。
〃	八七八	下	七	「痘瘡」 按金陵本作「痘疹」，應從金陵本爲是。
〃	八七八	下	一一	「黑脂麻」 按金陵本作「黑芝麻」，應從金陵本爲是。
〃	八八六	上	一二	「略食美物」 按金陵本作「略食羹物」，應從金陵本爲是。
〃	八九二	下	一〇	「二夜刺出」 按金陵本作「一夜刺出」，應從金陵本爲是。
〃	八九三	下	八	「名各」 按金陵本作「各各」，應從金陵本爲是。
〃	八九三	下	九	「光芒」 按金陵本作「先芒」，應從金陵本爲是。
〃	八九四	上	四	「其功莫述」 按金陵本作「其功莫逮」，應從金陵本爲是。
〃	八九四	下	一一	「食後令飲」 按金陵本作「食後冷飲」，應從金陵本爲是。
卷二三	八九九	下	五	「而苗實」 按金陵本作「而內實」，應從金陵本爲是。
〃	九〇一	上	七	「下上蘇末」 按金陵本作「下土蘇末」，應從金陵本爲是。
〃	九〇三	下	七	「曹彬」 按金陵本作「曹植」，應從金陵本爲是。
〃	九〇四	上	一	「沙蓬米……遼史」 按金陵本無此段文。

卷	頁	欄	行	校勘說明（附註：金陵本即金陵第一版簡稱）
卷二三	九〇四	上	一六	「其苗如莖」按金陵本作「其苗有莖」，應從金陵本爲是。
卷二四	九一〇	上	一二	「知歲所宜」按金陵本作「如歲所宜」，應從金陵本爲是。
〃	九二〇	上	一三	「紅白二色」按金陵本作「紫白二色」，應從金陵本爲是。
卷二五	九四〇	下	二	「少更添之」按金陵本作「酒少更添之」，應從金陵本爲是。
〃	九四二	上	一二	「紫酒」治中風　按金陵本作「紫酒」治卒風，應從金陵本爲是。
〃	九四二	上	一六	「鐵錘燒赤」按金陵本作「鐵器燒赤」，應從金陵本爲是。
卷二六	九五一	上	六	「以胡葱」按金陵本作「似胡葱」，應從金陵本爲是。
〃	九五一	上	一四	「根鬚汁」按金陵本作「根鬚平」，應從金陵本爲是。
〃	九五四	上	五	「口乾」按金陵本作「日乾」，應從金陵本爲是。
〃	九五四	下	一一	「胡葱類茖葱」按金陵本作「胡葱類食葱」，應從金陵本爲是。
〃	九五七	下	一一	「濃汁煮」按金陵本作「濃醋煮」，應從金陵本爲是。
卷二七	九八六	上	一五	「三月生苗」按金陵本作「二月生苗」。
〃	一〇〇〇	下	四	「痰風喘急」按金陵本作「痰氣喘急」，應從金陵本爲是。
卷二八	一〇一三	上	一三	「二月下種」按金陵本作「三月下種」。
〃	一〇一五	下	三	「花……湯下」按金陵本無此段文。
〃	一〇一五	下	五	「葉……神效」按金陵本無此段文。
〃	一〇一七	下	一	「案珠芝」按金陵本作「紫珠芝」，應從金陵本爲是。
卷二九	一〇二七	上	一七	「解狼犬毒」按金陵本作「解狼毒毒」，應從金陵本爲是。
〃	一〇三五	上	一五	「食桃生病」按金陵本作「食桃成病」，應從金陵本爲是。

卷二九	一〇三八	上	四	「腹痛」按金陵本作「疠痛」。
〃	一〇三八	下	五	「三五」按金陵本作「三四」，應從金陵本爲是。
〃	一〇四一	下	九	「漬盡」按金陵本作「泣盡」，應從金陵本爲是。
卷三〇	一〇四八	下	二	「利筋脛也」按金陵本作「利筋脈也」，應從金陵本爲是。
〃	一〇六九	上	六	「胡桃肉五十枚」按金陵本作「胡桃肉十五枚」應從金陵本爲是。
〃	一〇七二	下	一四	「肘骨」按金陵本作「附骨」，應從金陵本爲是。
卷三二	一一〇一	上	一八	「嘔吐胸滿」按金陵本作「嘔而胸滿」，應從金陵本爲是。
〃	一一〇三	下	一	「數兩」按金陵本作「一兩」，應從金陵本爲是。
〃	一一〇四	下	七	「武官因時病」按金陵本作「武官周時病」，應從金陵本爲是。
卷三三	一一一三	上	一〇	「生涌澼」按金陵本作「生流澼」，應從金陵本爲是。
〃	一一三三	上	一八	「夾章映澈」按金陵本作「文章映澈」，應從金陵本爲是。
卷三四	一一三二	上	四	「桂皮」按金陵本作「桂是」，應從金陵本爲是。
〃	一一三四	上	一	「導火之原」按金陵本作「益火之原」，應從金陵本爲是。
〃	一一四〇	下	一	「療利九竅」按金陵本作「淡利九竅」，應從金陵本爲是。
卷三五	一一五八	上	一五	「蕪荑」別錄按金陵本作「蕪荑」本經，應從金陵本爲是。
〃	一一六三	上	一二	「孫兆市」按金陵本作「孫兆」，應從金陵本爲是。
〃	一一九一	上	八	「堅冰解凍」按金陵本作「堅冰解腹」，應從金陵本爲是。
卷三六	一二〇九	下	三	「或曰椹桑」按金陵本作「或曰楮桑」，應從金陵本爲是。
〃	〃	〃	一三	「其皮中」按金陵本作「其木中」，應從金陵本爲是。
〃	一二一一	下	一六	「倴信……立效」按金陵本無此段文。
〃	一二一八	下	一四	「木通甘草一」按金陵本作「木通草」，應從金陵本爲是。

卷	頁	欄	行	校勘說明（附註：金陵本即金陵第一版簡稱）
卷三六	一三三一	上	一七	「房事」按金陵本作「庶事」，應從金陵本爲是。
〃	一三三二	下	五	「浸水蒸作」按金陵本作「浸米蒸作」，應從金陵本爲是。
〃	一三五三	上	一	「竹枯曰箹」按金陵本作「竹枯日箹」，應從金陵本爲是。
卷三七	一三五四	上	八	「修治……皮用」按金陵本無此段文。
〃	一三五四	上	八	「修治……取皮用」按金陵本無此段文。
〃	一三五六	下	四	「爲其賤惡」按金陵本作「爲其賊惡」，應從金陵本爲是。
卷三九	一三七八	上	一八	「大便」按金陵本作「小便」，應從金陵本爲是。
〃	〃	下	一	「亦有石上作者」按金陵本作「亦有木上作者」，應從金陵本爲是。
〃	一三七九	下	七	「興師擊虜」按金陵本作「南陽擊虜」，應從金陵本爲是。
〃	〃	下	一三	「白蜜一斤」按金陵本作「白蜜一升」，應從金陵本爲是。
〃	一三八一	上	一七	「有爵鸜蜩范」按金陵本作「有雀螻蜩范」，應從金陵本爲是。
〃	一三八二	上	一	「全蠍去尾」按金陵本作「全蠍去土」，應從金陵本爲是。
〃	一三八九	下	二	「先以艾紙」按金陵本作「多以艾絨」，應從金陵本爲是。
卷四〇	一三〇四	上	一七	「斑蝥一箇」按金陵本作「斑蝥一兩」，應從金陵本爲是。
〃	一三一一	上	五	「水蛭」別錄 按金陵本作「水蛭」本經，應從金陵本爲是。
卷四一	一三一六	下	六	「黑麃子」按金陵本作「黑麃了」，應從金陵本爲是。
卷四五	一四〇二	下	二	「水飲服一錢日一」按金陵本作「米飲服一錢日二」，應從金陵本爲是。
卷四六	一四一六	上	一三	「爲苑內醫官」按金陵本作「爲入內醫官」，應從金陵本爲是。
卷四八	一四四三	下	八	「赤白帶」按金陵本作「赤白沃」，應從金陵本爲是。

卷四九	一四八二	下	一八	「黄州志」 按金陵本作「廣州志」，應從金陵本爲是。
卷五〇	一四八四	下	一六	「六畜毛甲蹄」 按金陵本作「六畜爪甲蹄」，應從金陵本爲是。
〃	一四九一	上	一六	「以酒醉豬脰」 按金陵本作「以酒拌豬脰」，應從金陵本爲是。
〃	一四五二	下	六	「納酥一斤」 按金陵本作「納酥一升」，應從金陵本爲是。
〃	一五三二	下	四	「廣額碟耳」 按金陵本作「廣額磦（疑爲磔）耳」，應從金陵本爲是。
卷五一	一五四四	下	一四	「無復毒熱也」 按金陵本作「無復毒勢也」，應從金陵本爲是。
〃	一五六二	下	一三	「狂邪鬼神瘧」 按金陵本作「狂邪鬼神鬼瘧」，應從金陵本爲是。
〃	一五七五	下	五	「鼸鼶鼨」音歡斯終 按金陵本作「鼸鼶鼮」音歡斯廷，應從金陵本爲是。
〃	一五七九	上	三	「假鼠」 按金陵本作「假牛」，應從金陵本爲是。
卷五二	一五九二	上	七	「八八腎氣衰」 按金陵本作「五八腎氣衰」，應從金陵本爲是。
〃	一五九五	上	四	「齒縫出血」 按金陵本作「齒縫衄血」，應從金陵本爲是。
〃	一五九八	上	六	「教灸風府」 按金陵本作「教灸風市」，應從金陵本爲是。
〃	一六〇〇	下	三	「上注于肝」 按金陵本作「上注于肺」，應從金陵本爲是。
〃	一六〇九	下	六	「以五年」 按金陵本作「以去年」，應從金陵本爲是。
〃	一六一〇	上	七	「春秋潛潭巴」 按金陵本作「春秋潛潭包」，應從金陵本爲是。

藥名釋名索引　檢字

亂會椰椵椶榨楊楓楩楙楚楝楠楡楤楮楸溜
溪溲溺滂滋滑煎煔煙煤煌照煅煸猼猾獅琥
瑒瑞瓶當睡矮磋碎禁稗窠筋粳絹經聖腦腹
萬萱萴萵萹落葅葉葍葎葒葛葝葺董葥葶葫
葭葯葱葳葵葶萱葹葽蒁虞蛺蛾蜀蜂蜃蜆蜈
蜉蛘蜒補解詹詳豦貊貉路跳載辟遂遊過道
酪鈴鉛鉢鉤隔雉雌雎零雷雹靴鞁預頑飯飭
黽鳩麂鼓鼠

十四畫

嗽嘉團墓寡對慈斲榎榛榖榝榠榧榮榲榼構
槎槐槊歌滴滿漆漏漚漢熁熊熏熒獏獐瑣瑪
甂碧碩箍箇劄粽綟綠綸綽綿翟翠翡腐膃膂
膍膏飾蒔蒙蒚蒜蒝蒟蒡蒨蓷蒯蒲蒴蒸蒺
蓊蒼蒿蓄蓍蓆蓏蓑蜘蜿蜚蜜蜣蜥蜦蜩蜮蜚
蜱蜯蜩蜻蜼蜾裲豨豪貍賓趙輕輊遠酸銀銃
銅銚韶頗飴魃魁魂鳲鳳鳶鼻齊

十五畫

劇劉嶓履屧幞弊彈德慶摩撒撥撮數槲樹樊
樝樗樏櫨樟漿潦潁熠熱犀瑩璋瘙瘡瘦瘧皺
瞑稷稻穀箬箭箸節𥲅緑緣練羯翦膚膝蔣蓬
蓬蓮蓽蓴蓷蓼蓳蔆蔊蔎蔏蔞蔚蔛蔟蔠蔣
蔦蔪蝌蝍蝸蝏蝘蝙螢蝟蝤蝦蝨蝱蝭蝮蝛蝥
蝶蝴蝡蝸衝褊褌豌賁質輪醉醋醂銷鋈鋌震
鞋駝髮髲鬧魦魯魶魴鳸鴆鴂鴇鴈鴉
麇麩麪黎齒

十六畫

凝噤壁學憨擔據樲樺樸樹樺橄橉橐橘橙橝
橡橫橿歷澤燈燒燔燕獨璧璢盧瞥磨穄穆
積篛篤糗縉縑縛縓耩膩蔿蕁蕃蕈蕍蕎蕑蕓
蕕蕗蕘蕙蕩蕣蕤蕨蕪蕫蕷螃螄螈螢螢衛
褰諫諸豫豬貑貒貓穜赭遼醍鋼錦錫錠頭頻
餘駮駱鮀鮁鮂鮅鮆鮇鮎鮑鮒鮓鴇鴕鴛鴝
鴞鴟鴦鴨鴝龍龜

十七畫

優孀嬰應檉檔檣檠檗檟檄氈營濕燧燭牆環
甑療磷簪糜糞糟縮罽簀聯臁薙薉薁薄薇
薏薑薔薕薜薟薤薦薹薷螯螳螵螺螻螽
虧謝豐貘貔轂轄還鍋鍛鍼鍾隱霜鍰顆黏鮠
鯊鮦鯁鮪鮫鮮鮰鮢鴹鴰鴽鴷䳒鴻鴳鴿鵁
麋麳黏點黿鼢

十八畫

癘戴斷檰檳𦣷璧璿癖瞿礞禮簟糧織翻獺翹
翻舊薯薰藁薺藇藉藊藍藎藐蟥蟦蟚蟪蟧蟫
蟬蟲蟜襚覆豐貘醫醬鎖鎮雗雙鞭雜雞餳馥
騇騍騏魏鯀鮹鯃鯄鯁鯆鯇鯉鯊鯗鵑鵝鵠
鵑鵝鵞鵓麎麌鼂鼂鼫鼬鼧鼪鼯齕

十九畫

嬾龐攀曠櫓櫚櫛櫟瀝爆犢櫳礜礦穫簽簸簾
繁繭繳羅羆臘藙藭藺藜藟藤藥藩藻蟶蟷蟹
蟺蟻鼈蟾蠅蠆蠍蠋豶蹲蹶醮醯鏡鏨離難顛
類鯗鬘鰡鯖鯗鯌鯔鰈鯢鮨鯧鯪鯮鵡鵃鵬
鵯鵬鵲鶇鶩鶉鶂鵰麑麗麴龐

二十畫

嚴寶懸櫧櫬櫰爐犨獼鹽礦礪礬穬穭糯罌臙
藷藿蘀蘄蘆蘇蘋蘑虡蘢蠐蠑蠔觸譫躁醴露
隲鯷鯸鯼鯽鯿鰀鰈鰃鰌鰒鰕鰗鶍鶒鶘鶩
鹹麝鼯鼲鼷齡

二十一畫

屬攝巂櫸櫻櫾櫰灌爛獾癩竈續纏蘡蘘蘼
蘚蘧蘗蘭蠟蠡蠣護贔鐵鐺霹醽饊騾鰝鰟
饌饙鰨鰭鰫鶬鶴鶹鶻鷂鷁鷄鷇麝齜

二十二畫

韃竊鑑驕鰱鰻鰷鰻鰼鱄鰾鱉鰺鰹鱅鰝鷓
鷔鷗鷙鷯鷖鼴鼷

二十三畫

巖欒玃癬蘖纖蘹蘼蘿蠮蠲蠱蠳靨鷲鱊
鱏鱠鱓鱖鱗鱘鱝鷯鷦鷸鷮鷲鷴鷸鷲鷺鷸
黴黳黶齏

二十四畫

囓欞蠵蠶蠹讓靈鬭鱑鱟鱠鱣鱤鱧鸛鷹鷺
鷽鷫鷲鸂鹽鼇

二十五畫

鬭籩蘺蘼蠻觀獾鑰鬣鱨鱮鱯鸊鸏鸑鸐
鸒髗鼉

二十六畫

蠼饞驢鱭鱵(鑯)鱵鸕鼊

二十七畫

纜鑽鑿鱷鱸鸕

二十八畫

豔鸚麤鼺

二十九畫

虆驪鬱鸛鸝

三十畫

鸞

藥名、釋名索引表

四畫

藥名和釋名	頁	欄	行
文燭	一三三六	上	五
文鰩魚	一三九四	上	一三
斗轂	一〇七一	下	九
方民	一六〇七	上	一〇
方目	一四三九	上	一六
方石	四一九	上	六
方莖	八七七	上	五
方解石	四一九	下	二
方賓	六六五	下	五
方潰	六二八	下	一八
方諸水	三三二	下	七
日及　正目「木槿」	一三三六	下	二
日及　正目「扶桑」	一三三七	上	一三
日精	六二一	上	四
月支牛	一五四五	下	七
月月紅	七九四	上	一三
月季花	七九四	上	一一
月桂	一一三五	下	一八
月經	一五九九	下	八
月經衣	一三六三	上	九
木乃伊	一六〇七	上	五
木子	一一一一	下	一三

藥名和釋名	頁	欄	行
木丹	一三一五	上	四
木天蓼	一三四〇	下	一六
木王	一一六八	下	三
木奴	一〇六一	上	一
木瓜	一〇四七	下	一三
木甘草	八六九	上	三
木禾	六四五	下	六
木竹子	一一三三	下	一七
木羊乳	五三〇	下	五
木耳	一〇一八	下	三
木李	一〇四九	下	五
木芍藥　正目「芍藥」	五七八	下	九
木芍藥　正目「牡丹」	五八〇	下	六
木狗	一五六八	下	四
木芙蓉	一三三七	下	三
木芝	一〇一八	上	一三
木威子	一〇七八	下	六
木客	一五八五	上	九
木客鳥	一四八一	下	一五
木香	五八一	下	一三
木屐	一三六六	上	七
木核	一三五八	上	一

藥名和釋名	頁	欄	行
木桃	一〇四九	下	五
木傘	一五一八	上	六
木骨	一三三六	下	一五
木患子	一一八四	下	二
木犀花	一一三五	下	八
木細辛	五六四	上	一五
木莓	七八三	上	九
木通	八一九	上	一一
木麻	一三四二	下	四
木戟	一三三六	下	一一
木梨	一〇四九	下	一六
木筆	一一三七	上	四
木粟	九八六	下	一五
木菌	一〇一八	下	四
木蛾	一〇一八	下	四
木賊	六六四	下	一三
木樅	一〇一八	下	四
木綿	一一六四	上	四
木綿	一三三九	上	一六
木蜜　正目「枳椇」	一〇八九	下	五
木蜜　正目「蜜香」	一一三九	下	五
木蘈蘷	一三四一	下	一三

藥名和釋名	頁	欄	行
木槿	一三三六	下	一
木稷	八九九	下	一
木蓮	八二五	下	一
木蓮　正目「木蘭」	一一三六	上	一六
木蓮　正目「木芙蓉」	一三三七	下	四
木蝱	一三三〇	上	二
木檽	一〇一八	下	四
木龍	一一一一	上	一〇
木餳	一〇八九	下	五
木蟹	七八四	下	一五
木藥子	八二二	下	七
木藜蘆	七三八	上	一六
木饅頭	八二六	下	二
木蘭	一一三六	上	一五
木蠹蟲	一三一七	上	一七
木鹽	一一〇一	下	一八
木鼈子	七四八	下	七
木鼈子	七八四	下	一四
止行	七二一	上	一三
比目魚	一三九〇	下	一三
毛刺	一五八一	上	九
毛狗	一五六九	上	五

六畫

七畫

十畫

十一畫

十三畫

十五畫

十七畫

十八畫

十九畫

二十一畫

二十二畫

三十畫

附方索引目録

附方索引表

諸風

症和方	頁欄行
風濕冷痹	一三五四 下 九
風濕走痛	七五〇 下 一二
〃	一五三九 下 一八
風濕身疼	九〇六 上 一七
風濕身痛	九五三 上 五
風濕相搏	八一八 下 一七
風濕臥牀	七六五 下 一一
風濕痹木	七五〇 下 一〇
風濕痹痛	七六七 上 一三
〃	八三一 下 一〇
風濕攣痹	六五三 上 一三
風濕癱臥	四五六 上 一六
風癢如蟲	四一四 上 九
風襲項强	一〇三六 下 九
桃葉蒸汗	一〇三六 上 一七
袪風益顏	一一四八 上 一一
茵蕷丸	七七一 下 三
茵蕷酒	七七一 下 一
除風去濕	七五一 上 二
骨風	七〇三 下 一一
骨軟風疾	八〇六 上 八
鬼毒風氣	九六〇 上 一八

症和方	頁欄行
偏風口喎	一三三六 下 一八
偏風不遂	五三七 上 八
〃	七三三 下 一七
〃	一〇二八 上 一七
〃	一〇三三 下 一五
旋風眩冒	一四八〇 下 七
蚺蛇酒	一三六一 上 一五
通身風癢	七九三 上 三
渾身骨痛	一三六六 上 二
痛風走注	七六七 上 一三
筋骨風痛	五〇三 下 一五
筋骨疼痛	四一〇 上 一四
〃	四一八 上 九
〃	九八九 上 一
筋骨痛攣	七九八 下 一一
筋骨攣急	九〇三 上 三
筋骨攣痛	一五〇八 上 一五
虛損風疾	一五九九 上 一三
搜風化痰	七五八 下 九
搜風通滯	七八九 下 一六
搜風順氣	七四三 上 一
暑濕癱瘓	三七四 上 一四

症和方	頁欄行
暗風卒倒	五六三 上 一五
痰迷心竅	七五五 上 四
痰厥中風	七五八 下 一〇
腰脚拘攣	一〇〇六 下 一六
賊風口偏	一〇九九 上 一五
賊風腫痹	七七〇 下 一四
(神鍼)雷火鍼	三四七 上 一七
蒼耳霜	六五三 下 一三
數年風疾	三四〇 上 一一
暴風身冷	六五一 下 一四
〃	一三八一 上 一
暴得風疾	九二一 下 一三
熨風法	一三九七 上 一一
熱風癱瘓	五五〇 下 二
歷節走痛	一五三八 下 七
歷節風痛	五五〇 下 八
〃	六四五 上 一八
〃	八三一 下 三
〃	一〇九四 上 一七
〃	一一二九 上 一三
〃	一一二九 下 一一
〃	一一四九 下 二

症和方	頁欄行
历节风痛	一一五一 上 一五
〃	一三五七 上 一七
歷節痛風	一五三八 下 七
歷節諸風	一一二八 下 七
頭身俱痛	一五九〇 下 四
頭項風强	六一三 上 一八
頸項强硬	九一三 下 一三
諸風口噤	七五四 上 一三
諸風不遂	七五〇 上 一五
〃	八四〇 下 一三
諸風血風	七四三 下 一
諸風痰飲	七三七 下 一三
諸風諸痼	一一〇八 下 九
諸風癎疾	七四三 下 六
諸風癱瘓	八六〇 下 二
薏苡仁粥	九〇六 上 一六
癘風有蟲	四八二 上 一一
〃	七八八 上 一〇
癘風痛癢	一三四三 上 三
癘風鼻塌	七三三 下 一四
轉筋攣急	一一二九 上 一四
關節疼痛	八四三 下 四

咳嗽

症和方	頁	欄	行
卒寒欬嗽	一八一	上	一二
卒然欬嗽	三六〇	上	一三
〃	四七六	下	三
卒暴欬嗽	三五二	下	三
定嗽化痰	一三九〇	上	一一
肺欬上气	七一七	上	八
肺氣欬嗽	一四九一	上	九
肺勞欬嗽	四一五	下	六
肺虛久欬	五〇二	下	一六
肺虛久嗽	七八五	下	五
肺虛欬嗽	一三八〇	下	一一
肺傷欬嗽	六七五	上	一
肺痰欬嗽	九七〇	上	九
肺痿久嗽	四九四	下	一七
肺痿多涎	四九四	下	一五
肺痿欬血	七九五	上	一六
〃	九〇六	上	一三
〃	九六九	下	二
肺痿欬唾	九〇六	下	四
肺痿欬嗽	八〇三	上	三
〃	一五九五	上	三
肺痿喘嗽	八一九	上	四
肺熱欬嗽	四三二	上	一〇
〃	四六八	上	四
〃	五〇五	上	一二
肺熱痰欬	七九五	上	一四
肺熱痰嗽	七五九	上	二
肺熱嗽	一〇六四	上	一三
肺燥欬嗽	一〇八一	下	二
肺癰欬嗽	六〇七	下	一〇
〃	六五九	下	一三
肺癰欬唾	九〇六	下	五
〃	一〇二〇	上	一一
急勞欬嗽	一〇三四	下	六
苦嗽不效	一三〇七	下	一八
風痰欬嗽	七三五	上	八
風痰喘嗽	一三九三	下	一〇
欬逆上氣	一〇二八	上	一〇
〃	一一八一	上	八
欬逆短氣	六一七	下	九
欬嗽上氣	六九四	上	一一
〃	八九〇	上	一七
〃	九七四	上	一二
〃	一五〇四	上	一七
欬嗽不止	四三四	下	一七
〃	九七一	下	一八
〃	一四六五	下	六
欬嗽不瘥	一五三九	下	一四
欬嗽日久	一四五四	下	四
欬嗽失聲	一〇六七	上	三
欬嗽吐血	五〇三	上	五
〃	一三〇五	下	一四
欬嗽有痰	七九五	上	一一
欬嗽有血	一五八九	下	五
欬嗽肺脹	一四六八	上	八
欬嗽肺痿	一三五五	上	一七
欬嗽氣喘	一三七二	下	一二
欬嗽寒熱	一〇二八	上	六
欬嗽唾血	六七〇	下	一五
欬嗽熏法	四一四	下	六
欬嗽膿血	四九八	上	三
氣痰欬嗽	七五五	上	一〇
〃	七五九	上	八
氣嗽日久	一一八六	下	一六
氣熱欬嗽	八五四	上	七
〃	一三〇五	下	九
酒後欬嗽	一三九三	下	一一
酒痰欬嗽	七九五	上	一八
骨蒸欬嗽	一四〇八	下	四
乾欬無痰	七九五	上	一〇
清氣化痰	七五五	上	一一
清痰利膈	七九五	下	九
鹿髓煎	一五五五	下	一七
喘欬嗽血	五〇三	上	二
喘嗽失音	七六八	下	七
喘嗽面浮	一三五八	下	九
寒痰欬嗽	九四三	上	一六
寒嗽痰喘	一〇六六	下	一七
寒熱痰嗽	九七一	下	一七
虛熱欬嗽	七九七	上	七
〃	一一一三	下	一七
喉痹痰嗽	一〇二八	下	四
痰欬不止	七九五	上	九
痰哮欬嗽	六四六	下	二
痰氣欬嗽	一〇六二	下	一五
痰喘欬嗽	一〇六八	下	一四
〃	一二〇五	下	一七
〃	一一八一	上	九

嘔吐

翻胃

鬱證

結核

臌脹

水腫

黃疸

症和方	頁	欄	行
黃疸腫疾	七三八	上	二
黃疸腫滿	一〇〇九	上	九
黃疸癃黃	一一〇八	下	一八
黃疸變黑	七九八	上	一〇
黑疸危疾	七九七	上	四
黑黃急病	七六二	下	一一
傷寒黃疸	六二八	下	二
〃	六六三	下	一六
腹脹黃腫	一〇〇八	下	三
〃	四八七	上	一一
裹水黃腫	六六三	下	一七
遍身如金	一一〇八	下	一六
遍身黃疸	六二八	下	一四
遍身黃腫	八〇四	上	七
熱黃便結	九六七	下	九
熱黃疸疾	七一〇	下	八
穀疸食黃	一五一四	上	一三
穀疸勞疸	五六二	上	七
濕熱發黃	九七二	上	一四
濕熱黃病	一五一七	上	一三
濕熱黃疸	五四七	上	二
〃	六六六	下	一二
濕熱黃疸	一四二一	下	七
癃黃疸疾	九三一	上	一二
瘤黃如金	六二八	下	一三
丹毒			
丹毒如火	九一五	下	一〇
五色丹毒	九五七	下	一八
〃	九五九	下	一八
〃	一一九三	下	一五
〃	一二七四	上	一三
〃	一二七九	下	一〇
〃	一五五三	下	一四
〃	一五九三	下	六
五色丹遊	一三七一	下	七
天竈丹毒	一一八九	下	一七
火丹赤腫	七二〇	下	七
火焰丹毒	四一〇	上	九
〃	四三三	下	一八
〃	四七一	上	一四
〃	六八四	下	九
〃	九五四	上	一
〃	一三一六	下	六
火竈丹毒	一三六八	上	一〇
白遊風腫	一四六八	下	四
老小火丹	五四四	上	一三
赤火丹毒	九六一	下	一二
赤白丹腫	一三二一	下	一八
赤遊丹毒	八八四	下	五
赤遊火丹	一二一九	上	一五
〃	一四九六	上	一
赤遊風丹	七八〇	下	一八
身面丹腫	八六四	下	一三
風遊丹腫	九六一	下	九
脚腿紅腫	三八八	上	八
野火丹毒	一一四八	下	一八
〃	一三九四	上	一一
發丹如瘤	一五〇三	下	一五
遍身赤丹	一五五〇	下	三
熱毒丹腫	八四八	下	九
傷酒			
大醉不堪	九六六	下	一〇
中酒成病	九三五	上	八
中酒嘔逆	三四〇	上	九
中酒嘔逆	九一五	上	一八
五飲酒癖	五一八	上	一七
男子酒疸	六二八	下	一四
消導酒積	一四四八	下	八
酒多致病	一一九〇	下	六
酒毒下血	九三三	上	二
〃	一一三六	下	一八
〃	一一七五	下	一〇
〃	一三一六	上	七
酒毒生疸	五〇四	上	六
酒後咳嗽	一三九三	下	一二
酒風汗出	六三六	上	一
酒疸尿黃	七六八	下	一七
酒疸發斑	一一三六	下	一七
酒疸脾黃	七八五	上	一二
酒疸黃疾	四九七	下	一〇
酒疾下血	九六九	下	九
酒病小腹痛	五四三	下	三
酒患脚氣	五三五	上	一〇
酒痔下血	五四〇	上	一六
酒痢下血	一三九〇	下	九
酒痢便血	一〇一四	上	七

傷食

瘟疫

健忘

症和方	頁	欄	行
健忘	一三九一	上	六
〃	一五三三	下	一六
健忘益智	一一二五	下	一八
清心寧神	八四一	上	八
喜忘	一三〇八	上	一二
開心益智	五〇三	下	一
補中强志	一二一六	上	一
預知子丸	七八八	上	六
養心安神	一二四六	下	五
瑤玉膏	六七〇	上	一七
歸脾湯	一〇七七	上	一〇
雞頭粥	一二三一	上	三
怔忡驚悸			
心下悸忪	七九九	下	四
心下悸病	六六四	上	八
心虛驚悸	一三三四	下	四
安魂定魄	一四一八	下	六
怔忡自汗	五〇三	下	八
狐肉羹	一五六六	上	一七
急驚墜涎	四〇六	下	六
風毒驚悸	一二八一	上	二
健忘驚悸	一五三八	上	一六
虛勞驚悸	三九九	上	一三
驚悸善忘	三九八	下	四
癥瘕			
心下伏瘕	七二七	上	一〇
心下鼈瘕	一五六三	上	一三
心腹宿癥	四〇四	上	一四
心腹鼈瘕	一四五〇	上	一八
米瘕嗜米	八九四	上	一六
老小痃癖	六〇一	上	八
肉癥思肉	一五二一	上	一七
血瘕癥癖	一四〇七	下	七
卒暴癥疾	六七三	下	一三
卒暴癥塊	七〇二	上	一三
食生米	五三二	上	五
食米成瘕	一四五〇	下	二
食髮成瘕	一四八七	上	七
〃	一五三一	上	一七
食鴨成瘕	九〇二	下	一八
〃	九〇三	上	一
食鱠成瘕	四五六	上	三
食鱠成瘕	九七三	上	五
涎積癥塊	七二九	下	五
海馬湯	一三九六	上	八
痃癖如石	七二一	下	一三
痃癖氣塊	五九八	上	一五
痃癖癥塊	四七七	上	二
痃癖癥積	一四〇七	下	八
鬼胎癥瘕	七六九	上	二
婦人血塊	六七三	下	一五
蛇瘕面光	九六一	上	四
魚肉成癥	一四九九	下	一七
魚肉癥瘕	四五六	上	三
〃	六九六	下	一七
琥珀散	一二四八	上	一三
痞塊有積	一一五六	上	八
脾積痞氣	一五一三	下	三
蛟龍癥病	四一二	下	七
〃	四七五	上	一六
〃	九三四	下	一一
〃	九七七	上	八
腹中血塊	一一五〇	下	六
腹中痞塊	四七〇	下	一四
腹中痞塊	六二四	下	二
〃	七一九	上	一七
〃	七八五	上	一七
腹中痞積	八一六	上	三
〃	一一九〇	下	四
〃	一五二一	上	一八
腹中暴癥	七〇九	下	一六
〃	七三一	下	一三
腹中癖積	一五二一	下	一
腹中癥結	七五一	下	七
〃	一二九七	上	一六
腹中癥塊	一一〇〇	上	一五
腹中癥瘕	一三〇八	下	七
腹中鼈瘕	一一九五	上	一三
腹中鼈癥	三七九	上	一三
〃	七〇四	上	七
腹內蛇癥	四一二	下	五
〃	一三三九	上	一四
〃	一五三〇	下	一八
腹內龜病	一二九四	上	七
腹內鼈癥	一〇〇七	下	一二
腹脇痞塊	四一三	下	一

聲音

奇異

鍊服

症和方	頁	欄	行
癰腫毒氣	三九九	上	一六
癰腫初起	三四〇	下	三
〃	七六九	上	七
〃	七九七	上	一四
〃	一一七一	下	一八
〃	一三一三	上	二
癰腫背瘡	八五八	下	一七
癰腫惡肉	七〇三	下	一
癰腫無毒	六八三	下	一〇
癰腫無頭	六八〇	上	一八
〃	六八一	下	一二
〃	一二九五	上	四
癰腫焮熱	七二〇	下	九
癰腫發背	三六三	上	七
〃	一四九四	下	一三
癰腫瘀血	六九七	下	九
癰腫熱毒	九六四	下	一三
癰腫癤毒	七九四	上	四
癰瘡大痛	一三五七	下	一三
癰瘡不合	八七九	下	四
癰瘡未潰	七七一	上	四
癰瘡生蛆	一三一二	下	一四
癰膿不出	一五九九	下	三
癰癤已潰	六七四	上	八
〃	七六九	上	八
癰癤惡肉	六七一	下	一四
靈鼠膏	一五八〇	下	四
鬢邊生癤	一五六四	上	二
蠼螋	一三四〇	下	九
蠼螋尿瘡	三五三	下	七
〃	三五六	上	一四
〃	三五六	下	一四
〃	三七八	下	一七
〃	四六四	上	一
〃	六八六	下	一二
〃	七一三	下	七
〃	八八八	下	一五
〃	九二五	上	三
〃	九三七	上	一五
〃	一〇四六	下	四
〃	一一〇五	上	一三
〃	一四四九	下	九
〃	一四五二	下	一一
〃	一五四五	上	八
蠼螋尿瘡	一五五三	下	一四
蠼螋咬瘡	七二〇	下	七
蠼螋惡瘡	一一七六	下	一八

疹痱斑癬

症和方	頁	欄	行
一切風疹	四七一	上	一四
一切風瘮	七〇三	上	一七
一切癬	一〇四七	上	四
一切癬瘡	一三八九	上	一一
下體癬瘡	四三四	上	一三
大風白癩	一二四一	上	一三
火丹癮瘮	一五三六	下	四
牛皮血癬	三六二	上	一八
牛皮風癬	一三三六	下	一八
〃	一五二一	下	二
〃	一五一五	下	九
〃	一五三三	下	一六
牛皮惡癬	四〇八	下	一〇
牛皮頑癬	四二五	下	一四
牛皮癬瘡	四八六	上	一一
〃	一三六五	上	九
白禿頭癬	一五四八	上	一〇
「瑞竹」白花蛇酒	一三六二	下	一三
白玷風	一五二四	下	五
白駁風	一三七五	上	八
〃	一三八五	上	五
白駁風	一三九八	下	一
白駁癜風	一三六五	下	一〇
白癜風	九九七	上	一七
〃	一〇六九	下	六
白癜風疾	七二三	上	一八
白癜風斑	一〇二九	上	一八
白癜風瘡	一一六九	下	一二
白癜風癢	四〇七	上	四
白癜風癬	八八五	下	一六
白癜駁風	一三〇八	下	一〇
白癩	一三六七	上	一三
白癩風瘡	六二七	上	五
〃	六九七	上	二
皮膚風癢	一三一三	上	三
〃	一三三一	下	五
皮膚惡瘡	一三八五	上	一四
年深疥癬	三四八	下	九
汗斑白點	六三六	下	一四

女科

調經

症和方	頁欄行
血氣心痛	一二四九 下 七
血氣攻心	七〇六 下 一二
血氣刺痛	六〇一 上 一二
〃	六四一 上 一四
〃	一四六七 下 一
血氣脹滿	六三七 下 三
血脈不調	九九〇 下 一〇
男女血虛	六七七 上 七
男女諸病	七一九 上 八
室女經閉	三七七 上 一三
〃	五七一 下 一五
〃	一二五〇 下 一五
〃	一五七八 上 六
鬼胎癥瘕	七六九 上 二
乾血氣痛	七二〇 上 四
〃	一〇一四 上 一二
〃	一四六四 下 一六
婦人久冷	四一五 下 二
婦人月水論	一五九九 下 八
婦人百病	五七一 下 一三
婦人肌熱	五一八 下 八
婦人血奔	一二七一 下 六
婦人血風	六五三 下 一四
〃	七四二 下 三
婦人血氣	三七六 上 一三
〃	四三三 上 一二
〃	四五〇 下 一七
〃	五五五 下 一八
〃	五七一 下 一六
〃	五九一 下 一
〃	五九七 上 九
〃	八二〇 上 一三
〃	一〇七六 上 一五
〃	一三三六 上 一二
〃	一四八八 上 九
婦人血病	一五二〇 下 四
婦人血勞	一二二八 上 四
婦人血厥	五六六 上 一四
婦人血結	七二八 下 九
婦人血黃	一〇〇六 下 九
婦人血塊	六七三 下 一五
婦人血運	一一四八 下 七
婦人血癖	七二〇 上 二
婦人夜熱	七八五 下 四
婦人狐瘕	一五七六 上 一二
婦人氣盛	六〇一 下 三
婦人勞復	一二四四 上 一〇
婦人勞熱	六七〇 下 一三
婦人惡血	五八一 下 五
〃	一二四八 上 一〇
婦人無子	三三一 上 六
〃	一〇二九 下 六
婦人發熱	六七〇 下 一二
婦人黃疸	四八五 上 一七
婦人經閉	六九六 下 一五
〃	九六四 下 一五
〃	一〇二七 下 五
婦人嘈雜	一四八八 上 九
通經破血	八六五 下 一二
琥珀散	一二四八 上 一三
經水不利	七九八 上 一五
經水不通	九〇六 下 一五
經水不調	七四六 上 一二
經血逆行	一三九七 下 一七
經脈不通	一〇五九 上 九
〃	一三〇五 下 一五
經脈不通	一四七四 下 一五
經閉驗胎	五七四 上 一
補血破氣	九六二 上 一二
諸風血風	七四二 下 一
崩漏	
下血血崩	六〇一 下 四
〃	一二七六 上 四
女人血崩	五三四 上 一五
女人漏血	一五八九 下 一三
女子血崩	一二六五 下 一〇
月水不止	六七一 上 九
〃	一〇三三 下 三
〃	一四一五 上 一五
〃	一五三九 上 八
月水不斷	六六五 上 一五
〃	九一三 下 一五
〃	一〇一九 下 四
〃	一〇二〇 上 一三
〃	一一二七 上 一三
〃	一三五四 上 一四
〃	一三七三 上 一二

帶下

產後

症和方	頁欄行
小兒重舌	一五八九 上 一八
小兒重齶	一三五九 下 八
小兒面瘡	五二九 上 一七
〃	一三五九 下 一〇
小兒風寒	六一四 下 二
〃	九七〇 上 一七
小兒風痰	七五五 上 一
〃	一一八七 上 二
小兒風熱	四六八 上 三
〃	一〇四六 上 一三
小兒風瘡	八四四 上 一八
小兒風疹	四八六 上 一三
小兒哮疾	一四二八 下 一五
小兒哭疰	一五九〇 下 五
小兒唇腫	一三〇六 上 一三
小兒唇緊	九六四 上 一八
〃	一三一七 上 四
〃	一五九三 下 八
小兒哯乳	九二四 下 一四
小兒差頹	一三八二 上 三
小兒欬嗽	六七五 上 三
〃	九七二 上 一
小兒欬嗽	一三八四 上 三
小兒氣淋	九六〇 下 九
小兒氣痛	五九七 上 二
小兒氣癖	五九八 上 一八
小兒浮腫	一〇一四 下 五
小兒浸淫	六四三 上 三
小兒涎喘	四〇八 上 七
小兒疳泄	一三三四 上 六
小兒疳痢	五三〇 上 一四
〃	六三五 上 二
〃	七〇五 上 一五
〃	九五六 上 一五
〃	一四五二 上 八
小兒疳瀉	四二四 上 五
〃	五四一 下 一四
小兒病淋	九二五 上 一〇
〃	九三〇 下 七
小兒破傷	六三六 上 四
小兒秘結	一二四九 下 二
小兒秘澀	一三一四 上 二
小兒閃癖	一〇〇九 上 一八
〃	一〇五三 上 一
小兒骨蒸	五四五 上 四
〃	一六〇四 上 一四
小兒骨熱	五四六 下 一七
小兒骨瘡	一三六五 上 一五
小兒患黃	九四九 下 四
小兒甜瘡	四八八 上 一〇
〃	五七五 下 四
〃	八九四 下 二
小兒脫肛	五八九 下 三
〃	六一四 上 一三
〃	七九六 上 五
〃	九九四 下 一五
〃	一二八九 下 二
〃	一四二八 下 三
小兒軟癤	八七九 上 一四
〃	一二一四 上 一一
〃	一二九二 上 六
〃	一四二八 下 一三
小兒通睛	一三三二 下 七
小兒閉結	一三三二 上 八
小兒陰腫	三五七 下 一〇
〃	五八三 上 一四
小兒陰腫	六七一 下 七
〃	一二三一 上 一
〃	一三六九 上 九
〃	一三二一 下 八
〃	一四九五 下 八
〃	一五六七 上 一
小兒陰瘡	七二四 上 一四
〃	一五六三 上 一七
〃	一五九三 下 八
小兒陰癀	四七八 下 二
〃	一三五六 上 一七
小兒雀目	五二七 上 一三
〃	七九〇 下 一一
〃	一四六五 下 二
小兒雀盲	七一三 上 八
小兒喉痹	一三一八 上 一五
小兒喘欬	五〇三 上 一
小兒寒疝	一〇四六 下 二
小兒寒嗽	八五四 上 四
〃	一〇八一 下 三
小兒寒熱	九二四 上 一六
〃	一四九五 上 八

症和方	頁	欄	行
小兒熱丹	七〇四	下	八
小兒熱病	六七一	下	八
〃	七九七	上	六
小兒熱渴	八〇〇	上	五
〃	一二一六	上	一一
小兒熱痛	一三五四	上	一四
小兒熱痢	一〇二三	上	六
小兒熱嗽	四九四	下	一八
小兒熱瘡	八二三	下	一一
小兒熱噦	一五二二	上	一八
小兒熱瀉	一二六〇	下	一四
小兒熱癤	三五九	上	九
〃	三六〇	下	一〇
小兒癖疾	一四〇八	下	一〇
〃	一五五三	下	八
〃	一五六四	上	一一
小兒盤腸	五五六	上	四
〃	五九七	上	一〇
〃	九五二	上	一三
〃	九七〇	下	二
〃	一二四九	下	五
〃	一二五六	上	五
小兒聤耳	四八二	上	四
〃	一〇三四	下	三
小兒髮遲	六二一	下	三
小兒魃病	一〇二一	上	六
〃	一四六五	下	六
小兒麩髻	三九四	上	七
小兒齒遲	一三一六	上	一五
小兒噤風	一三三一	下	二
〃	一四八七	上	一〇
小兒噦疾	一五五三	下	七
小兒燕口	一五八九	下	一
小兒燕窩	一五七八	下	一
小兒癩瘡	一一〇〇	下	二
小兒瘰癧	八七九	上	一五
〃	一三七二	下	一八
〃	一一九三	下	一八
小兒積痢	三六四	上	一三
小兒諸熱	七一九	下	一二
小兒諸瘡	一一七四	上	一七
小兒驚啼	一一三六	上	二
〃	一四九〇	下	八
〃	一五三二	上	二
小兒遺尿	四九五	上	六
〃	五九四	下	二
〃	九一五	下	一七
〃	一二一四	下	一四
小兒霍亂	一一八七	上	一
〃	一四九九	下	一五
〃	一五九〇	下	五
〃	一五九六	上	一四
小兒頭禿	九六七	上	二
〃	九六七	下	一六
小兒頭熱	三五八	上	一〇
小兒頭瘡	三六五	上	五
〃	四〇八	下	八
〃	四八八	上	九
〃	七〇六	上	一四
〃	七七九	上	一五
〃	八五七	下	一
〃	八六八	下	一三
〃	八八四	上	一七
〃	八九二	下	三
〃	九一二	下	一〇
〃	九二四	下	一六
小兒頭瘡	九三三	上	七
〃	一〇二九	下	二
〃	一〇三二	上	六
〃	一〇三五	上	一四
〃	一〇六九	上	一四
〃	一〇八三	下	九
〃	一一〇〇	下	一
〃	一一三〇	上	一四
〃	一一八二	上	八
〃	一一八四	上	一三
〃	一二一三	上	二
〃	一二六五	上	九
〃	一二六六	上	四
〃	一二九五	下	一三
〃	一三五九	下	一〇
〃	一三七九	下	一二
〃	一四〇二	下	六
〃	一四二八	上	五
〃	一四五三	下	一四
〃	一四八八	上	二
〃	一四九〇	下	九
〃	一五〇九	上	七

痘疹

上部

頭病

眼目

症和方	頁	欄	行
風邪攻目	九六七	下	二
風邪眼寒	四一八	上	六
風毒攻眼	一三八八	下	二
風毒赤目	四三六	上	一
風眼下淚	一三〇七	上	一五
風眼赤爛	四四七	上	一三
〃	四七一	上	二
〃	一三八八	下	五
風眼腫痛	一四五四	下	五
風眼爛弦	三七〇	上	一八
〃	四六五	上	一三
風熱目病	四四四	下	一一
風熱目暗	六九五	下	八
〃	一五七一	下	四
風熱赤目	六九〇	上	四
〃	九四三	上	一一
風熱赤眼	四六六	上	一〇
〃	七九〇	下	一三
〃	八四四	下	九
〃	一三三三	下	一七
〃	一三三四	上	五
飛血赤目	七〇四	上	六
飛血赤眼	一二八八	上	四
飛血眼	一三九	上	一〇
飛絲入目	三六三	上	九
〃	六一七	下	八
〃	八四一	下	一〇
〃	九六三	上	一三
〃	九六四	上	二
〃	一三〇九	上	一七
〃	一五九〇	下	一六
〃	一五九一	下	一六
飛絲入眼	九六七	上	二
倒睫拳毛	四八七	下	四
〃	七八五	下	三
〃	一三五五	上	一七
拳毛倒睫	三六六	上	一八
〃	四二六	下	四
〃	四五七	上	一三
〃	一三一三	下	七
時行火眼	三三六	下	一五
時行赤目	一一六一	上	三
疳眼	七八二	下	一七
疳眼流淚	一三九三	上	九
疹後生翳	一三八六	上	二
病後失明	一五〇五	上	一五
〃	一五〇六	上	四
病後生翳	六三三	下	一三
病後目赤	一一六三	上	一四
病後青盲	五三七	上	一三
退翳明目	四七一	上	三
酒毒目盲	五〇四	上	三
常服明目	九六七	上	一四
淚出不止	五四〇	下	一八
眯目	一五三七	上	六
眯目不出	一三九七	下	二
眯目生翳	六九一	下	四
眼中翳肉	九八五	下	五
〃	一三八八	下	七
眼中漏膿	五六二	上	一三
眼中瘜肉	一五三三	上	八
眼生花翳	八五五	下	一七
眼生珠管	三八〇	上	一六
〃	六七四	上	一八
眼生偷鍼	三八九	下	九
眼生黑花	一〇九五	上	一八
眼生翳膜	九八四	下	二
眼目赤瞎	一三三三	上	一四
眼目昏花	六三三	下	一七
眼目昏暗	五四七	上	三
〃	六五三	上	一五
〃	一〇〇九	下	四
〃	一一六一	上	五
眼目昏澀	五三三	下	五
眼目睆睆	四四四	上	五
眼目暗昏	一〇六九	上	三
眼目障翳	四七五	上	四
眼目熱痛	九八五	下	四
眼目諸病	五四〇	下	五
眼見黑花	五一一	下	九
眼見諸物	一一七一	上	三
眼赤生瘡	三八四	上	三
眼赤作痛	一一一六	上	一〇
眼赤澀癢	一四九八	下	一
眼弦赤爛	六一五	下	五
眼弦挑鍼	一一七八	下	一五
眼昏內障	四三九		五
眼流冷淚	一〇一九	上	一

鼻病

耳病

病證	頁	欄	行
聤耳出膿	八八一	下	一六
〃	八八四	下	一
〃	一〇〇九	下	一六
〃	一〇八三	下	一〇
〃	一二四三	下	三
〃	一三八八	下	八
〃	一三〇七	下	一五
〃	一三三一	下	八
〃	一三三九	下	一
〃	一三四二	下	一二
〃	一三五五	上	一三
〃	一三七六	下	一八
〃	一四九八	下	三
〃	一五九〇	上	七
聤耳有蟲	一三七三	上	二
聤耳膿血	三六三	下	八
〃	七四三	下	一二
〃	一三七三	上	三
諸般耳聾	五六三	下	二
諸蟲入耳	九三七	上	一六
〃	一〇三六	下	一六
〃	一三六七	下	七
〃	一三七三	上	四
諸蟲入耳	一四四七	上	一〇
〃	一五六四	上	六
頭耳諸瘡	一一八四	上	一二
膿耳疼痛	一三一〇	下	一六
蟲蟻入耳	一四八七	下	六
蠅入耳中	一三三〇	上	二
蟻入耳內	一三五五	上	一三
聾及聤耳	一四三四	上	九

口舌

病證	頁	欄	行
一切口瘡	一四四八	下	一一
久患口瘡	七四三	下	一三
〃	一〇九二	下	九
口中生瘡	七八四	上	五
〃	一三七九	下	一〇
口中生蕈	一〇〇七	下	七
口中氣臭	四八四	下	一八
口中疳瘡	六八七	下	九
口中臭氣	六二一	下	三
口中乾燥	三七九	上	一
口中瘻瘡	一一七四	上	八
口內熱瘡	三八四	上	二
口舌生瘡	四四七	上	七
口舌生瘡	四七一	上	一二
〃	四八四	下	一五
〃	五〇七	下	一四
〃	五四一	上	一
〃	五五三	下	七
〃	五六三	上	一八
〃	八二九	下	四
〃	九二四	下	九
〃	一〇九九	上	一二
〃	一一六一	上	八
〃	一三八八	下	一七
〃	一三九五	上	一三
〃	一五九六	上	一六
口舌糜瘡	一三四三	上	六
口舌瘡爛	六七四	上	六
口舌糜爛	七九四	上	一
〃	一三三〇	下	一八
口吻生瘡	五八九	下	一三
〃	六七九	下	一四
〃	一〇八三	下	九
〃	一四〇二	下	六
口吻瘡	一五〇八	下	七
口吻爛瘡	一一九一	下	一八
口角爛瘡	三五六	上	一三
口咽痛癢	七九三	下	一八
口唇生核	一四九五	下	一三
口唇緊小	一三六一	下	一八
口氣臭惡	三三七	上	一
口疳臭爛	一一六一	上	一二
口疳齦爛	三七七	上	九
口臭	一二〇七	下	一七
口鼻急疳	四六三	下	一三
〃	一一八五	下	一四
口鼻疳瘡	三七五	上	二
口鼻疳蝕	三七一	下	一七
口瘡口疳	一一〇〇	上	一七
〃	一三三三	上	五
口瘡不瘥	六三一	下	六
口瘡咽痛	四一八	下	三
口瘡連年	八〇三	上	一五
口瘡塞咽	一四八七	上	一七
口瘡糜爛	七二〇	上	一四
口瘡蠹齒	五六三	下	一
口齒氣臭	五七七	下	一八
大人口瘡	三八一	上	一八
大小口瘡	一一八五	下	一四

症和方	頁	欄	行
大小口瘡	一三五九	下	六
天行口瘡	一三八八	下	一五
太陰口瘡	四八四	下	一四
〃	四九五	上	一三
木舌塞脹	一三六四	下	五
木舌腫强	四七八	上	一七
〃	四八四	下	一四
〃	九二七	上	八
〃	一三二八	上	一〇
木舌腫脹	七四六	下	六
木舌腫滿	五八〇	下	三
〃	一三四二	下	六
冬月唇裂	八八一	上	五
〃	一四八七	上	一五
白口惡瘡	一三八九	上	一
老小口瘡	四〇七	上	三
老幼口瘡	七四六	下	一〇
耳瘡唇瘡	三五四	上	一一
舌上出血	六一一	下	二
〃	七三三	上	一八
〃	九一五	上	一四
〃	九二四	下	九
舌上出血	一三〇一	上	七
〃	一三〇一	下	一三
〃	一三八三	下	一七
舌上生胎	九七二	上	一七
舌上生瘡	一五〇四	上	五
舌卒腫大	三六三	下	六
舌胎語蹇	六一五	下	五
舌衄出血	一一七五	下	四
舌硬出血	六四二	下	一五
〃	六六五	上	八
舌脹塞口	七三三	上	一八
舌脹滿口	八四三	上	九
舌腫不消	九三七	上	七
舌腫出血	一三九三	下	四
舌腫咽痛	三八九	上	二
舌腫塞口	四九五	上	一一
舌縮口噤	六三五	下	一八
重舌木舌	四八七	上	一八
〃	七二四	上	一三
〃	一三九四	下	二
重舌出涎	一五一二	下	八
〃	一五二三	下	六
重舌生瘡	八四三	上	九
重舌脹痛	一四六八	上	一三
重舌塞痛	一三二八	上	一三
重舌腫痛	一三八三	下	一七
重舌腫脹	三八八	上	九
食非口臭	一一一三	下	五
香口去臭	三八一	上	一八
〃	六〇五	下	一三
〃	一〇三三	上	七
香口辟臭	五八八	上	一一
〃	五九〇	下	九
〃	一一四八	下	八
唇舌生瘡	一一四一	下	九
唇吻生瘡	三六二	上	二
唇乾裂痛	一〇三四	下	五
唇裂生瘡	八六五	下	一五
〃	一〇七八	上	一四
唇腫黑痛	三八四	上	一
唇緊作痛	一三八八	下	一四
唇緊瘡裂	一三七三	下	三
唇瘡痛癢	一一六一	上	一三
疳蝕口鼻	七五一	上	一七
疳蝕口鼻	一三八九	上	三
唇燥生瘡	一〇六〇	下	三
唇燥緊裂	一四九一	上	一六
唇邊生瘡	七〇四	上	一三
疳䘌蝕口	六四六	上	一三
割舌將斷	一四五四	下	一
喉舌瘡爛	六六二	上	一
惡水入口	一八二二	下	一三
虛壅口瘡	七五一	上	一六
辟除口臭	九七九	下	一四
夢漏口瘡	一二五四	上	一五
滿口爛瘡	九六九	下	一八
〃	九七二	上	一八
緊唇裂痛	一三三五	上	一六
輕粉破口	三七〇	下	一
熱病口瘡	一〇二七	上	一七
齒敗口臭	五七四	上	六
齒䘌口臭	一〇〇九	下	七
瀋唇緊裂	一四〇八	上	二
鵝口白瘡	一三二七	下	五

牙齒

咽喉

症和方	頁	欄	行
咽喉腫痛	八四一	上	一〇
〃	八六八	上	六
〃	八八七	上	五
〃	九五六	下	八
〃	一〇一三	上	一〇
〃	一一八〇	下	一七
咽喉腫塞	六五六	上	一七
〃	一三九二	上	四
咽喉熱痛	五六二	上	一三
咽喉穀賊	四七八	上	一七
〃	四八四	下	七
〃	七六一	下	二
〃	一四三四	上	一八
咽喉噤塞	一四六二	上	七
咽傷聲破	九三九	下	二
咽塞鼻痛	一四五三	上	九
帝鍾喉風	四六三	下	七
急喉風痹	一三九三	下	一五
急喉痹風	五三九	上	一六
急喉痹塞	六六五	上	八
〃	七三三	下	二
〃	一一八〇	下	一五
風毒咽腫	七三一	上	一二
風熱喉痛	四八四	下	一七
風熱喉痹	四七五	上	一七
〃	一二五四	上	一六
飛尸遊蠱	七六四	下	一二
馬喉痹風	六九六	下	一八
喉中生肉	四六三	下	一七
喉中似物	六六二	上	一〇
喉中發癰	八二三	下	一
喉中腫塞	九五四	上	一六
喉中熱寒	八一四	上	九
喉中熱瘡	六五三	上	一五
喉舌瘡爛	六六二	上	一二
喉卒攻痛	七三三	上	一二
喉卒癰腫	九〇六	下	一七
喉風急證	八二三	下	四
喉風閉塞	一四九三	上	一二
喉風喉痹	七五五	下	一〇
〃	一三九三	下	一二
喉風痹塞	六六六	下	一五
喉風腫閉	四八七	上	一八
喉風腫痛	一〇一五	上	四
喉風腫痛	一三四三	下	一三
喉閉口噤	五五〇	下	一〇
喉閉乳蛾	一四四八	下	一一
喉閉腫痛	五六四	上	一三
〃	六三五	上	一〇
〃	一〇一四	上	一六
喉塞口噤	一三四三	下	一四
喉痹	四八七	上	一六
〃	一三五九	下	四
喉痹口緊	六一〇	上	八
喉痹口噤	四七七	上	一六
〃	六五〇	上	一五
〃	七五一	上	一四
喉痹已破	一四八七	下	一三
喉痹不通	七六四	上	二
喉痹不語	八三八	上	一三
〃	九二一	下	一八
〃	九二四	下	七
〃	一二三四	上	一七
喉痹牙疳	四七八	下	一
喉痹吡腮	八九二	下	九
喉痹作痛	五三六	上	七
喉痹作痛	五五二	下	六
〃	七八六	上	九
喉痹乳蛾	六七四	上	四
〃	三六四	下	一四
〃	六七六	上	六
〃	八二九	上	八
〃	一〇二一	上	一五
〃	一三〇九	上	五
〃	一三三五	上	一〇
〃	一四六二	上	一三
喉痹垂死	四四六	下	一七
〃	一三〇一	上	五
喉痹毒氣	五〇七	下	一三
〃	九七二	下	一
喉痹將死	一三八四	上	一三
喉痹欲絕	一一六八	上	七
喉痹喉風	四四七	上	七
〃	六四八	上	六
〃	一三一〇	下	五
喉痹塞口	一三四二	下	八
喉痹塞痛	一〇三七	上	一〇
喉痹腫痛	三七七	上	八

中　部

心　痛

症和方	頁	欄	行
心痛吐水	四二五	下	一
心痛有蟲	六七〇	上	一
〃	七六九	上	五
心痛疝氣	七四四	上	六
〃	一四九九	下	一五
心痛欲死	八一四	上	七
心痛解熱	四二四	上	一七
心痛徹背	五九五	上	一六
心痛難忍	九七二	上	四
心痞嘔噦	一一四三	下	三
心脹腹痛	一〇八三	上	一一
心脾作痛	五八六	上	一六
心脾冷痛	九五四	上	八
〃	九七四	上	三
〃	五五五	下	五
心脾胃氣痛	六〇〇	下	一四
心脾氣痛	一四一五	上	二
〃	五九七	上	四
心脾痛	一四二八	上	四
〃	一四六七	下	三
心脾蟲痛	八一七	上	一一
心痹心煩	九三三	上	八
心腹作痛	九六七	下	二
心腹作脹	三三七	上	二
心腹冷痛	五八四	上	一四
〃	七四四	上	四
〃	八四〇	下	六
〃	九六〇	上	一五
〃	一〇九四	上	九
〃	一〇九六	下	一八
〃	一〇九九	下	六
〃	一五九四	上	一
心腹急痛	一一四五	下	二
心腹氣痛	七三三	下	八
心腹連痛	六六六	上	一〇
心腹惡氣	一五八〇	下	一五
心腹痛	一〇二八	下	三
心腹結氣	四六二	下	一三
心腹脹堅	一〇三一	下	一五
心腹脹痛	一一三四	下	五
〃	一四五五	下	一〇
心腹脹滿	一〇〇〇	上	一八
心腹虛脹	一〇三五	下	一七
心腹積痛	七一九	上	一三
心腹諸疾	六〇一	上	一
心腹諸痛	八二〇	上	一二
心熱尿赤	一四六七	上	一七
失笑散	一〇三五	上	八
伏梁結氣	四五〇	下	三
血氣心痛	一四九九	下	七
〃	七〇六	下	一二
血氣攻心	九六〇	上	一三
血逆心痛	一一四八	上	一六
冷心氣痛	四二一	上	九
冷氣心痛	九〇一	上	六
〃	九四三	上	一三
〃	一四六〇	上	三
〃	三六〇	上	一二
冷熱心痛	一〇九四	上	一〇
冷蟲心痛	八八四	上	一
妊娠心痛	四〇四	上	一四
男婦心痛	一三九七	下	八
〃	一五六七	上	一七
肝氣心痛	九五二	上	一八
卒心急痛	三六三	下	一
卒心氣痛	八九四	上	一五
〃	一五三四	下	一二
卒心氣痛	一三三三	上	一三
卒心痛刺	一二六四	上	三
卒忽心痛	一〇四一	下	一七
卒急心疼	一〇三七	上	一二
卒得心痛	三五三	上	一六
卒患心痛	八四〇	下	七
〃	一〇三四	上	一〇
卒然心痛	一一五一	上	一二
〃	一四四四	上	五
〃	一四六七	下	二
卒暴心痛	五三八	下	一八
卒熱心痛	八八〇	下	七
〃	一一七九	下	一
肺癰唾濁	三八三	下	一一
急心氣痛	一〇六九	上	七
〃	一三八〇	下	一〇
急心疼痛	一四八八	下	一七
〃	三五四	上	六
急心痛	五五五	下	五
胃脘血氣	七〇七	下	九
〃	九三二	下	八
食積心痛			

腋氣

胸脇

腰痛

肩背

症和方	頁	欄	行

手臂

症和方	頁	欄	行
入水肢腫	八七九	上	七
十指疼痛	七四二	下	一八
天行餘毒	九三九	下	四
手足不遂	四七五	下	四
手足不隨	九二四	下	五
手足心毒	四六三	下	一六
手足心腫	一〇九二	下	八
手足甲疽	四一四	下	九
手指赤色	九五六	下	二
手足風痹	一三八三	下	九
手足凍裂	七四六	上	一二
手足凍瘡	一〇〇〇	下	九
〃	一〇一四	上	三
手臂疼痛	五七一	下	九
手足偏風	七〇二	上	五
手足麻木	一三〇七	下	六
手足痛風	一二四三	下	一七
手足發指	三五六	下	一三
手足皴破	一四八七	上	一六
手足皴裂	一〇六七	上	一〇
手足皴裂	一四九一	上	一六
〃	一五一三	上	一五
手足皴痛	一〇九四	下	五
手足腫痛	一三四三	上	一四
〃	一五二一	下	一七
手足皸裂	五三五	上	五
〃	九四四	上	七
〃	一三八九	上	一八
〃	一五七一	上	三
手足瘭疽	九六一	下	一四
手指 痛	九三五	下	六
手指腫毒	八五七	下	二
手指腫痛	三四一	上	一四
手背皴裂	一三〇三	上	一七
手脚酸痛	八七九	上	七
手臂腫痛	七三三	下	一八
代指作痛	一五〇六	上	七
代指毒痛	九五三	下	六
代指疼痛	一三八一	上	三
〃	一三四三	上	一四
〃	一四八七	上	一七
代指痛	一三九八	下	一
代指腫痛	三四〇	下	二
〃	一五三三	下	八
〃	四七一	上	一三
〃	四七七	下	九
〃	四九五	下	一二
〃	五三〇	上	一六
〃	一〇三三	上	一〇
〃	一六〇一	下	一二
肉錐怪疾	六七九	上	一五
血餘怪病	一三四七	上	一三
肘傷冷痛	一四九〇	上	一五
刺傷手足	一三〇八	上	九
毒攻手足	六五四	上	八
指甲軟薄	一三九三	下	六
指頭腫毒	一〇三三	上	五
穿掌腫毒	一三〇七	下	四
風寒濕痹	六一八	上	四
風痰注痛	七六七	上	一〇
風痹暖手	三八六	上	一五
風熱臂痛	一三〇八	上	一五
凍指欲墮	一五三三	上	九
時疫流毒	七〇九	下	一五
痛風走注	七六七	上	一三
脾橫爪赤	一五〇三	下	一二
傷寒肢痛	一五〇九	上	一三
傷寒遺毒	一一六一	上	一五
傷寒餘毒	九二四	上	六
痰注臂痛	八三〇	下	三
痰濕臂痛	七五五	上	八
熱毒攻手	一四八七	上	一六
熱毒攻肢	一五三三	上	四
熱病餘毒	八九三	上	一〇
歷節腫痛	六五一	下	三
臂脛疼痛	一五三八	上	一七
癘風鼻塌	七三三	下	一四
繞指毒瘡	一四二七	下	一六
鵝掌風	一四六〇	上	八
鵝掌風病	六二六	下	一八

諸蟲

症和方	頁	欄	行
一切蟲病	七三三	下	一五
下寸白蟲	一三五〇	上	七
寸白蛔蟲	三七八	上	一五
〃	一〇五七	上	六

下部

關格

結燥

不禁

癃閉

症和方	頁	欄	行
小便虛閉	七四五	上	八
小便澀痛	一三九六	上	二
小便澀滯	六五八	下	五
小便熱短	一二九六	下	七
小便艱難	五四五	上	四
小腸結澀	九〇二	上	一四
小腹痛滿	四一三	下	一〇
〃	四一五	下	四
立不能溲	四八〇	上	一〇
汗多便閉	五一三	下	一八
老人尿閉	一三四二	上	一
卒不小便	一〇二八	下	七
食蛙尿閉	一三三六	下	二
通小便	一四六三	上	一八
通利小便	六八三	下	八
腫毒尿閉	九五二	下	二
膀胱氣急	一一九五	上	九
膀胱熱閉	四三五	下	一八

諸淋

症和方	頁	欄	行
下石淋	一四六三	上	一八
下焦結熱	六九一	上	一七
小便五淋	五八〇	上	二
〃	七〇九	下	三
〃	八六四	上	一〇
〃	一四一九	上	一八
小便石淋	四二〇	下	一〇
〃	四五六	上	一四
〃	六九一	上	一四
〃	八二四	下	一六
〃	一三三四	下	一七
小便血淋	六〇一	下	一五
〃	六四六	下	一四
〃	六七一	上	一七
〃	六七三	下	四
〃	六八〇	上	九
〃	六八一	上	五
〃	六九五	上	一五
〃	七九一	上	二
〃	八六八	上	三
〃	八五八	下	一五
〃	九一三	上	一五
〃	一〇五四	上	二
〃	一一一八	上	七
小便血淋	一三三三	上	二
〃	一三九五	上	一七
小便尿血	六〇一	下	一四
〃	六一四	上	八
〃	六三四	下	一八
〃	六七一	上	六
〃	六八一	上	六
小便沙淋	八六五	下	一〇
〃	九〇〇	上	三
小便卒淋	五一一	下	一〇
〃	五三三	上	一五
〃	六九〇	上	一八
〃	九八六	上	九
小便氣淋	三八三	下	一七
〃	五七八	上	八
〃	一一九三	下	八
小便淋疾	三九七	上	一三
小便淋閉	一一八三	上	一五
〃	一四一五	上	一〇
小便淋痛	五六一	下	二
〃	四五七	上	八
〃	六八一	上	五
小便淋痛	八五四	上	五
〃	九七七	上	一一
〃	一〇八三	下	二
〃	一二七〇	下	一六
小便淋濁	一三四六	下	一八
小便淋澀	八一八	下	一七
〃	九五三	下	九
小便淋瀝	六四三	下	一八
〃	七七九	上	五
〃	九六〇	下	一五
〃	一三四八	上	一七
〃	一四四八	下	六
小便渾濁	五八三	上	一三
小便膂淋	八二四	下	一七
〃	一五〇七	下	一三
小便熱淋	五六〇	上	一三
〃	六四三	上	二
〃	九八九	上	一一
〃	一一一六	下	一三
五淋白濁	一四二八	下	二
五淋血淋	一一一一	下	四
五淋澀痛	八三三	上	一六

脚氣

足趾